国家卫生健康委员会住院医师规范化培训规划教材

骨 科 学

Orthopaedics

第 2 版

主　审　裴福兴　陈安民

主　编　张英泽　翁习生

副主编　阎作勤　贺西京　邵增务　朱　悦
　　　　海　涌　郝定均　林建华

人民卫生出版社

·北　京·

图书在版编目（CIP）数据

骨科学 / 张英泽，翁习生主编. —2 版. —北京：
人民卫生出版社，2022.6（2024.9重印）
国家卫生健康委员会住院医师规范化培训规划教材
ISBN 978-7-117-32744-2

Ⅰ. ①骨… Ⅱ. ①张… ②翁… Ⅲ. ①骨科学－职业
培训－教材 Ⅳ. ①R68

中国版本图书馆 CIP 数据核字（2022）第 000511 号

| 人卫智网 | www.ipmph.com | 医学教育、学术、考试、健康，购书智慧智能综合服务平台 |
| 人卫官网 | www.pmph.com | 人卫官方资讯发布平台 |

骨 科 学
Gukexue
第 2 版

主　　编：张英泽　翁习生
出版发行：人民卫生出版社（中继线 010-59780011）
地　　址：北京市朝阳区潘家园南里 19 号
邮　　编：100021
E - mail：pmph @ pmph.com
购书热线：010-59787592　010-59787584　010-65264830
印　　刷：人卫印务（北京）有限公司
经　　销：新华书店
开　　本：889×1194　1/16　印张：39
字　　数：1320 千字
版　　次：2019 年 3 月第 1 版　　2022 年 6 月第 2 版
印　　次：2024 年 9 月第 3 次印刷
标准书号：ISBN 978-7-117-32744-2
定　　价：148.00 元
打击盗版举报电话：010-59787491　E-mail：WQ @ pmph.com
质量问题联系电话：010-59787234　E-mail：zhiliang @ pmph.com

编者名单

编　　委（以姓氏笔画为序）

王文波　哈尔滨医科大学附属第一医院
王金成　吉林大学第二医院
仉建国　北京协和医院
叶招明　浙江大学医学院附属第二医院
冯世庆　天津医科大学总医院
朱　悦　中国医科大学附属第一医院
朱庆三　吉林大学中日联谊医院
朱振安　上海交通大学医学院附属第九人民医院
劳　杰　复旦大学附属华山医院
李　明　海军军医大学第一附属医院
李　锋　华中科技大学同济医学院附属同济医院
李建民　山东大学齐鲁医院
李彦林　昆明医科大学第一附属医院
杨惠林　苏州大学附属第一医院
吴海山　上海长征医院
吴新宝　北京积水潭医院
邱裕生　西安交通大学第一附属医院
沈　彬　四川大学华西医院
沈慧勇　中山大学附属第八医院
张长青　上海市第六人民医院
张英泽　河北医科大学第三医院
张建中　首都医科大学附属北京同仁医院
陈安民　华中科技大学同济医学院附属同济医院
邵增务　华中科技大学同济医学院附属协和医院
林建华　福建医科大学附属第一医院
金群华　宁夏医科大学总医院
郑秋坚　广东省人民医院
郝定均　西安市红会医院
侯志勇　河北医科大学第三医院
贺西京　西安交通大学第二附属医院西安国际医学中心
翁习生　北京协和医院
海　涌　首都医科大学附属北京朝阳医院
曹　力　新疆医科大学第一附属医院
阎作勤　复旦大学附属中山医院
蒋　青　南京大学医学院附属鼓楼医院
雷光华　中南大学湘雅医院
裴福兴　四川大学华西医院

出 版 说 明

为配合 2013 年 12 月 31 日国家卫生计生委等 7 部门颁布的《关于建立住院医师规范化培训制度的指导意见》，人民卫生出版社推出了住院医师规范化培训规划教材第 1 版，在建立院校教育、毕业后教育、继续教育三阶段有机衔接的具有中国特色的标准化、规范化临床医学人才培养体系中起到了重要作用。在全国各住院医师规范化培训基地四年多的使用期间，人民卫生出版社对教材使用情况开展了深入调研，全面征求基地带教老师和学员的意见与建议，有针对性地进行了研究与论证，并在此基础上全面启动第二轮修订。

第二轮教材依然秉承以下编写原则。①坚持"三个对接"：与 5 年制的院校教育对接，与执业医师考试和住培考核对接，与专科医师培养与准入对接；②强调"三个转化"：在院校教育强调"三基"的基础上，本阶段强调把基本理论转化为临床实践、基本知识转化为临床思维、基本技能转化为临床能力；③培养"三种素质"：职业素质、人文素质、综合素质；④实现"三医目标"：即医病、医身、医心；不仅要诊治单个疾病，而且要关注患者整体，更要关爱患者心理。最终全面提升我国住院医师"六大核心能力"，即职业素养、知识技能、患者照护、沟通合作、教学科研和终身学习的能力。

本轮教材的修订和编写特点如下：

1. 本轮教材共 46 种，包含临床学科的 26 个专业，并且经评审委员会审核，新增公共课程、交叉学科以及紧缺专业教材 6 种：模拟医学、老年医学、临床思维、睡眠医学、叙事医学及智能医学。各专业教材围绕国家卫生健康委员会颁布的《住院医师规范化培训内容与标准（试行）》及住院医师规范化培训结业考核大纲，充分考虑各学科内亚专科的培训特点，能够符合不同地区、不同层次的培训需求。

2. 强调"规范化"和"普适性"，实现培训过程与内容的统一标准和规范化。其中临床流程、思维与诊治均按照各学科临床诊疗指南、临床路径、专家共识及编写专家组一致认可的诊疗规范进行编写。在编写过程中反复征集带教老师和学员意见并不断完善，实现"从临床中来，到临床中去"。

3. 本轮教材不同于本科院校教材的传统模式，注重体现基于问题的学习（PBL）和基于案例的学习（CBL）的教学方法，符合毕业后教育特点，并为下一阶段专科医师培养打下坚实的基础。

4. 充分发挥富媒体的优势，配以数字内容，包括手术操作视频、住培实践考核模拟、病例拓展、习题等。通过随文或章节二维码形式与纸质内容紧密结合，打造优质适用的融合教材。

本轮教材是在全面实施以"5+3"为主体的临床医学人才培养体系，深化医学教育改革，培养和建设一支适应人民群众健康保障需要的临床医师队伍的背景下组织编写的，希望全国各住院医师规范化培训基地和广大师生在使用过程中提供宝贵意见。

融合教材使用说明

本套教材以融合教材形式出版,即融合纸书内容与数字服务的教材,读者阅读纸书的同时可以通过扫描书中二维码阅读线上数字内容。

获取数字资源的步骤

1 扫描封底红标二维码,获取图书"使用说明"。

2 揭开红标,扫描绿标激活码,注册/登录人卫账号获取数字资源。

3 扫描书内二维码或封底绿标激活码随时查看数字资源。

4 下载应用或登录 zengzhi.ipmph.com 体验更多功能和服务。

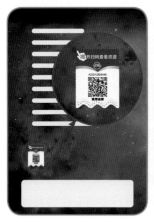

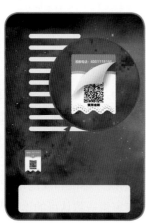

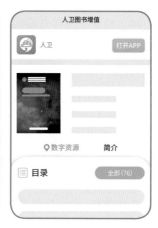

扫描下载应用

客户服务热线
400-111-8166

配套资源

➢ **配套精选习题集:**《外科分册》 主编:康 骅 刘忠军

➢ **电子书:**《骨科学》(第 2 版) 下载"人卫电子书"APP 获取。

➢ **住院医师规范化培训题库** 中国医学教育题库——住院医师规范化培训题库以本套教材为蓝本,以住院医师规范化培训结业理论考核大纲为依据,知识点覆盖全面、试题优质。平台功能强大、使用便捷,服务于住培教学及测评,可有效提高基地考核管理效率。题库网址:tk.ipmph.com。

主 编 简 介

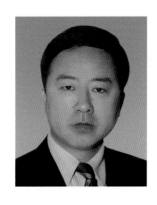

张英泽

中国工程院院士。现任中国医师协会副会长、中华医学会骨科学分会主任委员、中国医师协会骨科医师分会会长、中国康复医学会修复重建专业委员会主任委员。以通信作者和第一作者发表论文 1 000 余篇，其中在 SCI 收录杂志发表 300 余篇（单篇最高 IF 18.705）。主编、主译学术专著 25 部。以第一发明人和专利权人获授权发明专利 90 余项，美国发明专利 5 项，12 项获注册证并转化，其中 3 项同时在美国 FDA 注册。作为第一完成人获国家技术发明奖二等奖 1 项、国家科技进步奖二等奖 2 项、中华医学科技奖一等奖 2 项、河北省技术发明奖一等奖 1 项、河北省科技进步奖一等奖 3 项，获何梁何利基金科学与技术进步奖。创办《中华老年骨科与康复杂志》、《JBJS 中文版》杂志并任总编辑。担任 Orthopedics、《中华骨科杂志》、《中国矫形外科杂志》、《中国临床医生杂志》、《中国骨与关节杂志》和《临床外科杂志》副总编辑。美国 University of Colorado 客座教授，华南理工大学等国内外 11 所大学的客座教授。

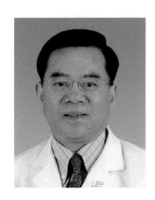

翁习生

北京协和医院外科学系副主任，骨科教授，博士生导师。现任中华医学会骨科学分会副主任委员、骨质疏松学组组长，中国医师协会骨科医师分会副会长，北京医学会骨科分会副主任委员、关节学组组长，《中华骨科杂志》副主编，《中华骨与关节外科杂志》副主编，《中华关节外科杂志》副主编。从事临床教学工作 35 年。曾主持国家自然科学基金、科技部及北京市科学技术委员会等多项科研课题。2005 年"特发性脊柱侧凸系列研究"获国家科技进步奖二等奖，2013 年入选国家百千万人才工程，2014 年国家"863"重大专项课题首席专家。

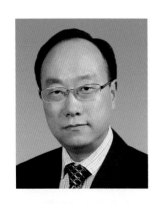

阎作勤

复旦大学附属中山医院副院长，骨科主任医师，教授，博士生导师。国际骨循环研究协会（ARCO）委员，中华医学会创伤学分会委员、上海市医学会创伤专科分会前任主任委员、上海市医学会骨科专科分会委员、上海市医学会外科专科分会委员，《中华骨科杂志》编委、《中华关节外科杂志》编委，《实用外科学》骨科部分主编。

从事教学工作19年，先后承担国家自然科学基金和上海市自然科学基金、上海市重要疾病联合攻关项目、上海市申康新技术联合攻关项目十余项，以第一完成人获得上海市教学成果奖一等奖、第二完成人获得上海市科技进步奖一等奖。

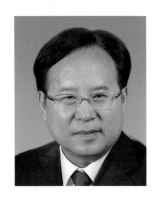

贺西京

西安交通大学精准医疗研究院骨与生物材料研究所所长，西安国际医学中心医院北院区院长，西安交通大学医学部原副主任、西安交通大学第二附属医院原院长，国家卫生健康突出贡献中青年专家。任国际神经修复学会副主席、教育部临床教育指导委员会委员、中国医师协会神经修复学专业委员会名誉主任委员、中国医药生物技术协会3D打印技术分会副主任委员、陕西省康复医学会名誉会长、陕西省医学会骨科专业委员会副主任委员兼脊柱专业委员会副主任委员等。

从事临床教学工作30多年，培养博士后、博士、硕士研究生170余名。承担国家及省部级课题20余项，以第一完成人获省部级科技一等奖3项、二等奖3项。发表学术论文600余篇，其中SCI收录170余篇，引用6600余次。主编全国高等学校统编教材及参编著作8部。

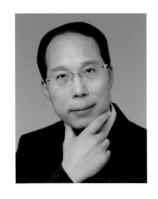

邵增务

现任华中科技大学同济医学院附属协和医院骨外科主任，英国SWANSEA大学名誉教授，*Biomaterials Translational* 主编，中华医学会骨科学分会委员兼骨肿瘤学组副组长，中国医师协会骨科医师分会常委兼骨肿瘤学组组长，中国生物材料学会脊柱修复材料与技术专业委员会主任委员，中国抗癌协会肉瘤专业委员会骨转移瘤学组主任委员，国际矫形与创伤外科学会（SICOT）中国部骨肿瘤专业委员会副主任委员，湖北省医师协会骨科医师分会主任委员，湖北省医学会骨科学分会候任主任委员。

国家重点研发计划重点项目首席科学家，主持国家自然科学基金重大研究计划项目1项，面上项目5项，重大合作项目2项。获省科技进步奖二等奖2项、武汉市科技进步奖二等奖1项，2013年度赵以甦骨科基础研究奖，中国侨界第五届创新成果奖。发表论文238篇，SCI收录126篇，主编专著6部。在脊柱肿瘤、骨盆肿瘤及四肢肿瘤诊治方面有较高造诣。

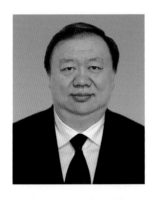

朱悦

中国医科大学附属第一医院副院长,骨科主任,教授,博士生导师。中华医学会骨科学分会委员,中国医师协会骨科医师分会委员,中国康复医学会脊柱脊髓专业委员会委员,SICOT 中国部数字骨科学会常务委员,辽宁省医学会骨科分会主任委员,辽宁省康复医学会脊柱脊髓专业委员会主任委员,SICOT 辽宁省数字骨科分会主任委员,《中华骨科杂志》等杂志编委。

从事教学工作 27 年。主持国家重点研发课题 1 项,国家自然科学基金 5 项,省部级课题 19 项,获辽宁省科技进步奖二等奖 2 项。发表 SCI 收录论文 66 篇,主编及主译著作 7 部,获发明及实用新型专利 12 项。

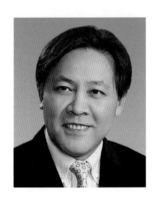

海涌

主任医师,教授,博士生、硕士生导师,享受国务院政府特殊津贴。现任首都医科大学骨外科学系主任,首都医科大学附属北京朝阳医院骨科主任。从事骨科及脊柱外科基础与临床研究,尤其擅长脊柱畸形治疗。主刀成功完成脊柱手术 5 000 余例,主持及承担国家及省部级科研课题 10 余项,获基金资助 800 余万元,获得多项省部级科研奖励,以第一 / 责任作者发表论文 150 余篇(SCI 收录 50 余篇),主编、主译学术专著 8 部,获得国家发明及实用新型专利 7 项。曾获中华医学科技奖二等奖、解放军医疗成果奖一等奖等。在国际脊柱侧凸研究学会、国际腰椎研究学会等担任常委、理事等职,在中华医学会骨科学分会等全国性专业学会担任委员、常委等;担任 *Orthopedic Surgery*、*The Spine Journal*、《中华医学杂志》、《中华外科杂志》等杂志编委。

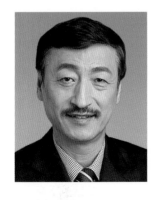

郝定均

主任医师,教授,博士生导师。西安市红会医院首席专家、脊柱病医院院长。陕西省脊柱脊髓疾病临床医学研究中心主任,陕西省脊柱仿生治疗重点实验室主任,享受国务院政府特殊津贴,全国杰出专业技术人才。中国医师奖、全国五一劳动奖章获得者。现任中华医学会骨科学分会副主任委员、中国医师协会骨科医师分会总干事、SICOT 中国部副主任委员、国际脊髓学会中国分会副主任委员、陕西省医学会骨科学分会主任委员。《骨科动态(*JBJS* 中文版)》《*Spine* 中文版》《中国脊柱脊髓杂志》及《骨科临床与研究杂志》副主编。发表脊柱专业论文 400 余篇,其中以第一作者或通信作者发表 SCI 论文 209 篇。以第一完成人获得国家科学技术进步奖二等奖 1 项、省部级科学技术进步奖一等奖 3 项,出版专著 / 译著 12 部。

副主编简介

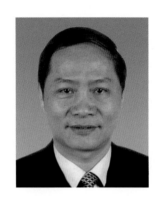

林建华

教授，主任医师，博士生导师。享受国务院政府特殊津贴，国家卫生健康突出贡献中青年专家。现任福建省创伤医学中心主任、福建省骨科研究所所长，中国医师协会骨科医师分会常委、中华医学会骨科学分会委员、中华医学会骨科学分会骨肿瘤学组组长、中国抗癌协会肉瘤专业委员会常委（副主任委员）、福建省医学会骨科学分会名誉主任委员、福建省医师协会骨科医师分会会长、福建省干部保健专家组副组长、福建省人工关节置换质控中心主任。

兼任《中华骨科杂志》《中华骨与关节外科杂志》等杂志编委。发表论文190余篇，其中SCI收录44篇，参编教材、骨科专著22部。先后获得省科技进步奖、省医药卫生科技进步奖17次。担任国家自然科学基金、中华医学奖、教育部高等学校科学研究优秀成果奖、霍英东青年教师基金及青年教师奖评审专家。

前　言

住院医师规范化培训规划教材《骨科学》第一版于 2016 年 6 月出版，该版教材确定了以临床病例为引导，参照诊疗过程中的临床思维和解决临床问题的编写模式，并明确了内容上高于本科院校教育、区别于骨科专科医师的培养要求。该书出版后受到了全国骨科住院医师的一致好评，但白玉微瑕，且随着近几年我国骨科事业发展突飞猛进，部分热门学科更是日新月异，因此在人民卫生出版社的组织下，秉承《住院医师规范化培训内容与标准（试行）》"总则""细则"中的要求，我们开展了第二版教材的编写工作。

本教材延续了上版教材的编写模式，分为总论、骨科围手术期安全性评价与风险评估、各论，又新增第四篇技能操作相关内容。总论部分介绍了骨科住院医师必须掌握的临床检查基本方法、常用临床效果评价；各论部分着重于骨科常见病和多发病的诊治，力求用一个病例展现从接诊到辅助检查选择，再到明确诊断，最后确定治疗方法的全过程，旨在培养住院医师的临床思维。

本次编写的主要特色包括：①对教材的错误之处进行了更正；②删除了部分陈旧知识点，并对各论中的诊断和治疗进行了全面更新；③在创伤骨科学部分创新性地增加了骨折的流行病学特点；④增加了足踝外科、骨代谢性疾病，其余章节也根据临床特点进行了调整；⑤本版教材还增加了数字融合部分，对重点疾病、热点内容配以视频讲解，方便医师直观学习。

第二版《骨科学》的编写及出版离不开各位骨科教授的奉献，他们学富五车却甘为俯首，历时一年而成的书稿饱含了他们的辛勤付出，尤其感谢上一版教材主编陈安民、裴福兴教授能再次指导工作。本书作为住院医师规范化培训教材的首次修订，尚无更多的参考；虽然此次编写中我们进行了摸索性的创新，但难免有不妥之处，望广大读者予以批评指正，不胜感激。

张英泽　翁习生

2022 年 3 月

目　录

**第四篇
技能操作**

第一篇
总 论

第一章　骨科常用临床检查方法

第一节　骨的发育与骨龄
development of skeletal and bone age

骨的发育包括骨化与生长，在胚胎期即开始进行。骨化有两种形式，一种为膜化骨，包括颅盖诸骨和面骨。膜化骨是间充质细胞演变为成纤维细胞，形成结缔组织膜，在膜的一定部位开始化骨，成为骨化中心，再逐步扩大，完成骨的发育。另一种为软骨内化骨，躯干及四肢骨和颅底骨与筛骨均属软骨内化骨。软骨内化骨是由间充质细胞演变为软骨，已具有成年骨的形态，即软骨雏形，为软骨原基。在软骨原基中心的软骨细胞肥大，基质钙化，软骨膜血管侵入软骨细胞囊中，由成骨细胞的成骨活动而成骨，形成原始骨化中心。以后，还出现继发骨化中心。骨化中心不断扩大，最后全部骨化，而完成骨骼的发育。长骨干骺端的软骨次级骨化中心按一定顺序及骨解剖部位有规律地出现。骨化中心出现可反映长骨的生长成熟程度。用 X 线检查测定不同年龄儿童长骨干骺端骨化中心出现的时间、数目、形态的变化，并将其标准化，即为骨龄。

一、骨骼的发育及影响骨发育的因素

（一）骨骼的发育

1. 头颅骨　婴儿出生时颅骨缝稍有分开，于 3~4 月龄时闭合。出生时后囟很小或已闭合，至迟 6~8 周龄闭合。前囟出生时 1~2cm，以后随颅骨生长而增大，6 月龄左右逐渐骨化而变小，在 1~1.5 岁闭合。颅骨随脑发育而长大，且生长先于面部骨骼（包括鼻骨、下颌骨）。1~2 岁后随牙齿萌出、频频出现咀嚼动作，面骨开始加速生长发育，鼻、面骨变长，下颌骨向前凸出，下颌角倾斜度减小，额面比例发生变化，颅面骨由婴儿期的圆胖脸形变为儿童期的脸形。

2. 脊柱　脊柱的增长反映脊椎骨的生长。生后第一年脊柱生长快于四肢，以后四肢生长快于脊柱。出生时脊柱无弯曲，仅呈轻微后凸。3 个月左右抬头动作的出现使颈椎前凸；6 个月后能坐，出现胸椎后凸；1 岁左右开始行走，出现腰椎前凸。这样的脊椎自然弯曲至 6~7 岁才为韧带所固定。生理弯曲的形成与直立姿势有关，是人类的特征，有加强脊柱弹性作用。椎间盘的继续形成是青春后期躯干继续增长的主要原因。

3. 长骨　是从胎儿到成人期逐渐完成的。长骨的生长主要由长骨干骺端的软骨骨化，骨膜下成骨，使长骨增长、增粗，当骨骺与骨干融合时，标志长骨停止生长。随年龄的增加，长骨干骺端的软骨次级骨化中心按一定顺序及骨解剖部位有规律地出现。骨化中心出现可反映长骨的生长成熟程度。出生时腕部尚无骨化中心，股骨远端及胫骨近端已出现骨化中心。

（二）影响骨发育的因素

影响骨生长发育的因素多种多样，如家庭遗传和激素、细胞因子等的影响；除此之外，地理气候条件、生理条件、卫生条件、营养状况及伤病等对骨的生长发育也有一定的影响。

1. 激素

（1）甲状腺素及甲状旁腺素：甲状腺素对骨骼有直接作用，使骨吸收和骨形成均增强，而以骨吸收更为明显。T3 和 T4 可增加钙、磷的转换率，促进其从尿和粪便排泄。甲状旁腺素主要调节钙磷代谢，使血钙增高，血磷降低，维持组织液中的钙离子于恒定水平。甲状旁腺素对骨组织的作用是激活骨细胞、破骨细胞和成骨细胞，加强骨更新或骨改建过程。

（2）降钙素：降钙素主要作用是通过抑制骨吸收降低血钙，维持钙平衡。降钙素对破骨细胞的骨吸收呈直接抑制作用，而对骨形成则无明显影响。

（3）生长激素：生长激素能促进蛋白质合成和软骨及骨的生成，从而促进全身生长发育。

（4）雌激素：雌激素能刺激成骨细胞合成骨基质，如水平下降，则成骨细胞活性减弱、骨形成减少。正常时，雌激素可拮抗甲状旁腺素的骨吸收作用，降低骨组织对甲状旁腺素骨吸收作用的敏感性。绝经后雌激素的减少可使骨组织对其敏感性增加，骨盐溶解增加，如不给予雌激素替代治疗常导致骨质疏松。

（5）糖皮质激素：糖皮质激素对骨和矿物质代谢有明显作用。体内此激素过多（如库欣综合征或长期使用糖皮质激素者）可引起骨质疏松，可能与其增加骨吸收和减少骨形成有关。

2. 维生素

（1）维生素A：维生素A对成骨细胞及破骨细胞的功能有协调作用，从而保持骨的生成和改建正常进行。如果维生素A严重缺乏，则可使骨的改建与生长失调，导致骨骼畸形生长。如果影响了颅骨的生长，使颅骨不能适应脑的发育，则可造成中枢神经系统损害。

（2）维生素D：维生素D可促进肠道对钙、磷的吸收及肾小管对钙、磷的重吸收，从而提高血液中钙和磷的浓度，有利于钙化和骨盐形成。如果体内缺乏维生素D，则血钙、血磷浓度降低，此时成骨细胞虽然能够生成纤维和有机基质，但由于骨盐的沉着障碍，类骨质不能变为骨组织，即骨化障碍，从而出现一系列临床表现。在儿童易患佝偻病，在成人则可发生骨软化症。

知识点

1. 婴儿颅骨于3～4月龄时闭合。后囟至迟6～8周龄闭合。前囟在1～1.5岁闭合。

2. 骨化中心出现可反映长骨的生长成熟程度。

3. 影响骨生长发育的因素多种多样。维生素A对成骨细胞及破骨细胞的功能有协调作用。维生素D与骨组织的骨盐沉着有关。

二、骨龄测评的基本概念

骨龄即骨骼年龄。在人类的生长期内，从婴幼儿到成年人，骨骼的形态、大小都会有所变化。而这种变化可以通过X线来观察。骨龄的相关数据是根据同年龄段、同种族儿童的平均数据综合而成。结合儿童目前的身高及骨龄可以了解其发育情况，预测未来的身高。另外，骨龄的测定还对一些儿科内分泌疾病的诊断有很大帮助。骨龄和儿童身高之间有着密切的关系。各年龄阶段的身高和成年后的身高具有高度的相关性，所以，根据当前的骨龄，就可以预测出还可能长多高。预测时，要考虑儿童当前的身高和骨龄，女孩还要考虑是否已经月经初潮。然后，采用不同的预测公式计算成年后身高。由于影响身高的因素很多，这些预测方法虽有一定的科学依据但身高预测的误差总是不可避免的。

骨龄鉴定在某些内分泌疾病，营养代谢障碍性疾病和生长发育障碍等疾病的X线诊断中起重要的作用。骨龄的异常，常常是儿科某些内分泌疾病所表现的一个方面。许多疾病将影响骨骼发育，或使其提前或使其落后，如肾上腺皮质增生症或肿瘤、性早熟、甲状腺功能亢进、卵巢颗粒细胞瘤等将导致骨龄提前；而卵巢发育不全、软骨发育不全、生长激素缺乏、甲状腺功能低下等将导致骨龄明显落后。

知识点

1. 骨龄是骨骼年龄的简称。骨龄评估能较准确地反映个体的生长发育水平和成熟程度。

2. 骨龄鉴定在某些内分泌疾病，营养代谢障碍性疾病和生长发育障碍等疾病的X线诊断中起重要的作用。

三、骨龄测评的方法

测定骨龄的方法有简单计数法、图谱法、评分法和计算机骨龄评分系统等，最常用的是G-P图谱法和TW2（TW3）评分法；预测成年身高包括B-P法、RWT法、TW2法等。图谱法主要依据儿童青少年不同年龄手腕部骨化中心和干骺的出现、消失顺序（图1-1-1），建立男女骨龄标准图谱，评价时将待测X线片与图谱逐个对照，取最相近者为其骨龄，若介于两个相邻年龄图谱之间，则取均值来估算。各国或地区相继建立了各自的标准图谱，包括我国的顾氏图谱。1~9 岁腕部骨化中心的数目大约为其岁数 +1，10 岁时出全，共 10 个。

生物年龄（骨龄）−生活年龄的差值在 ±1 岁以内的称为发育正常。

生物年龄（骨龄）−生活年龄的差值 >1 岁的称为发育提前。

生物年龄（骨龄）−生活年龄的差值 <−1 岁的称为发育落后。

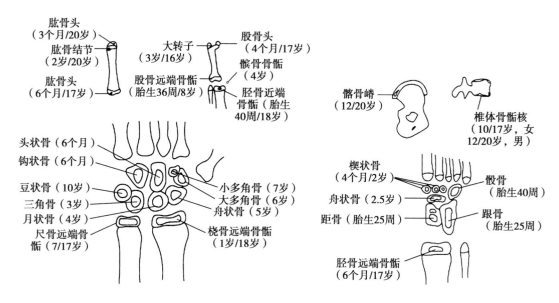

图 1-1-1　二次化骨核出现及闭合时间

腕骨化骨核出现早，时间也有次序，为便于记忆，按头、钩、三角、月、舟、大多角、小多角、豆顺序为 1、2、3、4、5、6、7、10 岁，故常用作为评估骨发育的指标。

> 知识点
>
> 1. 测定骨龄的方法有简单计数法、图谱法、评分法等，最常用的是图谱法和 TW2 评分法。
>
> 2. 生物年龄（骨龄）−生活年龄的差值在 ±1 岁以内的称为发育正常。生物年龄（骨龄）−生活年龄的差值 >1 岁的称为发育提前。生物年龄（骨龄）−生活年龄的差值 <1 岁的称为发育落后。

（陈安民）

第二节　骨关节检查法
bone and joint examination

关节查体（视频）

详细、完整的临床检查对骨关节疾病的诊治具有重要意义。

一、注意事项

1. **环境舒适**　检查室室温应该舒适，光线充足，检查女性被检查者时应有家属或护士陪同。

2. **显露范围**　根据检查需要，充分显露检查部位，对可能有关而无明显症状的部位及健侧也应充分显露，仔细检查并进行对比。

3. **体位要求**　一般嘱被检查者卧位，检查上肢及颈部时可根据情况采取坐位，特殊检查时采取特殊体位。

4. **检查顺序**　一般先行全身检查再重点行局部检查。若患者病情危重，应先进行抢救，避免做不必要的检查和处理。

5. **检查手法**　检查者应该动作规范、轻巧，对可能患急性感染及肿瘤患者检查应尽量轻柔，避免扩散。

二、检查项目

包括一般全身检查及骨科相关的专科检查。

> **知识点**
>
> 1．详细、完整的临床检查对骨关节疾病的诊治具有重要意义。
> 2．检查时室温应该舒适，光线充足，检查女性被检查者时应有家属或护士陪同。
> 3．检查项目包括一般全身检查及骨科相关的专科检查。

三、基本检查方法

骨科基本检查方法包括视诊、触诊、叩诊、听诊、动诊和量诊等，其中视、触、动诊是每次检查都需要做到的，其余各项则根据患者具体情况按需进行。

（一）视诊

1．一般检查　从各个侧面和不同体位仔细观察躯干及四肢的姿势，轴线及步态有无异常。

（1）体位和姿势：体位是指患者身体在卧位时所处的状态。临床上常见的有自动体位、被动体位和强迫体位等。姿势是就举止状态而言，主要靠骨骼结构和各部分肌肉的紧张度来维持。

> **知识点**
>
> 不同体位和姿势常可帮助明确骨科疾病诊断：①脊髓损伤伴截瘫的患者处于被动体位；②骨折和关节脱位的患者为减轻痛苦常处于某种强迫体位；③锁骨骨折患者常表现为以健手扶持患肘的姿势；④不同颈髓平面损伤急性期后常表现为不同姿势。

（2）步态：即行走时所表现的姿势。步态的观察对疾病诊断有重要帮助。

> **知识点**
>
> 骨科常见典型异常步态
>
> 1．剪刀步态　脊髓损伤伴痉挛性截瘫。
> 2．摇摆步态　双侧髋关节先天性脱位、大骨节病。
> 3．跨阈步态　腓总神经损伤或麻痹、弛缓性截瘫。
> 4．跛行步态　一侧臀中肌麻痹、一侧先天性髋关节脱位。
> 5．间歇性跛行　腰椎管狭窄症、短暂性脊髓缺血、下肢动脉慢性闭塞性病变。

2．局部情况

（1）皮肤有无发红、发绀、色素沉着、发亮或静脉曲张等，局部有无包块。

（2）软组织有无肿胀或淤血，肌肉有无萎缩及纤维颤动。

（3）瘢痕、创面、窦道、分泌物及其性状。

（4）伤口的形状及深度，有无异物残留及活动性出血。

（5）有无畸形，如肢体长度、粗细或成角畸形。

（6）局部包扎和固定情况。

（二）触诊

1．局部温度和湿度。

2．注意局部有无包块，若有包块存在，应明确包块的部位、大小、活动度、硬度、有无波动感及与周围组织的关系等。

3．压痛　应明确压痛的部位、深度、范围、性质及程度等。一般由外周健康组织向压痛点中心区逐渐移动,动作由浅入深、先轻后重,避免暴力操作。

4. 了解有无异常活动及骨擦感。

（三）叩诊

1. 轴向叩击痛　当怀疑存在骨与关节疾病时可沿肢体轴向用拳头叩击肢体远端,如在相应部位出现疼痛即为阳性,多见于骨、关节急性损伤或炎症病例。

2. 脊柱间接叩击痛　被检查者取坐位,检查者一手置于被检查者头顶,另一手半握拳叩击左手,有脊柱病变者可在相应部位出现疼痛。若患者出现上肢放射痛,提示颈神经根受压。

3. 棘突叩击痛　检查脊柱时常用叩诊锤或手指叩击相应的棘突,如有骨折或炎性病变常出现叩击痛。

4. 神经干叩击征（Tinel 征）　叩击已损伤神经的近端时末梢出现疼痛,并向远端推移,表示神经再生现象。

（四）听诊

1. 骨摩擦音　骨折患者常可闻及骨摩擦音。

2. 关节弹响　当关节活动时听到异常响声并伴有相应的临床症状时,多有病理意义,如弹响髋、肩峰下滑囊炎和膝关节半月板损伤等情况。

3. 骨传导音　用手指或叩诊锤叩击两侧肢体远端对称的骨隆起处,将听诊器听筒放在肢体近端对称的骨隆起处,双侧对比判断骨传导音的强弱,若有骨折则骨传导音减弱。

（五）动诊

一般包括检查主动活动、被动活动和异常活动情况。

1. 主动活动

（1）肌力测量:见本章第三节。

（2）关节主动活动功能检查:各关节活动方式和范围各不相同,正常人可因年龄、性别等因素而有所不同。

2. 被动活动

（1）和主动活动方向相同的被动活动。

（2）非主动活动方向的被动活动:包括沿肢体轴位的牵拉、挤压活动及侧方牵引活动等。

3. 异常活动

（1）关节强直:活动功能完全丧失。

（2）关节活动范围减小:见于肌肉痉挛或关节周围的软组织痉挛。

（3）关节活动范围超常:见于关节囊破坏,关节囊及支持带过度松弛或断裂。

（4）假关节活动:见于肢体骨折不愈或骨缺损。

（六）量诊

测量肢体的角度、长度及周径的方法称为量诊。肢体测量是骨科临床检查法中的重要内容,其目的是了解人体各部位的尺寸或角度,以便对人体的结构规律、病理变化进行数量上的分析。具体内容及方法见本章第三节。

知识点

1. 骨科基本检查方法包括视诊、触诊、叩诊、听诊、动诊和量诊等。

2. 动诊检查时一般先行主动活动,后行被动活动检查,然后进行比较。

四、骨科各部分检查

（一）常用颈部骨关节检查

1. 颈椎间孔挤压试验　患者取坐位,检查者双手手指互相嵌夹相扣,以手掌面压于患者头顶部或者前额部,两前臂掌侧夹于患者头两侧保护,不使头颈歪斜,同时向患侧或健侧屈曲颈椎,也可以前屈后伸,若出现颈部或上肢放射痛加重,即为阳性,多见于神经根型颈椎病或颈椎间盘突出症。该试验是使椎间孔变窄,从而加重对颈神经根的刺激,故出现疼痛或放射痛。

2. 侧屈椎间孔挤压试验（Spurling test） 患者取坐位，头稍后仰并向患侧屈曲，下颌转向健侧，检查者双手放在患者头顶向下挤压。如引起颈部疼痛，并向患侧手部放射即为阳性。最常见于 C_5 椎间盘突出症，此时疼痛向拇指、手及前臂放射。

Spurling 试验
（视频）

3. 后仰椎间孔挤压试验（Jackson test） 患者取坐位，头稍后仰，检查者双手交叉放在患者头顶上，再向下方挤压。如引起颈部疼痛，并向患侧上肢放射，即为阳性。阳性结果见于颈椎病。

4. 颈椎间孔分离试验 检查者一手托住患者额下部，另一手托住枕部，然后逐渐向上牵引头部，如患者感到颈部和上肢的疼痛减轻，即为阳性。该试验可以拉开狭窄的椎间孔，减少颈椎小关节周围关节囊的压力，缓解肌肉痉挛，减少神经根的挤压和刺激，从而减轻疼痛。

5. 椎动脉扭曲试验 用于检查椎动脉型颈椎病，患者坐位、头颈放松，检查者站在患者身后，双手抱住患者头枕两侧，将患者头向后仰的同时转向一侧，若出现眩晕则为阳性。

6. 头顶部叩击试验 患者端坐，医师一手平按患者头顶，用另一手握拳叩击按在患者头顶的手掌背，如果患者感觉颈部疼痛不适或者向上肢串痛、麻木，为阳性。

脊柱查体（视频）

7. 屈颈试验 用于检查脊髓型颈椎病，患者平卧，上肢置于躯干两侧，下肢伸直，令患者抬头屈颈，若出现上下肢放射性麻木则为阳性。

（二）常用的上肢骨关节检查

1. Dugas 征 患者能用手摸到对侧肩部，且肘部能够贴到胸壁为阴性；若不能为阳性，表明肩关节有脱位。

2. Speeds 征和 Yergason 征 即肱二头肌长腱阻抗试验。前者为前臂旋后，前屈肩 90°，伸肘位，阻抗位屈肘，出现肩痛为阳性；后者为屈肘 90°，阻抗屈肘时肩痛为阳性，提示肱二头肌腱鞘炎。

3. Impingement 征 即前屈上举征。医师以手下压患侧肩胛骨并于中立位前举、上举，肩袖的大结节附着点撞击肩峰的前缘，肩痛为阳性，见于撞击综合征。

4. Hawkins 征 即前屈内旋试验。将患肩前屈 90°，屈肘 90° 用力内旋肩，使肩袖病变撞击喙峰韧带，产生肩痛为阳性，见于撞击综合征。

5. Apprehension 试验 即惧痛试验。患者放在外展外旋（投掷）位，医师推肱骨头向前与前关节囊相压撞，后者有病变时剧痛，突感无力，不能活动，提示肩关节前方不稳。

肩关节一般体格检查

6. 肩关节稳定试验 弯腰垂臂位或仰卧位，被动向前方推压肱骨头或向后推肱骨头或向下牵拉肱骨头，可试出肩前方不稳、后方不稳或下方不稳。

7. 肘三角 正常的肘关节在完全伸直时，肱骨外上髁、内上髁和尺骨鹰嘴在一条直线上。肘关节屈曲 90° 时，三个骨突形成一个等腰三角形，称为肘三角。肘关节脱位时，此三角点关系改变。用于肘关节脱位的检查，和肘关节脱位与肱骨髁上骨折的鉴别。

8. 腕伸肌紧张试验 患者肘关节伸直，前臂旋前位，作腕关节的被动屈曲，引起肱骨外上髁处疼痛者为阳性征，见于肱骨外上髁炎。

腕伸肌紧张试验
（视频）

9. 握拳尺偏试验（Finkelstein 征） 患者拇指屈曲握拳，将拇指握于掌心内，然后使腕关节被动尺偏，引起桡骨茎突处明显疼痛为阳性征，见于桡骨茎突狭窄性腱鞘炎。

10. 腕三角软骨挤压试验 腕关节位于中立位，然后使腕关节被动向尺侧偏斜并纵向挤压，若出现下尺桡关节疼痛为阳性征，见于腕三角软骨损伤、尺骨茎突骨折。

11. 屈腕试验 医师手握患者腕部，拇指按压在腕横纹处，同时嘱患腕屈曲，若患手麻痛加重，并放射到中指示指，即为阳性，表示患腕管综合征。

握拳尺偏试验
（视频）

五、常见的腰部骨关节检查

1. 直腿抬高试验 患者仰卧位，两下肢伸直靠拢，检查者用一手握患者踝部，一手扶膝保持下肢伸直，逐渐抬高患者下肢，正常者可以抬高 70°～90° 而无任何不适感觉；若小于以上角度即感该下肢有传导性疼痛或麻木者为阳性，多见于坐骨神经痛和腰椎间盘突出症患者。

2. 直腿抬高加强试验（足背屈试验） 若将患者下肢直腿抬高到开始产生疼痛的高度，检查者用一手固定此下肢保持膝伸直，另一手背伸患者踝关节，放射痛加重者为直腿抬高踝背伸

直腿抬高及加强试验（视频）

7

试验（亦称"加强试验"）阳性。该试验用以鉴别是神经受压还是下肢肌肉等原因引起的抬腿疼痛。

3．股神经牵拉试验　对高位腰椎间盘突出有意义。患者俯卧，患侧膝关节屈曲，上提小腿，使髋关节处于过伸位，出现大腿前方痛即为阳性。在腰 2～3 和腰 3～4 椎间盘突出为阳性，而腰 4～5、腰 5 骶 1 此试验为阴性。

4．拾物试验　让小儿站立，嘱其拾起地上物品。正常小儿可以两膝微屈，弯腰拾物；若腰部有病变，可见屈髋屈膝，腰部挺直、一手扶膝下蹲，一手拾地上的物品，此为该试验阳性，常用于检查儿童脊柱前屈功能有无障碍。

5．俯卧背伸试验　患儿俯卧。双下肢并拢，医师双手提起双足，使腰部过伸，正常者，脊柱呈弧形后伸状态。如有病变则大腿和骨盆与腹壁同时离开床面，脊柱呈强直状态。

6．Schober 试验　令患者直立，在背部正中线髂嵴水平作一标记为零，向下 5cm 做标记，向上 10cm 再作另一标记，然后令患者弯腰（双膝保持直立）测量两个标记间距离，若增加少于 4cm 即为阳性。阳性说明腰椎活动度降低，见于强直性脊柱炎中晚期。

7．骶髂关节扭转试验（Gaenslen 征）　仰卧，患者双手抱住健侧髋、膝，使之屈曲，患侧大腿垂于床沿外，检查者一手按住健膝，一手压患膝，使大腿后伸扭转骶髂关节，骶髂关节痛者为阳性。

8．骨盆分离或挤压试验　患者仰卧，检查者双手将两侧髂嵴用力向外下方挤压，称骨盆分离试验。反之，双手将两髂骨翼向中心相对挤压，称为骨盆挤压试验。能诱发疼痛者为阳性，提示骨盆环骨折。

六、常见的髋部骨关节检查

1．髋关节屈曲挛缩试验（Thomas 征）　患者仰卧，将健侧髋膝关节尽量屈曲，大腿贴近腹壁，使腰部接触床面，以消除腰前凸增加的代偿作用。再让其伸直患侧下肢，若患肢随之跷起而不能伸直平放于床面，即为阳性征。说明该髋关节有屈曲挛缩畸形，并记录其屈曲畸形角度。

2．髋关节过伸试验　又称腰大肌挛缩试验。患者俯卧位，患侧膝关节屈曲 90°，医师一手握其踝部将下肢提起，使髋关节过伸。若骨盆亦随之抬起，即为阳性征。说明髋关节不能过伸。腰大肌脓肿及早期髋关节结核可有此体征。

3．单腿独立试验（Trendelenburg 征）　此试验是检查髋关节承重功能。先让患者健侧下肢单腿独立，患侧腿抬起，患侧臀皱襞（骨盆）上升为阴性。再让患侧下肢单腿独立，健侧腿抬高，则可见健侧臀皱襞（骨盆）下降，为阳性征。表明持重侧的髋关节不稳或臀中、小肌无力。任何使臀中肌无力的疾病均可出现阳性征。

4．下肢短缩试验（Allis 征）　患者仰卧，双侧髋、膝关节屈曲，足跟平放于床面上，正常两侧膝顶点等高、若一侧较另一侧低即为阳性征。表明股骨或胫腓骨短缩或髋关节脱位。

5．望远镜试验　又称套叠征。患者仰卧位，医师一手固定骨盆，另一手握患侧腘窝部，使髋关节稍屈曲，将大腿纵向上下推拉，若患肢有上下移动感即为阳性征。表明髋关节不稳或有脱位，常用于小儿髋关节先天性脱位的检查。

髋关节 4 字征检
查（视频）

6．蛙式试验　患儿仰卧，将双侧髋膝关节屈曲 90°位，再作双髋外展外旋动作，呈蛙式位。若一侧或双侧大腿不能平落于床面，即为阳性征，表明髋关节外展受限。用于小儿先天性髋脱位的检查。

七、常见的膝部骨关节检查

1．浮髌试验　患肢伸直，医师一手虎口对着髌骨上方，手掌压在髌上囊，使液体流入关节腔，另一手示指以垂直方向按压髌骨，若感觉髌骨浮动，并有撞击股骨髁部的感觉，即为阳性征，表明关节内有积液。

2．抽屉试验　又称推拉试验。患者仰卧，屈膝 90°，足平放于床上，医师坐于患肢足前方，双手握住小腿作前后推拉动作。向前活动度增大表明前交叉韧带损伤，向后活动度增大表明后交叉韧带损伤，可作两侧对比检查。

膝关节前抽屉试
验（视频）

3．挺髌试验　患侧下肢伸直，医师用拇、示指将髌骨向远端推压，嘱患者用力收缩股四头肌，若引起髌骨部疼痛为阳性征。常见于髌骨软骨软化症。

4．回旋挤压试验（McMurray-Fouche 试验）　患者仰卧，患腿屈曲，医师一手按在膝上部，另一手握住踝部，使膝关节极度屈曲，然后作小腿外展、内旋，同时伸直膝关节，若有弹响和疼痛为阳性征，表明外侧半月板损伤。反之，作小腿内收、外旋同时伸直膝关节出现弹响和疼痛，表明内侧半月板损伤。

膝关节回旋挤压试验（视频）

5. 研磨提拉试验（Apley 征）　患者俯卧，膝关节屈曲 90°，医师用小腿压在患者大腿下端后侧作固定，在双手握住足跟沿小腿纵轴方向施加压力的同时作小腿的外展外旋或内收内旋活动，若有疼痛或有弹响，即为阳性征，表明外侧或内侧的半月板损伤；提起小腿作外展外旋或内收内旋活动而引起疼痛，表示外侧副韧带或内侧副韧带损伤。

6. 侧卧屈伸试验　又称重力试验。患者侧卧，被检查肢体在上，医师托住患者的大腿，让其膝关节作伸屈活动，若出现弹响，表明内侧半月板损伤；若膝关节外侧疼痛表示外侧副韧带损伤。同样的方法，被检查的肢体在下作伸屈活动，出现弹响为外侧半月板损伤，出现膝关节内侧疼痛为内侧副韧带损伤。

7. 侧副韧带损伤试验　又称为膝关节分离试验、侧位运动试验。患者伸膝，并固定大腿，检查者用一只手握踝部，另一手扶膝部，作侧位运动检查内侧或外侧副韧带，若有损伤，检查牵扯韧带时，可以引起疼痛或异常活动。

8. 髌骨研磨试验　挤压髌骨，或者上下左右滑动髌骨时有粗糙感和摩擦音，并伴有疼痛不适，或者一手尽量地将髌骨推向一侧，另一手直接按压髌骨，若髌骨后出现疼痛，均为阳性。用于检查髌骨软化症。

9. 膝过伸试验　患者仰卧，膝关节伸直平放。医师一手握伤肢踝部，另一手按压膝部，使膝关节过伸，髌下脂肪垫处有疼痛，即为阳性。检查髌下脂肪垫损伤。

10. 髌腱松弛压痛试验　患者仰卧，膝伸直。医师一手拇指放在内膝眼或外膝眼处，另一手掌根放在前一拇指指背上，放松股四头肌（髌腱松弛），逐渐用力向下压拇指，压处有明显疼痛感。再令患者收缩股四头肌，重复以上动作，且压力相等，若出现疼痛减轻者为阳性。检查髌下脂肪垫损伤。

膝关节侧方应力试验（视频）

八、常用的踝部骨关节检查

1. 踝关节侧方应力试验用来检查踝关节不稳的损伤情况。检查者一只手固定胫腓骨下段，另一只手握持患足，呈中立位，保持食指中指对跟骨的控制，做内旋内翻的动作，并与健侧对比。如引出疼痛，让患者以一指指明疼痛点。如距骨向内侧移位，较健侧倾斜加大，反常活动，踝关节过度松弛，提示外侧韧带损伤，外踝不稳。反之做外翻外旋动作引出疼痛和松弛，提示内踝不稳。

2. 踝关节前抽屉试验用以检查距腓前韧带的损伤情况。检查者一只手固定胫腓骨下段，另一只手握持足跟，呈中立位，施加向足趾远端方向的牵引力，与健侧对比。如距骨向前方明显移动或较健侧有明显差异，外踝皮肤出现凹陷征，提示距腓前韧带损伤。如足中立位检查阴性，追加跖屈 30° 时的前抽屉试验验证结果。

（陈安民）

第三节　肢体、肌力测量
body length and myodynamia examination

测量肢体的角度、长度及周径的方法称为量诊。肢体测量是骨科临床检查法中的重要内容，其目的是了解人体各部位的尺寸或角度，以便对人体的结构规律、病理变化进行数量上的分析。肌力是指肌肉收缩时产生的最大力量。肌力测试是肌肉功能评定的重要方法，尤其是对肌肉骨骼系统病损，以及周围神经病损患者的功能评定十分重要。同时，肌力测试也可作为评定康复治疗疗效的重要指标之一。

一、肢体的测量

1. 长度测量　主要为尺测法（用皮尺，禁用钢尺）。测量时，应将肢体放在对称位置，定点要正确，以骨性标志为基点，肢体挛缩畸形者可分段测量。

（1）上肢总长度：肩峰至桡骨茎突点（或中指指尖）的距离，或第 7 颈椎棘突至桡骨茎突点（或中指指尖）的距离。①上臂长度：肩峰至肱骨外上髁的距离；②前臂长度：尺骨鹰嘴至尺骨茎突之间的距离，或肱骨外上髁至桡骨茎突（或中指指尖）之间的距离。

（2）下肢长度：髂前上棘至内踝尖的距离。当骨盆骨折或髋部病变时，测量相对长度，即脐到内踝尖的距离。①大腿长度：髂前上棘至膝关节内外侧间隙为大腿的间接长度，股骨大粗隆至膝关节外侧间隙的距离为大腿的直接长度。②小腿长度：膝关节内缘至内踝尖的距离。

2．周径测量 两侧肢体取相应的同一水平测量，测量肢体肿胀最严重处，并与健肢相应部位的测量结果相比，以判断肿胀程度；测量肢体萎缩时取肌腹部位，大腿可在髌骨上缘10～15cm处测量，小腿在最粗处测量。

3．关节活动范围测量法 关节活动范围的测量通常采用不同式样的关节测角器，最简单的一种关节测角器是由两根直尺组成，即双臂式刻度尺（0°～180°）。测量时，刻度尺轴心须与关节活动轴心一致，两臂与关节两端肢体长轴平行。肢体活动时，轴心及两臂不得偏移（图1-1-2）。

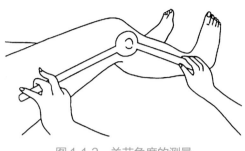

图 1-1-2 关节角度的测量

二、肌力测量

肌力测量主要是通过在关节主动运动时施加阻力与所测肌肉对抗，测量相应肌肉的肌力，并应进行双侧对比。

肌力评级标准中肌力分为6级：0级为完全瘫痪，5级为正常。

0级 肌肉完全麻痹，触诊肌肉完全无收缩力（完全瘫痪，不能做任何自由运动）。

1级 肌肉有主动收缩力，但不能带动关节活动（可见肌肉轻微收缩）。

2级 可以带动关节水平活动，但不能对抗地心引力（肢体能在床上平行移动）。

3级 能对抗地心引力做主动关节活动，但不能对抗阻力肢体可以克服地心吸收力（肢体能抬离床面）。

4级 能对抗较大的阻力，但比正常者弱（肢体能做对抗外界阻力的运动）。

5级 正常肌力（肌力正常，运动自如）。

知识点

1．肢体测量是骨科临床检查法中的重要内容，其目的是了解人体各部位的尺寸或角度，以便对人体的结构规律、病理变化进行数量上的分析。

2．肌力是指肌肉收缩时产生的最大力量。

3．肌力测试是肌肉功能评定的重要方法，尤其是对肌肉骨骼系统病损，以及周围神经病损患者的功能评定十分重要。

（陈安民）

第四节 神经功能检查
neurologic examination

神经功能检查作为骨科体格检查的重要部分，对骨科疾病的诊断及治疗有着重要意义，在神经源性疾病和肌源性病变的诊断，以及对神经病变的定位等方面也具有重要价值。神经功能检查主要从感觉检查、运动系统检查、反射检查，以及自主神经检查几个方面进行。

知识点

1．神经功能检查在神经源性疾病和肌源性病变的诊断，以及对神经病变的定位等方面具有重要价值。

2．神经功能检查主要从感觉检查、运动系统检查、反射检查，以及自主神经检查几个方面进行。

一、感觉检查

人体皮肤感觉由脊髓发出神经纤维支配,呈阶段性分布。检查时应该在安静温暖的条件下进行,并在检查前向被检查者说明检查目的及检查方法,取得配合。感觉检查主要包括浅感觉(触觉、痛觉及温度觉)、深感觉及复合感觉。

（一）浅感觉

包括皮肤、黏膜的触觉、痛觉及温度觉。

1. 触觉 用棉絮轻触皮肤或黏膜,自躯干到四肢上端逐次向下,询问有否感觉及敏感程度有无区别,对异常区域作出标记。

2. 痛觉 用锐针针刺皮肤,询问有无痛感及疼痛程度,要求用力适当。检查时应自上而下,从一侧至另一侧,从无痛觉区域移向正常区域,不应遗留空白。检查完毕后记录检查结果。

3. 温度觉 分别用盛有冷(5～10℃)、热(40～45℃)水的试管轻触皮肤,询问患者感觉并记录。检查时应注意两侧对称部位的比较。

（二）深感觉

关节觉:轻轻掰动患者的手指或足趾,做被动伸、屈动作,询问是否觉察及其移动方向;或让患者闭目,然后将其肢体放在某位置上,询问是否明确肢体所处位置。

（三）复合感觉

包括皮肤定位觉、两点分辨觉、实体辨别觉及体表图形觉等,是大脑综合、分析、判断的结果,也称为皮质感觉。

> 知识点
>
> 1. 感觉检查时应该在安静温暖的条件下进行,并在检查前向被检查者说明检查目的及检查方法,取得配合。
>
> 2. 感觉检查主要包括浅感觉(触觉、痛觉及温度觉)、深感觉及复合感觉。

二、运动系统检查

运动系统检查主要包括肌容量、肌张力、肌力及共济运动检查等。

（一）肌容积

观察肌肉有无萎缩及肥大,测量肢体周径,判断肌肉营养情况。

（二）肌张力

指静息状态下肌肉紧张度。检查方法:嘱被检查者肌肉放松,用手触摸肌肉硬度,并测定其被动运动时的阻力及关节运动幅度。还可叩击肌腱听声音,声音高者肌张力高,声音低者肌张力低。检查结果意义如下:

1. 肌张力增加 触摸肌肉时有坚实感,被动检查时阻力增加。可表现为:

（1）痉挛性:在被动运动开始时阻力增大,终末时突感减弱,即折刀现象,见于锥体束损害者。

（2）强直性:指一组拮抗肌的张力增加,做被动运动时,伸肌和屈肌肌力同等增加,即铅管样强直,见于锥体外系损害者。如在强直性肌张力增加的基础上又伴有震颤,做被动运动时可出现齿轮顿挫样感觉,故称为齿轮样强直。

2. 肌张力减弱 触诊肌肉松软,被动运动时肌张力减低,可表现为关节过伸,见于周围神经、脊髓灰质前角病变。

（三）肌力

即肌肉主动收缩的力量。肌力评级标准及具体测量方法见本章第三节。

（四）共济运动检查

当脊髓后索、小脑等器官发生病变时可出现共济失调。常用检查方法包括指鼻试验、快速轮替试验、跟膝胫试验和 Romberg 征。

知识点

1. 运动系统检查主要包括肌容量、肌张力、肌力及共济运动检查等。

2. 肌张力 指静息状态下肌肉紧张度。检查方法：嘱被检查者肌肉放松，用手触摸肌肉硬度，并测定其被动运动时的阻力及关节运动幅度；还可叩击肌腱听声音，声音高者肌张力高，声音低者肌张力低。

三、反射检查

反射检查比较客观，但仍需患者合作，肢体放松，保持对称和适当位置。叩诊锤叩击力量要均匀适当。检查时可用与患者谈话或嘱患者阅读、咳嗽或两手勾住用力牵拉等方法，使其精神放松，以利反射的引出。

（一）腱反射

刺激肌腱、骨膜引起的肌肉收缩反应，因反射弧通过深感觉感受器，又称深反射或本体反射。腱反射的活跃程度以"+"号表示，正常为(++)，减低为(+)，消失为(0)，活跃为(+++)，亢进或出现阵挛为(++++)。

1. 肱二头肌肌腱反射（颈5~6，肌皮神经） 前臂半屈，叩击置于肱二头肌肌腱上的拇指，引起前臂屈曲，同时感到肱二头肌肌腱收缩。

2. 肱三头肌肌腱反射（颈6~7，桡神经） 前臂半屈并旋前，托住肘部，叩击鹰嘴突上方肱三头肌肌腱，引起前臂伸展。

3. 桡骨膜反射（颈5~8，桡神经） 前臂半屈，叩击桡骨茎突，引起前臂屈曲、旋前和手指屈曲。

膝腱反射（视频）

4. 膝腱反射（腰2~4，股神经） 坐位，两小腿自然悬垂或足着地；或仰卧，膝稍屈，以手托腘窝，叩击髌骨下缘股四头肌肌腱，引起小腿伸直。

5. 跟腱反射（骶1~2，胫神经） 仰卧，膝半屈，两腿分开，以手轻掰足部使其稍背屈，叩击跟腱引起跖屈。

跟腱反射（视频）

6. 阵挛 当深反射高度亢进时，如突然牵拉引出该反射的肌腱不放松，使之持续紧张，则出现该牵拉部位的持续性、节律性收缩，称阵挛，主要见于上运动神经元性瘫痪。①踝阵挛：仰卧、托腘窝使膝髋稍屈，另手握足底突然背屈并不再松手，引起足踝节律性伸屈不止；②髌阵挛：仰卧，下肢伸直，以拇、示指置于髌骨上缘，突然用力向下推并不再松手，引起髌骨节律性上下运动不止。

知识点

腱反射检查的临床意义

1. 减退、消失 提示反射弧受损或中断，亦见于神经肌肉接头或肌肉本身疾病，如重症肌无力，周期性瘫痪等。麻醉、昏迷、熟睡、脊髓休克期、颅内压增高，尤其后颅窝肿瘤，深反射也降低或消失。

2. 亢进 多见于锥体束病变，昏迷或麻醉早期也可出现，系对脊髓反射弧的抑制解除所致；亦见于手足搐搦、破伤风等肌肉兴奋性增高时。癔症或其他神经症深反射也常亢进。

3. 正常人深反射也可亢进，老年人跟腱反射可消失，故反射的不对称比增强或消失更有意义。

（二）浅反射

为刺激皮肤、黏膜引起的肌肉收缩反应。

1. 腹壁反射（肋间神经，上：胸7、8；中：胸9、10；下：胸11、12） 仰卧，以棉签或叩诊锤柄自外向内轻划上、中、下腹壁皮肤，引起同侧腹壁肌肉收缩。

2. 提睾反射（生殖股神经，腰1、2） 以叩诊锤柄由上向下轻划股上部内侧皮肤，引起同侧睾丸上提。

知识点

浅反射检查的临床意义

1. 减退、消失　见于反射弧中断时。但腹壁和提睾反射减退或消失，亦可见于锥体束损害，因其除脊髓反射弧外，尚有皮质通路。此外，深睡、麻醉、昏迷、新生儿等，腹壁反射也常消失。

2. 亢进　帕金森病或其他锥体外系疾病时，偶见浅反射尤其腹壁反射中度亢进，系损伤中脑抑制浅反射的中枢所致。精神紧张和神经官能症时，腹壁反射也可有不同程度的亢进。

（三）病理反射

当上运动神经元受损后，被锥体束抑制的屈曲性防御反射变得易化或被释放，称为病理反射。严重时，各种刺激均可加以引出，甚至出现所谓的"自发性"病理反射。

1. 巴宾斯基（Babinski）征　用叩诊锤柄端等物由后向前划足底外缘直到趾基部，阳性者趾背屈，余各趾呈扇形分开，膝、髋关节屈曲。刺激过重或足底感觉过敏时亦可出现肢体回缩的假阳性反应。此征也可用下列方法引出：①Oppenheim 征：以拇、示指沿胫骨自上向下划；②Chaddock 征：由后向前划足背外侧缘；③Gordon 征：用力挤压腓肠肌。

Babinski 征（视频）

2. 霍夫曼（Hoffmann）征　为上肢的病理反射。检查时左手握患者手腕，右手示、中指夹住患者中指，将腕稍背屈，各指半屈放松，以拇指急速轻弹中指指甲，引起拇指及其余各指屈曲者为阳性。此征可见于 10%～20% 的正常人，故一侧阳性者始有意义。

（四）脑膜刺激征

为脑脊膜和神经根受刺激性损害时，因有关肌群反射性痉挛而产生的体征。

1. 颈强直　颈前屈时有抵抗，头仍可后仰或旋转。

2. 克尼格氏（Kernig）征　仰卧，屈曲膝、髋关节呈直角，再伸小腿，因屈肌痉挛使伸膝受限，小于 130° 并有疼痛及阻力者为阳性。

Hoffmann 征（视频）

3. 布鲁津斯基（Brudzinski）征　①颈征：仰卧，屈颈时引起双下肢屈曲者为阳性；②下肢征：仰卧，伸直抬起一侧下肢时，对侧下肢屈曲为阳性。

脑膜刺激征主要见于脑膜炎、蛛网膜下腔出血、颅内压增高和脑膜转移瘤等。颈征亦可见于后颅凹、环枕部或高颈段肿瘤。

知识点

1. 反射检查比较客观，但仍须患者合作，肢体放松，保持对称和适当位置。叩诊锤叩击力量要均匀适当。

2. 常用的反射检查包括腱反射、浅反射、病理反射、脑膜刺激征等。

四、自主神经检查

（一）皮肤颜色和温度

观察肤色，触摸其温度，注意有无水肿，以了解血管功能。血管功能的刺激症状为血管收缩，皮肤发白、发凉；毁坏症状为血管扩张，皮肤发红、发热，之后因血流受阻而发绀、发凉，并可有水肿。

（二）皮肤划痕试验

用骨针在皮肤上稍稍用力划过，血管受刺激数秒后收缩，出现白色条纹，继以血管扩张变为稍宽之红色条纹，持续 10 余分钟，为正常反应。若红条纹宽达数厘米且持续时间较长至呈现白色隆起（皮肤划痕症），则表明有皮肤血管功能失调。交感神经损害时，其支配体表区内少汗或无汗；刺激性病变则多汗。

（三）毛发指甲营养状况

注意皮肤质地是否正常，有无粗糙、发亮、变薄、增厚、脱落溃疡或压疮等；毛发有无稀少，脱落；指甲有无起纹，枯脆、裂痕等。周围神经、脊髓侧角和脊髓横贯性病变损害自主神经通路时，均可产生皮肤、毛发、指甲的营养改变。

（四）膀胱和直肠功能

了解排尿有无费力、急迫和尿意，有无尿潴留和残留尿以及每次排尿的尿量。了解有无大便失禁或便秘。

（陈安民）

第五节　神经电生理检查
electrophysiological examination

神经电生理检查是近50年发展起来的诊断技术，它将神经肌肉兴奋时发生的生物电变化引导出来，加以放大和记录，根据电位变化的波形、振幅、传导速度等数据，分析判断神经、肌肉系统处于何种状态。电生理检测在神经源性疾病和肌源性病变的鉴别诊断方面，以及对神经病变的定位、损害程度和再生预后判断等方面具有重要价值。神经肌肉电生理检查的内容和方法很多，目前临床上常用的有肌电图（electromyogram，EMG）、神经传导速度（never conduction velocity，NCV）及体感诱发电位（somatosensory evoked potential，SEP）等。

> 知识点
>
> 电生理检测在神经源性疾病和肌源性病变的鉴别诊断方面，以及对神经病变的定位、损害程度和再生预后判断等方面具有重要价值。

一、肌电图

肌电图是将针电极插入肌肉记录电位变化的一种电生理检查。通过观察肌肉的电活动了解下运动神经元，即脊髓前角细胞、周围神经（根、丛、干、支）、神经肌肉接头和肌肉本身的功能状态。肌肉放松时，针电极所记录到的电位为自发电位（spontaneous activity）。插入或移动针极时所记录到的电位为插入电位（insertional activity）。当肌肉随意收缩时所记录到的电位为运动单位电位（motor unit action potentials，MUAPs）（图1-1-3）。运动单位是由一个运动神经元与所支配的全部肌纤维共同组成的，是肌肉随意收缩时的最小功能单位。正常肌肉放松时不能检测到电活动，但在随意收缩时就会出现运动单位电位。在运动单位受累时，静息的肌肉可出现多种电活动，运动单位电位可出现异常波形和电活动模式，可根据这些肌电图的表现推测病变的性质、部位、程度。但肌电图检查作为临床辅助检查，应将肌电图结果和神经传导速度以及病史和其他检查结果结合起来共同分析。

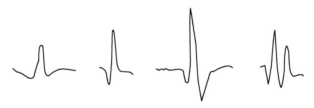

图 1-1-3　正常运动电位

肌电图的临床意义主要包括：①确定有无神经损伤及损伤的程度；②有助于鉴别神经源性或肌源性损害；③有助于观察神经再生情况。

> 知识点
>
> **肌电图的临床意义**
>
> 1. 确定有无神经损伤及损伤程度。
> 2. 有助于鉴别神经源性和肌源性损害。
> 3. 有助于观察神经再生情况。

二、神经传导功能测定

神经传导的测定是一种客观的定量检查。神经受电刺激后能产生兴奋性及传导性,而这种传导具有一定的方向性,运动神经纤维将兴奋冲动传向远端肌肉,即离心传导;感觉神经纤维将冲动传向中枢,即向心传导。利用此特征可应用脉冲电流刺激运动或感觉神经,来测定神经传导速度,判定神经传导功能,借以协助诊断周围神经病变的存在及发生部位(图1-1-4)。

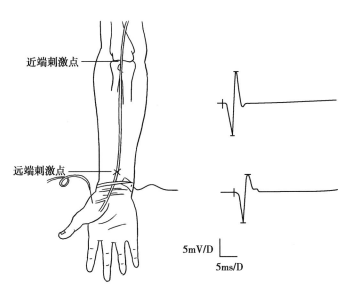

近端刺激点

远端刺激点

5mV/D

5ms/D

图 1-1-4　正中神经运动传导速度测定示意图

(一)运动神经传导的测定

运动神经传导研究的是运动单位的功能和整合性。通过对运动传导的研究可以评估运动神经轴索、神经和肌肉接头以及肌肉的功能状态,并为进一步作针电极肌电图检查提供准确的信息。其测定和计算方法是通过对神经干上远、近两点超强刺激后,在该神经所支配的远端肌肉上可以记录到诱发出的混合肌肉动作电位(compound muscle action potential,CMAP),又通过对此动作电位波幅、潜伏时和时限分析,来判断运动神经的传导功能。

(二)感觉神经传导的测定

感觉神经传导是反映冲动在神经干上的传导过程,它研究的是后根神经节和其后周围神经的功能状态。其测定和计算方法如下:对于感觉神经来说,电位是通过刺激一端感觉神经,冲动经神经干传导,在感觉神经的另一端记录这种冲动,此种形式产生的电位叫作感觉神经电位(sensory nerve action potential,SNAP)。通常用环状电极来测定。同运动神经传导速度不同,由于没有神经肌肉接头的影响,因此感觉神经传导速度可以直接由刺激点到记录点之间的距离和潜伏时来计算。

> 知识点
>
> 1. 神经传导的测定包括运动神经传导的测定和感觉神经传导的测定。
> 2. 运动神经传导研究的是运动单位的功能和整合性。
> 3. 感觉神经传导是反映冲动在神经干上的传导过程。

三、躯体感觉诱发电位与运动诱发电位

诱发电位指中枢神经系统在感受内在或外部刺激过程中产生的生物电活动。诱发电位的出现与刺激之间有确定的和严格的时间和位相关系,即所谓"锁时"特性,具体表现为有较固定的潜伏时。20世纪50年代初随着叠加平均技术和电子计算机的应用,使幅度很小的诱发电位在头皮外记录成为可能。临床上常用的

15

诱发电位有躯体感觉诱发电位、脑干听觉诱发电位和视觉诱发电位、运动诱发电位。各种诱发电位都有特定的神经解剖传输通路，并有一定的反应形式。

（一）体感诱发电位

体感诱发电位也称为躯体感觉诱发电位（somatosensory evoked potentials，SEP）（图1-1-5），临床上最常用的是短潜伏时体感诱发电位，简称SLSEP。特点是波形稳定、无适应性和不受睡眠和麻醉药的影响。

1. 检查方法　将表面电极置于周围神经干，在感觉传入通路的不同水平及头皮相应的投射部位记录其诱发电反应。常用的刺激部位是上肢正中神经及下肢的胫后神经等。上肢记录部位是Erb点、C$_7$趾及头部相应的感觉区；下肢的记录部位是腘窝点、T$_{12}$及头部相应的感觉区。刺激量以趾或小趾肌初见收缩为宜，通常为感觉阈值的3～4倍，刺激频率1～5Hz，叠加次数50～200次，直至波形稳定光滑为止。每侧测定2次，观察重复性及可信性。波形命名为极性+潜伏时（波峰向下为P，向上为N）。

2. SLSEP的临床应用

（1）周围神经病：①臂丛神经损伤的鉴别诊断，协助判断损伤部位是在节前或节后；②协助颈或腰骶神经根病的诊断；③间接测算病损周围神经的感觉传导速度。

（2）脊髓病变：对脊髓外伤有辅助诊断意义，可判断损伤程度、范围和预后。

（3）脑干、丘脑和大脑半球病变：取决于病损部位及是否累及SLSEP通路。

（4）中枢脱髓鞘病（MS）：SLSEP的异常率为71.7%，下肢体感通路异常率较上肢的高。

（5）昏迷预后的评估及脑死亡诊断。

（6）脊柱和脊髓部位手术中监护、颅后窝手术监护。

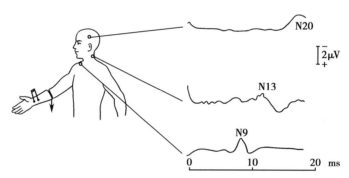

图1-1-5　上肢体感诱发电位示意图

（二）运动诱发电位

运动诱发电位（motor evoked potentials，MEP）主要用于检查运动系统，特别是中枢运动神经通路—锥体束的功能，是诊断中枢运动功能障碍性疾病的一种直接和敏感的方法。常用的刺激有电刺激及磁刺激，因为磁刺激比较安全、无疼痛、可重复性，而且操作简单，近年来被广泛应用于临床。磁刺激运动诱发电位是经颅磁刺激大脑皮质运动细胞、脊髓及周围神经运动通路时，在相应的肌肉上记录的混合肌肉动作电位。

1. 检查方法　上肢磁刺激部位通常是大脑皮质相应运动区、C$_7$棘突、Erb点，常用的记录部位为拇短展肌；下肢磁刺激部位为大脑皮质运动区及L$_4$，常用的记录部位为胫前肌。采用磁刺激器为圆形刺激线圈，外径14cm，中心磁场2.5T。皮质刺激强度为最大输出的80%～90%，神经根刺激强度为70%～80%。一般在肌肉放松状态下记录，靶肌轻微随意收缩可促使电位易化，表现刺激阈值降低，电位波幅增大，潜伏时缩短。某些患者松弛状态下引不出电位，可采用随意收缩激发出电位来检查。对癫痫及脑出血患者应慎用磁刺激。

2. MEP的临床应用　利用MEP主要是测量近端段神经传导，特别是测量锥体束的传导功能，所以临床常用于：①脑损伤后运动功能的评估及预后的判断；②协助诊断多发性硬化及运动神经元病；③可客观评价脊髓型颈椎病的运动功能和锥体束损害程度。

知识点

1. 诱发电位指中枢神经系统在感受内在或外部刺激过程中产生的生物电活动。

2. 躯体感觉诱发电位也称为体感诱发电位，可提供从刺激点到大脑皮层整个感觉通路的电活动信息，当周围神经、神经丛、神经根、脊髓后索、脑干及大脑皮层受损时，可从不同部位记录到相应改变。

3. 运动诱发电位主要用于检查运动系统，特别是中枢运动神经通路—锥体束的功能，是诊断中枢运动功能障碍性疾病的一种直接和敏感的方法。

（陈安民）

第二章　骨科常规诊断技术

第一节　骨与关节 X 线诊断
X-ray diagnosis of bone and joint

骨组织含有大量钙盐，在人体组织中密度最高，与周围软组织间有良好的自然对比，骨本身的皮质骨、松质骨和骨髓腔之间也有足够的对比度，因此 X 线检查可以清晰显示骨关节的病变，以及病变的范围和程度，甚至做出定性诊断。此外，X 线检查方法简单、费用低廉，至今仍是骨与关节病变的首选检查方法。然而，不少骨关节疾病，如感染性和肿瘤性疾病的早期，X 线改变较病理改变和临床表现晚或 X 线改变不明显，初次检查结果可能为阴性，需要定期复查或进一步行 CT、MRI 检查。X 线检查是二维影像，其穿透路径上各种结构影像相互重叠，也可使某些结构的影像（如颅底、上胸椎）因遮盖抵消而难以或不能显示。X 线检查对各种软组织的密度分辨力较差，对于软组织病变或骨骼疾病对周围软组织的浸润多不能准确显示。

知识点

1. X 线检查是骨关节病变的首选检查方法。
2. 一些感染性和肿瘤性疾病的早期，X 线检查可能阴性。
3. X 线检查对于复杂结构或重叠区域的骨骼显示不佳。
4. X 线检查对于软组织病变显示不佳。

一、X 线检查方法

（一）透视、摄片

透视主要用于外伤性骨折脱位的复位治疗及金属异物术中定位的动态观察，摄片为静态观察骨与关节病变的基本方法。

（二）摄影体位

正位及侧位是骨关节系统最常用的摄影体位。四肢长骨、关节和脊柱应拍摄正侧位像，脊柱还可根据诊断的需要加摄双侧斜位、过伸过屈位像。手足短骨应该摄正斜位像，肋骨骨折应加摄斜位像，髌骨或跟骨骨折应加摄轴位像。

（三）摄片范围

四肢长骨摄片应至少包括邻近的一个关节，脊柱摄片时要包括相邻的脊椎节段。两侧对称的骨关节，若患侧 X 线征象不是很明确，可加摄对侧有利于对照观察。

知识点

1. 正位和侧位是骨关节最常用摄影体位。
2. 某些部位需摄或加摄斜位、轴位和动力位。
3. 对称骨关节加摄对侧有利于对照观察。

二、正常X线表现

（一）成人管状骨

成人管状骨分为骨干和骨端（图1-2-1）。

1. 骨干

（1）骨皮质：为密质骨，X线上表现为均匀致密影，在骨干中部最厚，向两端逐渐变薄。骨皮质外缘光整，仅在肌腱韧带附着处隆起或凹凸不平。

（2）骨膜：骨皮质外面（关节囊内部分除外）和内面均覆有骨膜，前者为骨外膜，后者为骨内膜，正常骨膜在X线上不显影，如出现骨膜则为病理现象。

（3）骨松质：由骨小梁和其间的骨髓构成，X线上表现为致密网格影。骨小梁的粗细、数量和排列因人和部位而异。在压力作用下，一部分骨小梁排列与压力方向一致，一部分与张力方向一致。

（4）骨髓腔：常因骨皮质和骨小梁的遮盖而显示不清，在骨干中段可显示为边界不清、无结构的半透明区。

2. 骨端　横径大于骨干，骨皮质一般较菲薄且多光滑锐利，其内可见清晰的骨小梁。

（二）儿童管状骨

儿童管状骨两端有未完全骨化的骺软骨，将管状骨分为骨干、干骺端、骺板和骨骺等部分（图1-2-2）。

1. 骨干　表现与成人相似，较成人细小，随年龄增长而逐渐粗大。

2. 干骺端　为骨干两端增宽的部分，主要由松质骨组成，是骨骼生长最活跃的部位。X线上骨小梁彼此连接和交叉形成海绵状结构影，干骺端骺侧可见一横行致密带，为先期钙化带。

3. 骨骺　为未完成发育的管状骨末端。在胎儿及幼儿期为软骨，即骺软骨，X线上不能显示；儿童发育期，骺软骨中心开始出现二次骨化中心，表现为小点状致密影，单发或多发；随年龄增长，二次骨化中心逐渐增大，边缘由不规则逐渐变得光整，最后与干骺端融合。

4. 骺板或骺线　为干骺端与骨骺之间软骨的投影，呈横行透亮带，称为骺板；随年龄增长逐渐变窄，呈线状透亮影，称为骺线；最终骨骺与干骺端融合，骺线消失，完成骨发育，原骺线所在的部位有时可见横贯骨干的不规则线样致密影，为骺板遗迹。

（三）关节

活动关节在X线上可见关节间隙、骨性关节面、关节囊、韧带和关节内外脂肪层（图1-2-3）。

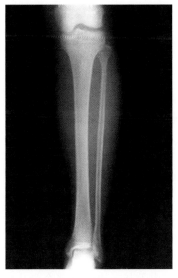 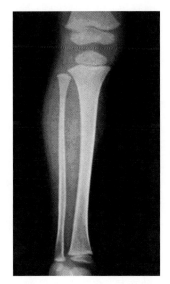 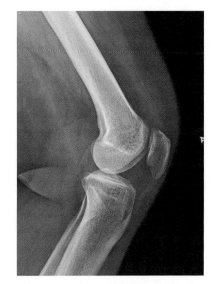

图1-2-1　成人胫腓骨　　　　图1-2-2　儿童胫腓骨　　　　图1-2-3　膝关节侧位

1. 关节间隙　X线上两个骨端骨性关节面之间的透亮间隙，是关节软骨、关节盘和真正的关节腔的投影。

2. 骨性关节面　表现为边缘锐利光滑的线样致密影，通常凹侧关节面较厚。

3. 关节囊　一般在 X 线上不能显影，有时在关节囊外脂肪层的衬托下或关节肿胀时可见其边缘。

4. 韧带　某些大关节，如膝、髋和踝关节周围的韧带，在脂肪的衬托下可显示。其他关节的韧带，除非发生钙化，一般不能显示。

5. 关节内外脂肪　关节内脂肪在关节囊内外层之间，多见于大关节，如肘关节前后两个脂肪块及膝关节前的髌下脂肪垫。关节外脂肪位于关节囊和肌肉之间，层次清晰，可衬托出关节囊的轮廓。

（四）脊柱

1. 正位片

（1）椎体：呈长方形，从上而下依次增大。椎体主要由松质骨组成，边缘为密质骨，密度高而均匀，轮廓光滑。椎体上下缘的致密线状影为终板，彼此平行，其间的透亮间隙为椎间隙，是椎间盘的投影。

（2）椎体两侧可见横突影，其外侧端圆滑。

（3）椎弓根：横突内侧可见椭圆形环状致密影，为椎弓根的投影，称椎弓环。

（4）关节突、椎弓板和棘突：椎弓环上下方可见上下关节突的投影，椎弓板由椎弓根向后内下延续，在中线联合成棘突，投影于椎体中央偏下方，呈尖向上的类三角形致密影。上下关节突之间形成脊椎小关节，小关节间隙为匀称半透明影，腰椎在正位显示清楚，颈、胸椎在侧位显示清楚。

（5）腰大肌影：腰椎正位片上还可见腰大肌的投影，起于第 12 胸椎下缘，两侧对称，斜向外下方，外缘清晰（图 1-2-4）。

2. 侧位片

（1）椎体：也呈长方形，其上下缘与后缘呈直角，椎弓根紧居其后。

（2）椎管：椎体后方纵行的半透亮区。

（3）椎弓板和棘突：椎弓板位于椎弓根和棘突之间，棘突指向后下方，在胸段与肋骨重叠不易观察。

（4）关节突：上下关节突分别位于椎弓根与椎弓板连接处的上方和下方，下关节突位于下一个椎体上关节突的后方，以保持脊柱的稳定。同一脊椎上下关节突之间为椎弓峡部。

（5）椎间孔：相邻椎弓根、椎体、关节突及椎间盘之间，呈半透明影。颈椎在斜位上显示清楚，腰椎在正位上显示清楚。

（6）椎间隙：侧位片显示更好，胸椎间隙较窄，自下胸椎起，椎间隙逐渐增宽，以腰 4/5 最宽，腰 5/骶 1 又变窄。椎间隙前后不等宽，随脊柱生理弯曲有一定的变化（图 1-2-4）。

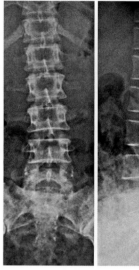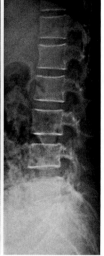

图 1-2-4　腰椎正侧位

知识点

1. 成人管状骨分为骨干和骨端两部分，儿童管状骨分为骨干、干骺端、骺板和骨骺等部分。

2. X 线上密质骨呈均匀致密影，松质骨呈致密网格影，骨髓腔呈无结构的半透明区。

3. 活动关节在 X 线上可见关节间隙和骨性关节面。

4. X 线正侧位可显示椎体和椎弓各部。

5. 椎间隙在侧位观察更好，颈椎椎间孔在斜位观察良好，胸腰椎椎间孔在侧位观察良好。

三、常见解剖变异的 X 线表现

（一）四肢骨骼

1. 副骨与籽骨　是四肢骨骼中最常见的变异，多见于手足部。副骨是由于某一块骨的多个骨化中心在发育过程中没有愈合，或者由一个额外独立的骨化中心发育而来，以致在原骨骺区多出一块或几块小骨。籽骨是在附着于骨附近的肌腱中产生，又可因多个骨化中心不愈合而分成几块。髌骨是体内最大而且恒定的籽骨，通常为一整块，有时也可表现为多个三角形或新月形小骨，并可同时见于两侧。副骨和籽骨有完整的骨皮质，边缘光滑锐利，邻近骨的皮质完整，软组织无肿胀，局部无压痛，部位恒定，借此可与撕脱性骨折相鉴别，当鉴别困难时，可双侧加以对照，副骨和籽骨一般双侧对称出现。

2. 骨岛　X线上表现为松质骨内直径1～4cm的边缘清楚的圆形或椭圆形致密影。

3. 生长障碍线　位于干骺区的一条或数条横行致密线，形成原因不明，可能为长骨纵向生长中受到暂时障碍，影响化骨而遗留下来的痕迹。

4. 软骨岛　股骨颈部偶尔可见软骨岛，X线上表现为边界清楚的圆形透光区，边缘常围以硬化环。

（二）脊柱

1. 永存骨骺　棘突、横突和上下关节突的永存骨骺，可在上述骨突处见到分离独立的小骨块。椎体的永存骨骺，也称椎缘骨，表现为椎体边缘多余的三角形游离骨块，多见于椎体前上角，偶见于前下角和后下角。

2. 第2颈椎的齿状突和椎体之间可以是软骨结合，要与骨折鉴别。

3. 椎体数目的变异　常见腰椎骶化或骶椎腰化。

4. 在成年以前，颈椎椎体前部可呈轻度楔形。正常时，第12胸椎和第1腰椎可有轻度楔形改变。

知识点

1. 手足部常见副骨和籽骨，需与骨折鉴别，鉴别困难时，可加摄对侧对照观察。

2. 椎体及关节突可出现永存骨骺，不要误认为骨折或增生的骨赘。

3. 正常第12胸椎和第1腰椎可有轻度楔形改变，不要误认为压缩性骨折。

四、基本病变的X线表现

虽然骨与关节病变是多种多样的，但是不同病变的病理改变大多可概括为下列一些基本病变，这些基本病变可在一定程度上反映出病变的性质、范围、程度以及与邻近组织器官的关系。在实际工作中就是通过对这些基本病变的识别和分析，进一步推断其病理基础，从而作出疾病诊断。

（一）骨骼基本病变

1. 骨质疏松

（1）概念：单位体积内正常钙化的骨组织含量减少，即骨组织的有机成分和钙盐都减少，但两者比例仍正常。组织学变化是骨皮质变薄，哈氏管扩大和骨小梁减少。

（2）病因：骨质疏松分为全身性和局限性。全身性骨质疏松主要是由于成骨减少，主要见于：①先天性疾病，如成骨不全；②内分泌紊乱，如甲状旁腺功能亢进；③医源性，如长期使用激素治疗者；④老年及绝经后骨质疏松；⑤营养性或代谢障碍性疾病，如维生素C缺乏症（坏血病）；⑥酒精中毒；⑦原因不明，如青年特发性骨质疏松等。局限性骨质疏松多见于肢体失用、炎症、血管神经障碍、肿瘤等。

（3）X线表现：骨密度减低。在长骨内可见骨小梁变细、减少，但边缘清晰，小梁间隙增宽，骨皮质变薄和分层。在脊椎可见横行骨小梁减少或消失，纵行骨小梁相对明显，皮质变薄。严重时，椎体内结构消失，椎体变扁，其上下缘凹陷，椎间隙增宽呈梭形，致椎体呈鱼脊椎状。疏松的骨骼易发生骨折，椎体可压缩呈楔形。X线上出现骨质疏松征象较迟，骨内钙盐丢失达30%～50%时才能显现，且不能准确衡量骨量丢失的程度。

2. 骨质软化

（1）概念：单位体积内骨组织有机成分正常而钙盐含量减低，骨质变软。

（2）病因：①维生素D缺乏，如营养不良性佝偻病；②肠道吸收功能障碍，如脂肪性腹泻；③钙磷排泄过多，如肾病综合征；④碱性磷酸酶活性减低。骨质软化是全身性骨病，发生于生长期为佝偻病，于成人为骨质软化症。

（3）X线表现：主要为骨密度减低，以腰椎和骨盆明显，与骨质疏松不同的是骨小梁及骨皮质因含有大量未钙化的骨样组织而边缘模糊。在儿童可出现干骺端和骨骺的改变，表现为骺板增宽，先期钙化带不规则或消失，干骺端呈杯口状，边缘呈毛刷状。由于骨质变软，承重骨骼常发生各种变形，如X形腿、O形腿、三叶草样骨盆等，并可出现假骨折线，表现为宽1～2mm的光滑透亮线，与骨皮质垂直，边缘稍致密，好发于耻骨支、肱骨、股骨上段和胫骨等。

3. 骨质破坏

（1）概念：局部骨质为病理组织所取代而造成的骨组织缺失。

（2）病因：多见于炎症、肉芽肿、肿瘤或肿瘤样病变。

（3）X 线表现：骨质局限性密度减低，骨小梁稀疏，正常骨结构消失。骨松质早期破坏可形成斑片状骨小梁缺损。骨皮质早期破坏发生在哈佛斯管，造成哈佛斯管扩大，X 线上呈筛孔状，骨皮质内外表层的破坏则呈虫蚀状。骨破坏严重时往往有骨皮质和骨松质的大片缺失。骨质破坏是骨骼疾病的重要 X 线征象，观察破坏区的部位、数目、大小、形状、边界和邻近骨质、骨膜、软组织的反应，对病因诊断有很大帮助。

知识点

不同原因引起的骨质破坏特点

1. 急性炎症或恶性肿瘤　骨质破坏进展迅速，形状不规则，边缘模糊，与正常组织分界不清，称为溶骨性骨质破坏。

2. 慢性炎症或良性肿瘤　骨质破坏进展缓慢，边界清楚，有时在骨破坏边缘形成致密的骨质增生硬化带。骨质破坏靠近骨外膜时，可造成骨轮廓的膨胀，称为膨胀性骨质破坏。

---

4. 骨质增生硬化

（1）概念：单位体积内骨量的增多。

（2）病因：多数是局限性，见于慢性炎症，退行性变、外伤后修复和某些成骨性骨肿瘤，如骨肉瘤或成骨性转移瘤。少数是全身性，常见于代谢性骨病、金属中毒或遗传性骨发育障碍，如肾性骨硬化、氟中毒、铅中毒、石骨症等。

（3）X 线表现：骨质密度增高，骨小梁增多、增粗，小梁间隙变窄、消失，髓腔变窄，严重时难以区分骨皮质和骨松质，可伴有骨骼的增大变形，这种现象可称为骨质硬化。在肌腱、韧带和骨间膜附着处可形成骨刺、骨桥、骨唇等形状的骨性赘生物，这种现象可称为骨质增生。

5. 骨膜增生 / 骨膜反应

（1）概念：病理情况下骨膜内层的成骨细胞活动增加所产生的骨膜新生骨。

（2）病因：多见于炎症、肿瘤、外伤、骨膜下出血等，也可继发于其他脏器病变和生长发育异常等。

（3）X 线表现：早期表现为与骨皮质平行、长短不一的细线样致密影，与骨皮质间有 1～2mm 的透亮间隙。随骨膜逐渐增厚，呈与骨皮质表面平行的线状、层状或花边状。

知识点

骨膜增生的厚度、范围及形态与病变的性质、部位和发展阶段有关。

1. 炎症引起的较广泛，肿瘤引起的较局限。

2. 边缘光滑、致密的骨膜增生多见于良性病变。

3. 针状或日光状骨膜反应常提示病变进展迅速、侵蚀性强。

4. 骨膜三角常为恶性肿瘤征象，表现为新生骨膜被破坏，破坏区两端残留的骨膜呈三角形或袖口状。

---

6. 骨质坏死

（1）概念：骨组织局部代谢停止，坏死的骨质称为死骨。

（2）病因：常见于炎症、外伤、梗死、某些药物、放射性损伤等。

（3）X 线表现：早期无阳性发现。1～2 个月后骨质局限性密度增高。

7. 软骨钙化

（1）概念：软骨基质的钙化，标志着骨内或骨外有软骨组织或瘤软骨存在。

（2）病因：分为生理性（如喉软骨和肋软骨钙化）和病理性（瘤软骨钙化）。

（3）X 线表现：瘤软骨钙化表现为大小不同的环形或半环形高密度影，钙化可融合成片呈蜂窝状。良性病变的软骨钙化密度较高,环影清楚完整;恶性病变的软骨钙化环影不清且多不完整。

（二）关节基本病变

1. 关节肿胀

（1）概念：由于关节积液或关节囊及其周围软组织充血、水肿、出血和炎症所致。

（2）病因：常见于炎症、外伤和出血性疾病。

（3）X 线表现：关节周围软组织肿胀，密度增高，结构层次不清，脂肪间隙模糊或消失；大量关节积液可致关节间隙增宽。

2. 关节破坏

（1）概念：关节软骨及其下方骨质被病理组织侵犯、代替。

（2）病因：急慢性关节感染、肿瘤、类风湿关节炎、痛风等。

（3）X 线表现：当破坏只累及关节软骨时，仅见关节间隙变窄；当累及关节面下骨质时，相应区域出现骨质破坏和缺损，严重时可引起关节半脱位和变形。

知识点

关节破坏的部位和进程是诊断不同关节疾病的重要依据。

1. 急性化脓性关节炎　关节破坏始于关节持重面或从关节边缘侵及软骨下骨质，进展快、范围广。

2. 关节滑膜结核　关节破坏始于关节边缘，进展缓慢逐渐累及骨质，表现为边缘虫蚀状破坏。

3. 类风湿关节炎　晚期才引起关节破坏，也从边缘开始，多呈小囊状。

4. 骨膜三角　常为恶性肿瘤征象，表现为新生骨膜被破坏，破坏区两端残留的骨膜呈三角形或袖口状。

---

3. 关节退行性变

（1）概念：关节软骨变性坏死，逐渐被纤维组织取代，病变可进一步累及软骨下骨质，引起关节面骨质增生硬化、关节囊肥厚、韧带骨化等改变。

（2）病因：关节退变、损伤、地方病等。

（3）X 线表现：早期，骨性关节面模糊、中断和部分消失；中晚期，关节间隙狭窄，骨性关节面增厚、凹凸不平，关节面下骨质囊变，关节面边缘骨赘形成，关节囊肥厚，韧带骨化，严重时可发生关节变形。

4. 关节强直

（1）概念：滑膜关节骨端之间被异常的骨连接或纤维组织连接，可分为骨性和纤维性两种。

（2）病因：骨性强直常见于化脓性关节炎、强直性关节炎；纤维性强直常见于关节结核、类风湿关节炎。

（3）X 线表现：骨性强直表现为关节间隙明显狭窄或消失，骨小梁通过关节连接两侧骨端；纤维性强直表现为关节间隙变窄，但仍可见，且无骨小梁贯穿。

5. 关节脱位

（1）概念：构成关节的骨端对应关系发生异常改变，不能回到正常状态。根据关节面是否完全脱离分为全脱位和半脱位。

（2）病因：分为外伤性、先天性（如先天性髋关节脱位）和病理性（如继发于化脓性、结核性和风湿性关节炎）。

（3）X 线表现：X 线对一般部位的关节脱位可作出诊断，可显示骨结构变化，骨端位置改变或距离增宽。

（三）软组织基本病变

1. 软组织肿胀　炎症、出血、水肿或脓肿等原因引起的软组织肿大膨胀。X 线表现为病变部位密度略高于邻近正常软组织，皮下脂肪层内可出现网状结构影，皮下组织与肌肉境界不清，肌间隙模糊，软组织层次不清。

2. 软组织肿块　软组织的良恶性肿瘤和肿瘤样病变、恶性骨肿瘤侵入软组织或某些炎症引起的软组织包块。良性一般境界清楚，邻近软组织可受压移位，邻近骨组织可见压迹、骨吸收或反应性骨硬化。恶性一般边缘模糊，邻近骨组织可受侵蚀。

3. 软组织内钙化或骨化 软组织因出血、退变、坏死、肿瘤、结核、寄生虫感染和血管病变等,在肌肉、肌腱、关节囊、血管和淋巴结等处发生的钙化或骨化。X线表现为不同形状的高密度影。软骨钙化多为环形、半环形或点状;骨化性肌炎常呈片状,可见骨小梁甚至骨皮质;成骨性肿瘤的瘤骨多为云絮状或针状。

4. 软组织内气体 软组织外伤、手术或产气杆菌感染等病理情况下所致的软组织内积气。X线上软组织内出现不同形状的气体性极低密度影。

(王 栋 贺西京)

第二节 CT 和 MRI 诊断技术
diagnosis techniques of CT and MRI

电子计算机体层摄影(computed tomography,CT)和磁共振成像(magnetic resonance imaging,MRI)是骨关节系统常用的检查方法,可以弥补 X 线摄影影像重叠、软组织分辨力不高的缺点,提高骨关节疾病的早期检出率和诊断的准确性,成为 X 线摄影的重要补充。

一、CT 检查

(一)CT 成像基本原理

CT 是用高度准直的 X 线束,环绕人体一定厚度的层面进行扫描,由探测器接收透过该层面的 X 线,经模 / 数转换为数字信息输入计算机,通过计算机处理得到扫描层面的各个单元组织 X 线吸收系数,并排列成数字矩阵,再将数字矩阵内的数值通过数 / 模转换器,用黑白不同的灰度等级显示出来,构成 CT 图像。与传统 X 线图像相似,CT 图像也是用组织的黑白灰度反映人体组织结构的密度,但是 CT 具有更好的密度分辨力,还可以用 CT 值进行密度的量化。人体各种组织结构及病变的 CT 值范围为 $-1\,000\sim+1\,000$Hu(亨氏单位),骨皮质最高,为 $1\,000$Hu。另外,人眼能够分辨的灰度差别仅有 16 个灰阶,为了提高组织间的对比,清晰显示相关结构,在显示 CT 图像时要设定适当的窗宽和窗位。窗宽指可显示组织的 CT 值范围,窗宽越宽显示的组织层次越多,组织间的对比减少;反之,窗宽越窄显示的组织层次越少,组织间的对比增加。窗位是窗宽上下限 CT 值的平均数,一般选择欲观察组织的 CT 值作为窗位。窗位的高低可影响显示图像的亮度,提高窗位图像变黑,降低窗位图像变白。

(二)基本扫描技术和参数

扫描范围根据病变部位和范围而确定,常同时扫描双侧以利于对照观察。一般行横断面扫描,长骨、四肢或脊柱区域常规扫描层厚为 $3\sim5$mm,螺距 $1.2\sim1.5$mm;细小病变或微细解剖结构区域,如腕、踝等,一般采用 $1\sim2$mm 层厚,螺距小于或等于 1mm;需要二维或三维重建的病例,可根据实际情况采用更薄的层厚和较小的螺距进行扫描,重建间隔采用 $50\%\sim60\%$ 有效层厚。图像观察同时采用软组织窗(窗宽 $400\sim600$Hu,窗位 $0\sim100$Hu)和骨窗(窗宽 $1\,000\sim2\,000$Hu,窗位 $200\sim250$Hu)。

(三)常用检查方法和后处理技术

1. 常用检查方法

(1)平扫:又称普通扫描或非增强扫描,指不用对比剂增强或造影的扫描。易于显示微细的松质骨和皮质骨的破坏;对解剖结构复杂或相互重叠的区域,如脊椎、胸锁关节、髋关节、腕关节等,可明确显示其解剖关系及其异常;对病变内部结构的显示,如骨破坏区的死骨、钙化、瘤骨、骨质增生、软组织病变等,优于 X 线摄影。

(2)增强扫描:指应用高压注射器经外周静脉注入含碘对比剂(一般用量 $80\sim100$ml,注射速率 $2.5\sim3.5$ml/s)后,根据需要进行动脉期、静脉期或延迟扫描,用于显示病变血供情况、确定病变范围、发现病变有无坏死等,以利于定性诊断。

2. 后处理技术 近年来,多层螺旋 CT 在临床应用广泛,其强大的图像后处理功能,可以逼真地再现骨骼系统及其周围结构的空间形态,立体、直观地显示空间解剖关系,能够对病变进行全面的判断和评价。目前螺旋 CT 常用于骨关节的有三种图像重建后处理技术:多平面重建(multiplanar reconstruction,MPR),表面遮盖显示(shaded surface display,SSD)和容积再现(volume rendering,VR)。

（1）多平面重建（MPR）：是在横断面图像基础上任意方向划线，然后沿该线将横断面上的像素重组，获得划线平面的二维重建图像，包括冠状面、矢状面、任意斜面的图像重建，是骨关节首选图像重建方法（图1-2-5）。

（2）表面遮盖显示（SSD）：通过设定CT阈值，将阈值以上的相邻像素连接重建成图像，阈值以下的像素不能重建显示，以三维方式展现结构的全貌，具有立体、直观、清晰、逼真的特点。但是，由于表面遮盖显示是表面成像技术，容积资料丢失较多，其细节不够丰富，无法观察骨骼内部情况（图1-2-6）。

（3）容积再现（VR）：是将每个扫描层面的像素资料加

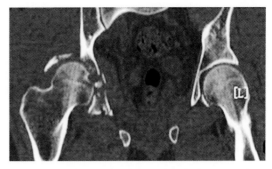

图1-2-5 双侧髋关节冠状位MPR图像显示右侧髋臼粉碎性骨折

以利用获得三维显示图像，还可以赋予伪彩和透明化处理。由于其容积资料不丢失，对比度好，层次清晰，细节显示效果好，但是空间立体感不如SSD（图1-2-7）。

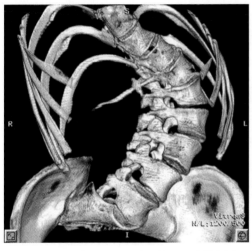

图1-2-6 腰椎SSD重建图像显示脊柱侧弯

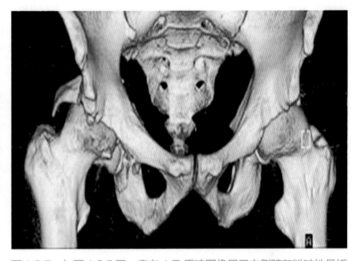

图1-2-7 与图1-2-5同一患者，VR重建图像显示右侧髋臼粉碎性骨折

虽然三维重建技术为临床诊断、制定合理的手术方案以及手术后疗效的评价提供了极大的帮助，但是对病变的观察仍然应以原始二维图像为重点和基础，以免误诊和漏诊。

（四）在骨关节中的应用

CT检查也是基于X线穿透人体组织后的衰减进行成像，其空间分辨力低于X线摄影，对一些细微结构如早期层状骨膜反应和骨小梁的显示有时不及X线摄影，但是其密度分辨力优于X线摄影，可以显示X线摄影难以发现的淡薄骨化和钙化影，在一定程度上可以区分不同性质的软组织。CT的横断面成像避免了解剖结构的重叠，在结构复杂的区域，如骨盆、髋部、脊柱、肩部等，甚至可作为这些部位的首选检查方法。增强扫描可进一步了解病变的血供情况，为病变的定性诊断提供更多的信息；有利于区别肿瘤和瘤周水肿，了解肿瘤内有无囊变、坏死；病变区强化血管的显示有助于了解病变与邻近血管的关系。图像重建技术的应用，能够帮助诊断二维平扫图像易于漏诊的细小骨折、隐匿性骨折和复杂性骨折，明确整个骨折情况及骨块的移位情况；能够清晰、立体地显示累及关节面的骨折有无骨碎片进入关节腔及其大小、位置，关节面碎裂或塌陷的程度，帮助选择合适的治疗方案和制定手术计划。

知识点

1. CT检查克服了X线摄影影像重叠、软组织分辨力不高的缺点，成为X线摄影的重要补充。

2. CT检查以平扫为主，必要时可补充增强扫描。

3. 图像重建技术可逼真再现骨骼系统及其周围结构的空间关系和形态。

4. CT检查可作为复杂结构或重叠区域病变的首选检查方法。

二、MRI 检查

（一）MRI 基本原理

MRI 是利用人体内一定的原子核（主要为氢质子）在外加磁场及射频脉冲的作用下受到激励而发生磁共振现象,当终止射频脉冲后,质子在弛豫过程中感应出 MR 信号,经过对 MRI 信号的接收、空间编码和图像重建等处理,产生 MR 图像。人体内的每个氢质子都是一个具有一定方向和强度的小磁体,它们排列无序,磁矩相互抵消。当人体进入一个强外磁场（静磁场）内时,各个质子在平行或反平行外磁场磁力线方向有序排列,产生与外磁场磁力线方向平行的纵向磁化矢量。当向静磁场内的人体发射特定频率的射频脉冲后,质子吸收能量,使得纵向磁化矢量减少,同时产生与静磁场磁力线方向垂直的横向磁化矢量。然后,终止射频脉冲,质子宏观磁化矢量逐渐恢复到原来的平衡状态,这个过程称为弛豫,所用时间称为弛豫时间。定义纵向磁化矢量由零恢复到原来数值的 63% 时所需时间为纵向弛豫时间(T_1),横向磁化矢量由最大衰减到原来数值的 37% 时所需时间为横向弛豫时间(T_2)。T_1 值和 T_2 值反映物质的特性,不同组织数值不同,这种差别是 MRI 的成像基础。MRI 图像上黑白灰度反映的就是组织弛豫时间的差异。T_1 加权成像(T_1 weighted imaging, T_1WI)主要反映组织间 T_1 的差别,T_1 短则信号强度高,表现为白影;T_1 长则信号强度低,表现为黑影。T_2 加权成像(T_2 weighted imaging, T_2WI)主要反映组织间 T_2 的差别,T_2 长则信号强度高,表现为白影;T_2 短则信号强度低,表现为黑影。骨关节系统正常组织在 T_1WI 和 T_2WI 图像上的信号强度和影像灰度见表 1-2-1。

表 1-2-1　几种正常组织在 T_1WI 和 T_2WI 图像上的信号强度和影像灰度

图像		骨皮质	骨髓	韧带	肌肉	脂肪	水	关节软骨
T_1WI	信号强度	低	高	低	中等	高	高	中等或略高
	影像灰度	黑	白	黑	灰	白	白	灰
T_2WI	信号强度	低	中等	低	中等	较高	中等	中等或略高
	影像灰度	黑	灰	黑	灰	白灰	灰	灰

（二）常用检查方法

1. MRI 平扫　扫描范围同 CT 检查原则,扫描方位除轴位外,还可以直接进行冠状、矢状或其他任意方位扫描,常用扫描序列如下:

（1）自旋回波或快速自旋回波序列:是骨关节系统 MRI 检查的基本序列,T_1WI 可显示骨关节的解剖结构,T_2WI 有利于显示病变的组织成分、病变的形态和范围。

（2）脂肪抑制序列:采用脂肪抑制技术与 T_1WI 或 T_2WI 相结合,降低脂肪组织的高信号,使非脂肪成分的病变组织与正常组织的信号差别更加明显,也可以通过脂肪的抑制检测病变组织中是否存在脂肪成分。

2. MRI 增强扫描　在自旋回波序列 T_1WI 联合预饱和脂肪抑制技术的基础上,经外周静脉快速注射顺磁性对比剂(Gd-DTPA),使组织 T_1 缩短而信号增强。主要用于检查骨关节病变的血供情况、确定病变与水肿的界限、区分肿瘤活性成分和坏死成分,还可以用于早期发现肿瘤术后的复发。

（三）正常 MRI 表现

1. 骨骼　骨组织因缺乏氢质子,在所有序列中骨皮质及骨小梁均为极低信号,骨皮质在骨髓组织和骨外软组织的衬托下可清晰显示其形态和结构。正常骨膜在 MRI 上不能显示,如出现则为病理性改变。骨髓腔的表现取决于骨髓所含的脂肪和水的比例,红骨髓含水量较多,随年龄增长红骨髓内脂肪成分增加,老年人黄骨髓以脂肪成分为主,所以新生儿期以红骨髓为主,在 T_1WI 上为中等信号,儿童和成人骨髓信号在 T_1WI 上高于肌肉但低于脂肪,黄骨髓在 T_1WI 和 T_2WI 上均为类似皮下脂肪的高信号。

2. 关节　MRI 能较好地显示关节的各种结构。关节软骨在 T_1WI 和 T_2WI 上均呈弧形中等或略高信号,信号均匀,表面光滑;关节软骨下的骨性关节面为薄层清晰锐利的低信号;骨性关节面下的骨髓腔均呈高信号;韧带、关节囊和关节盘等在 T_1WI 和 T_2WI 上均呈低信号;关节腔内的滑液呈薄层 T_1WI 低信号,T_2WI 高信号影(图 1-2-8)。

3. 脊柱　脊椎各骨性结构的皮质、前后纵韧带和黄韧带在各种序列均呈低信号,不易区分。椎体骨髓在 T_1WI 呈高信号,T_2WI 呈中等或略高信号。椎间盘在 T_1WI 上呈较低信号,髓核和内外纤维环不能区分;

在 T$_2$WI 上，髓核和纤维环内层呈高信号，纤维环外层呈低信号。MRI 还能显示椎管内软组织，脊髓在 T$_1$WI 呈中等信号，T$_2$WI 呈低信号；周围的脑脊液 T$_1$WI 呈低信号，T$_2$WI 呈高信号（图 1-2-9）。

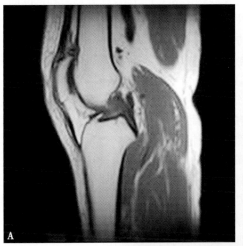
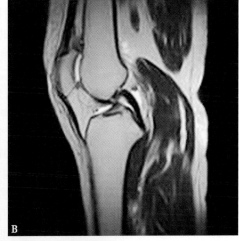

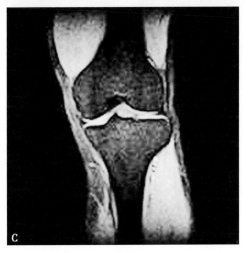

图 1-2-8　膝关节 MRI 图像
A. 矢状位 T$_1$WI；B. 矢状位 T$_2$WI；C. 冠状位脂肪抑制成像。

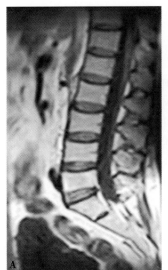
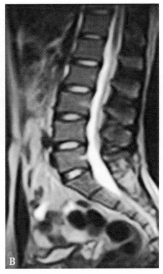

图 1-2-9　腰椎 MRI 图像
A. 矢状位 T$_1$WI；B. 矢状位 T$_2$WI。

（四）在骨关节系统中的应用

MRI 具有良好的软组织分辨力，可以任意方向成像，对骨、骨髓、关节和软组织病变的显示较 X 线和 CT 更具优势。①对早期骨质破坏、骨挫伤和骨膜的显示较 X 线摄影和 CT 敏感，在骨形态和密度尚无变化之前就可出现信号强度的改变；骨皮质的破坏表现为不同程度的皮质低信号影的消失，骨松质的破坏表现为高信号的骨髓被较低或混杂信号影取代，骨破坏区周围的骨髓可因水肿而表现为模糊的 T_1WI 低信号、T_2WI 高信号；骨挫伤后局部骨髓水肿，MRI 可出现 T_1WI 低信号和 T_2WI 高信号的异常表现；MRI 对骨膜增生的显示要早于 X 线和 CT 检查，在矿物质沉积前，表现为 T_1WI 中等信号而 T_2WI 高信号的连续线样影，矿物质明显沉积后，一般在各序列均呈低信号；由于 MRI 空间分辨力不足，显示骨膜增生形态的精细程度不及 X 线摄影。②能显示 X 线和 CT 检查不能显示或显示不佳的一些组织和结构，如软骨、韧带、肌腱，甚至关节囊和滑膜等结构，有利于一些骨关节病变的早期发现。③对脊柱解剖结构和病变的显示，了解病变与椎管内结构的关系、显示硬膜囊及脊髓等，优于 CT 检查。④在长骨纵切面和脊椎的矢状面图像上更易发现恶性肿瘤的跳跃病灶和骨转移瘤。⑤更容易显示软组织结构和病变，如骨肿瘤软组织浸润的范围、软组织水肿等。多参数成像可以区别病变内的组织成分，如囊性还是实性，有无出血、坏死、钙化或骨化、有无纤维或脂肪成分，病变周围有无水肿等，有利于病变的定性诊断。但是，MRI 在显示骨结构的细节方面不如 X 线和 CT，对确定骨和软组织内的钙化和骨化不敏感，难以分辨较细小或淡薄的钙化或骨化。

3D 打印技术（3 dimensional printing technology）：继 X 线、CT、MRI 发明后，3D 打印模型是在临床医学中具有第三个里程碑意义的技术。当前者提供的影像数据不能满足医师手术规划需求时，可通过 1:1 精准的 3D 打印模型直观地观察和模拟人体目标组织，从而做出诊断和手术规划。

知识点

1. 组织 T_1 值和 T_2 值的不同是 MRI 的成像基础，MRI 图像上黑白灰度反映组织弛豫时间的差异，T_1WI 主要反映组织间 T_1 的差别，主要用于显示骨关节的解剖结构，T_2WI 主要反映组织间 T_2 的差别，主要用于显示病变的组织成分、病变的形态和范围。

2. MRI 对关节、脊柱病变的诊断具有重要的价值。

3. MRI 可早期发现骨质破坏、骨挫伤和骨膜增生。

4. 对软组织结构及病变的显示优于 X 线摄影和 CT 检查。

（王 栋 贺西京）

第三节 关节穿刺及关节液检查
joint puncture and joint fluid examination

一、关节穿刺术

关节穿刺术主要应用于四肢关节，是骨科临床医师必须掌握的基本临床操作技术之一。四肢关节可能因为局部或者全身因素，出现关节腔内积液肿胀。此时，为了明确关节腔内积液性质，为临床医师的诊断治疗提供依据，就需要通过关节穿刺术，将关节腔内的积液抽出，进行必要的检查。同时，如果关节腔内积液明显，通过关节穿刺术抽出关节腔内积液，也可以达到减压止痛的目的。另外，某些关节内疾病需要向关节腔内注射药物，也需要通过关节穿刺术来完成。

（一）关节穿刺术前准备

在进行关节穿刺术前，首先要向患者说明此次施行关节穿刺术的目的，简要介绍关节穿刺术的方法，消除患者的恐惧心理，使其能够在施行关节穿刺术的过程中积极配合。

施行关节穿刺术需要准备的物品包括：18～20 号穿刺针、注射器、无菌巾、无菌手套、无菌试管、1%～2% 利多卡因注射液、皮肤消毒用具、口罩、帽子。

临床医师戴好口罩和帽子后，首先对拟行穿刺区域皮肤进行严格消毒，戴无菌手套，铺无菌巾，在关节穿刺点应用 1%～2% 利多卡因注射液进行局部浸润麻醉，然后就可以进行关节穿刺术。

（二）肩关节穿刺术

施行肩关节穿刺术，患者一般采用坐位。穿刺入路可以选择前侧入路和后侧入路。①前侧入路：将患者肩关节轻度外展外旋，肘关节屈曲90°；体表定位最重要的解剖标志是喙突，在触及喙突尖端后，在外侧于肱骨小结节和喙突连线中点垂直刺入；或者从喙突尖端向下找到三角肌前缘，向后外方刺入（图1-2-10）；②后侧入路：将患者上肢内旋内收，交叉过胸前，手部搭于对侧肩部，触及肩峰后外侧角，在其下方2cm、内侧1cm，朝向喙突尖端刺入（图1-2-11）。

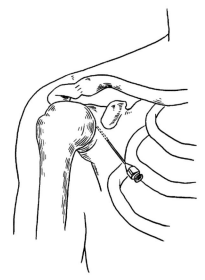

图1-2-10 肩关节穿刺前侧入路

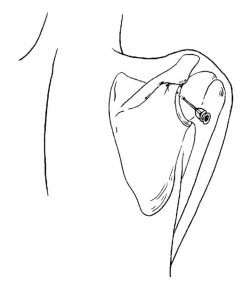

图1-2-11 肩关节穿刺后侧入路

（三）肘关节穿刺术

施行肘关节穿刺术，患者一般采用坐位。穿刺入路可以选择后外侧入路和鹰嘴上入路。①后外侧入路：将患者肘关节屈曲90°，通过反复旋转前臂，确认桡骨头位置，紧贴桡骨头近侧，于肱桡关节间隙刺入；若关节肿胀导致桡骨头触摸不清，也可以从尺骨鹰嘴尖端和肱骨外上髁连线中点，向前内方刺入（图1-2-12）；②鹰嘴上入路：将患者肘关节屈曲45°，紧邻尺骨鹰嘴尖端上方，穿过肱三头肌肌腱，向前下方刺入。

（四）腕关节穿刺术

施行腕关节穿刺术，患者一般采用坐位。穿刺入路可以选择外侧入路和内侧入路。①外侧入路：将患者肘关节屈曲90°，触及桡骨茎突尖端，紧邻其远侧垂直刺入，在穿刺过程中，要注意避开行经桡骨茎突远方的桡动脉；②内侧入路：将患者肘关节屈曲90°，触及尺骨茎突尖端，紧邻其远侧垂直刺入。

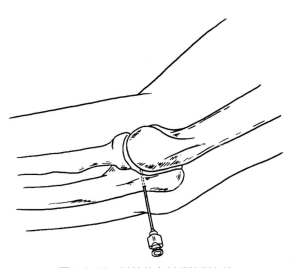

图1-2-12 肘关节穿刺后外侧入路

（五）髋关节穿刺术

施行髋关节穿刺术，患者一般采用仰卧位。穿刺入路可以选择前侧入路和外侧入路。①前侧入路：将患者下肢放于中立位，触及髂前上棘和耻骨结节，在腹股沟韧带下方2cm，股动脉的外侧垂直刺入；也可以在髂前上棘下方2cm，股动脉搏动点外侧3cm，将穿刺针向后内方60°刺入（图1-2-13）；②外侧入路：将患者下肢轻度内收，从股骨大转子尖端上缘，平行于股骨颈前上方，将穿刺针刺入（图1-2-14）。

（六）膝关节穿刺术

施行膝关节穿刺术，患者根据穿刺入路的不同，可以采用仰卧位或者坐位。穿刺入路可以选择髌上入路和髌下入路。①髌上入路：患者采用仰卧位，将患者下肢放于中立位，触及髌骨外上角，在髌骨上极和髌骨外缘两条相切线的垂直交点进针，将穿刺针向内下后方刺入；②髌下入路：患者采用坐位，将患者膝关节屈曲90°，小腿自由下垂，从关节线上方1cm，髌韧带内侧或者外侧1cm，将穿刺针向髁间窝方向刺入（图1-2-15）。

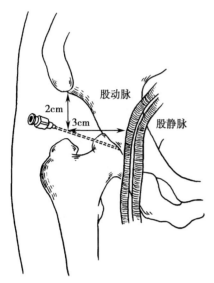

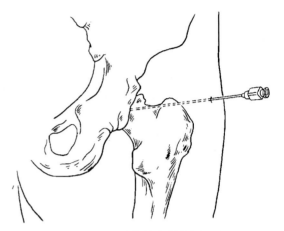

图1-2-13 髋关节穿刺前侧入路　　　　　图1-2-14 髋关节穿刺外侧入路

（七）踝关节穿刺术

施行踝关节穿刺术，患者一般采用仰卧位。穿刺入路可以选择前内侧入路、经内踝入路和经外踝入路。①前内侧入路：将患者踝关节轻度跖屈，在胫距关节水平，胫骨前肌腱内侧，将穿刺针向外后方刺入；②经内踝入路：触及内踝尖端，在其前方5mm，将穿刺针向外上后方刺入；③经外踝入路：触及外踝尖端，在其前方5mm，将穿刺针向内上后方刺入（图1-2-16）。

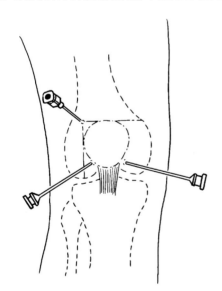

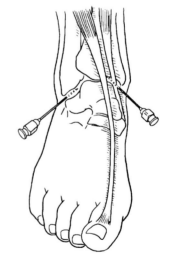

图1-2-15 膝关节穿刺髌上入路及髌下入路　　　图1-2-16 踝关节穿刺前内侧入路及经外踝入路

（八）关节穿刺术注意事项

1. 施行关节穿刺术时，必须严格无菌操作，若发生化脓性关节炎，将会严重影响关节功能。

2. 在进行关节穿刺时，应该一边进针，边抽吸注射器，若穿刺针头落入关节腔，会有液体抽出，或者注射器内负压会小于穿刺针头在软组织内时。

3. 确认穿刺针头落入关节腔后，应将穿刺针再刺入少许，以免在后续操作中，穿刺针脱出关节腔。

膝关节穿刺术
（视频）

4. 在向关节腔内注射药物时，如果感觉到阻力较大，说明穿刺针头没有在关节腔内，或者针头刺入了关节腔内的软组织。此时，应该调整针头位置，不可强行推药。

5. 施行关节穿刺时，动作不可粗暴，避免损伤关节软骨。

6. 如果关节腔内积液较多，穿刺后应该给予加压包扎，以及患肢制动。

二、关节液检查

在正常情况下，关节腔内的滑液量极少，不太容易通过关节穿刺术抽出。一旦关节腔内由于局部或者全身因素，导致肿胀积液，对关节滑液各种特性的检查，可以为临床医师在关节相关疾病的诊断中提供一定的帮助。

（一）外观

一般情况下，关节滑液呈淡黄色或者澄清透明。在骨关节炎时，关节滑液呈淡黄色或者深黄色，轻微混浊。在化脓性关节炎时，关节滑液明显混浊，并混杂有血性液。在关节内积血时，关节穿刺术全程均能抽出均一不凝血性液，关节内积血常见于交叉韧带损伤、髌骨支持带撕裂、关节软骨急性损伤、血友病等疾病。如果在抽出的关节滑液中，混杂有新鲜血液，说明在穿刺过程中，损伤了途经的小血管。若关节腔反复多次抽出红酒样血性滑液，则要考虑色素沉着绒毛结节性滑膜炎的可能。

（二）黏性和黏蛋白

正常关节滑液的黏性是由滑液中的透明质酸与蛋白结合的程度决定的。骨关节炎时，滑液黏性会降低，且滑液的黏性和炎症反应程度成反比。其他炎症性关节炎，滑液黏度增高。对于黏度明显增高的滑液，应考虑滑膜软骨瘤病或者甲状腺功能减退。

将 1 单位滑液与 4 单位 2% 醋酸混合，关节滑液中的蛋白 - 透明质酸复合物会出现凝结沉淀反应。在正常人、骨关节炎或者创伤性关节炎时，形成的凝块坚固，不易破碎；在类风湿关节炎和其他炎症性关节炎时，形成的凝块松散，易破碎。

（三）白细胞

一般情况下，关节滑液仅含有少量白细胞。骨关节炎时，白细胞计数小于 2×10^9/L；如果白细胞计数超过 2×10^9/L，则应考虑关节内感染、类风湿关节炎、系统性红斑狼疮、强直性脊柱炎、痛风等疾病。

（四）晶状体

羟基磷灰石晶状体常见于骨关节炎，胆固醇晶状体常见于类风湿关节炎和骨关节炎，单尿酸盐晶状体常见于痛风性关节炎。

（五）葡萄糖和电解质

关节滑液中的葡萄糖水平与血糖相当，在关节内感染性疾病或类风湿关节炎时，葡萄糖水平会降低。关节滑液中的钠、钾、氯、碳酸氢根等的水平一般与血浆中持平，在疾病过程中改变较少。

关于关节滑液的实验室检查还有很多贴近基础实验的指标，在临床的应用并不广泛，可以在文献中进一步了解。

（六）关节液细菌培养和药敏

对于怀疑存在关节化脓性感染病变的关节穿刺液，应该进行关节液涂片观察或进行实验室细菌培养加药敏检测，为诊断和治疗提供病原学及敏感抗生素应用的客观依据。

（王　栋　贺西京）

第四节　骨组织穿刺活检术
bone tissue biopsy

骨组织穿刺活检术是一种可靠的骨肿瘤诊断方法，它是在治疗前利用外科穿刺手段获取骨组织标本，进行病理学和细胞遗传学检查，从而明确病变性质，指导肿瘤分类、分期和制定合理的治疗方案。活检与临床、影像学资料是诊断骨组织肿瘤的重要依据。1936 年美国首先应用经皮针吸活检对骨肿瘤进行检查，之后各种经皮活检的经验不断被报道。随着 CT、MRI 和影像学增强剂的应用，穿刺活检的准确率明显提高。骨穿刺活检由于对周围组织的污染少，成为骨组织肿瘤活检的首选，另外，也可应用于骨组织坏死等骨病的诊断。

一、骨组织穿刺活检术操作

(一)穿刺器械

穿刺活检包括抽吸活检(fine needle aspiration biopsy)和芯针活检(core needle biopsy)两种。前者对肿瘤成分均一、细胞丰富的骨髓源性肿瘤和转移癌等具有较高的阳性率,但对实质性肿瘤取材困难,阳性率不高。芯针活检利用套管针可以获得长达2cm的组织(图1-2-17),鉴别良恶性肿瘤的准确率高达90%。

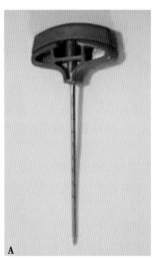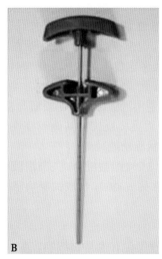

图1-2-17 芯针活检套管针

(二)穿刺活检步骤

1. 体位 根据病变部位可采用仰卧位、侧卧位、俯卧位等。

2. 穿刺点定位 结合X线摄片、CT、MRI等影像学资料和临床检查,选择安全、表浅、可以取得典型组织的部位,而且必须考虑到以后手术能够将穿刺通路切除。选择恰当的体表标志,用标记笔标记,并根据影像学资料估测穿刺深度。

3. 常规消毒铺巾。

4. 麻醉 0.5%普鲁卡因或1%的利多卡因局部麻醉,首先在局部打一皮丘。然后,沿路注入麻醉药,达到骨膜后要在穿刺点周围广泛浸润麻醉,同时可以用来探查周围骨质破坏情况。

5. 钻取活检 用15号刀片挑开局部皮肤,连针芯一起进针,估计方向和深度,或在超声、透视、CT引导下逐步深入,尽量远离大血管和神经。如刺到神经,患者会有明显的触电感或不自主的肌肉收缩。到达肿瘤表面后,拔出针芯,旋转套管,边转边深入;针进2cm后,摇动并拔出套管,用针芯将组织推出,肉眼观察是否肿瘤组织,如不可靠,可调整方向和深度再次穿刺。

6. 固定送检 将穿刺组织用10%的甲醛固定,及时送病理检查。穿刺物也可做涂片,用90%的乙醇固定做细胞学检查。

7. 伤口加压包扎，观察患者情况，必要时使用抗生素。

二、骨组织穿刺活检术的并发症及注意事项

（一）并发症

骨穿刺活检术是一种简单、安全、有效的活检方式，在门诊即可实施，其主要并发症包括疼痛、出血、感染、神经损伤、穿刺通道肿瘤播散和病理结果阴性等。

骨穿刺活检不需要切开皮肤，活检通道小，对周围正常组织的污染较切开活检小，为保肢创造良好条件。恶性骨肿瘤如骨肉瘤、尤因肉瘤等的治疗方案，如截肢、放、化疗等均为破坏性较大的治疗，一旦误诊，后果严重，利用骨组织穿刺活检术获得病理诊断结果，为这些治疗的实施提供证据。对一些放、化疗敏感的肿瘤，如骨髓瘤、淋巴瘤等利用穿刺活检检查确诊后可以直接开展治疗，患者可以免去手术之苦。但由于穿刺活检获得组织少，不是在直视下取材，可能取材不典型，较难做出病理诊断，这种情况下需要第二次穿刺活检，或者切开活检。

（二）穿刺活检的注意事项

1. 首先明白活检不是诊断捷径，是在仔细的临床评估和影像学资料分析后执行的，临床影像学表现可以确诊的良性肿瘤不需要活检。

2. 活检必须和临床、影像紧密结合，临床医师和影像学、病理学医师须在术前仔细的研究影像学资料，确定从病变的什么部位可以取到典型的组织。通常恶性肿瘤的骨外部分和骨内部分同样具有代表性，侵犯骨皮质的肿瘤只有在没有软组织侵犯的情况下才考虑病变骨质。

3. 活检手术入路的选择　确定活检的部位，必须是肿瘤最具代表性的部分。放疗后的部位，肿瘤细胞已变性，纤维组织瘢痕形成，活检时应避开。活检部位必须是离肿瘤最近的部位，活检通道必须保证安全，避开重要的血管和神经。为尽量减少手术污染，活检通道尽可能避免穿过一个以上的解剖间室。活检通道必须位于日后的手术入路上，必须便于手术时能够将穿刺点和活检通道整块切除。

4. 活检必须遵循无菌原则，穿刺点必须是健康、无红肿感染的皮肤。

5. 患者的全身情况能忍受穿刺，血小板与凝血机制正常，无出血性疾患的病史和长期服用抗凝药物史。

6. 由于骨组织肿瘤的异质性，因此穿刺时可同时获取同一肿瘤不同部位的活检标本，以增加诊断准确性。

7. 活检前须向患者和家属交代活检意义及并发症，征得同意，签署手术同意书。

8. 部位深在的骨肿瘤（如脊柱肿瘤）若肿瘤组织周围存在重要血管神经组织，穿刺风险较大时，可采用超声、透视或 CT 引导的方式，减少穿刺并发症的发生。

（王　栋　贺西京）

第五节　腰椎穿刺术及脑脊液检查
lumbar puncture and cerebrospinal fluid examination

腰椎穿刺术（lumbar puncture）是临床常用的检查方法之一，为脑脊液检查的前提，对神经系统疾病的诊断和治疗有重要价值、简便易行，亦比较安全；骨科应用主要包括脊柱椎管造影、脑脊液检查及椎管内注射药物、细胞等治疗。

一、腰椎穿刺术

（一）操作步骤

1. 嘱患者侧卧于硬板床上，背部与床面垂直，头向前胸部屈曲，两手抱膝紧贴腹部，使躯干呈弓形；或由助手在术者对面用一手抱住患者头部，另一手挽住双下肢腘窝处并用力抱紧，使脊柱尽量后凸以增宽椎间隙，便于进针。

2. 确定穿刺点，以髂后上棘连线与后正中线的交会处为穿刺点，一般取第 3～4 腰椎棘突间隙，有时也可在上一或下一腰椎间隙进行。

3. 常规消毒皮肤后戴无菌手套与铺洞巾，用 2% 利多卡因自皮肤到椎间韧带逐层作局部浸润麻醉。术

者用左手固定穿刺点皮肤,右手持穿刺针以垂直背部的方向缓慢刺入,成人进针深度为4~6cm,儿童则为2~4cm。当针头穿过韧带与硬脑膜时,可感到阻力突然消失有落空感。此时可将针芯慢慢抽出(以防脑脊液迅速流出,造成脑疝),即可见脑脊液流出。

4. 在放液前先接上测压管测量压力。正常侧卧位脑脊液压力为0.69~1.764kPa或40~50滴/min。若了解蛛网膜下腔有无阻塞,可做Queckenstedt试验。即在测定初压后,由助手先压迫一侧颈静脉约10秒,然后再压另一侧,最后同时按压双侧颈静脉;正常时压迫颈静脉后,脑脊液压力立即迅速升高1倍左右,解除压迫后10~20秒,迅速降至原来水平,称为梗阻试验阴性,示蛛网膜下腔通畅。若压迫颈静脉后,不能使脑脊液压力升高,则为梗阻试验阳性,示蛛网膜下腔完全阻塞;若施压后压力缓慢上升,放松后又缓慢下降,示有不完全阻塞。凡颅内压增高者,禁做此试验。

5. 撤去测压管,收集脑脊液2~5ml送检;如需作培养时,留标本。

6. 术毕,将针芯插入后一起拔出穿刺针,覆盖消毒纱布,用胶布固定。

7. 脊髓造影时,可在穿刺成功、测压、留取脑脊液后推注造影剂5~10ml,拔出穿刺针,覆盖消毒纱布,用胶布固定后在X线透视下改变体位,观察椎管内情况。

8. 术后患者去枕俯卧(如有困难则平卧)4~6小时,以免引起术后低颅内压头痛。

(二)适应证

1. 中枢神经系统炎症性疾病的诊断与鉴别诊断,包括化脓性脑膜炎、结核性脑膜炎、病毒性脑膜炎、霉菌性脑膜炎、乙型脑炎等。

2. 脑血管意外的诊断与鉴别诊断,包括脑出血、脑梗死、蛛网膜下腔出血等。

3. 肿瘤性疾病的诊断与治疗,用于诊断脑膜白血病,并通过腰椎穿刺鞘内注射化疗药物治疗脑膜白血病。

4. 测定颅内压力和了解蛛网膜下腔是否阻塞等。

5. 椎管内给药、细胞注射移植。

6. 脊柱椎管造影了解椎间盘突出或神经根压迫情况。

(三)禁忌证

1. 可疑颅高压、脑疝。

2. 可疑颅内占位病变。

3. 休克等危重患者。

4. 穿刺部位有炎症。

5. 有严重的凝血功能障碍患者,如血友病患者等。

(四)并发症防治

1. 低颅内压综合征 指侧卧位脑脊液压力在0.58~0.78kPa(60~80mm H$_2$O)以下,较为常见。多因穿刺针过粗,穿刺技术不熟练或术后起床过早,使脑脊液自脊膜穿刺孔不断外流所致。患者于坐起后头痛明显加剧,严重者伴有恶心呕吐或眩晕、昏厥,平卧或头低位时头痛等即可减轻或缓解。少数尚可出现意识障碍、精神症状、脑膜刺激征等,约持续一至数日。故应使用细针穿刺,术后去枕平卧(最好俯卧)4~6小时,并多饮开水(忌饮浓茶、糖水)常可预防之,如已发生,除嘱患者继续平卧和多饮开水外,还可酌情静脉注射蒸馏水10~15ml或静脉滴注5%葡萄盐水500~1 000ml,1~2次/d,连用数天,常可治愈。也可再次腰椎穿刺在椎管内或硬脊膜外注入生理盐水20~30ml,消除硬脊膜外间隙的负压以阻止脑脊液继续漏出。

2. 脑疝形成 在颅内压增高(特别是后颅凹和颞叶占位性病变)时,当腰椎穿刺放液过多过快时,可在穿刺当时或术后数小时内发生脑疝,故应严加注意和预防。必要时,可在术前先快速静脉输入20%甘露醇液250ml等脱水剂后,以细针穿刺,缓慢滴出数滴脑脊液进行实验室检查。如不幸一旦出现,应立即采取相应抢救措施,如静脉注射20%甘露醇200~400ml和高渗利尿脱水剂等,必要时还可自脑室穿刺放液和自椎管内快速推注生理盐水40~80ml,但一般较难奏效。

3. 原有脊髓、脊神经根症状的突然加重 多见于脊髓压迫症,因腰椎穿刺放液后由于压力的改变,导致椎管内脊髓、神经根、脑脊液和病变之间的压力平衡改变所致。可使根性疼痛、截瘫及大小便障碍等症状加重,在高颈段脊髓压迫症则可发生呼吸困难与骤停,上述症状不严重者,可先向椎管注入生理盐水30~50ml;疗效不佳时应急请外科考虑手术处理。

4. 因穿刺不当发生颅内感染和马尾部的神经根损伤等,较少见。

（五）注意事项

1．严格掌握禁忌证，凡疑有颅内压升高者必须先做眼底检查，如有明显视乳头水肿或有脑疝先兆者，禁忌穿刺。凡患者处于休克、衰竭或濒危状态，以及局部皮肤有炎症、颅后窝有占位性病变者均禁忌穿刺。

2．穿刺时患者如出现呼吸、脉搏、面色异常等症状时，应立即停止操作，并作相应处理。

3．鞘内给药时，应先放出等量脑脊液，然后再等量转换性注入药液。

二、脑脊液检查

脑脊液（cerebrospinal fluid，CSF）是存在于脑室及蛛网膜下腔内的一种无色透明液体，循环流动于脑和脊髓表面，大约70%来源于脑室系统脉络膜丛的超滤及分泌，其余由脑室的室管膜和蛛网膜下腔产生，通过蛛网膜绒毛回收入静脉。生理状态下血液和脑脊液之间的血脑屏障，对某些物质的通透具有选择性，并维持中枢神经系统内环境的相对稳定。中枢神经系统任何部位发生器质性病变时，如感染、炎症、肿瘤、外伤、水肿、出血、缺血和梗阻等都可以引起脑脊液成分的改变。因此，通过脑脊液的检查对神经系统疾病的诊断、疗效观察和预后判断均有重要意义。

知识点

脑脊液检查

①压力检查；②外观；③细胞学检查；④生化检查；⑤常规检验；⑥化学检验；⑦酶学与免疫学测定；⑧适应证；⑨标本采集。

（一）脑脊液采集及检查适应证

1．当怀疑任何形式的脑炎或脑膜炎时，必须经腰椎穿刺做脑脊液检查。

2．怀疑多发性硬化以及评价痴呆和神经系统变性病变时，腰椎穿刺脑脊液检查对临床诊断有一定帮助。

3．疑有蛛网膜下腔出血时，不能做头颅CT检查或不能与脑膜炎鉴别时，有必要做腰椎穿刺。

4．评价炎性神经病和多发性神经根病时，脑脊液检查可提供有价值的信息。

5．怀疑脑占位性病变时，腰椎穿刺脑脊液检查时可以找到肿瘤标志。

6．神经系统疾患需系统观察或需椎管内给药、造影和腰麻等。

（二）脑脊液采集及检查主要禁忌证

1．实施腰椎穿刺取脑脊液时，一定要考虑是否有颅内压升高，如果眼底检查发现视乳头水肿，一定要先做CT和MRI检查。影像学检查如脑室大小正常且没有移位，后颅凹没有占位征象，方可腰椎穿刺取脑脊液，否则不能做腰椎穿刺。

2．穿刺部位有化脓性感染灶或患者处于休克、衰竭或濒危状态。

3．凝血酶原时间延长、血小板计数低于$50×10^9$/L、使用肝素或任何原因导致的出血倾向，应该在凝血障碍纠正后方可腰椎穿刺。

4．脊髓压迫症做腰椎穿刺时应该谨慎，因为腰椎穿刺可以使脊髓压迫症状加重。

5．开放性颅脑损伤或有脑脊液漏者。

（三）标本采集

脑脊液由临床医师进行腰椎穿刺采集，必要时可从小脑延髓池或侧脑室穿刺获得。穿刺后应由医师用先作压力测定（图1-2-18），正常人脑脊液压力卧位为0.78～1.76kPa（80～180mmH$_2$O），儿童为0.4～1.0kPa（40～100mmH$_2$O）。随呼吸波动在10mmH$_2$O之内，若压力超过200mmH$_2$O，放出脑脊液量不应超过2ml，若压力低于正常低限可作动力试验，以了解蛛网膜下腔有无梗阻。任何病变使脑组织体积或脑脊液量增加时，脑脊液压力均可升

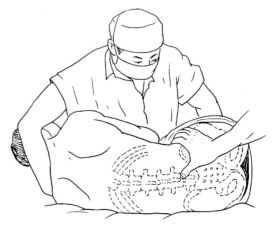

图1-2-18　腰椎穿刺术体位及定位

高。待压力测定后将脑脊液分别收集于 3 个无菌试管中(图 1-2-19),第一管做细菌培养,第二管做化学分析和免疫学检查,第三管做一般性状及显微镜检查。每管收集 1～2ml。脑脊液标本必须立即送检及时检查,放置过久将影响检验结果,使细胞破坏、变性或细胞包裹于纤维蛋白凝块中,导致细胞数降低、分类不准确等。存放中的脑脊液葡萄糖会分解,使之含量降低;细菌自溶或破坏可影响细菌检出率等。

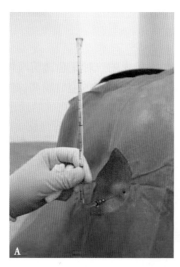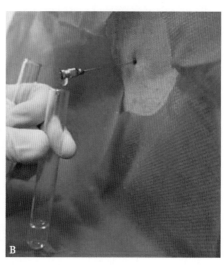

图 1-2-19 腰椎穿刺术脑脊液测压及留取脑脊液

A. 脑脊液测压;B. 留取脑脊液

(四)脑脊液检查

1. 压力检查

(1)压力动力学检查

1)颈静脉压迫试验(Queckenstedt 试验):用手压迫双侧颈静脉,使颅内静脉系统充血而致颅内压力增高,增高了的压力传达到连接于腰椎穿刺针的压力玻管上,可引起液面的明显升高,放松压迫后液面迅速下降。当椎管有梗阻时,压迫后液面上升下降缓慢甚或不能。精确测定时,使用血压计气袋缠于颈部,分别充气至 2.7kPa、5.3kPa、8kPa(20mmHg、40mmHg、60mmHg),压迫 30s 后放松 30s,其间每 5 秒记录一次压力,并绘制成图。有颅内压力增高或疑有颅内肿物,出血者禁忌。

2)压腹试验(Stookey 试验):以拳头用力压迫患者上腹部或令其屏气,使下腔静脉及下胸段以下硬脊膜外静脉充血,引起上述水平以下脑脊液压力的迅速上升,可了解下胸段及腰骶部的脊髓蛛网膜下腔以及腰椎穿刺针和测压管有无梗阻。正常时压力升高约为初压的两倍,压迫停止后压力迅速下降至初压水平。若压力上升缓慢或不升谓之阳性,说明下胸段以下蛛网膜下腔梗阻。腰椎穿刺针和测压管不通畅亦可呈阳性,须予注意。

3)双针联合穿刺试验:在疑有椎管内梗阻的上下部位如腰 2、3 与腰 5 骶 1 两处同时进行穿刺,借梗阻平面上下两处脑脊液压力在颈静脉压迫试验中所显示的差别,可以粗测腰椎 2～5 之间有无梗阻。

4)单侧颈静脉压迫试验(Tobey-Ayer 试验):压迫一侧颈静脉引起脑脊液压力上升,但压迫另一侧颈静脉时压力无变化,称单侧颈静脉压迫试验阳性。提示该侧侧窦或颈内静脉有梗阻,如血栓形成等。

知识点

脑脊液压力改变

1. 脑脊液压力升高 见于过度紧张,充血性心力衰竭、脑膜炎、上腔静脉综合征、静脉窦血栓形成、脑水肿及脑脊液吸收受抑等情况。

2. 压力降低 见于脊髓蛛网膜下腔阻塞、脱水、循环衰竭及脑脊液漏患者。

(2)终压:放出脑脊液后所测得的压力,当低于原初压的 1/2 时常为异常。正常人放液 2～3ml 后的脑压降低一般不超过 0.098～0.197kPa(10～20mmH_2O)或保持不变。若放液 3～5ml 后压力下降大于

0.5kPa（50mmH$_2$O），应考虑椎管内或枕骨大孔处已有不同程度的梗阻，梗阻部位愈低，这种现象愈明显；完全性梗阻时，终压有时可下降到零。若放出数毫升脑脊液后，脑压下降很少或很快恢复到初压水平，则提示有交通性脑积水或颅内压增高。

2．常规检验

（1）颜色：正常，无色水样液体。

1）红色：常见于蛛网膜下腔出血、脑出血、硬膜下血肿等。如腰椎穿刺时观察到流出的脑脊液先红后转无色，为穿刺损伤性出血。

2）黄色：见于陈旧性蛛网膜下腔出血及脑出血、包囊性硬膜下血肿、化脓性脑膜炎、脑膜粘连、脑栓塞；椎管梗阻；脑、脊髓肿瘤及严重的结核性脑膜炎；各种原因引起的重症黄疸；心功能不全、含铁血黄素沉着症、胡萝卜素血症、早产儿等。

3）乳白色：见于化脓性脑膜炎。

4）微绿色：见于绿脓假单胞菌性脑膜炎、甲型链球菌性脑膜炎。

5）褐色或黑色：见于中枢神经系统的黑色素瘤、黑色素肉瘤等。

（2）透明度：正常，清晰透明。

1）微混：常见于乙型脑炎、脊髓灰质炎、脑脓肿（未破裂者）。

2）混浊：常见于化脓性脑膜炎、结核性脑膜炎等。

3）毛玻璃状：常见于结核性脑膜炎、病毒性脑膜炎等。

4）凝块：见于化脓性脑膜炎、脑梅毒、脊髓灰质炎等。

5）薄膜：常见于结核性脑膜炎等。

（3）凝固物：正常脑脊液静置24小时，不会出现凝块及薄膜。当有炎性渗出时，因纤维蛋白原及细胞数增加，可使脑脊液形成凝块及薄膜。急性化脓性脑膜炎的脑脊液静置1～2小时后可见凝块和沉淀物；结核性脑膜炎的脑脊液静置12～24小时后，可见液面有纤细的薄膜形成。蛛网膜下腔梗阻时，由于阻塞远端脑脊液蛋白质含量增高，脑脊液呈黄色胶冻状。

3．化学检查

（1）酸碱度：正常脑脊液 pH 为 7.13～7.34，比动脉血的 pH 低。脑脊液 pH 比较恒定，即使全身酸碱失衡时对它的影响也甚小，在中枢神经系统炎症时脑脊液 pH 降低，化脓性脑膜炎的脑脊液的 pH 降低更明显。

（2）蛋白质：正常脑脊液中蛋白质含量不到血浆蛋白的 1%，主要为清蛋白。参考值：成人，腰池 200～400mg/L，脑池 100～250mg/L；脑室内 50～150mg/L。脑脊液蛋白质含量随着年龄增加而升高。在新生儿，由于血脑屏障发育尚不完善，脑脊液蛋白质相对较高，6 个月后逐步降至成人水平。脑脊液蛋白质含量增高，常见于脑膜炎、出血性脑病及蛛网膜下腔梗阻性等疾病。

（3）葡萄糖测定：脑脊液中葡萄糖含量与血糖浓度、血脑屏障的通透性及脑脊液中葡萄糖酵解程度有关。参考值：2.5～4.4mmol/L。脑脊液葡萄糖减低见于中枢神经系统细菌性、真菌性感染等疾病。

（4）氯化物测定：正常脑脊液氯化物为血浆氯化物含量的 1.2～1.3 倍。脑脊液中氯化物含量受脑脊液自身理化性质、血浆氯化物含量及血液 pH 的影响。参考值：120～130mmol/L。脑脊液氯化物减低主要见于细菌性或真菌性脑膜炎等疾病。

4．显微镜检查

（1）细胞计数：包括细胞总数及白细胞计数。

正常值：成人脑脊液内无红细胞，白细胞极少，主要为单个核细胞，多为淋巴细胞及单核细胞，偶可见到软脑膜和蛛网膜细胞、室管膜细胞、脉络膜细胞等。

参考范围：

腰池中为（0～10）×10^6/L。

脑室内为（0～5）×10^6/L。

儿童为（0～15）×10^6/L。

新生儿为（0～30）×10^6/L。

白细胞达（10～50）×10^6/L 为轻度增加，（50～100）×10^6/L 为中度增加，200×10^6/L 以上显著增加。

（2）脑脊液中细胞增多

1）中枢神经系统感染性疾病：化脓性脑膜炎细胞数显著增加，常达数千×10^6/L 以上，以中性粒细胞为主；结核性脑膜炎细胞中度增加，但多不超过 $500×10^6$/L，中性粒细胞、淋巴细胞及浆细胞同时存在是本病的特征；病毒性脑炎、脑膜炎，细胞数仅轻度增加，以淋巴细胞为主。

2）中枢神经系统肿瘤：脑脊液细胞数可正常或稍高，以淋巴细胞为主。脑脊液中能否找到肿瘤细胞取决于肿瘤位置及恶性程度、穿刺部位和采集标本的多少。同时也与检查者技术水平有关，采用细胞玻片离心沉淀仪可提高检出率。脑脊液找到白血病细胞是白血病脑膜转移的证据。

3）前者在早期病后数小时可见大量红细胞和明显中性粒细胞增多，2～3 天内达高峰，在脑脊液中可发现吞噬细胞，出血后数小时至第 3 天可出现含有红细胞的吞噬细胞，5 天后可见含铁血黄素吞噬细胞。如为穿刺损伤性出血则不会有上述反应。

4）脑寄生虫病：不仅脑脊液细胞数升高，还可见嗜酸性粒细胞增多，约占白细胞的 60% 或更高。浆细胞增多为另一特点。如将脑脊液离心沉淀物全倾倒在玻片上，在显微镜下检查可发现血吸虫卵、阿米巴原虫、弓形体、旋毛虫的幼虫等，甚至还可找到细粒棘球绦虫的头节或头钩。

5．细菌学检查 一般将脑脊液离心沉淀取沉淀物直接涂片或染色后检查。正常脑脊液无病原体。诊断化脓性、结核性、新型隐球菌脑膜炎可分别采用革兰氏染色、抗酸染色及墨汁染色。

6．免疫学检查

（1）酶学检查：脑脊液中含有乳酸脱氢酶（lactic dehydrogenase，LDH）、肌酸激酶（creatinekinase，CK）、天冬氨酸氨基转移酶（aspartate aminotransferase，AST）、丙氨酸氨基转移酶（alanine aminotransferase，ALT）等多种酶类。正常情况下，血清酶不能透过血脑屏障，因此脑脊液中各种酶的含量远低于血清。

1）天冬氨酸氨基转移酶：活性增高可见于脑血管病、脑萎缩、中毒性脑病、中枢神经系统转移癌等。

2）乳酸脱氢酶：目前脑脊液 LDH 尚无公认的参考值，一般以脑脊液 LDH 与血清 LDH 比值小于 0.1 作为判断标准。脑组织损伤、感染等脑脊液中 LDH 均可增高。细菌性脑膜炎脑脊液 LDH 明显增高。经治疗效果欠佳的化脓性脑膜炎脑脊液 LDH 无明显减低甚至进一步增高。测定脑脊液 LDH 变化可作为判断化脓性脑膜炎疗效和预后的指标。脑脊液中 LDH 同工酶分析结果表明，血脑屏障受损时，脑脊液中 LDH 同工酶以 LDH2、LDH3 增高为主，如粒细胞增加则以 LDH4、LDH5 增高为主。

3）肌酸激酶：脑脊液主要成分为 CK-BB，近来认为，测定脑脊液中 CK-BB 可作为心脏停搏患者大脑损伤的指标。CK 增高可见于脑梗死、脱髓鞘疾病、炎症或脑缺氧等。

4）腺苷脱氨酶（adenosine deaminase，ADA）：来自 T 淋巴细胞。结核性脑膜炎，ADA 增高明显高于其他性质的脑膜炎，测定脑脊液 ADA，可用于结核性脑膜炎的诊断及鉴别诊断。

5）溶菌酶：在细菌性脑膜炎，如化脓性或结核性脑膜炎，脑脊液溶菌酶含量增高；结核性脑膜炎，溶菌酶增高明显高于化脓性脑膜炎，病情恶化时增高，病情缓解时随之下降，治愈后可下降至零。测定脑脊液中溶菌酶含量可用于结核性脑膜炎的鉴别诊断及预后判断。

（2）蛋白质电泳

参考值：清蛋白 2%～6%、清蛋白 55%～65%、α$_1$ 球蛋白 3%～8%、α$_2$ 球蛋白 4%～9%、β 球蛋白 10%～18%、γ 球蛋白 4%～13%。

前清蛋白增高见于脑积水、脑萎缩及中枢神经系统变化疾病。清蛋白增高见于脑血管病变，如脑梗死、脑出血及椎管阻塞。α 和 β 球蛋白增高见于化脓性脑膜炎、结核性脑膜炎急性期、脑肿瘤。β 球蛋白增高见于脑动脉硬化、脑血栓等脂肪代谢障碍性疾病。γ 球蛋白增高见于多发性硬化症。脑肿瘤时 γ 球蛋白明显增高。

（王 栋 贺西京）

第六节 关节镜诊断技术
arthroscopic diagnosis technology

一、关节镜简史

关节镜技术起源于日本，目前公认的第 1 例关节镜检查，是由东京大学的 Kenji Takagi 教授于 1918 年利用膀胱镜在尸体膝关节上完成的。20 世纪 70 年代后，关节镜技术在欧美国家获得了跨越式的发展和长足的进步，并形成了现代关节镜设备的基本构架。关节镜技术的诞生，对全身各大关节内疾病的诊断和治疗产生了革命性的影响，关节镜技术、骨折内固定技术和人工关节置换技术被称为 20 世纪骨科领域的三大重要进展。许多关节内的结构和病变，通过关节镜可以得到直接的观察和治疗，关节镜技术现在已经成为诸多关节内疾病的标准诊断方法和治疗技术。目前，关节镜技术被广泛应用于肩、肘、腕、髋、膝和踝关节的疾病诊断和治疗中。

在我国，关节镜手术几乎都是在医院手术室内完成的。在发达国家，由于对单纯关节镜检查的临床需求也很多，因此有相当多的关节镜手术是在门诊手术中心和关节镜执业医师所开设的诊所内完成的。

二、关节镜设备和器械

关节镜设备是由成像系统、光源系统、动力系统、射频消融系统、资料采集处理系统以及一系列的手动手术器械构成。

和其他临床专业所使用的内镜相似，关节镜首要的必备设备是内镜镜头、摄像系统和光源系统。直径 4mm 带有 30° 倾斜视角的关节内镜镜头在临床应用最为广泛，因为 0° 视角的镜头仅能看到正前方的物体，手术医师要想观察侧方结构，就必须通过大范围改变镜头插入关节的方向来实现，在关节腔内的狭小间隙，往往是难以实现的。带有 30° 倾斜视角的镜头则可以通过自身的旋转来改变视野方向，从而能够在不改变镜头插入方向的前提下，获得广阔的视野范围。对于一些特殊的关节内部位，如胫骨平台后方，如果要从膝关节前方入路进行观察，则可以使用带有 70° 倾斜视角的关节内镜镜头，以获得较好的视野。对于肘关节、踝关节和腕关节等，关节间隙狭小的部位，还可以使用直径 2.7mm，甚至直径 1.9mm 的关节内镜镜头，这样操作更便利，并且可以减少关节软骨的医源性损伤概率，但缺点是其所提供的视野范围较小。

摄像系统是由连接于内镜镜头的手柄状摄像头及其附属线缆、影像处理主机和监视器三部分构成。该系统将内镜镜头所见物体，通过放大和信号处理，显示在监视器上，使所有参与关节镜手术的医师可以同时看到手术野。摄像系统是内镜镜头视野的延伸，使关节镜技术从单纯的诊断手段变为治疗手段成为可能。

在一个密闭的腔隙内进行观察，必须具备良好的光照条件。随着科学技术的进步，内镜的光源也从 19 世纪初的蜡烛、松节油和乙醇混合燃料变为卤素灯和氙气灯。氙气灯是目前内镜光源的主流选择，其亮度非常高，可以在关节腔内提供理想的照明。光源主机内的光线是通过光导纤维传输到内镜镜头，光导纤维加上摄像手柄的线缆，有时候会对手术医师造成不便，所以现在已经开始设计和推广自带 LED 冷光源和无线影像传输的摄像手柄，这样就可以使手术医师的"眼睛"摆脱缆线的束缚。

若要完成一次理想的关节镜检查，关节腔的良好充盈是必不可少的，因为如果没有关节腔的充盈，关节内结构就会轻易地贴附于内镜镜头表面，形成"白障"，导致观察视野的丧失。目前，临床上是应用生理盐水来保持关节腔的充盈，液体充盈的压力来源于在高处悬挂的，连接于输液管路的袋装生理盐水的重力作用，或者自动控制液体加压泵。充足的灌注压力可以避免关节内小血管出血形成的"红障"，从而保持镜下视野的清晰。

电动刨削系统是关节镜所特有并且必备的设备，其由多种类型刨削刀头、电动刨削手柄、控制主机和脚踏板开关组成。刨削刀头由外鞘和内芯组成，外鞘和内芯均在远端的侧方具有一个开口，开口的边缘是光滑或者锯齿状的刀刃。刀头连接于手柄后，可以通过脚踏板开关控制刀头的内芯进行单向或者往复旋转。电动刨削手柄的近端还和负压吸引器连接，负压通过刀头的开口将关节内组织吸入刀头，通过内芯的旋转就可以完成组织的切割，并同时将切下的组织吸出关节腔。对于硬度较高的骨组织，还可以选择带有保护鞘管的打磨钻头进行磨削成形。电动刨削系统工作效率高，是关节镜下组织切除的利器。

射频消融系统在 20 世纪末在临床上得以推广应用，该系统通过探入关节腔的刀头，在 100Hz 强射频磁场的作用下，将充盈于关节腔内的生理盐水变成低温等离子态，从而在刀头电极的周围形成了一个厚度约 100μm 的等离子体层。等离子体层中的自由带电离子所获得的能量，足以切断分子键，从而使目标组织在分子水平解体汽化，达到在关节镜下的组织切割和消除的目的。射频消融系统的工作温度只有 40~70℃，所以也被称为低温等离子消融系统。由于该系统组织创伤小，而且具有镜下止血的功能，逐渐成为关节镜系统不可或缺的一部分。射频消融系统除了可以用于半月板、软骨和滑膜组织的清理，还可以用于交叉韧带和关节囊的紧缩，以及肌腱末端炎性疾病的治疗。现在已经有部分设备制造商开始提供电动刨削和射频消融一体机，这样就可以使手术医师避免在术中反复变换电动刨削刀头和射频消融刀头的动作。

资料采集处理系统是一种关节镜下影像的实时捕捉记录和后期处理的图文操作系统。该系统不仅可以为临床关节镜检查诊断提供清晰可靠的影像证据，而且是关节镜医师留存临床资料和学术交流的必要设备。

关节镜下手动手术器械种类繁多，根据不同的关节和不同的手术，均有相应的成套器械，以保证手术的顺利完成。如半月板切除器械、半月板缝合器械、交叉韧带重建器械、骨软骨栓移植器械、肩关节镜下缝合器械等，随着关节镜技术的不断发展，将会不断有新的手动手术器械应用于临床（图1-2-20～图1-2-22）。

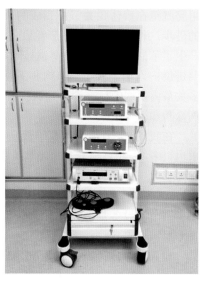

图 1-2-20 关节镜基本设备

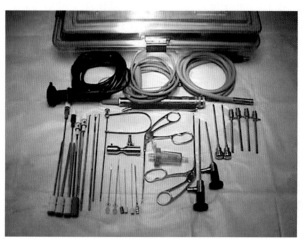

图 1-2-21 关节镜基本器械

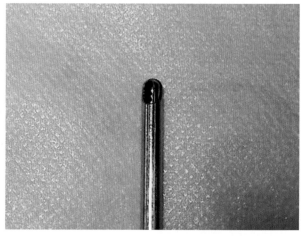

图 1-2-22 一种电动刨削刀头

三、关节镜的术前准备

关节镜是一项侵入性诊疗技术，所以在术前必须像其他常规手术一样，进行全面完备的术前准备。关节镜的术前准备包括：①患者的心理准备；②患者的全身准备；③患者的局部准备。

患者的心理准备，主要就是手术医师和患者的术前充分沟通。在医师与患者的交谈过程中，主要是根据患者当前的症状、体征和现有的影像学检查结果，充分分析患者的病情以及存在的问题，从而使患者了解需要对其进行关节镜检查的意义。同时，还要对患者进行关节镜技术的简要介绍，使患者对自己将要接受的关节镜检查有一个大致的了解，消除恐惧心理，从而使患者能够和医护人员积极配合。

虽然关节镜手术是一种微创技术，对全身的影响较小，但其作为一种侵入性医疗技术，在其操作过程中必然伴随着麻醉技术的应用，所以术前对患者按照常规手术标准进行主要系统器官的功能评估是十分必要的。

患者的局部准备主要是操作区域的皮肤准备，手术区域及其邻近皮肤不能存在感染性病灶，因为一旦感染被带入关节，发生化脓性关节炎，往往会给患者带来灾难性的后果。

四、关节镜手术的麻醉选择

对于单纯的关节内探查，由于较少进行关节内操作，可以选择局部麻醉。常用浓度为1%的利多卡因，在拟进行皮肤穿刺的部位进行局部浸润麻醉，并在关节腔内注入适量麻醉药物。由于局部麻醉的阻滞效果有限，对于预计关节内操作较多的患者，不宜采用。区域神经阻滞麻醉和全身麻醉是较好的选择。对于肩关节可以采用全身麻醉，肘关节和腕关节可以采用臂丛神经阻滞，髋关节、膝关节和踝关节可以采用椎管内神经阻滞麻醉。

五、肩关节镜检查

（一）肩关节镜检查和治疗的适应证

肩关节镜检查和治疗的适应证包括：①滑膜炎性疾病的组织活检以及关节镜下滑膜切除术；②关节内游离体取出；③旋转肌袖损伤的评估和镜下修补；④肩胛骨盂唇损伤的评估和镜下修复；⑤肩峰下撞击综合征的评估和镜下肩峰成形术；⑥肱二头肌肌腱损伤和钙化性肌腱炎的评估和镜下治疗；⑦肱盂关节失稳的评估和镜下治疗；⑧关节内软骨损伤的评估和镜下治疗；⑨肩关节周围炎的评估和镜下治疗；⑩化脓性关节炎的镜下清理和置管引流冲洗。

（二）肩关节镜检查技术

进行关节镜检查时，患者一般采用两种体位。一种是健侧卧位，患者的躯体向后和床面呈25°～30°，上臂放置于外展35°～70°，前屈15°，沿肱骨纵轴方向进行固定牵引，重量小于9kg，维持上肢位置。另一种是"沙滩椅位"，将手术床前半部抬高至45°～60°，调整为类似沙滩躺椅的形状，患者半躺于手术床上，使患侧肩胛骨中线贴近手术床边，不需要进行上肢的固定牵引。

肩关节镜检查最常用的手术入路包括：①标准后方入路，建立该入路是肩关节镜检查的第一步，其位于肩峰后外侧向内1cm，向下2cm，在此处可以触及肩关节后方被称为"软点"的区域，大致处于冈下肌和小圆肌之间；②标准前方入路，几乎与后方入路处于同一高度水平，位于肱骨头、肩胛盂和肱二头肌长头腱共同围成的三角区域；③标准外侧入路，也称为肩峰下入路，位于从肩锁关节后方切迹到肩峰外侧缘连线，向外延伸2cm处。此外，肩关节镜手术中还会使用到前方辅助入路、外上入路、Neviaser入路、前下方入路、前外侧入路、后方辅助入路、Wilmington入路和后外侧入路，在此不一一赘述。

在肩关节镜检查时，一般可以见到以下解剖结构：①肱骨头；②肩胛盂和盂唇；③盂肱关节；④盂肱韧带；⑤肱二头肌长头腱；⑥旋转肌袖；⑦肩关节滑膜；⑧滑膜皱襞；⑨肩关节囊；⑩肩峰下滑囊。

（三）肩关节镜检查常见病损

肩关节镜检查时，常见到的病损包括：①肩胛盂唇损伤，其类似于膝关节的半月板损伤，在非典型区域可以发生斜瓣状撕裂或者桶柄样撕裂；另外，肩胛盂唇的损伤有两种特殊类型，即SLAP损伤和Bankart损伤，SLAP损伤是指肩胛盂唇上方1/4象限的撕裂，该区域的肩胛盂唇，具有锚接固定肱二头肌长头腱于盂上结节的功能，可以继发于肱二头肌长头腱部分撕裂或者肱骨头上方脱位；Bankart损伤是指前下盂肱韧带—盂唇复合体从肩胛盂唇前下1/4象限的撕裂，常继发于肩关节前下方脱位；②盂肱关节软骨损伤，常见于外伤性肩关节脱位或者肩关节退变，表现为关节软骨的剥离、侵蚀或者缺失；③旋转肌袖损伤，该损伤最常见的原因是肩峰下撞击和肌腱退行性变，在关节镜下可以表现为新月形撕裂、U形撕裂、L形撕裂和巨大短缩固定型撕裂；④肩峰撞击综合征，是由于肩峰先天发育异常，形成弧形或者钩形肩峰，或者肩锁关节退变，在其下方形成巨大骨赘，导致骨性结构与旋转肌袖在上臂上举时发生碰撞，常常导致旋转肌袖的撕裂损伤；⑤关节滑膜炎，镜下可见关节滑膜充血增生。

六、肘关节镜检查

（一）肘关节镜检查和治疗的适应证

肘关节镜检查和治疗的适应证包括：①滑膜炎性疾病的组织活检以及关节镜下滑膜切除术；②关节内游离体取出；③关节内软骨损伤的评估和镜下治疗；④桡骨小头骨折的评估；⑤肘关节粘连的清理和松解；⑥化脓性关节炎的镜下清理和置管引流冲洗。

（二）肘关节镜检查技术

进行肘关节镜检查时，患者可以采用3种体位。①仰卧位：仰卧位时，患者上肢悬吊牵引，肩关节外展90°，肘关节屈曲角度根据手术需要随时调整，该体位的优点是对于手术医师而言，肘关节的内部解剖空间构象最符合标准解剖位置，有利于方位感的建立；其主要缺点是进行后方入路操作不方便，而且悬吊牵引的上肢不稳定；②俯卧位：俯卧位时，患者上臂放置于手术台面，前臂自由下垂，肘关节形成90°屈曲，该体位的优点是后方入路操作较为容易，且由于重力的作用，使肘关节前方的神经血管远离手术操作区域，增加手术安全性；同时，该体位下若要转为开放手术，也较为容易；其主要缺点是手术过程中，患者面部向下，增加了麻醉和护理的难度，同时对于手术医师的解剖素养提出了更高的要求；③侧卧位：侧卧位时，患者上肢放置的自由度很大，利于手术医师的操作，该体位结合了仰卧位和俯卧位的优点，同时又避免了前两种体位的缺点，是目前比较好的体位选择。

肘关节镜检查最常用的手术入路包括：①外侧入路，该入路可以进入肘关节前间室，通常分为前外侧入路、中前外侧入路和近前外侧入路，前外侧入路位于肱骨外上髁远侧3cm，前侧1cm；中前外侧入路位于肱骨外上髁远侧1cm，前侧1cm，对应肱桡关节间隙水平；近前外侧入路位于肱骨外上髁近侧2cm，前侧1cm；②内侧入路，该入路也是用于进入肘关节前间室，通常分为前内侧入路和近前内侧入路，前内侧入路位于肱骨内上髁远侧2cm，前侧2cm；近前内侧入路位于肱骨内上髁近侧2cm，上臂内侧肌间隔前方；③后侧入路，该入路用于进入肘关节后间室，通常分为上后外侧入路、直接外侧入路、下后外侧入路和直接后侧入路，上后外侧入路位于尺骨鹰嘴近侧3cm，肱三头肌外侧缘；直接外侧入路位于桡骨头、肱骨外上髁和尺骨鹰嘴围成的三角区域内；下后外侧入路位于肱三头肌外缘上，上后外侧入路和直接外侧入路之间任意一点；直接后侧入路，尺骨鹰嘴近侧3cm，后正中线上。

在肘关节镜检查时，一般可以见到以下解剖结构：①肘关节前间室内的肱骨小头、桡骨小头、环状韧带、尺骨冠状突、肱骨滑车和肘关节囊；②肘关节后间室内的尺骨鹰嘴突、鹰嘴滑囊、肱骨远端和肘关节囊。

（三）肘关节镜检查常见病损

肘关节镜检查时，常见到的病损包括：①肘关节软组织撞击征，镜下可见邻近肱桡关节的肥大滑膜皱襞或者束带，可以诱发肘关节疼痛性交锁或者弹响；②肘关节伸直位外翻过载，镜下可见尺骨鹰嘴和肱骨鹰嘴窝在肘关节伸直位撞击，尺骨鹰嘴后内侧骨赘形成，肱骨鹰嘴窝软骨损伤并骨赘形成，常见游离体形成；③肱骨小头骨软骨损伤，镜下可见关节软骨剥脱，骨软骨压缩、碎裂，软骨下骨暴露，或者游离体形成；④肘关节粘连，镜下可见关节内大量纤维束带；⑤关节滑膜炎，镜下可见关节滑膜充血增生。

七、腕关节镜检查

（一）腕关节镜检查和治疗的适应证

腕关节镜检查和治疗的适应证包括：①滑膜炎性疾病的组织活检以及关节镜下滑膜切除术；②关节内游离体取出；③关节内软骨损伤的评估和镜下治疗；④三角纤维软骨盘损伤的评估和镜下治疗；⑤关节内韧带损伤及关节失稳的评估和镜下治疗；⑥化脓性关节炎的镜下清理和置管引流冲洗。

（二）腕关节镜检查技术

腕关节镜检查时，患者通常采用仰卧位，将上肢放于手术台边，肩关节外展90°，肘关节屈曲90°，在第2~5指中选择2个或者3个手指，施行指套牵引，重量不超过3kg。

腕关节镜检查常用手术入路包括：①腕背桡侧入路（3~4入路），位于Lister结节远侧1cm，拇长伸肌腱和指总伸肌腱之间，处于桡腕关节水平；②腕背尺侧入路（4~5入路），位于指总伸肌腱和小指固有伸肌腱之间，平桡腕关节水平；③腕骨间桡侧入路（MC-R入路），位于腕背桡侧入路远侧1cm。其他还有不常用的腕骨间尺侧入路（MC-U入路）、下尺桡关节入路（6-R入路）、腕桡侧入路（1~2入路）和腕尺侧入路（6-U入路），在此不一一赘述。

在腕关节镜检查时，一般可以见到以下解剖结构：①桡腕关节内的桡骨远端关节面、桡骨沟、桡骨茎突、三角纤维软骨盘、舟骨、月骨、三角骨和连接诸骨的韧带；②腕中关节内的近、远排腕骨相对的关节面和连接诸骨的韧带；③远侧尺桡关节内的三角纤维软骨盘近侧面、尺骨小头和远侧尺桡关节掌背侧韧带。

（三）腕关节镜检查常见病损

腕关节镜检查时，常见到的病损包括：①三角纤维软骨盘及其复合体损伤，镜下可见三角纤维软骨盘因为损伤导致的多种形式的撕裂，或者因为退变导致的软骨盘破损，伴有月骨、尺骨软骨面和三角韧带病损；②桡腕关节和腕中关节韧带断裂；③基于外伤的关节软骨损伤；④关节滑膜炎，镜下可见关节滑膜充血增生。

八、髋关节镜检查

（一）髋关节镜检查和治疗的适应证

髋关节镜检查和治疗的适应证包括：①滑膜炎性疾病的组织活检以及关节镜下滑膜切除术；②关节内游离体取出；③关节内软骨损伤的评估和镜下治疗；④髋臼盂唇损伤的评估和镜下治疗；⑤无创性检查无法确诊的髋关节疼痛；⑥化脓性关节炎的镜下清理和置管引流冲洗。

（二）髋关节镜检查技术

髋关节镜检查时，患者可以采用仰卧位或者侧卧位，下肢放于旋转中立位，髋关节外展25°，使用牵引床对患肢进行纵向牵引。

髋关节镜检查常用手术入路包括：①前方入路，位于髂前上棘远侧6cm，直接穿过缝匠肌和股直肌，到达髋关节前方关节囊；②前外侧入路，位于大转子上方，臀中肌前半部，直接穿过臀中肌，到达髋关节前方关节囊；③后外侧入路，位于大转子上方，臀中肌后半部，直接穿过臀中肌和臀小肌，到达髋关节后外侧关节囊。

在髋关节镜检查时，一般可以见到以下解剖结构：①股骨头；②股骨颈；③髋臼；④髋臼盂唇；⑤关节囊内韧带。

（三）髋关节镜检查常见病损

髋关节镜检查时，常见到的病损包括：①髋臼盂唇撕裂，镜下可见由于外伤或者退变导致的，髋臼盂唇与髋臼骨缘分离，撕裂的髋臼盂唇活动度很大，甚至可以卡压在髋臼和股骨头之间；②圆韧带断裂，镜下可见由于外伤导致的圆韧带纤维断裂，断端漂浮于关节间隙，可以出现卡压现象；③关节软骨损伤，镜下可见由于外伤、股骨头缺血性坏死或者退变导致的软骨破损面，关节间隙内可以伴有游离体形成；④关节滑膜炎，镜下可见关节滑膜充血增生。

九、膝关节镜检查

（一）膝关节镜检查和治疗的适应证

膝关节镜检查和治疗的适应证包括：①滑膜炎性疾病的组织活检以及关节镜下滑膜切除术；②关节内游离体取出；③关节内软骨损伤的评估和镜下治疗；④内外侧半月板损伤及畸形的评估和镜下治疗；⑤前后交叉韧带损伤的评估和镜下治疗；⑥滑膜皱襞综合征的评估和镜下治疗；⑦髌骨内外侧支持带失平衡的评估和镜下治疗；⑧化脓性关节炎的镜下清理和置管引流冲洗。

（二）膝关节镜检查技术

膝关节镜检查时，患者通常采用仰卧位，患肢自由放置于手术台面，或者自然下垂于手术台边。

膝关节镜检查常用手术入路包括：①标准前外侧入路，位于外侧关节线上方1cm，髌腱外侧1cm；②标准前内侧入路，位于内侧关节线上方1cm，髌腱内侧1cm；③外上入路，位于髌骨外上角上方2.5cm；④内上入路，位于髌骨内上角上方2.5cm；⑤髌腱正中入路，位于髌骨下极下方1cm，髌腱正中线上；⑥后外侧入路，位于后外侧关节线上方2cm，髂胫束后缘和股二头肌肌腱前缘之间；⑦后内侧入路，位于内后侧关节线上方2cm，股骨内髁与胫骨围成的三角区域内。

在膝关节镜检查时，一般可以见到以下解剖结构：①股骨髁；②股骨髁间窝；③胫骨平台；④关节囊与滑膜皱襞；⑤内、外侧半月板；⑥前、后交叉韧带；⑦腘肌腱。

（三）膝关节镜检查常见病损

膝关节镜检查时，常见到的病损包括：①半月板损伤，镜下可见半月板由于外伤或者退变导致的，从游离缘斜行走向附着缘的斜行撕裂，与半月板边缘平行的纵行撕裂，与半月板边缘垂直的横行撕裂，和裂口与半月板表面平行的，呈分层状的水平撕裂；②外侧盘状半月板，镜下可见外侧半月板宽度明显增大，失去"O"形外观，呈圆盘状，游离缘的厚度可以明显大于附着缘，也可以呈现出游离缘厚度小于附着缘的形态；③外侧半月板囊肿，镜下可见半月板邻近囊肿附近存在水平撕裂或者斜行撕裂；④交叉韧带损伤，镜下可见前后交叉韧带从股骨附着端或者体部撕裂，也可以出现韧带在胫骨附着端，带着一部分骨质的撕脱骨折；⑤侧副韧带损伤，镜下可见损伤部位半月板过度显露，关节囊及滑膜充血水肿，严重病例还可以见到后内侧关节囊撕裂；⑥髌骨内侧支持带撕裂，镜下可见髌骨下半部内侧缘旁软组织撕裂，断端毛糙；⑦髌骨半脱位，镜下可见股骨滑车发育较浅,髌骨位置相对于股骨滑车更靠外侧,外侧支持带紧张,在外伤后容易并发内侧支持带撕裂;⑧关节软骨损伤,镜下可见基于退变或者外伤后的关节软骨龟裂、分离或者剥脱;⑨关节滑膜炎,镜下可见关节滑膜充血增生。

十、踝关节镜检查

(一)踝关节镜检查和治疗的适应证

踝关节镜检查和治疗的适应证包括:①滑膜炎性疾病的组织活检以及关节镜下滑膜切除术;②关节内游离体取出;③关节内软骨损伤的评估和镜下治疗;④关节内粘连松解;⑤化脓性关节炎的镜下清理和置管引流冲洗。

(二)踝关节镜检查技术

踝关节镜检查时,患者通常采用仰卧位。大腿放于腿架上,保持髋关节屈曲60°,小腿与手术台面平行,用足踝部牵引带将足部牵向远方,使关节间隙逐渐张开约10mm。

踝关节镜检查常用手术入路包括:①前外侧入路,位于胫距关节水平,趾长伸肌腱外缘;②前正中入路,位于胫距关节水平,长伸肌腱和趾长伸肌腱之间;③前内侧入路,位于胫距关节水平,胫骨前肌腱内侧;④后外侧入路,位于后关节线水平,紧邻跟腱外侧;⑤后内侧入路,位于后关节线水平,紧邻跟腱内侧;⑥经跟腱入路,位于后关节线水平,跟腱正中线上;⑦经外踝入路,位于腓骨尖前方5mm;⑧经内踝入路,位于内踝尖前方5mm。

在踝关节检查时,一般可以看到以下解剖结构:①胫距关节面;②距跟关节;③前胫腓韧带;④前距腓韧带;⑤后踝关节;⑥关节囊及滑膜皱襞。

(三)踝关节镜检查常见病损

踝关节镜检查时,常见到的病损包括:①踝前骨性撞击,镜下可见胫骨前缘骨赘形成,在踝关节背伸时,可以撞击到距骨颈部,撞击面关节软骨损伤,还可能见到因踝关节强力跖屈导致的前关节囊撕裂;②关节软骨损伤,镜下可见基于退变或者外伤后的关节软骨龟裂、分离或者剥脱;③关节滑膜炎,镜下可见关节滑膜充血增生。

随着关节镜技术和设备的不断完善,其作为关节疾病的诊断和治疗手段,已经覆盖了全身各大关节,并逐渐成为诸多关节内疾病的诊断"金标准"。

(王 栋 贺西京)

第三章　骨科康复与功能评分

第一节　上肢骨与关节损伤术后康复与功能评分
postoperative rehabilitation and functional scoring systems after injuries of upper limb bone and joints

临床病例

　　患者,男性,34岁,因"外伤后右肘肿痛、活动受限1天入院"。入院后X线检查明确伤情,为复杂肘关节骨折脱位、经尺骨鹰嘴肘关节前脱位(图1-3-1)。经CT检查进一步明确骨折情况。然后,在全麻下行右肘骨折切开复位内固定术。术中予以接骨板螺钉坚强固定尺骨鹰嘴骨折与桡骨头骨折,尺骨冠突予以高强度缝线缝合固定(图1-3-2)。术后未予外固定,术后即开始功能锻炼。术后2个月,除旋转功能略差外,屈伸功能基本正常(图1-3-3)。治疗效果满意。

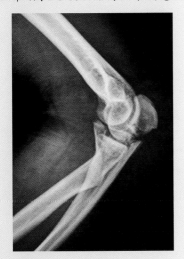

图1-3-1　术前右肘X线片

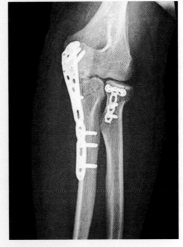

图1-3-2　术后右肘X线片

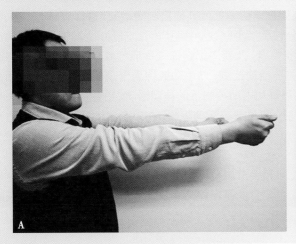

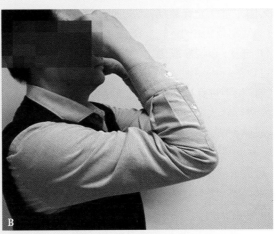

45

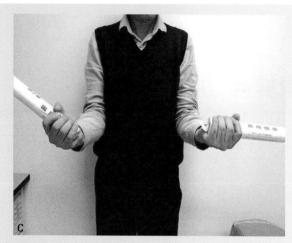
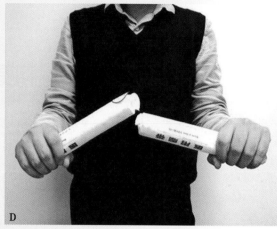

图 1-3-3　术后 2 个月
A. 术后伸肘；B. 术后屈肘；C. 术后前臂旋前；D. 术后前臂旋后

一、功能锻炼的必要性

骨折治疗有三大原则：复位、固定、功能锻炼。任何一种手术，如果不配合术后康复治疗，都很难保证患者功能最大的改善。因为手术在某种程度上只解决了疾病本身，而只有经过康复训练才能达到最大限度的功能恢复。骨折术后康复可以协调运动与固定之间的矛盾，预防和减少并发症的发生，有效地促进水肿消退，促进创面恢复，减少肌肉萎缩，防止关节僵硬，促进骨折愈合，提高手术效果。

> **知识点**
>
> 功能锻炼是骨与关节损伤治疗的原则之一，重要程度等同于复位与固定。

二、上肢功能锻炼的主要目标

大多数患者在上肢骨与关节损伤后会遗留不同程度的肢体运动功能障碍，给基本日常生活带来很大不便，主要原因是损伤和肢体制动引起的关节粘连、肌肉萎缩、软组织硬化、瘢痕挛缩、骨关节畸形等。术后康复治疗就是针对这些问题，功能康复的主要目标是恢复上肢关节的活动范围，增强肌力，维持和恢复手部动作的灵活性和协调性，从而恢复日常生活能力与工作能力。

三、上肢功能锻炼的方式

可分为三个阶段：①早期（第一阶段）：以有限的被动活动为主，对骨折确定治疗之后，局部急性疼痛缓解，内固定坚强允许活动，或短期外固定之后，利用连续被动活动架或其他自制活动架，进行肩、肘、腕关节的被动活动范围由小到大，每天 1 次或 2 次，每次数分钟至半小时；②中期（第二阶段）：主动锻炼与被动活动一并进行，在伤后或确定治疗后 2～4 周开始，至骨折愈合，此期中损伤部位疼痛已减轻，患者全身状态改善，可以进行主动锻炼，目标是逐步增加肌力与增加关节活动范围，以主动锻炼为主，在未达到被动活动范围之前，仍不进行被动活动；③后期（第三阶段）：主动锻炼加主动控制下的被动活动，当骨折愈合后，除去外固定，进行较大幅度的活动，以主动锻炼为主，对肩、肘、腕关节等活动障碍，在患者主动锻炼的同时，适当力量屈伸关节。

（一）肩关节周围骨折脱位术后的康复治疗

肩关节周围骨折脱位包括肩关节脱位、锁骨骨折、肩锁关节脱位、肩胛骨骨折。无论是采取保守治疗还是手术内固定治疗，都应进行严密的随访和康复指导，主要目的是在保障骨折或脱位愈合的同时，避免长时间制动引起的肩关节功能障碍。

术后康复治疗可大致分为三个阶段。

第一阶段：为术后 2 周内，以肩关节被动活动为主，除活动外均需要三角巾悬吊患肢，包括被动钟摆运动、肩关节被动前屈上举、外旋、外展、内收、内旋练习。

1. 相邻关节的训练　术后第 2 天开始，由肢体远端到近端进行训练，包括同侧手、腕、前臂的主动活动及肘关节的被动屈曲和主动伸直。

2. 肩关节活动度的训练

（1）钟摆练习：患者弯腰使躯干与地面平行，患侧上肢放松、悬垂，与躯干呈 90°，用健侧手托住患侧前臂做顺时针或逆时针划圈运动。

（2）肩关节被动前屈上举练习：患者去枕仰卧，患侧臂屈肘 90° 放于体侧（休息位）。医师一手托住患侧上臂，一手握住患侧前臂，在肩胛骨平面做肩关节被动前屈上举，当前屈到一定角度出现疼痛或遇到阻力时停留 5 秒，然后逐渐回到休息位。

（3）被动外旋练习：患者仰卧位，去枕，上臂外展 30° 保持肢体在肩胛骨平面，肘关节屈曲。医师一手托住患侧上臂，一手握住患侧腕部向远离身体中线的方向做肩关节被动外旋。

（4）被动外展、内收和内旋练习：患者仰卧位，治疗师帮助患者行肩关节被动外展、内收、内旋（外展 90° 内旋）训练。

3. 肩关节肌力训练　术后第 2 周开始行等长收缩肌力训练。

（1）肩关节前屈肌群训练：患者立位，面对门或墙，患侧屈肘 90° 放于体侧，然后用健侧手托住患侧手，手握拳向前用力推，试图做肩关节前屈的动作，但不产生关节运动。

（2）外展肌群训练：患者立位，患侧屈肘 90° 放于体侧，用健侧手托住患侧手，患侧上臂外侧完全接触门或墙，肘部用力向外推，做外展动作。

（3）肩关节伸肌群训练：患者立位，患侧屈肘 90° 放于体侧，然后用健侧手托住患侧手，患侧上臂背侧完全接触门或墙，肘部用力向后推门或墙做后伸动作。

（4）提肩胛骨肌群训练：患者立位，患侧屈肘 90° 放于体侧，然后用健侧手托住患侧手，双侧同时用力做耸肩动作。

（5）内收肩胛骨肌群训练：患者立位，患侧屈肘 90° 放于体侧，然后用健侧手托住患侧手，双侧同时用力做内收肩胛骨动作。

（6）内旋肌群训练：患者站立位，患侧屈肘 90° 放于体侧，健侧手握住患侧前臂，患侧肩关节试图做内旋动作，健侧手阻碍肩关节产生运动。

（7）外旋肌群训练：保持内旋肌训练的姿势，患侧肩关节试图做体侧的外旋动作。

第二阶段：为术后 3～6 周，以肩关节主动活动为主，包括活动度、肌力、耐力、日常活动训练等。

（1）活动度训练：继续肩关节各方向的牵拉训练，可开始进行滑轮牵拉训练和爬墙梯/爬墙等闭链训练。

（2）肌力训练：继续上一阶段的等长收缩训练，开始行肩带肌等张收缩及肱二头肌、肱三头肌等张收缩。

（3）耐力训练：逐渐增加运动量和运动持续时间。

（4）日常活动训练：鼓励患侧手参与日常生活活动，如洗脸、刷牙、梳头、系带、穿上衣、洗澡、如厕等。

第三阶段：为术后 6～12 周，增加活动强度及肩关节活动范围，如练习适应性游泳、乒乓球等。增加活动度训练强度，增大肩关节牵拉训练范围。肌力训练以抗阻训练为主，增加运动量和持续时间。可进行运动能力训练，参加体育运动，包括本体感觉训练。在患者舒适度以内，可进行任何活动，但应避免对抗性运动，最佳运动有游泳、打乒乓球等。

术后 12 周以后，可以恢复正常活动，但避免高强度训练，如扔铅球、拔河等。

（二）肱骨近端骨折术后的康复治疗

肱骨近端骨折是临床上常见的骨折之一。治疗不当常导致疼痛、肩关节活动受限、患侧上肢无力等功能障碍，国外曾称之为"unsolved fracture"。影响肱骨近端骨折疗效主要因素是骨折后的疼痛，致使肩关节长期固定而未行有效的功能锻炼，同时肩周粘连也是重要原因。可将骨折康复训练分为三个阶段。

第一阶段：术后 2～3 周内，主要以被动功能锻炼为主，以保持肩关节的活动范围，防止关节囊及韧带等软组织粘连。患者在医护人员的帮助下，患肩被动由前屈上举至外旋，每个动作持续 10 秒，2 次/d。1 周后指导患者做患肩的钟摆样锻炼,2~3 次 /d,每次做 20~30 次即可,活动范围由小到大。至术后 2~3 周骨折基本稳定,可以在医护人员的指导下做内收、内旋锻炼,以锻炼肩关节内旋活动为主。

第二阶段:术后第 4~10 周,当 X 线片证实骨痂形成后,以主动功能锻炼为主。方法主要有仰卧前屈上举、站立位前屈上举及增加内外旋范围锻炼等。从等张收缩到抗阻力锻炼,逐步增加三角肌与肩袖的肌力,恢复患侧肩关节内旋与外旋功能的锻炼。

第三阶段:从术后 3 个月开始,练习的项目主要有滑轮牵拉或爬墙梯锻炼,利用木棍或体操棒做上举、外展、前 / 后伸展锻炼,两臂联合做划船或游泳动作,患肢持 2~3kg 重物行肩关节的外展与上举练习。主要目的是增加肩关节的活动范围与力量,锻炼宜循序渐进,锻炼的强度由小到大,全面锻炼肩关节的上举、外展、内旋及内收功能,最大程度地恢复患侧肩关节的功能。

（三）肱骨干骨折术后的康复治疗

肱骨干骨折是常见骨折,尤其是肱骨中下段骨折容易合并桡神经损伤。经手术复位内固定后,关节活动障碍一般程度较轻,经过主动、助力及被动运动练习,可以逐步消除。但老年患者多易出现冻结肩,应引起重视。

手术治疗骨折如果能达到足够稳固的内固定,可以明显加快康复的进程。可将骨折康复训练分为三个阶段。

第一阶段(术后 1~2 周):这一期康复的主要目的,是在不影响骨折稳定的前提下,通过康复治疗增加局部血液循环,促进肿胀消退,预防肌肉萎缩,减少或防止粘连和纤维化的形成。具体方式主要有抬高患肢、冰敷、骨折远端的向心性按摩和主动活动。主动活动是极其重要的康复训练措施,一般可采用被固定区域肌肉的等长收缩活动,即肌肉收缩不会引起肢体的运动,骨折部位的上、下关节应固定不动。

第二阶段(术后 2 周至骨折临床愈合,伤后 2~3 个月):此期的康复目的首先是巩固第一阶段的成效,其次是减轻肌肉的进一步萎缩,并增加血液循环促进骨折愈合。训练方式除继续进行患肢肌肉的等长收缩和未固定关节的伸屈活动外,还可在健肢的帮助下,逐步开始加强骨折局部上、下关节的活动。

第三阶段(骨折临床愈合到骨痂改造塑形完毕,一般从伤后 2~3 个月到 1 年以上):训练目的是扩大关节各方向的活动范围,恢复肌力,增加肢体运动功能,促进生活和工作能力的最大程度恢复。训练方式以抗阻活动和加强关节活动范围为主,再加上肌力恢复训练。

（四）肘关节周围骨折脱位术后的康复治疗

肘部骨折占所有骨折的 7%,肱骨远端骨折占肘部骨折的 1/3。肘由于肘关节的关节联结多、关节囊与韧带肌肉的关系紧密,因此肘部特别容易挛缩和僵硬。一般而言,康复的方式与手术内固定类型相关:坚强的内固定允许早期微痛范围内进行主动和被动活动,稳定的内固定则允许早期保护性活动,而薄弱的内固定则要求延迟保护性活动。原则上肘部创伤、骨折、脱位后的制动期应尽可能短,并要尽可能固定于功能位。

第一阶段:炎症 / 保护(第 0 至 2 周),术后 1~3 天时,可做肘关节远、近肌群的等长收缩,非固定关节(肩关节、手指指间关节、掌指关节等)的全关节活动范围的被动和主动练习。术后 3~7 天时,可增加轻柔的小幅度的肘关节被动活动,以健肢帮助和不引起明显疼痛为度,并尽快过渡到主动活动度(range of motion,ROM)训练,切忌由他人做过度的扳拗,以防止异位骨化的发生。

第二阶段:纤维形成 / 骨折稳定性(第 2 至 8 周),此时疼痛与肿胀已基本消退,此期是肘关节活动度训练的最佳与最关键的时期,应争取在 1 周内恢复至接近满幅度活动的程度,同时还需要进行上臂与前臂各肌群的肌力训练,包括等张练习、抗阻练习与等速练习。肘关节活动度以主动练习为主。

第三阶段:瘢痕成熟和骨折愈合(第 8 周至 6 个月),以巩固与维持肘关节的活动度,进一步加强肌力训练。

（五）前臂骨干骨折术后的康复治疗

前臂骨折后,上、下尺桡关节受累,尺桡骨成角或骨间膜挛缩都会造成旋转受限,严重影响了手部功能的发挥。前臂骨干骨折康复的重点在于最大限度地恢复前臂的旋转活动度,其基本目标是内、外旋转各约 45°,以满足生活和工作的一般需要。

术后 1 周内可进行握拳、伸屈手指等活动,以及前臂肌群的静力收缩练习。术后第 2 周时,在健肢的帮助下,活动肘关节、肩关节,做外展、内收、屈伸练习。在 X 线片证实骨折临床愈合前,禁止做前臂的旋转动作。由于骨干骨折的愈合较关节附近松质骨缓慢,故康复治疗进程也要相应推迟。术后第 3 周起做屈肘、伸肌群的等长收缩练习。骨折愈合后,做系统屈肘、屈腕活动练习和肌力练习,着重做恢复前臂旋转活动度和肌力的练习。前臂骨折的康复训练主要涉及肘、腕两个关节,有时还会累及到掌指关节。腕关节可做两个方向的屈伸活动与内外方向的尺偏和桡偏运动。

（六）桡骨远端骨折术后的康复治疗

第一阶段:保护期(第 0～6 周),在此期间,须维持正确的保护性制动,并保持未受累关节的充分活动范围。术后第 1 天即开始练习肘关节、肩关节的活动度;进行肌腱滑动练习,以防止肌腱粘连于骨折、内固定物上;进行手内在肌如蚓状肌、骨间肌、大小鱼际肌的练习,可以在无痛范围内练习前臂的轻度旋转。如骨折稳定、内固定坚强,可以轻柔地进行腕关节屈侧和桡/尺偏。

第二阶段:稳定期(第 6～8 周),应开始腕关节和前臂的主动活动度练习以及轻柔的主动辅助关节活动度练习,早期开展腕关节单独伸展动作。在屈肘 90° 且上臂贴近身体时进行前臂的旋转练习,防止肩关节代偿前臂旋转。在此期间内,腕关节和前臂应在无痛范围内达到最大活动度,伤肢恢复轻微的功能活动,如吃、穿、处理个人卫生等。

第三阶段:骨折愈合期(第 8～12 周),逐步增加肌力训练强度,避免疼痛和代偿性改变。可进行祈祷式伸展来进行腕关节被动练习,以达到最大可能的活动范围。可考虑恢复运动。

（七）手部骨与关节损伤术后的康复治疗

手部骨与关节损伤常常是手外伤直接暴力的结果,开放性骨折比例较高,且常伴有肌腱、神经、血管等的合并损伤,临床治疗方案视具体情况决定,即使经过内固定手术,亦常须石膏外固定辅助,外固定范围一般需超过腕部。

掌骨及指骨骨折的主要康复目标是恢复手部的运动、力量有功能应用。应根据骨折稳定程度和骨折的愈合情况进行安全及时的康复训练。了解常见并发症,有利于早期识别和早期干预。常见并发症包括畸形愈合、不愈合、肌腱粘连、关节囊挛缩及感染。主要原则是重点关注近节和中节指骨体、掌骨颈和掌骨体以及拇指掌骨基底骨折的术后处理。伴有肌腱损伤、关节侧副韧带损伤等合并伤的骨折,应遵循相应的治疗原则。

康复治疗应遵循三阶段分期原则,重点维护各手术未固定部位的关节活动,防止虎口和其指蹼的挛缩。经骨科临床处理后,当天即可开始做肩部大幅度主动运动,以及肘屈伸、握拳、伸拳、拇指对指等主动练习,并逐步增加用力程度。从第 2 周起,患者手握拳做屈腕静力性收缩练习,暂不做伸腕肌练习。第 3 周增加屈指、对指、对掌的抗阻练习。骨折愈合后进行系统的腕屈、伸、侧屈及前臂旋转活动度练习,以及前臂各组肌群练习。1～2 周后,增加腕掌支撑练习。手舟状骨骨折愈合后做拇指腕掌关节与掌指关节的活动度和肌力练习。手外伤后第三阶段康复中使用各种支具常有良好效果。

四、上肢功能评分系统

（一）上肢整体评分系统

美国梅奥诊所的 Gill 于 1999 年创立的评分系统(表 1-3-1)。此系统从肩、肘关节的疼痛程度、肩肘关节总的运动范围及四项日常生活活动来评价患肢的治疗效果,具有简单、实用的特点。

分级标准:优:≥80 分;良:66～79 分;可:45～65 分;差:≤45 分。

表 1-3-1　临床上肢评分系统

表现	评分 / 分
肘关节疼痛(20 分)	
无	20
轻微	15
中度	5
严重	0

续表

表现	评分/分
肩关节疼痛（20分）	
无	20
轻微	15
中度	5
严重	0
运动*（20分）	
≥285°	20
161°～284°	15
≤160°	5
功能（40分）	
梳头	10
自己吃饭	10
清洗会阴	10
自己穿衣	10
可能达到的最大分值	100

注：*运动指肩关节外展、外旋和肘关节屈伸度数之和。

（二）Constant-Murley 肩关节功能评分

该评分系统由英国学者 Constant 和 Murley 于 1987 年提出，包括疼痛、日常活动、主动运动范围及力量四项指标（表 1-3-2）。其中主观评价指标包括疼痛和日常活动（35 分），客观评价指标包括主动运动范围和力量（65 分），可达到的最大分值为 100 分。

表 1-3-2　Constant-Murley 肩关节功能评分

指标	评分/分
疼痛（15分）	
无	15
轻微	10
中度	5
严重	0
日常活动（20分）	
活动水平	
完全工作	4
完全娱乐或运动	4
睡眠不受影响	2
手完成活动的位置	
腰部水平	2
剑突水平	4
颈部水平	6

续表

指标	评分/分
头部水平	8
头部以上水平	10
主动运动范围（40分）	
前屈（10分）	
0°～30°	0
31°～60°	2
61°～90°	4
91°～120°	6
121°～150°	8
151°～180°	10
外展（10分）	
0°～30°	0
31°～60°	2
61°～90°	4
91°～120°	6
121°～150°	8
151°～180°	10
外旋（10分）	
手放在头后肘部保持向前	2
手放在头后肘部保持向后	2
手放在头顶肘部保持向前	2
手放在头顶肘部保持向后	2
手放在头顶再充分向上伸直上肢	2
内旋（10分）	
手背可达大腿外侧	0
手背可达臀部	2
手背可达腰骶部	4
手背可达腰部（L_3水平）	6
手背可达T_{12}椎体水平	8
手背可达肩胛下角水平（T_7水平）	10
肌力（25分）	
0级	0
Ⅰ级	5
Ⅱ级	10
Ⅲ级	15
Ⅳ级	20
Ⅴ级	25

（三）肘关节功能评分系统

1. Mayo 肘关节功能评分系统　包括疼痛、运动、稳定性、日常生活功能四项内容，满分为 100 分，分为优、良、可、差 4 个等级（表 1-3-3）。目前广泛应用于肘关节功能的评估。

分级标准：优：≥90 分；良：75～89 分；可：60～74 分；差：<60 分。

表 1-3-3　Mayo 肘关节功能评分系统

功能评价内容	评分 / 分
疼痛（45 分）	
无疼痛	45
轻度疼痛：偶尔疼痛	30
中度疼痛：偶尔疼痛，需服用止痛药，活动受限	15
重度疼痛：丧失活动能力	0
运动功能（20 分）	
运动弧在 100° 以上	20
运动弧在 50°～100°	15
运动弧在 50° 以下	5
稳定性（10 分）	
稳定：没有明显的内翻外翻不稳	10
中度不稳：内外翻不稳＜10°	5
重度不稳：内外翻不稳＞10°	0
日常活动（25 分）	
梳头	5
吃饭	5
个人卫生	5
穿衬衣	5
穿鞋	5
最高得分	100

2. 改良 Mayo 肘关节功能评分系统　An 和 Morrey 于 1985 年，对 Mayo 肘关节功能评分系统进行了改良，评分内容包括活动度、力量、稳定性、疼痛四项内容，满分为 100 分，分为优、良、可、差 4 个等级（表 1-3-4）。目前广泛应用于肘关节功能的评估。

分级标准：优：≥90 分；良：80～89 分；可：70～79 分；差：<70 分。

表 1-3-4　改良 Mayo 肘关节功能评分系统

参数	评分 / 分
活动度（每度 0.2 分）	
屈曲（150°）	30
伸直（100°）	20
旋前（80°）	16
旋后（80°）	16

参数	评分/分
力量	
正常	12
轻度损失（对侧的80%）	8
中度损失（对侧的50%）	4
重度损失（日常生活受限，残疾）	0
稳定性	
正常	12
轻度不稳定（无受限）	6
明显不稳定	0
疼痛	
无	12
轻微（活动正常，不服药）	8
中度（活动时或活动后疼痛）	4
重度（休息时也出现，长期服药）	0

（四）前臂双骨折疗效评价系统

1. 2007年Grace和Eversmann提出前臂双骨折骨愈合评价系统，主要根据骨愈合程度及前臂的旋前-旋后活动度判定，分为优、良、可、差四个等级（表1-3-5）。

表1-3-5 Grace-Eversmann前臂双骨折疗效评价系统

分级	骨愈合	旋前-旋后（活动度）
优	+	非手术侧的90%
良	+	非手术侧的80%
可	+	非手术侧的60%
差	−	低于非手术侧的60%

2. Anderson前臂双骨折评价系统 Anderson等于1975年对前臂尺、桡骨骨干骨折进行切开复位加压钢板内固定术后功能评价时提出此系统，此系统分为优、良、可、差四个等级（表1-3-6）。

表1-3-6 Anderson前臂双骨折评价系统

分级	前臂屈伸功能	前臂旋前/旋后功能
优	丧失小于10°	大于正常的75%
良	丧失10°～20°	相当于正常的50%～75%
可	大于30°	小于正常的50%
差	骨折不愈合或伴前臂运动丧失	

（五）桡骨远端骨折疗效评分系统

1. 本疗效评分系统最早见于由Jakim等于1991年发表于JBJS杂志上的一篇文章。该评分系统中，功能评分占60分，放射学评分占40分，总分100分（表1-3-7）。

分级标准：优：≥90分；良：80～89分；可：70～79分；差：<70分。

表 1-3-7 Jakim 桡骨远端骨折疗效评分系统

项目	评分/分
临床主观指标（正常 30 分）	
疼痛/功能	
无疼痛/正常	30
偶尔轻度/轻度受限	24
中度，需服用镇痛药/部分受限	15
严重/失能	0
临床客观指标（正常 30 分）	
腕关节活动范围	
正常	15
丧失小于 30%	12
最低限度的活动范围	7
低于最低限度的活动范围	0
抓握	
正常	12
功能丧失小于 15%	10
功能丧失 16%～30%	6
功能丧失大于 30%	0
畸形	
无	3
轻度	1
明显	0
放射学检查：桡骨角阳性（正常 40 分）	
尺倾角	
18°～23°	15
13°～17°	12
10°～12°	9
<10°	0
桡骨茎突位于尺骨茎突以远的距离/mm	
10～13	15
7～9	12
5～6	9
<5	0
掌倾角	
7°～11°	10

项目	评分/分
3°～6°	8
0°～2°	6
<0°	0
放射学检查: 阴性(正常 0 分)	
关节面对合不良 /mm	
1～2	−5
>2	−10
下尺桡关节	
半脱位	−5
脱位	−10
骨关节炎改变	
轻度	−5
中度	−10
重度	−20

2. Gartland-WerleyColles 骨折疗效评分系统(改良 McBride 评分系统)　Gartland 于 1951 年对 Colles 骨折患者进行闭合复位夹板外固定治疗后疗效进行评判时,参照 McBride 权威残疾评估图表提出该评分系统,包括残余畸形、主观评分、客观评价、并发症 4 个方面,根据最终评分分为优、良、可、差 4 个等级(表 1-3-8),此评分系统应用较为广泛。

分级标准: 优: 0～2 分; 良: 3～8 分; 可: 9～20 分; 差: ≥21 分。

表 1-3-8　Gartland-WerleyColles 骨折疗效评分系统

项目	评分/分
残余畸形(0～3 分)	
尺骨茎突突出	1
残留背侧移位	2
桡偏畸形	2～3
主观评价(0～6 分)	
优: 无疼痛、残疾或运动受限	0
良: 偶尔疼痛、运动轻度受限、无残疾	2
可: 偶尔疼痛、运动有些受限、腕关节无力	
如果注意,并无特殊不便、活动轻度受限	4
差: 疼痛、活动受限,残疾,活动明显受限	6
客观评价(0～5 分)	
背伸缺陷(<45°)	5
尺偏缺陷(<15°)	3
旋后缺陷(<50°)	2

续表

项目	评分/分
掌屈缺陷（＜30°）	1
桡偏缺陷（＜15°）	1
环行运动缺陷	1
下尺桡关节疼痛	1
并发症（0～5分）	
关节炎改变	
轻微	1
轻微，伴有疼痛	3
中度	2
中度，伴有疼痛	4
严重	3
严重，伴有疼痛	5
神经并发症（正中神经）	1～3
石膏管型导致的手功能差	1～2

注：客观评价依据的正常活动度为背伸45°，掌屈30°，桡偏15°，尺偏15°，旋前和旋后各50°。

知识点

　　上肢的功能灵活而复杂。在完成骨与关节损伤的手术修复后，必须进行科学而有效的康复锻炼。了解损伤部位和伤情及手术情况是康复治疗的基础。通常根据组织愈合情况进行三阶段的康复练习，因人而异，循序渐进。

　　1. 根据不同部位骨折愈合和软组织恢复的时间，功能锻炼的具体时限可以有所不同，但三阶段分期的原则应予遵循。

　　2. 主动活动是在上肢康复锻炼中占有最重要的地位，因而需要患者主动、全面参与功能康复锻炼。

（翁习生）

第二节　下肢骨与关节损伤术后康复和功能评分
postoperative rehabilitation and functional scoring systems after injuries of lower limb bone and joints

临床病例

　　患者，女性，43岁，因"左股骨髁间骨折术后1年，左膝活动受限10个月"入院。患者1年前外伤后左股骨髁间骨折，当地医院行切开复位内固定治疗。术后不规律下肢功能锻炼。术后2个月时患者左膝屈曲为0°～70°，此后左膝关节活动度逐步下降，生活严重受限，遂就诊我院。入院后查体发现左膝关节活动度0°～45°。影像学资料提示左股骨髁上异位骨化病灶（图1-3-4）。入院后行左膝关节内固定物取出＋粘连松解（图1-3-5）。术后患者进行持续被动运动及主动屈伸膝关节活动，左膝屈曲明显改善达120°（图1-3-6），康复出院。

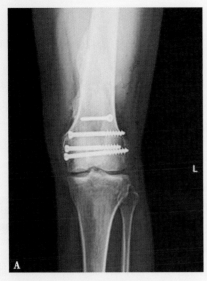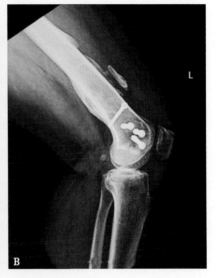

图 1-3-4　左膝粘连松解术前 X 线片
A. 正位；B. 侧位。

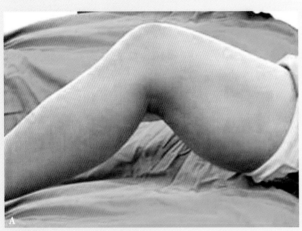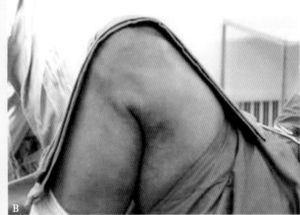

图 1-3-5　内固定物取出＋粘连松解
A. 全麻下左膝粘连松解术前被动屈曲角度；B. 术中粘连松解后左膝关节可完全屈曲。

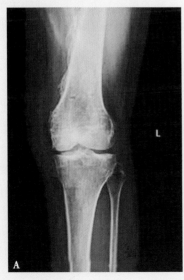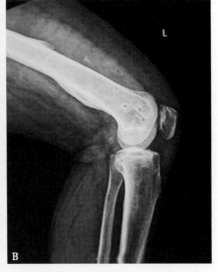

图 1-3-6　左膝粘连松解术后 X 线片
A. 正位；B. 侧位。

一、功能锻炼的必要性

骨折治疗有三大原则：复位、固定、功能锻炼。任何骨与关节损伤治疗的目的都是尽可能恢复肢体的功能。

功能锻炼是为了：①促进肿胀消退；②预防或减轻肌肉萎缩；③防止关节粘连、僵硬；④促进骨折愈合；对于关节内骨折，通过早期有保护的关节运动，有助于关节面塑性；⑤提高功能障碍手术的治疗效果；⑥预防并发症的发生；⑦改善心理状态，树立对疾病恢复的信心；⑧学会活动辅助装置的使用。

二、下肢功能锻炼的主要目标

下肢的主要功能是负重和行走。

1. 负重　人体在站立负重时，稳定的程度受到承重面面积的大小、重心的高低及重心线与承重面关系的影响。由于人体承重面积小、重心偏高（相当于 S_2 水平），整体稳定性较差，因此身体需要良好的肌肉、关节、神经系统才能保持稳定。

2. 行走　正常行走分为负重期与摆动期。负重期从足跟着地开始，而后跖骨头部着地，足跟离地，跖骨头部离地，最后足趾离地告终。摆动期从足趾离地开始，直至足跟部着地。当两足交替时，一足为负重末期，另一足为负重早期，两者有重叠，称为双负重期。

足背屈肌只在足跟部着地到跖骨头部着地时起作用，防止足下垂。足跖屈肌从足跟部离地时开始收缩，同时膝关节和髋关节的伸肌收缩，使身体向前推进。

此外，下肢主要关节在行走过程中都有一定的活动范围，踝关节为 $70°\sim110°$，膝关节为 $0°\sim60°$，髋关节在足跟着地时屈曲最大，当跖骨头部离地时过伸 $10°$，还有轻度的旋转。

因此，行走时，要求下肢各主要关节不仅稳定，而且具备一定的活动范围。在各组肌肉中，尤其需要强有力的臀大肌、股四头肌和小腿三头肌，才能保证正常的行走。

这些就是下肢功能锻炼的主要目标。

三、下肢功能锻炼的方式

下肢围手术期功能锻炼的方法主要有被动活动、主动活动。其他辅助方式还包括康复工程、康复护理与心理治疗等。

（一）被动活动

1. 按摩　对损伤部位以远的肢体进行按摩，可以帮助消肿和解除肌肉痉挛。

2. 活动关节　对无法进行自我锻炼的患者（如昏迷、截瘫的患者），对其未僵硬的关节进行轻柔的被动活动以预防肌肉粘连、关节挛缩和畸形的发生。这种被动活动只需少量即可，但每一次被动活动必须达到最大的幅度。

3. 外力启动和加强主动活动范围　肌肉无力发动关节进行活动时，可给予一个外力，以弥补肌力的不足。或者主动活动达到最大限度时，为了扩大运动范围，也可以给予有限的外力作为加强。

4. 挛缩肌腱的被动牵长　肌腱挛缩，可通过逐渐增加的、重复的、缓和的被动牵拉，使之展长。

5. 僵硬关节的手法治疗　关节内粘连完全进化，形成关节僵硬，依靠主动活动无法改善，为创造锻炼的条件，可以手法撕断瘢痕组织。而后应尽早进行主动的功能锻炼，这种手法在短期内不应一再重复。

6. 持续被动运动　持续被动运动（continuous passive motion），简称为 CPM，主要用于膝关节术后（表 1-3-9）。患肢置于 CPM 练习器上，通过机器活动，带动膝关节活动，可以避免关节内的粘连，保持关节的活动范围。

被动活动虽然可以预防关节粘连僵硬，或使活动受限的关节增加活动范围，但最终仍需由神经支配的肌肉来运动关节和肢体。因此，主动活动和被动活动应该是主从关系，主动活动是锻炼的根本，被动活动是主动活动的准备和补充。被动活动不能替代主动活动。

（二）主动活动

主动活动主要包括肌肉力量训练和关节活动度训练。

表 1-3-9　持续被动运动的适应证和注意事项

适应证	注意事项
1. 关节内骨折坚强内固定术后 2. 骨干及干骺端骨折坚强内固定后 3. 外伤后功能障碍松解后 4. 类风湿关节炎滑膜切除术后 5. 急性化脓性关节炎切开引流术后 6. 关节外挛缩或粘连松解术后 7. 干骺端截骨坚强内固定后 8. 关节成形术后 9. 肌腱重建韧带术后	1. CPM 主要用于维护关节的活动范围，而不具备直接改进或矫正已发生障碍的关节功能，因此，应在新鲜创伤早期手术后，或在已有功能障碍的关节进行手术松解后使用。而不能直接用于未经松解的功能障碍者 2. 开始锻炼时间应尽早，可在手术后麻醉尚未失效之前 3. 运动的速率可以逐渐改变，但初速率以每45秒一个往复周期为宜 4. 运动的幅度应逐渐增加，初始幅度需事先调好 5. 运动的期限与最终效果间的关系，持续1周者与持续3周者无差别，因此第1周是关键，最好持续1周，不能过短 6. CPM 上锻炼基本是无痛的。但术后 1~2d 会有轻微疼痛。如果之后再次出现显著疼痛，应检查是否有异常情况出现

1. 肌肉力量训练

（1）等长收缩：所谓等长收缩，就是在不活动关节的情况下，有意识地绷紧肌肉，持续一定时间后再放松。该锻炼属于静力锻炼，一般不会导致骨折移位。肌肉收缩后应维持 5~7 秒，然后放松休息 2~3 秒，如此循环锻炼 5~10 次，收缩力量的大小可由患者自己控制，循环锻炼的次数应逐渐增多。

（2）等张收缩：如腿上绑上 2kg 沙袋，练习膝关节屈伸运动，可训练肌肉的持久力。

（3）等速练习：等速练习是在控制关节运动速率的条件下，达到锻炼肌肉的目的。在等速练习机上，肌肉收缩所受抵抗力，是随收缩力的大小而变化的，但运动速率不变。该锻炼的单位时间所做的功，比单纯依靠提高运动速度所做的功要大。兼有等长收缩的一些特点和优点。

2. 关节主动活动　关节内骨折在牵引、局部外固定或内固定的条件下，进行关节活动，利于相应关节面的研磨塑形，并减少关节内的粘连。而固定部位以外的其他关节更应早期开始主动屈伸活动。

主动活动并不都是有益的。一般而言，凡是不增加或减弱骨折端应力活动的锻炼都是有利的，反之都是不利的。对每个患者功能锻炼的体位和具体动作都应从有利和不利两个方面加以分析，严格要求，一切有利的主动活动应该积极进行，而一切不利的活动都应加以限制。

四、常见下肢骨折功能康复锻炼要点

下肢骨折功能康复锻炼可大致分为三个阶段：①第一阶段：被动活动，静力收缩，促进消肿；②第二阶段：不负重情况的活动度训练和肌力练习；③第三阶段：负重情况的活动训练与肌力练习，并增加步行和平衡能力训练（表 1-3-10）。

表 1-3-10　常见下肢骨折功能康复锻炼要点

骨折部位	康复锻炼要点	注意事项
髋部骨折保守治疗	1. 骨折临床处理后当天，即应开始进行患肢足趾、踝关节的主动运动和股四头肌的等长收缩 2. 1~2 周后在不引起疼痛的前提下，可以开始髋关节周围肌肉的等长练习 3. 从第 5~6 周开始，可以练习在床边坐、小腿下垂或踏在小凳上 4. 8 周以后，可逐步增加下肢内收、外展、坐起、躺下练习，股四头肌抗阻练习，恢复膝关节屈伸活动范围的练习，协助站立练习，患者不负重的双拐三点步行，在站立练习的基础上做不负重、部分负重及充分负重的步行练习，并从拄双拐步行逐步进展到健侧单拐及患侧持拐步行，再逐步提高下肢行走功能	1. 髋关节周围肌肉可以分为前后内外四组，分别负责四个不同方向的活动，这些肌肉的等长收缩练习开始会比较难于掌握，可先由健肢来试练，掌握后再由健肢帮着患肢进行练习 2. 股骨颈骨折愈合后，宜较长期地拄拐步行，不宜因无症状而过早恢复患肢的充分负重，以减少后期发生股骨头无菌性坏死的危险，并且患肢在 1~2 年内不宜过多与过长时间负重

续表

骨折部位	康复锻炼要点	注意事项
股骨粗隆间骨折内固定术后	1. 术后第 1 周康复由等长收缩向等张收缩过渡 2. 除非骨折粉碎严重无法达到稳固内固定，一般都能在术后 1 周左右下地站立，逐渐拄双腋拐行走 3. 至第 2～3 周时，改用单根腋拐以后再改成双手拐 4. 第 5～6 周时再改用单根手拐，并长期使用	患肢可以负重同时，继续加强各肌群肌力训练，特别是髋外展肌的力量训练
股骨干骨折内固定术后	1. 手术当天或第 2 天即可开始肌肉等长练习，以及踝及足部运动练习，并尽早理疗 2. 术后第 3 天以后，疼痛反应消退，可开始在床上活动膝、髋关节，做髌骨上下、左右被动活动。可在膝关节下方加用枕垫，保持膝关节屈曲姿势下做主动伸膝练习。肌肉练习以等张收缩为主，辅以等长收缩 3. 根据患者全身情况、伴随损伤和依从性，术后 5～6d 时可开始扶双腋拐或助行器行走，合作性较好的患者甚至可部分负重（10～15kg），并于 2～3 周内逐渐增加负重量，在 2 个月左右进展至单手拄拐完全负重行走	1. 理疗时间尽可能不要迟于术后第 2 天 2. 要定时取出枕垫，以防止枕垫时间过长，导致髋关节屈曲挛缩 3. 股四头肌的等长和等张收缩是极为重要的
膝关节周围骨折内固定术后	1. 手术后当天即应开始足趾、踝关节和髋关节的主动活动，以及股四头肌的等长收缩练习 2. 术后第 3 天开始，一旦疼痛反应减轻，可尽早开始膝关节持续被动运动（CPM） 3. 髌骨骨折行张力带内固定后，可允许患者在术后第 1 周时即下地负重行走，直接进入第三阶段康复，术后 4 周左右可恢复社会活动。对严重粉碎的髌骨骨折难以做到张力带内固定者，待术后 4～6 周骨折愈合后进入第三阶段 4. 股骨髁上与髁间骨折在术后 8 周左右可开始部分负重练习；此后逐渐增加负重程度，进入第三阶段，争取在术后 12 周左右重返社会生活 5. 胫骨平台与近端骨折后，负重时间要更晚些，在 12 周左右才可以开始部分负重，过早负重可能会造成胫骨平台的再次塌陷。胫骨平台骨折术后第三阶段的其他康复措施都是类似的，只是时间上要稍晚些	
胫腓骨骨干骨折内固定术后	1. 术后当天开始练习足、踝和髋关节的主动活动度，做股四头肌与胫前肌、腓肠肌的等长练习 2. 术后第 3 天开始进入第二阶段 3. 1 周后开始负重行走，进入第三阶段	
踝关节骨折	保守治疗石膏制动者 1. 骨折经临床处理后，开始按休息、冰敷、压迫、抬高患肢原则消肿。石膏内的小腿肌肉等长收缩，抓握足趾及做膝、髋关节的主动活动 2. 第二阶段要鼓励患者在支具的保护下下床活动，患肢不负重，并加强肌力训练，防止肌肉过度萎缩 3. 第三阶段骨折愈合、石膏拆除，主要进行踝关节活动的恢复训练。可配合采用热敷等各种理疗方法与运动疗法 手术治疗者 1. 手术后不用石膏固定者表明内固定足够稳定，可允许早期不负重活动。手术后当天即开始肌肉的等长收缩，疼痛减轻后即开始踝关节的被动与主动活动训练，肌肉的等张收缩，以及足趾、膝、髋关节的主动活动 2. 术后 1 周左右可在支具保护下下地负重行走 3. 术后 4 周左右逐渐开始部分负重锻炼 4. 术后 8 周左右开始完全负重行走	1. 第一阶段由于要消肿，患者常需卧床抬高患肢，对于体弱者要增加床上保健操的内容 2. 手术后用石膏固定者表明内固定仅能用于维持骨折块复位后的位置，但并不稳定，其康复方案与保守治疗者相同

需注意,这些方式不是一成不变的,需要注意因人而异、循序渐进、持之以恒、患者主动参与和全面锻炼等原则。

此外,从第二阶段过渡到第三阶段之间有一个过渡期。例如:踝关节骨折的患者从一般的关节肌肉活动练习,到正常行走之间,要经过一个练习负重的适用性锻炼过程。在这个过程中往往会出现种种症状和征象,比如关节疼痛、足底疼痛、小腿肌肉痉挛、足趾疼痛、肿胀、皮肤发绀等。这种情况时,应暂时终止负重,立即抬高患肢,进行足、踝的自主活动和按摩,一旦肿胀消失,发绀转红,可继续练习负重;如出现疼痛或痉挛时,可放入温水内做足、踝的自主活动,消退后再继续练习。

五、下肢功能评分系统

临床工作中,下肢功能评分系统有很多,本节按骨与关节损伤部位仅列出部分常用评分系统,其中髋关节和膝关节功能评分请参见本章第 3 节和第 4 节(表 1-3-11～表 1-3-15)。

表 1-3-11　Schatzker-Lambert 股骨远端骨折功能评分

评价	评价指标
优:膝关节完全伸直	屈曲功能丢失<10°
	无内翻、外翻及旋转畸形
	无疼痛
	关节匹配完美
良:最多符合其中 1 条	下肢短缩≤1.2cm
	内翻或外翻畸形<10°
	屈曲功能丢失≤20°
	轻度疼痛
中:符合其中任意 2 条	下肢短缩≤1.2cm
	内翻或外翻畸形<10°
	屈曲功能丢失≤20°
	轻度疼痛
差:符合其中任意 1 条	屈曲至 90° 或更差
	内外翻畸形超过 15°
	关节匹配性差
	疼痛导致功能损失(无论 X 线片表现多好)

表 1-3-12　Bostman 髌骨骨折功能评分

评价指标	评分 / 分
运动范围(ROM)	
完全伸直,ROM>120° 或与检测相差 10° 以内	6
完全伸直,ROM 90°～120°	3
疼痛	
无疼痛或劳累后轻度疼痛	6
劳累后重度疼痛	3
日常活动时疼痛	0
工作	
正常工作	4
工作有困难	2
不能工作	0
肌肉萎缩(髌骨上 10cm,与健侧比较)	
<12mm	4
12～25mm	2
>25mm	0

续表

评价指标	评分/分
辅助器	
不需要	4
有时需要手杖	2
总是需要手杖	0

注：分级标准，优，23～30分；良，20～27分；差，<20分。

表 1-3-13 Merchant-Dietz 胫腓骨骨折术后膝关节功能评分

项目	评分/分	具体评分标准
评价指标功能（35分）*	5	可进行大多数需要移动的家务或工作
	5	可独立行走较长的距离
	5	独立穿衣、穿鞋、穿袜
	4	坐及上厕所无困难
	3	可从地面拾物，包括下蹲或跪
	3	自行洗澡，不需要帮助
	3	抬腿跨过台阶
	2	可以任何姿势跨过台阶
	2	可以搬运物品，如行李
	2	可自行上车或公共交通工具，不需要帮助
	1	可驾驶汽车
疼痛（35分）	35	无疼痛
	30	疲劳时轻度疼痛
	25	负重时轻度疼痛
	20	负重时中度疼痛
	10	负重时严重疼痛，休息时轻度或中度疼痛
	0	严重疼痛，持续性
步态（10分）	10	无跛行，不需要帮助
	8	跛行，但不需要帮助
	8	需要一条拐杖
	8	需要长支具
	6	同时需要支具和拐杖
	4	两条拐杖，需要或不需要支具
	0	不能行走
关节畸形与稳定性（10分）	3	负重时固定性屈曲不超过10°
	2	负重时固定性屈曲不超过20°
	1	负重时固定性屈曲不超过30°
	3	负重时内翻或外翻畸形不超过10°
	2	负重时内翻或外翻畸形不超过20°
	1	负重时内翻或外翻畸形不超过30°
	2	无韧带性不稳定
	2	无关节闭锁、屈曲
关节活动范围（10分）	10	正常膝关节活动范围为150°，每丢失15°扣掉1分

注：分级标准，优，90～100分；良，80～89分；可，70～79分；差，小于70分。

*：在每一个评价指标中，若患者无困难、不受限制地进行则给满分；若患者根本不能完成则给0分；若患者能进行但有一定的困难，则给相适应的分数。

表 1-3-14 Olerud-Molander 踝关节骨折功能评分

评价内容	程度	评分/分
疼痛	无疼痛	25
	在不平的路上行走时有疼痛	20
	在室外平地上行走时有疼痛	10
	在室内行走时有疼痛	5
	疼痛严重,呈持续性	0
关节僵硬	无	10
	有	0
肿胀	无肿胀	10
	仅夜间肿胀	5
	持续肿胀	0
爬楼梯	正常	10
	减弱	5
	不能	0
跑步	能	5
	不能	0
跳跃	能	5
	不能	0
蹲	能	5
	不能	0
助行工具	不需要	10
	绷带或护具	5
	手杖或腋杖	0
工作、日常生活	与受伤前一样	20
	速度下降	15
	换为较简单的工作或兼职工作	10
	工作能力严重受损	0

注:分级标准,优,91～100分;良,61～90分;可,31～60分;差,<30分。

表 1-3-15 AO FAS 踝与后足功能评分系统

项目	评分/分
疼痛(40分)	
无疼痛	40
轻微,偶尔疼痛	30
中等,每天疼痛	20
严重,持续疼痛	0
功能(50分)	
1. 主动活动是否受限,是否需要助行工具	
无活动受限,不需要助行工具	10
无日常活动受限,但文体活动受限,不需要助行工具	7
日常和问题活动均受限,行走需手杖	4
日常和问题活动严重受限,需手杖、腋杖或轮椅	0
2. 最远行走距离	
大于 6 个街区	5
4～6 街区	4
1～3 街区	2
小于 1 个街区	0

续表

项目	评分/分
3. 行走路面	
在任何路面行走均无困难	5
在凹凸不平或斜形路面、楼梯或竖梯行走略困难	3
在凹凸不平或斜形路面、楼梯或竖梯行走非常困难	0
4. 步态异常	
无异常或轻度异常	8
明显异常	4
严重异常	0
5. 矢状面活动度（跖屈加背伸）	
正常或轻度受限（30°或更大）	8
中等受限（15°～29°）	4
严重受限（小于15°）	0
6. 后足活动度（外翻加内收）	
正常或轻度受限（正常的75%～100%）	6
中等受限（正常的25%～74%）	3
严重受限（小于正常的25%）	0

注：分级标准，优，90～100分；良，75～89分；可，50～74分；差，<59分。

（翁习生）

第三节　髋关节置换术后康复与功能评分
rehabilitation and function score after hip replacement

临床病例

　　患者，女性，49岁，因"左髋关节疼痛1年余，行走困难半年"入院。长期激素服用史。体格检查：蹒跚步态，左腹股沟压痛（+），左下肢稍短缩，左髋屈伸活动轻度受限，内外旋活动重度受限。X线片提示左股骨头内较大囊变，周围硬化，股骨头塌陷变形（图1-3-7A）。行左侧全髋关节置换术，患者术后第1天即开展康复训练，逐渐恢复患肢的主动活动、下地及行走，术后7天顺利出院。术后复查X线片示假体位置良好（图1-3-7B），术后3个月下肢负重站立及行走良好，疼痛症状明显改善。患者恢复自我生活自理能力、散步、骑车及游泳等休闲活动（图1-3-8）。

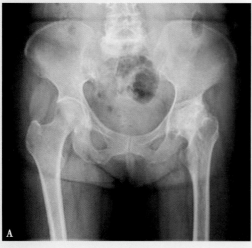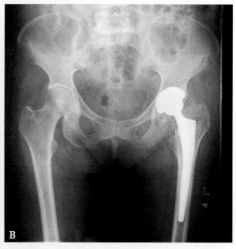

图1-3-7　术前骨盆X线片
A. 左股骨头坏死；B. 假体位置良好。

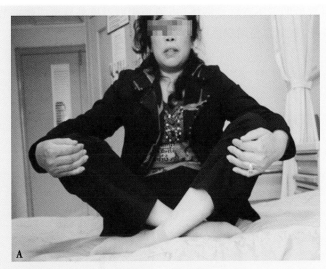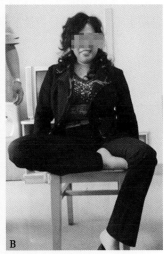

图 1-3-8　如图 A、B 所示，左全髋关节置换术后功能良好，患者完全恢复生活自理能力

髋关节置换术通过人工关节代替病变损毁的全部或部分髋关节。人工髋关节模拟生理性球窝关节的构造，因此其康复同样要达到恢复稳定性并实现足够活动度的目标。对于康复目标的评估是通过各种功能评分来实现的。髋关节作为下肢主要负重关节之一，主要功能是负重，其次是满足生理活动范围。髋关节置换术后康复内容主要包括肌力练习、维持合理活动度和日常活动的恢复，康复方式包括非负重和负重锻炼两阶段，在康复过程中特别需要注意避免脱位。功能评分主要围绕疼痛缓解和功能状态 / 满意度来评价的。目前应用较广泛的评分包括 Harris 评分、Oxford 评分等。

一、髋关节置换术后康复

髋关节置换术后康复是实现良好治疗结果的重要保证，是人工髋关节置换整体医疗过程中的必不可少的组成部分。髋关节置换术后康复的效果直接影响髋关节稳定性、患者恢复日常生活或重返工作岗位的可能性 / 时间，以及患者对髋关节置换的满意度。

（一）目标

在维持人工髋关节稳定的前提下使患者能够适应并自如地使用人工髋关节完成各种日常活动所需动作，从而尽早实现生活自理、恢复日常生活和必要时重返工作岗位。

（二）内容

1. 关节稳定　避免髋关节置换术后脱位是康复锻炼的前提。脱位的高危因素包括：假体位置不良、软组织结构 / 功能缺损、特定的术前原发病及合并症（髋关节发育不良、强直性脊柱炎、中枢神经系统疾病、肢体神经功能障碍等）。因此，在术中应进行髋关节稳定性评估，找出髋关节各向活动的极限角度，指导术后康复锻炼。被广泛接受的原则是髋关节外展中立位最稳定，而康复锻炼中髋关节可内收程度、可屈曲程度及内外旋程度则需根据患者具体情况决定。

2. 肌力　为了保证人工髋关节的稳定，必须具备良好的假体选择、假体位置和软组织条件。前两者是术前和术中就完成了，而软组织条件的改善既可术中实现也可通过术后康复来改善，同时，髋关节置换手术无论采取何种入路，均会对周围肌肉和韧带等软组织产生破坏和干扰，因此增强维持髋关节稳定的肌肉力量十分关键。

髋周肌肉根据作用功能分为屈肌 / 伸肌、外展肌 / 内收肌、外旋肌 / 内旋肌。非负重屈肌锻炼方式包括床上屈髋屈膝练习和床上直腿抬高练习，均由仰卧时患肢外展中立位开始练习。负重位屈肌锻炼方式为患肢高抬腿，即站立位患髋屈曲 90° 屈膝 90°。非负重伸肌锻炼方式为仰卧位时使臀部抬离床面；伸肌肌力通常较为发达，一般无需特别练习。非负重外展肌锻炼方式为仰卧直腿抬高后不使患肢回落而水平移动使髋关节外展，或健侧卧位时患肢直腿抬高使患髋外展。负重位外展肌锻炼方式为站立位患肢向外侧抬起使髋关节外展（图 1-3-9）。内收肌通常无须特殊锻炼，因其活动可能造成患肢内收有脱位风险。非负重外旋肌锻炼常常合并在外展肌锻炼方式中,而且术后即刻不宜过度锻炼,以避免患肢过度外旋造成髋关节前脱位。同理,术后早期也不宜专门进行内旋肌锻炼,否则容易增加后脱位风险。

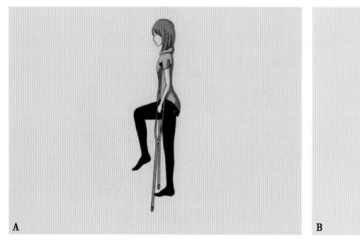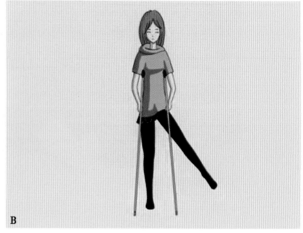

图 1-3-9　图 A 示负重屈髋肌力锻炼,图 B 示负重外展肌力锻炼

需要注意的是站立和行走需要各组肌群拮抗完成,因此术后开始负重时应从站立开始,在患者能够维持站立位稳定状态之前不进行行走练习。患者可维持站立位静态稳定后,争取让患者双下肢均匀负重,使患者适应承担 1/2 体重的状态。然后,可进行原地踏步的练习,其目的是使患肢适应完全负重,因为行走过程中必须要有患肢单独完全负重的时相。接下来才可进入行走的练习。为了维持术后良好步态,以上各负重阶段均不宜时间过短。

3. 活动度　髋关节是下肢主要负重关节之一,正常髋关节具有屈 / 伸、内收 / 外展、内旋 / 外旋 6 个方向的活动度,以满足坐、站、行走、上下台阶、骑自行车等日常活动的需要。因此,术后康复就要针对以上日常活动的需求进行锻炼。锻炼方式以主动锻炼为最佳,必要时可辅助进行被动锻炼。

活动度锻炼的前提是避免髋关节脱位,因此锻炼的目标角度应取决于术中对人工髋关节各向稳定性的评估,以及术后 X 线片复查对于假体角度的评估。

术后早期屈髋的目标是 90°,可根据患者情况由 0° 开始逐渐增加,争取在术后 3 天内达到,以使患者可以完全坐起,而伸髋目标是 0°,理论上在术后即刻即可实现,如存在术后屈曲紧张,可加强被动伸髋的练习;外展角度以不造成大粗隆与髋臼外缘撞击为宜;内收角度在术后早期不宜进行锻炼;内旋和外旋的锻炼同样不宜在术后早期进行。

4. 生活指导　髋关节置换手术和术后康复锻炼的最终目的是减轻疼痛和恢复日常生活,因此术后康复锻炼的一个重要组成部分就是指导患者如何恢复日常活动。由于髋关节置换术后存在脱位风险,特别是在变换体位时,因此需要指导患者如何从术后卧床过渡到日常生活所必需的坐、站、走等体位。

卧床体位包括仰卧位、侧卧位和沙滩椅位。在各个体位时均应保持患髋外展中立位,具体实施方式可以在双大腿间夹枕或防脱位垫,特别是在翻身和侧卧且髋关节有所屈曲时尤其重要(图 1-3-10)。床上翻身时应指导患者躯干与下肢同轴运动,避免单独旋转躯干造成某侧(特别是患侧)髋关节内旋,例如健侧上肢伸向患侧床头柜取物品时患肢相对于躯干(骨盆)是内旋位。

坐位时髋关节屈曲较大,坐高椅 / 凳时及轮椅座位上垫枕头时髋关节屈曲不足 90°,脱位风险较低,因此适合术后早期;而坐位臀部高度越低、髋关节屈曲角度越大、脱位风险越高,一般情况下生活自理所必需的坐姿是坐便器高度,在患者自行如厕前应指导患者练习坐类似的高度,并在上下床及坐下 / 起立时教会患者及其家属或陪护人员如何维持髋关节的安全体位,即在变换体位时关注下肢姿态避免髋关节过度屈曲(超过 90°)或过度内外旋。如果患者出院时不能坐下低至坐便器高度,则患者需购买专用的如厕椅架于坐便器上方。在坐下或站起时尽量避免躯干向前探身,或在单侧髋关节置换术后以健肢主要负重而患足向前伸,以降低患侧髋关节屈曲角度。

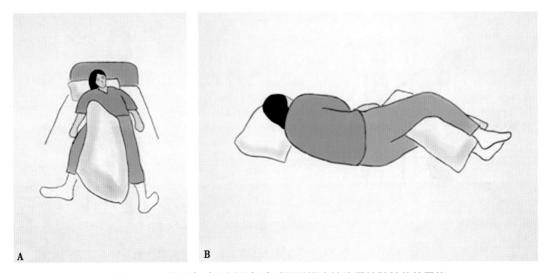

图 1-3-10 仰卧（A）及侧卧（B）时两腿间夹枕头保持髋关节外展位

站立姿态时如髋关节可负重，则需患者保持双足分开与肩同宽，双足尖指向正前方，此时髋关节仍为伸直中立位。在行走时保持双足尖指向前方而不内 / 外八字是最安全的步态。在转弯时不可固定下肢而单纯旋转躯干，需要以原地踏步走方式逐渐转弯，减少每步旋转的角度，避免转弯侧肢体的过度内旋。

患者术后出院时最安全的交通方式是救护车担架转运，如条件不允许时患者很可能需要乘坐小汽车、火车或飞机。普通小汽车的车门和座椅对于髋关节置换术后早期患者乘坐车辆是相对困难和危险的，因此必须给予正确指导，可参考的方式为（以左髋关节置换术后患者为例）：最好由右后车门进入，单独乘坐小汽车后排座椅，上车时背向右后排车门，辅助人员由左侧后车门钻入车内搀扶患者腋下将患者搬扶入车内，进入车内后左下肢体尽量伸直左足落在车厢底部上，右侧肢体可伸直于后排座椅上，关上左后车门并锁紧，在左后车门内垫被子或大靠枕，患者上身适度后仰于被子或靠枕上尽量减少髋关节屈曲角度。注意在上车过程中需有另一辅助人员协助保持下肢体位避免过度屈曲、内收和内外旋。乘坐火车时如为卧铺仅可乘坐下铺，方式等同于上下病床；如为硬座或软座则参考坐坐便器的方式。乘坐飞机时尽量选择座椅前方空间较大的坐位以便将患侧足向前伸，如头等 / 公务舱，也可单独占用多个经济舱同排座位，方式参考乘坐小汽车。

对于穿脱裤子、鞋袜等动作对于髋关节置换术后早期通常较困难，需要经过一段时间的练习才可能独立完成，在此之前可能需要陪护人员协助。练习方式取决于手术入路以及人工髋关节前后方稳定性哪个更佳，这些信息通常在手术结束时应通过测试以明确。以后外侧入路为例，如果术中测试髋关节对于日常生活中非必须而脱位风险较大的动作，理论上终身禁止，例如走猫步、坐低凳或跷二郎腿等（图 1-3-11）。

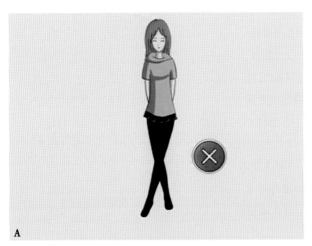

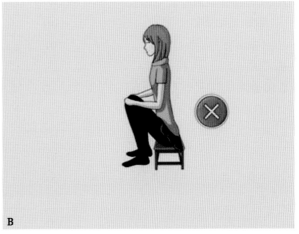

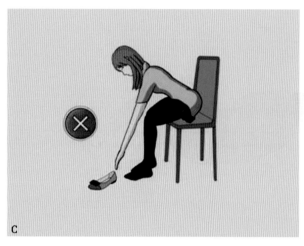
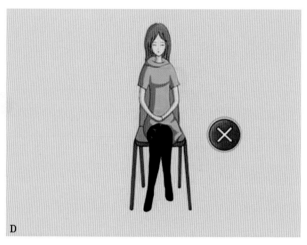

图 1-3-11 （图 A～D 示）易导致髋关节脱位的日常动作

二、髋关节功能评分

髋关节置换术后疗效评估的重要方式就是功能评分，其目的是量化显示患者髋关节疼痛、活动度、生活质量及满意度。常见的功能评分包括两类：一类为髋关节评分，包括 Harris 评分、Oxford 评分；第二类为关节功能、生活质量和 / 或满意度的通用评分，包括 WOMAC 评分、SF-36 评分等，除了髋关节外还可适用于其他部位。

（一）髋关节评分

1. Harris 评分 只适用于髋关节，评估内容包括疼痛、跛行、是否需要助行器、行走距离、坐下 / 站起、乘公交车、上下楼、穿鞋袜、畸形和活动度（表 1-3-16）。正常人髋关节总分应为 100 分。

表 1-3-16 Harris 髋关节功能评分标准

Harris 评分是一个广泛应用的评价髋关节功能的方法，常常用来评价保髋和关节置换的效果。满分 100 分，90 分以上为优良，80～89 分为较好，70～79 分为尚可，小于 70 分为差。

姓名： 性别： 年龄： 床号： 住院号： 电话： 诊断：

通信地址：

项目	得分	项目	得分
Ⅰ. 疼痛		（2）行走时辅助	
无	（44）	不用	（11）
轻微	（40）	长距离用一个手杖	（7）
轻度，偶服止痛药	（30）	全部时间用一个手杖	（5）
轻度，常服止痛药	（20）	拐杖	（4）
重度，活动受限	（10）	2 个手杖	（2）
不能活动	（0）	2 个拐杖	（0）
Ⅱ. 功能		不能行走	（0）
1. 步态		（3）行走距离	
（1）跛行		不受限	（11）
无	（11）	1 公里以上	（8）
轻度	（8）	500 米左右	（5）
中度	（5）	室内活动	（2）
重度	（0）	卧床或坐椅	（0）
不能行走	（0）		

续表

项目	得分	项目	得分
2. 功能活动		(4)乘坐交通工具	
(1)上楼梯		能上公共交通工具	(1)
正常	(4)	不能上公共交通工具	(0)
正常,需扶楼梯	(2)	Ⅲ. 畸形	(4)
勉强上楼	(1)	以下4条均不具备者得4分,具备其中任意一条者得0分	
不能上楼	(0)	a. 固定内收畸形 <10°	
(2)穿袜子,系鞋带		b. 固定内旋畸形 <10°	
容易	(4)	c. 肢体短缩 <3.2cm	
困难	(2)	d. 固定屈曲畸形 <30°	
不能	(0)	Ⅳ. 活动度(屈+展+收+内旋+外旋)	
(3)坐椅子		210°～300°	(5)
任何角度坐椅子,大于		160°～209°	(4)
1个小时	(5)	100°～159°	(3)
高椅子坐半个小时以上	(3)	60°～99°	(2)
坐椅子不能超过半小时	(0)	30°～59°	(1)
		0°～29°	(0)

共得分: 测定者: 测定时间:

2. Oxford评分 同样也是髋关节专用评分,评估内容包括疼痛、影响睡眠与否、是否有突发疼痛、跛行、行走距离、上下楼、穿鞋袜、久坐后站起的困难程度、乘车、洗澡、做家务和日常工作生活受累程度(表1-3-17)。正常人髋关节总分为48分。

表1-3-17 牛津大学髋关节评分(Oxford Hip Score, OHS)

姓名: 性别: 年龄: 床号: 住院号: 电话: 诊断:
通信地址:

项目(最近1个月之内)	得分标准					得分
	1	2	3	4	5	
1. 平时髋关节疼痛程度?	无疼痛	极轻微疼痛	轻微疼痛	中等疼痛	严重疼痛	
2. 洗澡及擦身有无困难?	完全无困难	轻度困难	中等困难	非常困难	无法完成	
3. 上下小轿车及公共汽车是否有困难?	完全无困难	轻度困难	中等困难	非常困难	无法完成	
4. 行走多长时间会感觉到髋关节疼痛严重?	超过30min无疼痛	16～30min	5～15min	只能在家周围活动	行走即疼痛严重	
5. 吃饭或坐位时站起髋关节疼痛严重程度?	完全无疼痛	轻度疼痛	中度疼痛	严重疼痛	难以忍受的疼痛	
6. 行走时是否有跛行?	从不或极少	有时会有或刚开始行走时	经常有	大多数情况下	一直都是跛行	
7. 能否跪下然后起立?	容易完成	轻度困难	中度困难	重度困难	无法完成	
8. 晚上睡觉时是否有髋关节疼痛?	没有	偶尔发生	有时发生	经常发生	每天晚上都有	
9. 髋关节疼痛影响日常工作和家务的程度?	完全不影响	轻度影响	中度影响	严重影响	完全无法工作或做家务	

续表

项目（最近1个月之内）	得分标准					得分
	1	2	3	4	5	
10. 是否感觉髋关节可能突然失去控制或者摔倒？	从不/极少	有时	经常	大多数时候	完全无法控制髋关节	
11. 独自购物的困难程度？	容易	轻度困难	中度困难	非常困难	无法完成	
12. 下楼梯的困难程度？	容易	轻度困难	中度困难	非常困难	无法完成	
□左□右　OHS评分（　）						

共得分：　　　　　测定者：　　　　　测定时间：

（二）生活质量通用评分

1. WOMAC评分　包括疼痛、僵硬和关节功能三个主要方面，正常人总分应为0分（表1-3-18）。

表1-3-18　WOMAC评分表

每个答案从"没有困难""轻微""中等""非常"到"极端困难"，依次得分0~4分，得分相加即为总分。

一、疼痛

　　1. 在平坦的地面上行走

　　2. 上楼梯或者下楼梯

　　3. 晚上，尤其影响睡眠的疼痛

　　4. 坐着或躺着

　　5. 挺直身体站立

二、僵硬

　　6. 早晨起床僵硬程度

　　7. 经坐卧或休息之后，您的僵硬状态有多严重

三、进行日常生活的难度

　　8. 上楼梯

　　9. 下楼梯

　　10. 由坐着站起来

　　11. 站着

　　12. 向地面弯腰

　　13. 在平坦的地面上行走

　　14. 进出小轿车或上下公交车

　　15. 出门购物

　　16. 穿袜子

　　17. 由床上站起来

　　18. 脱掉袜子

　　19. 躺在床上

　　20. 进出浴缸

　　21. 坐着的时候

　　22. 在卫生间蹲下或站起来

　　23. 做繁重的家务活时

　　24. 做轻松的家务活时

2. SF-36评分　包含躯体功能、躯体角色、肢体疼痛、总的健康状况、活力、社会功能、情绪角色和心理卫生等8个维度（表1-3-19）。总分并非单纯相加。

表 1-3-19 SF-36 评分

1. 总体来讲,您的健康状况是

①非常好;②很好;③好;④一般;⑤差(权重或得分依次为 5、4.4、3.4、2.0 和 1)

2. 与一年以前比,您觉得您现在的健康状况是

①比 1 年前好多了;②比 1 年前好一些;③与 1 年前差不多;④比 1 年前差一些;⑤比 1 年前差多了(权重或得分依次为 1、2、3、4 和 5)健康和日常活动

3. 以下这些问题都和日常活动有关。请您想一想,您的健康状况是否限制了这些活动?如果有限制,程度如何?

(1)重体力活动。如跑步举重、参加剧烈运动等:①限制很大;②有些限制;③毫无限制(权重或得分依次为 1、2、3;下同)注意:如果采用汉化版本,则得分为 1、2、3、4,则得分转换时作相应的改动

(2)适度的活动。如移动一张桌子、扫地、打太极拳、做简单体操等:①限制很大;②有些限制;③毫无限制

(3)手提日用品。如买菜、购物等:①限制很大;②有些限制;③毫无限制

(4)上几层楼梯:①限制很大;②有些限制;③毫无限制

(5)上一层楼梯:①限制很大;②有些限制;③毫无限制

(6)弯腰、屈膝、下蹲:①限制很大;②有些限制;③毫无限制

(7)步行 1 500m 以上的路程:①限制很大;②有些限制;③毫无限制

(8)步行 1 000m 的路程:①限制很大;②有些限制;③毫无限制

(9)步行 100m 的路程:①限制很大;②有些限制;③毫无限制

(10)自己洗澡、穿衣:①限制很大;②有些限制;③毫无限制

4. 在过去 4 周里,您的工作和日常活动有无因为身体健康的原因而出现以下这些问题?

(1)减少了工作或其他活动时间:①是;②不是(权重或得分依次为 1、2;下同)

(2)本来想要做的事情只能完成一部分:①是;②不是

(3)想要干的工作和活动的种类受到限制:①是;②不是

(4)完成工作或其他活动困难增多(比如需要额外的努力):①是;②不是

5. 在过去的 4 周里,您的工作和日常活动有无因为情绪的原因(如压抑或忧虑)而出现以下问题:

(1)减少了工作或活动时间:①是;②不是(权重或得分依次为 1、2;下同)

(2)本来想要做的事情只能完成一部分:①是;②不是

(3)干事情不如平时仔细:①是;②不是

6. 在过去的 4 周里,您的健康或情绪不好多大程度影响了您与家人、朋友、邻居或集体的正常社会交往?

①完全没有影响;②有一点影响;③中等影响;④影响很大;⑤影响非常大(权重或得分依次为 5、4、3、2、1)

7. 在过去 4 周里,您有身体疼痛吗?

①完全没有疼痛;②稍微有一点疼痛;③有一点疼痛;④中等疼痛;⑤严重疼痛;⑥很严重疼痛(权重或得分依次为 6、5.4、4.2、3.1、2.2、1)

8. 在过去 4 周里,身体疼痛影响您的工作和家务吗?

①完全没有影响;②有一点影响;③中等影响;④影响很大;⑤影响非常大(如果无"7.""8."项所述,则权重或得分依次为 6、4.75、3.5、2.25、1、0;如果有"7."项所述、无"8."项所述,则为 5、4、3、2、1)

你的感觉:

9. 以下这些问题有关过去 1 个月里您自己的感觉,对每一条问题所说的事情,您的情况是什么样的?

(1)您觉得生活充实

①所有的时间;②大部分时间;③比较多时间;④一部分时间;⑤一小部分时间;⑥没有这种感觉(权重或得分依次为 6、5、4、3、2、1)

(2)您是一个敏感的人

①所有的时间;②大部分时间;③比较多时间;④一部分时间;⑤一小部分时间;⑥没有这种感觉(权重或得分依次为 1、2、3、4、5、6)

(3)您的情绪非常不好,什么事都不能使您高兴

①所有的时间;②大部分时间;③比较多时间;④一部分时间;⑤一小部分时间;⑥没有这种感觉(权重或得分依次为 1、2、3、4、5、6)

(4)您的心理很平静

①所有的时间;②大部分时间;③比较多时间;④一部分时间;⑤一小部分时间;⑥没有这种感觉(权重或得分依次为 6、5、4、3、2、1)

（5）您做事精力充沛

①所有的时间；②大部分时间；③比较多时间；④一部分时间；⑤一小部分时间；⑥没有这种感觉（权重或得分依次为6、5、4、3、2、1）

（6）您的情绪低落

①所有的时间；②大部分时间；③比较多时间；④一部分时间；⑤一小部分时间；⑥没有这种感觉（权重或得分依次为1、2、3、4、5、6）

（7）您觉得筋疲力尽

①所有的时间；②大部分时间；③比较多时间；④一部分时间；⑤一小部分时间；⑥没有这种感觉（权重或得分依次为1、2、3、4、5、6）

（8）您是个快乐的人

①所有的时间；②大部分时间；③比较多时间；④一部分时间；⑤一小部分时间；⑥没有这种感觉（权重或得分依次为6、5、4、3、2、1）

（9）您感觉厌烦

①所有的时间；②大部分时间；③比较多时间；④一部分时间；⑤一小部分时间；⑥没有这种感觉（权重或得分依次为1、2、3、4、5、6）

10. 不健康影响了您的社会活动（如走亲访友）

①所有的时间；②大部分时间；③比较多时间；④一部分时间；⑤一小部分时间；⑥没有这种感觉（权重或得分依次为1、2、3、4、5、6）

总体健康情况

11. 请看下列每一条问题，哪一种答案最符合您的情况？

（1）我好像比别人容易生病

①绝对正确；②大部分正确；③不能肯定；④大部分错误；⑤绝对错误（权重或得分依次为1、2、3、4、5）

（2）我跟周围人一样健康

①绝对正确；②大部分正确；③不能肯定；④大部分错误；⑤绝对错误（权重或得分依次为5、4、3、2、1）

（3）我认为我的健康状况在变坏

①绝对正确；②大部分正确；③不能肯定；④大部分错误；⑤绝对错误（权重或得分依次为1、2、3、4、5）

（4）我的健康状况非常好

①绝对正确；②大部分正确；③不能肯定；④大部分错误；⑤绝对错误（权重或得分依次为5、4、3、2、1）

（翁习生）

第四节　膝关节置换术后康复与功能评分
rehabilitation and evaluation after TKA

人工膝关节置换术目前已成为治疗各种疾病导致膝关节毁损病变的重要手段，但只将手术成功寄托在手术技术上，而不进行行术后康复训练，则不能达到手术应有的疗效。人工膝关节置换术后的康复治疗已经成为手术不可缺少的一部分。通过术后早期的持续被动运动练习、关节活动度的徒手练习、步行练习、物理因子治疗以及晚期的股四头肌肌力训练等方法，达到预防术后并发症、改善膝关节活动范围和恢复步行能力的目的，使得手术的最终疗效达到了一个很高的水平。

临床病例

患者，女性，69岁，主诉"左膝关节疼痛、行走困难2年余"入院。体格检查：蹒跚步态，左膝屈曲畸形，关节间隙压痛（+），过屈试验（+），过伸试验（+），负重活动受限、稳定性下降，左侧膝关节ROM 10°～90°。影像学检查提示左膝严重骨关节炎（图1-3-12）。行左侧全膝人工关节表面置换术。患者术后第1天即开展康复训练，逐渐恢复患肢的主动活动、下地及行走，术后10天顺利出院。术后3个月复查双膝负重站立及行走良好（图1-3-13），疼痛症状明显改善。患者恢复自我生活自理能力、散步、骑车及游泳等休闲活动。

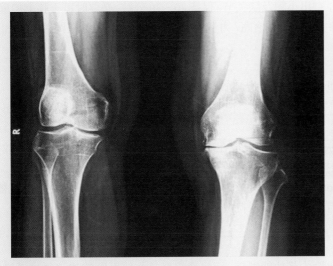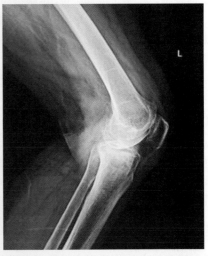

图 1-3-12　术前左膝正、侧位 X 线片

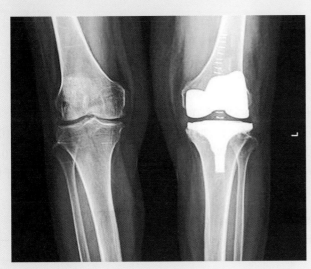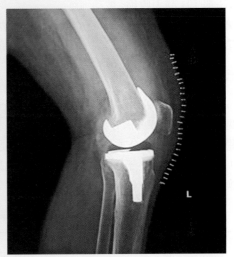

图 1-3-13　术后左膝正、侧位 X 线片

一、康复目标

1. 预防长期卧床的并发症　深静脉血栓、压疮、肺部感染、尿路感染等。
2. 改善和恢复膝关节活动范围,减轻膝部疼痛。
3. 通过步行训练,尽快恢复患者独立的日常生活活动能力,提高生活质量。

二、评价内容

人工膝关节置换术后康复评价内容包括:①对股四头肌和腘绳肌肌力评估;②膝关节情况评估:膝关节畸形程度、软组织平衡状况、局部骨质状况等;③人工膝关节术后位置评价;④膝关节功能评分。

三、常用训练方法

(一)主动训练

1. 股四头肌等长练习　仰卧位或坐位,患膝伸直,在不增加疼痛的前提下尽可能最大力量等长收缩股四头肌。
2. 腘绳肌等长练习　仰卧位或坐位,患膝伸直或稍屈曲,在不增加疼痛的前提下尽可能最大力量等长收缩腘绳肌。

3. 伸膝练习 坐位或仰卧位,足跟垫高,空出小腿及膝关节,保持20～30分钟,必要时可于膝上加重物。

4. 直抬腿练习 仰卧位,尽可能伸直膝关节,直腿抬高,力量增强后改为坐位,并可在踝关节处加适量负荷以强化练习。

(二)被动训练

1. 按摩 对手术部位以远的肢体进行肌肉按摩,可以帮助消肿和预防深静脉血栓形成。

2. 髌骨松动术 以手指指腹或掌根推髌骨边缘,向上、下、左、右4个方向缓慢用力推动髌骨。每方向10～20次,2～3次/d。

3. 压腿练习 患者可坐起练习按压膝关节。将腿伸直放在床上,用软垫垫于足跟处,并将双手放在膝盖上方,轻轻下压,使腿尽量伸直,每次要维持5分钟左右,到患者可以忍受疼痛的程度为止。

4. 持续被动运动(continuous passive motion,CPM) 主要用于膝关节术后。患肢置于CPM练习器上,通过机器活动带动膝关节活动,可以避免关节内的粘连,保持关节的活动范围。

四、康复过程

医师需要按个体化原则去指导患者进行膝关节功能锻炼,而患者需坚持按照医师的建议循序渐进地进行康复。大致分为三个阶段:

第一阶段:静力收缩,被动训练。

第二阶段:不负重情况下的主动训练和肌力练习。

第三阶段:负重情况的下主动训练与肌力练习,并逐渐增加站立和步行训练。

五、常用膝关节功能评分

(一)美国特种外科医院膝关节评分(hospital for special surgery knee score,HSS)

见表1-3-20。评分满分为100分,疼痛30分、功能22分、活动范围18分、肌力10分、屈曲畸形10分、关节稳定性10分。扣分项目内容涉及是否需要助步器、内外翻畸形及伸直不全等,优大于85分,良70～84分,中60～69分,差小于59分,HSS评分已成为膝关节置换术效果评价的金标准。此评分表主要用于膝关节置换术疗效的评价。

表1-3-20 特种外科医学膝关节评分(HSS)

一、疼痛(30分)			
任何时候均无疼痛	30		
行走时无疼痛	15	休息时无疼痛	15
行走时轻度疼痛	10	休息时轻度疼痛	10
行走时中度疼痛	5	休息时中度疼痛	5
行走时严重疼痛	0	休息时严重疼痛	0
二、功能(22分)			
行走站立无限制	22		
行走2 500～5 000m和站立半小时以上	10	屋内行走,无需支具	5
行走500～2 500m和站立可达半小时	8	屋内行走,需要支具	2
行走少于500m	4	能上楼梯	5
不能行走	0	能上楼梯,但需支具	2
三、活动度(18分)			
每8°=1分	最高18分		
四、肌力(10分)			
优:完全能对抗阻力	10	中:能带动关节活动	4
良:部分对抗阻力	8	差:不能带动关节活动	0

续表

五、屈曲畸形（10分）				
无畸形	10			
小于5°	8			
5°～10°	5			
大于10°	0			
六、稳定性（10分）				
无畸形	10	正常	10	
小于5°	8	轻度不稳0°～5°	8	
5°～10°	5	中度不稳5°～15°	5	
大于10°	0	严重不稳大于15°	0	
七、减分项目				
单手杖	−1	伸直滞缺5°	−2	每5°外翻	−1

（二）　美国膝关节协会评分（American knee society knee score）

见表1-3-21A、B。总分85～100分，优；70～84分，良；60～69分，可；<60分，差。

表1-3-21A　膝关节功能KSS临床评分

项目		评分指标	分值	得分
疼痛 （50分）	平地行走	无痛	35	
		轻度或偶尔疼痛	30	
		中度疼痛	15	
		重度疼痛	0	
	爬楼梯	无痛	15	
		轻度或偶尔疼痛	10	
		中度疼痛	5	
		重度疼痛	0	
活动度（25分）		每5度得1分	25	
稳定性（胫骨对股骨在任何方向上的位移） （25分）	前后方向	小于5mm	10	
		5～10mm	5	
		大于10mm	0	
	内外方向	小于5mm	15	
		6～9mm	10	
		10～14mm	5	
		大于等于15mm	0	
得分合计				
减分项目	屈曲畸形	小于5°	0	
		5°～10°	−2	
		11°～15°	−5	
		16°～20°	−10	
		大于20°	−15	
	过伸	无	−0	
		小于10°	−5	
		10°～20°	−10	
		大于20°	−15	

续表

项目		评分指标	分值	得分
减分项目	力线	内/外翻		
		5°～10°	−0	
		每增加5°（−3分）		
	休息时疼痛	轻度疼痛	−5	
		中度疼痛	−10	
		重度疼痛	−15	
减分合计				

表 1-3-21B　膝关节功能 KSS 功能评分

	评分指标	分值	得分		评分指标	分值	得分		评分指标	分值	得分
行走	不受限	50		上下楼梯	正常上下楼梯	50		减分项目	单手杖	−5	
	大于2km	40			正常上楼梯，扶栏杆下楼	40			双手杖	−10	
	1～2km	30			上下楼时均需扶栏杆	30			扶拐或助行器	−20	
	小于1km	20			上楼需扶栏杆，不能下楼	15					
	仅限于屋内	10			不能上下楼	0					
	不能行走	0									
得分合计											

六、疼痛评分

最常用的是视觉模拟评分（visual analog scale，VAS）：基本的方法是使用一条长约10cm的游动标尺，两端分别为"0"分端和"10"分端，0分表示无痛，10分代表难以忍受的最剧烈的疼痛。让患者在直尺上标出能代表自己疼痛程度的相应位置，医师根据患者标出的位置为其评出分数，临床评定以"0～2"分为"优"，"3～5"分为"良"，"6～8"分为"可"，＞"8"分为"差"。临床治疗前后使用同样的方法即可较为客观的做出评分，并对疼痛治疗的效果进行较为客观的评价。此方法简单易行，相对比较客观，而且敏感。

（翁习生）

第五节　脊柱、脊髓损伤术后康复和功能评分
postoperative rehabilitation and functional scoring systems
after spine and spinal cord injuries

临床病例

患者，男性，46岁，因"重物砸伤致双下肢感觉、运动及大小便障碍2天"入院。体格检查：背部胸腰段水平呈明显隆起，局部压痛明显。T_{10}、T_{11}节段针刺觉减退，T_{12}及以下感觉消失。下肢肌张力低下，下肢各关键肌肌力0级，下肢腱反射消失，病理征阴性。肛门指诊肛门深压觉消失，直肠括约肌无自主收缩。球海绵体反射未引出。影像学检查提示T_{11}、T_{12}骨折伴脱位，脊髓损伤（图1-3-14）。行胸腰段骨折后路切开复位，椎弓根螺钉内固定，植骨融合术。术中见脊柱后路韧带复合体结构损伤明显，小关节、椎弓根均发生骨

折,硬膜破损,脊髓明显挫伤。患者术后脊柱序列恢复良好,术后1周佩戴胸腰骶支具下床活动,开展康复训练。术后3个月复查提示脊柱序列维持良好(图1-3-15),神经功能明显改善。患者可完成翻身、起坐、上下轮椅等基本日常动作,佩戴长下肢支具可练习训练性站立及步行。

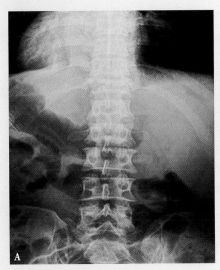 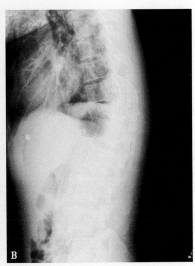

图1-3-14 术前腰椎正、侧位X线片

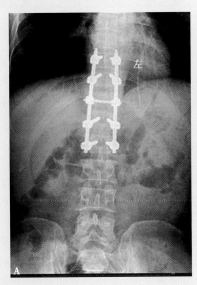 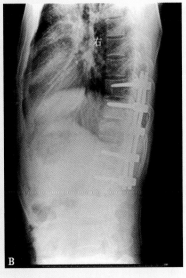

图1-3-15 术后3个月脊柱正、侧位X线片

一、康复治疗的必要性

脊柱、脊髓损伤是指由于直接或间接因素导致的脊柱、脊髓损伤(spinal cord injury,SCI),并在损害的相应节段出现各种运动、感觉和括约肌功能障碍,肌张力异常及病理反射等的相应改变。脊柱、脊髓损伤发病率在呈逐年上升趋势。在经过包括手术以内的急性期治疗后,多数患者经抢救可存活下来,但大都残留多种功能障碍,可能继发多种并发症,严重影响患者的预期寿命以及生活质量。

脊柱脊髓损伤术后的康复治疗是为了:①减少肺部感染、压疮、泌尿系感染、异位骨化等相关并发症;②促进神经功能恢复,防止神经功能进一步损伤;③通过物理治疗、手术以及辅助装置改善患者的功能,尽可能恢复患者的自理能力并减少失用性器官病变;④消除或改善患者存在的顽固性疼痛、痉挛等症状,提高患者的生活质量;⑤改善患者的心理状态,重新树立对生活的信心,配合康复治疗。

二、脊柱、脊髓损伤术后康复治疗的主要目标

脊柱、脊髓损伤术后的患者主要表现相应节段以下神经损伤所引起的相关并发症。术后的康复治疗目标主要为预防和减少脊髓功能进一步损害、预防并发症的发生、最大限度的利用所有残存的功能，尽可能地在较短的时间内使患者重新开始自理生活和重返社会。相关治疗主要针对以下方面：

1. 瘫痪　上位神经元损伤可致痉挛性瘫痪，常见于颈胸椎；而下位神经元损伤则导致弛缓性瘫痪，多见于腰椎损伤。

2. 感觉障碍　损伤平面以下有相应的感觉障碍，甚至丧失。

3. 呼吸功能障碍　呼吸功能障碍是脊柱脊髓损伤急性期常见的并发症，其发生率高达 36%～67%，主要表现为通气功能障碍、肺不张以及肺炎。

4. 循环系统并发症　包括心律失常、直立性低血压及自主神经紊乱所致的高血压。

5. 大小便失禁　小便失禁十分常见，或表现为排尿困难。大便通常表现为便秘，也可失禁。

6. 疼痛　不少患者出现损伤平面以下顽固的疼痛。

7. 压疮　脊柱、脊髓损伤所致长期卧床患者最常见的并发症，可以伴发感染，严重时可危及生命。

8. 心理障碍　多数患者由于残留的残疾而产生一定的心理问题，这会严重降低患者的生活质量，甚至对康复治疗产生不良影响。

9. 其他　异位骨化、自主神经调节障碍、骨质疏松等。

三、脊柱、脊髓损伤术后康复治疗的主要策略

对于 SCI 患者，康复实施越早，所需住院时间越短，费用越少，而所获取的功能恢复越多，相应的并发症越少。康复治疗的主要方面有：

（一）防治呼吸系统并发症

呼吸系统并发症为早期 SCI 患者死亡的首要原因。发生率为 36%～67%，其中又以通气障碍、肺不张和肺炎等最为常见。呼吸系统并发症的发生与脊髓损伤的节段有关，损伤节段越高，对呼吸系统及其功能的影响也就越大。SCI 后卧床患者坚持呼吸功能锻炼、改善排痰是十分重要的，能够明显减少肺部感染和肺不张的发病率。

（二）循环系统管理

在发生脊柱、脊髓损伤患者尤其是高位损伤时，交感神经部分或完全失去高级神经中枢的控制，导致应急能力和血管舒缩功能异常，患者易发生循环系统异常，其中高位截瘫或四肢瘫患者最容易发生低血压和心动过缓。常见的异常及治疗措施有：①心律失常：常见心动过缓、室上性心律失常、原发性心搏骤停等，主要防治措施有：维持呼吸功能，避免低氧血症；减轻心脏负荷，给予必要的心理治疗和镇痛止痛、减少应激；减少能量消耗；保持足够的血容量并维持水、电解质平衡；吸痰或处理气管插管时动作轻柔，避免刺激迷走神经；针对心律失常类型选择适当药物治疗；②直立性低血压：常见于损伤后刚开始恢复活动时，防治措施有：逐步抬高延长坐位时间；腹部可使用弹性腹带，减少腹腔血液淤滞；采用站立倾斜床，训练站立；坐轮椅时腰前倾有助于缓解直立性低血压，必要时使用升压药物；③T_6 以上水平损伤的患者交感神经完全失去上位神经的支配，在脊髓休克期之后，自主神经反射亢进引起交感神经节过度兴奋，导致高血压和心动过缓等，主要治疗措施为及时检查发现去除诱因；轻者可口服钙通道阻滞剂，重者可静脉使用 α 受体阻滞剂或硝酸甘油。

（三）防治下肢深静脉血栓

SCI 患者下肢深静脉血栓发病率相当高，不同文献报道在 47%～72%，其一般在伤后 12 周内形成，大部分在 7～10 天形成。大多数下肢深静脉血栓形成临床症状不明显，不易引起重视。但是，如血栓脱落可导致的肺栓塞，其发生率一般在 8%～14%，因其致死率在 1.7%～47%，为此最近有较多学者提出应提高对下肢深静脉血栓危害性的认识，并对 SCI 瘫痪患者进行预防，可根据病情给予阿司匹林、双嘧达莫、肝素、低分子量肝素等药物，也可采用物理预防治疗措施（如按摩、间歇性气垫加压等），以防止下肢深静脉血栓形成。

（四）防治泌尿系并发症

由于膀胱存在功能障碍，SCI 患者可出现严重的尿潴留和尿路感染，可致慢性肾衰竭，为 SCI 患者后期死亡的主要原因。对于存在尿潴留患者的尿道管理，现普遍认为采用间歇性清洁导尿可能降低尿道感染的

发生率,是目前最常用的尿道管理方法之一。近年来有学者使用肌肉松弛剂治疗 SCI 后膀胱痉挛,取得一定效果。目前治疗 SCI 患者排尿功能障碍最理想的方法,于 S_2 至 S_4 前根直接置入微型电极或微型芯片,加用骶神经后根切断。

（五）物理康复治疗

目前的主要方法有电刺激治疗,自血光量子疗法及高压氧治疗等。

1. 电刺激治疗　作用包括:可刺激脊髓损伤后的轴突再生,并且使神经细胞处于活跃状态以利于轴突再生;缓解肌肉痉挛,阻止肌肉萎缩,改善肌肉的形态和功能;改善膀胱功能。电刺激既能增加膀胱肌肉收缩能力,也能缓解膀胱肌肉痉挛,增加膀胱容量;减轻脊髓损伤后截瘫性疼痛。电刺激常用方法有:脉冲电磁场、直流电场、外置电场。

2. 自血光量子疗法　自血光量子疗法可改善脊髓血液循环,促进血肿吸收、水肿消退,保护神经元传导束的细胞、亚细胞结构,促进运动和感觉功能的恢复。伤后 48 小时应用自血光量子疗法可减少继发性、进行性脊髓损伤。

（六）肌力恢复治疗

SCI 后由于失神经支配及肌肉失用可致肌肉萎缩和肌力减退,使用肾上腺素能 β_1 受体激动剂能明显改善 SCI 后肌萎缩,增加肌肉的横截面,但需要引起注意的是其应用会引起一定的副作用。研究还发现规律的功能性电刺激诱导的下肢踏车运动可明显提高 SCI 患者下肢肌肉的横截面积和肌肉组织与脂肪组织的比率。结合药物和电刺激治疗可能是未来完全性 SCI 患者肌力恢复的研究方向之一。

（七）脊柱支具以及行走支具的使用

在术后较短时间内,若情况允许,患者即可借助脊柱支具来帮助稳定脊柱并维持坐姿,这有助于预防呼吸、循环系统等并发症。在康复过程中,若术后存在明显的脊柱畸形或脊柱两侧存肌肉量不平衡,则患者无法维持坐立姿势。对于此类患者,也可通过使用脊柱支具来帮助其维持坐姿,但应注意支具有引起压疮的风险。此外,国内外尚有根据患者具体残疾情况定制轮椅来帮助患者获取坐立以及行走能力的研究,对于改善患者的生活质量起到了一定的作用。由于脊髓的损伤无法治愈,步行能力的恢复治疗主要是通过应用行走支具,即助行器,来帮助患者在一定程度上获得行走能力。主要应用有截瘫步行器、往复式截瘫步行器以及应用功能性电刺激与踝足矫形器相结合的助行器等。这些步行器的使用使得部分患者重新获得站立行走的能力。由于 SCI 患者心、肺功能明显受损,严重限制了步行能力的康复。近年来国内外广泛进行了减重状态下的步行训练模式探讨,临床上取得了满意疗效。

（八）防治骨质疏松症

骨质疏松症是 SCI 患者的常见并发症,可伴发病理性骨折,其可能与伤后失用、自主神经功能及内分泌因素改变有关。干预措施主要有早期站立行走等负重训练、早期接受功能性电刺激和双膦酸盐类药物治疗。早期运用站立行走训练能阻止骨丢失,但对病程长者无效。进一步探索脊髓损伤并发骨质疏松的机制及寻找防治方法,仍是今后研究重点。

（九）防治异位骨化

异位骨化是脊柱、脊髓损伤患者常见的并发症,指在解剖上不存在骨的部位有新骨形成,可能与失神经支配有关,也可能与不适当的关节活动,尤其是被动锻炼运动过于剧烈导致软组织受伤有关。多发生于脊柱、脊髓损伤后 1~4 个月内,在受损水平以下,局部出现红、肿、热,有的患者感疼痛或伴全身低热。肿胀之后变硬,在皮下形成较硬的团块,约两周后 X 线检查可发现新骨形成。最常见于髋关节,也可见于膝、肩、肘等关节。脊髓损伤后患者防治措施主要有:活动患者的关节时,应注意动作轻柔;若确定发生异位骨化,运动训练应避免造成疼痛,以免加重病情;早期可局部冰水冷敷或理疗;早期可用依替膦酸(Didronel)药物预防骨化;若骨化已经发生,限制关节活动,在骨化成熟后可以考虑手术切除。骨化成熟的时间大概需要 18 个月,过早的手术会导致骨化复发和加重。术后可早期开始轻柔的被动关节活动。术后仍可用依替膦酸盐。

（十）痉挛的治疗

SCI 患者尤其是上位脊髓损伤者伤后可出现严重的痉挛状态,给患者带来极大的痛苦。目前对其治疗的方法较多,主要有缓解痉挛运动、缓解痉挛药物、神经阻滞、外科手术(运动神经肌支切断、选择性脊神经后根切断术)。

（十一）中医治疗

中医将脊髓损伤所致的外伤性截瘫归为"体惰"和"痿证"。外力损伤督脉，致使气血逆乱，瘀阻经络，气血不能温煦濡养肢体。治疗上要求使用活血化瘀的中药以疏通督脉，通经活络，促进脊髓损伤的恢复。针灸对于 SCI 患者治疗有效，其可能作用机制包括：刺激脊髓和神经干使神经组织恢复功能，减少局部瘢痕形成；可改善局部的微循环与代谢等。

（十二）防治压疮

压疮是长期卧床的患者最常见并发症，压疮的发生主要与感知觉缺失和移动度受损有关。好发部位为骨突出处及骶尾部。间歇性解除压迫是有效预防压疮发生的关键，要勤翻身、多按摩。床铺保持平整、清洁、干燥，避免潮湿等物理性刺激。大便失禁者要保持臀部清洁干燥，鼓励患者加强饮食以增强营养，提高机体修复能力。

（十三）心理治疗

SCI 患者多存在心理方面的异常，主要表现为焦虑和抑郁，其情感发生障碍、心理适应性降低、信心缺乏，这对于患者的康复治疗以及生活质量存在不良影响，因此在康复期应对患者进行心理治疗，对于提高患者的生活质量以及康复效果有重要意义。

知识点

1. 脊柱脊髓损伤主要表现为神经损伤所致、累及多个系统复杂疾病状态，患者常表现为残疾、失能。康复治疗应在术后尽早开展，以获得最好的治疗效果。

2. 康复治疗需要因人、因伤而异，需要结合具体的情况对患者进行管理、治疗，需循序渐进、持之以恒。

3. 改善患者的心理状态，使患者重新建立起生活的信心可使其配合并投入到康复治疗中，这是进行康复治疗的基础。

四、脊柱、脊髓损伤评分系统

脊柱、脊髓损伤术后康复治疗开始以及过程中，需对患者进行评估主要神经功能受损程度以及康复过程中的观察评估量表，如对痉挛、生活自理能力以及心理状态的评估。

（一）对神经功能状态的评估

国内外对神经功能受损的评估主要采用的评分标准为美国脊髓损伤学会（American Spinal Injury Association，ASIA）所提出的 ASIA 脊髓损伤神经学分类标准和 Frankel 脊髓损伤分级（表 1-3-22、1-3-23）。

表 1-3-22　ASIA 脊髓功能损伤分级

级别		指标
A	完全性损伤	骶段（S_4、S_5）无感觉或运动功能
B	不完全性损伤	神经平面以下包括骶段有感觉功能，但无运动功能
C	不完全性损伤	神经平面以下有运动功能，大部分关键肌肌力 <3 级
D	不完全性损伤	神经平面以下有运动功能，大部分关键肌肌力≥3 级
E	正常	感觉和运动功能正常

表 1-3-23　Frankel 脊髓损伤分级

脊髓损伤程度与类型	运动感觉	
A	完全性	无任何运动或感觉功能
B	不完全性	仅保留感觉功能，损伤水平以下的任何感觉均保留，但无运动功能
C	不完全性	保留运动，但无功能，保留运动但没有任何有用的功能，感觉可保留或不保留
D	不完全性	保留运动功能，保留随意的、有用的运动功能
E	完全恢复	运动和感觉功能完全复原，但仍可有异常反射

（二）对痉挛状态的评估

对痉挛状态的评估主要使用 Ashworth 痉挛量表和改良 Ashworth 量表（表 1-3-24），两者的区别在改良 Ashworth 量表在等级 1 与 2 之间增加了一个等级 1+。对下肢痉挛可以采用综合痉挛量表（composite spasticity scale，CSS），见表 1-3-25。

表 1-3-24 Ashworth 痉挛量表

等级	标准
0	肌张力不增加，被动活动患侧肢体在整个范围内均无阻力
1	肌张力稍增加，被动活动患侧肢体到终末端时有轻微的阻力
1+	肌张力稍增加，被动活动患侧肢体时在前 1/2ROM 中有轻微的"卡住"感觉，后 1/2ROM 中有轻微的阻力
2	肌张力轻度增加，被动活动患侧肢体在大部分 ROM 内均有阻力，但仍可以活动
3	肌张力中度增加，被动活动患侧肢体在整个 ROM 内均有阻力，活动比较困难
4	肌张力高度增加，患侧肢体僵硬，阻力更大，被动活动十分困难

注：改良 Ashworth 痉挛量表在等级 1~2 之间增加了一个等级 1+，没有 1+ 级即是 Ashworth 痉挛量表。

表 1-3-25 综合痉挛量表（CSS）

项目		得分 / 分
跟腱反射（患者仰卧位，髋外展，膝屈曲。检查者使踝关节稍背伸，保持胫后肌群一定的张力，用叩诊锤叩击跟腱）	反射	0
	减弱	1
	正常	2
	活跃	3
	亢进	4
踝跖屈肌群肌张力（患者仰卧位，下肢伸直，放松。检查者被动全范围背伸踝关节，感觉所受到的阻力）	无阻力	0
	阻力降低	2
	正常阻力	4
	阻力轻到中度增加，尚可完成踝关节全范围的被动活动	6
	阻力重度（明显）增加，不能或很难完成踝关节全范围的被动活动	8
踝阵挛（患者仰卧位，下肢放松，膝关节稍屈曲。检查者手托足底快速被动背伸踝关节，观察踝关节有无节律性的屈伸动作）	无阵挛	1
	阵挛 1~2 次	2
	阵挛 2 次以上	3
	阵挛持续，超过 30s	4

注：结果判断，7 分以下无痉挛，7~9 分（不含 7 分）轻度痉挛，10~12 分中度痉挛，13~16 分重度痉挛。

（三）对生活自理能力的评估

对生活自理能力的评估常用的有改良 Barthel 指数（MBI）（表 1-3-26），与功能独立性测量（functional independence measurement，FIM）评分（表 1-3-27）。

表 1-3-26 改良 Barthel 指数（MBI）评定量表

ADL 项目	完全依赖 1 级	最大帮助 2 级	中等帮助 3 级	最小帮助 4 级	完全独立 5 级
洗澡	0	1	3	4	5
进食	0	2	5	8	10
如厕	0	2	5	8	10

ADL 项目	完全依赖 1 级	最大帮助 2 级	中等帮助 3 级	最小帮助 4 级	完全独立 5 级
穿衣	0	2	5	8	10
大便控制	0	2	5	8	10
小便控制	0	2	5	8	10
上下楼梯	0	2	5	8	10
床椅转移	0	3	8	12	15
平地行走	0	3	8	12	15
坐轮椅 *	0	1	3	4	5

注: * 仅在不能行走时才评定此项。

评定结果: 正常 100 分;

≥60 分, 生活基本自理;

41~59 分, 中度功能障碍, 生活需要帮助;

21~40 分, 重度功能障碍, 生活依赖明显;

≤20 分, 生活完全依赖。

　　FIM 的基本内容共 18 项(表 1-3-27),其中运动项目有 13 项,包括自我照顾 6 项、排泄控制 2 项、转移 3 项、行进 2 项;认知项目 5 项,包括交流 2 项、社会认知 3 项。共 6 个方面 18 项 FIM 的 18 项每项均用 7 级评分(表 1-3-28),所有项目均采用共同的评分法。

表 1-3-27　功能独立性测量(FIM)基本内容

项目	日期/得分	/	/	/	/	/
I 自理活动	1 进食					
	2 梳洗修饰					
	3 洗澡					
	4 穿上身衣					
	5 穿下身衣					
	6 如厕					
II 括约肌控制	7 排尿管理					
	8 排便管理					
III 转移	9 床椅间转移					
	10 转移至厕所					
	11 转移至浴盆或淋浴室					
IV 行进	12 步行/轮椅					
	13 上下楼梯					
V 交流	14 理解					
	15 表达					
VI 社会认知	16 社会交往					
	17 解决问题					
	18 记忆					

表 1-3-28 功能独立性测量（FIM）评分标准

	能力	得分	评分标准
独立	完全独立	7	不需修改或使用辅助具；在合理的时间内完成；活动安全
	有条件的独立	6	活动能够独立完成，但活动中需要使用辅助具；或者需要比正常长的时间；或需要考虑安全保证问题活动时需要帮助
有条件的依赖	监护或准备	5	帮助者与患者没有身体接触；帮助者给予的帮助为监护、提示或督促，或者帮助者仅需帮患者做准备工作或传递必要的物品，帮助穿戴矫形器等
	最小接触性身体的帮助	4	给患者的帮助限于轻触，患者在活动中所付出的努力≥75%
	中等量帮助	3	给患者所需要的帮助多于轻触，但在完成活动的过程中，本人主动用力仍在50%～74%
完全	最大量帮助	2	患者主动用力完成活动的25%～49%
依赖	完全帮助	1	患者主动用力<25%，或完全由别人帮助

注：

FIM 评分最少为 18 分，最高为 126 分，根据评分情况，可作下面的分级：

126 分：完全独立；

108～125 分：基本上独立；

90～107 分：极轻度依赖或有条件的独立；

72～89 分：轻度依赖；

54～71 分：中度依赖；

36～53 分：重度依赖；

19～35 分：极重度依赖；

18 分：完全依赖；

为首 2 级可列为独立；最后 3 级可列为完全依赖；中间 3 级可列为有条件的依赖。

（四）心理状态的评估

心理状态的评估可用相应的心理学问卷以及量表来评估，常用的有抑郁自评量表（SDS）和焦虑自评量表（SAS）来评定，见表 1-3-29、表 1-3-30。

表 1-3-29 抑郁自评量表（SDS）

注意：根据近一周感觉，选适当位置画"√"。

项目	偶有	有时	经常	持续
1. 我感到情绪沮丧、郁闷	1	2	3	4
*2. 我感到早晨心情最好	4	3	2	1
3. 我要哭或想哭	1	2	3	4
4. 我夜间睡眠不好	1	2	3	4
*5. 我吃饭像平时一样多	4	3	2	1
*6. 我的性功能正常	4	3	2	1
7. 我感到体重减轻	1	2	3	4
8. 我为便秘烦恼	1	2	3	4
9. 我的心跳比平时快	1	2	3	4
10. 我无故感到疲劳	1	2	3	4
*11. 我的头脑像往常一样清楚	4	3	2	1

续表

项目	偶有	有时	经常	持续
*12. 我做事情像平时一样不感到困难	4	3	2	1
13. 我坐卧不安,难以保持平静	1	2	3	4
*14. 我对未来感到有希望	4	3	2	1
15. 我比平时更容易激怒	1	2	3	4
*16. 我觉得决定什么事很容易	4	3	2	1
*17. 我感到自己是有用的和不可缺少的人	4	3	2	1
*18. 我的生活很有意义	4	3	2	1
19. 假若我死了别人会过得更好	1	2	3	4
*20. 我仍旧喜爱自己平时喜爱的东西	4	3	2	1

注: 前面注"*"者为反序记分。

表 1-3-30 焦虑自评量表(SAS)

注意:每一条文字后有四个字母分别表示:A 没有或很少时间;B 少部分时间;C 相当多时间;D 绝大部分或全部时间;E 由工作人员评定。

A	B	C	D	E	项目
1	2	3	4		1. 我觉得比平时容易紧张或着急
1	2	3	4		2. 我无缘无故地感到害怕
1	2	3	4		3. 我容易心里烦乱或觉得惊恐
1	2	3	4		4. 我觉得我可能将要发疯
4	3	2	1		*5. 我觉得一切都很好,也不会发生什么不幸
1	2	3	4		6. 我手脚发抖打战
1	2	3	4		7. 我因为头痛、颈痛和背痛而苦恼
1	2	3	4		8. 我感觉容易衰弱和疲乏
4	3	2	1		*9. 我能心平气和,并且容易安静坐着
1	2	3	4		10. 我觉得心跳得很快
1	2	3	4		11. 我因为一阵阵头晕而苦恼
1	2	3	4		12. 我有晕倒发作,或觉得要晕倒似的
4	3	2	1		*13. 我吸气呼气都感到很容易
1	2	3	4		14. 我手脚麻木和刺痛
1	2	3	4		15. 我因为胃痛和消化不良而苦恼
1	2	3	4		16. 我常常要小便
4	3	2	1		*17. 我手脚常常是干燥温暖的
1	2	3	4		18. 我脸红发热
4	3	2	1		*19. 我容易入睡并且一夜睡得很好
1	2	3	4		20. 我做噩梦

注: 前面注"*"者为反序记分。

知识点

在脊柱、脊髓损伤的治疗中,康复治疗是基本环节。康复治疗主要针对呼吸系统并发症、深静脉血栓、神经功能受损导致的残疾等。在治疗过程中,可用相应的评分系统对患者神经状况以及康复治疗效果进行评估,包括 ASIA 评分、Ashworth 评分、CSS 评分及 FIM 评分等。医师应该根据患者伤情的具体情况来制订个体化的康复治疗方案。

(翁习生)

第二篇

骨科围手术期安全性评价与风险评估

第四章　骨科围手术期准备

围手术期是指围绕手术的一个全过程，即从患者决定接受手术治疗开始，到手术治疗直至与这次手术有关的治疗基本结束为止。骨科作为外科领域的一个重要分支，其所收治的患者当中绝大多数需要手术治疗。一般来说，骨科围手术期的时间长短因患者自身情况和病情的不同而异，通常在术前 1 周至术后 2 周。围手术期任何一个阶段的准备工作不充分或处置不恰当，均可导致手术并发症，甚至手术失败。因此，重视围手术期准备对保证骨科手术的疗效有重要意义。

第一节　骨科手术术前准备
preoperative management

术前准备的目的是使患者以最佳的状态接受手术。术前准备与手术的类型有密切关系，骨科手术种类繁多，但以手术急缓的程度大致可分为三大类。①择期手术：如小儿麻痹后遗症的矫正手术等。这类手术的特点是术前准备时间的长短不受疾病本身的限制，手术可选择在做好充分准备和条件成熟的情况下进行。②限期手术：如恶性骨肿瘤、部分骨折的复位内固定、神经损伤的探查修复等。手术前准备的时间不能任意延长，否则会失去手术的时机，要在相应的时间内有计划地完成各项准备工作，及时完成手术。③急症手术：如开放性骨折的清创缝合、断肢再植等。这类患者病情发展快，手术不及时将会延误治疗，造成严重后果。三种手术的术前准备基本相同，但急症手术因伤势较重，加之伤口污染、损伤严重及持续出血等，通常需要在较短时间内完成必要的术前准备，而限期与择期手术通常可以待条件适宜再行手术。

一、择期、限期手术的术前准备

限期与择期手术前，手术医师应通过各种检查方法明确诊断，通过与手术及麻醉有关的检查，对患者接受手术的能力，手术中、手术后可能发生的问题进行全面的评估，排除手术禁忌证。具体应包括以下几个方面：

（一）手术指征与方案的确定

骨科患者的正确诊断是实施正确和有效治疗的根本前提。术者必须全面掌握病史、临床表现和检查资料，将资料归纳分析后得出明确的诊断，并复验入院诊断是否正确，提出有力的手术指征。以骨肿瘤为例，术前初步诊断为良性或恶性，对于选择治疗方案及术后处理具有十分重要的意义：良性肿瘤可行单纯的病灶刮除植骨，而恶性肿瘤可能需要截肢和术后化疗等。

手术方案的确定应以简便、有效、破坏少为原则，以达到既治愈疾病，又尽可能地减少并发症、最大限度地恢复功能的目的（表 2-4-1）。所谓简便就是实行最便于操作、最短时间、最小创伤的手术方法；有效就是手术要能达到预期的目的，能够基本或完全治愈疾病；破坏少就是手术所造成的结构与功能破坏要降低到最低程度，手术并发症的发生率要降到最低限度，而术后功能恢复要达到最大限度。

表 2-4-1　常见骨科疾病手术方案的选择

疾病名称	手术方案
四肢新鲜或陈旧性骨折	切开复位，钢板或髓内钉固定，或外固定支架固定
脊柱骨折	切开复位，钢板或 CD 棒、Dick 钉、U 形棒等固定
良性骨肿瘤	肿瘤刮除或切除，或加植骨
恶性骨肿瘤	瘤段切除，有皮肤缺损者行植皮或皮瓣修复；灭活再植或截肢

疾病名称	手术方案
软组织良性肿瘤	肿瘤切除,软组织修复,有皮肤缺损者行植皮或皮瓣修复
软组织恶性肿瘤	肿瘤切除,或者截肢
先天或后天畸形	畸形矫正术
软组织损伤	肌腱、神经探查修复术或移植术,皮瓣修复术
骨与软组织感染	病灶清除或加植骨融合,或行引流术
非化脓性关节炎	滑膜切除,关节融合或关节置换等
椎间盘突出症	椎间盘摘除,减压固定融合,人工椎间盘置换术

（二）患者教育与心理支持

绝大多数人都对手术有恐惧感,同时对医院条件和医护人员技术水平也有顾虑。因此,如何做好患者的心理护理、如何使患者消除恐惧心理而很好地配合手术是非常重要的一环。作为医护人员要主动关心患者,多与患者交流,解释清楚手术治疗的必要性和可能发生的情况,使患者知晓自身病情,易于配合手术;同时向患者介绍医院的条件、医护人员的业务技术水平、相同病例的成功经验等,使患者消除对手术的恐惧,以正确的心态来对待手术。

（三）营养状况评估与术前饮食管理

骨科各种肿瘤、感染性疾病、创伤以及手术创伤等都会导致患者身体代谢的改变。另外,手术也是一种创伤,一方面使机体发生应激反应,导致各种激素分泌增加。另一方面,手术可导致失血、血浆渗出等,使蛋白质流失,机体呈负氮平衡。通常认为白蛋白、总淋巴细胞计数及血红蛋白是评价营养状况的重要指标。

近年来,对于老年患者围手术期的营养评估越来越重视。最常用的评估方法是微型营养评估法(mini nutritional assessment,MNA),其评估内容包括以下几项。①人体测量:包括体重指数、上臂围、小腿围和近3个月的体重丢失;②饮食评价:包括食欲、食物类型及液体摄入量、餐饮、摄食行为模式、有无摄食障碍等;③整体评价:包括生活类型、医疗和用药情况、活动能力、有无应激和急性疾病、神经精神异常。对自身健康和营养状况的评价等18个项目,每个项目分5个等级,记为0、0.5、1、2、3分,总分30分。根据得分分为三级:①MNA≥24,营养状况正常;②17≤MNA≤23.5,潜在营养不良;③MNA<17,营养不良。由于骨科患者大多可以通过口服来补充能量,故对于营养不良或潜在营养不良的患者,适当增加蛋白与脂肪的摄入量可基本达到营养要求。个别严重营养不良或消耗严重的患者,可以适当给予静脉输注复方氨基酸、脂肪乳等,必要时请营养科会诊指导营养补充方案。

为防止麻醉过程中呕吐导致的窒息或误吸,术前1~2天宜进食营养丰富但少渣的食物。一般情况下,术前12小时禁食、术前4小时禁水。对腹膜后、骶骨前手术需要胃肠道准备,术前3天开始进食流质、口服肠道抑菌剂,术前1天口服泻药或灌肠。

（四）心肺功能、其他系统脏器与内科疾病状况的评估

骨科大多数为创伤患者,平时较少有心肺疾患存在。但部分老年患者发生股骨颈骨折等情况时,可因患者患有高血压、冠心病、慢性支气管炎、糖尿病等疾病而需进行周密详细的术前检查,以了解患者心、肺、肝、肾等功能的现状,为麻醉和手术创造条件。骨科患者术前需要密切关注以下重要系统的功能和重要疾病的影响:

1. 心血管系统　心血管疾病是影响围手术期安全最常见及最重要的因素。手术创伤、失血及患者的应激反应可影响患者的心血管系统。Goldman心脏风险指数(Goldman's index of cardiac risk)是评估手术患者围手术期心脏并发症发生风险的常用方法(表2-4-2)。心力衰竭患者应在病情控制3~4周后再考虑手术。急性心肌梗死的患者发病后6个月内不宜施行择期手术,如需急诊手术需配合主动脉内气囊反搏和预防性给予硝酸甘油;6个月以上无心绞痛发作者,可在严格监护下手术。心律失常患者如为偶发性室性期前收缩可不作特殊处理,如有心房颤动伴有心室率增快或确定为冠心病并出现心动过缓者,都应尽可能使心率控制在正常范围后再行手术。高血压患者在术前用降压药物,尽可能有效控制直至手术,但并不要求必须绝对控制到正常水平,一般控制在160/100mmHg以内。有心、肾合并症者,需待情况改善后再行手术治疗。

表2-4-2　Goldman 心脏风险指数评分标准

临床表现		计分/分
病史	年龄超过70岁	5
	6个月内发生心肌梗死	10
体检	颈静脉怒张或第三心音	11
	明显主动脉瓣狭窄	7
全身情况	或 BUN>18mmol/L，或 Cr>260mmol/L，SGOT 升高，或慢性肝病征及非心脏原因卧床	3
手术	急症手术	4
	主动脉、胸腔、腹腔大手术	3
总分		53

注：年龄≥40岁，接受非心脏手术的患者，心源性的死亡危险和危及生命的心脏并发症的发生率随总得分的增加的而增高。0～5分，危险性<1%；6～12分，危险性为7%；13～25分，危险性为13%(2% 死亡率)；>26分，危险性为78%(56% 死亡率)。

2. 呼吸系统　急性呼吸系统感染的患者，如为择期手术应推迟1～2周，待感染控制后才施行手术；如为急症手术需应用抗生素并避免吸入麻醉。呼吸功能不全患者应作肺功能检查和血气分析，肺功能不全应经内科积极治疗，改善肺功能、控制感染后施行手术。术前注意训练患者深呼吸和咳嗽、咳痰，可通过体位引流或黏液溶解剂，消除呼吸道分泌物。有支气管痉挛者用支气管扩张剂，合并感染者应使用有效抗生素。

3. 脑血管　脑卒中多与低血压、心源性栓塞等有关，近期内有短暂脑缺血或脑卒中发作史，骨科择期手术应推迟1～3月进行。

4. 肝功能　患活动性肝炎的患者，肝功能严重损害表现为营养不良、腹水、黄疸的患者，除急症外一般不宜手术。部分肝病患者可无明确肝病史和明显的临床表现，因此准备施行大中手术前应常规进行肝功能检查。肝功能轻度损害不影响手术耐受力，但肝功能损害失代偿者，手术耐受力显著下降，应积极内科治疗，待肝功能改善后再施行手术。

5. 肾功能　麻醉和手术均会加重肾功能的负担。术前应尽量改善肾功能，如补足血容量，纠正水电解质和酸碱平衡失调，避免使用损害肾功能的药物。重度肾功能损害者需在有效的透析疗法处理后才能施行手术。

6. 糖尿病　糖尿病影响伤口愈合，增加感染的发生。术前血糖应该控制在5.6～11.2mmol/L，空腹血糖控制在8.0mmol/L 以内，尿糖控制在(+)～(++)。

7. 长期服用激素　类风湿关节炎、哮喘等长期服用激素的患者，术前必须了解肾上腺皮质功能。氢化可的松的剂量一般为术前2天100mg/d，手术日300mg。术中、术后根据应激反应调节剂量，逐步减量。

8. 其他用药　详细了解患者术前的用药情况非常重要，有些药物需要使用到手术前，如心脑血管系统疾病药物、糖尿病药物等；有些药物需要停用，如抗凝药物。

（五）血栓风险评估与预防性抗凝

静脉血栓栓塞症（venous thromboembolism，VTE）属静脉回流障碍性疾病，包括深静脉血栓（deep vein thrombosis，DVT）和肺动脉血栓栓塞症（pulmonary thromboembolism，PE）两种类型，两者相互关联，是 VTE 在不同部位和不同阶段的两种临床表现形式。VTE 是骨科大手术后发生率较高的并发症，也是患者围手术期死亡及医院内非预期死亡的重要因素之一。

目前临床上最常使用 Caprini 血栓风险评估法（表2-4-3），其危险因素评分分为1、2、3、5分项，每分项评分可累加。根据 Caprini 评分情况分为低危、中危、高危和极高危四个等级（表2-4-4）。骨科大手术患者评分均在5分以上，属于极高危人群。

对接受骨科大手术的患者需常规进行静脉血栓预防，根据 VTE 危险度评分情况选择预防措施。预防措施包括基本预防、物理预防和药物预防。基本预防包括：①手术操作规范，减少静脉内膜损伤；②正确使用止血带；③术后抬高患肢，促进静脉回流；④预防静脉血栓知识宣教，指导早期康复锻炼；⑤术期适度补液，避免血液浓缩。物理预防措施包括：足底静脉泵、间歇充气加压装置及梯度压力弹力袜等，利用压力促使下肢静脉血流加速，减少血液淤滞，降低术后下肢 DVT 形成的风险，且不增加肺栓塞事件的发生率。由于骨科大手术后的患者是 VTE 发生的极高危人群，所以应充分权衡患者的血栓风险和出血风险利弊，合理选择抗凝药物。对于出血风险高的患者，只有当预防血栓的获益大于出血风险时，才考虑使用抗凝药物。我国现有抗凝药物包括普通肝素、低分子肝素、Xa因子抑制剂类、维生素K拮抗剂、抗血小板药物。由于各种抗凝药物作用机制、分子质量、单位、剂量等存在差异，且每种药物均有其各自的使用原则、注意事项及不良反应，所以在应用时需参照说明书。佩戴心脏起搏器、冠心病需长期服用氯吡格雷或阿司匹林的患者，术前7天停用氯吡格雷，术前5天停用阿司匹林，停药期间桥接应用低分子肝素。

表2-4-3　Caprini血栓风险评估表

分类	危险因素
A1　（每个危险因素1分）	● 年龄40～59岁
	● 计划小手术
	● 近期大手术
	● 肥胖（BMI>kg/m^2）
	● 卧床的内科患者
	● 炎症性肠病史
	● 下肢水肿
	● 静脉曲张
	● 严重的肺部疾病，含肺炎（1个月内）
	● 肺功能异常（chronic obstructive pulmonary disease，COPD）
	● 急性心肌梗死（1个月内）
	● 充血性心力衰竭（1个月内）
	● 败血症（1个月内）
	● 输血（1个月内）
	● 下肢石膏或支具固定
	● 中心静脉置管
	● 其他高危因素
A2　仅针对女性（每个危险因素1分）	● 口服避孕药
	● 妊娠期或产后（1个月）
	● 原因不明的死胎史，复发自然流产（≥3次），由于毒血症或发育原因早产
B　（每个危险因素2分）	● 年龄60～74岁
	● 大手术（<60min）*
	● 腹腔镜手术（>60min）*
	● 关节镜手术（>60min）*
	● 既往恶性肿瘤
	● 肥胖（BMI>40kg/m^2）
C　（每个危险因素3分）	● 年龄≥75岁
	● 大手术持续2～3h*
	● 肥胖（BMI>50kg/m^2）
	● 浅静脉、深静脉血栓或肺栓塞病史
	● 血栓家族史
	● 现患恶性肿瘤或化疗
	● 肝素引起的血小板减少
	● 未列出的先天性或后天血栓形成
	● 抗心磷脂抗体阳性
	● 凝血酶原20210A阳性
	● 因子Vleiden阳性
	● 狼疮抗凝物阳性
	● 血清同型半胱氨酸酶升高

分类	危险因素
D　（每个危险因素 5 分）	<ul><li>脑卒中（1 个月）</li><li>急性脊髓损伤、瘫痪（1 个月）</li><li>选择性下肢关节置换</li><li>髋关节、骨盆或下肢骨折</li><li>多发创伤</li><li>大手术（超过 3h）*</li></ul>

注：* 只能选择一个手术因素。

表 2-4-4　基于 Caprini 风险评估的血栓预防方案

危险因素总分	DVT 发生风险	风险等级	预防措施
0～1 分	<10%	低危	尽早活动 + 物理预防
2 分	10%～20%	中危	药物 + 物理预防
3～4 分	20%～40%	高危	药物 + 物理预防
≥5 分	40%～80%	极高危	药物 + 物理预防
	1%～5% 死亡率		

（六）骨科牵引与石膏固定

牵引技术利用持续的适当牵引力和机体对抗牵引力的作用，使骨折、脱位整复和维持复位。它可使炎症肢体制动和抬高而利于炎症的消退与控制，还可用于对挛缩畸形肢体进行矫正治疗以及某些手术之后维持位置等。围手术期的牵引主要包括皮肤牵引和骨骼牵引，但需注意以下事项：①牵引之后要注意防止针眼处感染，应及时更换敷料及保持针眼局部干燥及消毒杀菌；②牵引期间要注意调整牵引重量及定期 X 线片观察牵引处情况，以防牵引过度或牵引不到位；③骨牵引时间一般 4～8 周，不宜太久，牵引期间应注意其他非制动关节的被动与主动功能锻炼，注意肢体肌肉的锻炼，以防肌肉的失用性萎缩。

石膏固定技术也是骨科最常用的技术之一，围手术期使用可以维持术前或矫形手术后的位置。石膏绷带可根据病情的需要进行不同的固定方式，主要包括石膏托、石膏夹板及石膏管型三种。围手术期使用石膏需注意避免压疮、化脓性皮炎、坏疽、缺血性肌萎缩等。

（七）手术部位的准备

手术部位的标记：所有手术患者术前必须做好手术部位标识，由手术医师用记号笔进行标记，并请患者及家属共同确认手术部位。手术室工作人员在运送患者时依据手术通知单和病历，与病房护士及患者或家属三方核对，再次确认手术患者及手术部位标识。在麻醉与手术划皮开始前，手术医师、麻醉师、手术室护士严格按照手术安全核查制度进行三方核对，确保手术患者与手术部位正确。

备皮：备皮不仅仅是清除体毛，还包括皮肤的清洗，有时术前还需要皮肤碘伏擦洗等。在毛发稠密区一般选择在手术前 1 天去毛。

手术体位与消毒铺巾：根据病变部位、手术入路、操作需求的不同选择不同的手术体位。骨科患者因受手术切口、术中复位、内固定、术中牵引、摄片等的影响，对手术体位的要求相对较高。好的手术体位可以充分暴露术野，使手术顺利进行。无论何种体位均应保持呼吸道通畅，循环功能正常运行，避免肢体神经压迫而造成麻痹等不良后果。骶骨、髂前上棘、股骨大转子等骨性突起部位受压时要用衬垫保护，以免出现压疮。周围神经的直接压迫可引起术后功能性麻痹，如腓骨小头长时间压迫可导致腓总神经麻痹。侧卧位时，应放置腋垫来缓解对腋动静脉的压迫。长时间侧卧位手术的患者，固定架必须仔细安置，以免影响股动静脉回流。类风湿关节炎患者不能过度屈曲颈部。另外，需避免气管扭曲或移位、体位不当引起腹压及硬膜外静脉压增高，致使术中出血增加以及脊髓损伤等。

骨科手术的消毒
铺巾（视频）

骨科手术的消毒
铺巾

消毒与铺巾：骨科手术区域的消毒与一般外科手术的消毒类似，但需注意以下几点：对于关节置换等无菌要求较高的手术，消毒前需佩戴一层无菌手套，中单铺设结束后脱去手套；四肢消毒时需要一人协助托起患肢，直至完成铺巾；躯体部位的消毒至少距离手术切口15cm；四肢部位通常超过切口所在部位一个关节，如髋关节消毒在远端需到达小腿中段。

止血带的使用：根据患者年龄、肢体周径、体质等因素选用合适的气压止血带。放置止血带的部位应正确，应绑于肢体肌肉较丰富部位，以防损伤神经，上肢者放在上臂中上1/3处，下肢者应放在大腿根近腹股沟部。止血带下要垫一小单（布），并使接触皮肤面保持平整。止血带松紧应适宜，通气管要放在肢体近端，既可防止污染手术野，又便于打气。气压止血带外最好再缠固定带或绷带加压固定，防止充气后滚动。止血带充气前应先抬高肢体，驱血带驱血彻底后，再将止血带的通气管接于压气表上，缓慢将气打入止血带内。上肢压力成人不超过40.0kPa（300mmHg），小儿不超过26.7kPa（200mmHg），下肢压力成人不超过80kPa（600mmHg），小儿不超过33.3kPa（250mmHg）。准确记录气压止血带充气时间，上肢以1小时，下肢以1.5小时为限，放气需提前通知手术医师做好准备，如需继续使用，应先放气5～10分钟后再充气并重新记录时间。松止血带时，放气要缓慢，以免血压急剧下降引起休克。手术完毕去除止血带后，检查患者皮肤有无损伤，必要时局部按摩数分钟。

（八）预防性抗生素的使用

骨科手术中，除较少数为感染性疾病，如急、慢性骨髓炎、化脓性关节炎、骨关节结核等外，大多数为非感染性的清洁手术。骨科围手术期感染的主要途径包括：①手术环境的污染；②不符合灭菌要求的手术器械与敷料；③患者本身的常驻细菌；④创伤带来的污染；⑤某些侵入性治疗导致的污染等。虽然手术是治疗感染的一种方法，但感染也是骨科手术的重要并发症，一旦发生感染，不但可能造成手术失败，而且可能造成患者肢体功能的丧失，甚至危及生命。因此感染的预防与控制，对于骨科患者而言非常重要。而且预防是首位的，抗生素的应用绝对不能替代和弥补无菌操作的不足。

要有效预防和控制感染，必须根据患者的具体情况和药理特性进行合理用药（表2-4-5）。常用的抗生素主要包括青霉素类、头孢菌素类、氨基糖苷类、大环内酯类、β-内酰胺类、喹诺酮类、多肽类等。

根据不同手术切口类别，骨科抗生素应用的总体原则如下：

1．Ⅰ类切口（清洁手术）　手术野为人体无菌部位，局部无炎症、无损伤，不涉及呼吸道、消化道、泌尿生殖道等人体与外界相通的器官。通常不需预防用抗菌药物，仅在下列情况时可考虑预防用药：①手术范围大、时间长、污染机会增加；②手术涉及重要脏器，一旦发生感染将造成严重后果者，如脊髓等；③异物植入手术，如人工关节置换等；④高龄或免疫缺陷者等高危人群。

2．Ⅱ类切口（清洁-污染手术）　开放性骨折或创伤手术，或涉及污染腔隙（呼吸道、消化道、泌尿生殖道等）。由于手术部位存在大量寄殖菌群，手术时可能污染手术野引致感染，故此类手术需预防使用抗菌药物。

3．污染切口　由于胃肠道、尿路、胆管体液大量溢出或开放性创伤未经扩创等已造成手术野严重污染的手术。此类手术需预防用抗菌药物。

4．感染切口　术前已存在细菌性感染的手术，如腹腔脏器穿孔腹膜炎、脓肿切除术、气性坏疽截肢术等，属抗菌药物治疗性应用。

表2-4-5　不同类型手术切口与抗生素应用方案

切口类型	首选药品	应用疗程
开放伤口	头孢唑啉钠、头孢西丁钠、头孢曲松钠，过敏者可选用林可霉素类或大环内酯类	一般5～7d、可根据血常规及伤口换药情况适当延长
Ⅰ类切口手术	头孢唑啉钠、头孢西丁钠、头孢曲松钠，过敏者可选用林可霉素类或大环内酯类	术前0.5～2h内给药1次，术后适当应用，用药时间不超过24h
Ⅱ类切口手术	头孢唑啉钠、头孢西丁钠、头孢曲松钠，过敏者可选用林可霉素类或大环内酯类	术前0.5～2h内给药1次，据血常规及伤口换药情况可适当延长
放置内固定物手术	头孢唑啉钠、头孢西丁钠、头孢曲松钠，过敏者可选用林可霉素类或大环内酯类	术前0.5～2h内给药1次，据血常规及伤口换药情况可适当延长
感染伤口	据经验应用广谱抗生素、依据药敏实验调整	据伤口情况及药敏实验决定

二、急症手术的术前准备

骨科急症手术病情急迫,需要在最短的时间内实施手术治疗,以挽救生命或挽救肢体,如断肢再植、开放性骨折清创缝合术等。因此须在尽量短暂的时间内完成必要的和重点的术前准备工作。

(一)病情判断

快速问清楚致伤因素、受伤时间、过程与机制,判断病情的严重程度。对严重创伤患者,临床上需要决定哪个器官系统损伤的诊治优先处理,正确的处理顺序常决定治疗成功与否,需要在5~10分钟内快速完成对生命体征评估,立即处理呼吸道阻塞、休克、心脏呼吸骤停、大出血等紧急情况,建立畅通快速的静脉补液通道,必要时选择深静脉穿刺或静脉切开。需要注意心率增快可能是休克早期的唯一表现,以免延误诊治。对难以控制的大出血,在抗休克同时,需要快速做好手术止血的准备。

患者生命体征一旦稳定,进一步详细询问病史,明确外伤发生的时间、地点、损伤机制、治疗经过、用药情况、进食时间,可以按照ABCDE的顺序进行全面的查体:气道(A,airway)、呼吸(B,breathing)、循环(C,circulation)、功能障碍(D,disability,主要指神经损伤,包括颅脑损伤、脊髓损伤)、暴露检查(E,exposure,需脱掉衣服,仔细检查,不能遗漏),注意是否合并血管、神经、重要脏器损伤。对于严重的多发伤,要注意临床表现明显的损伤并不一定是最危急的损伤(如颅脑损伤开始可能没有症状)。在治疗观察12~24小时后,随着病情稳定,一些起初表现不明显的重要损伤可能显示出来,通过再次全面仔细的查体可以发现,结合超声、CT以及MRI等明确诊断。若存在多发伤、复合伤,需要相应多科专家参与讨论手术时机、方案以及相应的术前准备。现今老年骨折患者明显增多,多伴有心脑血管疾病、糖尿病等,要重视合并疾病给急症手术带来的风险,采取相应的处理措施。

在急诊过程中,要注意病史资料的及时记录与完整,特别要注意重要体征的变化及相应的救治措施,体征主要包括:精神状态、末梢循环、脉搏、血压以及神经功能等。在生命体征稳定的前提下,根据诊断需要选择X线、CT、MRI等进一步辅助检查。病情明确需要急诊行手术治疗的患者,需向患者及家属充分告知手术的必要性与风险,特别是功能毁损性(如截肢等)、感染风险大等手术。

(二)术前处理:简单清创、固定与快速转运

对于骨科外伤性手术,明确病情后需尽快完善术前准备:

1. 创面的处理　用无菌纱布或敷料包扎伤口,临时加压止血,防止污染;刺入胸腹部的异物应固定好后搬运,过长者应设法锯断,不能当场拔出;离断指(肢)体用干净敷料包裹,可外置冰袋降温保存。

2. 肢(躯)体的固定　四肢骨折可用各种夹板或替代物品进行妥善固定;怀疑脊柱损伤的患者,进行检查、搬动时要平托;颈椎损伤给予颈托或颈部固定器固定,避免脊柱的任何扭曲。

3. 快速与安全转运　对严重创伤患者诊断、手术治疗转运时,需要评估患者的生命体征,一般以生命体征稳定时转运为宜,并备好转运过程急救药品、设施,与接受部门交代清楚,做好相应准备工作。转运前需要与家属做好沟通,告知风险并签字。

骨折的内固定与
外固定

第二节　骨科手术麻醉管理
anesthesia for orthopedic surgery

骨科手术种类多,手术范围广,对麻醉的要求差别大。骨科手术的麻醉分为局部麻醉、全身麻醉或两者联合使用。其中,局部麻醉除了椎管内阻滞外,还包含局部浸润麻醉、表面麻醉、四肢和躯干多部位神经阻滞以及局部静脉麻醉等。

骨科手术除要求麻醉提供完善镇痛、肌松和消除不良记忆外,还要求将手术创伤、麻醉等引起的应激反应降至最低程度。有些手术时间较长,如断肢再植术,需长时间麻醉以满足需求,术中应根据需求及时调整麻醉深度,避免麻醉过深或过浅给机体生理带来的干扰。术后安装支具或石膏的患者也常需在麻醉下完成,应避免麻醉过早进入苏醒恢复期。手术室外的一些检查和操作也给麻醉提出了新的要求,如骨折、脱位的复位可在麻醉下实施,使操作更方便,也减少了患者的痛苦。采用麻醉技术充分镇痛,也为关节强直松解及康复锻炼提供了很好的生理与心理保护。

一、骨科常用麻醉方式选择

麻醉方式应依据手术具体要求与疾病的性质而定。局部麻醉术后恢复较快，且出血量少，术后并发症也较少。一些脊柱脊髓手术，特别是颈、胸椎的椎板切除术、脊髓减压与探查手术常在局麻下进行，以减少手术损伤脊髓的危险。臂丛阻滞、单手指的指根阻滞等是常用的局部麻醉方式。近年来，局麻下行关节镜手术逐渐被接受。区域阻滞可提供镇痛和一定程度的肌肉松弛，若术中辅助神经安定麻醉，同样具有适度镇静并产生遗忘作用。尽管与全身麻醉相比，区域阻滞具有麻醉时间受限制、阻滞失败及区域阻滞禁忌证等不足，但其具有术后镇痛效果好、恶心呕吐发生率低、呼吸循环抑制轻、有利于改善患肢血供、减少出血量和降低静脉血栓形成等优点。

骨科下肢手术常见麻醉选择双侧或单侧蛛网膜下腔阻滞、腰丛加坐骨神经阻滞、神经阻滞复合全身麻醉、单纯全身麻醉（气管插管或喉罩）等。上肢手术根据是否用止血带、手术部位，可在不同径路的臂丛神经阻滞、外周神经阻滞或局部静脉麻醉下完成。肩部手术可实施 C_6 横突神经阻滞、单独经肌间沟臂丛阻滞或臂丛加颈丛联合阻滞，若切口延长到腋窝，可补充皮下局部麻醉药浸润；肘部手术采用肌间沟、锁骨上、锁骨下或腋路臂丛神经阻滞。采用腋路臂丛神经阻滞时，应同时在腋下阻滞 $T_{1\sim2}$ 支配的臂内侧皮神经，以使麻醉效果更完善；手和前臂内侧手术，肌间沟法有时阻滞不全，最好采用锁骨上、锁骨下或腋路臂丛神经阻滞。长时间手术可用持续臂丛阻滞或采用长效局部麻醉药如丁哌卡因或罗哌卡因复合小剂量肾上腺素。上述手术也可以直接选择全身麻醉或复合全身麻醉。双上肢同时手术直接选用全身麻醉。

为减轻患者的恐惧和焦虑，一般在椎管内阻滞或神经阻滞的同时进行清醒镇静。对阻滞失败、有阻滞禁忌证、复杂手术及大儿童患者应选用气管插管（或喉罩等）全身麻醉。估计有气管插管困难时，应在表面麻醉和镇静下行气管内插管或用纤维支气管镜进行气管插管。

类风湿关节炎、强直性脊柱炎、脊柱侧弯畸形、进行性肌营养不良都可影响呼吸功能，严重者可使胸式呼吸消失。此类患者应避免肌间沟或锁骨上臂丛神经阻滞，否则一旦膈神经阻滞，自主呼吸将无法维持。

二、输液管理

手术前的禁食、禁水，手术中的创伤刺激、出血，以及神经内分泌因素（例如麻醉不完全引起的疼痛），均会对术中的循环和电解质稳定产生影响，术中需注意水和电解质的管理。此外，手术可导致水、钠潴留，术中应补充平衡盐溶液以维持循环稳定，防止肾损害。但无论是择期手术还是急症手术，对能量补充并不过分强调，这是因为在创伤和应激状态下，体内儿茶酚胺释放，胰岛素分泌减少，血糖调节能力减弱，这些因素导致术中和术后早期葡萄糖利用率降低，术中若输注过量糖则可能产生高渗性利尿，进一步加剧水的丢失，因此术中大量补充葡萄糖并无益处。

手术后除每日正常代谢需要量外，应特别注意额外的体液丧失，包括原发疾病和手术创伤在手术后的继续丢失、胃肠减压等额外丧失的液体，故术后早期仍应增加适量液体，以满足体液继续丢失的需要。严重创伤、休克和感染的患者，围手术期通常需要大量输液，如有条件最好行血流动力学和血气监护。

三、血液管理

围手术期血液管理是指在围手术期的各个阶段采取多种技术进行血液质和量的保护，以达到减少失血、降低贫血及输血率，提高手术安全性和增加患者满意度的目的。其主要内容包括术前术后优化造血、术中减少出血、提高患者贫血耐受性、合理异体输血等。

1. 术前准备　对于术前贫血，需针对贫血的种类和病因进行治疗。患者有慢性出血性疾病如消化道溃疡出血、肠息肉出血或痔疮出血等，应先治疗出血性疾病，同时纠正贫血。月经量过多造成的贫血请妇科会诊，同时治疗贫血。叶酸、维生素 B_{12} 的缺乏也可导致术前贫血。术前 30~45 天开始补充维生素 C、维生素 B_{12}、叶酸可以降低膝关节置换术后患者的输血率。术前诊断为缺铁性贫血的患者，以及铁摄入不足、丢失过多的患者，恰当补充铁剂可以提高患者的手术耐受性，降低输血率。手术急性失血导致的贫血患者，补充铁剂可以加快提升血红蛋白（hemoglobin, Hb）、纠正贫血，且有助于患者术后康复。

对于关节置换术合并严重畸形，同期双髋、双膝置换或翻修术，骨肿瘤手术，脊柱畸形矫形术和融合术等出血较多的手术，还可以选择术前预存自体输血。主要适应证包括：①健康状况好，无心肺肝肾功不全;②无感染征象;③无凝血障碍;④非恶性肿瘤患者;⑤Hb>110g/L,Hct>33%;⑥估计术中出血及术后引流血>600ml。

2．术中保障　髋膝关节置换术、脊柱手术、创伤手术以及骨肿瘤手术是临床中出血量较大的手术,术中的大量失血是导致术后贫血的主要原因。综合运用自体血液回输、止血带、抗纤溶药物、控制血压等手段,同时优化手术操作技术,可减少术中出血,从而保障手术安全,降低异体输血率,减少术后住院时间。

微创技术可以有效地减少手术创伤并减少出血。在条件允许的情况下,采用传统入路的骨科手术均应采用微创操作,并贯穿于手术全过程。首先,熟悉血管解剖位置,先显露血管,电凝或结扎后再行切开。如髋关节后外侧入路术中需注意外旋肌群表面旋股内侧动脉横支的分支,在切断外旋肌群前,应先对其表面脂肪间隙内的分支血管进行电凝,以减少出血。第二,逐层分段切开,有限分离,充分止血。如膝关节置换术中切除外侧半月板时,需注意其外侧缘的膝下外侧动脉的电凝,以减少手术过程中出血。此外,在条件允许情况下,可以选择微创手术取代传统手术,如微创钢板固定技术、脊柱内镜技术等。

自体血液回输是指回收术野、创面或术后引流的血液,经滤过、洗涤和浓缩等步骤后回输给患者。自体血液回输可有效降低成人骨科手术对同种异体输血的需求,且对患者的临床指标无不良影响,可广泛应用于预期出血量较多的手术。其适应证包括:①预期出血量>400ml 或>10% 血容量;②患者低 Hb 或有高出血风险;③患者体内存在多种抗体或为稀有血型;④患者拒绝接受同种异体输血等。

止血带在骨科特别是四肢的手术应用由来已久,其优势在于保持手术视野清晰,减少骨面渗血,有利于骨水泥与骨界面的整合。但同时也存在诸多风险,包括术后隐性失血增加,应用时间过长造成止血带麻痹并发症。

控制性降压指采用降压药物与技术等方法,将收缩压下降至 80~90mmHg,或平均动脉压下降至 50~65mmHg,或低于基础值的 30%,从而在减少术中出血的同时不致重要脏器缺血缺氧性损害。为了避免终末脏器缺血,每 1 小时应升压 1 次,每次持续 5~10 分钟。

抗纤溶药是一类抑制纤维蛋白分解从而起到止血作用的药物。目前骨科手术常用的氨甲环酸(tranexamic acid, TXA)是一种人工合成的赖氨酸衍生物,其可竞争性结合纤溶酶原的赖氨酸结合位点,具体应用方案推荐参考《中国髋、膝关节置换围术期抗纤溶药物序贯抗凝血药应用方案的专家共识》。

3．术后管理　手术创伤造成的显性失血和 / 或隐性失血,易造成术后贫血或低血容量性休克。研究显示骨科手术术后贫血发生率可高达 80% 以上。术后应密切观察伤口有无渗血、引流管出血量,并注意全身其他部位出血。使用药物预防消化道应激性溃疡出血,减少医源性红细胞丢失。肢体手术切口部位适当加压包扎、冰敷,以减少出血。

对于术后贫血患者,应持续进行营养支持,膳食结构以高蛋白(鸡蛋、肉类)、高维生素饮食(水果、蔬菜)为主,必要时请营养科配制营养要素饮食。对于食欲欠佳者给予促胃肠动力药。术前诊断为缺铁性贫血而术后仍有贫血,应序贯治疗者,可选择铁剂静脉滴注。术后贫血经治疗 Hb≤100g/L 者,可出院后继续口服铁剂治疗或联合重组人类促红细胞生成素皮下注射。

4．围手术期输血管理　异体输血是我国目前治疗骨科手术围手术期贫血的主要手段,其优点是可以迅速提升血红蛋白水平,适用于急救和采用其他方式治疗无效的贫血患者。但异体输血存在病毒感染、免疫过敏反应、急性溶血反应、输血相关急性肺损伤等风险,同时我国还面临着血液资源紧张的现实问题。

异体输血主要包括浓缩红细胞、浓缩血小板、新鲜冰冻血浆与冷沉淀等,应根据患者病因与缺乏的成分进行不同种类血液成分的输注。根据我国原卫生部和中华医学会颁布的临床输血指南,建议的输血指征是:①血红蛋白浓度 <70g/L 时有输注红细胞的指征;②当血红蛋白在 70~100g/L 时,应根据患者是否有氧供不足所产生的各种并发症,如 ST-T 缺血性改变、血气分析提示新近出现的代谢性酸中毒等而决定;③应结合血红蛋白数值和患者是否存在因红细胞减少而供氧不足以致影响重要生命器官功能,来综合评估是否需要输注红细胞,不应仅凭血红蛋白的数值决定是否输注红细胞;④自身红细胞回输的并发症较少,可适当放宽输注指征;⑤对有适应证的患者,可综合采用术前储备自体血、术中等容量血液稀释以及其他减少术中出血的措施等手段。

四、术中监测

骨科手术普遍存在体位特殊、持续时间长、大量失血等特点,术中需要良好的监测和体液管理。对骨科大手术,除常规的无创动脉压、心电图、指端氧饱和度、呼气末二氧化碳、尿量监测等项目外,最好还进行有创动脉压和中心静脉压监测,有时更需用漂浮肺动脉导管或经食管超声心动图进行监测。此外,还需注意以下问题:

1. 失血量的控制　骨组织血运丰富,手术时骨组织断面和骨髓腔的渗血不易控制,部分骨科手术会引起大量失血。可采用血液稀释、抗纤溶药物、自体血回收等多种措施以最大限度地减少失血。

2. 体温的保持　在骨科手术过程中,患者受各种因素影响,低体温发生率较高(50%~70%)。术中低体温对患者可造成很多危害,如提高伤口感染率、麻醉药效能延长、影响凝血功能、影响机体代谢、造成术后低温并发症,同时低体温增加了血液黏滞度,增加了循环低灌注的危险,提高了患者的手术死亡率。术前 1 小时打开空调系统,预先将手术室温度调节至 24~26℃、相对湿度 50%~60%,手术开始后将手术室温度调控在 22~24℃,并尽量减少开门次数,使室温保持恒定至手术结束,从而减少患者因外界温度过低所致的散热增加。术中应为患者保暖,减少身体暴露,应尽量使用手术保护膜,防止冲洗液污染手术布单,减少机体散热,保护体温恒定。由于麻醉作用,肌肉松弛、产热减少,易引起体温下降,麻醉药过量使体温下降更明显,因此在有效范围内严格掌握麻醉药量可降低术中低体温的发生率。

3. 脂肪栓塞　脂肪栓塞的病理生理是毛细血管内皮细胞破坏导致毛细血管周围出血渗出。麻醉处理包括及早发现,充分供氧和控制输液量。大剂量激素在严重创伤后短期应用可减轻脂肪栓塞的临床症状,但大多数患者只要适当输液,充分通气以避免低氧血症,其预后通常都很好。

4. 神经电生理监测　术中神经电生理监测目的在于:①及时发现和辨明手术操作对神经组织的影响,避免永久性的神经损伤;②协助鉴别神经组织,避免手术操作对重要结构的损伤;③提供电生理检测依据,协助手术步骤的选择。脊柱脊髓手术中神经电生理监测的手段主要包括肌电图(electromyography,EMG)、运动诱发电位(motor evoked potential,MEP)和体感诱发电位(somatosensory evoked potential,SEP)。脊髓手术中的神经电生理监测,通过电生理信号变化发现神经损伤并协助手术医师调整手术策略,避免不可逆神经损伤,提高手术精确性,改善患者术后生活质量。

五、骨科特殊的麻醉问题

1. 显微手术的麻醉　各种显微外科手术,包括断指再植、手指转位、游离肌肉和皮瓣移植、游离腓骨移植、足趾移植及手再造术等日益推广。四肢显微手术的特点为手术时间长(有时可长达十几个小时),要求手术野清晰和稳定,且要保持良好的末梢血供。为满足其需要,麻醉应注意以下几点:①麻醉作用完善,防止因疼痛而引起血管痉挛或手术野的移动;②有良好的血管扩张,有利于精确缝合以提高成功率;③麻醉时间能根据手术需要而延长;④术中循环稳定,防止低血压,忌用血管收缩药;⑤术后能有持续的镇痛效果。区域阻滞联合轻、中度镇静可满足大多数四肢显微手术的要求,并有利于患肢的血供。用 0.5% 的丁哌卡因进行臂丛阻滞,可维持 8~12 小时。双侧上肢手术可选用全麻或颈胸段硬膜外阻滞,但后者要求较高的穿刺技术和管理经验。下肢可根据手术时间选用硬膜外阻滞或腰麻。复杂的手术(如背阔肌移植术)需用全麻。

2. 强直性脊柱炎的麻醉　由于关节软骨的非特异性炎症和韧带骨化导致脊柱呈"竹节样"改变,椎管内麻醉在晚期强直性脊柱炎(AS)患者常不能实施,气管插管、建立人工气道成为手术成败的关键。部分严重的 AS 患者,由于颈椎和胸椎呈严重的后凸畸形,患者颈椎的极度前屈及下颌强直常造成开口困难,张口受限,Mallampati 分级常为Ⅲ~Ⅳ级,可使用可视喉镜、硬支镜和纤维支气管镜等插管用具。此外,严重的 AS 患者通常一般情况较差、心肺功能下降、体内激素水平变化、消化功能减退导致此类患者术中、术后麻醉相关并发症增加。

第三节　骨科围手术期镇痛
pain control during perioperative period

严重的术后疼痛往往使骨关节手术患者不愿进行肢体活动及功能锻炼,从而导致关节肌肉功能废用、关节僵硬,最终导致工作能力丧失及生活质量下降的永久性损害。良好的术后镇痛可减轻或防止患者机体对疼痛产生的一系列应激反应,减轻免疫功能的抑制,避免体内高凝状态,减少术后深静脉血栓的形成。麻醉医师负责术中的镇痛,而术前、术后的镇痛则主要由骨科医师来完成。

一、疼痛的分类

按疼痛持续时间可分为急性疼痛和慢性疼痛。急性疼痛发生于创伤或手术后，有自限性，当组织损伤恢复后即减轻，若不减轻即可发展为慢性疼痛。慢性疼痛指持续时间超过急性损伤或疾病的正常痊愈时间，间隔数月或数年复发的疼痛，也可简单定义为持续时间超过 6 个月的疼痛。病因分类更注重引起疼痛的原发疾病，如可分为癌性疼痛、关节炎疼痛及镰状细胞疾病的疼痛等。前者占疼痛患者的 20%～50%。

二、疼痛的评估方法

（一）数字评定量表（NRS）

此方法目前在临床上较为通用。用 0～10 代表不同程度的疼痛：0 为无痛，1～3 为轻度疼痛（疼痛尚不影响睡眠），4～6 为中度疼痛，7～9 为重度疼痛（不能入睡或睡眠中痛醒），10 为剧痛。询问患者疼痛的严重程度后作出标记，或者让患者自己圈出最能代表自身疼痛程度的数字（图 2-4-1）。

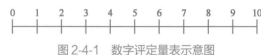

图 2-4-1　数字评定量表示意图

（二）面部表情疼痛量表（FPS）

FPS 较为客观且方便，是在模拟法的基础上发展而来，使用从快乐到悲伤及哭泣的 6 个不同表现的面容，简单易懂，适用面相对较广，即使不能完全用语言表达清楚的幼儿也可供临床参考（图 2-4-2）。

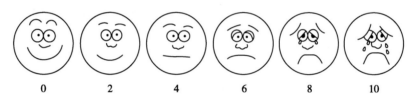

图 2-4-2　面部表情疼痛量表示意图

（三）言语描述量表（VRS）

采用无痛、轻度疼痛、中度疼痛、重度疼痛、极度疼痛等词语来表达疼痛程度。该方法的词语易于理解，可随时口头表达，沟通方便，满足患者的心理需求，但不适于语言表达障碍患者。可分为四级：

0 级：无疼痛。

Ⅰ级（轻度）：有疼痛但可忍受，生活正常，睡眠无干扰。

Ⅱ级（中度）：疼痛明显，不能忍受，要求服用镇静药物，睡眠受干扰。

Ⅲ级（重度）：疼痛剧烈，不能忍受，需用镇痛药物，睡眠受严重干扰，可伴自主神经紊乱或被动体位。

（四）视觉模拟评分（VAS）

具体方法为：画一条长线（一般长为 100mm），线上不应有标记、数字或词语，一端代表无痛，另一端代表剧痛。让患者在线上最能反映自己疼痛程度之处画一交叉线，根据交叉线的位置评估患者的疼痛程度（图 2-4-3）。

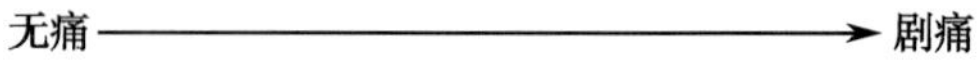

无痛 ——————————————➤ 剧痛

图 2-4-3　视觉模拟评分示意图

三、疼痛的处理

（一）健康宣教

骨科患者往往因情绪失控，产生紧张、焦虑、烦躁、担心致残等形成不同程度的心理障碍，进一步放大疼痛的程度。重视术前术后的健康宣教，排除患者的心理障碍，消除焦虑、紧张情绪，提高疼痛治疗效果。

（二）准确评估

在疼痛的诊断与评估过程中，应通过详细的病史询问、查体及辅助检查，确认患者是否存在以下情况：①需要紧急评估处理的严重情况，如肿瘤、感染、骨折及神经损伤；②影响康复的精神和职业因素，包括：对疼痛的态度、情感、职业特点等。对于上述临床、精神和职业因素需要同时进行干预处理；③静息与运动两种状态下的疼痛程度变化，特别是康复阶段，运动时疼痛程度的减轻，更说明功能锻炼与康复的进展，更有利于防止并发症。

（三）常用镇痛药物

常用的镇痛药物按药物种类分类包括非甾体抗炎药（non-steroidal anti-inflammatory drugs，NSAIDs）、局部麻醉药、阿片类药物等。按剂型分类包括口服和注射两大类。给药的总体原则是首选起效快、持续时间长、给药方便安全、患者舒适度高。需要注意的是，对于部分骨转移瘤的患者，癌痛的镇痛遵从 WHO 制定的"癌痛三阶梯治疗"原则。

（四）超前镇痛

超前镇痛是指在伤害性刺激出现前，或伤害性刺激出现后的较早期，预先采取消除伤害性疼痛刺激传入、提高痛阈的治疗措施，从而达到预防和减轻甚至消除疼痛的发生、减少术后镇痛药物用量的目的。目前超前镇痛作用的药物有：局麻药、NSAIDs、神经递质拮抗药物（组胺对抗剂、五羟色胺对抗剂、P 物质对抗剂）、环氧化酶抑制剂等用于外周创伤局部；椎管内应用药物如局麻药、阿片类药、NMDA 受体拮抗药、P 物质对抗药、γ- 氨基丁酸（GABA）等；作用于中枢的药物如阿片类药物、去甲肾上腺素、吸入全麻药、内啡肽等。临床往往根据其不同的作用机制，针对不同的手术类型及手术刺激强度，采用两种或多种镇痛药物的联合镇痛。

（五）多模式镇痛

多模式镇痛是联合使用作用机制不同的镇痛药物或镇痛方法。由于作用机制不同而互补，镇痛的作用相加或者协同，同时每种药物的剂量减小，不良反应相应降低，从而达到最大的效应与不良反应比。镇痛模式可分为中枢性镇痛、区域性镇痛、局部镇痛和系统性镇痛，具体常用的模式包括口服或静注药物镇痛、硬膜外镇痛（epidural analgesia，EDA）、患者自控静脉镇痛泵（patient-controlled epidural analgesia，PCIA）、切口周围浸润镇痛等。

对乙酰氨基酚和 NSAIDs 或选择性 COX-2 抑制药以及阿片类药物、曲马多配合，是术后镇痛尤其是制止中重度疼痛的最常用口服或静脉给药配方。一般认为对乙酰氨基酚或 NSAIDs 或选择性 COX-2 抑制药与阿片类配合，在大手术中可节省吗啡用量 25%～50%；若对乙酰氨基酚、NSAIDs 或选择性 COX-2 抑制药、阿片类三种药物合用，可节省吗啡用量 60%～70%。

硬膜外镇痛属于中枢性镇痛，已被证明可以有效减轻骨科特别是下肢手术术后的疼痛。硬膜外麻醉能够供全面的镇痛效果，包括静息痛和运动痛。在手术前建立有效的硬膜外麻醉，并联合阿片类药物、局部麻醉药物和相应佐剂等不同作用途径的药物，能提供覆盖术中及术后的镇痛效果，并且减少了术后并发症。PCIA 属于系统性镇痛，具有持续、稳定的镇痛效果，有效减少疼痛带来的危害，并在一定范围内给予患者个体化的用药。可联合应用不同药理作用的药物，其镇痛效果相比单药镇痛更佳，相应用药剂量也可降低。近年来，非阿片类药物联合应用阿片类可使患者不良反应减少，其中 NSAIDs 被我国在内的多个国家的指南推荐为基础用药，建议若无禁忌证可首选 NSAIDs，其针剂可与弱阿片类药物联合应用。此外，患者自控镇痛泵装置也可以结合 EDA 和区域神经阻滞镇痛应用。

局部麻醉作为多模式镇痛的一部分，同样能够减少阿片类药物的使用、降低其带来的副作用，可在手术部位使用如利多卡因、丁哌卡因等药物。在关节镜手术和全膝关节置换术等术后，关节腔内的止痛剂使用可以减少疼痛和阿片类药物的需求。

续贯口服镇痛是预防术后慢性疼痛的有效措施，医疗环境要求低、易于施行，对于患者术后恢复期的轻度疼痛治疗效果较好，可持续应用至患者出院后。推荐 NSAIDs 类片剂。

（六）老年患者的疼痛管理

老年患者因年龄相关性生理变化，大多患有心血管、呼吸系统等疾病，用药需慎重考虑不良反应，加上多种药物在围手术期联合应用产生的相互作用，对药物的敏感性增强，要时刻关注老年患者的精神状态和认知功能。老年患者术后易出现谵妄或认知功能障碍（post-operative cognitive dysfunction，POCD），其发生与患者年龄、阿片类药物使用的剂量及疼痛控制的质量有关。考虑到骨科手术老年患者占比较大，需额外关注老年患者的镇痛管理，建议使用镇痛药物时起始剂量减半或比正常人间歇延长两倍。

（叶招明）

第五章 骨科围手术期合并疾病

第一节 骨科围手术期并存疾病评估及处理
evaluation and management of coexisting diseases during orthopedic surgery

一、骨科手术围手术期美国麻醉师协会评估与处理

作为一个临床骨科医师，尤其是在手术前，必须要能够迅速对患者的健康状况做出判断，回答"该患者能否耐受手术？"这样一个疑问。美国麻醉师协会（American Society of Anesthesiologists，ASA）健康状况分级系统是根据患者体质状况和对手术危险性进行分类的，简单高效，可操作性强。临床常用 1～4 级分类。

第 1 级：体格健康，发育营养良好，各器官功能正常。例如：健康，不吸烟、不饮酒或少量饮酒。围手术期死亡率 0.06%～0.08%。

第 2 级：除外科疾病外，有轻度并存症，功能代偿健全。即没有实质性器官功能限制。例如：吸烟至今者，社交饮酒者，孕妇，肥胖患者（30≤BMI≤40），糖尿病/高血压控制良好者，轻度肺部疾病患者。围手术期死亡率 0.27%～0.40%。

第 3 级：并存病情严重，体力活动受限，但尚能应付日常活动。即实质性器官功能受限制，合并有一种或多种中度到重度疾病。例如：高血压/糖尿病控制差，COPD，重度肥胖（BMI≥40），活动性肝炎，酒精依赖或酗酒，心脏起搏器植入术后，射血分数中度下降，终末期肾病进行定期规律透析，心肌梗死，脑血管意外，短暂性脑缺血发作病史或冠状动脉疾病有冠脉支架植入（发病至今超过 3 个月）等。围手术期死亡率 1.82%～4.30%。

第 4 级：合并严重系统疾病，丧失日常活动能力，经常面临生命威胁。例如：近 3 个月内发生过心肌梗死，脑血管意外，短暂性脑缺血发作病史或冠状动脉疾病有冠脉支架植入，合并有心肌缺血或严重心脏瓣膜功能异常，射血分数重度下降，脓毒症，弥散性血管内凝血（DIC），急性呼吸窘迫综合征（ARDS）或终末期肾病未接受定期规律透析等。围手术期死亡率 7.80%～23.0%。

ASA 分级系统对于骨科大手术患者的意义在于，1、2 级患者麻醉和手术耐受力良好，麻醉平稳，围手术期安全性高；3 级患者存在一定危险，术前应充分评估各系统风险，麻醉前准备要充分，对麻醉期间可能发生的并发症要采取有效措施，积极预防；4 级患者围手术期危险性极大，即使术前准备充分，围手术期死亡率仍很高。

骨科医师应与麻醉科医师及亚专科医师一起对患者各系统风险进行评价，确保患者围手术期安全。详细的各系统并存疾病评估与处理详见后续章节相关内容。

（裴福兴　马　俊）

二、心脏疾病评估及处理

心脏疾病是骨科围手术期非常常见的并存疾病，尤其是老年患者中，其患病率可达 40%～50%。对围手术期心脏疾病的评估，重点在于以下四方面。

1. 原发性高血压（高血压病）及靶器官损害　围手术期监测血压、降压治疗及维持血压稳定对于预防心脑血管意外、提高围手术期安全性至关重要。

（1）血压控制目标：大于 65 岁人群收缩压 <150mmHg 和舒张压 <90mmHg，小于 60 岁人群收缩压 <140mmHg 和舒张压 <90mmHg，合并慢性肾脏病或糖尿病患者收缩压 <130mmHg 和舒张压 <80mmHg。

（2）血压监测及处理：每天分别在清晨、上午、下午、晚上测量血压四次。有明确高血压病史患者，如果血压控制在目标血压以内，则维持原降压方案不变；否则，则需要加大降压药物剂量或更换降压药种类。入院后初诊为高血压病者，通常选择以钙通道阻滞剂为基础或以利尿剂为基础联合β受体阻滞剂或血管紧张素转化酶抑制剂/血管紧张素受体阻滞剂（ACEI/ARB）的用药方案，根据血压检测情况，个体化、动态调整，最终将血压平稳控制到目标血压。除 ACEI 和 ARB 外，手术当天也不能中断降压药，可于术晨用少量清水吞服。

对于围手术期难以控制的重度高血压或需要急诊手术但没有足够时间常规治疗的高血压患者，可静滴或微泵泵入硝普钠或硝酸甘油快速控制血压，给药过程中需密切监测血压和心率，随时调整剂量。

（3）靶器官损害评估：由于高血压病可导致心、脑、肾等全身重要脏器病变，因此高血压患者应常规评估这些重要靶器官是否损伤及损伤程度。

1）高血压脑部评估：高血压患者如出现头痛、头晕甚至肢体感觉、运动障碍等症状或体征，应该进行颈动脉彩超检查，明确是否有颈动脉粥样硬化或狭窄，必要时进行头部 CT/MRI，明确是否有腔隙性脑梗死等病变。

2）高血压心脏评估：对于伴随心前区不适、疼痛、胸闷等症状的高血压患者，除了常规心电图检查以外，应进行冠脉 CT 造影或心肌核素灌注显像检查，必要时还需行冠状动脉造影，明确冠脉是否有狭窄及狭窄程度、心肌是否有缺血及缺血程度，以及是否需要植入冠脉支架。如伴随心慌、心累、呼吸困难或乏力等临床症状或胸部 X 线片提示心影增大，或心电图提示左室高电压，应考虑高血压心脏病或心力衰竭的可能性，应进行心脏彩超及前脑性尿钠肽（BNP）检查。前者可以明确心脏结构改变、心室收缩/舒张功能以及射血分数，后者是诊断心力衰竭比较可靠的检查指标，并且与预后密切相关。

3）高血压肾脏评估：常规的肾功能、肾脏彩超及小便常规检查对肾功能能够进行比较全面的评估，肾动脉彩超血流成像（CDFI）可以评估肾脏动脉血流灌注情况，核素扫描肾图可以估算肾小球滤过率（GFR），能较客观地评价肾功能损伤程度。

2. 冠状动脉粥样硬化性心脏病　冠状动脉粥样硬化性心脏病简称冠心病，是指冠状动脉粥样硬化使管腔狭窄或阻塞，或伴冠状动脉痉挛，导致心肌缺血、缺氧而引起的心脏病，亦称缺血性心脏病，是围手术期死亡的独立危险因素。

（1）冠心病控制目标：维持血流动力学稳定及冠状动脉通畅，降低心肌氧耗，避免诱发冠状动脉粥样斑块破裂、脱落或冠脉痉挛的危险因素，如血压波动、疼痛、情绪紧张、睡眠障碍等，防止发生心肌急性严重缺血。心绞痛发作后经过 3 个月以上病情稳定，心电图复查无变化者，可实施择期手术；新近发生心肌梗死者，如果不是挽救生命的急诊手术，应至少推迟 3 周，择期手术尽可能推迟 6 个月以上。

（2）冠心病的诊断与处理：心绞痛可表现为胸骨后或心前区压榨性疼痛，常放射至左肩、左臂内侧达环指和小指，也可放射至颈、咽或下颌部，伴心慌、胸闷，可有烧灼感，一般无针刺或刀扎样疼痛，休息或舌下含服硝酸甘油后缓解。心肌梗死可表现为胸骨后或心前区针刺或刀扎样剧烈疼痛，可放射至颈、咽或下颌部，持续时间长，可达数小时或数天，休息和含服硝酸甘油不能缓解，常伴烦躁不安、出汗、恶心、呕吐、恐惧或有濒死感，不典型者表现为上腹部疼痛，少数患者无明显疼痛，以休克或急性心力衰竭为主要表现。

心电图（ECG）是诊断冠心病的重要辅助检查方法。近年来心肌核素灌注显像被广泛应用于冠心病的诊断及鉴别诊断，心肌标志物升高可辅助心肌梗死的诊断。

入院首诊为冠心病者，无禁忌证的情况下应尽早口服β受体阻滞剂（美托洛尔）、降脂药物（辛伐他汀）、ACEI（如卡托普利、依那普利），改善心肌血供及降低心肌氧耗。突然发作的心绞痛或心肌梗死，除了及时中止诱发因素外，硝酸甘油是缓解症状的首选药物，能够扩张冠脉及外周血管、降低阻力，增加冠脉供血，减少静脉回心血量降低心脏负荷；吗啡能够有效镇痛，减轻患者交感神经过度兴奋和濒死感，降低心肌氧耗。

3. 心力衰竭　心力衰竭是指在各种致病因素作用下，心脏的收缩/舒张功能发生障碍，心输出量下降，从而使组织、器官血液灌注不足，同时伴有肺循环和/或体循环淤血表现的临床综合征，是非心脏手术围手术期心脏不良事件和死亡率增高的独立危险因素。

（1）心力衰竭控制目标：针对引起心力衰竭病因治疗，减轻心脏负荷，控制心力衰竭症状，改善心功能。

Ⅰ或Ⅱ级心功能一般能耐受手术，Ⅲ级心功能慎重手术，Ⅳ级心功能禁忌手术。

（2）心功能评估：临床常采用美国纽约心脏病协会（New York Heart Association, NYHA）分级标准，将心功能分为四级、心力衰竭分为三度。Ⅰ级：体力活动不受限，日常活动不引起过度的乏力、呼吸困难或心悸，即心功能代偿期；Ⅱ级：体力活动轻度受限，休息时无症状，日程活动可引起乏力、心悸、呼吸困难或心绞痛，亦称Ⅰ度或轻度心力衰竭；Ⅲ级：体力活动明显受限，休息时无症状，轻度日常活动即可引起上述症状，亦称Ⅱ度或中度心力衰竭；Ⅳ级：不能从事任何体力活动，休息时也有充血性心力衰竭或心绞痛症状，任何体力活动后加重，亦称Ⅲ度或重度心力衰竭。

（3）心力衰竭诊断：急性心力衰竭发病急，早期症状为突然出现不同程度的烦躁、心慌或胸闷等症状，常伴有心率增快、血压升高、呼吸急促，逐渐出现典型的端坐呼吸或夜间呼吸困难，不能平卧，严重时咳粉红色泡沫痰，查体颜面部皮肤饱满、球结膜水肿是常见的体征，肺部听诊早期可闻及轻微哮鸣音，随后出现细湿啰音，影像学检查 X 片或 CT 上可能会出现肺纹理增多、增粗或模糊，双肺门呈放射状分布的大片云雾状阴影或大结节影。非心脏手术围手术期通常由静脉液体入量过多、出量过少引起，严重心律失常或心肌梗死也可导致急性心力衰竭。

慢性心力衰竭的典型表现是日常活动受限，常表现为轻微活动后心慌、心累、气紧等；体征有外周静脉充盈、肢体水肿、颜面部皮肤饱满、球结膜水肿。严重病例可能有胸、腹水表现。

心脏彩超可以明确心脏结构改变，心室收缩/舒张功能以及射血分数，前脑性尿钠肽（BNP）检查是诊断心力衰竭比较可靠的指标，并且与预后密切相关。

（4）心力衰竭处理：首先进行心功能评估和改善心力衰竭症状治疗，同时积极搜寻并评估导致心力衰竭的基础疾病。记录 24 小时出入量，严格限制液体入量，尽早使用螺内酯、氢氯噻嗪等利尿剂，降低心脏前/后负荷，维持电解质平稳。氨茶碱可以有效解除支气管痉挛、减轻呼吸困难，同时还有正性肌力、扩张外周血管和利尿作用，宜尽早使用，必要时使用洋地黄强心治疗。基础疾病明确后应针对引起心力衰竭的基础疾病进行治疗，必要时请心脏科医师协助治疗。

急性心力衰竭发作时，除上述处理外，使用吗啡能够抑制中枢性交感神经而反射性降低外周静脉和小动脉张力，减轻心脏前后负荷，降低呼吸中枢兴奋性，使呼吸频率减慢，改善通气功能，其中枢镇静作用可减轻患者烦躁不安而减低耗氧，但是伴有呼吸抑制者禁用；扩血管药物如硝普钠或硝酸甘油，能够有效增加外周血管容量，降低外周血管张力，减轻心脏前、后负荷；糖皮质激素可以降低外周血管阻力和解除支气管痉挛。对于因大面积心肌梗死、严重的心律失常引起的心力衰竭，应该及时请心脏科医师协助治疗，防止病情进一步恶化。

4. 心律失常　心律失常是各种心内外疾病或生理情况下心脏激动的起源、频率、节律、传导速度和传导顺序异常，是心肌细胞的电生理异常，严重时会导致明显的血流动力学改变甚至死亡。

心律失常控制目标是心脏泵血功能能够维持血流动力学稳定。无器质性心脏疾病基础的、无症状的心律失常如窦性心动过速、窦性心动过缓、窦性心律不齐、房性或室性期前收缩、Ⅰ度或Ⅱ度房室传导阻滞、右束支传导阻滞等，常由自主神经功能失衡等所致，为功能性或良性心律失常，多不需要特殊处理，一般能耐受手术。心房颤动患者心室率控制在 80～90 次/min、血流动力学稳定、心脏彩超明确无心房内附壁血栓方可手术。对于窦性心动过缓阿托品试验心率较基础心率升高小于 20% 或极限疲劳运动后心率 <90 次/min、Ⅲ度房室传导阻滞、完全性左束支传导阻滞、完全性右束支传导阻滞合并左前支分支传导阻滞等潜在恶性或恶性心律失常，有发生心脏停搏的危险，需要纠正基础疾病，请心脏内科医师协助抗心律失常药物治疗，或安置临时或永久心脏起搏器后，才能手术。

（裴福兴　马　俊）

三、呼吸系统疾病评估及处理

骨科围手术期常见的呼吸系统疾病包括慢性阻塞性肺疾病（COPD，简称"慢阻肺"）、慢性支气管炎、肺气肿、哮喘、肺部感染等，如控制不佳会增加围手术期呼吸衰竭甚至死亡的风险。

1. 呼吸系统疾病的控制目标　呼吸系统疾病控制的目标是肺部感染治愈或有效控制，COPD、哮喘、肺心病处于缓解期或稳定期，无明显痰液，或仅有少量白色泡沫痰，肺部听诊无湿啰音；肺血氧交换基本正常，随机或吸氧矫正后血气分析 $PaO_2 \geq 70mmHg$；咳嗽有力，说话、坐卧、轻量活动无明显气促。

2. 围手术期处理

（1）术前评估：了解有无咳嗽、咳痰、气喘和呼吸困难，主动咳嗽是否有力，排查肺部感染，对于老年患者或明确有肺部疾病的患者需行血气分析。

（2）防控肺部感染：择期手术建议术前戒烟 2 周，加强主动咳嗽锻炼，增加呼吸肌力量；有少量痰液者予以雾化祛痰。如明确存在肺部感染，应使用强有效的抗菌药物，感染控制后才能进行择期手术。

（3）改善通气功能：提高血氧交换能力指导患者做深呼吸训练和咳嗽、咳痰练习，增加肺活量和呼吸肌力量。哮喘缓解期患者，应维持定期应用 β 受体兴奋药物解除支气管痉挛，必要时可加用地塞米松等激素类药物。

（4）提高血氧交换能力：老年或长期合并呼吸系统疾病的患者，可在术前间断低浓度吸氧（氧浓度：30%；氧流量：3L/min），提高血氧分压和氧饱和度。

（裴福兴　马　俊）

四、肝脏疾病评估及处理

慢性肝病、肝硬化患者在创伤、药物等的作用下可能会加重肝功损害，围手术期出现肝衰竭的风险增高。

1. 控制目标　无明显肝脏及消化系统症状，如厌油、消化不良、消瘦、黄疸等，且无严重的门静脉高压或腹水；白蛋白大于 35g/L，ALT 和 AST 轻度增高在正常值高限 3 倍以内，胆红素正常高限 3 倍以内；凝血功能基本正常，血浆凝血酶原时间（PT）延长时间≤3 秒。

2. 评估和处理

（1）临床症状有明显肝脏及消化系统症状患者，或者严重的门静脉高压或腹水，应先行内科治疗。

（2）肝脏酶学轻度酶学升高可以予以保肝降酶治疗，术前需请麻醉师评估麻醉药物对肝脏的损害，慎用易损害肝脏的药物；高胆红素血症易导致围手术期低血压及肾功衰，非紧迫的急诊手术，需先内科治疗后才能手术。

（3）凝血功能轻度 PT 或活化部分凝血酶原时间（APTT）升高可肌内注射维生素 K_1 治疗，严重的凝血功能障碍应先内科治疗，禁忌手术。

（裴福兴　马　俊）

五、肾脏疾病评估及处理

肾病综合征、慢性肾小球肾炎、肾盂肾炎等可导致肾功能不全，水电解质和酸碱平衡紊乱，是围手术期肾功能衰竭甚至死亡的高危因素。

1. 控制目标　病情稳定，肾功能损害处于代偿期或氮质血症期，肌酐、尿素氮在正常值高限 2 倍以内且短期内无进行性升高，24 小时尿量 >1 000ml；血钾正常，无明显酸碱失衡，无肾性贫血或肾性贫血基本得到纠正，血红蛋白浓度≥100g/L。

2. 评估和处理　记录 24 小时尿量，动态监测血肌酐、肾小球滤过率，明确患者用药情况。如果疾病在控制目标以内，则维持原治疗方案，围手术期避免血压波动导致肾脏灌注不足及使用肾毒性药物。如果疾病不在控制目标以内，予以活性炭片、爱西特等保肾药物治疗，同时利尿、纠正贫血、水电解质和酸碱平衡紊乱，请肾脏内科协助治疗，达到控制目标以后才能择期手术。肾衰竭期和尿毒症期或出现少尿 / 无尿、容量过多、心肺功能不全、血钾 >6.5mmol/L 或严重的酸碱失衡必须手术时需要先进行血液透析治疗。

（裴福兴　马　俊）

六、血液疾病评估及处理

血液系统疾病的症状和体征多种多样，缺乏特异性，绝大部分并存有血液系统疾病的患者来骨科就诊时诊断已经明确，但也有不少患者是在术前检查时才发现红细胞、白细胞或血小板的数量和形态异常，或是凝血常规结果异常。此处主要介绍骨科围手术期常见的几种血液系统疾病（或异常表现），以及对其评估和处理的思路。

1. 血液系统疾病控制目标　除非是抢救生命或肢体、脊髓神经功能的急诊手术，患者均应达到以下指标方可进行手术：①血红蛋白（hemoglobin，Hb）≥110g/L；②白细胞计数（white blood cell count，WBC）在

$(3\sim10)\times10^9/L$，中性粒细胞百分比在 $40\%\sim75\%$，淋巴细胞百分比在 $20\%\sim50\%$；③血小板计数（platelet count/blood platelet count，PLT）$\geqslant50\times10^9/L$，且 PT、APTT 正常或基本正常。

2. 贫血的诊断和处理

（1）贫血的诊断：建议采用 WHO 的诊断标准，即 Hb，男性 $<130g/L$，女性 $<120g/L$，或红细胞压积（hematocrit，Hct），男性 $<39\%$，女性 $<36\%$。贫血分为三型：①小细胞低色素性贫血：红细胞平均体积（erythrocyte mean corpuscular volume，MCV）$<80fl$，平均血红蛋白量（the level of mean corpsular hemoglobin，MCH）$<27pg$，红细胞血红蛋白平均浓度（erythrocyte mean corpuscular hemoglobin concentrat，MCHC）$<320g/L$，主要见于缺铁性贫血（iron-deficiency anemia，IDA）、铁幼粒红细胞性贫血、珠蛋白生成障碍性贫血及慢性疾病性贫血等。骨科围手术期患者最常并存的就是 IDA。②正细胞正色素性贫血：MCV 正常（$80\sim100fl$），MCH 正常（$27\sim34pg$），MCHC 正常（$320\sim360g/L$），急性失血性贫血即为此型。③大细胞性贫血：$MCV>100fl$，$MCH>34pg$，MCHC 正常（$320\sim360g/L$），大多为正色素型贫血。主要见于叶酸和／或维生素 B_{12} 缺乏引起的营养性巨幼细胞性贫血。

（2）贫血的评估和干预：首先明确原发病诊断，必要时需请血液内科医师协助。治疗出血性原发疾病，如消化道溃疡出血、肠息肉出血或痔疮出血等，加强饮食营养尤其是蛋白质摄入。

1）巨细胞性贫血的药物治疗：叶酸，每次 $5\sim10mg$，每日 3 次，口服不耐受者改用甲酰氢叶酸钙，每次 3mg，肌内注射，每日 1 次；维生素 B_{12}，每次 0.5mg，肌肉或静脉注射，每周 3 次。

2）缺铁性贫血的药物治疗：主要包括促红细胞生成素（erythropoietin，EPO）和铁剂。门诊治疗：EPO 隔日 1 次，每次 1 万 U 皮下注射，口服铁剂 300mg，每日 1 次，直到血红蛋白 $\geqslant110g/L$。其他类型的贫血需在血液科的协助下进行治疗。

3. 白细胞数量异常

（1）白细胞减少：根据血常规检查结果即可作出白细胞减少（$WBC<4.0\times10^9/L$）、中性粒细胞减少（中性粒细胞计数 $<2.0\times10^9/L$）或粒细胞缺乏（中性粒细胞计数 $<0.5\times10^9/L$）的诊断。当患者术前 $WBC<3.0\times10^9/L$ 时，就需要进行干预。

对于已有感染或原发病症状比较严重的患者可暂缓择期手术，先进行血液内科的专科治疗。而术前检查发现 WBC 减少的患者通常都没有明显的症状体征，对于这部分患者在请血液科协助诊治的同时可以先积极干预和进行术前准备。首先仔细筛查患者正在使用的药物，停止可能会导致白细胞减少的药物或其他可能的致病因素。自身免疫性原因导致的粒细胞减少可用糖皮质激素如泼尼松 10mg，每日 1 次。重组人粒细胞集落刺激因子可有效提升粒细胞数量，缩短病程，使用时每日复查血常规，当 $WBC\geqslant3.0\times10^9/L$ 时即停药。

（2）白细胞增多：白细胞增多是指外周血的 $WBC>10\times10^9/L$，其原因有生理性和病理性。生理性白细胞增多主要见于新生儿、运动后、进食后、创伤刺激、妊娠分娩等情况，持续时间通常较短即逐渐恢复正常。病理性白细胞增多多见于中性粒细胞增多，也可见于淋巴细胞、单核细胞增多。

发现患者 WBC 增高，首先要明确病因。当 WBC 持续高于 $10.0\times10^9/L$ 的情况下，首要需排除的是患者有无隐匿的感染灶，然后再明确是否有其他导致 WBC 病理性增高的原因，如诊断困难需请血液内科会诊协助诊治。

4. 血小板减少

（1）血小板减少的诊断：血小板减少的病因繁多，发病机制复杂，总体来说主要有以下几个方面。①血小板破坏或消耗增加，如特发性血小板减少性紫癜（idiopathic thrombocytopenic purpura，ITP）、血栓性血小板减少性紫癜（thrombotic thrombocytopenic purpura，TTP）、感染相关性血小板减少症和药物相关性血小板减少等；②血小板分布异常，多见于脾功能亢进或低温、缺氧等原因；③血小板生成减少，如获得性巨细胞生成障碍、再生障碍性贫血（aplastic anemia，AA）、肿瘤等原因。血小板减少原发病的诊断较困难，通常需要血液内科的专科检查和会诊。

（2）血小板减少的评估和干预：围手术期血小板计数 $\geqslant50\times10^9/L$，且凝血常规正常（PT、APTT 正常）、血小板功能正常（血块收缩试验、血小板聚集试验正常）则无需特殊处理。如血小板计数 $<50\times10^9/L$，则需进行治疗。可先使用糖皮质激素（等效量的泼尼松 10mg/d）和免疫球蛋白（0.4g/kg，分 $4\sim5$ 日输完），如效果不佳则需输注单采血小板，1 袋单采血小板含有的血小板数量至少在 2.5×10^{11} 以上，通常术前和术后各用 $1\sim2$ 袋

就能使围手术期血小板计数保持在 50×10⁹/L 以上，降低出血风险。

5. 血友病　血友病是一种 X 染色体连锁的血液系统隐性遗传病，凝血因子Ⅷ（FⅧ）和Ⅸ（FⅨ）的缺乏分别导致 A 型和 B 型血友病的发生。男性 A 型血友病的发病率为 0.2‰，是 B 型血友病发病率的 5 倍。血友病患者大多在到骨科就诊前就已经在内科得到了确诊。极少数出血症状轻的患者通过术前常规检查发现 APTT 延长，而 PT、血小板计数正常，继而进一步通过 FⅧ和 FⅨ活性测定加以确诊和分型。

一旦确诊患者患有血友病，围手术期就需要进行凝血因子替代疗法，维持恰当的凝血因子活性。每公斤体重输注 1U 的 FⅧ或 FⅨ可使其血浆内活性提高 2% 或 1%。凝血因子量补充公式为：凝血因子补充量（FⅧ或 FⅨ）=（目标活性水平 − 基础活性水平）× 体重（kg）/2。凝血因子的目标活性水平依据世界血友病联盟（WFH）2013 年颁布的大手术凝血因子替代治疗指南所制定的标准（表 2-5-1）。

表 2-5-1　世界血友病联盟大手术围手术期凝血因子替代治疗标准

分型	手术当日	术后 1~3 日	术后 4~6 日	术后 1~2 周
A 型	80%~100%	60%~80%	40%~60%	30%~50%
B 型	60%~80%	40%~60%	30%~50%	20%~40%

6. PT/APTT 延长　术前常规检查常发现患者 PT 或 / 和 APTT 延长，其中 PT 是外源性凝血系统常用和灵敏的筛选指标，而 APTT 是内源性凝血系统常用和敏感的筛选指标。

（1）PT 延长的临床意义。PT 延长见于：①先天性凝血因子Ⅰ、Ⅱ、Ⅴ、Ⅶ、Ⅹ缺乏；②后天性凝血因子缺乏，如严重的肝病、维生素 K 缺乏、纤溶亢进、DIC、使用抗凝药、维生素 K 拮抗或不足，以及异常凝血酶原增加等。

（2）APTT 延长的临床意义。APTT 延长见于凝血因子Ⅻ、Ⅺ、Ⅸ、Ⅷ、Ⅹ、Ⅴ、Ⅱ、PK、HMWK 和纤维蛋白缺乏；另外，应用肝素、华法林等拮抗维生素 K 的拮抗剂或维生素 K 不足也会导致 APTT 延长。

（3）PT/APTT 延长的干预。对于术前常规检查发现 PT/APTT 延长的患者的处理思路如下：①首先明确或排除血液系统相关的原发病和肝病，如有此类疾病，则需先治疗原发病，待 PT 和 APTT 正常后再考虑手术；②筛查患者所用的药物中有无抗凝血和拮抗维生素 K 的成分，如有则需停用该药物至少 5 个药物半衰期后复查 PT 和 APTT，正常后方可考虑手术；③可肌内注射维生素 K 10mg，每日 1 次，纠正维生素 K 不足或拮抗所致的 PT/APTT 延长。

（裴福兴　马　俊）

七、风湿免疫疾病评估及处理

1. 风湿免疫疾病控制目标　准备骨科择期手术的患者术前风湿免疫疾病病情应稳定，心理状态稳定，精神食欲良好；炎性反应得到有效控制，红细胞沉降率、C 反应蛋白（CRP）、白介素 -6（IL-6）在正常值的 3 倍以内；功能锻炼积极；Hb≥110g/L，白蛋白（ALB）≥35g/L。

2. 原发病和炎性指标控制　术前需要调整药物控制炎性指标在目标范围内，具体方案如下：①筛查感染灶，排除全身可能存在的隐匿感染灶。②继续使用 NSAIDs 药物，术前可选用 COX-2 特异性抑制剂（如塞来昔布），减轻胃肠道不良反应和对血小板聚集的影响；③甲氨蝶呤、来氟米特等缓解病情抗风湿药（DEMARD）围手术期可继续服用，不需停药。④如炎性指标高于正常值 3 倍以上且已排除隐匿感染灶者，可加用泼尼松 5~10mg，每日 1 次抗炎，控制炎性指标。手术麻醉诱导前静脉给予糖皮质激素（如氢化可的松 100mg），术后当日、术后第 1 日继续静脉给予相同剂量激素；术后第 2 日开始逐渐减少静脉激素用量，逐渐改为口服恢复到术前用量。⑤术前需停用肿瘤坏死因子（TNF）抑制剂等生物制剂（如依那西普、重组人Ⅱ型肿瘤坏死因子受体抗体融合蛋白等）1 个用药周期，术后拆线并排除感染后重新使用。

（裴福兴　马　俊）

八、内分泌疾病评估及处理

1. 糖尿病　围手术期监测血糖、降糖治疗及维持血糖稳定对于提高围手术期安全性具有重要作用。

（1）血糖控制目标：将血糖平稳控制在 6~11.1mmol/L 范围内实施择期手术比较安全。

（2）血糖监测及处理：每天清晨空腹及早、中、晚餐后 2 小时连续测量指尖血糖 4 次，如果血糖控制稳定在目标血糖以内，维持原降糖方案不变。如果未达到目标血糖，则需要调整降糖方案，具体为：首先每餐定量，饮食限碳水化合物但不限蛋白质，通常选择三餐前短效 + 睡前长效胰岛素，根据体重及血糖水平调整胰岛素剂量。

（3）特殊情况下糖尿病的处理：降糖治疗过程中突然出现饥饿乏力、头昏头痛、冷汗淋漓、心慌气短、嗜睡昏迷甚至死亡，属低血糖反应，需尽快进食饼干、糖果、葡萄糖等含糖食物。

糖尿病患者出现昏迷、酸中毒、脱水、休克等情况时，应考虑糖尿病酮症酸中毒或非酮症高渗性糖尿病昏迷，需急查血糖、血气分析及尿糖、尿酮体。治疗上首先采用等渗液补充容量，并采用短效胰岛素持续静脉滴注或微泵泵入，胰岛素起始剂量 0.1U/（kg•h），当血糖下降至 13.9mmol/L 时，将生理盐水改为葡萄糖与胰岛素按（2～4）：1 比例配制的糖盐水，并积极纠正酸中毒，补液过程中应密切监测血钾浓度，及时补钾，血钾低于 3.2mmol/L 时，应先补钾，再开始胰岛素治疗。

2．甲状腺功能亢进 / 甲状腺功能减退　甲状腺功能亢进 / 甲状腺功能减退（甲亢 / 甲减）是多种病因导致甲状腺激素合成分泌过多 / 过少，引起代谢亢进 / 兴奋性降低和代谢缓慢的一种临床综合征。

甲亢 / 甲减控制目标：甲亢或甲减临床症状减轻或消失，甲状腺激素检查正常。

1）甲亢诊断：不明原因的体重下降、低热、腹泻、手抖、疲乏无力、怕热、多汗、突眼、情绪易激动、多言多动、紧张失眠、焦虑烦躁、心动过速时应怀疑甲亢。甲状腺激素检查 TSH 降低，血 FT3、FT4（或 TT3、TT4）增高、血 FT3 或 TT3 增高、FT4 或 TT4 可以明确诊断。

2）甲减诊断：出现不明原因的乏力、虚弱和易于疲劳，反应迟钝、记忆力减退，畏寒、水肿、嗜睡、表情淡漠，面容虚肿苍白、心动过缓及血压下降、四肢肌肉松弛、反射减弱时，应怀疑甲减。甲状腺激素检查 TSH 升高，T3、T4、FT3、FT4 减低尤其是血 FT3、FT4 减低可以明确诊断。

3）入院前已明确诊断甲亢 / 甲减的处理：复查甲状腺激素水平，评估甲状腺功能。如果在控制目标以内，则维持原治疗方案，围手术期继续用药不能中断；如果未达到控制目标，则需要调整药物，甲亢患者可选择硫脲类（甲硫氧嘧啶、丙硫氧嘧啶）或咪唑类（甲巯咪唑和卡比马唑）抗甲状腺药物治疗，甲减患者需口服甲状腺素钠（优甲乐）治疗，或者请内分泌科医师协助治疗，达到控制目标后才能安排手术。

4）入院后首次诊断甲亢 / 甲减的处理：完善甲状腺激素、甲状腺彩超及心脏彩超检查。及时请内分泌科或甲状腺外科医师协助治疗，甲亢患者可选择抗甲状腺药物治疗、放射性 ^{131}I 治疗或手术治疗，甲减患者需口服甲状腺素钠治疗，达到控制目标后才能安排手术。

5）特殊情况下甲亢 / 甲减的处理：精神刺激、感染及术前准备不充分，可诱发甲亢危象，临床表现为原有症状加剧，伴恶心呕吐、腹痛、腹泻、高热，心率增快甚至谵妄、昏迷等。首选丙硫氧嘧啶抑制甲状腺素合成，并加用碘剂抑制甲状腺素释放，β- 受体阻滞剂和糖皮质激素能够抑制组织中 T4 转化为 T3，若无禁忌，应尽早使用。同时要迅速降温、纠正水、电解质和酸碱平衡紊乱。

3．肾上腺皮质功能减退症　肾上腺皮质功能减退症是肾上腺自身病变或下丘脑和垂体功能不良导致肾上腺皮质激素分泌不足所引起的疾病。肾上腺皮质功能减退治疗不当容易出现肾上腺危象，危及生命，围手术期应仔细评估及规范治疗，保证手术安全性。

（1）控制目标：皮质激素替代治疗控制良好，无头晕、虚弱疲乏、食欲减退及血压低等症状，脱水、电解质紊乱得到完全纠正。

（2）诊断：临床上出现虚弱疲乏、厌食、恶心呕吐、腹泻、消瘦及低血压、低血糖、皮肤黏膜色素增加甚至反应淡漠或嗜睡等症状时应考虑本症，血浆皮质醇降低（≤30μg/L）可确诊本症，基础促肾上腺皮质激素（adreno-cortico-tropic-hormone，ACTH）测定对于本症的诊断和鉴别诊断具有重要意义，ACTH 兴奋试验可以明确垂体 - 肾上腺皮质轴功能状态。根据临床症状，血浆皮质醇、ACTH 基础值测定及 ACTH 兴奋试验，可确诊本症。

（3）治疗：入院时诊断已明确，并达到控制目标，则维持原治疗方案，术前应适当增加替代量，一般麻醉诱导时静滴氢化可的松 100mg，术后第 1 天和第 2 天分别予以静脉滴注 100mg 和 50mg，之后过渡到原治疗方案；如果未达到控制目标，则应逐渐增加口服氢化可的松剂量，并充分摄盐，必要时加服盐皮质激素（9α-氟氢可的松），或者请内分泌科医师协助治疗，达到控制目标后才能实施手术。

入院后首次诊断肾上腺皮质功能减退症，则需完善血浆皮质醇、基础 ACTH 测定和 ACTH 兴奋试验，同时完善肾上腺和蝶鞍的 CT/MRI 检查进一步确定病因和定位。病因明确并且通过消除致病因素可以缓解肾上腺皮质功能减退的患者，则先到相关专业进行治疗。不可逆性肾上腺皮质功能减退症则应尽早使用糖皮质激素替代治疗，并充分摄盐，必要时加服盐皮质激素，并纠正水电解质紊乱，或者请内分泌科医师协助治疗，达到控制目标后才能实施手术。

肾上腺皮质功能减退患者突然出现高热、恶心呕吐、腹痛腹泻、循环不稳血压偏低、极度虚弱无力、反应淡漠甚至昏迷、或烦躁不安、谵妄、惊厥等症状时，应考虑肾上腺危象。应立即采血测 ACTH 和血浆皮质醇，同时开始静脉补充糖皮质激素，补充血容量并纠正电解质紊乱，去除诱发因素如感染、创伤。

（裴福兴　马　俊）

九、周围血管疾病评估及处理

1. 动脉闭塞　动脉闭塞可由动脉硬化闭塞症、血栓闭塞性脉管炎、动脉栓塞等多种疾病引起，并出现下肢急性或慢性缺血的临床表现。肢体动脉闭塞可增加骨科手术围手术期肢体缺血坏死的风险。

（1）下肢动脉检测及评估方法

1）查体：对比肢体皮温、色泽、感觉，观察肢体是否有干燥、脱屑、趾甲变形、趾端发黑、溃疡等异常。记录患者间歇性跛行时间与距离，行肢体抬高试验（Burger 试验）。

2）同一肢体不同节段或双侧肢体同一平面动脉压，差异超过 20～30mmHg，提示低的一侧存在动脉阻塞改变。计算踝/肱指数，正常在 0.9～1.3，<0.9 提示动脉缺血，<0.4 提示严重缺血。

3）超声多普勒检查：可发现动脉粥样硬化斑块或闭塞段。

4）动脉 CTA 无创的动脉血管造影技术：可对肢体动脉进行快速评估，并可了解侧支循环，因造影剂经肾脏排泄，因此检查前应评估患者肾脏功能。

5）动脉造影术：是评估动脉疾病的金标准，最为准确，分辨率最高，对严重患者可在检查过程中行安置支架等治疗措施。

（2）肢体动脉状况控制目标：患者无明显临床症状；无间歇性跛行，无静息痛、皮肤色泽改变、溃疡、感染等；有良好的侧支循环保证肢体存活，下肢动脉中胫前动脉、胫后动脉、腓动脉中有两支及以上血运良好，或仅有轻度狭窄，腘动脉以上平面不伴有重度狭窄；上肢动脉中桡动脉、尺动脉至少其一血运良好，肱动脉及以上平面无重度狭窄；患者血脂、血压、血糖控制良好，不存在血液高凝状态。

（3）处理

1）一般处理：严格戒烟、肢体保暖、保护肢体皮肤、健康饮食、控制体重、锻炼患肢。

2）控制基础疾病：合并高血压患者血压建议控制在 140/90mmHg 以下，若同时合并糖尿病或慢性肾病，血压建议控制在 130/80mmHg 以下。减低血脂，将低密度脂蛋白控制在 2.6mmol/L 以下。控制血糖，目标血糖控制在：空腹血糖 4.44～6.70mmol/L，餐后 6.7～8.9mmol/L。

3）药物治疗：改善血液高凝状态、抑制血小板聚集、扩张血管促进血液循环。对于动脉血栓患者可应用纤溶、抗凝药物。术前停用血小板抑制剂，改为低分子肝素或 Xa 因子拮抗剂。术后可联合应用抗凝药物及前列地尔等抑制血小板聚集、扩张血管促进血液循环的药物。

4）手术治疗：对于保守治疗仍不能达到控制目标者，需请血管外科评估手术指征，必要时需考虑行经皮腔内血管成形术、旁路转流术、动脉切口取栓术、球囊导管取栓术等多种手术方式，可针对性治疗相应动脉闭塞疾病。

5）治疗再评估：对于动脉循环条件未达到要求的患者，在经药物治疗、手术治疗后，术前需对其动脉循环进行再次评估。对于改善不明显的患者应考虑手术；对于动脉循环改善并达到控制目标的患者，其发生动脉闭塞造成下肢缺血坏死的风险仍高于普通患者，围手术期应与患者及家属做好沟通工作。

6）止血带应用：伴有重度狭窄或动脉闭塞的患者，相关肢体手术应避免使用止血带。

7）检测凝血功能：注意围手术期凝血功能，并与血管外科联合针对性调整抗凝和抗血小板药物及其剂量。

8）围手术期定期评估：术中及术后应密切关注下肢动脉循环条件，检查动脉搏动、肢体温度等，术后定期复查超声多普勒及 CTA 等快速、无创检查了解动脉循环。

2. 深静脉血栓（deep venous thrombosis，DVT）　深静脉血栓是指血液在深静脉腔内不正常凝结，阻塞静脉腔，导致静脉回流障碍，引发相应症状，甚至血栓脱位，造成肺栓塞，严重者可危及生命。

（1）诊断

1）症状体征：肢体肿胀、疼痛、霍曼征（Homans 征）、腓肠肌深部组织压痛（Neuhof 征）阳性，严重时可呈现股白肿或股青肿。

2）彩色超声多普勒：灵敏度及特异性均较高，且具有无创、快速的优点。可显示静脉腔内强回声、静脉不能压缩，或无血流等血栓形成的征象。

3）静脉造影：为诊断 DVT 的金标准，可判断静脉闭塞或中断、充盈缺损、再通、侧支循环形成等不同情况。

（2）控制目标：规范化抗凝治疗 3 个月以上，血栓机化或部分再通，血栓远端无肢体肿胀者，行肢体手术较安全。

（3）处理

1）一般处理：严格戒烟，尽早锻炼患肢，术后抬高患肢、促进静脉回流，围手术期适度补液，避免血液浓缩。

2）术前桥接抗凝：应在术前 5～7 天停用华法林、阿司匹林、双嘧达莫等药物，给予低分子肝素或普通肝素进行替代抗凝治疗，并在术前 12～24 小时内停用以便于减少术中出血。

3）术后抗凝：术后采用物理预防联合药物预防 DVT 方案，包括静脉泵、间歇充气加压装置及梯度压力弹力袜等。抗凝药物包括普通肝素、低分子肝素、Xa 因子抑制剂类。具体预防措施见静脉血栓栓塞预防章节。

（裴福兴　黄　强）

十、营养状况评估及处理

围手术期营养不良，将影响伤口愈合、体能恢复、功能锻炼，增加围手术期并发症，延长住院时间，妨碍术后康复。

1. 营养不良的评估

（1）饮食调查：24 小时饮食回顾调查，评价摄入情况。

（2）查体：测量身高、体重，BMI<18.5kg/m²，提示营养不良；可通过测量肱三头肌皮肤褶皱厚度来估算机体脂肪储存；也可通过测量上臂肌肉周径来判断机体肌肉储存。

（3）实验室检查：当血清白蛋白水平<35g/L，或血清总淋巴细胞计数<1 500 个 /mm³ 时可认为存在营养不良。

（4）氮平衡测定：正常饮食的情况下，氮排出量 = 尿中尿素氮 +4g；氮摄入量 = 静脉输入氮量或口服蛋白质（g）/6.25。当氮排出量大于氮摄入量，氮平衡为负，表明机体蛋白的消耗大于摄入，提示体内蛋白质丢失。

（5）营养状况评价量表　应用 NRS 2002 营养评估量表对患者进行评估，总分为 8 分，分数≥3 分表明患者存在营养风险。

2. 控制目标　热量摄入可达 25～30kcal/kg（1kcal=4.186 8kJ），总蛋白摄入达 1.0～1.5g/kg；血清白蛋白≥40g/L，血清总淋巴细胞计数>1 500 个 /mm³。

3. 营养不良的处理

（1）一般处理：由于宗教、生活习惯等因素，许多患者长期存在营养膳食结构不合理的问题，入院后需要进行术前教育及营养膳食结构调整，必要时给予营养补剂。

（2）病因治疗：营养不良可继发于多种全身系统性疾病，因此对原发病的控制与治疗对纠正营养不良是极为重要的。

（3）营养支持：术后尽快恢复肠道功能，四肢手术完全清醒后可先尽早少量饮水，无不适后可进食流质、半流质食物，辅以胃肠动力药物，密切观察患者排气、排便情况。术前存在营养风险患者，术后在胃肠道功能恢复后继续进行营养干预，主要以肠内营养支持的方式给予高能量、高蛋白平衡营养液；同时积极调整膳食结构，并配合消化酶及胃肠动力药物。

（裴福兴　黄　强）

第二节　一类切口骨科大手术术前隐匿感染灶筛查

preoperative screening latent infection of type Ⅰ incision major orthopedic surgery

一类切口骨科大手术术后手术部位感染是最严重和医师、患者最不愿经历的局部并发症之一。术前患者体内是否存在感染灶是术后早期感染的重要原因,故术前筛查体内感染灶十分必要。

一、隐匿感染灶的筛查方法

仔细地问诊、查体结合红细胞沉降率、C 反应蛋白(CRP)、白介素 -6(IL-6)检查可有效筛查隐匿感染灶,必要时可进行有针对性的其他检查,如尿培养、CT 以及相关的专科检查等。

1. 问诊　询问患者近期有无感冒、咽痛、慢性支气管炎急性发作、尿路刺激征、牙痛等症状;询问患者近期(1~2 个月以内)有无关节腔穿刺、针灸、小针刀等有创操作史;如是女性患者,还需询问有无阴道炎、盆腔炎等病史。

2. 查体　近期有感冒的患者,需重点检查咽部黏膜有无充血、淋巴滤泡,扁桃体有无肿大。老年或有慢支炎病史的患者需进行仔细肺部听诊,明确有无干、湿啰音。对有慢性肾盂肾炎的患者需检查有无肾区叩击痛。仔细检查患者皮肤有无破溃、疖疮、皮癣及或疹,特别需注意患者有无足癣和股癣。如怀疑有鼻窦炎,需检查鼻旁窦有无叩压痛。常规检查口腔有无溃疡、龋齿及牙龈肿胀。

3. 实验室检查　术前红细胞沉降率、CRP 和 IL-6 的筛查可极大提高隐匿感染灶的检出率。红细胞沉降率和 CRP 作为反映体内炎性水平的重要指标,一直用于临床炎症性疾病的筛查与诊断。在排除类风湿、强直性脊柱炎、痛风等炎性疾病的基础上,如红细胞沉降率、CRP 或 IL-6 其中之一升高到正常值的 2 倍以上或三者均升高时即应高度怀疑存在感染灶,务必进一步、全面地仔细检查各个可能出现隐匿感染灶的部位,必要时延期手术。

4. 其他检查　患者需常规检查小便常规,对复查 2 次以上小便常规尿沉渣镜检每高倍镜下白细胞数大于 5 个,或细菌数增多以及有脓细胞的患者需行尿培养,明确有无尿路感染或无症状性菌尿。对怀疑有鼻窦炎的患者需行鼻窦 CT 以明确诊断。对怀疑有口腔、眼耳鼻部、生殖道等部位感染灶的患者,需行相关的专科检查以明确有无感染灶。

二、隐匿感染灶的常见部位

患者体内的隐匿感染灶最常见的部位是肺部和上呼吸道,其次依次为:泌尿生殖道、近期有创操作、口腔、皮肤软组织,眼、耳、鼻部以及骨关节。因此,当怀疑存在隐匿感染灶时需对上述部位进行全面检查。

(裴福兴　黄　强)

第六章　骨科围手术期并发症防治

第一节　手术部位感染
surgical site infection

临床病例

患者，女性，55岁。右全膝关节置换术后半年，右膝前包块3周，破溃流脓3天入院。查体：右膝红肿，皮温升高，膝前可见包块破溃，黄白色分泌物流出（图2-6-1），右膝伸15°、屈曲90°，屈伸活动疼痛。血常规示白细胞计数 $1.2×10^9/L$，中性粒细胞百分比83%，红细胞沉降率120mm/h，C反应蛋白57g/L。分泌物涂片查见大量革兰氏阳性球菌，培养结果未回报。

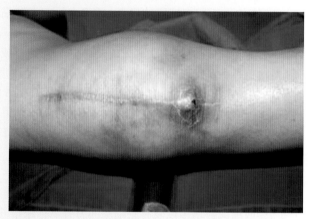

图2-6-1　右全膝关节置换术后膝前包块伴破溃流脓

1999年美国疾病预防与控制中心（centers for disease control and prevention, CDC）根据多年检测结果，提出以手术部位感染（surgical site infection, SSI）概念代替以往使用的手术切口感染。手术部位感染是指围手术期发生在切口或手术深部器官或腔隙的感染，大多是由细菌引起，常见病原菌主要为内源性细菌，患者自身及医院均存在易感因素。SSI是常见的院内感染和手术并发症，一旦发生将严重影响手术临床疗效。根据美国CDC监测系统的报道，SSI居院内感染的第三位，约占全部院内感染患者的15%，占外科患者院内感染的35%～40%，是手术患者最常见的院内感染。手术部位感染常导致手术切口延迟愈合、切口裂开，甚至引起全身感染而导致患者死亡。有效控制手术部位感染的发生率有助于提升医疗质量，现已成为院内感染控制的重要内容。

> 知识点
>
> 1. SSI是常见的医院内感染和手术并发症。
> 2. SSI包括浅表切口、深层切口、器官/腔隙感染。
> 3. SSI大多是细菌引起，常见病原菌主要为内源性细菌。
> 4. 患者自身及医院均存在易感因素。
> 5. 需注重术前、术中及术后防治措施。
> 6. 重视开展手术部位感染监测。

（一）病因学及病原微生物学

手术部位感染的病因可分为内源性、外源性及血源性。内源性原因是指由患者自身菌群构成的手术部位感染，源自患者手术切口周围皮肤、黏膜或空腔脏器。大多数手术部位感染属于内源性原因。外源性原因导致的手术部位感染源自与患者接触的环境、手术室人员、手术室空气、手术器械等。血源性原因是指远隔手术部位或隐性感染的病原微生物经血液或淋巴循环到达手术部位,导致手术部位感染。

细菌、真菌、支原体及衣原体等病原微生物均可导致手术部位感染。大多数手术部位感染是由细菌引起的,其中最常见的病原菌是葡萄球菌(凝固酶阴性葡萄球菌和金黄色葡萄球菌),其次是肠道细菌(肠球菌、大肠埃希菌等)。目前,由耐甲氧西林金黄色葡萄球菌(methicillin methicillin--resistant resistantstaphylococcus staphylococcusaureus aureus,MRSA)、白色念珠菌等抗生素耐药的病原微生物导致的手术部位感染发生率不断升高,真菌导致的手术部位感染也在逐年增加,这部分感染的增加反映了重症患者的增多以及广谱抗生素滥用的不良影响。暴发性的手术部位感染也可由不常见的病原微生物引起,如产气荚膜杆菌、军团菌、假单胞菌等,这些不常见病原微生物导致的感染通常可追溯到被污染的敷料、弹性绷带、手术人员携带、自来水或被污染的消毒剂。当群发手术部位感染中发现不常见的病原体时,必须开展流行病学调查。

(二)临床表现

浅表和深部的 SSI 一般伴有红肿、疼痛及切口渗出等,局部通常柔软或有波动感,还可表现出体温异常、切口裂开、炎性标志物升高等。根据国际联合委员会(Joint Commission International,JCI)健康组织认定 SSI 应满足四个条件:①伤口中引流出大量脓性物质;②伤口自发裂开,有脓性渗出;③伤口引流液培养阳性或革兰氏染色细菌阳性;④手术医师注意到切口红肿或引流物渗出,认定存在感染,敞开伤口。

(三)分类与诊断标准

1. 浅表手术切口感染　于手术切口涉及的皮肤和皮下组织,感染发生于术后 30 天内,与手术有关并涉及切口浅层组织如皮肤、真皮的感染。具有下列情形之一的即可诊断:

(1)浅表切口有红、肿、热、痛或脓性分泌物;

(2)通过无菌方式从浅表切口中取得的液体或组织培养分离出病原微生物;

(3)临床医师诊断的浅表切口感染。

病原学诊断:临床诊断基础上分泌物细菌培养阳性。

2. 深部切口感染　无植入物术后 30 天内,有植入物(如人工关节、接骨板、螺钉等)术后 1 年内发生的,与手术有关并涉及切口深部软组织如肌肉、深筋膜的感染。具有下列情形之一的即可诊断:

(1)切口深部引流出或穿刺出脓液(不包括感染手术后的引流液)。

(2)切口裂开或由医师敞开的深部切口有脓性分泌物或发热超过 38℃,局部有疼痛或压痛。

(3)手术探查、组织病理学或影像学检查发现涉及深部切口脓肿或其他感染证据。

(4)临床医师诊断的深部切口感染。

病原学诊断:临床诊断基础上分泌物细菌培养阳性。

3. 器官或腔隙的感染　无植入物术后 30 天内,有植入物术后 1 年内发生的,与手术有关的器官或腔隙的感染。具有下列情形之一的即可诊断:

(1)引流出或穿刺出脓液(不包括感染手术后的引流液)。

(2)手术探查、组织病理学或影像学检查发现涉及器官或腔隙的感染的证据。

(3)临床医师诊断的器官或腔隙的感染。

病原学诊断:在临床诊断基础上分泌物细菌培养阳性。依据美国 CDC/NNIS 系统手术部位感染分类进行诊断,见图 2-6-2。

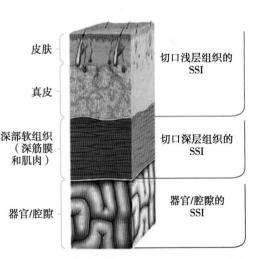

图 2-6-2　美国 CDC/NNIS 系统手术部位感染(SSI)分类(腹壁横断面)

知识点

诊断要点

1. 手术部位　浅表切口、深层切口、器官 / 腔隙。

2. 感染标准 见 SSI 临床表现。

3. 判定时间 无植入物术后 30 天内,有植入物手术后 1 年内。

4. 病原学诊断 临床诊断基础上分泌物细菌培养阳性。

（四）易感因素

1. 患者因素 年龄(<15 岁或 >60 岁人群)、肥胖($BMI>30kg/m^2$)、吸烟、手术前后营养不良状态、低蛋白血症、贫血、使用激素或免疫抑制类药物、各种慢性疾病如糖尿病、慢性肾病等。

2. 医院因素 术前因素包括:术前住院时间,术前皮肤消毒、备皮方式,术前预防性抗生素的应用及用药的合理性,术前对合并疾病的控制等;手术(术中)因素包括:手术医师的手卫生,感染或带菌手术人员的管理,手术室环境管理,手术器械的消毒灭菌,手术过程中的无菌操作,手术技术如术中止血、缝合等,手术的持续时间,急诊手术,污染或感染性手术、开放性手术,植入物的使用,术中输血等。术后因素包括:术后SSI 的监测,抗生素的使用,手术切口换药和引流管理,合并症的处理和术后代谢紊乱的防治。

（五）预防及处理措施

1. 术前

（1）缩短患者术前住院时间。

（2）控制糖尿病患者的血糖水平。

（3）戒烟。

（4）纠正营养不良。

（5）正确准备手术部位皮肤:术前晚沐浴,手术前备皮局部擦洗,术前即刻去除手术部位毛发。

（6）合理术前预防性使用抗生素(表 2-6-1):抗生素对 SSI 的预防作用毋庸置疑,但并非所有手术都需要。一般的 I 类即清洁切口手术,大多无须术前使用抗生素。预防性应用抗生素主要适用于 II 类即清洁 - 污染切口及部分污染较轻的 III 类切口手术以及需要放入植入物的手术。已有严重污染的多数 III 类切口及 IV 类切口手术(如陈旧开放创伤等),以及术前已存在细菌性感染的手术等,根据需要在手术前后应用抗菌药物,则不属于预防用药范畴。术前预防性使用抗生素应在切开皮肤(黏膜)前 30 分钟(麻醉诱导时)开始给药,以保证在发生细菌污染之前血清及组织中的药物已达到有效浓度。静脉给药,30 分钟内滴完,否则达不到有效药物浓度。血清和组织内抗菌药物有效浓度必须能够覆盖手术全过程。常用的头孢菌素血清半衰期为 1~2 小时,因此,如手术延长到 3 小时以上,或失血量超过 1 500ml,应补充一份剂量,必要时还可用第三次。如果选用半衰期长达 7~8 小时的抗生素如头孢曲松,则无须追加剂量。

表 2-6-1 常见手术预防使用抗菌药物表

手术名称	抗菌药物选择
一般骨科手术	第一代头孢菌素
应用人工植入物的手术:包括骨折内固定手术、脊柱融合术、关节置换术	第一、二代头孢菌素;头孢曲松

2. 手术室环境 手术室空气的纯净度会直接影响手术切口的愈合,减少手术室内人员数量和流动、房门开启、敷料抖动等进而减少浮游菌数量;建设洁净层流手术室,关注普通手术室空调系统的污染;

（1）手术室环境管理:保持手术室正压通气和房门关闭;定时对手术室空气及物体表面进行清洁消毒;手术完成后需对手术室消毒后才可再次使用;特殊感染手术需进行额外的隔离消毒处理。

（2）手术器械、手术用物需经过严格消毒灭菌处理,并按规定储存放置。

（3）手术人员需严格进行手消毒。

（4）按照规定规范穿戴无菌手术衣及手套。

（5）无菌敷料覆盖,创造局部无菌环境。

（6）手术过程需严格遵守无菌操作原则。

（7）手术技术:彻底止血、清除异物及坏死组织、闭合无效腔、正确引流、良好的缝合等。

（8）缩短手术时间。

（9）术中注意患者的保温,避免低体温。

（10）减少术中输血：输血可抑制免疫功能，异体输血会增加手术部位的感染率。

3. 术后

（1）保持患者及病房清洁卫生。

（2）加强患者术后营养，纠正贫血，保持水、电解质平衡。

（3）病房医师应注意手卫生，接触患者手术部位、更换患者手术部位敷料前后应进行手消毒。

（4）手术切口更换敷料时应严格遵守无菌操作原则及换药流程。

（5）术后保持引流管通畅，根据病情尽早拔除引流管。

（6）定时观察手术切口愈合情况。

（7）如发现伤口分泌物应及时进行微生物培养，根据药敏实验结果合理使用抗生素。

（8）根据手术切口愈合情况拆除缝线。

（9）制订出院计划，告知患者院外手术切口的护理要点及随访计划。

（六）手术部位感染的监测

开展手术部位感染的监测、收集手术部位感染数据及易感因素信息是减少医院感染的重要手段之一。经过分析，将感染率及感染控制措施反馈给外科医师可明显降低手术部位的感染率。

监测方法有直接监测法和间接监测法。①直接监测法：有外科医师、经培训护士或院感监控人员直接查看手术切口部位发现手术部位感染的方法，该方法最准确，但敏感性较差。②间接检测法：院感监控人员通过审查实验室报告、病历或与基础护理提供者讨论。

仅监测住院患者会低估手术部位感染发生率，还应重视出院患者监测，12%～84% 手术部位感染发生在出院后，多在出院后 21 天内表现出感染症状。因此，无植入物出院患者提倡监测 1 个月，有植入物患者需监测 1 年时间。同时，还应对门诊患者手术部位感染进行监测。对医院进行目标性监测，针对高危人群、高发部位、重点环节进行目标监测，对医院病房、手术室等定期进行环境卫生学监测。

（邵增务）

第二节　骨筋膜室综合征
osteofascialcompartment syndrome

患者，女性，30 岁，因"重物砸伤小腿致疼痛肿胀 18 小时"入院。患者因地震时房屋倒塌砸伤左侧小腿，查体可见左小腿肿胀、足部及小腿皮肤苍白，小腿触痛明显，足背部感觉减弱，足背动脉搏动弱，被动屈伸踝关节均出现小腿剧痛。X 线检查未发现骨折。考虑小腿骨筋膜室综合征，急诊行筋膜间室切开减压术，术中见小腿三头肌及前外侧肌群均有部分坏死，予切除。1 周后患者再次接受小腿清创术，经过抗感染及生命支持治疗后伤口愈合（图 2-6-3），患肢踝关节功能基本丧失，二期行踝关节融合术。

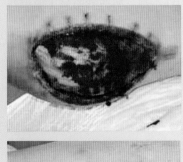
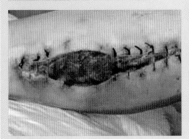
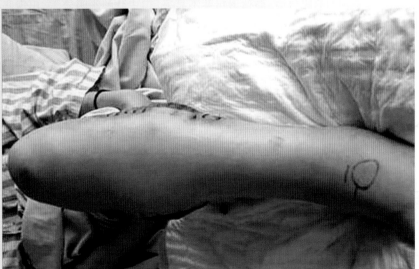

图 2-6-3　左小腿骨筋膜室综合征切开减压术后

骨筋膜室综合征（osteofaiscalcompartment syndrome，OCS）又称筋膜间室综合征，系肢体创伤后，在骨、骨间膜、肌间隔和深筋膜形成的筋膜间室内，由于间室内容物压力增高，致间室之中的肌肉、神经血管急性缺血而产生的一系列早期综合征。

（一）病因及发病机制

凡可使筋膜间室内容物体积增加或使筋膜间隔区的容积减小，致其内容物体积相对增加者，均可致筋膜间室压力增高，发生骨筋膜室综合征。常见的原因有：

1. 肢体的挤压伤 肢体受砸伤、挤压伤或重物较长时间压迫，受伤组织主要是肌肉组织出血、反应性肿胀及缺血再灌注损伤，使间隔区内容物的体积增加，随之压力增高而发病。

2. 肢体血管损伤 肢体主要血管损伤，受其供养的肌肉等组织缺血在 4 小时以上，修复血管恢复血流后，肌肉等组织反应性肿胀，使间室内容物增加，压力增高，而发生骨筋膜室综合征。肢体创伤出血急救时上止血带时间较长，例如 2~3 小时以上，除去止血带之后，肢体虽未坏死但反应性肿胀亦可发生骨筋膜室综合征。

3. 肢体骨折内出血 肢体骨折，出血流入筋膜间隙内，由于筋膜间室的完整结构并未受到破坏，积血无法溢出而内容物体积增加，使压力增高而发病，多见于胫骨骨折及前臂骨折等。

4. 石膏或夹板固定不当 外用小夹板或石膏夹板固定，由于固定过紧、压力太大，使筋膜间室容积压缩，损伤组织反应性肿胀，亦使间室内容物增加，如不及时放松夹板，可发生本征，多见于前臂或小腿骨折。

5. 其他 截石位手术时，两小腿置于托架上，小腿三头肌受压超过 5 小时，也可致此征。前臂及手部输液渗出，也可致手骨筋膜室综合征。

当肢体遭砸压或其他上述病因之后，筋膜间室内的肌肉肿胀出血，使间室内容物的体积增加，由于受骨筋膜间室的约束，不能向周围扩张，而使间室内压力增高。压力增高使间隙内淋巴与静脉回流的阻力增加，而静脉压增高，进而使毛细血管内压力增高，从而渗出增加，更增加了间隔区内容物的体积，使间室内压进一步升高，形成恶性循环，即：内容物增加→内压升高→静脉压升高→毛细血管压升高→渗出增加→内容物增加。由于间室内压的增高可使区内组织毛细血管压闭，微循环受阻致组织灌流减少，因缺血、缺氧而坏死。毛细血管在缺氧状态下，其通透性增加，又增加了渗出，形成恶性循环。

（二）临床表现

骨筋膜室综合征的发病一般均比较迅速，严重者大约 24 小时即可形成典型的症状和体征。

1. 症状 疼痛及活动障碍是主要症状。肢体损伤后一般均诉疼痛，但在骨筋膜室综合征的早期，其疼痛是进行性的，肢体固定或对症处理疼痛不能减轻，肌肉完全坏死之前，疼痛将持续加重。由于肌肉坏死，表现为主动活动障碍。

2. 体征 肿胀、压痛及肌肉被动牵拉痛是本病重要体征。肢体肿胀是最早的体征，在前臂、小腿等处，由于有较坚韧的筋膜包绕，肢体增粗并不显著，但皮肤肿胀明显，常出现张力性水疱。肌腹处明显压痛是筋膜间室内肌肉缺血的重要体征。肢体被动牵拉痛明显，如前臂掌侧骨筋膜室综合征时，被动牵拉伸直手指，则引起屈指肌的严重疼痛。

通过筋膜间室的动脉干供养的肢体末端，颜色大都正常，微血管充盈时间基本正常，但脉搏常减弱或摸不清。神经干对缺血的反应很敏感，短时间缺血即可出现神经传导功能障碍，表现为所支配的肢体末端的感觉减退、肌力减弱，如神经传导功能完全丧失，则支配区感觉完全丧失。

当缺血继续加重，发展为缺血性肌挛缩或坏疽时，症状和体征也将随之改变。缺血性肌挛缩主要临床表现为：①由疼痛转为无痛（painless）；②苍白（pallor）或发绀、大理石花纹等；③感觉异常（paresthesia）；④麻痹（paralysis）；⑤无脉（pulselessness）；即临床的"5P"征象。应注意，一旦"5P"征象均出现时，肌肉多已坏死，即使减压，也将会发生不同程度的功能障碍。

3. 好发部位 骨筋膜室综合征在上肢最好发于前臂掌侧及背侧筋膜间室；下肢好发于胫后深间室及胫前间室，其次为胫后浅间室。手内骨间肌间室也是可能发生骨筋膜室综合征的部位。上臂间区及髂腰肌间室偶有发生。

如不及时治疗，骨筋膜室综合征的病理变化将继续发展，肌肉、神经干等相继坏死，故晚期体征主要有肢体挛缩畸形及神经干损伤两个方面。

（三）诊断

筋膜间隙综合征的诊断贵在早。被动牵拉试验有重要诊断意义，筋膜室高压发生在前臂掌侧间隙，被动牵拉手指伸直时引起疼痛，大都不能完全伸直手指；发生在小腿胫前间隙时，被动牵拉足趾跖屈时引起疼痛，而在胫后深间隙，则被动牵拉足趾背屈引起疼痛。

骨筋膜室综合征的患者，其体温可能升高，白细胞计数增加，红细胞沉降率也可能增快，但不一定说明患者有感染。骨筋膜室综合征为一种进展性疾患，刚发生时可能症状不明显，遇到可疑情况，应密切观察、反复检查，以便早期确诊，并及时采取治疗措施。

直接测量筋膜间隙测压即间区内压（intracompartment pressure，ICP）在早期诊断和明确手术指征中非常重要。最简单的测压方法是 Whiteside 组织压力测试法。利用普通汞柱血压计，连接三通管，三通的另两端分别连接普通针头和内有生理盐水的注射器。将血压计与被测肢体置于同一平面，刺入筋膜间隙内而刚好不进入肌组织之中，汞柱即可显示筋膜间隙内的压力（图 2-6-4）。正常压力在 10mmHg 以下，10～30mmHg 即为增高，超过 30mmHg 为明显增高，有切开减压的手术指征。

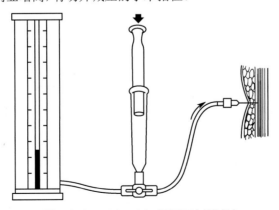

图 2-6-4　Whiteside 组织压力测试法

（四）治疗

骨筋膜室综合征治疗不及时，后果将非常严重，可致神经干及肌肉坏死，从而导致肢体畸形及神经麻痹，康复困难。避免严重并发症的唯一方法，只有早期诊断、早期治疗。

1．非手术治疗　采用制动、抬高患肢、严密观察。经 7～10 天，肿胀消退，症状消失，可能完全治愈而不留任何后遗症。

保守治疗注意事项：

（1）指征：肢体明显肿胀压痛，皮肤有张力性水疱，肌肉被动牵拉痛，经 Whiteside 穿刺筋膜间隙压力未高于 30mmHg。

（2）针尖要准确到达筋膜间隙，而不要刺入肌肉。

（3）注意针尖容易被软组织堵塞，以致不能准确测量组织压。

（4）由于筋膜室测压操作要求高，而本病发展迅速、后果严重，一旦确诊，首选尽快积极手术。

2．手术治疗　进行手术切开筋膜减压的时机对预后至关重要。早期即 24 小时内行切开筋膜减压的患者，除合并有神经本身损伤外，可能完全恢复；晚期手术的病例，随术前时间延长而损伤加重。

（1）手术指征：①肢体明显肿胀疼痛；②筋膜间隙张力大、压痛；③肌肉被动牵拉疼痛；④筋膜间隙测压在 30mmHg 以上。具有这些症状体征者，应立即手术切开。

（2）手术方法：应切开受累间室全长，包括皮肤及深层筋膜，切开长度不够则减压不彻底。前臂一般取掌侧 S 形切口，小腿部采用前外及后内侧双切口切开减压。筋膜切开后，即见肌腹膨出于切口之外，观察肌肉的血运与颜色，一般逐渐红润好转，如有肌膜较肥厚仍约束肌腹不得减压者，可行肌膜切开。除伴有血管损伤者外，一般不探查深部组织，术前桡动脉或足背动脉搏动减弱者，术后脉搏可迅速改善，说明减压有效。

（3）术后处理：切开后肌肉颜色迅速转红恢复血运者，应用大量无菌的大网眼纱布覆盖。筋膜间隙内肌肉等组织减压后，由于淋巴与静脉回流，渗出物很多，故需用大量无菌敷料。筋膜间隙切开减压是一个无菌手术，避免继发感染的主要方法是避免污染及尽早二期缝合消灭伤口。有条件者可采用 VSD 等持续负压吸引装置覆盖切开创面，能较好地达到封闭创面及持续引流的目的。术后 1 周左右待肢体消肿后，可在手术室无菌条件下打开创面，给予清创缝合术，可一次缝合或分次缝合，遗留中间不能缝合的部位，如表面肉芽新鲜，可立即行植皮，或待 10～12 天时再次缝合或植皮消灭创面。

3．筋膜间隙综合征的中晚期治疗

（1）中期治疗：筋膜间隙综合征病例至伤后 3～4 周，肢体肿胀开始消退，疼痛消失，可视为中期，此时肌肉已坏死，神经干也已遭受损害，但挛缩畸形尚未出现，应尽快进行肌肉活动锻炼促进恢复，同时仔细检查受累神经的功能。如神经功能无进一步恢复者，应行手术探查，在手术显微镜下做神经松解，以期获得进一步功能恢复。

（2）晚期治疗：晚期治疗的目的是矫正畸形、恢复肌肉活动力量及恢复神经功能。一般采用松解术及肌腱延长术来恢复挛缩的肌肉组织，尽可能恢复患肢功能。对于小腿肌缺血挛缩，可酌情采用肌腱延长术及踝、足关节融合术以利于恢复足的负重功能。

【诊疗流程】

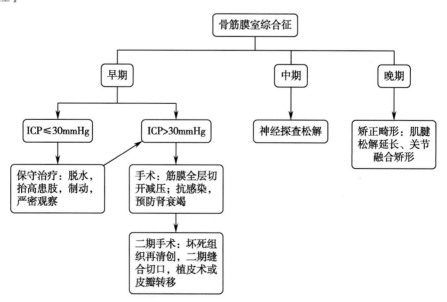

（侯志勇）

第三节 骨折延迟愈合和不愈合
delayed union and nonunion

患者,男性,47岁,农民,左胫腓骨骨折内固定术后9个月,左小腿活动时疼痛。查体:左小腿可见陈旧手术瘢痕,皮肤完整,未见明显红肿,皮温不高,未见窦道及流脓,肌肉稍萎缩,左小腿下段轻压痛,无反常活动。腰椎无叩痛,左下肢直腿抬高试验及加强试验(-),左小腿及左足感觉正常,左膝左踝及左足各趾活动正常,左足背动脉搏动可扪及,左下肢短缩约0.5cm。X线检查:左胫骨近折端骨折线稍模糊,可见骨折边缘硬化增生和骨痂形成,远折端髓腔硬化,骨折线仍明显且间隙较前增宽,未见明显骨痂形成。左腓骨骨折已愈合,内固定装置未见松动、断裂征象(图2-6-5)。

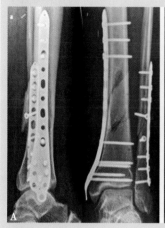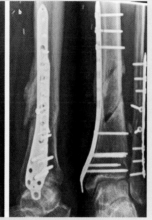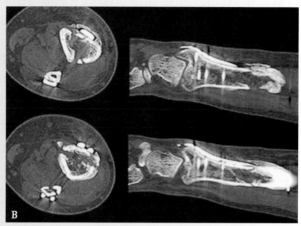

图2-6-5 左胫腓骨骨折内固定术后9个月骨折不愈合

骨折延迟愈合是指骨折经过治疗后,超过其愈合通常所需的时间(不同部位骨折其通常愈合时间不一样,通常4~8个月),骨折端仍未连接愈合。骨折延迟愈合表现为骨折愈合缓慢,但仍有继续愈合的能力,针对骨折延迟愈合的原因进行恰当处理后,可达到骨折愈合。

骨折不愈合又称骨不连,是指骨折已经超过其愈合通常所需的时间尚未愈合,且经再度延长治疗时间后(通常骨折后8个月),仍达不到骨性愈合,骨折端可形成假关节,骨折修复过程完全停止,不经特殊治疗则不能产生骨性连接。尽管骨骼的自我修复能力很强,但临床上仍有5%~10%的骨折愈合受到各种因素干扰,导致骨折延迟愈合或者不愈合。骨折延迟愈合和不愈合最常发生于胫骨下段、股骨颈及手舟骨等部位的骨折,主要是因为这些部位骨折后其血供受到严重影响。

(一)影响骨折愈合的因素

影响骨折愈合的因素有全身性因素和局部因素。全身性因素包括患者的代谢、营养、健康状况和活动情况。另有报道认为吸烟也与之有关。但除了严重的营养不良外,全身性因素对骨折愈合的影响远不如局部因素的影响大。

局部因素主要有:骨折部的血液供应、感染的影响、软组织损伤程度、骨折端软组织嵌入及治疗方法的影响。后者包括反复多次的手法复位、切开复位时对软组织的切开及骨膜的剥离、持续骨牵引时牵引过度、骨折固定不确实、不恰当的功能锻炼,以及开放性骨折清创时摘除碎骨过多等。

影响骨折愈合的因素,包括全身和局部因素,其中局部因素是主要的。

1. 全身因素 高龄、营养不良、代谢障碍等。

2. 局部因素 ①骨折的部位、类型、程度等影响愈合,如损伤重、血肿大、骨缺损或坏死等愈合慢或不愈合;②治疗或护理不当,如复位或固定欠妥、不恰当的手术处理、功能锻炼不够或过度等也影响愈合;③骨折端的血供不良或周围软组织较少或软组织损伤重,骨愈合慢;④骨折局部有感染则影响愈合;⑤金属内固定器材质量不佳或使用不当。

(二)骨折不愈合临床分型

1976年,Weber和Czech将骨折不愈合分为两大类。

1. 第一类为血管丰富型（肥大型）骨折端富有生命力，产生明显的生物学反应，摄取 ^{85}Sr 研究显示骨折端血运丰富。此型骨断端硬化，髓腔闭塞，周围有肥大增生骨痂，但不连续。这种类型又可以分为几种亚型：

（1）象足形：骨折端有肥大和丰富的骨痂，该骨折端具有活力，主要由于骨折复位后固定不牢、制动不充分或者负重过早引起。

（2）马蹄形：骨折端轻度肥大，骨痂很少。主要由于钢板和螺钉固定不够牢固，骨折端有一些骨痂形成，但是不足以连接骨折端，并且可能有少量硬化。

（3）营养不良性：骨折端为非肥大型，缺乏骨痂。主要发生在骨折端明显移位、分离或者内固定时骨折端未能准确对位时。

2. 第二类为缺血型（萎缩型）骨端缺乏活力，生物学反应较少。摄取 ^{85}Sr 研究显示骨折端血运较差。骨端萎缩吸收，有的呈锥形，骨质疏松，骨断端间有间隙，无明显骨痂形成。这种类型又可以分为几种亚型：

（1）扭转楔形：两骨折端间有一块缺乏或无血供的中间骨片，骨片与一端愈合而与另一端未连接。多见于钢板螺钉固定的胫骨骨折。

（2）粉碎性：存在一块或多块无血供的中间骨折块，X 线片示未见骨痂。多见于固定骨折的钢板断裂时。

（3）缺损性：骨折端存在骨缺损，骨折端虽有血供，但骨痂不能跨过缺损部位，骨折端疏松萎缩。多见于开放性骨折、继发性骨髓炎或因肿瘤切除部分骨干后。

（4）萎缩性：中间骨片缺损，其间瘢痕组织缺乏成骨活力，骨折端疏松萎缩。

1989 年，Paley 等根据胫骨骨折端骨缺损、畸形、短缩和分离情况对胫骨骨折不愈合的病例进行了如下分类（表 2-6-2），同样也适用于其他部位骨折不愈合。

表 2-6-2 Paley 骨折不愈合分型

骨折不愈合类型	主要依据
A 型（骨缺损 <1cm）	
A1	松弛性
A2	僵硬性
A2-1	无畸形的僵硬性不愈合
A2-2	伴有畸形的僵硬性不愈合
B 型（骨缺损 >1cm 或有短缩）	
B1	有骨缺损，但不短缩
B2	短缩，但无骨缺损
B3	短缩，伴骨缺损

临床上多采用 Weber 和 Czech 骨折不愈合分型，因为该分型主要基于血供的多少，可以用该分型指导治疗。Paley 分型多作为采用 Ilizarov 外固定技术治疗时的指导原则。

（三）治疗方法

骨折延迟愈合和不愈合治疗方式的选择，首先应该明确诊断是延迟愈合还是不愈合、临床分型、骨折部位，是否存在畸形、成角和旋转及短缩，邻近关节的功能情况，是否合并感染，局部软组织条件如何，既往手术方式及失败原因等，同时还要考虑患者年龄、身体一般状况如营养状况，以及患者对肢体的功能要求等以便选择最佳的治疗方案。

治疗目的主要是达到骨折愈合，恢复肢体功能，提高生活质量。在治疗骨折延迟愈合和不愈合时还应改善全身营养状况，戒烟，避免服用非甾体抗炎药和糖皮质激素等药物。

骨折延迟愈合的治疗方式：存在稳定和有效固定并不合并畸形的情况下，可采用局部注射红骨髓或生长因子以及高压氧、电、电磁刺激和低强度脉冲式超声波治疗等。当存在固定不确切，加强固定是最重要的措施，如原已有内固定，可以采用局部外固定加强稳定性或者更改内固定，固定方式的选择需考虑到局部软组织条件。

如已确诊骨折不愈合，则应采用手术治疗，其治疗原则为骨折端准确复位、坚强固定和充分植骨。一般而言，肥大型不愈合单纯牢固固定即可能愈合，而萎缩型不愈合则必须将骨皮质切除并同时植骨才能愈合。

（1）肥大型不愈合：此种类型具有良好的成骨能力和血运，不愈合常是固定失效所致，在骨折端没有骨缺损的情况下，单纯加压固定即可达到骨性愈合，可采用加压内固定或外固定支架加压，但当存在骨缺损时则必须植骨。

（2）萎缩型不愈合：此种类型的血运和成骨能力都较差，手术治疗时必须切除萎缩的骨皮质并充分植骨。植骨术有多种方式，移植骨的来源也较多，有自体骨、异体骨和人工合成骨替代物等。切除萎缩的骨皮质后如缺损较小，可以采用取自体髂骨植骨，若缺损较大，则可考虑其他大段骨移植重建如松质骨嵌入植骨术、腓骨段移植或大块骨移植骨术等。

（3）若存在大段骨缺损，可采用的治疗方法有：一是用带血管蒂腓骨段重建，但是需要具备显微外科技术，手术复杂；二是采用 Ilizarov 外固定技术，其手术方法较简单，但是治疗时间较长。

（4）骨折不愈合合并感染：治疗方案为彻底清除感染灶，修复周围软组织和恢复骨的连续性。其中最为重要的是清除感染，应彻底切除感染的软组织、肉芽组织和窦道，根据药敏试验结果选择敏感抗生素，采用游离或带蒂皮瓣、肌皮瓣等显微外科技术修复软组织缺损，一期行骨延长或二期骨移植重建骨的连续性。最近临床上也逐步开始采用 Ilizarov 外固定技术治疗感染性不愈合。

（5）骨折不愈合合并关节功能障碍：骨折不愈合合并关节功能障碍通常为关节内纤维性僵硬，因为关节松解之后需加强关节功能锻炼，但这会增加骨折内固定失败的风险，除非确信内固定非常牢靠，一般可待骨折不愈合治疗后再行关节松解术。某些关节内骨折不愈合如股骨颈骨折不愈合可考虑行人工髋关节置换术。

（6）如果患者全身情况较差，对患肢功能要求不高，存在大块骨缺损，慢性骨髓炎长期窦道流脓，肌肉、肌腱、神经或血管不能恢复的损伤，软组织覆盖不满意，存在恶变可能等情况下，可以慎重考虑是否行截肢手术。

骨折延迟愈合和不愈合的治疗目的主要是达到骨折愈合、恢复肢体功能、提高生活质量。骨折延迟愈合多首先采用保守治疗方式。

骨折不愈合时应采用手术治疗，其治疗原则为骨折端准确复位、坚强固定和充分植骨。一般而言，肥大型不愈合单纯牢固固定即可能愈合，而萎缩型不愈合则必须将骨皮质切除和植骨才能愈合，具体植骨方式需综合考虑骨缺损的程度及移植骨的来源。

【诊疗流程】

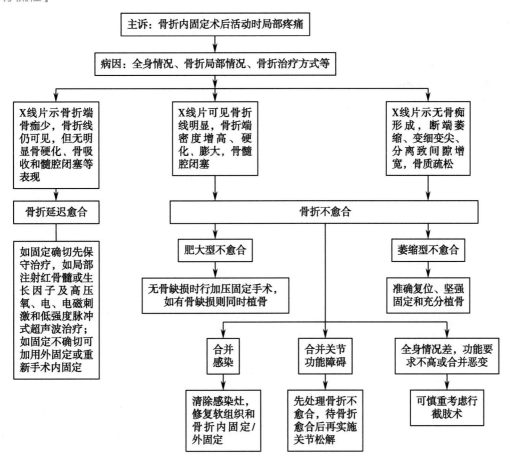

（侯志勇）

第四节　髋关节置换术后假体无菌性松动
aseptic loosening of the prosthesis after hip replacement

人工髋关节置换术作为关节外科的一项成熟的手术技术，其手术量正逐渐增多，手术正越来越普及，手术患者也越来越年轻化。全髋置换后常见的并发症包括感染、肢体不等长、脱位、异位骨化、假体断裂、骨溶解、血栓栓塞症等。而手术后的无菌性松动是人工关节置换术后远期最常见的并发症，无菌性松动与术者的手术技术、假体以及体重、性别、活动量等相关。尽管随着假体的不断更新换代，处理工艺的改进及手术技巧的成熟，无菌性松动依然是髋关节外科的一大难题。无菌性松动发生后常常需要手术翻修解决。由于这种病例往往合并有骨缺损，骨质疏松等问题，手术难度大，风险高，需要选择合适的手术入路，选择合适的翻修假体，准备合适的翻修工具，需要排除感染性松动，需要手术团队有丰富的手术经验和临床决断能力。

首次门诊记录

患者，男性，68岁。因"右髋关节置换术后，活动后疼痛伴跛行4年"就诊。患者4年前因"右股骨头坏死"在某医院行右侧全髋关节置换术，术中麻醉满意手术顺利，术后常规给予预防感染、止痛、消肿治疗，并积极指导其功能锻炼，但术后仍有髋部疼痛不适，无法正常行走，需扶拐杖行走，患肢略短缩。近1年右侧髋部疼痛，继续活动则进行性加重，，行走时腹股沟区及大腿内侧疼痛明显，但卧床休息时疼痛不明显，跛行严重。自发病以来，无寒战、发热，未受外伤，无髋部肿胀，无进行性消瘦，无腰痛及下肢放射痛，无下肢水肿、麻木，无四肢远程疼痛。患者现精神可，食纳睡眠可，大小便无异常。既往史：无糖尿病、高血压病史，无肝炎、结核等传染病史。个人史：平时生活规律，无烟酒等不良嗜好，无性病冶游史。家族史：家族中无类似患者。

【问题1】　根据上述病史，该患者怀疑的诊断是什么？

思路1：考虑患者全髋关节置换术后，髋部负重时疼痛，最常见的并发症有哪些。

> **知识点**
>
> 全髋关节置换术后，由于假体微动、应力遮挡、液压、假体工艺、手术技巧、磨损颗粒、金属原子等原因常会导致假体的术后松动。本例患者术后出现疼痛，并进行性加重伴肢体短缩。考虑假体松动可能，需要考虑无菌性或者感染性松动。

思路2：分析患者疼痛的性质及其他伴随症状有哪些。

> **知识点**
>
> **全髋关节置换术后假体无菌性松动的临床表现**
>
> 1. 疼痛　与活动有关，进行性加重，卧床休息不疼痛。
> (1)人工髋白杯松动时，其疼痛常向臀部放射。
> (2)人工股骨柄松动时，则在髋部、腹股沟、大腿或膝部疼痛，旋转髋部时，大腿中部疼痛可能加重，直腿抬高时髋部或大腿疼痛。
> 2. 响声　有时当髋关节活动时，其深部有响声，假体松动或半脱位所导致。
> 3. 交锁　时有交锁现象发生。患者自述常于坐后站起时，不能立即迈步，需调整肢体位置如外旋或内旋下肢后，方能起步。

思路3：判断松动为无菌性还是感染性的。

> **知识点**
>
> 全髋关节置换术后早期松动(1年内)的原因多为感染，晚期(超过1年)的原因多为无菌性的松动，

但不可忽略感染性松动。尤其对于患有糖尿病或免疫系统疾病者。所以对于此类患者必须常规行感染指标检查。感染性松动往往表现为局部的红肿热痛窦道等表现，慢性的感染 X 线可见骨髓炎骨膜反应等表现。

思路4：全髋关节置换术后假体无菌性松动的产生是多种因素综合作用的结果。

知识点

全髋关节置换术后假体无菌性松动的病因

1. 机械力学因素

（1）微动：对于骨水泥假体，在使用骨水泥时产生的聚合热能引起骨水泥-骨交接口骨组织的薄层坏死，当坏死骨组织尚未被新生骨代替时，如假体出现微动势必影响这一进程，而且随着微动产生的磨损颗粒泵入到骨床中而产生骨溶解最终会导致假体松动。而非骨水泥假体，实验研究发现，一旦假体在术后的着位过程没有完全形成，各种原因导致假体骨界面过量微动的存在，将直接影响骨与假体紧密结合的形成。

（2）应力遮挡：根据 Wolff 定律，骨的改造必须适应骨负荷的变化。通常股骨近端应力负荷正常的传导是从股骨头到股骨颈，再由此处的骨皮质和骨松质传向股骨干。而在置入弹性模量高于骨的金属假体后，新的负荷就直接由人工股骨头传递到下方的金属颈、柄部，一部分负荷绕开了股骨近端的骨质。应力的重新分布使其在假体周围局部强化，而在股骨干和股骨矩起成骨作用的应力减弱，这就是通常所说的应力遮挡。

（3）液压：关节置换破坏了关节囊，产生了与关节囊相通的潜在腔隙，其中包括未完全封闭的假体-骨接口。当人工关节活动时，关节腔内的压力升高，主要产生于负重摩擦面的磨损颗粒则随关节液通过这一途径到达假体-骨接口，使骨细胞和巨噬细胞暴露于磨损颗粒中，这一关节液可以进入的区域被称为有效关节腔。经计算机模拟和直接测量发现，关节内压力可高达 700mmHg。动物实验发现，200mmHg 的压力作用 2 周，在受压部位就产生了大量的骨吸收，组织学证实存在大量的巨噬细胞。

（4）假体材料：假体刚度越高，应力遮挡越大。

（5）假体设计、工艺与安装因素：假体设计、安装不良常常引起撞击，从而产生剪切力，引起严重磨损。对于股骨部件而言，在设计时要考虑股骨头的直径、颈长、颈领、柄的直径、直柄或弯柄型等，其中颈领和柄的尺寸对假体无菌性松动的影响较大。有领结构的股骨柄可以防止假体的下沉，避免近端截骨面产生失用性骨质疏松，保证假体选择中心的位置，但柄的远端容易产生松动和摆动，加剧柄的应力遮挡。股骨柄的尺寸越大，假体周围的应力遮挡效用越大。对于髋臼部件而言，当前常用的白杯为超高分子高密度聚乙烯（UHMWPE）材料。这种材料不能用高压高温灭菌，否则可引起材料永久变形，大多数采用 γ 线灭菌，但 γ 线可引起 UHMWPE 氧化，而致其物理、化学性能改变，材料变脆且易降解。

（6）其他：手术医师的个人经验、患者的个体差异。如体重指数较高者，年轻活动量大者，有其他基础疾病者，都容易出现假体的松动。此外有研究表明，髋关节置换术后假体早期松动可能与成纤维细胞型胶原酶（MMP-1）基因的多态性有关，MMP-1 基因具有 1G 和 2G 两个等位基因位点，结果显示具有 2G 等位基因的人更容易在早期发生无菌性松动。

2. 生物学因素

（1）磨损颗粒：根据假体材料，磨损颗粒分为聚乙烯颗粒、骨水泥颗粒、金属颗粒（包括钛合金和钴铬合金）和陶瓷颗粒。陶瓷的磨损颗粒惰性高，不易诱发炎症介质的产生。直径在 10 损颗以下的磨损颗粒可被吞噬细胞吞噬，产生溶骨性介质。

（2）研究人员证实 Co^{2+}、Cr^{3+} 使巨噬细胞 U937 释放基质金属蛋白酶和金属蛋白酶组织抑制因子，而基质金属蛋白酶和金属蛋白酶组织抑制因子比例失衡是细胞外基质溶解的重要条件。

【问题2】　为进一步明确诊断，需要进行何种检查？

思路1：行专科检查：右髋部外侧可见长约 12cm 弧形陈旧性手术瘢痕，愈合好，局部皮温不高，右髋关节较左侧略肿胀，右大腿上段稍肿胀，未见皮下瘀斑，右侧腹股沟及大腿上段深压痛、大粗隆叩击痛（+），下肢轴向叩击痛(+)。右髋关节活动受限,屈 80°,伸 0°,内收 5°,外展 5°,内旋 0°,外旋 30°。左髋关节活动度屈 13°,伸 5°,内收 15°,外展 25°,内旋 10°,外旋 60°。髋关节被动活动时疼痛明显,屈髋内旋及外展内收活动时均明显,右下肢较左下肢短缩约 2cm,末梢血运可,感觉存在。

思路 2:行 X 线检查,摄骨盆 X 线平片(包括股骨上端假体)及右髋关节侧位片。需要和原始手术后的 X 线片做比较。

本例患者骨盆平片见图 2-6-6,可见股骨假体周围明显的透亮线(>2mm)(白色箭头)。假体右侧股骨小粗隆较左侧上移约 1.5cm(原始片子已遗失)。髋臼杯内陷,髋臼假体周围亦可见明显的透亮线,假体周围可见骨缺损。骨缺损分型:股骨侧 AAOS 分型 II 型、Paprosky I 型,髋臼侧 AAOS 分型 II 型、Paprosky II 型。

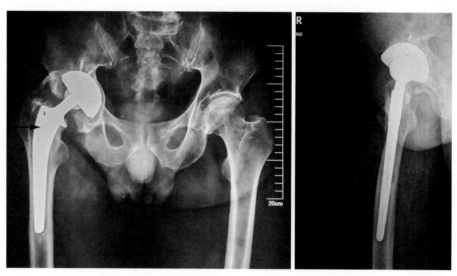

图 2-6-6 患者术前骨盆平片及髋关节侧位片

知识点(表 2-6-3)

表 2-6-3 国际文档和评价体系(International Documentation and Evaluation System,IDES) THA 术后假体松动放射学标准

放射学标准	假体是否松动	
	未松动	松动
髋臼假体		
向上迁移	无、<5mm	5~10mm、>10mm
向中心迁移	无、轻微、适度	严重、进入骨盆内部
放射性透亮带	无、占 II 区的 1/2、占 I 区的 1/2	连续性透亮带
骨水泥的断裂	骨水泥完好	骨水泥断裂
白杯的碎裂	白杯完好	白杯碎裂
进行性倾斜与旋转	无	存在
假体柄		有
柄的下沉	无、<3mm	>3mm
骨水泥-柄间的透亮带	无、<1mm、1~2mm	宽度 >2mm
骨水泥-骨或柄-骨界面间的透亮带	无、占近端的 1/2、占远端的 1/2	连续性
柄周围的骨内膜空洞	无、1~2 个	多个
大的骨缺损	无	一个、大面积
骨水泥层的断裂	无	存在于 4 区上下
柄的断裂	柄完好	柄断裂

注:股骨近端采用 Gruen 股骨分区法(图 2-6-7),髋臼观察分区采用 DeLee 和 Charnley 髋臼假体及其周围骨水泥外壳分区法(图 2-6-8)。

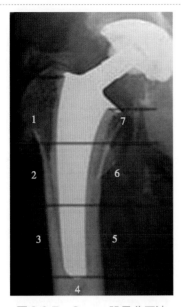

图2-6-7 Gruen股骨分区法
1. 外上部；2. 中部外侧；3. 外下部；4. 假体远程；
5. 内下部；6. 中部内侧；7. 内上部。

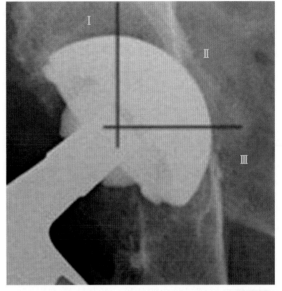

图2-6-8 DeLee和Charnley髋臼假体及其周围骨水泥外壳分区法
Ⅰ. 外上部；Ⅱ. 中部；Ⅲ. 内下部。

知识点

骨缺损常用分类法

1. 股骨骨缺损美国骨科医师协会（AAOS）分类方法

Ⅰ型：节段型骨缺损；

Ⅱ型：腔隙型骨缺损；

Ⅲ型：同时具有腔隙型骨缺损和节段型骨缺损；Ⅳ型为股骨对线不良，包括旋转和成角畸形；

Ⅴ型：股骨髓腔的狭窄或者倾斜；

Ⅵ型：股骨连续性中断。

股骨骨缺损Paprosky分类方法：

Ⅰ型：股骨干完整而干骺端少量松质骨缺损；

Ⅱ型：骨干区完整，干骺端广泛的骨缺损；

ⅢA型：干骺端严重破坏，无法提供骨性支持，但峡部有至少4cm的完整皮质骨管，ⅢB型为干骺端严重破坏，峡部远端完整的皮质骨范围小于4cm；

Ⅳ型：广泛的干骺端破坏版髓腔扩大。

2. 髋臼骨缺损AAOS分型

Ⅰ型：髋臼节段性骨缺损；

Ⅱ型：髋臼腔隙性骨缺损；

Ⅲ型：髋臼混合型缺损；

Ⅳ型：骨盆连续性中断；

Ⅴ型：髋臼融合。

3. 髋臼骨缺损Paproski分型

Ⅰ型：髋臼壁无重要的骨缺损，未侵犯到内侧壁，前后柱仍然完整；

Ⅱ型：髋臼有缺损，但仍能发挥支撑假体的作用，前后柱得以维持，但松质骨几乎完全消失；

Ⅲ型：髋臼的前后柱、顶部及底部出现大的缺损。

4. 白杯迁移测量的Nunn法

因为X线片的标准度、骨盆的倾斜等影响因素，此方法的误差为3mm，所以把白杯的迁移标准定义为 5mm。对白杯迁移测量的计算机辅助 EBRA 法被许多学者证明是较为准确的测量方法。如通过计算机软件系统可以自动标准化 X 线片的不同放大率，减少了人工计算而产生的误差。其次 EBRA 法能够检测并排除骨盆倾斜影像，使测量误差减少。

5．股骨假体下沉测量方法　根据术后连续复查的标准位置骨盆平片测量，参考泪滴线或坐骨结节连线，判断股骨大粗隆或小粗隆相对位置，如下沉超过 3mm 则考虑假体有松动。

【问题 3】　术前的常规检查有哪些？

血尿粪、生化全套、输血常规、凝血五项、血型、红细胞沉降率 ESR、C 反应蛋白、胸片、心电图、心脏彩超、肝胆脾胰彩超、怀疑有脓腔的行彩超检查。

【问题 4】　诊断原则如何？

1．临床检查指标的重要性

（1）有临床症状或经翻修手术证实假体松动，但 X 线片上却无松动的征象。

（2）X 线片上被诊断为松动的患者却无临床症状。

2．临床检查指标

（1）能良好预示髋臼假体松动的临床检查指标依次是：股骨轴向叩击痛，髋关节外旋产生的疼痛，髋部疼痛

（2）良好预示股骨柄假体松动的临床检查指标依次是：股骨轴向叩击痛，髋关节外旋产生的疼痛，大腿区疼痛，髋关节内旋产生的疼痛，髋部疼痛，膝部疼痛。

3．临床松动诊断：X 线显示假体移位元、下沉、假体及周围骨水泥断裂为临床松动，其主要症状表现为体位改变时髋部出现疼痛，髋关节功能减退。

4．X 线松动诊断（Harris 假体 X 线松动分类标准）

（1）肯定松动：假体出现移位，假体周围出现骨水泥断裂。

（2）很可能松动：假体周围出现连续 >2mm 透亮区。

（3）可能松动：假体周围出现不连续透亮区。

【问题 5】　初次全髋关节置换后假体松动的早期诊断和预防有哪些？

1．THA 后 5 年内，无临床检查阳性指针，不需行影像学检查，排除术后假体松动。

2．THA 后 5 年内突发疼痛，立即行影像学检查。

3．术后 5～6 年间，患者应开始定期同时行临床与影像学检查

【问题 6】　鉴别诊断包括哪些？

思路：感染性松动：部分患者表现为局部红肿热痛及窦道形成，彩超可见局部脓腔形成，X 线可见大量的骨质吸收，骨内膜出现锯齿样变、骨膜隆起，并且 ESR 或 CRP 值升高时，怀疑感染性松动。ECT 可见髋关节周围放射性浓聚。

异位骨化：可见髋关节 X 线大量高密度影，严重时亦可导致髋关节周围疼痛，疼痛多见于特殊体位，且休息后可有缓解，髋关节活动受限，髋关节内收内旋位或者外展外旋位撞击试验可阳性，X 线假体周围无明显透亮线或假体移位表现，ECT 有时可见局部放射性浓集表现。但 ESR 或 CRP 不高。

髋关节局部肿瘤形成：有报道指出髋关节置换后金属离子或磨损颗粒导致局部恶性肿瘤形成的个案，对于局部软组织反应明显，X 线及 CT 有异常的骨质破坏或成骨病例需要高度警惕，必要时术中快速病理明确。

【问题 7】　下一步如何治疗？

思路：及时入院完善相关辅助检查，择日行髋关节翻修术。

知识点

TKA 术后假体无菌性松动是髋关节翻修术的主要手术指征。

【问题 8】　如何进行术前准备？

思路：要准备充足全面的器械，要有高质量的骨盆和全股骨像。

知识点

翻修需要完善的术前准备，否则术中假体取出将会碰到意想不到的困难。

1. 高质量的骨盆和全股骨像

2. 若发现盆腔内骨水泥或是明显的髋臼假体突出，需要通过静脉肾盂或血管造影来做进一步评估

3. 全面的准备

(1) 取股骨柄的器械

(2) 去除骨水泥的超声骨刀或其他手用器械、电动器械

(3) 电动的金属切割器械

(4) 髓腔软钻、环锯

(5) 非骨水泥假体器械：弯头薄骨刀(取柄)、弯头骨刀(取髋臼假体)

(6) 螺钉和骨盆重建钢板

(7) 纤维光源

(8) 粗隆固定装置和环扎钢丝

(9) 其他特制的翻修工具

(10) 自体或异体植骨

(11) 需氧及厌氧培养管

【问题9】　如何选择手术入路？

思路：一般选择原手术切口入路，亦可选择主刀医师熟悉的手术入路，必要时可选择联合入路暴露前后方髋臼。

知识点

各种手术入路优势和缺点的比较

1. 直接外侧入路　可切断臀中肌前下方止点，可以较轻易完成翻修，但是髋臼前后柱植骨困难，向上方显露容易损伤臀上神经。

2. 前外侧入路　优点是可以保护外展肌，显露髋臼前柱较容易，但是股骨扩髓比较困难，髋臼后柱植骨困难。

3. 后外侧入路　可以通过剥外旋肌充分显露髋臼后柱和股骨干，但是会增加后脱位的风险。显露髋臼前柱困难。

【问题10】　如何准备假体？

1. 合适的初次股骨柄和翻修股骨柄假体。

2. 骨水泥假体或生物假体均可准备。

3. 大尺寸的髋臼假体来填充大的髋臼缺损。

4. 订制假体，用于缺损极度不规则或股骨畸形过于严重的病例。

【问题11】　手术步骤如何？

思路：本例病例原手术入路为外侧入路，仍采用直接髋外侧入路。

1. 切开皮肤、皮下脂肪，暴露髂胫束，纵向切开，暴露臀中肌以及股骨大粗隆，切开臀中肌大粗隆止点的前半部分，向前牵拉，切除关节囊，暴露髋关节，取样送细菌培养，见髋关节假体上移松动，股骨假体松动，切除关节周围瘢痕，脱位髋关节，清除瘢痕和骨赘，股骨假体松动，轻易拔除股骨头假体，取出髋臼假体，彻底清理瘢痕组织并行生理盐水冲洗。

2. 取髋臼挫由小到大磨挫髋臼至 X 号，未另取自体骨或异体骨植骨。生理盐水多次冲洗切口，装入 X 号水泥臼和聚乙烯内衬。取髋关节内收外旋位，去除骨水泥，刮除髓腔肉芽，无明显脓性分泌物，生理盐水反复冲洗，行股骨由小到大逐步扩髓至 Y 号，再装上 Y 号翻修股骨假体，取长颈股骨头假体试模，复位顺利，髋关节松紧度合适，屈髋、外旋位置良好，更换长颈28mm直径股骨头金属假体，复位，屈伸、内外旋活

动良好,关节稳定不脱位。

3. 关节内置引流一根,逐层缝合,伤口注射混合吗啡、罗派卡因的混合镇痛水,包扎。手术过程顺利,术后安返。术中出血 400ml。

知识点

柄的取出技巧

1. 早期的头固定柄　带有滑锤或把持平台的器械,绕过头部,钩住假体颈部。

2. 当代设计的假体柄　厂家专门的假体柄取出器械,没有取出器械时,可将领部作为把持平台。用锤和打器将假体柄从下方敲出。

3. 带有多孔涂层的骨水泥柄　用一个带有长、细钻头的磨钻将近端骨水泥或是多孔表层从假体柄上分离开,此时不能用骨刀去除骨水泥,以防股骨劈裂。用摆锯沿假体柄周围切磨,直到涂层或多孔表面完全被显露。将摆锯从前向后以一定的角度从领部下方伸进去,去除内侧的骨水泥。如果需要进入假体内侧面,可以用金属切割器,合金钻去除柄的领部。当近端的骨水泥已经被完全清除,如果用取出器大力敲击仍不能取出假体柄,可以做一个扩大的转子截骨来获得一个到达更大的骨水泥和假体结合面的通路。或是在股骨前外侧皮质开窗。开窗的位置应刚好在近端骨水泥去除水平的远端。

4. 非骨水泥柄　多孔涂层仅限于在假体柄的近端,用薄的弯骨刀切断长入骨。将薄骨刀紧贴多孔涂层插入,避免穿至股骨皮质。尝试从不同角度插入,显露整个多孔涂层的前方和后方。或者用一根长、细、高速磨钻紧贴假体插入来切断长入骨。

5. 远端长入骨较多的假体柄取出技巧

(1)用薄骨刀切断近端长入骨。

(2)用高速磨钻在柄的方形和圆形交界处行股骨皮质横行开窗。

(3)在该水平用金刚钻金属切割器截断假体,避免切割或离断对侧皮质。

(4)取出假体柄近端。

(5)用环锯套在圆柱体部,切割并取出假体柄。可以通过测量取出的近端假体柄的远端来确定环锯的尺寸。用水浇灌环锯以避免其产生的高温损伤骨。

6. 断柄去除技巧　远端股骨柄开窗取出的要点:根据术前测量距离定位开窗部位,由于假体柄断裂部位反复摩擦刺激,此处股骨皮质多有隆起,也可以作为定位参考,可选择在隆起处下方开窗;在定位部位的股骨前外侧行电钻钻开长 3~5cm(长度不应超过预估的开窗最大长度)、宽约 1cm 大小的骨窗,术中可根据情况上下延长窗口;行打击器击打后取出远端假体。

知识点

髋臼杯的取出技巧

1. 全髋聚乙烯内衬假体取出较为有效的一种方法为使用骨刀采用自身杠杆作用进行撬拨,往往能同时将髋臼假体一并撬出。

2. 生物型臼杯取出困难时为尽可能保护骨量,四周界面使用苹果刀逐步分离,或者使用弯骨刀分离后撬拨取出。

3. 骨水泥臼杯的取出,可使用打击器先逆行向内壁锤击已使得骨水泥松动碎裂后再取出。

知识点

假体选择

1. 髋臼假体的选择　Paproski 分型对于髋臼假体的选择具有积极的意义,一般认为 Paproski 分型

Ⅰ、Ⅱ型或 AAOS 分型Ⅰ、Ⅱ、Ⅲ型的骨缺损行生物型假体固定一般可获得良好的固定，骨水泥假体则适合大范围骨缺损的病例。

2. 假体柄的选择，尽可能选择生物型假体。对于非松动股骨假体的取出往往需要行大粗隆截骨或行开窗取出，此时行采用骨水泥假体将使得骨折无法愈合；腔隙性缺损过厚的骨水泥将使得抗疲劳性降低，而节段性骨缺损将影响骨水泥固定强度；骨水泥假体的取出往往难度较大，对于年轻患者股骨远端无论腔隙性或节段性骨缺损的病例，如果再次翻修将十分困难；尽可能选择锥形柄。由于锥形柄较圆形柄对于骨保存能力更好，远期的并发症及翻修率均较低。

【问题 12】 术后一般处理及检查是什么？

1. 监测专案　监测生命体征、血常规、血凝、红细胞沉降率、C 反应蛋白、引流量。

2. 支持治疗　消肿、止痛、及时输血、营养支持。

3. 无菌处理　及时拔管（24～48 小时）、换药。

4. 复查骨盆平片及髋关节侧位片（图 2-6-9），见假体位置良好。髋臼杯外展角合适，假体位置良好，肢体无短缩。

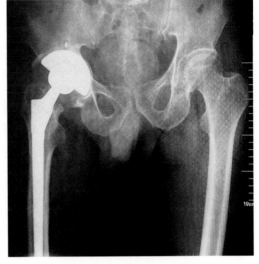

图 2-6-9　翻修术后 X 线片

【问题 13】 如何进行功能锻炼？

1. 术后即刻保持髋关节外展中立位

2. 病房锻炼的项目

（1）深呼吸。

（2）踝泵运动、股四头肌和腓肠肌等长收缩和轻微的旋转练习。

（3）半仰卧式坐在床边或凳子上，凳子上放 1 或 2 个枕头有助于避免髋关节过度屈曲，两大腿间夹 1 个枕头能限制内收和内旋。每次半小时内。

（4）借助于步行器进行步态练习（限于可负重病例）。

（5）髋关节伸直练习。

（6）非手术侧翻身（保持膝关节夹枕）。

3. 负重时间　需要对于手术中的情况综合考虑，对于稳定性良好、压配良好的生物型假体，一般前 3 个月允许逐渐部分负重，而对于植骨或截骨影响假体稳定的病例需限制负重直至植骨或截骨部位愈合。骨水泥型假体一般术后早期即可下地。

4. 出院后注意事项

（1）大小便：术后 6 周内指导下使用增高的坐便器；

（2）睡姿：健侧卧位时两腿间夹 1～2 个普通枕头；

（3）盆浴：浴盆中要加装坐凳、橡胶垫和扶杆；

（4）性生活：仰卧位；

（5）伸展练习：弯腰够到脚剪趾甲。

5. 康复后的锻炼

（1）术后 6～8 周时恢复工作。

（2）3 个月时，患者可从事除举重物和弯腰以外的任何工作，不建议全髋关节置换术后的患者进行体力劳动。

（3）推荐的体育活动：游泳、骑自行车、高尔夫球。

（4）不建议的体育运动：跑步、球拍类运动和其他需要承受反复撞击或使髋关节达到活动度极限的运动。

【问题 14】 出院后如何进行随访？

1. 术后 6 周门诊 X 线复查，根据 X 线表现决定改用拐棍时间，翻修手术建议拐杖使用时间延长至 3 个月或更长。或疼痛和跛行完全消失后再改用拐棍。

2. 术后3个月、6个月、12个月随访,以后固定在1年一次,复查X线并与以前的X线片进行对比以早期发现松动、移位、磨损和假体失败。

(蒋　青　徐志宏)

髋关节翻修术(髋臼侧翻修)(视频)

第五节　髋膝关节置换术后假体周围骨折
periprosthetic fractures

假体周围骨折中以全髋或全膝关节置换术后假体周围骨折最为常见。导致假体周围骨折的危险因素很多,包括骨质疏松、骨溶解、假体松动、局部应力集中、假体穿透骨皮质等。早期治疗的目标是保证骨折愈合、假体稳定的同时维持良好力线,保留或增加骨储备并尽早地活动进行功能锻炼。医师应全面掌握处理此类骨折的原则,在制订治疗方案时,必须对骨折发生之前和之后假体的稳定性以及骨质量有所了解。

> **临床病例一**
>
> 患者,女性,70岁,因"摔伤后左大腿近端疼痛伴活动受限1小时"入院。查体:左股骨近端肿胀,压痛(+),局部叩击痛(+),轴向叩击痛(+),髋关节活动受限,踝关节活动尚可,足趾活动自如,左下肢感觉正常,足背、胫后动脉搏动有力。影像学检查:左全髋关节置换术后、股骨假体周围骨折,骨折移位。

【问题1】　根据上述病史特点及影像学结果,可知患者为股骨假体周围骨折,临床上如何诊断股骨假体周围骨折?

思路1:诊断股骨假体周围骨折需详细了解病史,仔细查体并通过影像学检查结果帮助诊断。患者有全髋关节置换史和外伤史,受伤后局部肿痛,提示可能出现髋关节脱位或骨折。关节脱位通常表现为下肢短缩及内旋或外旋畸形,压痛位于腹股沟水平,大腿压痛轻或不明显,被动活动髋关节受限并疼痛,而骨折压痛和叩击痛均十分明显,轻微的被动活动即导致明显疼痛,可伴有异常活动,据此初步判断发生骨折,摄X线片可以发现骨折部位和程度。

思路2:明确了全髋关节置换股骨假体周围骨折后,应考虑其分型,根据分型治疗指导治疗。股骨假体周围骨折以Vancouver分型最为常用。该分型综合了骨折部位、假体稳定性和骨溶解程度三个要素,对治疗方案的选择具有很好的指导作用。分型:A型骨折位于假体近端,分大转子(AG)骨折和小转子(AL)骨折。B型骨折发生在假体柄周围或刚好在其下端,B1型假体固定牢固,无明显骨量丢失;B2型假体松动,但无明显骨量丢失;B3型假体松动并有严重的骨量丢失。C型骨折发生于距假体尖端较远的部位。

【问题2】　该患者如何选择治疗方案?

思路:股骨假体周围骨折的治疗必须综合考虑以下5个因素:骨折部位、假体和骨折的稳定性、局部骨质状况、患者的年龄和生理状况以及医师的经验。

治疗方法包括:限制负重、牵引、各种内固定、植骨和翻修术。对于A型骨折,若为大转子骨折,如果骨折无移位则可采用保守治疗,卧床休息,患髋外展以减小外展肌的牵拉;如果骨折移位,则可切开复位,视情况选择钢丝、螺钉或钩钢板等固定(图2-6-10)。若为小转子骨折,如果骨折未累及股骨距,则可采用保守治疗,如果骨折累及股骨距则需钢丝环扎固定。对于B型骨折,根据假体是否稳定及骨溶解情况选择不同固定方式,若为B1型骨折,由于假体稳定,骨量充分,可单纯固定骨折,视情况选择钢丝、环扎带、记忆合金环抱器、锁定钢板等方式固定。若为B2型骨折,由于假体松动,需要翻修假体,选择长柄或翻修柄假体以获得早期固定,假体远端需超过骨折线4cm,可同时辅助各种内固定加强固定效果(图2-6-11)。若为B3型骨折,假体松动的同时伴有明显的骨溶解,可使用延长柄或翻修柄加植骨并辅以各种内固定,也有学者建议使用同种异体骨板加强固定。对于近端骨溶解非常严重的老年患者,也有学者采用肿瘤假体进行翻修,由于远期失败率较高,应慎重使用。若为C型骨折,由于骨折位于假体远端,不影响假体稳定性,选用记忆合金环抱器、锁定钢板等固定即可(图2-6-12)。

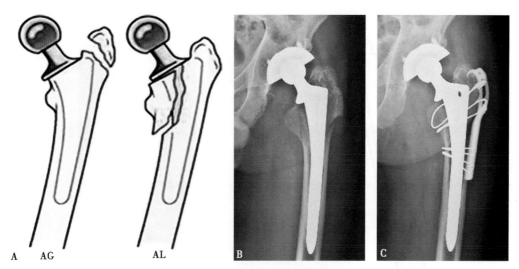

图 2-6-10　Vancouver A 型骨折

A. A 型骨折位于假体近端，AG 为大转子骨折、AL 为小转子骨折；B. 全髋关节置换术后 6 年，摔倒导致大转子骨折；C. 用钩钢板及钢缆固定骨折。

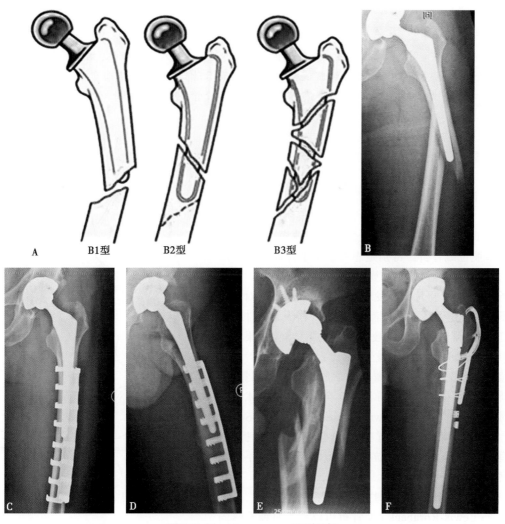

图 2-6-11　Vancouver B 型骨折

A. B 型骨折发生在假体柄周围或刚好在其下端，B1 型假体固定牢固，无明显骨量丢失；B2 型假体松动，但无明显骨量丢失；B3 型假体松动并有严重的骨量丢失；B. B1 型骨折，假体固定牢固；C. 复位骨折环抱器环抱固定；D. 术后 1 年，骨折愈合良好，假体稳定；E. B2 型骨折，骨折导致假体松动，但无明显骨溶解表现；F. 使用翻修柄假体并结合钩钢板及钢缆固定

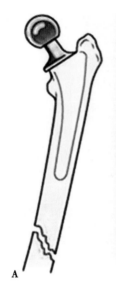
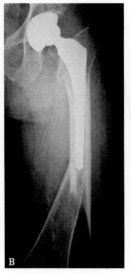
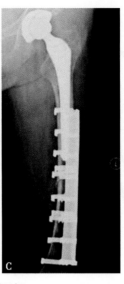

图 2-6-12　Vancouver C 型骨折
A. C 型骨折发生于距假体尖端较远的部位；B. C 型骨折，假体稳定；C. 复位骨折后环抱器固定。

临床病例二

患者，女性，69 岁，因"摔伤后右膝关节肿痛伴活动受限 2 小时"入院。查体：右膝关节肿胀，压痛明显，轴向叩击痛（+），右膝关节活动受限，浮髌试验（+），踝关节活动尚可，足趾活动自如，右下肢感觉正常，足背、胫后动脉搏动有力。影像学检查：右全膝关节置换术后、股骨假体周围骨折，骨折完全移位。

【问题 1】　根据上述病史特点及影像学结果，可知患者为全膝关节置换术后股骨假体周围骨折，临床上如何诊断此类骨折？

思路 1：诊断全膝关节置换术后股骨假体周围骨折需详细了解病史，仔细查体并通过影像学检查结果协助诊断。患者有全膝关节置换史和外伤史，受伤后局部肿痛，提示可能出现膝关节脱位或骨折。特别是患者膝关节浮髌试验呈阳性，提示关节内有出血（需询问受伤之前无肿胀现象）。据此初步判断发生骨折，摄片可以发现骨折部位和程度。对于摄片后仍不能明确是否骨折的患者，可以在严格无菌条件下行关节穿刺抽液，观察有无血性液体及有无脂肪滴，如果在血性液体中看到脂肪滴，可明确发生骨折。

思路 2：明确了全膝关节置换术后股骨假体周围骨折，需要判断其分型，根据分型指导治疗。全膝关节置换术后股骨假体周围骨折分型多采用 Lewis-Rorabeck 分型（图 2-6-13）：Ⅰ型为无移位的骨折，假体位置良好；Ⅱ型为移位的骨折，假体位置良好；Ⅲ型无论骨折移位与否，假体已经松动不稳定或衬垫磨损。

【问题 2】　股骨假体周围骨折如何治疗？

思路 1：Lewis-Rorabeck Ⅰ型骨折可以用支具或石膏固定保守治疗，并进行密切随访。Lewis-Rorabeck Ⅱ型骨折，则需要手术治疗。固定的方法包括髓外钢板、髓内钉固定或外固定支架固定，有时需要结合植骨或骨水泥来增强骨折部位的强度。

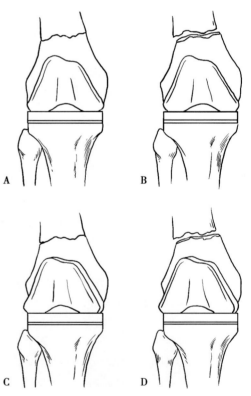

图 2-6-13　全膝关节置换术后股骨假体周围骨折的 Lewis-Rorabeck 分型

Ⅰ型：无移位的骨折，假体位置良好（A）；Ⅱ型：移位的骨折，假体位置良好（B）；Ⅲ型：无论移位与否，假体已经松动不稳定或衬垫磨损（C、D）

思路 2：治疗 Lewis-Rorabeck Ⅲ型骨折时如果骨折能够获得固定并愈合，则可二期处理假体松动问题。这样处理的好处在于骨折愈合后翻修比较方便、骨量丢失少、不需要异体骨植骨和使用限制型假体。但是很多Ⅲ型骨折很靠近远端，如果因为股骨远端假体松动或失败而无法得到稳定的固定，那么必须同时进行膝关节翻修手术，可以使用带延长杆的股骨假体和 / 或结合钢板固定（来重建膝关节）。

知识点

全膝关节置换术后股骨假体周围骨折治疗要点

1. 骨折线在良好固定的假体 4cm 以上，可以采用髓外钢板固定或者髓内锁定钉。

2. 如果股骨的骨折线十分接近远端，或者累及股骨假体或者不适合用髓内固定，则可用髁钢板固定或 LISS 钢板等固定。

3. 如果伴随股骨假体松动，则在治疗股骨骨折的同时要进行翻修手术。

【问题 3】 如果骨折发生于胫骨，胫骨假体周围骨折如何治疗？

思路 1：同股骨假体周围骨折一样，选择治疗方法前应判断其分型，根据分型指导治疗。Mayo 医学中心根据骨折部位和胫骨结节的解剖位置关系、骨折的时间（术中还是术后）以及胫骨假体是否松动，将膝关节置换术后胫骨近端骨折进行分型（图 2-6-14）。1 型为胫骨平台的骨折，2 型为胫骨假体柄邻近的骨折，3 型为胫骨假体柄远端的骨折，4 型骨折累及胫骨结节。骨折的亚型是依据骨折的时间和假体是否稳定。亚型 A 和 B 为胫骨近端骨折发生在术后。亚型 A 为假体稳定，亚型 B 为假体松动，亚型 C 指骨折发生于术中。

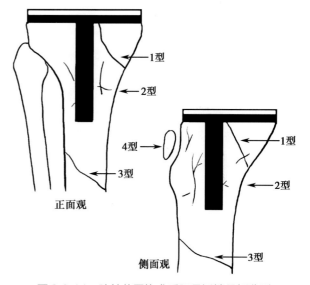

思路 2：根据 Mayo 分型，1A 型骨折可单用螺钉固定，1B 型的胫骨平台骨折都伴有因为假体安放位置不佳所导致的轴向力线问题。这类患者需要翻修手术。

2A 型干骺端骨折一般骨折移位比较小。无移位的骨折可用石膏固定。移位的骨折一般需要切开复位内固定，必须纠正轴向和旋转移位。如果施行翻修手术，在取出胫骨假体时应避免骨量的过多丢失。2B 型是干骺端骨折合并假体松动，需要对胫骨侧的假体进行翻修。骨量丢失广泛，往往需要同种异体骨进行结构性植骨。对于老年患者的另一种选择是肿瘤型的铰链式膝关节假体，采用骨水泥固定，允许早期锻炼。

图 2-6-14　膝关节置换术后胫骨近端骨折分型

3 型胫骨干骨折一般假体的稳定性较好。稳定的骨折可以保守治疗，不稳定的骨折则需要钢板固定。3B 型的骨折是指胫骨干骨折同时合并假体松动。一般需要同时行翻修手术，但有些需要先治疗骨折，然后二期行翻修。

4 型骨折累及胫骨结节，无移位的骨折可以用伸直位石膏固定。移位的骨折可以用张力带钢丝或螺钉固定，也可以用半腱肌肌腱移植来加强。

知识点

全膝关节置换术后胫骨假体周围骨折治疗要点

1. 如果假体稳定，胫骨骨折无移位，或者经处理后骨折复位良好且稳定，可以行保守治疗。

2. 如果膝关节假体松动，或者骨折的类型不稳定，可以用延长杆的胫骨假体。在翻修的同时，可能需要切开复位，用钢板进行固定并进行植骨。

3. 移位的胫骨结节骨折，需要切开复位内固定来恢复伸膝装置的完整性。

【问题4】 如果骨折发生于髌骨,该如何治疗?

思路1:在选择治疗方法前首先仍然是判断其分型。Ortiguera 等依据伸膝机制连续性的破坏、髌骨假体是否稳定、剩余骨的质量分为:①1 型为髌骨假体稳定、伸膝装置完整;②2 型为伸膝装置不完整,假体可以是稳定或不稳定;③3A 型为髌骨假体松动,伸膝装置完整,剩余的骨量尚可;④3B 型骨的质量很差。

思路2:根据分型选择治疗方法。1 型骨折髌骨假体稳定、伸膝装置完整,这类患者最多,可以无症状,可能是在随访时发现应力骨折。通常用石膏或支具制动,6 周后负重。大部分患者经过保守治疗都能获得良好疗效,但有报道少量患者的膝关节评分降低,行走时需要辅助支撑。2 型骨折伸膝装置破坏和 3 型有症状的骨折伴假体松动,大部分需要手术治疗。如果假体固定和骨量情况都很好,可用张力带技术固定,术后早期活动。3型骨折如果骨量多,可以试行翻修。如果骨量很少,或者无法固定,则只能进行髌骨成形术或髌骨切除术。

(朱振安)

第六节　人工关节假体周围感染
periprosthetic joint infection

人工假体关节周围感染是由于人工关节部位活动的特殊性,经历手术创伤后,周围循环不能完全恢复;人工关节运动时的自身磨损;以及金属异物抗感染能力差等诸多原因,使得人工关节置换术后的感染治疗起来非常困难。虽然目前采用很多预防措施,但初次手术感染发生率仍在 1%~5%,而随着我国社会人口逐渐老龄化,其绝对数字正逐年增高。

临床病例

患者,男性,71 岁。左膝关节置换术后 3 年,3 个月前因“感冒”,出现咳嗽咳痰伴发热,随即出现关节肿痛、局部发热。患者自行“烤电、贴膏药”治疗,近 1 个月肿痛加重,活动受限。查体:左膝肿胀明显,色素沉着,原切口下方可见皮肤破损并结痂,局部皮温高,关节周围压痛,浮髌试验(+),外翻应力(-),膝关节活动范围 10°~70°(图 2-6-15)。

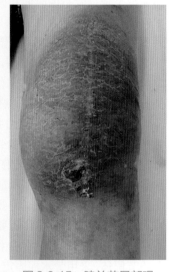

图 2-6-15　膝关节局部观

【问题1】 关节置换术后 3 年出现肿痛,可能诊断? 需做哪些检查明确诊断?

思路1:患者 3 个月前有呼吸系统感染病史;随后出现关节肿痛等症状,关节局部皮温高,活动受限,关节内积液。首先考虑关节置换术后假体周围感染。

思路2:不能完全排除假体松动、假体周围骨折等诊断,进一步需要从 X 线片、去除伪影的 CT 平扫联合三维重建,甚至 MRI 等影像学检查判断。

知识点

关节置换术后感染的诊断

1. 主要标准
(1)出现与假体相通的窦道。
(2)至少从受累关节两处不同部位取出的组织或关节液培养出相同病原菌。

2. 次要标准中 6 条满足至少 4 条

（1）红细胞沉降率（ESR）或 CRP 升高。

（2）关节液白细胞计数升高。

（3）关节液中性粒细胞百分比升高。

（4）受累关节处有脓液。

（5）有一处关节周围组织或关节液培养出病原菌。

（6）关节周围组织冰冻切片显示高倍镜视野下计数 5 个高倍镜视野，每高倍镜视野中性粒细胞计数大于 5 个。

慢性感染指标：CRP>10mg/L，ESR>30mm/h，关节液白细胞计数>3 000/μl，关节液中性粒细胞百分比>80%。

急性感染指标：CRP>100mg/L，ESR 无明确意义，关节液白细胞计数>10 000/μl，关节液中性粒细胞百分比>90%。

3. 或者以下 5 条中至少满足 3 条

（1）红细胞沉降率（ESR）或 CRP 升高。

（2）关节液白细胞计数升高或关节液中白细胞酯酶测试（++）。

（3）关节液中性粒细胞百分比升高。

（4）有一处关节周围组织和关节液培养出病原菌。

（5）关节周围组织冰冻切片显示高倍镜视野下计数 5 个高倍镜视野，每高倍镜视野中性粒细胞计数大于 5 个。

【问题 2】　距离初次置换术后 3 年出现关节症状，感染来源的可能是什么？属于何种类型？

思路 1：3 个月前呼吸系统感染病史，考虑最大的可能性是上呼吸道感染后，感染又局部扩散至全身血液循环，并最终定植于膝关节周围，引起假体周围感染。

思路 2：不同类型的感染都有不同的分型，关节置换术后感染的分型要考虑到感染出现的时间，可能的来源，与初次手术间隔的时间等等因素。

知识点

人工关节假体周围感染的分类

明确诊断关节置换术后感染后，进一步对其分型非常重要，这有助于选择恰当的治疗策略，提高治愈率，重获无痛、稳定、功能良好的人工关节。

目前最被广泛认可和采用的感染分类方法是由 Tsukayama 在 1996 年提出的（表 2-6-4）。他将人工关节假体周围深部感染分成四类：Ⅰ型，仅术中标本培养阳性（缺乏其他直接证据）；Ⅱ型，术后早期感染（发生于手术以后 1 个月以内）；Ⅲ型，急性血源性感染（假体功能良好）；Ⅳ型，术后晚期慢性感染（手术 1 个月以后发病，并呈隐匿发病）。这种感染分类法较好的将发病时间和感染病因进行了综合考虑，临床判断容易并能有效的指导治疗。根据这个方法，Tsukayama 制定了相应的治疗策略：术中培养阳性患者术后静脉应用抗生素 6 周；术后早期感染行清创治疗；术后晚期感染行二期翻修置换；急性血源性感染行清创治疗。

表 2-6-4　Tsukayama 感染分类法

项目	Ⅰ型	Ⅱ型	Ⅲ型	Ⅳ型
时间	术中培养阳性	术后早期感染	急性血源性感染	晚期慢性感染
定义	2 个以上标本（含 2 个）培养阳性	感染于术后 1 个月以内发生	功能良好的关节突发血源播散的感染	手术 1 个月以后发生
治疗	静脉应用抗生素	清创保留假体	清创保留假体	取出假体、清创、二期置换

【问题3】 采取何种治疗方式,保守治疗还是手术治疗? 若采取手术治疗,是单纯清创还是翻修手术?

思路1:人工关节假体周围感染的治疗目的是消除感染、解除疼痛、最大限度恢复患肢功能。一旦确定人工关节感染,选择具体治疗方案时必须考虑以下几个方面:①感染是表浅的还是深部的;②感染发生的时间;③患者自身条件对感染治疗效果的影响;④人工关节周围的软组织条件(尤其是伸膝装置是否完整);⑤假体是否松动;⑥感染的致病菌(种类、毒力、对抗生素的敏感性);⑦医师的经验和技术水平;⑧患者的期望值和对关节功能的要求。

思路2:除了手术以外,还需要注意哪些治疗方式来确保手术治疗的效果?

根据上述条件的不同,基本治疗手段可分为7种:①单纯抗生素抑制治疗;②清创、滑膜切除,保留关节假体(仅更换衬垫);③二期翻修(首次手术取出所有异物,彻底清创,经过一定间隔时间后,第二次手术再植入新的假体);④一期翻修(同一次手术中取出感染的关节假体并植入新的假体);⑤关节切除的成形手术;⑥关节融合手术;⑦截肢手术。医师必须严格把握指征,根据具体情况选择最为合适的治疗方案十分重要,因为它直接关系到预后,若首次治疗失败后再进行二次治疗时,瘢痕形成、抗生素耐药和持续骨丢失将极大影响治疗效果。

对于任何感染的治疗,最首要的原则,就是检出病原菌,针对性使用抗菌药物,选择药物敏感性好,并且根据患者身体情况,选择毒副作用小的药物,针对耐药菌可以考虑联合用药。对于未检出病原菌的感染的治疗,可能需要联合使用抗菌药物,覆盖大多数在关节置换术后感染中常见的病原菌。但是,当联合用药时,需要考虑药物的毒性作用,长期使用时,需要警惕真菌感染的出现!

知识点

人工关节假体周围感染的治疗方法

1. **单纯抗生素治疗** 这种治疗方式只能抑制细菌发展而无法彻底根除假体周围深部感染,其预后不佳。若患者全身情况可耐受,应当机立断行手术彻底清创,否则保守治疗只会导致感染的恶化。目前此方法仅适用于同时存在以下情况时:①患者自身情况无法耐受手术或拒绝手术治疗的患者;②低毒性细菌感染;③病原菌对抗生素敏感;④长期口服抗生素治疗有良好的耐受性,对人体毒副作用小;⑤假体无松动;⑥体内其他部位无关节假体存在。

2. **清创、滑膜切除,保留关节假体(更换部件)** 清创保留假体是指术中清创去除血肿、彻底清除感染病变的组织、切除滑膜,更换可更换的部件(膝关节垫片、髋关节球头及内衬等),保留假体,术后敏感广谱抗生素应用至少3个月(静脉应用2~4周后改为口服)。临床症状出现的时间是作为采取清创而保留假体或是假体取出术的指导依据。多数临床研究证明清创术要在出现症状后4周内及早进行。一般认为细菌生物膜形成是假体周围感染难以治愈的根本原因。细菌污染后在假体材料表面一般3周左右即定植形成不可逆的生物膜,而抗生素只能杀死浮游细菌,对于黏附在生物膜上的细菌难以奏效,此时除了去除假体,没有其他办法可以消除慢性感染反复发作。因此,及时地采取清创术是成功治疗关节置换术后早期深部感染或急性血源性感染的关键,而另一方面它也说明清创保留假体的方法并不适用于治疗晚期慢性感染。

切开清创保留假体适应证:①感染症状、体征持续时间在3周以内的术后早期深部感染或急性血源性感染;②无假体松动或感染的影像学改变;③软组织条件尚好,无大量瘢痕及窦道形成;④病原体对药物敏感。

相对禁忌证:其他关节有人工关节置换手术史,有人工心脏瓣膜置换手术史的患者。为了避免感染累及到这些假体,不建议保留假体。

3. **二期翻修** 二期翻修是指首次手术取出所有异物,彻底清创,经过一定间隔时间后,第二次手术植入新的假体。是目前推崇和应用最广泛的方法,被认为是治疗晚期慢性关节置换术后感染的金标准。缺点是需取出关节做关节成形,手术难度加大,治疗时间长,费用上升,若间隔时间较长还会造成软组织挛缩,骨丢失,术后功能恢复欠佳。

适应证：①晚期慢性人工关节置换术后感染，周围软组织条件可，肌肉功能未受损；②未及时处理的术后早期深部或急性血源性感染（超过4周）；③病原体对药物敏感；④医疗条件能满足需要；⑤能耐受多次手术。

禁忌证：①持续或反复的顽固性关节感染；②广泛的关节周围软组织及肌肉功能受损，翻修已经不可能恢复功能。

二期翻修手术包括以下步骤：①取出所有假体、骨水泥，彻底清创；②使用含抗生素骨水泥间隔器（spacer）；③4~6周非胃肠道使用敏感抗生素；④定期复查血液中炎症指标：红细胞沉降率、CRP等，关节穿刺抽液化验，明确感染治愈；⑤植入新的人工假体。

4．一期翻修　一期翻修是指在同一次手术中取出感染的关节假体及所有异物，彻底清创，并再次植入新的假体。一期翻修的优点是只需一次手术、住院时间短、治疗费用较低、瘢痕少、术后关节功能恢复较好等优势，但是，与二期翻修不同，一期翻修并不是在感染控制稳定的情况下实施的，其治疗效果存在争议，文献报道也结果不一，因此目前并未被广泛应用。适应证与禁忌证：与二期翻修基本相同，但相同条件下如果患者不能耐受多次手术则更适于选择一期翻修，而对于患有自身免疫系统疾病或免疫能力低下的患者应慎重考虑，可视为一期翻修的相对禁忌证，必要时应选择二期翻修。

在翻修术前能准确培养鉴定出病原菌并使用广谱敏感的抗生素对提高一期翻修成功率至关重要。取样前停抗生素2周，抽取关节液和术中获得的关节腔液体、多处组织（3~5处）一并送培养，用不同培养基同时进行需氧和厌氧培养，对3~5天内无菌生长的样本，可延长培养时间至2周。延长培养时间标本有被污染的可能，但一般7~10天内第一个培养出的细菌常就是致病菌。从而更加有针对性的使用抗生素，对降低感染复发率很重要！

一期翻修的手术要点：①较为激进地清创、去除假体；②冲洗、消毒液（含碘消毒液、双氧水等）浸泡；③同时植入新假体。

不论是一期翻修还是二期翻修，都需要根据细菌培养结果针对性使用抗生素，并且严格定期复查，检测红细胞沉降率、CRP等炎症指标，评估判断感染治疗效果。

5．关节融合手术　关节融合手术是作为全膝关节置换失败后的补救措施，它能有效去除感染、减轻疼痛、并提供稳定的膝关节。传统观念认为关节融合术是治疗全膝感染的金标准，认为它是全膝关节置换术后晚期感染出现严重症状和功能障碍时的首选方法。虽然融合后膝关节活动的丧失，限制了患者坐、洗脚、穿鞋袜等日常活动，但有研究显示，关节融合和二期翻修术从术后功能评价上来看，效果无显著差异，而且其疼痛的发生率也较低。

6．关节切除成形术　关节切除成形术能有效根除感染而保存了患者的肢体，而且手术操作简单，创伤小，但其主要缺点是术后关节不稳伴疼痛，行走功能受限。因此关节切除成形术适应证是：对关节功能要求不高、多关节累及、无法耐受其他手术的患者，如严重多关节类风湿性关节炎患者、生活无法自理的老年患者。关节切除成形术与关节融合术不同，它不受骨和软组织缺损的影响，但术后必须佩戴支具或管形石膏制动，至少6周，以减轻疼痛、保护关节。

7．关节截肢术　截肢术是经过尝试各种外科手段均无法根除感染，或合并威胁生命的败血症患者在不得已的情况下采用的最后的补救措施。大约有不到5%的感染患者最终需要接受关节截肢术。尽管截肢术治疗最彻底，但对患者心理和生理都是一个严重打击，必须慎重考虑。截肢的平面应该兼顾给予患者最大功能保留的同时能完全根除感染。

小结

消除感染、解除疼痛、最大限度恢复患肢功能是治疗关节置换术后感染的基本目的。根据已有的被证实有效的治疗准则选择正确的治疗方法对患者和医师都非常重要，抱有侥幸心理而过于保守将无法根治感染，达不到预期效果甚至导致感染恶化，而过于激进的治疗会产生高额的手术费用，增加手术创伤，也会增加患者经济上和心理上的负担。

【诊疗流程】

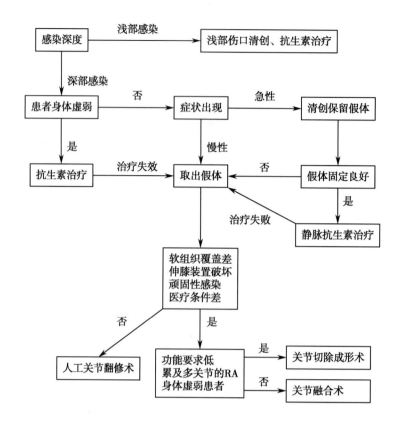

（曹 力）

第七节 异位骨化
heterotopic ossification

异位骨化（HO）是一种骨骼肌、软组织内异常的成熟板层骨形成的现象。其在组织学上与新生骨痂组织相同。显微镜下，间充质细胞增殖引起胶原的局灶性聚集，钙盐在其内沉积，异位成骨细胞出现，产生基质，并形成一个有纤维囊包裹的病灶。该病灶的中心含有快速增殖的纤维原细胞，中间部分主要为成骨细胞及未成熟的骨组织，而周围区域则为成熟的骨小梁结构。根据病因可以分为四类：创伤后异位骨化、神经源性异位骨化、遗传性异位骨化及其他类型。

虽然异位骨化是骨科手术常见的并发症之一，但其具体的发病机制却尚不清楚。Chalmers 等提出异位骨化的形成需具备 3 个必要条件：成骨诱导物、成骨的前体细胞、允许成骨的组织环境。Kaplan 等提出异位骨化发生的"四要素"：①初始事件：最常见的是外伤导致的血肿；②成骨信号的传导；③间充质细胞的分化；④适宜成骨的局部组织环境。Michelsson 等通过对兔后肢制动后，再施加剧烈的被动活动最终在兔后肢的骨骼肌中发现异位骨化的形成，提示肢体制动，以及制动后的剧烈活动是引起异位骨化的重要因素。而上述的所有因素，恰是骨折及其他骨科手术后所具备的。创伤或手术后出现的异位骨化也称为创伤性骨化性肌炎，是目前公认的最常见的因素，这也是本章节重点讨论的异位骨化类型。

临床病例

患者，46 岁，因"左髋关节疼痛，活动受限 8 个月"入院。患者 1 年前曾有高处坠落伤病史，行卧床保守治疗，具体不详。8 个月前逐渐出现左髋关节疼痛、活动受限，活动时加重，休息时减轻，无静息痛、夜间痛，无发热，无体重减轻。查体：左髋关节屈曲、后伸、外展、内收及内外旋活动均明显受限，腹股沟区压痛阳性。X 线提示：左侧股骨小转子内侧高密度影（图 2-6-16）。

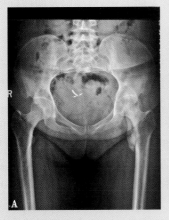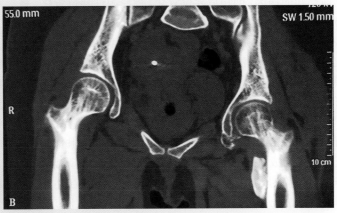

图 2-6-16　患者 X 线检查

【问题 1】　根据以上病史、查体及影像学资料，首先应考虑的诊断是什么？

思路：患者较年轻，外伤后出现髋关节的疼痛、活动受限，影像学提示骨性病灶，且无夜间痛、静息痛及体重减轻等恶性病变的症状，且患者 X 线片及 CT 均提示病变与周围骨组织是分离的，故首先考虑创伤后的异位骨化。

临床表现及实验室检查：

（1）临床表现：异位骨化常见于年轻患者，肘部、大腿及臀部较为常见，而肩部及小腿较少见。发病早期通常没有特异性症状，可出现受伤及手术部位局部痛性包块、红肿、发热等症状，随后出现关节功能进行性障碍，关节僵直甚至强直，部分患者是通过影像学发现的。上述症状通常发生在受伤或手术后的 3～12 周。

（2）实验室检查：异位骨化无特异性实验室检查，碱性磷酸酶（ALP）、C 反应蛋白（CRP）、24 小时尿前列腺素 E2（PGE2）等都可辅助诊断，但均缺乏特异性。

（3）影像学表现：X 线表现，在创伤及手术后的第 3～4 周，局部肿块出现钙化及骨化。随着病情进展，可出现异位骨化的特征性 X 线表现，即分区现象。所谓分区现象是指在病变中心为不成熟的骨组织，而病变周围为成熟骨组织，表现在 X 线上为病变中心为低密度的 X 线透亮区，而病变周围则为高密度区域。另一重要的 X 线表现为大多数异位骨化病灶，骨性肿块与相邻骨组织之间存在 X 线透亮裂隙，及病变与周围骨组织不相连，但偶尔有异位骨化病灶附着并融合于邻近骨组织上，此时需进一步完善 CT 及 MRI，以获取更多的信息。

MRI 表现：不同阶段的异位骨化病灶有不同的 MRI 表现。早期，T_1 加权像上显示为一均匀中等信号强度、边界不清的肿块，T_2 加权像上为高信号强度。增强 MRI，T_1 加权像上表现为病灶周围可见清楚的增强环，而病灶中心无增强。更加成熟的病灶，T_1 加权像显示为中等信号强度，周边为低信号环。T_2 加权像上，病变表现为高信号强度，信号可不均匀，而周边仍可见低信号环。

【问题 2】　本病变需要与哪些疾病相鉴别？

创伤后异位骨化必须与骨旁骨肉瘤、骨膜骨肉瘤及骨软骨瘤等疾病相鉴别。

1. 骨旁骨肉瘤　骨旁骨肉瘤发生于管状骨的干骺端，尤其是股骨远端后方是骨旁骨肉瘤的典型好发部位。瘤体与股骨后方皮质也有 X 线透亮带，但该透亮带常不完整，肿瘤的蒂部与股骨后方皮质相连。另一 X 线特征为，肿瘤中心及蒂部钙化较重，区别于异位骨化的分区现象。

2. 骨膜骨肉瘤　骨膜骨肉瘤好发于管状骨骨干的皮质，表现为局部骨皮质越来越厚，并形成针样向周围放射的病灶。

3. 骨软骨瘤　骨软骨瘤好发于长骨干骺端，肿瘤顶端常形成一个软骨帽，可分为带蒂型和宽基底型。带蒂型骨软骨瘤特征性 X 线表现为背离邻近生长板的方向生长，伴细长的蒂；而宽基底型骨软骨瘤则以宽基底附着于邻近骨皮质。但此两种类型最重要的 X 线表现为正常骨质与骨软骨瘤体皮质无间断，互相延续。

【问题 3】　本病是否可以预防？

思路 1：什么时候需要预防本病的发生？

根据前已知的病因，创伤后异位骨化、神经源性异位骨化，是最常见的因素，故颅脑及四肢创伤后应当注意预防异位骨化的发生。

思路2：如何预防异位骨化的发生？

1. 运动及理疗　避免长时间制动，早期功能锻炼是预防异位骨化的重要措施。Van susante 等在兔的异位骨化模型研究中发现，早期连续被动活动有助于膝关节功能康复，且不增加异位骨化的形成。常用的理疗措施有超短波、微波、直流电碘离子导入等，但其疗效均缺乏可靠的循证医学证据。

2. 药物治疗　非甾体抗炎药（NSAIDs）是目前公认的预防全髋关节置换术和髋臼骨折术后异位骨化形成的最有效的药物，其作用机制为通过抑制环氧化酶，阻止前列腺素的合成，从而抑制局部炎症反应，从而阻止间充质细胞向成骨细胞分化。常用的 NSAIDs 有吲哚美辛、阿司匹林和 COX-2 抑制剂等。文献中报道吲哚美辛的疗效较为确切。Fijn 等认为，NSAIDs 能使全髋关节置换术后异位骨化的发生率减低 50%，推荐吲哚美辛（25～50mg/ 次，每天 2～3 次）合并应用胃肠道保护剂 7～11 天是最好的选择。Macfarlane 等，通过分析文献，认为吲哚美辛仍是目前预防异位骨化的金标准，而塞来昔布具有与吲哚美辛相同的疗效。毫无疑问，临床上应用最为广泛的 NSAIDs 为 COX-2 抑制剂。COX-2 抑制剂具有与其他 NSAIDs 相同的预防异位骨化的作用，并且镇痛效果较好，具有更低的胃肠道副反应发生率，但需警惕，部分 COX-2 抑制剂存在增加心血管事件的风险。

3. 放射治疗　放射治疗预防异位骨化的作用机制是通过改变快速分化细胞的 DNA 结构，阻止多能间充质细胞向成骨细胞的分化，从而抑制异位骨化的发生。但放疗的副作用较多，故其应用受到了一定限制。

【问题4】　手术治疗有哪些要点？

思路1：手术适应证有哪些？

一旦形成成熟的异位骨化病灶，则除了手术切除以外，无其他确切治疗方法。手术的适应证包括：①诊断不明确怀疑恶性肿瘤；②神经血管压迫；③关节活动障碍（图2-6-17）；④严重疼痛，保守治疗无效；⑤癌变。

思路2：什么时候可以做手术？

手术时机非常重要，创伤后异位骨化手术时间应距离受伤时间至少 6 个月。因为如果少于 6 个月，异位骨化病灶不能形成清楚的骨小梁边缘，这会显著增加术后病变复发的风险。术后口服 NSAIDs，可以预防异位骨化病灶的复发。

思路3：如何减少术中出血？

术中精细操作，及时止血，避免损伤主要血管，以及围手术期氨甲环酸的应用均可有效减少术中出血。有学者通过对患者异位骨化部位进行血管造影，发现异位骨化病变局部有血管过度增生、微血管瘤形成等特点，因此尝试选择性动脉栓塞术后行手术治疗，取得良好疗效，术中失血量显著低于未栓塞组，并且肢体功能恢复更佳。因此认为超选择性动脉栓塞联合手术治疗能够有效减少术中失血量，是一个有前景的治疗手段。

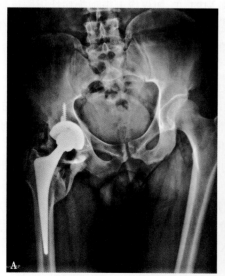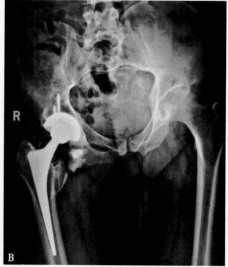

图2-6-17　异位骨化患者手术前后 X 线片

A. 术前；B. 术后。

目前创伤后异位骨化形成机制并未完全清楚，而治疗上也以预防为主，主要方法包括放疗及 NSAIDs 治疗。目前吲哚美辛仍是预防创伤后异位骨化的金标准，但 COX-2 抑制剂的应用也越来越广泛，且可达到同样的预防效果。手术是治疗成熟异位骨化病灶的唯一有效的方法。随着生物技术的发展，基因治疗、靶向治疗等方法向我们展示了光明的前景，但尚需进一步成熟和完善。

（曹　力）

第八节　脊髓与神经根损伤
spinal cord and nerve root injury

临床病例

患者，男性，76 岁，因"右上肢麻木乏力 1 年余，加重伴步态不稳 10 余天"入院。查体：颈部压痛，活动受限。右上肢屈肘、伸腕肌力 4 级，感觉减退，双下肢膝、踝腱反射亢进，霍夫曼征（+），右侧巴宾斯基征（+）。颈部 X 线示：颈椎退变，项韧带骨化。颈部 MRI 示：颈 3/4～颈 6/7 椎间盘后突出，同水平黄韧带增厚，继发椎管狭窄；颈椎脊髓病，颈 2/3～胸 3/4 椎间盘变性。入院诊断为颈椎管狭窄症，脊髓型颈椎病。行颈椎后路减压、脊髓探查、伤口引流术。术后诉右下肢麻木，随后失去知觉，足趾主动伸屈消失，呈截瘫表现。立即给予伤口换药发现引流液较少，伤口肿胀。怀疑术后血肿压迫脊髓，立即复查颈椎 MRI 示血肿形成（图 2-6-18）。急送手术室伤口探查清除血肿，解除脊髓压迫，术后经用甲泼尼龙、脱水剂、神经营养药物治疗。术后 1 周下肢感觉、肌力开始逐渐恢复，继续治疗 2 周，至术后 3 个月感觉和运动功能明显好转。

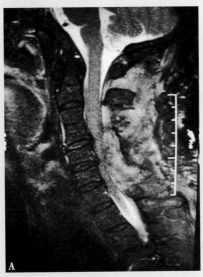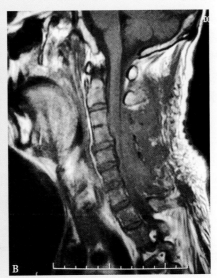

图 2-6-18　颈椎管狭窄症后路减压手术后血肿形成

该例为术后血肿压迫致脊髓损伤，为骨科手术围手术期的一种并发症——脊髓与神经根损伤。

围手术期脊髓与神经根损伤是脊柱外科手术中一种不常见却很严重的并发症，可发生在术中或术后，是一种导致受累脊髓节段运动、感觉及自主神经功能严重受损的医源性损伤，不仅给患者及其家庭带来巨大的身心痛苦和经济负担，而且救治和护理难度很大，目前尚缺乏有效提高受损脊髓神经功能的治疗方法，仍以预防为主。因此，如何避免医源性脊髓与神经根损伤的发生是临床上亟须解决的问题。

（一）病因学与发病机制

研究发现：患者性别、年龄及病程长短与围手术期脊髓和神经根损伤没有直接相关性。

常见原因：

1. 器械损伤和植入物的压迫　发生快，术中即可能发生。病变部位硬膜囊粘连增加了术中反复刺激脊髓的机会，双极电凝器的热力以及骨蜡或明胶海绵可能形成的压迫，都可能直接损伤脊髓或是诱发继发性损伤。

2. 术后血肿形成　可在术后早期发生,发展较快,MRI 检查可明确诊断。患者合并凝血功能障碍、术中止血不彻底、术后引流不通畅等都是可能造成血肿出现的原因。研究发现合并糖尿病的患者术后发生硬膜外血肿的可能性较大,因为糖尿病患者广泛的微小血管损害可能使术中术后渗血较多,出血不易控制,术后可能出现硬膜外血肿压迫脊髓。

3. 脊髓缺血再灌注损伤　术前脊髓受压或损害严重者,在术中脊髓受损的概率更大。对于脊柱退变性疾病,MRI 检查显示脊髓高信号改变者脊髓损害通常较重,也即脊髓所受压迫已超过临界状态,手术操作中的脊髓缓冲空间小,手术操作发生脊髓和神经根损伤的风险加大。术中出血增多,患者血压降低,可导致脊髓低灌注,而神经细胞对缺血耐受性差,也易出现损伤。同时大量失血后快速输血补液,可能出现脊髓再灌注损伤。

4. 过度矫形　脊柱侧弯三维矫形时,过度矫形对脊髓的牵拉也有可能造成脊髓损伤。

5. 植骨融合中的损伤　手术植骨融合过程中,如果采取块状植骨,脊髓损伤发生的危险性将会大大提高。植骨融合过程中敲击、震动都可能引起直接机械损伤,造成脊髓功能性休克。

6. 脊髓水肿　一般发生较晚,水肿多发生在脊柱手术 24 小时以后,48～72 小时达到高峰。

知识点

脊髓与神经根损伤病因

1. 术中器械直接损伤
2. 植入物压迫
3. 术后血肿形成
4. 脊髓再灌注损伤
5. 过度矫形
6. 植骨融合中损伤
7. 脊髓水肿

(二) 损伤分级

1. Frankel 分级　1969 年由 Frankel 提出将损伤平面以下感觉和运动存留情况分为 5 个级别(表 2-6-5),该方法对脊髓损伤的程度进行粗略的分级,对脊髓损伤的评定有较大实用价值,但对脊髓圆锥与马尾损伤的评定有一定缺陷,缺乏反射和括约肌功能判断,尤其是对膀胱、直肠括约肌功能状况评价不够清楚。

表 2-6-5　脊髓损伤 Frankel 分级

损伤程度	临床表现
A(完全性损伤)	骶段($S_{4\sim5}$)无任何感觉和运动功能
B(不完全损伤)	损伤平面以下包括骶段有感觉但无运动功能
C(不完全损伤)	损伤平面以下存在运动功能,大部分关键肌肌力 3 级以下
D(不完全损伤)	损伤平面以下存在运动功能,大部分关键肌肌力 3 级或以上
E(正常)	感觉和运动功能正常

2. 国际脊髓损伤神经分类标准　1982 年美国脊髓损伤协会(American Spinal Injury Association,ASIA)提出了新的脊髓损伤神经分类评分标准,将脊髓损伤量化,便于比较。1997 年 ASIA 对此标准进行了进一步修订,使之更为完善。该方法包括脊髓损伤节段和损伤程度的评价。

(1) 脊髓损伤节段

1) 感觉水平检查及评定指脊髓损伤后保持正常感觉的最低脊髓节段,左右可有差别。检查身体两侧 28 个皮节的关键感觉点(图 2-6-19),在每个关键点上检查 2 种感觉,即针刺觉(痛觉)和轻触觉(触觉),并按 3 个等级分别评定打分(0 为缺失,1 为障碍,2 为正常。不能区别钝性和锐性刺激的感觉应评为 0 级)。

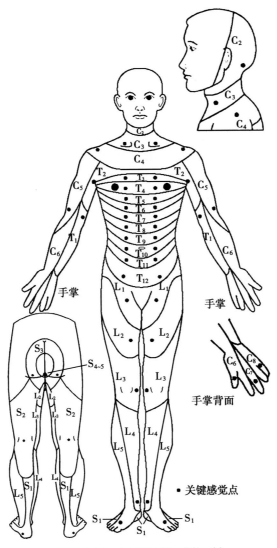

图 2-6-19　各脊髓节段感觉区域

2）运动水平的检查评定指脊髓损伤后保持正常运动功能（肌力 3 级以上）的最低脊髓节段，左右可有差别。检查身体两侧各自 10 对肌节中的关键肌（表 2-6-6）。检查顺序为从上向下，各肌肉的肌力均使用 0～5 级临床分级法。

表 2-6-6　判断脊髓损伤平面的关键肌

关键运动肌	脊髓平面	关键运动肌	脊髓平面
屈肘肌（肱二头肌、肱肌）	C_5	髋屈肌（髂腰肌）	L_2
腕伸肌（桡侧腕长、短伸肌）	C_6	膝伸肌（股四头肌）	L_3
肘伸肌（肱三头肌）	C_7	踝背伸肌（胫骨前肌）	L_4
指屈肌（指深屈肌，至中指）	C_8	长伸肌	L_5
小指展肌	T_1	踝跖屈肌（腓肠肌、比目鱼肌）	S_1

3）括约肌功能及反射检查，包括肛门指诊、肛门反射、尿道球海绵体反射，测试肛门外括约肌（图 2-6-20）。该检查用于判定脊髓是完全性还是不完全性损伤。

（2）脊髓损伤程度：鞍区皮肤感觉的检查应环绕肛门皮肤黏膜交界区各个方向仔细检查，任何痛觉或触觉的残存均应诊断为不完全性损伤。临床医师需行肛门指诊后才能作出完全性脊髓损伤的诊断，肛门指诊应注意肛门深感觉有无和外括约肌有无自主收缩。

（三）临床表现

由于脊髓内有很多重要的神经传导束通过，因此脊髓损伤后，受损平面以下的运动、感觉、反射和自主神经功能均发生障碍。根据受伤部位的不同，临床上一般分为截瘫和四肢瘫。

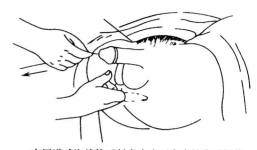

有尿道球海绵体反射者多为不完全性脊髓损伤

图 2-6-20　括约肌功能及反射检查

1. 症状和体征　在脊髓休克期间，表现为受损平面以下出现弛缓性瘫痪，运动、反射及括约肌功能丧失，有感觉丧失平面及大小便不能控制。2～4 周后逐渐演变成痉挛性瘫痪，表现为肌张力增高，腱反射亢进，并出现病理性锥体束征。胸段脊髓损伤表现为截瘫，颈段脊髓损伤则表现为四肢瘫。

2. 影像学检查　CT 检查可以检查术后内固定物的位置是否正确，椎管内是否有骨性或内固定物压迫等。MRI 可以清楚显示脊髓血肿以及脊髓受压等情况，对于判断脊髓损伤程度很有意义。

3. 体感诱发电位（SEP）与运动诱发电位（MEP）联合检查　通过联合检查脊髓感觉通路和运动通路，全面检查脊髓的功能丧失情况。

（四）围手术期预防措施

1. 术前预防措施

（1）有出血倾向患者，术前应用止血药物或成分输血，控制性降压，术前应用营养神经药物。

（2）脊柱侧弯患者术前适应性牵引，术前牵引能检查患者对牵拉的耐受性。

（3）术前做好充分的影像学准备，X 线片、CT 平扫，从矢状位、冠状位和横断面综合测量椎弓根钉植入方向，术前还应常规行 MRI 检查以明确有无脊髓畸形，同时观察脊髓本身的损伤和受压程度。

（4）术前应用甲泼尼龙，可获得显著疗效。

2. 术中预防措施

（1）神经电生理监测：神经电生理监测包括体感诱发电位（SEP）和运动诱发电位（MEP），可以在术中连续监测脊髓的神经功能，提示不同程度的脊髓损伤，并及时向术者发出预警，停止当前手术操作，给予合适处理。

（2）术中操作轻柔，尽量减少术中出血以及对脊髓和神经根的刺激。

（3）改变手术方案包括将致压物切除改为致压物漂浮、肿瘤切除改为部分切除加栓系松解、改单纯截骨为多点截骨、改经椎管入路为经椎弓根入路等。

3. 术后预防措施

（1）对于术中未应用激素而术后有脊髓功能减退者，立即用甲泼尼龙冲击可能使脊髓功能快速恢复。

（2）术后早期给予脱水药物，继续给予营养神经药物预防脊髓和神经根继发性损伤，必要时给予高压氧治疗 2～3 周。

（3）严密观察引流管是否通畅，引流液的量和性质。

（五）损伤后治疗

1. 非手术治疗

（1）合适的固定：防止因损伤部位的移位而产生脊髓的再损伤。一般颈椎采用颌枕带牵引或持续的颅骨牵引。

（2）减轻脊髓水肿和继发性损害：①地塞米松 10～20mg，静脉滴注，连续应用 5～7 天后，改为口服，每日 3 次，每次 0.75mg，维持 2 周左右；②20% 甘露醇 250ml，静脉滴注，每日 2 次，连续 5～7 天；③甲泼尼龙冲击疗法，伤后 8 小时内按每公斤体重 30mg/kg 的剂量，在 15 分钟内静脉快速注射，间隔 45 分钟后，在以后的 23 小时内静脉持续滴注 5.4mg/（kg·h）；④高压氧治疗：术后早期（伤后 4～6 小时）采用高压氧治疗，可有效减少脊髓损伤的致残率，加快脊髓功能恢复，补充脊髓微循环损害所致的氧供不足。

2. 手术治疗　手术只能解除对前次手术造成的对脊髓的二次压迫，如取出位置不正确的内植物，清除并引流压迫脊髓的血块和积血等，目前还不能使损伤的脊髓完全恢复功能。

除了传统牵引固定、手术减压、激素冲击、康复理疗之外，现如今细胞移植、基因治疗等新兴治疗手段，正在被越来越多的医务工作者和科研人员重视和研究,并在动物体外和体内实验中取得了一定进展,相信将来可以为更好地防治脊髓和神经根损伤作出贡献。

知识点

脊髓与神经根损伤诊疗小结

1. 熟悉引起围手术期脊髓与神经根损伤的原因,注意防范。
2. 根据脊髓损伤节段和损伤程度分类。
3. 发现损伤尽早治疗,防止继发性损坏。
4. 手术只能解除前次手术造成压迫,无法使损伤的脊髓完全恢复功能。
5. 神经功能恢复困难而缓慢,预防围手术期脊髓与神经根损伤是关键。

【诊疗流程】

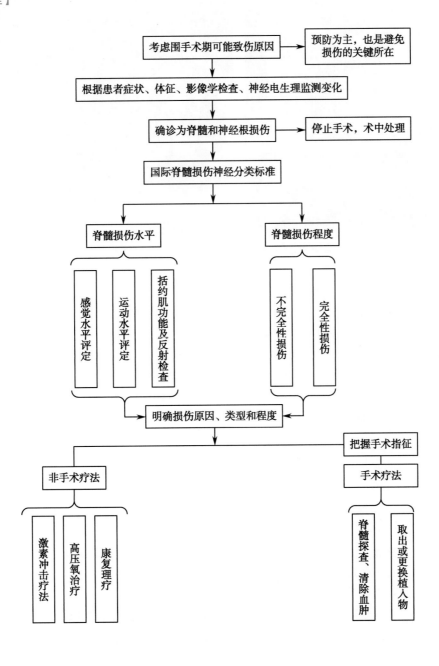

（冯世庆）

第九节　脊柱术后出血及血肿形成
bleeding and hematoma formation after spinal surgery

临床病例

　　患者，男性，54 岁，因"脊髓型颈椎病（多节段）"行后路单开门椎管扩大成形术。患者术后 6 小时出现头颈部疼痛，四肢麻木，进行性肢体感觉减退、肌力减弱，伤口引流液 5ml。考虑患者存在颈椎术后创口内血肿形成，急诊进行颈椎 MRI 检查，发现手术切口内存有大量积血（图 2-6-21）。急诊手术进行血肿清除，切口内清除大量凝血块，患者术后症状明显缓解，肢体感觉、肌力明显改善。

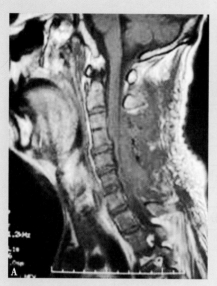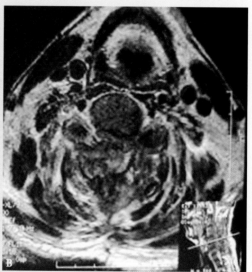

图 2-6-21　颈椎 MRI 示脊髓型颈椎病经后路单开门椎管扩大成形术后血肿

　　脊柱手术后出血和血肿形成是脊柱术后严重的并发症，手术切口内异常的出血增多，伤口引流不畅，可以导致血肿形成，压迫硬膜囊，如处理不及时，可导致无法恢复的脊髓或马尾神经的神经功能障碍。有研究表明，脊柱术后急性硬脊膜外血肿的发生率为 0.1%～3%。

（一）临床表现

　　由于患者切口内止血不彻底、凝血功能障碍等引起的出血表现为伤口引流液过多，引流液为新鲜血液；伤口引流管堵塞，缝合手术切口时意外地缝扎伤口引流管，导致引流不畅，表现为伤口引流液异常减少；切口内血肿形成压迫神经导致进行性的神经功能障碍。患者往往表现为手术切口部位的肿胀、疼痛，肢体感觉、肌力的减退。

知识点

血量增多或缓慢血肿形成病因

1. 伤口引流管不畅。
2. 缝合时意外缝扎了引流管。
3. 手术切口止血不彻底。
4. 凝血功能障碍或应用抗凝药物。

（二）诊断

脊柱手术术后出血或血肿形成大多发生在麻醉清醒后到术后 2 周的时间；其中血肿形成最易发生在胸

椎术后，主要原因为胸椎管内静脉丛最为丰富且胸椎管最为狭窄。首先并不一定出现肢体神经症状，可能首先表现为引流液量的异常和局部疼痛，容易被忽视。一旦出现肢体感觉和肌力进行性减退，说明已有血肿压迫脊髓或神经。

值得注意的是，如果发现硬脊膜漏，也可表现为伤口引流量增多，但伤口引流液清亮，患者伴有头晕、头痛、恶心等。如术中过多地填塞明胶海绵，间盘组织取出不彻底，间盘再次突出或者残留有未切除的间盘，也会出现神经症状，此时手术部位的 MRI 扫描或超声检查有助于诊断病因。

知识点

脊柱术后出血和血肿形成诊断要点

1. 伤口引流液量异常（引流液过少或过多）。
2. 手术部位疼痛、肿胀，肢体感觉和肌力进行性减退。
3. 术后 MRI 扫描或超声检查可帮助诊断脊柱术后出血和血肿形成。
4. 鉴别其他原因导致的伤口引流量增多，其他原因引起的肢体感觉和肌力减退。
5. 脊柱术后血肿形成应该与术中脊髓损伤相鉴别，前者表现为术后有新的进行性加重的神经功能障碍，后者表现为术后即刻出现的神经功能障碍。

（三）治疗

如果患者伤口引流异常增多，患者术后出现进行性的神经功能障碍加重，应尽早进行 MRI 检查。对于轻度瘫痪（肌力 4 级或轻度疼痛）的自发性硬脊膜外血肿，血肿有可能被吸收，可考虑保守治疗；对于轻度瘫痪合并大小便严重障碍的患者，应该密切观察其大小便情况。对于严重或进行性神经损伤（肌力 <3 级）和难以耐受的神经根性疼痛的自发性硬脊膜外血肿。应尽快施行血肿清除和神经减压。通常情况下，脊髓损伤恢复程度与脊髓受压时间的长短成反比关系，如果脊髓受压时间≥6 小时，将会造成神经组织不可逆性损害，甚至出现渐进性损害。血肿清除的时机很大程度上决定了神经损害症状恢复的程度，及早进行手术切口探查，止血、清除血肿，防止脊髓、神经的长时间压迫，导致不能恢复的神经功能障碍，将患者的损害降到最低。

同时注意观察患者心率、血压，血红蛋白等血液学指标，防止过多的出血导致患者血容量过低。如患者存在凝血功能障碍，在积极控制出血的同时，要同时补充相应的凝血因子，防止出血、血肿形成的加重。

（四）预防

1. 关闭切口前要注意彻底止血，放置并检查引流管稳妥有效，必要时应用负压引流装置，术后注意观察伤口引流液。
2. 术后注意观察伤口引流液量，如果怀疑存在伤口引流管堵塞，可以使用注射器进行负压吸引。如存在硬脊膜损伤，禁止负压吸引。
3. 术后严密观察患者下肢的感觉、肌力的变化，做到早发现、早处理。
4. 如患者存在高血压，术后要注意控制血压，防止因为血压高导致伤口内出血增多。
5. 如术后伤口引流持续增多，局部肿胀，需要应用止血措施，必要时需要手术探查，进行手术部位的止血。
6. 肝功能异常、凝血机制不全患者不宜行脊柱手术，易发生术后出血及血肿。
7. 术中确切止血。术中轻柔精准的操作、避免过多地暴露硬膜外腔、细致有效的止血是预防血肿发生的关键措施。
8. 术中自体血回输能显著减少脊柱外科手术患者术后出血等并发症，且并不影响患者凝血功能，临床应用价值较高。
9. 控制风险因素。术前应积极劝导患者戒酒并严格检查凝血功能、肝功能、血小板等，若有异常情况，应先行内科治疗，待凝血功能等正常后再行手术；若伴有高血压等基础病，围手术期应控制血压；若术前使用华法林、肝素等抗凝药物。术前应提前 1 周停用。

知识点

脊柱术后出血和血肿形成诊疗小结

1．手术切口内存有大量血肿大多发生在麻醉清醒后到术后 2 周的时间，表现为伤口引流量的异常，进行性加重的神经功能障碍。

2．手术部位的磁共振和超声检查有助于诊断。

3．伤口内血肿增多，长期的结果导致伤口内瘢痕形成增多，造成医源性椎管狭窄，感染概率增加，最严重的后果是血肿压迫导致神经功能不可逆损伤。

4．预防重于治疗，一旦怀疑出血或血肿形成，早期手术。

【诊疗流程】

1．引流液过少

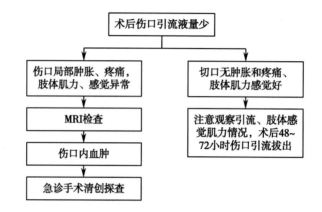

2．引流液过多

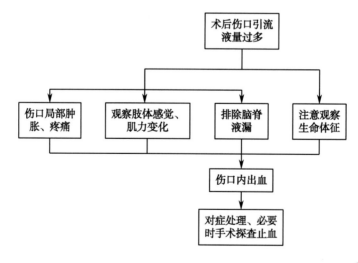

（海　涌　尹　鹏）

第十节　脑　脊　液　漏
leakage of cerebrospinal fluid

临床病例

患者，男性，64 岁。因腰痛伴双下肢间歇性跛行诊断为"腰椎管狭窄症"，3 年前于当地医院行腰椎后路全椎板减压椎弓根钉内固定术。半年来下肢间歇性跛行症状再次出现，步行距离 100m 后下肢酸痛。术前诊断"腰椎管狭窄症术后复发",再次行"腰椎后路探查减压术"(图2-6-22A)。术中出现明显的硬脊膜撕裂,患者术后诉头晕、头痛、恶心,伤口引流增多,术后第1天、第2天引流液均为320ml,引流液清亮。术后第3天,伤口引流仍未减少,颜色清亮。嘱患者俯卧位,床尾抬高,加压包扎伤口,术后1周患者伤口愈合。术后2周腰椎MRI显示腰椎后方手术区域存有大量T_2高信号、T_1低信号液体,考虑为脑脊液(图2-6-22B)。

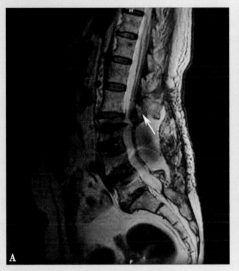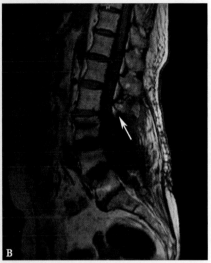

图2-6-22 图A示经后路腰椎探查,椎管减压术后;图B示术后2周复查MRI显示腰椎后方手术区域存有大量T_2高信号、T_1低信号液体。

脑脊液漏是脊柱外科手术经常发生的并发症,研究显示脊柱术后脑脊液漏的总体发生率为3.1%,翻修手术中其发生率为8.1%。总体而言,胸椎手术脑脊液漏的发生率要高于颈椎、腰椎手术;翻修手术高于初次手术;多节段手术高于单节段手术;开放腰椎减压融合内固定手术与微创手术脑脊液漏的发生率无显著性差异。蛛网膜下腔充满脑脊液,只有蛛网膜和硬膜同时破裂,才会出现脑脊液漏。脑脊液漏的发生原因可以分为医源性损伤和外伤性损伤两种,本节讨论的主要是医源性脑脊液漏。患者表现为脊柱手术后异常的引流液增多、引流液颜色清亮,患者出现头晕、头痛等症状,术后拔出伤口引流管后,仍有水样透明液体由伤口渗出。

知识点

脑脊液漏的病因

1. 医源性损伤 脊柱手术中硬脊膜撕裂,导致脑脊液漏,脊柱翻修手术和后纵韧带骨化是硬脊膜破裂独立的危险因素,在术中出现硬脊膜损伤的机会较高,其中胸椎后纵韧带骨化的某些严重病例,常出现骨化韧带与硬脊膜融为一体,难以分离,术中发生脑脊液漏的可能性最大,高达40%。

2. 手术中可能由于锐利的骨刺划破硬膜,术中未发现,术后出现伤口脑脊液漏,引流液增多。

3. 外伤引起硬脊膜破裂,导致脑脊液漏。

(一)临床表现

发生脑脊液漏的患者多发生于脊柱翻修术的患者,或者手术中操作不当,导致硬脊膜损伤,患者术后引流液异常增多、引流液颜色淡血性或者颜色清亮,术后48~72小时伤口引流量无减少,患者伴有头晕、头痛、恶心、呕吐等症状,翻身或者头部抬起时症状加重。

(二)诊断

1. 术中脑脊液漏诊断

(1)手术中发现有硬脊膜撕裂,有清亮的脑脊液流出即可诊断"脑脊液漏"。

(2)由于脑脊液流出,硬脊膜萎缩塌陷。

(3)手术中怀疑有硬脊膜损伤导致脑脊液漏,应该进行Valsalva操作(手术中用最大力量吹气时,胸腔压力急剧升高，导致静脉回流减少，心率增快，此时硬膜搏动增强），如果无硬脊膜搏动增强，或者看到脑脊液流出硬膜囊则可确定诊断。

2．术后诊断

（1）术后伤口引流多，引流液清亮，术后 48～72 小时仍无引流液减少。

（2）患者有头痛、头晕、恶心症状（与姿势有关），头部抬高时症状更为明显。

（3）如果引流不通畅，脑脊液积于硬膜外可于手术切口处扪及波动感。

（4）术后出现的不明确的脑脊液漏可以通过超声、MRI 检查帮助诊断，MRI 可以区分软组织和液体信号的不同。

3．与术后伤口出血相鉴别

（1）术后切口内出血导致伤口引流液增多，但是引流液为血性，颜色较脑脊液漏颜色鲜红。

（2）如切口内出血较多，可以伴有患者心率增高，血红蛋白下降等低血容量表现。

（三）治疗

1．硬膜囊的修补

（1）手术中的任何硬脊膜损伤都应该及时尽可能进行修补，修补时应该尽力避免硬脊膜直径的减小。

（2）术中修补注意充分暴露损伤的部位，如果有马尾神经从破口处出来注意小心将马尾神经还纳，修补硬脊膜裂口应该使用 3-0 或者 5-0 的无创缝合线进行连续锁边缝合，每次注意硬脊膜边缘 2mm，针距 3mm。缝合时注意不要缝合到马尾神经。

（3）如果缝合后还存在小的渗漏，可以使用少量的明胶海绵进行覆盖，其可以粘合小的渗漏。较大的硬膜缺损时可以使用自体的筋膜（浅筋膜或肌肉深筋膜）或人工脊膜补片进行覆盖缝合，小的渗漏可以使用小块的含血的明胶海绵放在该处，轻压几分钟便可以粘住。

（4）硬膜修补后要注意手术切口的逐层缝合，尤其是深筋膜层，皮下组织和表皮层也要严密缝合。

2．术后处理　嘱患者平卧位或者头低脚高位，伤口自然引流，不要使用负压吸引，24～48 小时拔出。切口处垫厚纱布压迫。如果发现伤口处有波动感可以使用注射器进行抽吸，然后进行加压包扎，必要时可在引流口处进行较深的缝合。大多数的脑脊液漏通过保守治疗的方式就可以治愈，在保守治疗无效的情况下，腰大池引流可以作为一种有效的替代治疗方法。对于腰椎术后发生脑脊液漏的患者，如果术中对硬脊膜进行有效地修补，早期下地活动（24 小时内）对临床预后无显著性影响。再者，应注意补液及预防感染的处理。

（四）预防

1．良好的手术操作对于脑脊液漏的预防至关重要　①手术中椎管内的每一个操作都应该非常仔细，避免手术当中损伤到硬脊膜；②使用咬骨钳咬除椎板需要注意两个步骤，一要确认咬除的部分在直视下可以清楚看到，二要确认咬除部分与椎板之间没有硬脊膜；③使用锋利的咬骨钳可以减小硬脊膜损伤的可能，咬除椎板时不要有拖拽的动作。对于初学者，可以在硬膜表面垫棉片以减小意外损伤硬膜囊的可能。

2．二次翻修手术发生医源性的硬脊膜损伤较为多见　手术中需要注意以下几点：①手术暴露要从正常的椎板间隙开始，后向瘢痕处进行暴露；②应该分清瘢痕和小关节之间的界限，将瘢痕向外向内进行分离；③小心椎板侧壁和硬膜囊的关系，小心分离后辨认清楚神经根；④除非瘢痕呈束带样压迫硬膜囊，否则瘢痕可以不必切除，只要进行瘢痕的充分游离即可。

总之，硬脊膜损伤的预防非常重要，应该减少硬脊膜损伤的可能，而不要在硬脊膜损伤后去修补。通过手术中直接的修补、紧密的筋膜缝合、实验性的 Valsalva 操作、卧床休息等，有效治疗脑脊液漏的可能性达到 98.2%。术后发现的脑脊液漏，如果保守治疗无效，不要犹豫，应该尽快进行手术。

知识点

脑脊液漏的诊治要点

1．好发于脊柱翻修手术，或初次手术中操作不当。

2．表现为异常的引流液增多、引流液颜色清亮，术后 48～72 小时伤口引流液无减少趋势。

3．患者出现头晕、头痛、恶心、呕吐等伴随症状。

4. 可能导致后果:切口不愈合、裂开、切口感染和蛛网膜下腔感染;假性脊膜膨出、神经组织嵌顿、神经功能障碍。还有一些罕见的并发症,如单侧外展神经麻痹、远隔部位脑出血。

5. 预防非常重要,应该减少硬脊膜损伤的可能,而不要在硬脊膜损伤后去修补。

6. 多数保守治疗的方式就可以治愈,如果无效,尽早进行修补手术。

【诊疗流程】

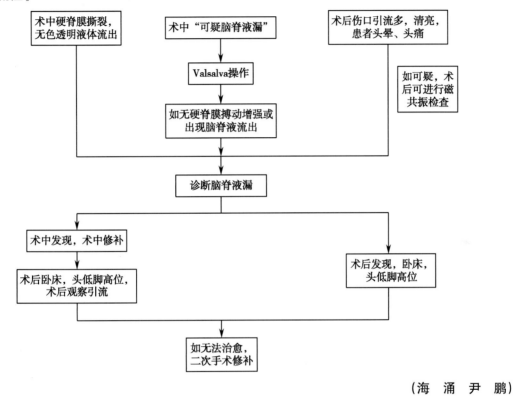

(海 涌 尹 鹏)

第十一节 骨科大手术后下肢深静脉血栓形成
deep vein thrombosis following major orthopaedic surgery

深静脉血栓(deep vein thrombosis,DVT)是指血液在深静脉内异常凝结,使血管完全或不完全阻塞、导致静脉回流障碍而引起的一系列临床症状,属于静脉回流障碍性疾病。DVT 与肺动脉栓塞(pulmonary thromboembolism,PE)都属于静脉血栓栓塞症(venous thromboembolism,VTE),即静脉血栓栓塞症在不同部位和不同阶段的两种临床表现形式。

骨科大手术后深静脉血栓形成是指患者在接受骨科大手术(全髋关节置换术、全膝关节置换术、髋部骨折手术)后出现的深静脉血栓形成。根据部位,下肢 DVT 可分为:近端(腘静脉或其近侧部位,如股静脉)和远端(小腿肌肉静脉丛)。骨科大手术 DVT 预防后的流行病学研究发现:欧美 DVT 发生率为 2.22%~3.29%;亚洲 DVT 发生率为 1.40%;中国 DVT 发生率为 1.80%~2.90%(表 2-6-7)。

表 2-6-7 文献报道 VTE 预防后欧美、亚洲、中国 THA、TKA、HFS 的 DVT 和 PE 发生率

项目	欧美		亚洲		中国	
	DVT	PE	DVT	PE	DVT	PE
THA	0.26~1.30	0.14~2.00	0.20~0.22	0.00~0.04	2.40~6.49	0.30~0.47
TKA	0.63~0.90	0.27~1.90	0.57~0.90	0.70~0.80	3.19	0.17
HFS	1.18~6.00	0.25~4.60	0.57~3.50	0.07~2.40	3.77~16.10	0.00

注:VTE.静脉血栓栓塞症;THA.全髋关节置换;TKA.全膝关节置换;HFS.髋部骨折手术;DVT.深静脉血栓;PE.肺动脉栓塞。

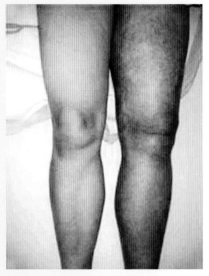

图 2-6-23　左全髋关节置换术后 3 天，左下肢肿胀充血

临床病例

　　患者，男性，41 岁，因"左髋疼痛 1 年余，加重伴跛行 2 月余"入院。入院后诊断为左股骨头缺血坏死（Ficat Ⅳ期），行左全髋关节置换术。术后第 3 天出现左下肢肿胀及疼痛（图 2-6-23）。查体：左下肢肿胀，皮肤张力较高，局部皮温升高伴压痛。

　　【问题 1】　根据以上病史，该患者怀疑的诊断是什么？
　　思路 1：患者全髋置换术后 3 天，术后无外伤史，左下肢肿胀疼痛，皮肤张力高，考虑出现什么并发症？

> **知识点**
>
> 　　全髋关节置换术属于骨科大手术，THA 术后 DVT 的发生率在中国约为 2.40%～6.49%。本例患者 THA 术后出现左下肢肿胀疼痛，无明显外伤史，应怀疑发生 DVT。

　　思路 2：骨科大手术后 DVT 形成可有哪些临床表现及阳性体征？

> **知识点**
>
> 　　DVT 根据临床表现分为无症状型及有症状型。无症状型 DVT 指患者无临床表现，仅辅助检查（如彩超）提示血栓形成。有症状型 DVT 的典型临床表现为骨科大手术后患者出现单侧肢体异常肿胀，皮温升高，可伴有疼痛。
>
> 　　1. 肢体肿胀　是 DVT 最常见的临床表现，主要包括手术侧肢体的非凹陷性水肿，软组织张力增高，皮色泛红，皮温较健侧高，局部皮肤可出现水疱。血栓形成的部位不同，肢体肿胀的范围也不相同，如股静脉血栓可造成整个下肢的肿胀；而腘静脉血栓主要造成小腿肿胀。
>
> 　　2. 疼痛　可表现为下肢肿胀局部疼痛，主要原因包括血栓引起的炎症反应和软组织张力增高。
>
> 　　3. 发热　部分患者可因为局部急性炎症反应和血栓吸收出现低热。
>
> 　　4. 其他临床表现　包括浅静脉曲张等。极少数患者可出现股青肿等严重并发症。
>
> 　　5. 查体　无症状型 DVT 查体一般无特殊阳性发现。有症状型 DVT 患者查体表现为下肢软组织张力增高和皮温升高。血栓可造成局部静脉出现炎症反应，从而导致局部压痛。小腿腓肠肌挤压试验（Homans 征）阳性表现为小腿后方压痛，提示 DVT 可能。

　　【问题 2】　为进一步明确诊断，患者需要进行何种检查，如何确诊 DVT？
　　思路 1：患者为明确诊断，须行血液学检查及影像学检查

> **知识点**
>
> 　　1. 血液学检查　主要表现为 D- 二聚体升高。D- 二聚体作为纤维蛋白复合物溶解时的产物，在血栓形成后明显升高。

2．彩色多普勒超声　对 DVT 的诊断率达 90%。DVT 常见的超声表现为：①静脉局部充盈缺损：常常表现为低密度团块状区域，探头挤压不消失；②血管闭塞或血流中断。

3．螺旋 CT 静脉造影　能直接显示静脉形态，从而判断是否存在 DVT。常见的 DVT 表现包括：血流中断或闭塞、局部充盈缺损、血管再通和侧支循环建立。

4．其他　包括放射性核素静脉造影、血管内镜、血管内超声等，一般临床应用较少。

思路 2：如何确诊下肢深静脉血栓形成

知识点

骨科大手术后出现患侧肢体肿胀、皮温升高、局部压痛，需要考虑深静脉血栓形成可能。初步评估可采用 Wells 评分表（表 2-6-8），Wells 评分 <2 分为基本排除；Wells 评分 ≥2 分为可能。确诊依靠下肢静脉彩超及静脉造影。

表 2-6-8　Wells 评分表

临床表现及病史	评分 / 分
既往深静脉血栓形成	1
下肢瘫痪或近期下肢石膏制动	1
卧床超过 3 天，或 12 周内接受过大手术	1
沿深静脉走行有局部压痛	1
下肢肿胀	1
两侧胫骨结节下 10cm 处周径之差大于 3cm	1
患侧小腿指限性水肿	1
可作出非深静脉血栓形成的其他诊断	−2

知识点

深静脉血栓的诊断流程

1．根据病史、症状及危险因素分析评估　常常发生在骨科大手术后，术后出现下肢肿胀，疼痛，皮温升高等症状，需怀疑 DVT 形成，进行 Wells 评分初步评估。

2．Wells 评分 <2 分，检测 D- 二聚体，如正常，可排除 DVT；如异常，进行下肢静脉超声及各项相关检查。

3．Wells 评分 ≥2 分，直接进行下肢静脉超声及各项相关检查。

【问题 3】　确诊下肢 DVT 后，如何进行治疗，围手术期该预防 DVT？

思路 1：骨科大手术后 DVT 形成的治疗方式包括哪些？该如何选择？

主要包括一般治疗、抗凝治疗、溶栓治疗和手术治疗。

1．一般治疗　包括卧床休息、抬高患肢，以减轻肢体肿胀。局部症状缓解后，可进行适当活动或下地锻炼。

2．抗凝治疗　目前最常用的抗凝药物包括肝素、低分子肝素、华法林等，标准抗凝方法是低分子肝素联合华法林，华法林治疗时国际标准化比值（INR）应维持在 2～3（目标值为 2.5）。首次发生且没有明显危险因素的患者，抗凝治疗时间为 3～6 个月，合并血栓复发高危因素时，抗凝时间应延长。新型抗凝药，如 X 因子抑制剂（如利伐沙班）可通过口服给药，起效迅速，使用过程中无须监测，在欧美国家及我国批准用于治疗深静脉血栓。

3．溶栓治疗　较少使用。部分并发急性肺栓塞的患者可考虑溶栓治疗。

4．手术治疗　静脉切开取栓在临床上已不建议使用。

思路 2：骨科大手术围手术期该如何预防下肢 DVT 形成？

包括基本预防、物理预防和药物预防。

（1）基本预防措施：①术后抬高患肢，防止深静脉回流障碍；②常规进行静脉血栓知识宣教，鼓励患者勤翻身，早期功能锻炼，下床活动，做深呼吸及咳嗽动作；③术后适度补液，多饮水，避免脱水；④建议患者改善生活方式，如戒烟、戒酒、控制血糖及控制血脂等。

（2）物理预防措施：利用机械原理促使下肢静脉血流加速，减少血液滞留，降低术后下肢深静脉血栓形成的发生率。包括：①足底静脉泵；②间歇充气加压装置；③梯度压力弹力袜等。

（3）药物预防措施：对有出血风险的患者应权衡预防深静脉血栓形成与增加出血风险的利弊。常用药物主要包括低分子肝素、Xa 因子抑制剂（如利伐沙班）、维生素 K 拮抗剂（如华法林）、抗血小板药（如阿司匹林）等药物。

（4）放置下腔静脉滤器（IVCF）：放置 IVCF 的指征是存在抗凝绝对禁忌证的 VTE 患者或抗凝过程中发生 VTE 的患者，以防栓子脱落引起肺栓塞等严重并发症。IVCF 长期放置可使下肢 DVT 发生率增高。因此，对于下肢远端多条静脉血栓、近端深静脉血栓无法进行抗凝溶栓治疗，且近期确实需要接受手术的患者，术前尽量使用临时性下腔静脉过滤网，以减少并发症发生。

（郑秋坚）

第十二节 骨科大手术后肺栓塞
pulmonary thromboembolism following major orthopaedic surgery

临床病例

患者，女性，78 岁，诊断为双膝重度骨关节炎继发屈曲内翻畸形。既往有高血压病史，无心脏病和糖尿病史。间隔 1 周行双侧全膝关节置换术。第 2 次手术后 68 小时，患者在起床上厕所时突然昏倒，面色苍白，呼之不应。5 分钟后好转，表现为表情淡漠，反应迟钝，呼吸急促。心电监护提示心率 128 次/min，SpO_2 85%，血压 90/55mmHg。辅助检查：双下肢血管彩超提示双侧小腿肌间静脉血栓；胸部正侧位 X 线片提示肺纹理分布不均匀；CT 肺血管造影提示左肺动脉半月形环状缺损（图 2-6-24）；空腹血糖 13mmol/L，D-二聚体>300μg/L。

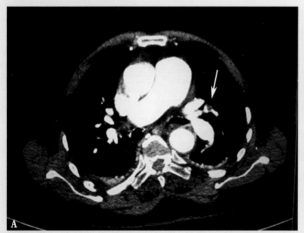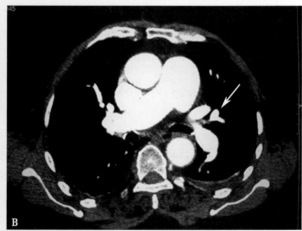

图 2-6-24　CT 肺血管造影提示左肺动脉半月形环状缺损

肺栓塞全称为肺动脉栓塞（PE），与 DVT 一起都属于静脉血栓栓塞症。广义而言，体循环的各种栓子脱落均可引起肺栓塞，如空气、血栓、羊水、脂肪、转移癌等。骨科大手术后 PE 特指接受骨科大手术的患者在术后形成下肢深静脉血栓，并由血栓脱落引起的肺栓塞，占术后死亡率的 0.32%～0.41%。其中以髋膝关节置换术、髋部骨折手术最为常见。

（一）临床表现

临床主要表现为骨科手术后患者突然出现不明原因的呼吸困难和胸痛。其他症状包括咳嗽、咯血、气促、心动过速或其他缺氧表现。然而，既往公认的胸痛肺栓塞三联征（呼吸困难、胸痛及咯血）中，胸痛和呼吸困难的绝大多数患者最终都不被诊断为肺栓塞。症状发作之前可能伴有下肢深静脉血栓形成表现。

1. 肺动脉阻塞表现　呼吸困难和胸痛最为常见，其他包括气促、虚脱、面色苍白、出冷汗等，常伴有咳嗽、咯血等。

2. 脑缺氧表现　包括昏厥、焦虑不安、神情淡漠、呼之不应、恐惧、恶心、抽搐等，其中昏厥可为 PE 的唯一或首发症状。

（二）查体

最常见的体征为呼吸急促，呼吸频率超过 20 次 /min；伴有心动过速、血压变化、发绀等。严重者可出现血压骤降甚至休克。部分患者可出现低热。肺部可闻及湿啰音、胸膜摩擦音或肺实变体征。较大的肺动脉栓塞可出现右心室扩张、右心室运动功能减退、右心房高压等情况，甚至出现急性右心力衰竭，表现为颈静脉怒张、呼吸困难、肝区疼痛等。可伴舒张期奔马律等心脏体征。部分患者可合并患侧下肢肿胀、皮温升高等下肢 DVT 体征。

（三）辅助检查

包括实验室检查和影像学检查。

1. 血液学检查　主要表现为 D- 二聚体升高，常常 >500μg/L。D- 二聚体作为纤维蛋白复合物溶解时的产物，在血栓形成后明显升高。血气分析为氧分压下降等缺氧表现。

2. 胸部 X 线片　对于肺栓塞的诊断缺乏特异性和敏感性。无肺梗死的急性肺栓塞表现为肺纹理减少，透光度增加。伴有肺梗死的急性肺栓塞表现为肺野的单灶或多灶性实变。

3. CT 肺血管造影　被称为"金标准"，敏感性和特异性都可达到 95% 以上，阳性征象包括血管完全阻塞、局部充盈缺损、造影剂流动缓慢、局部低灌注等。

4. 核素肺通气 / 灌注扫描　是肺栓塞重要的诊断方法。

5. 超声心动图　用于排除其他心血管疾病。

（四）诊断

肺栓塞往往缺乏典型的临床表现，其诊断流程通常为：将可疑肺栓塞患者进行风险分层，并借助经验证的风险分级工具指导下一步处理。目前常用的风险分级工具为：Wells 评分、改良 Wells 评分、简易 Wells 评分、改良 Geneva 评分、Charlotte 规则和肺栓塞排除标准（PERC）规则。其确诊依靠 CT 肺血管造影检查。

如果患者有气促、心动过速、血压高或低氧症状，则应立即进行影像学检查。

知识点

肺栓塞的诊断要点

1. 病史　常常发生在骨科大手术后。
2. 症状　以呼吸困难和气促最为常见。
3. 体征　最常见的体征是呼吸急促。
4. 辅助检查　胸片可见肺野的单灶或多灶性实变，确诊依靠 CT 肺血管造影。

（五）治疗

主要包括溶栓治疗、抗凝治疗、一般治疗和手术治疗。

1. 溶栓治疗　通过溶栓使得血栓面积减小，进而促进血管部分再通。溶栓治疗需要掌握严格的适应证，近期有活动性出血或自发性出血的患者不可采用溶栓治疗，常用药物包括链激酶、尿激酶等。

2. 抗凝治疗　防止血栓再形成和复发，常用药物包括低分子肝素、利伐沙班和华法林。

3. 一般治疗　包括绝对卧床休息、高浓度吸氧、监测中心静脉压、镇痛、抗休克、解痉等。

4. **手术治疗**　指通过外科手术取栓，主要用于急性大面积 PE、有溶栓禁忌证或溶栓和内科治疗效果差的患者。

（六）预防

详见第二篇第六章第六节骨科大手术围手术期 VTE 风险预警指标及高危风险评估。

（雷光华）

第三篇

各　论

第七章　创伤骨科

第一节　骨折概论
introduction of fracture

骨折是运动系统创伤中常见的损伤,我国创伤骨折的年发生率为3.21‰。

临床病例

患者,男性,57岁,车祸致左下肢畸形、疼痛、活动受限入院。查体:意识清,血压110/75mmHg,心率85次/min,头颅、胸腹未见明显异常,全身多发皮下瘀血,右大腿畸形、肿胀,右腹股沟区压痛,股骨大转子叩击痛阳性,可触及股骨中段骨擦感,余未见明显异常,X线片可见左股骨干骨折、左股骨颈骨折(图3-7-1)。入院后行股骨髁上牵引术,完善各项检查后于术后第7天在全麻下行闭合复位带锁髓内钉内固定术。

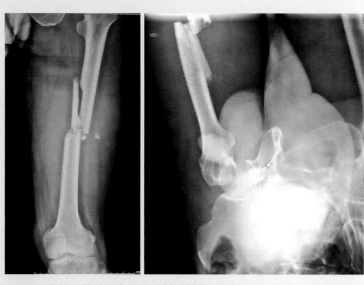

图3-7-1　术前X线片示左股骨干粉碎性骨折,左股骨颈骨折,近端明显移位

【问题1】 什么是骨折?造成骨折的原因及骨折的类型有哪些?

思路:骨折的定义有助于明确骨折的诊断,骨折的诊断还要考虑到骨折的类型,以便于制订合理的治疗方案。

股骨干粉碎性骨折多合并隐匿性股骨颈骨折。如临床表现怀疑股骨颈骨折,但X线片未见骨折征象,需进一步CT或MRI检查明确诊断。

知识点

骨折的致伤原因

定义:骨折是指骨的完整性或连续性中断。

外伤为骨折的最常见原因,有病变的骨骼受到轻微外力即可断裂,称为病理性骨折,不在本章讨论范围。

根据暴力性质,可以分为直接暴力、间接暴力和积累性劳损。

1. 直接暴力 暴力直接作用部位发生的骨折。

2. 间接暴力 暴力通过传导、杠杆、旋转和肌肉收缩使肢体受力部位的远处发生骨折。

3. 积累性劳损 反复、轻微暴力长期作用于某一特定部位造成的骨折,也称为疲劳性骨折,又称应力性骨折,多发生于足第二、三跖骨以及腓骨干下1/3,长途行军等是常见的原因。

在我国,滑倒、绊倒或跌倒为骨折最常见的致伤原因,多见于65岁以上的老年女性,其次为交通事故,中青年男性多见。

【问题2】 如何通过病史特点进行初步诊断?

思路:患者外伤史明确,右下肢畸形、疼痛、活动受限,根据上述查体所见,以及影像学检查,可以明确骨折诊断。

1. 骨折分类

(1)根据骨折是否和外界相通分类

1)开放性骨折:骨折周围的皮肤、筋膜或骨膜破裂,骨折断端与外界相通。耻骨骨折引起的膀胱或尿道破裂,伴直肠破裂的尾骨骨折,均为开放性骨折。

2)闭合性骨折:骨折周围皮肤、筋膜或骨膜完整,不与外界相通。

(2)依据骨折的程度和形态分类(图3-7-2)

1)不完全性骨折:骨的完整性或连续性部分中断,如颅骨、肩胛骨及长骨的裂缝骨折,儿童的青枝骨折等均属于不完全性骨折。

2)完全性骨折:骨的完整性或连续性全部中断。按骨折线的方向和形态可进一步分为:

①横形骨折:骨折与骨干纵轴接近垂直。

②斜形骨折:骨折与骨干纵轴不垂直。

③螺旋形骨折:骨折线呈螺旋形。

④粉碎性骨折:骨碎裂成两块以上(不包括两块),称粉碎性骨折。骨折线呈 T 形或 Y 形时,又称 T 形骨折或 Y 形骨折。

⑤嵌插骨折:多发生在长管状骨干骺端皮质骨和松质骨交界处。骨折后,皮质骨嵌插入松质骨内,可发生在股骨颈和肱骨外科颈等处。

⑥压缩骨折:松质骨因压缩而变形,如椎体和跟骨骨折。

⑦骨骺损伤(又称骨骺分离或骨骺滑脱):通过骨骺的骨折,骨骺的断面可带有数量不等的骨组织,多见于儿童。

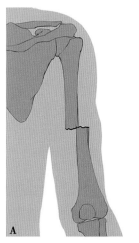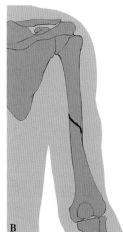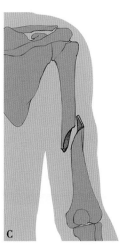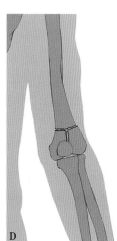

A B C D

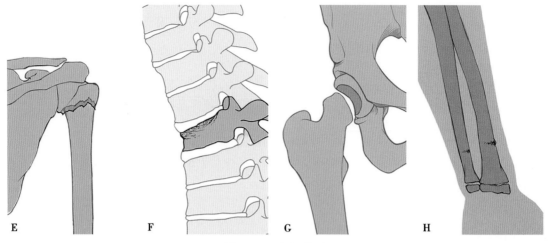

图 3-7-2 骨折分型

A. 横形骨折;B. 斜形骨折;C. 螺旋形骨折;D. 粉碎性骨折;E. 嵌插骨折;F. 压缩骨折;G. 骨骺分离;H. 青枝骨折。

（3）依据骨折稳定程度分类

1）稳定性骨折:生理外力作用下,不易发生再移位者称为稳定性骨折。如裂缝骨折、青枝骨折、嵌插骨折、长骨横形骨折等。

2）不稳定性骨折:生理外力作用下易发生移位者称不稳定性骨折,如斜形骨折、螺旋形骨折、粉碎性骨折。股骨干是横形骨折,因受到肌肉强大的牵拉力,不能保持良好的对位关系,也属于不稳定性骨折。大多数骨折均有移位,一般分为五种移位,但常合并存在。包括:侧方、成角、旋转、短缩、分离(图 3-7-3)。

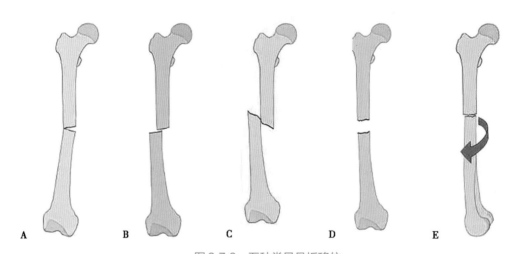

图 3-7-3 五种常见骨折移位

A. 成角移位;B. 侧方移位;C. 短缩移位;D. 分离移位;E. 旋转移位。

2. 创伤骨折患者的诊断要点

（1）受伤史:详细询问受伤的机制和严重程度,利于后续针对性地进行体格检查及鉴别相关损伤。

（2）骨折的临床表现:①全身表现:休克,多见于多发骨折和开放骨折。发热,多在 38℃以下。②一般表现:疼痛与局部压痛、局部肿胀与瘀斑、功能障碍。③骨折特有体征:畸形、异常活动和骨擦音或骨擦感。必须仔细评估以识别骨折、关节脱位或软组织损伤。

（3）关节活动情况:主动或被动活动疼痛提示可能关节内受累。

（4）神经血管情况:仔细评估肢体的神经血管状态,活动性出血、神经血管缺损等急症患者应行紧急手术处理。

（5）皮肤的完整性：骨折部位区域的皮肤是否有挫伤、是否合并有神经血管损伤。开放性骨折应紧急清创。

（6）完善必要的相关影像学、实验室检查和其他专科检查：凡疑似明显骨折者，均行 X 线检查，可明确骨折类型及断端移位情况。X 线检查应包括邻近一个关节在内的正侧位片，必要时加拍特殊位置 X 线片。CT 可明确部分早期、不典型及复杂解剖位置的骨折。MRI 检查在脊柱科应用较为广泛，可发现部分隐匿性骨折及骨挫伤范围。

（7）加强对合并损伤的认识，避免漏诊，从而做出全面的诊断与切合实际的处理。

3. 骨折的治疗原则　骨折的治疗原则可概括为复位、固定以及康复治疗。将移位的骨折端恢复正常或者接近正常的解剖关系是骨折固定和康复治疗的基础。固定的目的是维持骨折的复位状态，以利于骨折愈合，固定方法可以分为外固定和内固定，外固定包括夹板、石膏、牵引等。康复治疗是在不影响固定的情况下，尽快恢复肌肉、肌腱、韧带、关节囊等软组织的活动度，可促进骨折愈合，有效防止并发症的发生，最终达到恢复功能的目的。

高能量暴力导致的创伤多为多发伤，如骨盆骨折、股骨骨折等多为全身性损伤的一部分，处理这类患者时不但要注重骨折的处理，还应全面排查、挽救生命、简单有效的转运，使患者得到合理的救治。

知识点

骨科急救

1. 一般处理

（1）首先抢救休克。

（2）避免过多搬动患肢。

2. 创口包扎

（1）用可获得的最清洁布类包扎。

（2）多采用压迫止血，必要时可应用止血带，但须注意时间。

（3）开放性骨折断端未压迫血管神经时一般不复位骨折。

3. 妥善固定　骨折急救处理是最重要的一项，可用特制夹板，也可就地取材或将受伤的上肢绑在胸部，下肢可同健肢一起固定。

---

4. 骨折的并发症　在一些复杂病例中，骨折本身多不严重，但骨折伴有的或未及时处理的重要组织脏器损伤可诱发全身反应，甚至危及生命。而骨折的治疗过程中也可发生并发症，应严密观察，及时处理。骨折的早期并发症包括：脂肪栓塞综合征，肺损伤，肝、脾破裂，膀胱、尿道、直肠损伤，重要周围组织损伤，重要血管损伤，脊髓损伤，周围神经损伤，骨筋膜室综合征等。晚期并发症包括：坠积性肺炎、压疮、下肢深静脉血栓形成、感染、骨化性肌炎（损伤性骨化）、创伤性骨关节炎、关节僵硬、急性骨萎缩、缺血性骨坏死、缺血性肌挛缩。

5. 骨折愈合的标准

（1）临床愈合标准

1）骨折部位无压痛，肢体纵轴无叩击痛。

2）适度扭转患肢，骨折处无异常活动。

3）X 线片显示骨折线模糊，有连续性骨痂通过骨折线。

4）功能测定：解除外固定后，上肢能向前平举 1kg 重量达 1 分钟；下肢在没有外界辅助的情况下，可平地连续步行 3 分钟，不少于 30 步。连续观察 2 周骨折处不变形。

第 2）、4）两项的测定必须慎重，以不发生再次骨折为原则。

（2）骨折愈合标准

1）具备临床愈合标准。

2）X 线片显示骨折线消失或接近消失。

【诊疗流程】

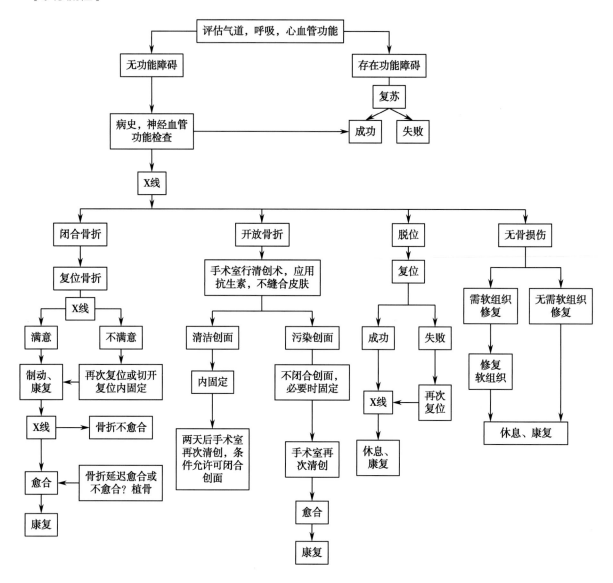

（张英泽）

推荐阅读文献

[1] 陈孝平,汪建平,赵继宗. 外科学. 9 版. 北京：人民卫生出版社,2018.

[2] CHEN W,LV H,LIU S et al. National incidence of traumatic fractures in China: a retrospective survey of 512 187 individuals. Lancet Glob Health. 2017,5（8）: e807-e817.

[3] MCGUIGAN F X. Skeletal trauma//WIESEL S,DELAHAY J. Essentials of orthopedic surgery. New York: Springer, 2011.

第二节 肩锁关节损伤
acromioclavicular injury

　　肩部外伤中约 40% 可以累及肩锁关节。大部分肩锁关节损伤见于低能量外力,如挫伤、轻度拉伤和扭伤等,恢复相对容易。然而,偶尔发生的高能量损伤,会导致肩锁关节周围韧带、肌肉等软组织的严重破坏。肩锁关节脱位占肩部脱位的 12%,占全身各处关节脱位的 8%。青年男性高发,多见于激烈的对抗性运动。

临床病例

患者,男性,33岁,在踢足球时与人撞击跌倒致右肩部着地,疼痛伴活动受限2小时。查体:患者左手托扶右前臂,头向右侧倾斜。右肩部、锁骨远端皮肤隆起,压痛明显。右锁骨无畸形、异常活动或骨擦音、骨擦感。右肘、右手各关节活动无受限,无皮肤麻木。

【问题1】 如何通过病史特点进行初步诊断?

思路:患者右肩部外伤史明确,出现锁骨上抬、疼痛及活动受限,根据上述查体表现,考虑右肩锁关节损伤。明确诊断需影像学检查。

1.临床表现

(1)症状:外伤后锁骨外侧区疼痛、肿胀,患侧肩部比健侧低,健侧手扶托患侧前臂,头部向患侧偏斜。

(2)体征:局部皮下淤血、瘀斑,局部压痛,患侧锁骨出现"琴键征",即检查者用手指下压锁骨引发疼痛,手指松开可见锁骨向上弹起。

2.影像学检查

(1)X线检查:X线平片是诊断肩锁关节损伤的主要影像学方法。

1)常规拍摄肩关节正位片。不同患者的肩锁关节形态有很大变异,需仔细读片。正常肩锁关节宽度在5～7mm,喙锁间距在1.1～1.3cm(图3-7-4)。

2)侧位片:有腋位片(图3-7-5)和肩胛骨侧位片(图3-7-6)两种。可显示锁骨前后方向的移位。

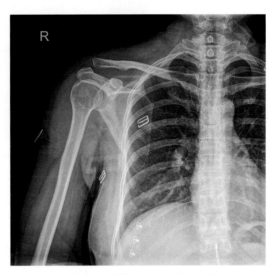

图3-7-4 术前X线片示右锁骨向上移位,远端与肩峰失去对合关系,喙锁间隙明显增大。锁骨皮质及骨小梁连续性完好

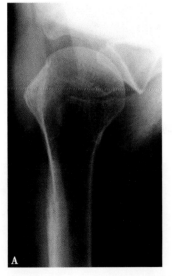
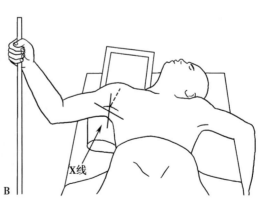

图3-7-5 肩关节腋位片(A)及腋位摄片方法(B)

(2)CT和MRI:无须常规进行CT或MRI检查。CT扫描检查可以更准确地观察锁骨远端、喙突及肩峰的形态结构,并能观察它们之间的关系,从而有助于分析复杂的损伤、骨折、骨赘或感染。

根据上述病史特点及影像学结果,考虑患者诊断为:右肩锁关节脱位。

【问题2】 肩锁关节损伤有哪些类型?如何治疗?

思路1:肩锁关节损伤最常用的分型为Rockwood分型。

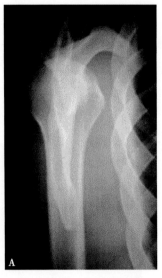
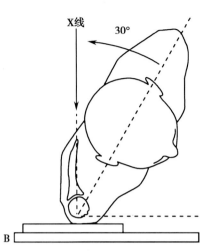

图 3-7-6　肩胛骨侧位片（A）及侧位摄片方法（B）

知识点

肩锁关节损伤的 Rockwood 分型

Ⅰ型：肩锁韧带损伤，喙锁韧带无损伤。

Ⅱ型：肩锁韧带完全断裂，喙锁韧带尚完整。

Ⅲ型：肩锁韧带和喙锁韧带均断裂。

Ⅳ型：肩锁韧带和喙锁韧带均断裂，锁骨向后移位甚至穿透斜方肌。

Ⅴ型：肩锁韧带和喙锁韧带均断裂，甚至三角肌和斜方肌上撕脱，锁骨向上移位程度大于Ⅲ型。

Ⅵ型：锁骨移位到肩峰和喙突下方。

思路 2：肩锁关节损伤的治疗方式分为保守治疗和手术治疗两种，损伤的分型对治疗方案的选择有指导意义。

1. Ⅰ、Ⅱ型损伤　Ⅰ型损伤多数在 X 线上是正常的，有时会发现肩锁关节处有轻度肿胀，为肩锁关节的扭伤所致。Ⅱ型损伤可见肩锁关节间隙增宽，锁骨远端轻度上移导致肩锁关节轻微对合不良。喙锁间隙维持正常。该两种损伤主要采用保守治疗。可以用上肢吊带或制动支具让肩关节得到休息。伤后 24～48 小时的急性肿胀期内可以冷敷，辅以非甾体类镇痛抗炎类药物。

2. Ⅲ型损伤　肩锁关节明显对合不佳，间隙增宽，锁骨远端与肩峰端移位达 50% 以上。Ⅲ型损伤的治疗尚有争议。部分学者建议采用保守治疗，使用上肢吊带，必要时在肩肘之间施加一定的压力，以维持关节复位。而对于从事重体力劳动者、年轻人、运动员及经常需做过顶动作的患者，可以考虑手术治疗。方法为切开复位移位的肩锁关节，用钩钢板固定，或修复、加强肩锁韧带、喙锁韧带等（图 3-7-7）。

3. Ⅳ、Ⅴ、Ⅵ型损伤　发生率相对较低，患者疼痛、活动受限等症状明显，一般为高能量损伤且多合并其他损伤，如肋骨骨折、肩胛胸壁分离、臂丛

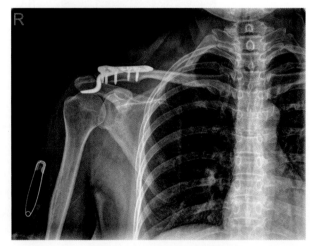

图 3-7-7　肩锁关节脱位行钢板螺钉内固定术后

神经损伤等。一旦发生,多需手术治疗,保守治疗无法复位或维持复位。

4. 术后康复 术后 6 周内上肢制动,然后在肩关节平面下进行有限的锻炼。术后 12～16 周可移除钢板。

(张长青)

第三节 锁骨骨折
clavicle fracture

锁骨呈"S"形,位置表浅,易受伤形成骨折。锁骨骨折占全身骨折的 4% 左右,好发于青少年,常由间接暴力引起,多见于锁骨中部。主要受伤机制是侧方摔倒,肩部着地或手部撑地,暴力传导至锁骨导致骨折。直接暴力较间接暴力少见,从上方直接撞击锁骨,造成锁骨外 1/3 骨折。成人锁骨骨折多为斜形、粉碎性骨折,儿童骨折多为青枝骨折。另外,锁骨骨折可能伤及锁骨下方的血管和臂丛神经。

临床病例

患者,男性,20 岁,因"跌倒左肩部着地后疼痛伴活动受限 2 小时"就诊。查体:患者右手托扶左前臂,头向左侧倾斜。左锁骨中段皮肤瘀斑,肿胀,压痛明显,左锁骨中段骨擦感并可扪及骨折断端。左肘、左手各关节活动无受限,无皮肤麻木。

【问题 1】 如何通过病史特点进行初步诊断?

思路 1:患者左肩部外伤史明确,出现疼痛及活动受限,根据上述查体表现,考虑左锁骨骨折。明确诊断需影像学检查。

1. 临床表现

(1)症状:外伤后锁骨区疼痛、肿胀,患侧肩部比健侧低,并向前倾斜,健侧手扶托患侧前臂,头部向患侧偏斜。

(2)体征:局部皮下淤血、瘀斑,局部压痛,有骨擦感,可扪及骨折端,有时可见骨折端刺破皮肤。

2. 影像学检查

(1)X 线:常规拍摄锁骨正位片(图 3-7-8)。断端前后移位的锁骨骨折,或锁骨内侧骨折,在锁骨正位片上通常不易发现而漏诊,加摄锁骨向头侧及尾侧 30° 斜位可以进一步明确诊断。

(2)CT 和 MRI:无须常规行 CT 或 MRI 检查。怀疑锁骨内侧隐匿骨折或锁骨病理性骨折,需进一步行 CT 或 MRI 检查明确诊断。

根据上述病史特点及影像学结果,考虑患者诊断为:左锁骨中段骨折。

思路 2:患者左锁骨骨折诊断明确,但锁骨骨折可能会伤及下方的臂丛神经,影响上肢运动感觉功能,查体应仔细。患者左上肢运动感觉功能正常,排除神经损伤。

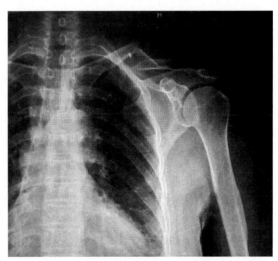

图 3-7-8 术前 X 线片示左锁骨中段骨皮质不连续,骨折近端向上移位明显,未见其他部位骨折

知识点

臂丛神经损伤

臂丛神经为支配上肢的重要神经,由 $C_{5\sim8}$ 及 T_1 神经组成。臂丛神经损伤一般分为上臂丛损伤($C_{5\sim7}$)、下臂丛损伤(C_8、T_1)及全臂丛损伤。

（1）上臂丛损伤：表现为肩外展障碍及三角肌萎缩（C_5），屈肘障碍及肱二头肌萎缩（C_6），拇示指指腹麻木及肱三头肌肌力减弱（C_7）。

（2）下臂丛损伤：屈指肌萎缩与功能障碍（C_8），手内肌萎缩与功能障碍（T_1）。

（3）全臂丛损伤：整个上肢肌肉瘫痪，肌张力低，除上臂内侧以外的上肢感觉丧失，腱反射消失，有时出现 Horner 征。

【问题2】 锁骨骨折如何分型？如何治疗？

思路1：锁骨骨折最常用的分型为 Allman 分型。

知识点

锁骨骨折的 Allman 分型

Ⅰ型：锁骨中段 1/3 骨折。

Ⅱ型：锁骨外侧 1/3 骨折。

Ⅱa 型：骨折断端在喙突和喙锁韧带的内侧，锁骨干向近端移位。

Ⅱb 型：伴喙锁韧带损伤。

Ⅲ型：锁骨内侧 1/3 骨折。

思路2：锁骨骨折的治疗方式分为保守治疗和手术治疗两种，每种方式都有相应的适应证，患者左锁骨中段骨折，断端分离移位明显，首先进行手法复位，若失败或复位后再移位，应采取手术治疗。

1. 保守治疗　对于成人的无移位骨折以及儿童的青枝骨折，可行简单的上肢悬吊制动 3～6 周即可。对于有移位的锁骨中段骨折，可在手法复位后，行 8 字绷带固定 6 周。在原始骨痂形成后，逐步开始被动活动。

2. 手术治疗

（1）对于下述情况应考虑手术治疗：①开放性骨折；②合并神经血管损伤；③骨折移位明显，有皮肤破损的危险；④陈旧性锁骨骨折不愈合；⑤漂浮肩，即锁骨骨折伴不稳定的肩胛骨骨折；⑥成人锁骨远端骨折合并喙锁韧带撕裂；⑦复位后再移位，影响美观。

（2）固定方法：一般采用钢板固定（图 3-7-9），也可采用髓内钉、克氏针等进行髓内固定。简单骨折可采用重建钢板进行固定，钢板要足够长，一般骨折端两端要保证至少有 3 个螺钉固定。粉碎性骨折可采用锁定钢板进行固定。对于保守治疗失败的锁骨骨折、骨不连患者应予以切开复位内固定加植骨。锁骨外端骨折合并喙锁韧带损伤可修复韧带，用张力带、钢板或锁骨钩钢板固定。

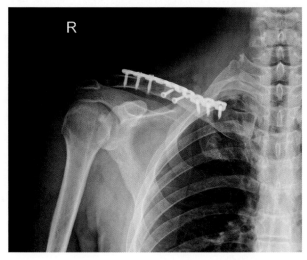

图 3-7-9　锁骨骨折钢板螺钉内固定术后

（3）术后康复：术后要早期开始功能锻炼，在骨折愈合前应避免患肢过度负重。

（张长青）

推荐阅读文献

[1] OH J H，KIM S H，LEE J H，et al. Treatment of distal clavicle fracture：a systematic review of treatment modalities in 425 fractures. Arch Orthop Trauma Surg，2011，131（4）：525-533.

[2] DONNELLY T D，MACFARLANE R J，NAGY M T，et al. Fractures of the clavicle：an overview. Open Orthop J，2013，7：329-333.

第四节 肩关节脱位
shoulder dislocation

肩关节脱位是指肩胛盂与肱骨头失去正常的解剖对合关系。肩关节（盂肱关节）是人体活动度最大的关节，由于关节盂为扁平的盘状结构，肱骨头仅有1/4与关节盂相关，其稳定性依赖于关节周围的软组织，如盂唇、盂肱韧带和肩袖。因此，肩关节是人体最常发生脱位的关节，约占全部关节脱位的50%，在各个年龄阶段发生率相近，其中以肩关节前脱位最为常见，占95%以上。

> **临床病例**
>
> 患者，男性，37岁。因"摔伤后右肩疼痛，活动受限2h"入院。查体发现右方肩畸形，肩峰下空虚感，Dugas征阳性。

【问题1】 根据患者的病史特点，如何考虑患者初步诊断？
思路1：根据患者的病史特点及特征性症状体征，可初步确定肩关节脱位的诊断。

> **知识点**
>
> ### 肩关节脱位的发生机制
>
> 肩关节脱位以间接传导暴力所致多见。当人跌倒时，肘或手掌撑地，肩关节位于外展、外旋、后伸位，此时肩峰阻挡肱骨大结节发挥类似杠杆作用，使肱骨头向肩关节前下方突破关节囊发生前脱位。后脱位可见于跌倒时手伸展内旋着地，或暴力直接作用于肩部前方所致。

1. 临床表现

（1）症状：患侧肩关节肿胀疼痛，关节活动受限，健侧手常扶持患肢前臂，头倾向患侧，以减少肌肉牵拉，减轻疼痛。

（2）体征

1）畸形：肩关节失去原有的浑圆轮廓，呈方肩畸形（图3-7-10）。

2）弹性固定：上臂保持固定轻度外展前屈位，任何活动均可导致疼痛。

3）关节窝空虚：触诊时肩峰下空虚，可在腋窝、喙突或锁骨下触及肱骨头。

4）杜加斯征（Dugas征）阳性：正常情况下，将手搭到对侧肩部，其肘部可以贴近胸壁。有脱位时，如果将患侧肘部紧贴胸壁，手掌搭不到健侧肩部；或手掌搭在健侧肩部时，肘部无法贴近胸壁，即为Dugas征阳性。

2. 辅助检查

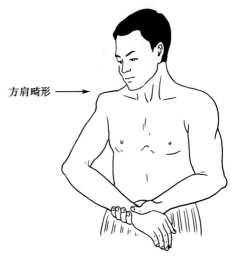

方肩畸形 →

图3-7-10 肩关节前脱位的方肩畸形

（1）X线：常规需行患肩前后位X线检查，大多数肩关节前脱位在标准的前后位片上可清楚显示。如果诊断有疑问，可加摄胸侧位、肩胛面正位、肩胛面侧位等X线片。要注意的是肱骨头后脱位特别是肱骨头交锁时，肱骨头仅向内侧轻微移位，肩关节前后位X线片可近似正常，仅因肱骨内旋而近端呈现"灯泡征"（图3-7-11）。此时可加摄腋位片。如果肩关节疼痛明显，不能拍摄腋位片，肩胛骨Y位片及肩关节穿胸位片也有助于诊断。在正常穿胸位片肱骨后界与肩胛骨腋缘呈一平缓的抛物线，如果抛物线中断，则提示肱骨头位于肩胛盂后方（图3-7-11）。

（2）CT：CT有助于诊断X线不能确诊的肩关节后脱位，并明确同时合并的骨折如肱骨外科颈、大结节、喙突、肩胛盂撕脱骨折以及希尔-萨克斯损伤（Hill-Sachs损伤）的位置和范围（图3-7-11）。如果CT发现有合并的无移位骨折，在复位前需向患者及家属交代，复位后可能发生骨折移位。

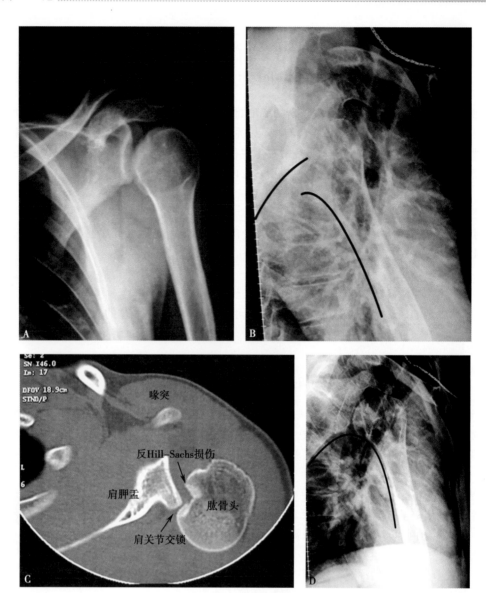

图 3-7-11　肩关节后脱位

A. 复位前前后位片；B. 复位前穿胸位片；C. 复位前 CT 片；D. 复位后穿胸位片。

（3）**MRI：**可评价相关软组织损伤如肩袖损伤程度及盂唇撕裂等。

思路 2：明确诊断后，应注意肩关节脱位是否伴随相关并发症。

知识点

肩关节脱位的常见并发症

1. 复发性肩关节脱位　年轻患者较常见。

2. 肩袖撕裂　是远期肩关节活动受限和不稳的常见原因。

3. 神经损伤　腋神经损伤最常见。

4. 肱骨近端骨折　以肱骨大结节骨折最常见，常在关节复位后骨折也随之复位。

5. 肩关节僵硬或强直　常由暴力手法复位、复位后未固定或固定时间过长所致，老年人更为常见。

【问题 2】　肩关节脱位如何分类？

思路：根据脱位时肱骨头与肩胛盂的相对位置，可将肩关节脱位分为前脱位、后脱位及下脱位（图 3-7-12）。

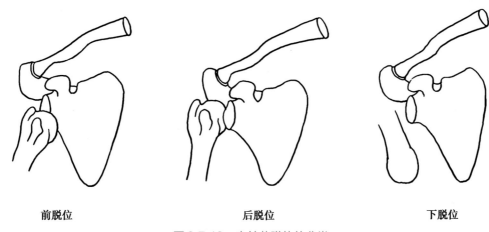

前脱位　　　　　　　　　　后脱位　　　　　　　　　　下脱位

图 3-7-12　肩关节脱位的分类

1. 前脱位　绝大多数肩关节脱位属于这一类,脱位时肱骨头移位至肩胛盂的前内侧。根据肱骨头位置的不同可进一步分为喙突下、盂下、锁骨下及胸廓内脱位,其中喙突下脱位最为常见,胸廓内脱位非常罕见。

前脱位时常伴有肩关节前方结构的损伤(图 3-7-13),包括:①关节囊从盂上附着部撕脱;②盂唇撕脱(Bankart 损伤),可伴有肱骨头后外侧缺损(Hill-Sachs 损伤);③肩袖损伤,多见于老年人;④肱骨大结节骨折;⑤偶尔会损伤臂丛神经或腋动脉;⑥前关节囊撕裂。

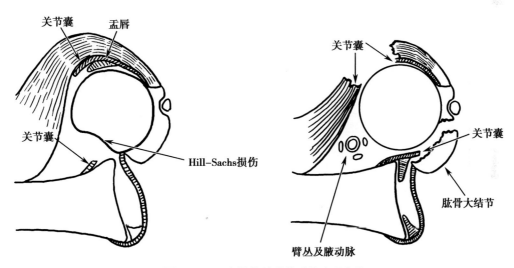

图 3-7-13　肩关节前脱位后的病理变化

2. 后脱位　非常少见,脱位时肱骨头位于肩胛盂后方,可进一步分为肩峰下、盂下及肩胛冈下脱位,其中肩峰下脱位最多见。后脱位时可伴有肱骨头前侧关节面在肩胛盂后缘的交锁及前侧关节面缺损(反 Hill-Sachs 损伤)。

3. 下脱位　极为少见,脱位时肱骨头位于肩胛盂下方,上臂处于强迫上举外展位。多见于高能量损伤。

【问题3】 患者肩关节脱位如何治疗?

思路:肩关节脱位的治疗原则包括急性期复位、固定和恢复期的功能锻炼。

1. 复位

(1)手法复位:急性肩关节脱位应尽早复位,复位前应明确是否合并骨折或神经血管损伤。复位给予镇静镇痛药物,切忌暴力强行手法复位。手法复位的方法如下:

1) Hippocratic 法:纵向牵引上臂,同时术者用足跟抵住胸部(不是压紧腋窝)做对抗牵引,肌肉松弛后内收、内旋上肢,肱骨头会滑入肩胛盂,同时术者感到弹响,提示复位成功(图 3-7-14A)。

2) Kocher 法:患者仰卧,医师站在患侧,握住肘关节,牵引其上臂,肱骨外旋,肘向胸部移动,肩关节一复位,手被牵向对侧肩关节。应尽可能外旋上臂至 90°,此时可出现复位的弹响声。如果没有复位,上举肘部以屈曲肩关节,然后内收,将肘关节跨过胸前(图 3-7-14B)。

3)Rochwood 推荐牵拉 - 反牵拉法:即患者仰卧位,以一件床单绕过胸壁提供反牵拉力,沿畸形方向小心牵拉上臂。上臂轻轻旋转有助于肱骨头从关节盂边缘分离(图 3-7-14C)。

4)Stimson 法:患者俯卧,锁骨下垫沙袋,上肢下垂,在腕部挂 4kg 重物,6 分钟后,肩关节可能自行复位。如果未复位,可一手固定肩胛骨上内角,另一手向内推肩胛骨下角(图 3-7-14D)。

(2)切开复位:如手法不能完成复位者,可采用切开复位。

知识点

切开复位的指征

1. 闭合复位不成功。
2. 肩胛盂骨折移位。
3. 合并大结节骨折且肱骨头复位成功后大结节骨折片不能复位。
4. 肱骨头移位明显:提示肩袖损伤严重,复位后不稳定。

---

2. 复位后的处理

(1)固定:复位后复查 X 线片,如果复位成功,用宽吊带贴胸固定上臂,防止肩关节外旋。40 岁以下患者再脱位风险相对较高,需固定 4 周,以使撕裂的软组织充分愈合。老年患者脱位后复发的风险较小,但发生肩关节僵硬的概率较高,因此复位后吊带固定 1～2 周,随后开始活动肩、肘关节。

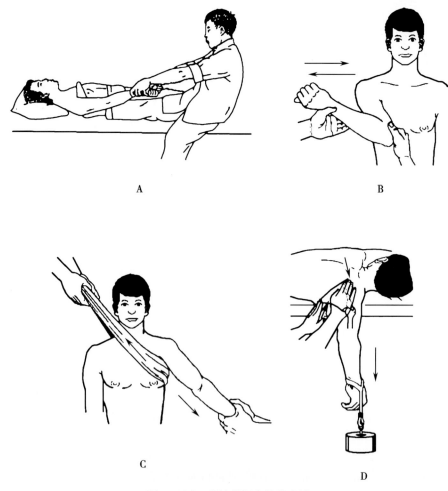

图 3-7-14　肩关节闭合复位方法

A. Hippocratic 法;B. Kocher 法;C. Rochwood 推荐牵拉 - 反牵拉法;D. Stimson 法。

（2）功能锻炼：开始于制动解除之后，应循序渐进。等长收缩练习是康复过程的第一步，然后进行抗阻力练习，活动范围和力量恢复后才能进行较为剧烈的体育运动。

（张长青）

推荐阅读文献

麦克雷，埃瑟. 实用骨折治疗学：第4版. 徐卫东，侯铁胜，译. 上海：第二军医大学出版社，2006：91-98.

第五节 肱骨近端骨折
proximal humerus fracture

肱骨近端骨折包括肱骨头、大结节、小结节、肱骨解剖颈和外科颈骨折，是常见的创伤，占各种骨折的2%左右。肱骨近端骨折可发生于任何年龄，但最常见于老年骨质疏松患者，尤其是女性，常由低能量损伤所致。发生于青壮年时，多为高能量损伤所致，并伴有明显的移位、粉碎骨块或其他损伤。青少年患者大多为无移位或轻微移位的大结节骨折，由骺板相对薄弱所致。

临床病例

患者，女性，73岁，因"摔伤后左肩部疼痛伴活动受限1天"入院。查体：左肩部外侧肿胀，无方肩畸形，压痛明显，轴向叩击痛（+），肩关节活动受限，肩关节无空虚感，肘关节活动尚可，左手诸指及腕关节活动自如，肱动脉、桡动脉搏动有力，左上肢感觉正常。影像学检查发现左侧肱骨外科颈骨折，骨折完全移位，伴肱骨大结节骨折。

【问题1】 根据上述病史特点及影像学检查结果，可知患者为肱骨近端骨折，临床上如何诊断肱骨近端骨折？

思路1：诊断肱骨近端骨折需详细了解病史特点及影像学检查结果。

1. 临床表现

（1）症状：跌倒致肩部撞地或手撑地后，患侧肩关节疼痛，活动受限。

（2）体征：患者常用另一手托扶患臂。肩部肿胀，局部明显压痛及轴向叩击痛，或可闻及骨擦音，有时可扪及骨折断端并出现骨擦感，移位或成角严重的患者可见畸形。伤后24小时可在肩部及上臂见到瘀斑。

知识点

肱骨近端骨折的临床表现

肱骨近端骨折时必须检查患肢的血管神经，如骨折远端向内侧移位，可能伤及腋动脉。腋神经损伤也可能发生，需检查患肢三角肌区皮肤感觉，早期三角肌肌力检查因疼痛不能配合，如4周后仍存在三角肌失张力导致的肩关节半脱位，需注意是否为腋神经麻痹。

2. 影像学检查

（1）X线检查：常规需拍摄肩关节3个平面的X线片，包括前后位片、肩胛骨侧位片以及腋位片，一般都能明确骨折块之间的关系。

1）肩关节正位：由于盂肱关节前倾，摄片时患者直立背靠暗盒，身体健侧约向前转30°，能清晰显示关节盂与肱骨头间的间隙（图3-7-15）。

2）肩胛骨侧位：摄片时患侧外侧紧靠暗盒，健侧向前倾斜约35°，肩胛骨为"Y"形结构，能鉴别前后脱位、肱骨近端骨折成角及大结节移位情况（图3-7-16）。

3）腋窝位：摄片时患者仰卧，患肩外展70°～90°，暗盒置于肩上，由腋下向上投照，能鉴别前后脱位、肱骨近端骨折成角及大结节移位情况（图3-7-17）。

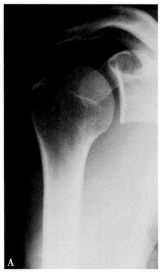
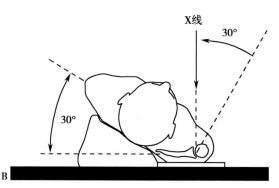

图 3-7-15 肩关节前后位片（A）及前后位摄片方法（B）

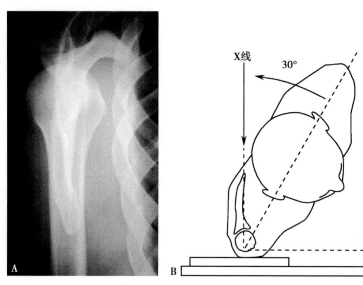

图 3-7-16 肩胛骨侧位片（A）及侧位摄片方法（B）

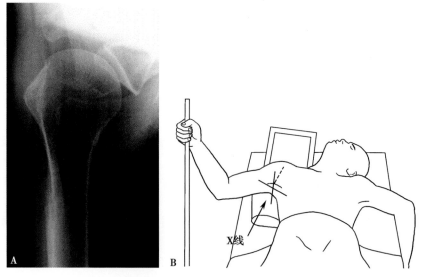

图 3-7-17 肩关节腋位片（A）及腋位摄片方法（B）

（2）CT及CT三维重建：对于复杂肱骨近端骨折可以提供更为准确的信息，在判断大小结节移位、肱骨头劈裂骨折、压缩骨折、盂缘骨折及骨折脱位方面具有很大帮助（图3-7-18）。

（3）MRI：MRI对于软组织损伤的诊断具有较大意义，尤其是对于肩袖、肱二头肌肌腱、盂唇损伤的诊断。

思路2：对于肱骨近端骨折，需掌握其分类标准，指导诊治。

肱骨近端骨折包括解剖颈、外科颈、大结节和小结节4个部位（图3-7-19），既可单独发生，也可同时发生。

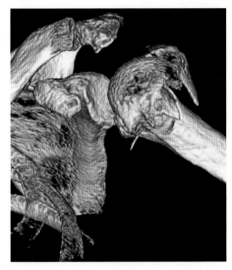

图3-7-18 肱骨骨折CT三维重建

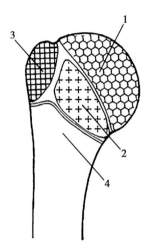

图3-7-19 肱骨近端四部分骨折
1. 解剖颈上方的肱骨头；2. 小结节；3. 大结节；4. 肱骨干。

Neer分型以此为基础，根据骨折移位标准：移位≥1cm，成角≥45°，将肱骨近端骨折分为以下类型，见图3-7-20，对骨折治疗有重要意义。

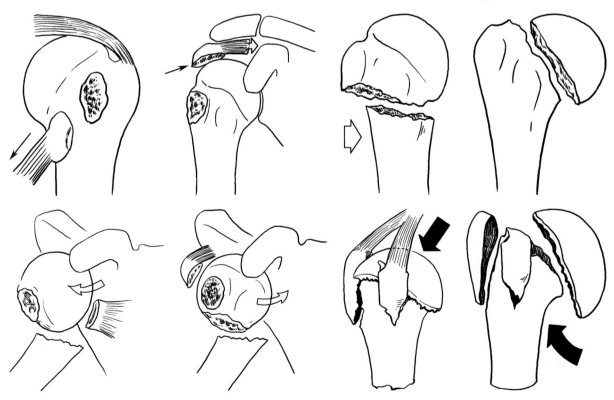

图3-7-20 肱骨近端骨折的Neer分型

171

知识点

肱骨近端骨折的 Neer 分型

一部分骨折:无论骨折部位多少,但无移位,或未超过上述标准(即骨折移位标准)。
二部分骨折:一处骨折发生移位或多处骨折只有一处移位,超过上述标准。
三部分骨折:两处骨折移位超过上述标准,如肱骨外科颈合并大结节骨折,移位超过标准。
四部分骨折:三处骨折移位超过上述标准或三处骨折伴肱骨脱位。

AO/OTA 分型将肱骨近端骨折分为:A 型骨折,为关节外单处骨折;B 型骨折,为关节外双处骨折;C 型骨折,为关节内骨折(图 3-7-21)。该分型对骨折的描述更加详尽。

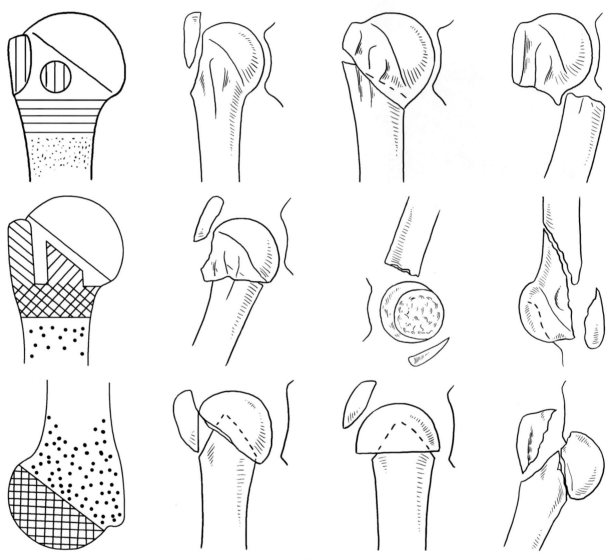

图 3-7-21 肱骨近端骨折的 AO 分型

【问题2】 肱骨近端骨折患者如何治疗?

思路:肱骨近端骨折治疗方式取决于骨折类型、患肢软组织条件以及患者的一般状况。

大多数肱骨近端骨折属于无移位或轻微移位骨折,稳定性好,保守治疗可以取得很好的治疗效果。但对于不稳定骨折或骨折脱位,由于其延迟愈合、骨不连及肱骨头缺血坏死的发生率较高,通常需要手术治疗,以重建正常解剖结构,并使骨折端具有足够的稳定性,允许早期功能锻炼,以促进恢复。

1. **无移位骨折** 这一类骨折由肩袖、骨膜和肱二头肌长头腱共同维持着骨折的位置,多数为嵌插型或稳定骨折,可采用吊带悬吊固定,随后尽早开始被动钟摆样活动。早期可进行三角肌等长收缩练习,主动活动和力量练习一般在伤后6周开始,要定期进行影像学检查以评价骨折愈合及是否存在骨折再移位。

2. **二部分骨折**

(1) 肱骨解剖颈骨折:老年患者应行人工半肩关节置换术,以避免肱骨头坏死及骨折畸形愈合,年轻患者应考虑切开复位加螺钉或克氏针内固定。

(2) 外科颈骨折:可采用闭合复位,在麻醉状态下纵向牵引患肢,前举内收上臂以放松胸大肌和背阔肌,并对骨折部位施加自外向内的挤压,使骨折端复位,并将患肢悬吊固定(图3-7-22)。如果复位后骨折不能维持,可采用经皮克氏针或螺钉固定。

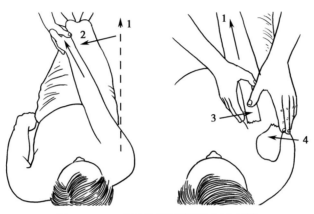

图 3-7-22 肱骨外科颈骨折的闭合复位

部分患者骨折端粉碎或有软组织如肱二头肌长头腱、肩胛下肌或三角肌嵌入,复位困难,此时应采用切开复位,并根据骨折类型及骨质疏松情况,选用张力带、髓内钉或钢板内固定(图3-7-23)。

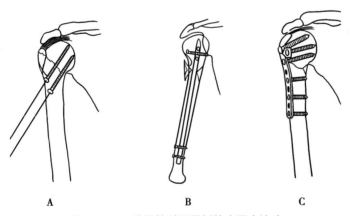

图 3-7-23 肱骨外科颈骨折的内固定治疗
A. 螺钉张力带;B. 髓内钉;C. 钢板。

(3) 肱骨大结节骨折:年轻患者通常是冈上肌、冈下肌和小圆肌牵拉整个大结节向后移位,而老年患者更常见的是一个小骨片被牵拉至肩峰下间隙并合并冈上肌撕裂。尽管 Neer 分型中的移位标准为1cm,但肩关节对肱骨大结节的移位耐受程度更低,通常认为移位超过 5mm 或超过肱骨头关节面最高点,就需要手术治疗。手术方法为通过三角肌劈开入路显露骨折,采用张力带或螺钉内固定(图3-7-24)。

(4) 肱骨小结节骨折:单纯肱骨小结节骨折较为少见,治疗主要包括早期悬吊及后期功能锻炼,防止关节粘连。对移位超过1cm,或阻碍肩关节内旋者,应采用切开复位内固定术。

3. **三部分骨折** 保守治疗效果较差,通常需行切开复位,恢复通过肱骨头与肱骨干的解剖关系以及结节的准确复位。新型的锁定钢板能够提供坚强的内固定,并允许关节术后早期活动。髓内钉不适用于该类骨折。如老年患者骨质疏松严重,也可一期行关节置换术。

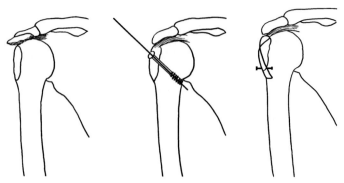

图 3-7-24 肱骨大结节骨折的内固定治疗

4. **四部分骨折** 外展嵌插型骨折，采用闭合复位经皮克氏针或螺钉内固定，如不能达到复位和固定要求，必须行切开复位内固定；典型四部分骨折需要行人工肩关节置换术，但对于较年轻的患者，应尽可能行切开复位内固定，术中应确保骨折的稳定性，并尽可能减少对软组织的破坏。

5. **骨折脱位** 对于合并肩关节脱位的大结节骨折患者，仍按照一般脱位处理，肩关节复位后大结节常随之复位，如果仍有明显移位，则需要行切开复位内固定术。对合并脱位的外科颈骨折，可在屈曲内收患肢下牵引试行，多数情况是前脱位，轻压即可复位。如果闭合复位不能成功，或合并神经损伤，应考虑切开复位，患肢前屈时将肱骨干向外侧牵开，将肱骨头复回关节盂内。骨折脱位后更容易发生三角肌无力，持续性肩关节向下半脱位提示神经损伤、肩袖撕裂或肱骨短缩，这类患者通常需要更长的康复周期。

【诊疗流程】

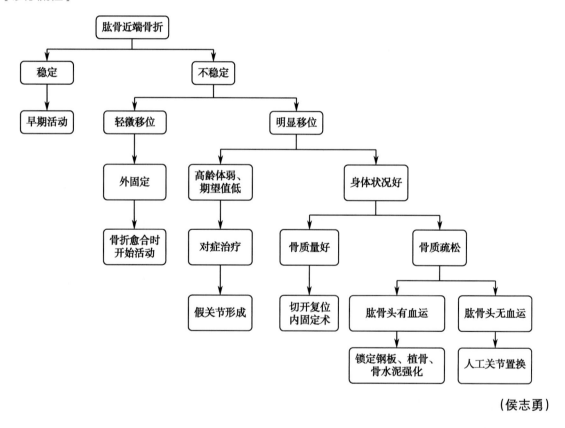

（侯志勇）

推荐阅读文献

[1] COLTON C，DELL'OCA A F，ULRICH H，et al. AO principles of fracture management. 2nd ed. New York：Thieme，2000：271-289.

[2] SCHATZKER J，TILE M. The rationale of operative fracture care. 3rd ed. New York：Springer，2005：57-88.

第六节 肱骨干骨折
humeral shaft fracture

肱骨外科颈下 2cm 至肱骨髁上 2cm 范围内的骨折称为肱骨干骨折,约占所有骨折的 3%。在发病年龄上,呈双峰分布:对于老年患者,常由低能量损伤所致;而对于青壮年患者,往往为高能量损伤所致,常伴有明显移位、粉碎骨块或其他损伤。由于肱骨干系非承重骨骼,肌肉起止点多、应力环境复杂,其骨折固定及愈合过程较为特殊;正确理解肱骨干骨折的损伤机制、骨折类型、合并损伤情况及患者伤前活动水平有助于提高治疗效果。

临床病例

患者,女性,66 岁,因"车祸伤致右上臂疼痛、功能障碍 1 天"入院。查体:右上臂肿胀、畸形,可见皮下瘀斑,压痛明显,轴向叩击痛(+),肩关节及肘关节活动受限,肩关节无空虚感,肘后三角正常,肱动脉、桡动脉、尺动脉搏动可扪及,右手虎口背侧痛觉减退,右侧垂腕畸形,伸腕、伸指障碍。影像学检查发现右侧肱骨干骨折,骨折完全移位(图 3-7-25)。

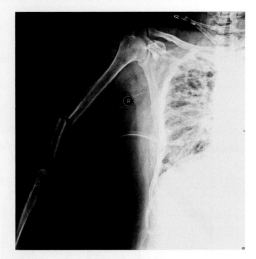

图 3-7-25 右侧肱骨干骨折

【问题 1】 根据上述病史特点及影像学检查结果,可知患者为肱骨干骨折合并桡神经损伤,临床上如何诊断肱骨干骨折?

思路 1:通过了解患者病史特点、详细体格检查、综合分析影像学检查结果,可明确肱骨干骨折诊断。

知识点

肱骨干骨折的病史特点与临床表现

1. 外伤史。肱骨干骨折可由直接暴力或间接暴力所致。直接暴力常由外侧打击肱骨干中份,致横形或粉碎性骨折;间接暴力常见于手部着地或肘部着地,暴力向近侧传导,加之身体倾倒所产生的剪式应力,导致肱骨干中下 1/3 骨折。

2. 受伤后,上臂疼痛、肿胀、畸形、瘀斑,患肢活动障碍,有反常活动和骨擦感。

3. 患者常用另一手托扶患臂。查体可见患侧上臂肿胀、瘀斑,局部明显压痛及轴向叩击痛,或可发现异常活动或闻及骨擦音,有时可扪及骨折断端并出现骨擦感,骨传导音减弱或消失,移位或成角严重的患者可见畸形。

4. 若合并桡神经损伤,可出现垂腕,各指掌指关节不能背伸、伸拇及前臂旋后障碍,手背桡侧皮肤感觉减退或消失。

5. 合并血管损伤者少见,但肱骨干骨折亦可能造成肱动脉损伤,出现患肢循环障碍。怀疑合并血管损伤者应用多普勒探测脉搏了解血管损伤情况,用测压仪监测骨筋膜间室压力。

1. X 线检查 肱骨干骨折的标准 X 线片应包括肱骨干正侧位。X 线拍摄范围应包括肩、肘关节。对于粉碎性骨折或骨折移位程度严重的患者,牵引下摄片可能有所帮助。对于部分病例,拍摄对侧肱骨全长 X

线片有助于制订术前计划。

2. CT 和 MRI 检查 CT 扫描不常用。但对于复杂的肱骨干骨折,CT 扫描可以提供更为准确的信息,在判断骨折移位程度、方向、是否合并肱骨近、远端骨折及骨折脱位方面有很大帮助。此外,对于病理性骨折,一些特殊的检查例如放射性核素骨扫描、CT 或 MRI 检查,有助于确定病变范围。

思路2:对于肱骨干骨折,需掌握其分类标准,指导诊治。

1. 根据骨折部位分类 在三角肌止点以上、胸大肌止点以下的骨折,近侧骨折端受胸大肌、背阔肌、大圆肌的牵拉而向前、向内移位,远折端因受三角肌、喙肱肌、肱二头肌、肱三头肌的牵拉而向外、向近侧移位。当骨折线位于三角肌止点以下时,近侧骨折端由于受三角肌的牵拉而向前、向外移位,远侧骨折端因受肱二头肌、肱三头肌的牵拉而向近侧移位。无论骨折发生在哪一节段,在体弱患者,由于肢体重力作用或不恰当的外固定物重量,均可能引起骨折端分离移位或旋转移位。对于肱骨干下 1/3 骨折,其移位方向与暴力作用方向以及前臂和肘关节所处位置有关,多表现为成角、短缩及旋转移位。

2. AO/OTA 分类 根据骨折粉碎程度,将肱骨干骨折分为三大类(图 3-7-26):A 型为简单骨折,B 型有蝶形骨块,C 型为粉碎性骨折。每一大类再依据骨折形态被分为不同的亚型。

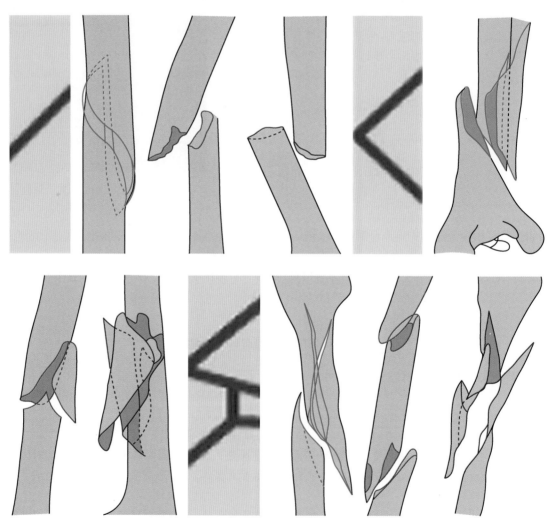

图 3-7-26 肱骨干骨折的 AO/OTA 分类

【问题2】 如何治疗肱骨干骨折?

思路:肱骨干骨折的治疗目的是取得良好的骨折对位对线、获得骨性愈合、恢复患者伤前功能。大多数肱骨干骨折可以采用非手术治疗。但对于不稳定骨折,由于其延迟愈合、骨不连发生率较高,通常需要手术治疗,以重建正常骨骼解剖结构、维持骨折端稳定、允许早期功能锻炼、促进功能康复。在选择具体治疗方法时应考虑多种因素,包括患者年龄、合并损伤情况及程度、软组织条件及骨折类型等。

1. 非手术治疗 手法复位外固定。

(1) 麻醉:局部麻醉或臂丛神经阻滞麻醉。

(2) 体位:仰卧位。

(3) 复位:经过持续牵引,纠正骨折重叠移位及成角移位。若骨折位于三角肌止点以上,胸大肌止点以下,患肢内收位牵引;若骨折线位于三角肌止点以下,应在患肢外展位牵引。持续牵引下,侧方加压手法复位,整复骨折侧方移位。复位成功后,减小牵引力,维持复位,应用外固定。

(4) 外固定:外固定方法包括带领和袖口吊带的上臂管型石膏、功能支架、皮肤牵引或骨牵引、外展夹板和肩人字石膏,上臂悬垂石膏和接骨夹板等。

2. 手术治疗

(1) 手术指征:①手法复位失败,骨折端对位对线不良,未达到功能复位要求,估计愈合后影响功能;②骨折分离移位,或骨折端间有软组织嵌入;③病理性骨折;④合并神经、血管损伤;⑤肱骨下 1/3 螺旋形骨折,若采用手法复位外固定损伤桡神经风险较大;⑥同一肢体有多发性骨折;⑦陈旧性骨折不愈合;⑧影响功能的骨折畸形愈合;⑨8~12 小时以内的污染不重的开放性骨折;⑩不适用于闭合复位的严重的神经功能障碍,如帕金森病等。

(2) 手术入路:肱骨干骨折切开复位接骨板内固定时可采用前外侧入路、内侧入路和后方入路;闭合复位髓内钉内固定时可以采用近端经三角肌入路或远端经肱三头肌入路。

(3) 内固定方法

1) 接骨板螺钉内固定:应用接骨板螺钉可以在不干扰肩袖组织的情况下实现肱骨干骨折的稳定固定。术中根据骨折粉碎程度及软组织剥离范围决定是否行植骨术。

肱骨干切开复位内固定术(视频)

2) 外固定架固定:外固定架固定适用于合并广泛软组织损伤的肱骨干开放性骨折,合并烧伤以及感染性骨折不愈合患者。外固定架固定的主要并发症包括钉道感染、损伤神经血管、干扰肌腱滑动等。

3) 髓内钉固定:髓内钉固定包括弹性髓内钉和带锁髓内钉,后者更有助于防止骨折端短缩、分离和旋转移位,适用于大多数长管状骨骨干部骨折。由于髓腔方向更接近骨的机械轴,因此髓内钉固定属于中央型固定,比接骨板承受更小的弯曲应力,不易发生疲劳折断。髓内钉内固定的并发症包括肩袖、神经血管损伤、肱骨远端骨折等。

3. 肱骨干骨折合并桡神经麻痹的治疗 肱骨干骨折后桡神经麻痹,是长骨骨折后最常见的神经损伤。桡神经是臂丛后束发出的最粗大神经。其在腋窝内位于肱动脉后方,伴肱深动脉向下外走行,呈螺旋形经过骨干中部背侧,在肱骨外上髁上方穿过外侧肌间隔至肱桡肌和肱肌之间,继续前行进入前臂。其在上臂远侧穿过外侧肌间隔时位置固定,较易损伤。

对于合并桡神经损伤的肱骨干骨折,通常以非手术方法治疗肱骨干骨折,用一功能夹板固定腕关节和手指。如骨折愈合,经 3~4 个月神经功能仍无恢复迹象,可做神经探查。由于桡神经损伤常为挫伤或轻度牵拉伤,随着骨折愈合,神经功能有可能恢复。虽然神经亦可能被尖锐的骨块边缘切断,但这种情况很少发生。因此,常规早期神经探查可能增加不必要的手术和并发症。但在以下情况时宜早期手术探查。第一,肱骨干开放性骨折合并桡神经麻痹。应在创口清创的同时探查桡神经,若发现桡神经连续性完整,仅需要观察等待骨折愈合。第二,肱骨下 1/3 闭合性螺旋形骨折。桡神经在上臂下 1/3 穿过外侧肌间隔时活动度最小;此外,肱骨下 1/3 骨折通常呈斜行且向外成角,并伴有远侧骨折块向近侧移位。桡神经被外侧肌间隔固定于近端骨折块,在进行闭合复位时可能被嵌压于骨块之间。此时,应该进行神经探查,骨折切开复位内固定。第三,如果因为某些其他适应证,如多发性损伤、粉碎性骨折、漂浮肘或大血管损伤等,需要切开复位内固定早期修复肱骨干骨折时,亦应该早期施行神经探查。2005 年,Shao 等推荐肱骨干骨折合并桡神经麻痹的处理流程。

4. 康复治疗 无论是手法复位外固定,还是切开或闭合复位内固定,均应早期行康复治疗。伤后即应抬高患肢,主动练习手、腕关节活动。随着疼痛减轻,尽早开始肩肘关节活动。伤后 2~3 周,开始主动的肘、腕关节屈伸活动和肩关节外展、内收运动,训练宜循序渐进,逐渐增加活动量和活动频率。伤后 6~8 周,开始做肩关节旋转活动。在功能锻炼过程中,要随时检查骨折对位、对线及愈合情况。骨折愈合后去除外固定。在锻炼过程中,可配合理疗、体疗、中医药治疗等。

【肱骨干骨折后桡神经麻痹的诊疗流程】

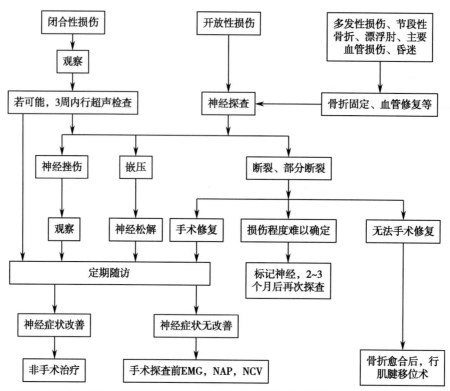

EMG. 肌电图，NAP. 神经轴突生理学检查；NCV. 神经传导速度测定。

（侯志勇）

推荐阅读文献

[1] COLTON C，DELL'OCA A F，ULRICH H，et al. AO principles of fracture management. 2nd ed. New York：Thieme，2000：291-305.

[2] SHAO Y C，HARWOOD P，GROTZ M R，et al. Radial nerve palsy associated with fractures of the shaft of the humerus：a systematic review. J Bone Jiont Surg（Br），2005，87：1647-1652.

[3] KURUP H，HOSSAIN M，ANDREW J G. Dynamic compression plating versus locked intramedullary nailing for humeral shaft fractures in adults. Cochrane Database Syst Rev，2011，15（6）：CD005959.

[4] ZLOTOLOW D A，CATALANO L W 3rd，BARRON O A，et al. Surgical exposures of the humerus. J Am Acad Orthop Surg，2006，14（13）：754-765.

[5] MARSH J L，SLONGO T F，AGEL J，et al. Fracture and dislocation classification compendium-2007：Orthopaedic Trauma Association classification，database and outcomes committee. J Orthop Trauma，2007，21（10 Suppl）：S1-133.

第七节 肘关节损伤
elbow injury

一、肱骨髁间骨折

肱骨髁间骨折（intercondylar fracture of humerus）是指肱骨干与肱骨髁交界处及内外髁之间的骨折，包括肱骨髁上部位的骨折，骨折线波及关节面，是肘部严重的关节内骨折，约占成人骨折的 1%，骨折常粉碎，闭合复位困难，大多需要手术治疗，至今其最终治疗效果满意率仍不是很高，常出现肘关节功能障碍、骨不连或畸形愈合，是较难治疗的骨折。

临床病例

患者,男性,44岁,跌倒手掌着地,致右肘部受伤,即感右肘部肿痛、活动受限5小时。查体见右肘部瘀血、肿胀、屈曲畸形,肘部压痛,右肘部活动困难。X线片提示右肱骨髁上及髁间粉碎性骨折。患者既往健康。

【问题1】 患者跌伤致右肘部肿痛、活动受限在临床上首先考虑哪些问题?

思路1:患者为中年男性,有明确外伤史,且右肘部肿痛及活动受限,应考虑右肘部骨折:右肱骨髁上骨折、髁间骨折、外髁骨折、桡骨头骨折、尺骨鹰嘴骨折,其鉴别主要依靠影像学检查。肘关节脱位后也可能出现肘部瘀血、瘀斑、局部疼痛、肿胀和功能障碍,但查体可见肘后突畸形,肘后空虚感,可扪到凹陷,肘关节半屈曲位弹性固定,肘后三角异常,可与肘部骨折相鉴别。

知识点

肱骨髁间骨折的鉴别诊断

1. 肱骨髁间骨折与肱骨髁上骨折的诊断鉴别 肱骨髁间骨折包括髁上及髁间部位骨折,髁间骨折复位更困难,一般软组织损伤也更重,但髁上骨折向前成角,远端向前上方移位时,有时可造成神经、血管损伤,应引起高度重视。

2. 肱骨髁间骨折与肘关节脱位的鉴别 伤后两者均有肘部肿胀、瘀斑,肘后三角关系改变。肱骨髁间骨折存在骨擦音及异常活动,肘关节脱位呈半伸直位弹性固定。

思路2:熟悉肱骨髁上、髁间骨折的临床表现,结合影像学提示,进行初步诊断。

知识点

肱骨髁上髁间骨折的临床表现

1. 症状 外伤史后局部疼痛、肿胀伴功能障碍,可能出现手部及手指麻木、活动困难等伴随症状。

2. 体征 伤后肘部剧烈疼痛,压痛广泛,肿胀严重,有大片皮下瘀斑,纵轴叩击痛(+),触之有骨擦音及异常活动。肘关节呈半伸位,肘部横径明显增宽,可触及骨折块,骨擦感明显。肘关节活动受限。

思路3:肘关节部位骨折或脱位向桡侧、尺侧或前方移位,易并发肘部桡神经、尺神经或正中神经损伤,出现相应神经支配部位的感觉、运动功能障碍。

知识点

1. 桡动脉搏动减弱或消失,提示肱动脉损伤可能。

2. 手背虎口区域浅感觉减退,腕关节及手指伸直功能丧失,提示有桡神经损伤。

3. 拇、示、中指浅感觉减退,拇指对掌功能障碍,提示有正中神经损伤。

4. 小指感觉减退,环、小指爪形手畸形及手指分指、并指障碍,提示有尺神经损伤。

思路4:结合上述病史、查体结果,为进一步明确诊断并指导治疗,可继续完善相关检查。

(1)X线:是其首选的检查手段,均需拍摄肘部正侧位X线片,其不仅能确定骨折的存在和部位,更主要的是准确显示骨折类型和移位程度(图3-7-27A)。

(2)CT三维重建:可以更直观地显示骨折部位和移位情况(图3-7-27B),为选择治疗方法提供依据。

【问题2】 肱骨髁上髁间骨折在临床上有不同的分型,常用的分型有哪些?

思路:骨折分型的目的是揭示骨折特征、指导治疗及判断预后。正确判断肱骨髁上髁间骨折的分型和移位程度,才能正确选择治疗方法、手术入路和固定方式。

知识点

肱骨髁间骨折分型

1. Mehen-Maria 分型　根据骨折线行径分为经髁横形骨折、外髁骨折、内髁骨折、T型、H型、Y型和λ型。此分型较复杂，着重描述骨折的形态，能较好地评价骨折线位置及骨折粉碎程度，在指导治疗方面很有帮助，临床上较为常用。

2. Riseborough 分型　根据骨折块分离错位情况分为四型。Ⅰ型：骨折无分离及错位，关节面平整；Ⅱ型：骨折块有轻度分离，关节面基本平整；Ⅲ型：内外髁均有旋转移位，关节面破坏；Ⅳ型：关节面严重破坏。这种分型能反映骨折的严重程度，对判断手术难度和预后有一定的意义，但在具体指导治疗方面存在不足。

3. AO 分型　根据骨折线位置和骨折粉碎程度分为：C1型，髁上、髁间均为单一骨折线；C2型，髁上粉碎，髁间单一骨折线；C3型，髁上、髁间骨折均粉碎。

综上，该患者 Mehen-Maria 分型：λ型；Riseborough 分型：Ⅳ型；AO 分型：C3型。

【问题3】　患者现术前准备已完善，诊断、分型明确，该如何治疗？

思路：肱骨髁间骨折治疗的目的是恢复关节面的平整，保持肱骨髁原有的宽度，维持足够的活动度和稳定性，以保证肘关节早期功能锻炼以获取良好的功能。非手术治疗仅仅适用于小部分 Riseborough Ⅰ型患者，且往往伴有功能受限。复位内固定术仍然是肱骨髁间骨折的首选治疗方式。

1. 外固定　应用外固定治疗肱骨髁上髁间骨折较少，预后较差，患者通常有严重的肘关节僵硬，活动时伴有明显的疼痛，仅能恢复极少部分肘关节功能。

知识点

外固定指征

1. 患者已有神经损伤，周围肌肉已无功能。
2. 开放的肱骨髁上髁间骨折，尤其是伴有大的软组织缺损或感染，可以采用微型外固定架固定。
3. 对于髁上髁间严重粉碎性骨折，切开复位内固定的预后预计很差时。
4. 患者肘关节已融合于功能位。
5. 患者伴随严重的内科疾病，不能经受切开复位手术治疗。

2. 切开复位内固定　切开复位、牢固的内固定和早期功能练习已被视为首选的治疗方法。

（1）手术处理原则：首先复位髁间骨折并固定，将复杂髁间骨折变为简单髁上骨折，然后复位固定髁上骨折。显露并复位后，可用克氏针临时固定后再最终固定。如内、外髁均有骨折，先将内或外髁嵴部固定于干骺端，然后用双钢板固定内外侧柱。

鹰嘴截骨，肱骨髁间骨折切开复位内固定（视频）

（2）手术入路：方式多样，但考虑肱骨远端前方有重要血管、神经，肘后正中切口治疗肱骨远端粉碎性骨折优点最多，目前应用最广。对 C1型骨折，多采用肱三头肌两侧入路；对 C3型骨折，多采用尺骨鹰嘴截骨入路；而对 C2型骨折，根据髁上粉碎程度及医生的情况决定。

（3）内固定物的选择

对成人肱骨髁间骨折：①目前主要采用双钢板固定两个柱的骨折，采用双钢板垂直固定（图 3-7-27C，3-7-27D）或双钢板内外侧平行固定均可。②但对低位髁间骨折、骨质疏松性髁间骨折，内固定失效翻修手术应用内外侧双钢板平行固定更牢固（图 3-7-28）。③不建议应用后方单平面双钢板或"人"字形钢板固定，强度不足，临床常见失效病例。④对髁间有缺损的情况，应取髂骨植骨恢复关节面的宽度和形态，以免影响活动。⑤对髁间骨折应用拉力螺钉固定可增加稳定性及愈合率，但对骨折粉碎的情况，应使用全螺纹螺钉横穿固定，以免影响关节面的宽度。⑥应用解剖型钢板时，多枚螺钉置入髁间，应用髁间螺钉有时会阻挡钢板螺钉的置入，现多先用克氏针临时固定，应用双钢板固定后去除克氏针，而不用髁间螺钉。⑦目前广泛使用的解剖型钢板,并没有循证学依据具有优势,但应用方便,可减少手术时间,医生应根据具体情况选用。

手术采用鹰嘴截骨时,复位固定髁间骨折后,主张应用张力带固定,以减少内固定物对皮肤的刺激,利于功能恢复,但截骨时应注意保存骨量。

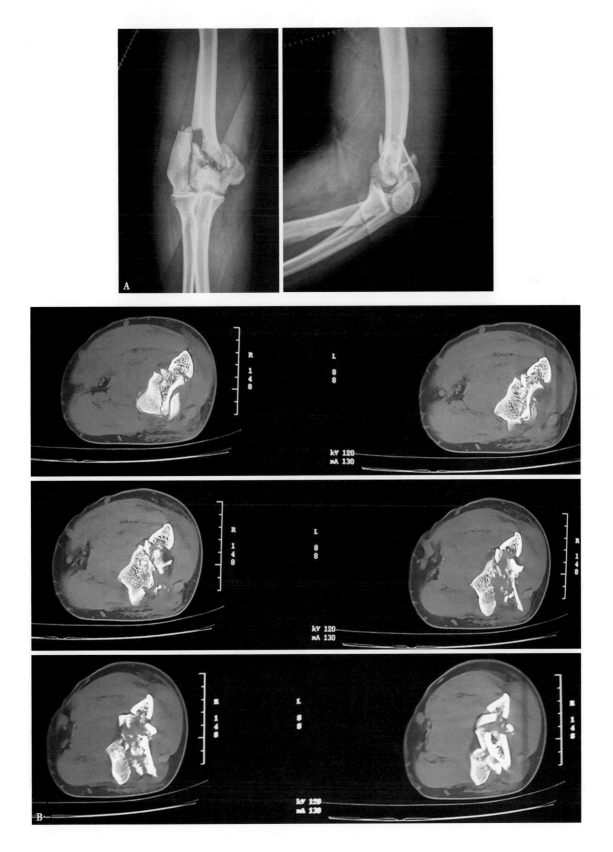

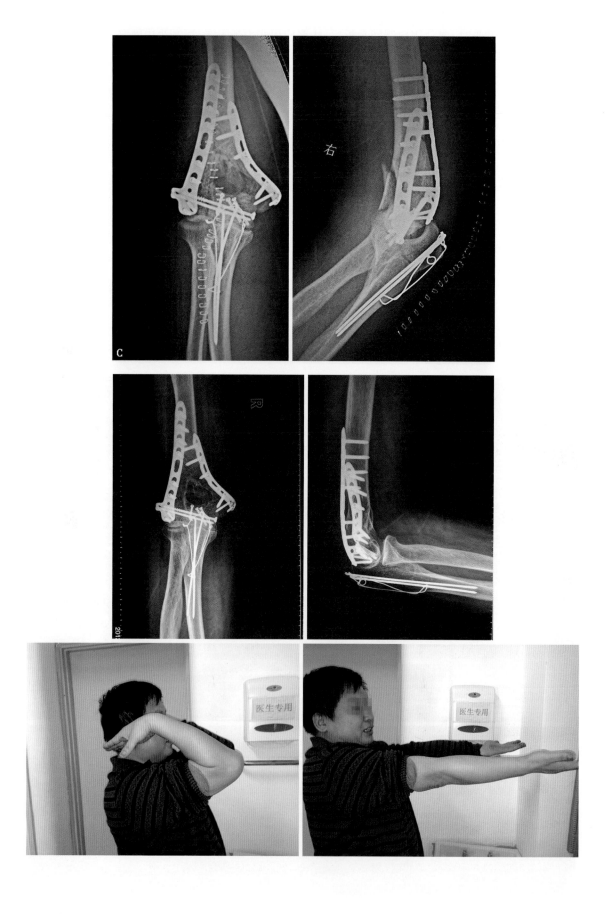

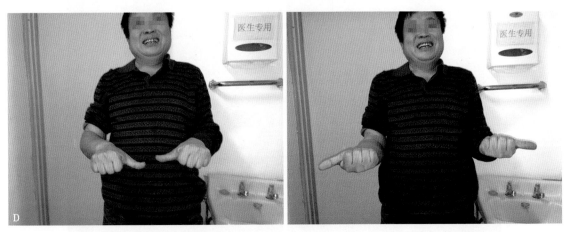

图 3-7-27　患者,男性,44 岁。右肱骨髁间 C3 型骨折(A、B),手术行肘后正中切口,尺骨鹰嘴截骨入路,双钢板垂直固定(C),术后 1 年复查显示骨折复位好,骨折愈合,肘关节及前臂活动基本正常(D)

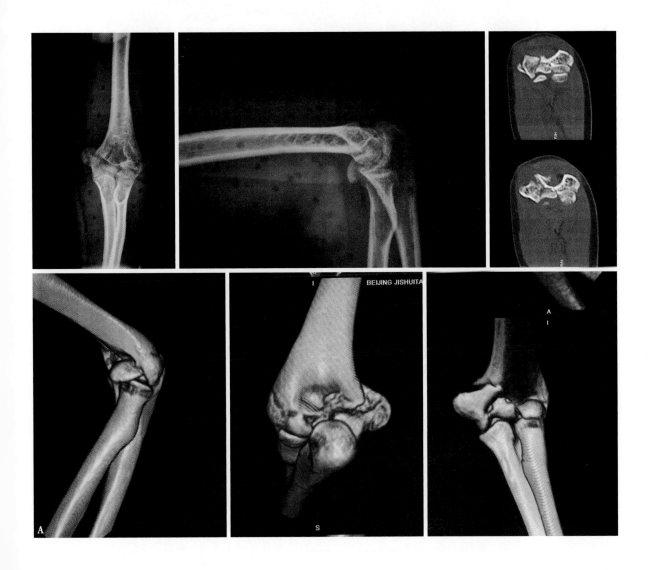

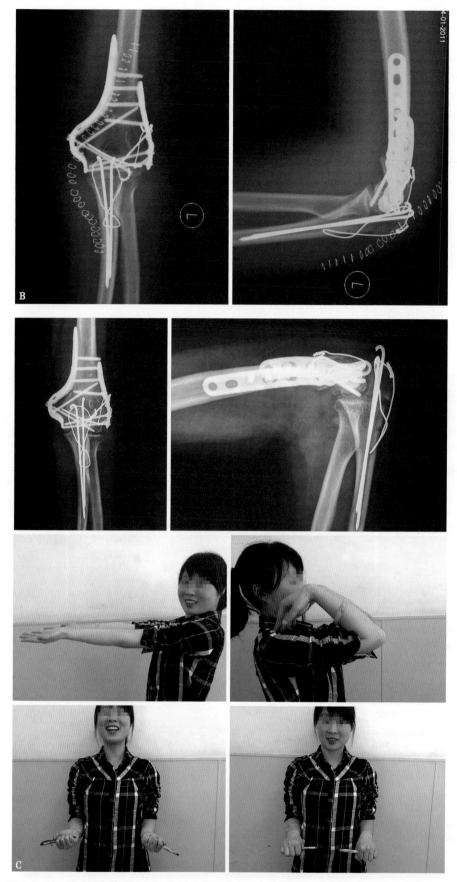

图 3-7-28　患者，女性，22岁。左肱骨髁间低位 C3 型骨折（A），手术行肘后正中切口尺骨鹰嘴截骨入路，内外侧双钢板平行固定（B），术后 1 年复查，骨折位置好，已愈合。肘关节及前臂活动基本正常（C）

部分肱骨远端严重粉碎性骨折以及骨质疏松明显的老年患者,采取内固定治疗后其预后欠佳,并发症发生率很高,全肘关节置换术治疗这类患者效果较好(图3-7-29)。

> 知识点
>
> ### 全肘关节置换术(total elbow arthroplasty,TEA)
>
> 1. 适应证 ①肱骨髁间骨折 C3 型,关节面损毁严重,无法复位并行内固定;②老年患者,骨质疏松明显,内固定不能获得满意的强度;③内固定失败;④术后创伤性关节炎,严重疼痛或功能障碍。
>
> 2. 禁忌证 ①肘关节近期感染;②肘关节已长时间融合于功能位,不伴疼痛,不影响功能者;③软组织损伤伴有大量的骨和软组织缺损;④肘关节周围肌肉瘫痪者;⑤患者期望过高或伴有严重的内科疾病不能经受手术。

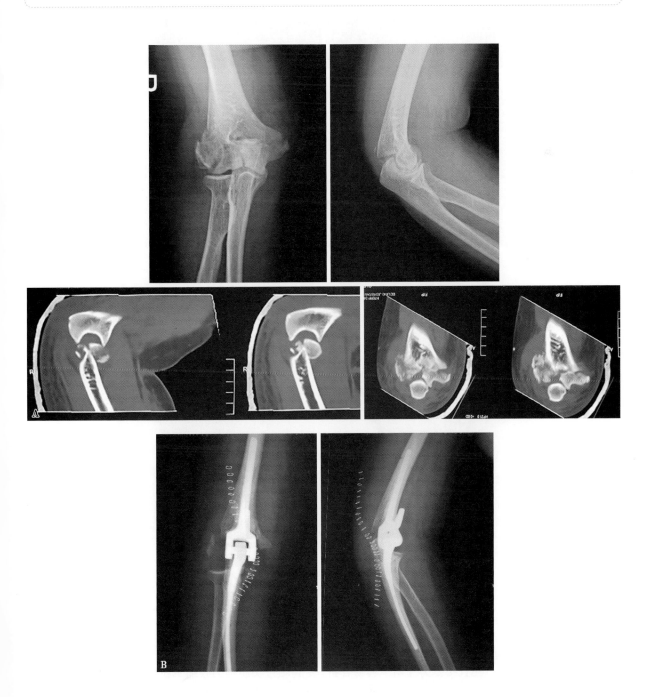

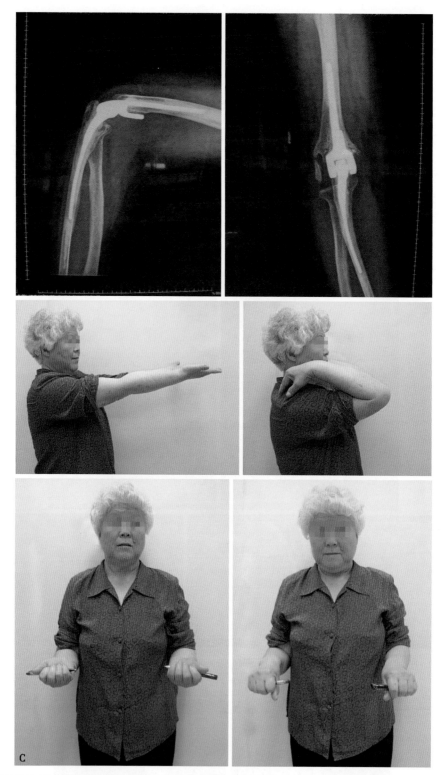

图 3-7-29　患者，女性，69 岁。左肱骨髁间 C3 型骨折，粉碎严重（A），手术行全肘关节置换术（B），术后 6 个月复查，关节活动基本正常（C）

二、尺骨和桡骨近端骨折

（一）尺骨鹰嘴骨折

尺骨鹰嘴位于皮下，在直接暴力作用下容易骨折，受到肱三头肌强力收缩牵拉也可以发生骨折。尺骨鹰嘴骨折（ulna olecranon fracture）是肘部常见的骨折，约占肘关节骨折的 10%。

临床病例

患者，男性，65岁，因跌倒左肘部着地后疼痛伴活动受限2小时就诊。查体：左肘关节肿胀，有异常活动及骨擦感，左手远端感觉运动未见明显异常。既往体健。

【问题1】　该患者的临床诊断及分型是什么？

思路1：患者外伤致肘关节疼痛，活动受限。查体：可触及鹰嘴骨折分离，目前应给予患肢制动，进一步行肘关节X线检查明确骨折具体情况。

知识点

尺骨鹰嘴骨折的诊断要点

1. 外伤后尺骨鹰嘴处疼痛，肘关节活动障碍。
2. 查体发现肘关节皮下淤血、瘀斑，皮肤肿胀、压痛，有时可触及骨折断端及骨擦感。

思路2：通过X线片的骨折形态对其进行临床分型，以指导下一步临床治疗。

X线检查示尺骨鹰嘴骨折，断端分离移位明显，未合并肘部其他骨折（图3-7-30A）。

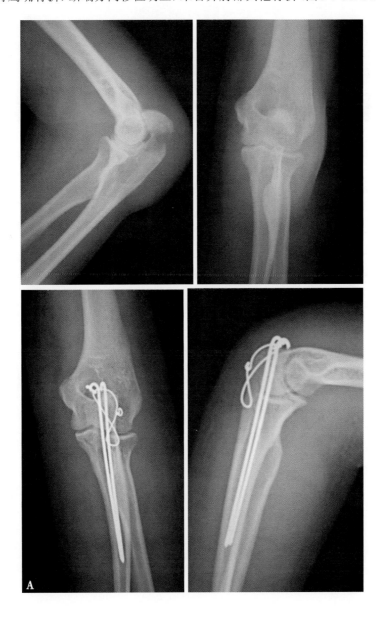

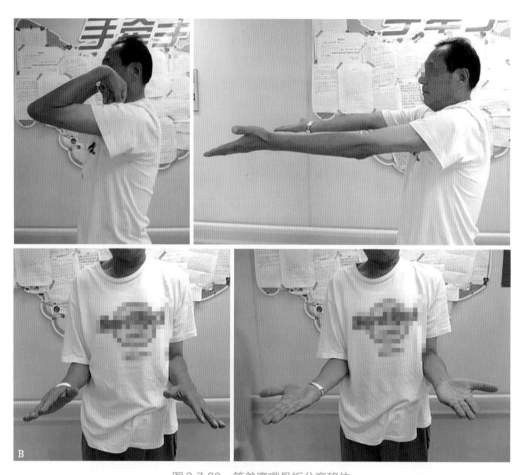

图 3-7-30　简单鹰嘴骨折分离移位

A. 手术复位后行张力带固定，2枚克氏针穿入髓腔；B. 术后6个月复查，骨折愈合好，关节活动好。

该患者属于 Schatzker A 型尺骨鹰嘴骨折（图 3-7-31）。

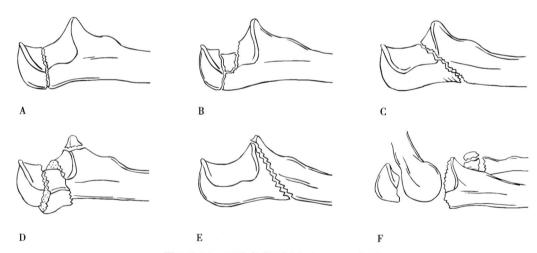

图 3-7-31　尺骨鹰嘴骨折 Schatzker 分型

A. 简单横形骨折；B. 横形压缩骨折；C. 斜形骨折；D. 粉碎性骨折；E. 更远端的骨折，关节外骨折；F. 骨折伴脱位。

【问题 2】　尺骨鹰嘴骨折的外科治疗策略有哪些？

思路 1：尺骨鹰嘴骨折治疗目的及外科手术指征。尺骨鹰嘴骨折为关节内骨折，治疗强调解剖复位，早期功能锻炼。

（1）保守治疗：大多数尺骨鹰嘴骨折需要手术，但无移位的尺骨鹰嘴骨折可采取保守治疗。一般采用石膏固定于功能位，3～4周去除石膏，开始功能锻炼。

（2）手术治疗：对于明显移位、保守治疗发生移位的患者应行手术切开复位固定。

尺骨鹰嘴骨折手术的主要目的是关节面的解剖复位和牢固固定，以便早期功能锻炼，最大限度地恢复肘关节的正常功能。

思路2：需明确各型尺骨鹰嘴骨折相应的手术方案。

尺骨鹰嘴骨折手术方法包括：克氏针张力带固定、拉力螺钉固定、拉力螺钉张力带固定、钢板固定等。

知识点

尺骨鹰嘴骨折手术方式的选择

1. 稳定的横形骨折目前主要采用克氏针张力带固定，内固定对皮肤刺激小，效果好（本例固定后见图3-7-30B）。

2. 斜形骨折可采用拉力螺钉固定后再用张力带加强固定。

3. 不稳定的复杂骨折或粉碎性骨折需采用钢板固定或结合克氏针固定（图3-7-32），张力带固定强度不足，术后易发生内固定失效，骨折移位。伴有骨缺损的粉碎性骨折在钢板固定的同时应予以植骨。

4. 老年伴严重骨质疏松的粉碎性骨折，涉及滑车切迹不到50%的鹰嘴近端可考虑切除。

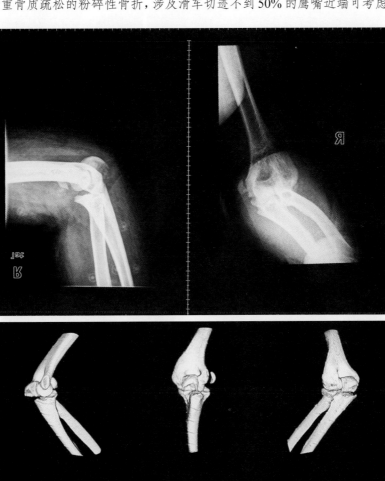

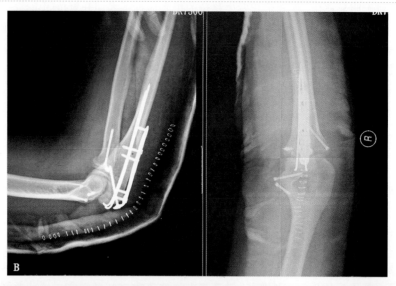

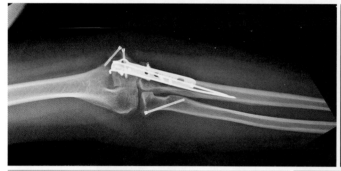
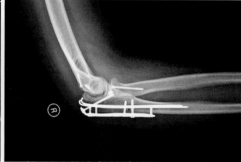

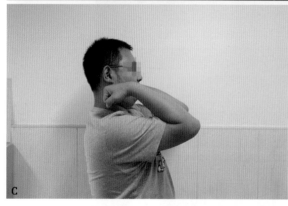
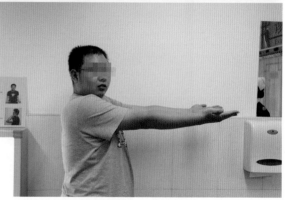

图 3-7-32　患者，男性，25 岁，摔伤右肘。右肘向前鹰嘴骨折脱位，合并肱骨内上髁骨折及少见的桡骨头骨折（A）。手术行切开复位，尺骨鹰嘴接骨板结合克氏针固定，内上髁及桡骨头螺钉固定（B）。术后 1 年 X 线片及肘关节活动（C）。

（二）桡骨头骨折

肘关节由 3 个相互独立的关节组成：肱尺关节、肱桡关节和上尺桡关节。桡骨头与尺骨近端的小乙状切迹组成上尺桡关节，桡骨头一部分参与关节，不参与关节的区域约占 110° 的弧度。

桡骨头骨折是常见的骨折，约占所有骨折的 4%，占肘关节骨折的 1/3。常由于临床表现不明显而容易漏诊。

临床病例

患者，男性，41 岁，摔伤左肘。入院查体示：左肘部肿胀、压痛，左前臂旋转功能受限。左前臂及左手的感觉未见明显异常。

【问题1】 该患者的临床诊断及分型是什么?

思路1:患者外伤致左肘疼痛及功能障碍明显,首先应该通过X线检查明确患者肘关节是否有骨折及骨折的具体情况。

X线是诊断桡骨头骨折最常用的影像学手段,一般摄肘关节正侧位X线片,必要时可以加摄桡骨头斜位或做双侧对比摄片。如果X线难以清晰地显示骨折情况,为进一步明确骨折形态及合并损伤,可进行CT检查。X线片示左桡骨头骨折、明显移位,诊断明确,查体未见明显血管神经损伤,给予制动,消肿,肘关节功能位石膏固定(图3-7-33A)。

> 知识点
>
> ### 桡骨头骨折的临床特点
>
> 1. 外伤史,肘外侧疼痛、局部肿胀。
> 2. 局部压痛,功能障碍,尤其前臂旋转功能受限最明显。

思路2:详细评估患者的影像学资料,进行骨折临床分型,为下一步治疗方案的制订提供依据。

依据临床分型,该患者为Mason Ⅱ型桡骨头骨折。

> 知识点
>
> ### 桡骨头骨折的临床分型
>
> 桡骨头骨折有很多种分型,其中Mason分型较为经典和常用(图3-7-34),如下:
>
> Ⅰ型:无移位型骨折,骨折线可通过桡骨头边缘或呈劈裂状。
> Ⅱ型:移位型骨折,有分离的边缘骨折。
> Ⅲ型:粉碎性骨折,可移位、无移位或呈塌陷性骨折。
> Ⅳ型:桡骨头骨折伴有肘关节脱位。

【问题2】 桡骨头骨折的治疗策略有哪些?

思路1:桡骨头骨折是否可保守治疗。

> 知识点
>
> ### 桡骨头骨折的保守治疗
>
> 1. 指征 ①无移位或者单纯移位,但对上尺桡关节活动无阻挡的骨折;②骨折范围<25%、塌陷<2mm的桡骨头可保守治疗;③骨折移位大,但对旋转功能无影响。
> 2. 方法 患肢用颈腕吊带或石膏进行固定,并在医师指导下开始主动的屈伸、旋前和旋后练习。疼痛缓解后去除外固定,开始活动。一般制动时间为7～14天。

思路2:桡骨头骨折各种手术方案的适应证。

手术方式包括切开复位内固定、桡骨头切除、桡骨头置换等。

(1)切开复位内固定的适应证:移位的非粉碎性骨折,且对旋转有阻挡的患者,特别是关节面骨折累及>30%的桡骨头、移位>2mm者,以及55岁以下的Mason Ⅱ型桡骨头骨折患者。此外,切开复位内固定也适用于处理一些更为复杂的不稳定的骨折脱位,此时恢复关节面的平整对于重建肘关节稳定性非常重要。目前主张尽量用小的内固定物固定骨折。如需应用钢板固定,钢板需放置在安全区(图3-7-35)。

(2)桡骨头切除的适应证:主要用于治疗单纯移位的老龄桡骨头粉碎性骨折患者。桡骨头切除仅适用于肘关节稳定的病例,对于功能要求低伴有感染或其他治疗方案失败的患者,也可以考虑切除。

(3)桡骨头置换的适应证:移位的桡骨头粉碎性骨折,内固定手术无法获得稳定固定的患者(图3-7-36)。由于桡骨头切除、畸形愈合或不愈合导致的肘关节不稳也是桡骨头置换的适应证。

　　该患者桡骨头骨折移位明显且影响前臂旋转功能,在伤后 5 天肿胀消退后行桡骨头骨折切开复位螺钉内固定术(图 3-7-33B),术后效果良好。

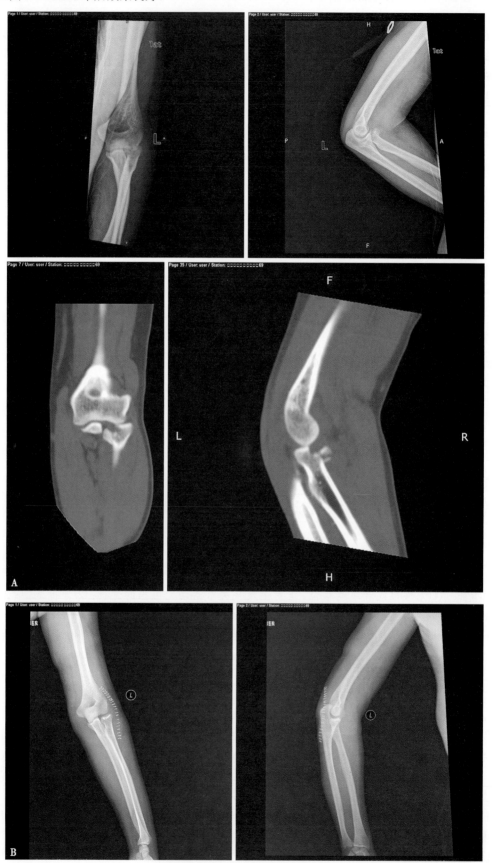

图 3-7-33　患者,男性,41 岁,左桡骨头 Mason Ⅱ型骨折(A),手术切开复位行螺丝钉内固定(B)

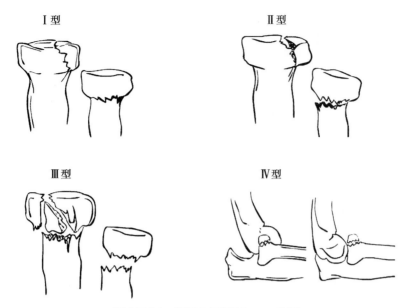

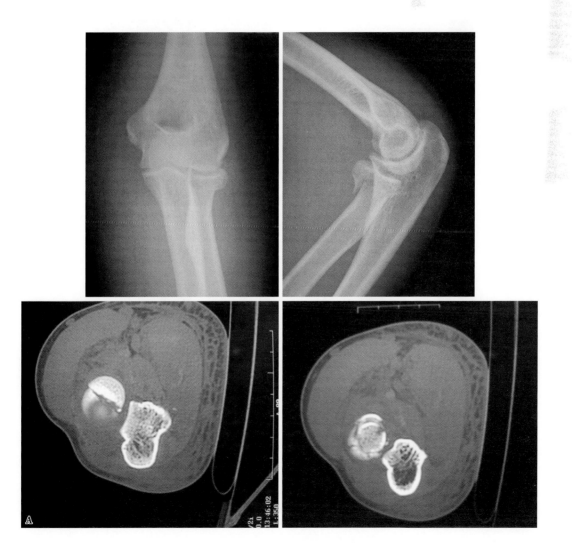

图 3-7-34 桡骨头骨折 Mason 分型

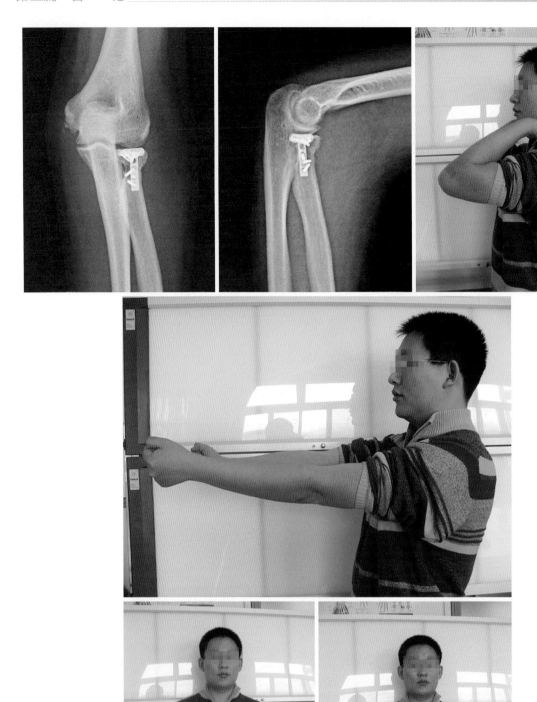

图 3-7-35　患者，男性，18 岁，摔伤左肘致桡骨头骨折

A. 左侧桡骨头骨折，X 线或 CT 显示桡骨颈处粉碎；B. 切开复位接骨板内固定后 6 个月，骨折复位好，骨折已愈合。患者肘关节及前臂活动正常。

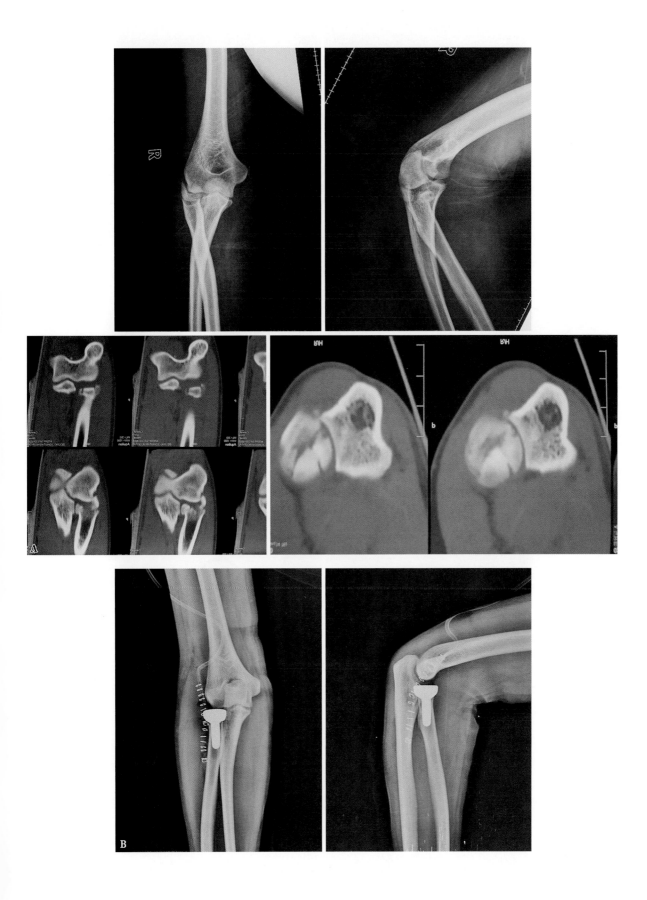

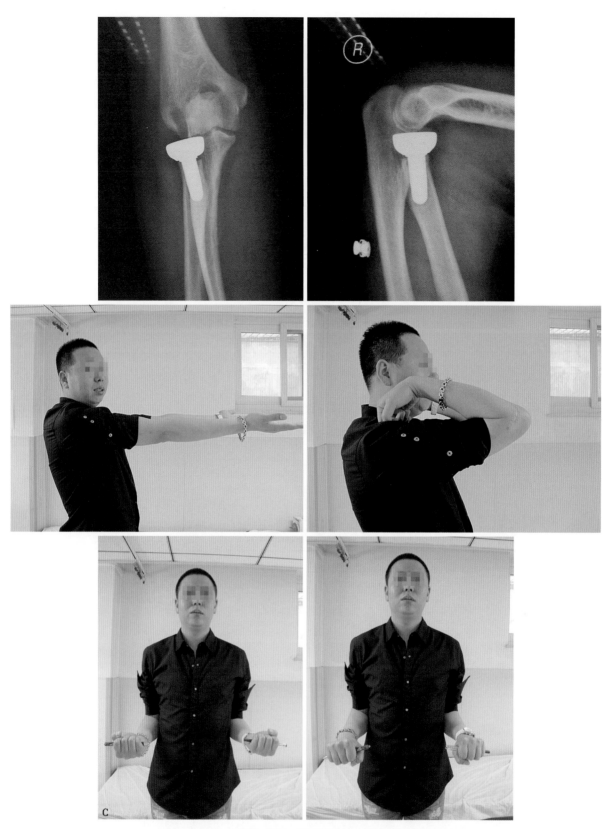

图 3-7-36 患者,男性,33 岁,摔伤致右桡骨头骨折

A. 影像学检查显示骨折粉碎严重,难以解剖复位,稳定固定;B. 手术行解剖型桡骨头金属假体置换(椭圆形,分极性,骨长入);C. 术后 7 个月复查,桡骨头假体位置好,无松动。肘关节屈伸及前臂旋转接近正常。

【诊疗流程】

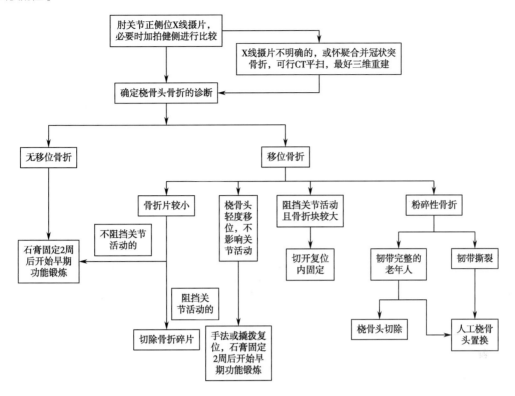

（三）肘关节恐怖三联征

肘关节恐怖三联征（terrible triad of the elbow）是指肘关节后脱位伴有桡骨头和尺骨冠突骨折，属于肘关节内复杂骨折脱位的一种类型。这类损伤均伴有侧副韧带的撕裂，但不伴有尺骨鹰嘴骨折。多由高能量损伤所致，高处坠落及车祸伤是常见原因，多见于年轻患者。由于损伤后肘关节稳定结构严重破坏，易引起关节不稳定、关节僵硬及创伤性关节炎等并发症，预后较差，1996 年 Hotchkiss 将肘关节后脱位同时伴有桡骨头和尺骨冠突骨折的损伤，称为肘关节恐怖三联征。

临床病例

患者，男性，32 岁，打篮球时跳起摔倒右手撑地致肘关节受伤 3 小时就诊。入院查体：一般情况好，步入诊室。专科查体：右肘关节肿胀、变形、压痛明显，肘后三角消失，右手及前臂感觉运动未见明显异常，桡动脉搏动未见异常，可扪及向后移位的尺骨鹰嘴。

【问题 1】 该患者的可能诊断及急诊处理策略是什么？

思路 1：患者右肘关节肘后三角消失，右肘关节脱位，前臂及手部感觉运动正常，可排除邻近重要血管神经损伤。患者予以关节脱位复位、制动、镇痛，立即行 X 线检查明确诊断（图 3-7-37）。

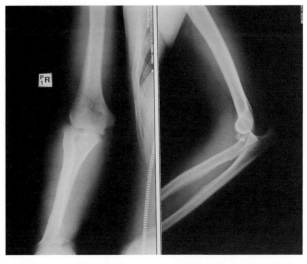

图 3-7-37　X 线片显示桡骨头、冠突骨折以及肘关节后脱位

197

知识点

肘关节恐怖三联征的临床特点

1. **症状**　外伤后肘关节疼痛、肿胀伴肘关节活动受限。
2. **体征**　①患肘局部肿胀及压痛明显；②前臂屈曲、旋转受限；③患肘后方空虚，肘后三角消失，鹰嘴部向后明显突出提示肘关节脱位。

思路2：该患者由于冠突及桡骨头骨折块比较小，普通X线检查判断有一定困难，故需进一步采用肘关节CT三维重建来准确了解骨折部位、骨块数目、移位及粉碎程度等情况（图3-7-38），明确下一步的治疗方案。

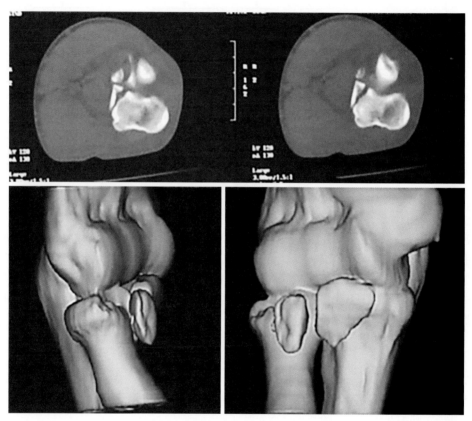

图3-7-38　急诊复位后CT扫描和三维重建显示桡骨头骨折和冠突骨折移位情况

知识点

冠突骨折的分型

冠突骨折主要有两种分型方法，分别为Regan和Morrey分类法、O'Driscoll分类法，其中Regan和Morrey分类较为经典。1989年，Regan和Morrey主要从侧位X线片上将冠突骨折分为三型：

Ⅰ型：冠突尖端的撕脱骨折。
Ⅱ型：累及冠突的高度≤50%。
Ⅲ型：>50%的冠突骨折。

【问题2】　肘关节恐怖三联征的治疗策略有哪些？

思路1：肘关节恐怖三联征的治疗基本要求是恢复肘关节同心圆复位，复位后的稳定性允许进行早期功能锻炼，使肘关节在功能性活动范围（屈伸及前臂旋转各100°）内活动。

知识点

肘关节恐怖三联征的治疗

分为保守治疗和手术治疗两种方式。

1. 保守治疗　肘关节恐怖三联征通常由高能量损伤所致,骨、韧带结构损伤严重,采用保守治疗的可能性很小。保守治疗的患者必须满足以下条件:

(1)肱尺、肱桡关节获得同心圆性复位。

(2)桡骨头骨折块较小(累及关节面不足25%)或骨折无移位,且不影响前臂旋转。

(3)肘关节获得充分的稳定性,能在伤后2~3周开始活动。

(4)冠突尖骨折块较小。

2. 手术治疗　绝大部分肘关节恐怖三联征患者需要接受手术治疗。手术治疗原则:

(1)修复或重建主要的稳定结构(前关节囊、较大的冠突、桡骨头及外侧副韧带)。

(2)冠突很小无法固定时,主要修复前方关节囊。冠突较大时需要固定。

(3)桡骨头骨折内固定,如粉碎严重难以重建需行金属假体置换,不能一期切除。

(4)外侧副韧带,特别是外侧尺骨副韧带需要修复。撕裂的伸肌腱起点同时修复。

(5)上述结构修复后仍不稳定,选择修补内侧副韧带或应用可活动铰链式外固定支架辅助固定以利于早期活动。

思路2:该患者手术入路的选择及手术治疗要点。

手术入路选择:肘关节恐怖三联征大部分可通过单纯外侧入路手术治疗。修复内侧副韧带(主要是内侧副韧带前束)时需要增加内侧入路。

知识点

肘关节恐怖三联征手术入路的细节

1. 外侧切口进入后,如外侧撕裂严重,通过撕裂的组织适度延长进入关节。撕裂较轻时,最常选用劈开伸指总腱进入关节修复稳定结构。

2. 自深层至浅层修复重要的稳定结构。前关节囊及冠突→桡骨头→外侧副韧带及伸肌腱。

3. 如外侧入路修复完毕后关节仍不稳定,需要修复内侧副韧带结构时要采用内侧入路,最常应用过顶入路。也可应用肘关节铰链式外固定架固定而不修复内侧副韧带。

该患者采用肘外侧入路,由深至浅依次修复下列结构:冠突骨折→前关节囊→桡骨头骨折→外侧副韧带→伸肌总腱起点。术后X线片示:骨折复位良好,经过正规功能锻炼,术后1年功能好(图3-7-39)。

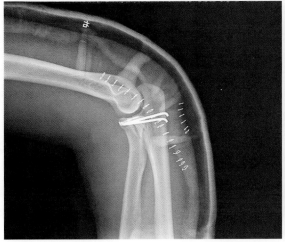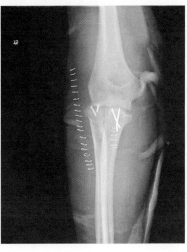

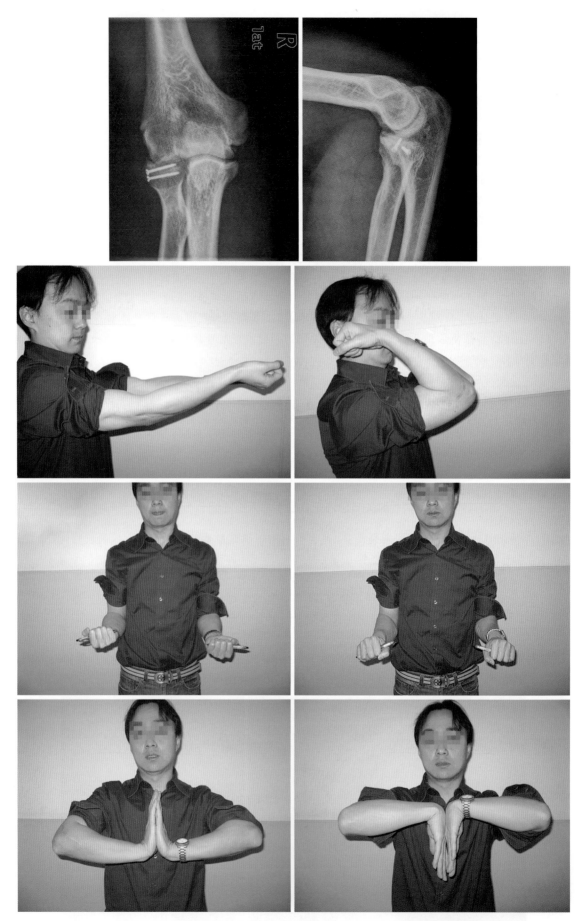

图 3-7-39 肘关节恐怖三联征术后及术后 1 年正侧位 X 线片及体位像

知识点

肘关节恐怖三联征的手术治疗要点

1. 冠突骨折及前关节囊的处理　冠突对于肘关节的稳定性很重要,较小的骨块可用克氏针固定,较大时可用螺钉固定。少见的情况下需要钢板固定时通过内侧入路。前关节囊需要套索缝合或缝合锚钉固定。冠突很小时可不处理及修复前关节囊。

2. 桡骨头骨折的处理　桡骨头骨折根据骨折的具体情况采用螺钉或微型钢板固定,在桡骨头严重粉碎无法固定时,行金属桡骨头假体置换,不能一期单纯切除。

3. 侧副韧带的处理　治疗肘关节恐怖三联征应常规行外侧副韧带修复。术中应检查肘关节的稳定性,如果发现有不稳定,选择内侧切口修复内侧副韧带或应用铰链式外固定架固定。

4. 肘关节铰链式外固定架的应用　应用铰链式外固定架既可稳定肘关节防止脱位,又可保护修复的软组织结构,允许早期活动、功能锻炼。

【诊疗流程】

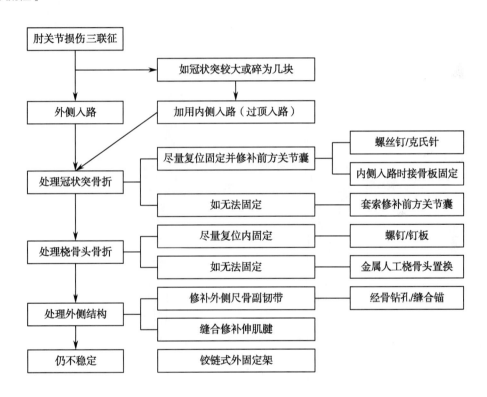

（吴新宝）

第八节　尺骨和桡骨骨干骨折
fractures of the shaft of ulna and radius

尺骨和桡骨骨干骨折常见的有尺桡骨双骨折、Monteggia 骨折(孟氏骨折)和 Galeazzi 骨折(盖氏骨折)。

一、尺桡骨双骨折

尺桡骨双骨折是较常见的前臂骨折。前臂骨折占全身骨折的 10%～14%,其中尺桡骨双骨折可占全身骨折的 6% 左右,以青壮年多见,直接或间接暴力均可造成桡、尺骨双骨折,骨折部位多发生于前臂中下 1/3。

临床病例

患者，男性，14岁，跌倒致右前臂疼痛伴活动受限2小时就诊。

【问题1】 如何通过病史特点进行初步诊断？

思路：青少年男性，有跌倒外伤史。主诉右前臂疼痛伴活动受限。在了解受伤机制后，要注意检查是否存在神经血管损伤以及其他部位骨折。患者手背部桡侧半皮肤麻木提示桡浅神经损伤的可能。患手尺侧半出现麻木提示尺神经损伤可能。患手掌部桡侧出现感觉麻木伴拇指对掌功能障碍提示正中神经损伤可能。

知识点

尺桡骨双骨折解剖

前臂是由尺桡骨及上下尺桡关节组成的复合体，骨折的部位决定前臂的畸形情况。成人桡骨干上1/3骨折时，骨折位于旋后肌止点以远，在附着于桡骨结节的肱二头肌和附着于桡骨上1/4的旋后肌作用下，骨折近段向后旋转移位（图3-7-40）。桡骨干中、下1/3骨折时，骨折线位于旋前圆肌止点以下，由于旋前及旋后肌力量相抵，骨折近段处于中立位，而骨折远段受旋前方肌的牵拉，出现旋前移位。

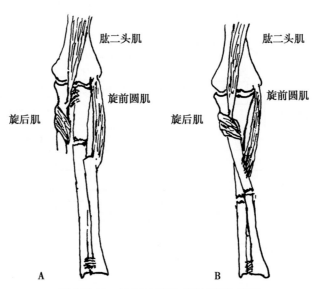

图3-7-40 尺桡骨骨干双骨折移位情况

A. 桡骨上1/2骨折（旋前圆肌止点以上）；B. 桡骨下1/2骨折（旋前圆肌止点以下）。

知识点

尺桡骨双骨折受伤机制

1. **直接暴力** 多见于暴力打击或机器伤。骨折为横形或粉碎性骨折（图3-7-41）。

2. **间接暴力** 跌倒时手掌触地，暴力向上传达桡骨中或上1/3骨折，残余暴力通过骨间膜转移到尺骨，造成尺骨骨折。桡骨为横形或锯齿状，尺骨为短斜形，骨折往往移位（图3-7-41）。

3. **扭转暴力** 跌倒时身体向同一侧倾斜，前臂受扭转外力作用出现过度旋前或旋后，从而发生双骨的螺旋性骨折。骨折线方向多为尺骨内上斜向桡骨外下，尺骨干骨折线在上，桡骨骨折线在下（图3-7-41）。

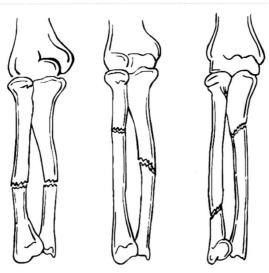

图 3-7-41 受伤机制示意图(从左到右依次为直接暴力、间接暴力、扭转暴力)

知识点

前臂骨筋膜室综合征

因外伤等各种原因导致前臂特别是掌侧屈肌间隙内压力升高,使得骨筋膜室内的肌肉、神经因急性缺血、缺氧而产生的一系列症状和体征。多见于前臂掌侧,严重时将导致较多的前臂肌肉缺血性坏死,晚期可产生 Volkmann 缺血性肌挛缩。由于肌肉坏死较多,虽经纤维组织修复,将发生瘢痕牵缩及神经损伤,从而发生特有的畸形——爪形手。骨筋膜室综合征临床表现为"5P"症状,即疼痛(pain)、苍白(pallor)、感觉异常(paresthesia)、无脉(pulseless)、瘫痪(paralysis)。疼痛是最主要的症状,并不是每个患者都会出现所有的症状。关键是要早期发现,早期处理。临床上手指被动牵拉痛,伴有前臂皮下张力高,应怀疑是否有骨筋膜室综合征可能。一般认为如果骨筋膜室压力超过4kPa(30mmHg)需急诊行筋膜切开减压术。

临床表现和体检以及 X 线摄片一般可明确诊断,常规拍摄尺桡骨正侧位 X 线片,有时需行双侧对比,评估下尺桡关节是否脱位。

前臂尺桡骨双骨折的分类较多,常用的如 AO 分类(图 3-7-42)。前臂尺桡骨双骨折的 AO 分类如下:A——简单骨折,B——楔形骨折,C——复杂骨折。

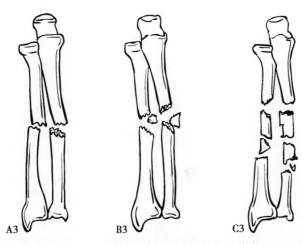

A3   B3   C3

图 3-7-42 前臂尺桡骨双骨折的 AO 分类

A3. 尺桡骨双简单骨折;B3. 尺桡骨一骨为楔形骨折,另一骨为楔形骨折或简单骨折;C3. 尺桡骨复杂骨折。

【问题2】 为什么移位型尺桡骨干骨折建议切开复位内固定?

知识点

尺桡骨双骨折的治疗原则

1. 尺桡骨双骨折的治疗需要解剖复位尺桡骨长度、力线、上下尺桡关节,从而保证前臂的旋转和肘腕关节功能恢复正常,闭合复位难以达到。

2. 根据解剖特点,尺桡骨干受旋前圆肌、旋后肌等影响,容易出现移位、骨折不愈合或畸形愈合。

1. 保守治疗指征

(1)大多数儿童尺桡骨双骨折适合保守治疗。

(2)没有移位的尺桡骨双骨折,但是需要密切随访影像学检查,如果出现骨折移位或成角需改为手术治疗。

(3)存在全身情况差或凝血功能不正常等手术禁忌证。

保守治疗的方式主要是手法复位和外固定。在局部麻醉下按照骨折的不同类型采用相应的手法复位,通过C臂X线机透视确认复位情况。用石膏或小夹板等外固定进行固定。需要注意前臂肿胀及肢端血供的变化情况,防止发生骨筋膜室综合征。肿胀消退要及时调整外固定松紧度,避免骨折再移位。

2. 手术治疗指征

(1)骨折手法复位失败。

(2)合并神经、肌腱、血管损伤。

(3)同侧肢体伴有多发损伤。

(4)开放性骨折伤后时间不长、污染较轻。

(5)骨折不愈合或畸形愈合严重影响前臂功能。

内固定的方法常用的有钢板内固定和髓内钉内固定。其中以钢板最为常用(图3-7-43)。髓内钉一般适用于多段骨折的固定。尺桡骨骨折后发生旋转错位,手术中需要纠正,否则术后影响前臂旋转功能。应选用两个切口以避免尺桡骨骨性交叉连接的危险。

要警惕前臂急性骨筋膜室综合征的发生,术前对软组织情况做出正确评估,若肿胀明显,可用石膏托外固定,抬高患肢,待肿胀消退,再行手术。急性骨筋膜室综合征一旦确诊需要急诊行筋膜切开减压术。

术后无特殊原因一般无须去除内固定。如有需要,一般要1年以后去除,为避免去除内固定后发生再骨折,最好在术后应用支具保护4~8周。术前须告诫患者发生术后再骨折的可能。

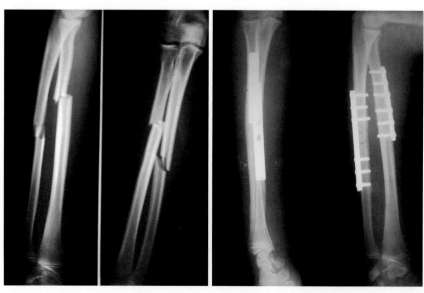

图3-7-43　患者,男性,14岁,右尺桡骨骨折明显移位,行手术切开复位钢板内固定,术后2个月,骨折线已模糊

二、Monteggia 骨折（孟氏骨折）

Monteggia 骨折（孟氏骨折）最早是指尺骨近端 1/3 骨折伴有桡骨头向前外侧脱位。1814 年，意大利外科医师 Monteggia 最早报道了这种类型骨折，后来以其命名。1967 年乌拉圭的 Bado 医生对孟氏骨折的概念进行了扩展，将任何部位的尺骨骨折合并桡骨头各个方向的脱位均定义为孟氏骨折，并对其进行了分类。孟氏骨折多为间接暴力所致。

> **临床病例**
>
> 患者，男性，20 岁，摔伤致右肘损伤。

需要了解受伤机制、是否存在神经血管损伤以及其他部位骨折，如桡神经深支损伤，桡骨头、冠突骨折等。

知识点

孟氏骨折的分型

常用的是 Bado 分型（图 3-7-44）。1967 年，Bado 根据桡骨头脱位的方向对孟氏骨折进行分型。

Ⅰ型为桡骨头向前脱位、尺骨近端骨折向前成角，约占 60%，常见于儿童。

Ⅱ型，桡骨头后脱位、尺骨近端骨折向后成角，多见于成人，约占 15%。多伴发周围的软组织损伤和骨折，如冠突与桡骨头骨折、内外侧副韧带损伤等。

Ⅲ型多发生于儿童，约占 20%。尺骨近端干骺端骨折向外侧成角，桡骨头向外侧或前外侧脱位。

Ⅳ型受伤机制类似Ⅰ型，暴力较大，导致桡骨头前脱位伴有尺桡骨双骨折，约占 5%。

1991 年 Jupiter 等将Ⅱ型骨折进行了细分，并对尺骨近端骨折的形态进行了描述（图 3-7-45）。ⅡA 型骨折位于尺骨鹰嘴关节面；ⅡB 型骨折位于冠突以远的近侧干骺端骨折；ⅡC 型为骨干骨折；ⅡD 型尺骨近端的粉碎骨折。

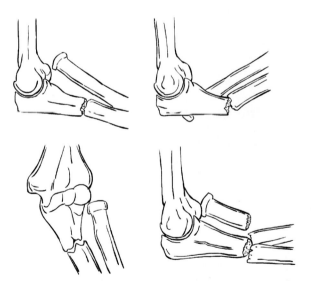

图 3-7-44　Bado 分型。Ⅰ型为桡骨头向前脱位，尺骨近端骨折向前成角；Ⅱ型为桡骨头后脱位，尺骨近端骨折向后成角；Ⅲ型为桡骨头向外侧或前外侧脱位伴有尺骨近端骨折；Ⅳ型为桡骨头前脱位，伴有尺骨近端和桡骨近端骨折

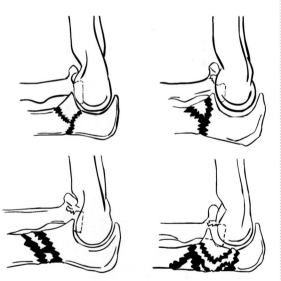

图 3-7-45　Ⅱ型孟氏骨折 Jupiter 分型

（一）临床表现

肘关节及前臂明显疼痛、肿胀、畸形、压痛。患者前臂旋转受限，肘关节活动受限。各型骨折脱位的桡骨头、尺骨骨折成角的方向不尽相同，在肘关节前外或后外方可摸到脱位的桡骨头，移位明显者可见尺骨成

角或凹陷畸形。患者右肘部、前臂剧痛和畸形提示骨折可能。桡神经深支损伤为最常见的合并症,其发生与暴力作用和肘关节的局部解剖特点有关。注意有无垂腕的表现。

（二）辅助检查

首选 X 线摄片,常规肘关节和前臂正侧位摄片(图 3-7-46A),必须包括肘关节及腕关节。此外桡骨头脱位容易漏诊,需要特别注意。儿童肘部 X 线解剖关系是根据关节端骨骺相互对应位置来判断的。正常条件下在侧位 X 线片上桡骨头纵轴延伸线通过肱骨小头中央,否则即表示桡骨头有脱位。应注意观察尺骨干和尺骨近端有无骨折。同样,如尺骨骨折就应注意桡骨头有无脱位,必要时加摄健侧肘部 X 线片进行对比。

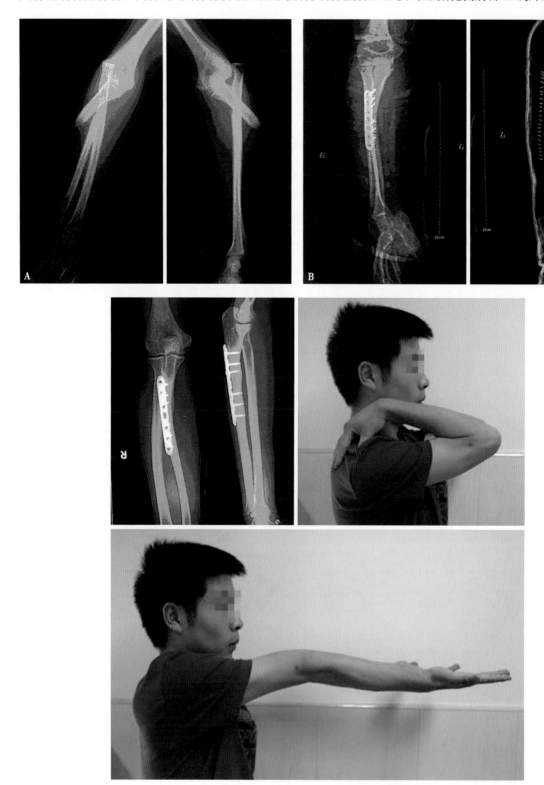

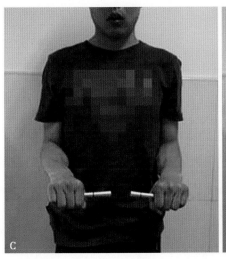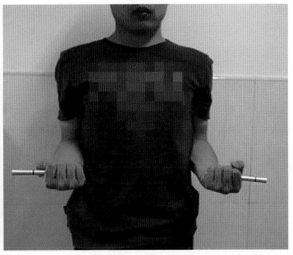

图 3-7-46　患者,男性,20 岁,摔伤致右肘损伤

A. 术前正侧位 X 线片可见尺骨干骨折向后外侧成角,桡骨头向后外侧脱位,为ⅡC 型孟氏骨折;
B. 尺骨骨折行切开复位接骨板内固定,术后石膏制动 3 周;C. 术后 13 个月复查,骨折愈合后,肱桡关节对应好,肘关节及前臂活动正常。

（三）鉴别诊断

注意与 Galeazzi 骨折（盖氏骨折）鉴别。一般 X 线检查即可明确。

（四）治疗原则

孟氏骨折的治疗分为保守治疗和手术治疗两种。

知识点

孟氏骨折复位

1. 桡骨头脱位可以通过闭合或切开的方法复位,在肘关节任何位置的 X 线片上桡骨头都应该与肱骨小头对合良好,否则,桡骨头存在脱位。

2. 尺骨要得到良好复位,在Ⅰ型孟氏骨折中要特别注意恢复尺骨向后的弧度,否则影响桡骨头复位后的稳定性。

---

1. 保守治疗　儿童肌肉组织较纤弱,韧带和关节囊弹性较大,容易牵引分开使桡骨头和尺骨骨折复位。因此,应用手法治疗小儿新鲜闭合性孟氏骨折是一种有效而简便的治疗措施,复位成功后予以石膏固定于旋后位 4 周。

2. 手术治疗　成人孟氏骨折大多需要切开复位内固定,手术治疗的指征:①开放性骨折;②手法复位失败者;③陈旧性损伤,肘关节伸屈功能受限及前臂旋转障碍。尺骨解剖复位后,往往桡骨头随之复位。如果尺骨复位后,桡骨头仍未复位,大多是尺骨骨折复位不良所致,应重新检查尺骨骨折的复位。少见的情况是环状韧带嵌入阻挡导致桡骨头不能复位,应切开复位桡骨头。可使用 3.5mm 钢板对尺骨骨折进行牢靠的固定,以便于进行早期活动（图 3-7-46B、C）。不需要常规还纳桡骨头及修补环状韧带。在Ⅱ型孟氏骨折中常合并桡骨头骨折,需进行复位固定,如骨折粉碎性无法重建,则需行金属桡骨头假体置换。

Ⅰ型、Ⅲ型及Ⅳ型孟氏骨折手术中如没有进行桡骨头还纳（通常不还纳）,术后需石膏固定肘关节屈曲90° 位 2～4 周,根据术中检查的稳定性决定。Ⅱ型孟氏骨折更加复杂,情况多样,有时伴有肱尺关节不稳定,需要修复肘关节外侧韧带。

三、Galeazzi 骨折（盖氏骨折）

Galeazzi 骨折指桡骨中下 1/3 骨折合并下尺桡关节脱位的复合损伤。1822 年 Astley Cooper 首先报道了该损伤,1929 年被称为反孟氏骨折,其后又被称为 Piedmont 骨折。1934 年意大利医师 Riccardo Galeazzi

（1866—1952 年）详细描述了此种损伤，故称之为 Galeazzi 骨折（盖氏骨折）。Galeazzi 骨折较为常见，其发生率较孟氏骨折多 6 倍。多见于成人，儿童少见。

（一）临床表现

症状和体征与创伤严重程度有关。患者主诉右腕和前臂疼痛、肿胀，可见前臂短缩和成角畸形。一般神经血管损伤罕见。

（二）体格检查

体格检查应仔细全面。可见皮下淤血、瘀斑，局部肿胀。可见短缩、成角畸形，触摸右腕和前臂远端 1/3 处压痛明显。可扪及骨折端、骨擦感。重点要了解是否伴发其他部位的骨折以及神经血管损伤，注意检查腕关节和肘关节的稳定性。

（三）辅助检查

X 线摄片是诊断 Galeazzi 骨折最常用的影像学手段，包括腕关节和前臂正侧位片。因临床上有 Monteggia 骨折和 Colles 骨折或 Galeazzi 骨折同时存在的报道，所以 X 线片必须包括肘关节及腕关节（图 3-7-47）。必要时加摄健侧肘部 X 线片对比。

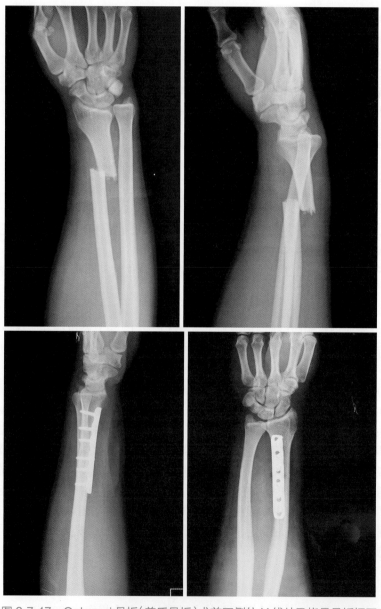

图 3-7-47　Galeazzi 骨折（盖氏骨折）术前正侧位 X 线片及桡骨骨折切开复位钢板内固定术后

知识点

Galeazzi 骨折分型

Galeazzi 骨折的分型多采用 Rettig 和 Raskin 分型。

Ⅰ型：距桡骨远端关节面7.5cm以内的桡骨干骨折,55%的患者存在下尺桡关节不稳定。

Ⅱ型：距桡骨远端关节面7.5cm以外的桡骨干骨折,6%的患者存在下尺桡关节不稳定。

（四）诊断

明确外伤史,局部疼痛、肿胀和压痛,移位明显者可出现短缩、成角畸形,X线检查可确诊。应注意与孟氏骨折鉴别。

（五）治疗选择

Galeazzi 骨折的治疗方式分为保守治疗和手术治疗两种。一般儿童可采取保守治疗,成人大多需要切开复位内固定。

1. 儿童 Galeazzi 骨折 根据骨折的类型进行相应的手法复位,然后用长臂管型石膏固定于旋后位4~6周即可。在极少数情况下如果无法复位,一般主要是尺侧腕伸肌肌腱妨碍复位,可采用切开复位,但无须内固定。

2. 成人 Galeazzi 骨折 首选手术治疗。手术的目的是获得良好的前臂旋转功能,避免下尺桡关节的紊乱。桡骨骨折必须解剖复位。术中可通过对桡骨干骨折进行切开复位,钢板内固定（见图3-7-47）。桡骨解剖复位后,接着要检查下尺桡关节的稳定性。如果下尺桡关节是稳定的,那么术后用石膏旋后位固定1周即可。如果下尺桡关节是可以复位但不稳定的,且尺骨茎突没有骨折的,则需要修复三角纤维软骨复合体（TFCC）,然后用克氏针临时固定下尺桡关节（固定于前臂中立位）,6周后去除,接着开始前臂主动旋转。如果是下尺桡关节可以复位伴有尺骨茎突骨折,则可用小的拉力螺钉或张力带固定尺骨茎突。然后,术后用长臂石膏旋后位固定4~6周。石膏去除后,积极进行前臂功能锻炼。如果下尺桡关节无法复位,则考虑软组织嵌插可能,需要切开复位。

【诊疗流程】

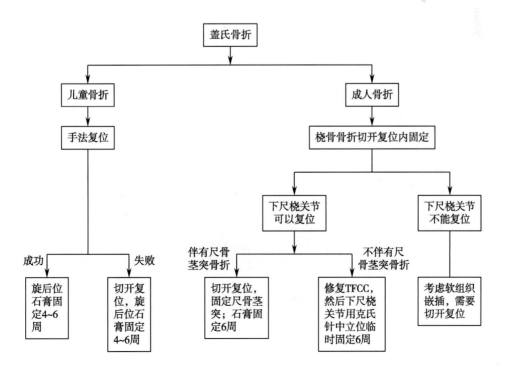

（吴新宝）

[1] RING D. Monteggia fractures. Orthop Clin North Am，2013，44（1）：59-66.

[2] EBERL R，SINGER G，SCHALAMON J，et al. Galeazzi lesions in children and adolescents：treatment and outcome. Clin Orthop Relat Res，2008，466（7）：1705-1709.

第九节　桡骨远端骨折
distal fracture of radius

桡骨远端对腕关节的功能至关重要，它与腕骨构成桡腕关节，在尺侧与尺骨远端形成下尺桡关节。桡骨远端骨折发生在桡腕关节面近侧 2～3cm 范围内，常累及桡腕关节及下尺桡关节。该骨折约占所有骨折的 1/6，其中前臂骨折有 74% 发生在桡骨远端。骨折好发于两个年龄组，即 6～10 岁和 60～69 岁。发生于青少年时多为青枝骨折，老年患者更为多见，大多数为低能量暴力所致的骨质疏松性骨折。以往认为桡骨远端骨折采用非手术治疗可以取得满意的疗效，即使骨折畸形愈合，患者仍会保持较好的功能。但近年来随着对这一骨折了解的加深，以及患者对疗效要求的提高，治疗方式也逐渐倾向于采用手术方法恢复关节面的完整以及桡骨远端的正常解剖。

> **临床病例**
>
> 患者，女性，62 岁。因"摔伤后左腕疼痛、活动受限 2h"入院。查体发现左腕关节肿胀、银叉样畸形，压痛明显，并可触及桡骨远端骨折间隙，左腕活动时疼痛加重。

【问题 1】　根据患者的症状体征，如何进行初步诊断？若需明确诊断，需进一步行哪些检查？

思路 1：患者外伤史明确，左腕关节肿痛、畸形，活动障碍，并触及骨折间隙，可初步诊断为桡骨远端骨折。

思路 2：若要明确诊断及确定骨折类型，需行相应影像学检查。

（1）X 线检查：大多数桡骨远端骨折可通过标准的正位和侧位片进行准确评估。拍摄由远端向近端倾斜 20°～25° 的斜侧位片能够消除桡骨远端尺偏角的影响，以便更好地观察桡骨远端关节面（图 3-7-48）。

（2）CT 扫描：能够更加准确地显示关节内骨块及移位程度，特别是平片上难以显示的中央压缩骨块。

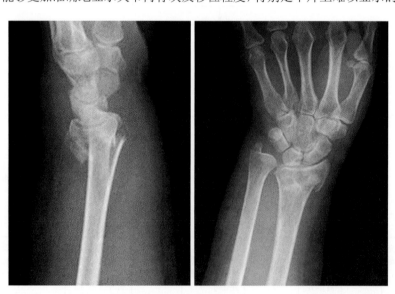

图 3-7-48　X 线检查发现左桡骨远端骨折（骨折为粉碎性，远端向桡侧、背侧移位）

【问题 2】　桡骨远端骨折如何分类及分型？

思路：桡骨远端骨折最初均采用人名来分类，如 Colles 骨折、Smith 骨折、Barton 骨折。但目前大多数桡骨远端骨折已经不是 Colles 和 Smith 所描述的简单关节外骨折，使用这些术语会导致治疗方式选择和预后判断方面的错误。目前常用的是 AO 分型及 Fernandez 分型，而 AO 分型更能进一步指导临床治疗。

AO 分型将桡骨远端骨折分为关节外骨折（A 型）、部分关节内骨折（B 型）和完全关节内骨折（C 型）。每型再分为三组，这些分组可以进一步分为亚组，反映出形态的复杂、治疗难度以及预后情况（图 3-7-49）。

知识点

尺桡骨远端骨折 AO 分型

A 型：关节外骨折
　A1 型：尺骨骨折，桡骨完整。
　A2 型：桡骨简单骨折或嵌插骨折，伴远端骨折块向背侧旋转，即 Colles 骨折；伴远端骨折块掌侧旋转，即 Smith 骨折。
　A3 型：桡骨粉碎骨折。
B 型：部分关节内骨折
　B1 型：桡骨矢状面部分关节内骨折。
　B2 型：桡骨背侧缘部分关节内骨折，即 Barton 骨折，伴腕关节背侧脱位。
　B3 型：桡骨掌侧缘部分关节内骨折，即反 Barton 骨折，伴腕关节掌侧脱位。
C 型：完全关节内骨折
　C1 型：桡骨干骺端及关节内简单骨折。
　C2 型：桡骨干骺端粉碎骨折，关节内简单骨折。
　C3 型：桡骨关节内粉碎骨折，伴干骺端简单骨折或粉碎骨折。

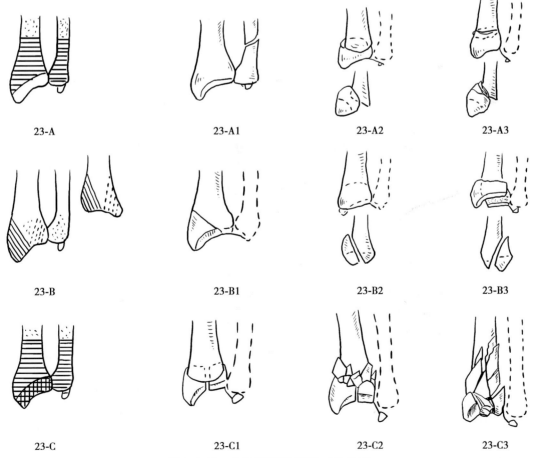

23-A　　　　23-A1　　　　23-A2　　　　23-A3

23-B　　　　23-B1　　　　23-B2　　　　23-B3

23-C　　　　23-C1　　　　23-C2　　　　23-C3

图 3-7-49　尺桡骨远端骨折的 AO 分型

【问题3】 桡骨远端骨折如何治疗?

思路:桡骨远端骨折治疗目的是恢复桡骨远端的正常解剖结构,包括桡骨远端长度、掌倾角,尺偏角和关节面(包括桡腕关节和下尺桡关节)的平整(图3-7-50)。其中,桡骨远端长度与腕关节功能的关系最为密切,要优先予以恢复。对稳定骨折可采取保守治疗,不稳定骨折目前倾向于手术治疗。由于手术治疗方式较多,因此在制订治疗方案时,应以骨折的特点和类型为基础,并综合考虑到患者的年龄、职业要求以及受伤前的患肢功能状况,从而选择最合适的治疗方法。

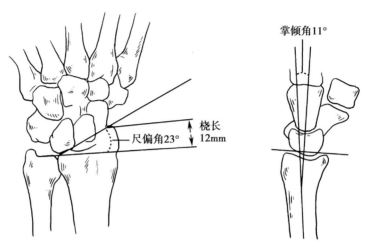

图 3-7-50　桡骨远端的正常解剖

知识点

桡骨远端骨折的治疗原则

见表 3-7-1。

表 3-7-1　桡骨远端骨折的治疗原则

骨折类型	治疗方法
A 型骨折,关节外骨折	
无移位	石膏外固定
可复位、稳定骨折	闭合复位、石膏外固定
难复位 / 不稳定骨折	经皮克氏针固定、外固定支架、切开复位内固定
B 型骨折,累及部分关节面	
无移位	石膏外固定
可复位、稳定骨折	闭合复位、石膏外固定
可复位、不稳定骨折	经皮克氏针固定、外固定支架、切开复位内固定
难复位 / 不稳定骨折	切开复位内固定术
C 型骨折,累及全部关节面	
可复位、稳定骨折	闭合复位、石膏外固定
可复位、不稳定骨折	经皮克氏针固定、外固定支架、掌侧锁定钢板
粉碎骨折(C2,C3)	锁定钢板内固定术、外固定支架

1. 非手术治疗　局部麻醉下,先进行轴向牵引,再将腕关节屈曲、尺偏并旋前,即可使骨折复位。随后用石膏托固定,石膏应包绕前臂桡背侧的 2/3,近端背侧至尺骨鹰嘴,远端不超过掌横纹以避免影响掌指关节活动,注意石膏塑形时要有足够的尺偏以维持下尺桡关节的复位,而掌屈不宜过大(图3-7-51)。复位后

48 小时应再次复查 X 线片,判断骨折是否发生再移位,以明确是否需要手术治疗,2 周后改用石膏管型固定。通常固定 5～6 周后去除石膏,并进行功能锻炼。

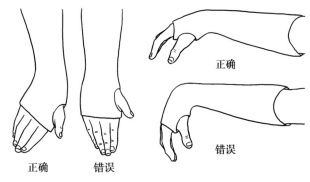

图 3-7-51 桡骨远端骨折复位后的石膏外固定

2. 手术治疗 手术治疗的目的是恢复下尺桡关节的正常解剖关系,恢复桡骨远端关节面的完整性。

(1)手术指征:下列征象提示桡骨远端骨折不稳定,难以用石膏维持最初的复位,建议采取手术治疗。①桡骨短缩超过 10mm,或尺偏角减少超过 20°;②关节面掌倾角减小超过 20° 或关节面背倾;③桡骨移位超过 4～6mm;④桡腕关节面在正位或侧位像上粉碎超过 50%;⑤关节面台阶超过 2mm;⑥伴神经功能损伤症状,如腕管综合征。

(2)手术方法

1)经皮克氏针固定术:适用于不稳定的关节外骨折(A 型),或累及部分关节的背侧(B2 型)或桡侧剪切骨折(B1 型)。对复杂的或干骺端粉碎严重的骨折,不适合单独应用经皮穿针技术。

2)外固定支架固定:该技术最适用于干骺端粉碎而关节面为简单骨折(C2)的患者,可控制桡骨短缩和干骺端的成角畸形。外固定支架的固定针在第 2、3 掌骨和桡骨远端,能够对腕关节和骨折部位提供持续牵引。如果外固定架牵开的韧带整复作用不能达到满意的关节面复位,则可采用经皮或有限切开的方法复位骨折块,随后辅以经皮穿针固定(图 3-7-52)。跨关节外固定支架不利于早期腕关节的活动,因此一般在术后 6 周去除,很少需要超过 8 周。

3)切开复位内固定术:目前对桡骨远端骨折的手术治疗更趋向于切开复位内固定术,近年来随着对桡骨远端骨折理解的深入,以及专用锁定钢板器械的改进,切开复位钢板内固定术已逐渐用于治疗各种类型的桡骨远端骨折(图 3-7-53)。特别是经掌侧入路的锁定钢板内固定技术,与背侧钢板相比,掌侧钢板一般不会产生肌腱的磨损,且易于复位。与外固定支架相比,掌侧钢板内固定技术允许早期锻炼腕关节,同时避免了腕关节僵直、钉道感染及皮神经损伤等并发症,因此在一定程度上取代了外固定支架。

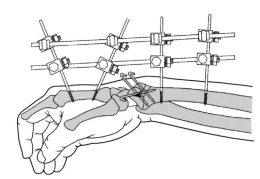

图 3-7-52 外固定支架辅以经皮穿针固定桡骨远端骨折

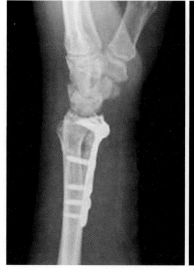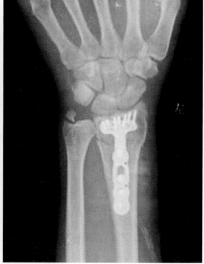

图 3-7-53 切开复位钢板内固定术后

213

【诊疗流程】

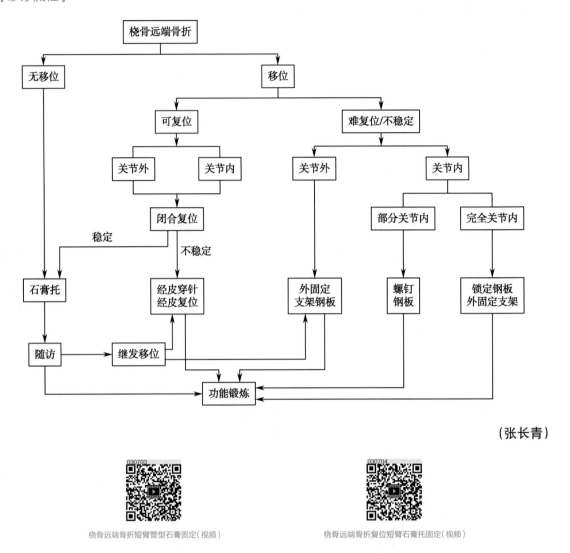

（张长青）

桡骨远端骨折短臂管型石膏固定（视频）　　　　　　桡骨远端骨折复位短臂石膏托固定（视频）

推荐阅读文献

[1] COLTON C，DELL'O A F，ULRICH H，et al. AO principles of fracture management. 2nd ed. New York：Thieme，2000：357-373.

[2] SCHATZKER J，TILE M. The rationale of operative fracture care. 3rd ed. New York：Springer，2005：167-189.

第十节　骨盆、髋臼骨折
pelvic and acetabular fracture

　　骨盆骨折是一种常见的严重外伤，主要由于撞击、挤压或从高处坠落等损伤所致，多为闭合性损伤，枪弹伤则为开放性骨折，常合并腹腔和盆腔内脏器损伤，亦可因肌肉剧烈收缩发生撕脱性骨折。盆腔内的血管尤其是静脉丛非常丰富，骨盆骨折常合并大量出血，容易发生休克。骨盆骨折多由高能量暴力引起，好发于青壮年，在全身骨折中占3%，在多发性创伤中占25%，致残率高达60%，报道死亡率高达10.2%～50%。因此，正确及时诊断和处理骨盆骨折及其合并伤非常重要。

　　髋臼是半球形的关节窝，与股骨头组成杵臼关节。随着年龄的增长，髋臼由髂骨、坐骨和耻骨融合而成。髋臼窝的顶部由髂骨组成，后下方的后壁和底部由坐骨组成，前壁由耻骨构成。髋臼骨折主要发生于青壮年，其发生机制多为高能量间接或挤压暴力损伤，以交通事故和高处坠落伤多见，暴力多经股骨头传导直接撞击髋臼所致。髋臼骨折的复位质量是影响其远期效果的最重要因素,髋臼关节面复位不良可导致"头臼"不匹配,继而引发创伤性关节炎及股骨头坏死等严重并发症。

一、骨盆骨折

临床病例

患者,男性,40岁,被低速卡车撞倒后压伤骨盆区致髋部疼痛,活动受限2小时。查体:体温36.7℃,心率95次/min,呼吸25次/min,血压100/75mmHg。神志清楚。心肺腹(-)。会阴部皮肤散在瘀斑。骨盆广泛触压痛,骨盆分离、挤压试验阳性,双髋关节因疼痛拒查,双下肢末端活动、感觉正常,足背动脉搏动可。X线片示左侧髂骨后部骨折、左骶髂关节分离,耻骨联合分离,右耻骨支骨折。长期大量饮酒史20余年,曾诊断为肝硬化。

【问题1】 如何根据已经获得的病史资料和影像学检查结果进行初步诊断?
思路1:根据患者病史描述的外伤特点,首先判断受伤机制,从而指导诊治。

知识点

骨盆骨折的损伤机制

引起骨盆骨折的暴力有四种类型,分别为:

1. 前后挤压暴力 暴力直接作用于耻骨联合或髂后上棘,导致单髋或双髋外旋,引起"开书型"损伤,耻骨联合分离。

2. 侧方挤压暴力 暴力直接作用在髂嵴,使骨盆环受到内旋作用,导致前方耻骨骨折,以及后方骶骨骨折。

3. 垂直剪切暴力 患者多从高处坠落,造成垂直剪切损伤。骨盆后方所有韧带结构断裂,造成髂骨、骶髂关节或骶骨的垂直移位,骨盆环极不稳定。

4. 混合暴力 根据暴力方向和大小的不同,造成不同类型的骨盆环损伤。

思路2:详细询问病史,并认真查体。骨盆骨折往往由高能量损伤引起,易合并全身多发伤,应首先对全身情况进行评估,及时发现威胁生命的损伤以进行早期治疗,注意是否存在全身其他合并伤,并仔细进行专科查体,进一步明确诊断及判断可能的损伤程度。

知识点

骨盆骨折的专科病史特点

1. 症状 明确外伤史,局部肿胀疼痛及活动受限。

2. 体征 局部肿胀、皮肤擦伤或皮下淤血,会阴部瘀斑常提示耻骨和坐骨骨折。可能出现骨盆的畸形,如一侧骨盆上移致下肢不等长。局部压痛,并可能触及移位的骨折断端。如耻骨联合分离,可扪及分离的间隙。同时常有下列体征:

(1)骨盆分离挤压试验阳性:双手交叉按压双侧髂嵴,骨盆前环因骨折产生分离,若出现疼痛为骨盆分离试验阳性。双手挤压双侧髂嵴,若疼痛则为骨盆挤压试验阳性。

(2)测量胸骨剑突与两侧髂前上棘的距离,骨盆向上移位的一侧长度短。

(3)测量脐孔与两侧内踝之间的距离。骨盆骨折移位者不对称。

不要漏诊开放性骨盆骨折,重视会阴、直肠部及骨盆后部的软组织检查。骨盆骨折除合并身体其他部位的损伤外,还常常伴有骨盆区域脏器、组织等损伤,包括膀胱、尿道、直肠等邻近脏器的损伤以及腰骶神经丛损伤,要注意详细检查、记录。

知识点

骨盆骨折常见合并症

1. **失血性休克及腹膜后大血肿**　骨盆为松质骨，有较多的动脉及静脉丛。骨折时可引起大量出血，导致休克。由于腹膜后间隙组织结构疏松，血液可沿此间隙扩散形成腹膜后血肿。

2. **腹部脏器损伤**　常合并肝肾等实质性脏器损伤，表现为腹痛和失血性休克。空腔脏器如小肠损伤表现为急性腹膜炎。

3. **膀胱、尿道损伤**　耻骨骨折时易引起膀胱损伤，表现为下腹疼痛，有尿急，但不能排尿，尿道口有少量血性尿液或血迹，查体可有腹膜刺激征。坐骨支骨折易致后尿道损伤，表现为尿道外流血、下腹及会阴部胀痛、有尿意但不能排尿。

4. **直肠肛管及阴道损伤**　骨盆骨折移位撕破或骨折片刺伤直肠肛管及阴道，表现为下腹疼痛、里急后重感和肛门出血，肛门指诊可在手套上发现血迹。女性阴道出血应考虑阴道损伤。

5. **神经损伤**　骨盆骨折常合并坐骨神经和闭孔神经损伤。腰骶丛神经损伤会发生括约肌功能障碍。

思路3：结合病史、查体结果，已基本明确为骨盆骨折。进一步检查主要是继续明确骨折类型，并排除和确诊相关合并伤与并发伤。

1. **骨盆X线**　拍摄骨盆X线平片是骨盆创伤初步评估的主要手段之一，对骨盆骨折的诊治非常重要，标准的X线片包括：骨盆正位、出口位和入口位（图3-7-54）。

知识点

骨盆X线片

1. **骨盆正位片**　可显示骨盆全貌，明确骨折部位、骨折类型及其移位情况，还可提示可能的并发症，对疑有骨盆骨折者应常规拍摄全骨盆正位X线片以防漏诊。

2. **入口位**　入口位片有助于显示骨盆的前后移位、侧方挤压损伤造成的髂骨翼内旋及前后挤压型损伤造成的髂骨翼外旋，同时对判断骶骨压缩骨折或骶骨翼骨折也有帮助。

3. **出口位**　出口位片是真正的骶骨正位，有助于显示骨盆的上移。

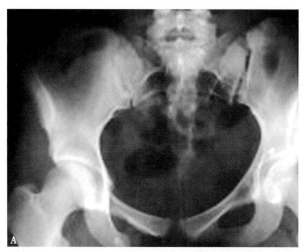
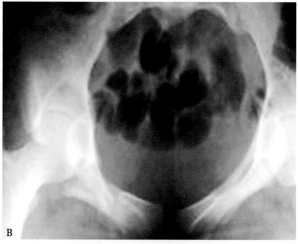

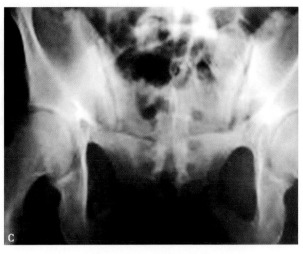

图 3-7-54　骨盆 X 线片
A. 正位片；B. 骨盆入口位片；C. 骨盆出口位片。

2. 骨盆 CT 及 CT 三维重建　CT 可以详细显示骨盆断层资料，显示微小损伤较 X 线可靠，有助于评估骶髂关节骨间韧带结构损伤程度，判断骶骨骨折和骨盆的稳定性（图 3-7-55）。

螺旋 CT 三维重建可得到清晰逼真的三维立体图像，并可将图像任意旋转，对判断骨盆骨折的类型和决定治疗方案具有重要的指导意义。

该患者 CT 检查进一步明确：左侧髂骨后部骨折、左骶髂关节分离，骶管内无碎骨片突入压迫。

针对创伤的腹部重点超声检查（focused assessment sonography in trauma，FAST）快速评估腹部的情况。如果没有超声，可在脐上进行诊断性腹腔穿刺（diagnostic peritoneal aspiration，DPA）。阳性结果是指抽到 10ml 或以上的血。

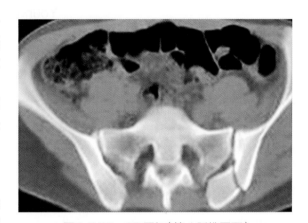

图 3-7-55　CT 平扫（第 1 骶椎平面）

导尿检查、注水试验和膀胱造影有助于诊断膀胱尿道损伤。

血常规检查，尤其是血红蛋白可以明确有无失血以及失血的程度；尿常规检查了解有无红细胞，以明确有无尿道损伤。

【问题 2】　骨盆骨折常见的临床分型有哪些？

思路：骨盆骨折分型的目的在于指导临床治疗、评价伤情特征、了解损伤机制、判断病程转归及推测预后等。目前比较常用的分类方法有：Young-Burges 分型、Tile 分型、Letournel-Judet 分型。因为 Young-Burgess 分型和 Tile 分型在临床工作中更有协助诊治的指导意义，这里重点介绍。

1. Young-Burgess 分型　根据损伤机制，即外力作用于骨盆的方向，将骨盆损伤分为侧方挤压伤（lateral compression，LC）、前后挤压伤（anterior posterior compression，APC）、垂直剪切伤（vertical stress，VS）和混合性损伤（combined mechanism，CM），见图 3-7-56。

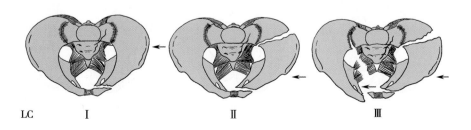

LC　　　Ⅰ　　　　　　　　　　Ⅱ　　　　　　　　　　Ⅲ

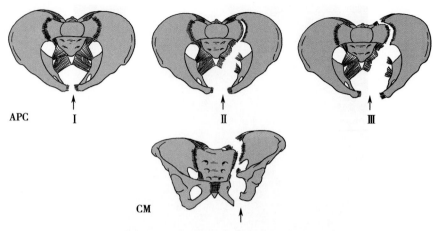

图 3-7-56 Young-Burgess 分型

知识点

Young-Burgess 分型

见表 3-7-2。

表 3-7-2 Young-Burgess 分型

类型	一般特征	鉴别特征
LC-I 型	耻骨支横形骨折	伤侧骶骨翼部压缩骨折
LC-II 型	耻骨支横形骨折	伤侧骶骨翼部压缩骨折及髂骨骨折
LC-III 型	耻骨支横形骨折	伤侧骶骨翼部压缩骨折及髂骨骨折，对侧耻骨支骨折、骶髂关节轻度分离
APC-I 型	耻骨联合分离	骶髂关节分离，骶髂关节前后韧带牵拉但完整
APC-II 型	耻骨联合分离或前环纵向骨折	骶髂关节变宽，骶髂关节前韧带断裂，后韧带完整
APC-III 型	耻骨联合分离或前环纵向骨折	半骨盆完全分离，但无纵向移位，骶髂关节完全分离，髂骨翼和/或骶骨骨折
VS 型	耻骨联合分离或前环纵向骨折	骨盆纵向和横向移位，多为骶髂关节完全脱位，亦可通过髂骨骨折
CM 型	骨盆前环和/或后环纵向和/或横向骨折	与上述类型 LC/VS 或 LC/APV 混合存在

2. Tile 分型 根据骨盆环稳定性将骨盆损伤分为稳定、旋转不稳定和旋转与垂直均不稳定性 3 型损伤，并进一步分成多个亚型（图 3-7-57）。

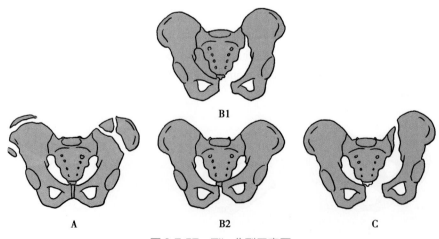

图 3-7-57 Tile 分型示意图

知识点

Tile 分型

A 型：稳定型（后方弓完整）。

A1：未累及骨盆环的骨折，如髂嵴或坐骨结节的撕脱骨折和髂骨翼的孤立骨折。

A2：骨盆环轻微移位的稳定骨折，如髂骨翼或前弓骨折。

A3：骶尾部横骨折。

B 型：旋转不稳定但垂直稳定（后弓不完全损伤）。

B1：B1 型骨折包括"翻书样"骨折或前方压缩损伤，此时前骨盆常通过耻骨联合分离或前骨盆环骨折而开放，后骶髂和骨间韧带保持完整。

B2：侧方加压损伤（内旋）。

B2-1：有同侧骨折的侧方加压损伤。

B2-2：有侧方加压损伤，但骨折在对侧，即"桶柄状"损伤，韧带结构通常不因半骨盆内旋而遭到破坏。

B3：双侧损伤。

C 型：旋转和垂直均不稳定（后弓完全损伤），包括垂直剪切损伤和造成后方韧带复合体破坏的前方压缩损伤。

C1：单侧的前后复合骨折，且又依后方骨折的位置再分为亚型。

C1-1：髂骨骨折。

C1-2：骶髂关节骨折 - 脱位。

C1-3：骶骨骨折。

C2：双侧损伤，一侧半骨盆垂直稳定，另一侧不稳定一侧为 B 型，一侧为 C 型。

C3：垂直旋转均不稳定的双侧骨折。

根据影像学结果：该患者骨折为 Young-Burgess CM 型，Tile B3 型。

【问题 3】 该患者需采取什么治疗方法？

骨盆骨折的治疗方案应根据每个患者损伤的特点进行选择，主要考虑其血流动力学稳定性和骨盆骨折的稳定性。应坚持生命第一的观点，如存在血流动力学不稳定，患者出现失血过多甚至出现休克，应以抢救生命和控制出血为首要任务，可以考虑临时固定骨盆，待病情稳定后再行骨折确定性复位与固定，可以根据骨折分型选择非手术治疗、外固定支架固定和开放手术内固定治疗。

思路 1：血流动力学不稳定的患者应首先进行急救处理，积极抢救危及生命的合并伤，按 McMurtry 提出的 ABCDEF 救治方案进行急诊救治。

知识点

急诊抢救的 ABCDEF 原则

A（airway）：即气道，通畅呼吸道，注意胸部损伤，必要时气管插管、胸腔闭式引流等。

B（bleeding）：即出血，快速建立输血补液的途径，补充血容量，同时控制出血。

C（center nerve system）：即中枢神经系统，过度通气，保持 $PaCO_2$ 在 30～35mmHg。

D（digest）：即消化，消化系统损伤的处理。

E（excretion）：即排泄，泌尿生殖系统的处理。

F（fracture）：即骨折，骨折的处理。

抢救休克的同时可进行骨折脱位的外固定，有利于控制出血，促进全身稳定。同时骨盆的外固定有助于控制骨折断端继续出血，也便于搬动患者。

思路 2：该患者长期大量饮酒，合并肝硬化、肝功能不全，患者肝细胞损害会引起肝脏代谢障碍及凝血功能障碍等，手术应激、缺血、麻醉、药物等都会使原本受损的肝功能进一步恶化，围手术期应注意评估并保护肝脏功能。

1. 肝脏储备功能评估 临床常用肝功能 Child-Pugh 分级评估肝硬化患者的肝功能储备情况。

知识点

肝功能 Child-Pugh 分级

见表 3-7-3。

表 3-7-3 肝功能 Child-Pugh 分级

项目	1分	2分	3分
腹水	无	轻度	中、重度
总胆红素 /(μmol·L^{-1})	<34	34~51	>51
白蛋白 /(g·L^{-1})	>35	28~35	<28
凝血酶原时间延长时间 /s	<6	4~6	>6

注：A 级，5~6 分，手术危险度小，预后最好，1~2 年存活率 100%~85%。
B 级，7~9 分，手术危险度中等，1~2 年存活率 80%~60%。
C 级，≥10 分，手术危险度较大，预后最差，1~2 年存活率 45%~35%。

2. 围手术期合理使用药物 肝功能不全时许多药物的代谢、生物效应及毒性反应不同寻常，有的药物还可导致急性肝损伤。

知识点

肝功能损害患者围手术期用药原则

1. 不宜使用主要经肝脏代谢、排泄的药物，特别是可引起肝损伤的药物。
2. 经肝、肾双途径消除的药物，在肝功能减退但肾功能正常时使用，不用减量；但肝、肾功能均明显减退时，应当减量。
3. 主要经肾脏消除的药物，在肝功能减退或受损不严重时，不须做剂量调整。当患者肝功能明显减退时，则不宜应用。因为肝功能严重损害者极易发生功能性肾功能不全，如不慎使用该类药物，功能性肾功能不全可发展为肝肾综合征。

3. 合并凝血功能障碍的处理 慢性肝脏疾病患者，由于脾肿大和脾功能亢进，常引起血小板轻、中度减少。

知识点

血小板减少围手术期处理原则

1. 血小板计数>80×10^9/L，无须特殊术前准备。
2. 血小板计数在 (51~80)×10^9/L，可接受一般手术，但不宜接受硬膜外麻醉，如行特大手术须酌情补充血小板。
3. 血小板计数在 (20~50)×10^9/L，一般不宜手术；若手术，于手术当日术前应补充血小板，围手术期酌情给予对症止血处理。
4. 血小板计数<20×10^9/L 时，禁忌手术。

肝功能障碍时，肝脏合成凝血因子的能力和清除活化的凝血因子的能力均降低，凝血酶原时间（PT）和活化部分凝血活酶时间（APTT）均延长。监测 INR 可预测出血的风险：INR>1.5，禁忌手术和有创性操作；INR≤1.5，一般较少发生术中严重出血。对于大多数肝脏疾病患者，术前 INR>1.5，注射维生素 K 和手术当日术前输注新鲜冰冻血浆（fresh frozen plasma，FFP），可改善患者的凝血功能。

4. 肝功能不全患者围手术期营养支持 原则：①术后应优先考虑早期肠内营养，当肠内营养无法实施时，可以使用肠外营养，或两者联合应用以满足患者的营养需求；②应鼓励患者进食优质蛋白，对于严重肝功能不全患者应限制蛋白质摄入,可减少氨的过度生成;③肝功能异常时,患者血糖水平较易出现紊乱,应严密监测血糖水平,肝功能不全患者葡萄糖输入量应少于 150～180g/d;④可用脂肪乳剂提供部分能量;⑤应注意补充脂溶性维生素、维生素 C 及微量元素。

思路 3:骨盆骨折的最终固定依赖于对骨折的准确分型。

1. 非手术治疗 对于稳定和无移位或微小移位的骨折,只需非手术治疗,如单纯前环耻骨支骨折,除个别骨块游离突出于会阴部皮下,需手法压回,以免畸形愈合影响坐骑之外,一般均不需整复。

2. 手术治疗 对于部分不稳定的骨折,强调早期复位。骶髂关节脱位、骶髂关节韧带损伤型骨盆骨折、骶孔直线骨折、髂骨翼后部直线骨折、耻骨联合分离均可以通过手法或骨牵引复位后持续牵引或悬吊以维持复位直至骨折基本愈合。如为完全不稳定骨折或移位较大的骨折以及患者不愿意接受长时间不能活动时,可以考虑手术治疗。手术方式包括外固定和内固定。

(1)外固定支架:是治疗骨盆骨折的常用方法,手术时间短、创伤小,技术相对简单。

> **知识点**
>
> ### 骨盆骨折外固定的指征和禁忌证
>
> 1. 指征 ①明显移位的严重不稳定骨盆骨折的急诊应用,可以控制继续出血并提供临时稳定性;②多发创伤患者的早期固定,便于护理,减轻疼痛,利于咳痰;③某些类型的骨盆骨折(如 Tile B 型)可作为最终治疗;④辅助骨盆后环的内固定,增加稳定性。
>
> 2. 相对禁忌证 一侧或双侧髂骨严重粉碎性骨折,因为髂骨翼无法安置固定针或固定不牢,应慎用;严重肥胖者固定有一定难度。

(2)内固定:为不稳定骨盆骨折的主要选择,内固定可达到骨盆骨折的解剖复位并能维持复位,较外固定更稳定,并允许患者早期活动。骨盆骨折的内固定分为前环内固定和后环内固定。前环固定主要针对耻骨联合分离和耻骨支骨折,固定方法包括钢板固定和单纯螺钉固定。后环固定主要有骶髂螺钉、骶髂关节前路钢板、骶髂关节后路钢板、骶骨棒、腰-骨盆固定系统等。

> **知识点**
>
> ### 骨盆骨折内固定的指征
>
> 1. 前环固定的指征 耻骨联合分离>2.5cm,耻骨联合交锁、耻骨支骨折合并股神经血管损伤等。
> 2. 后环固定的指征 髂骨骨折移位明显、骶髂关节脱位或骨折脱位超过 1cm,骶骨骨松质部位骨折明显移位并出现间隙,合并神经损伤,多发创伤(尤其是合并下肢骨折)。

根据该患者的分型,骶髂关节脱位,选择开放复位螺钉内固定作为治疗方式,术后影像学复查结果见图 3-7-58,其他部位骨折因移位不明显选择非手术治疗。

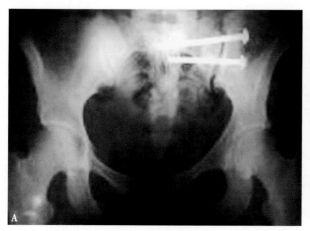
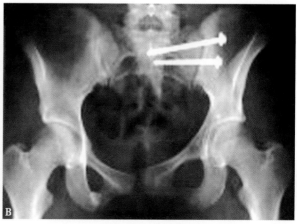

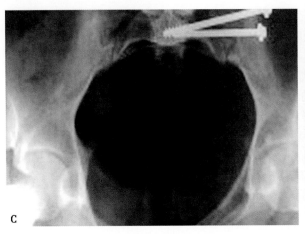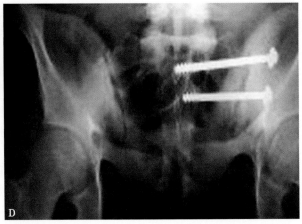

图 3-7-58　骨盆骨折术后复查 X 线片

A. 术后正位；B. 术后 3 个月，骨盆正位；C. 入口位；D. 出口位。

【诊疗流程】

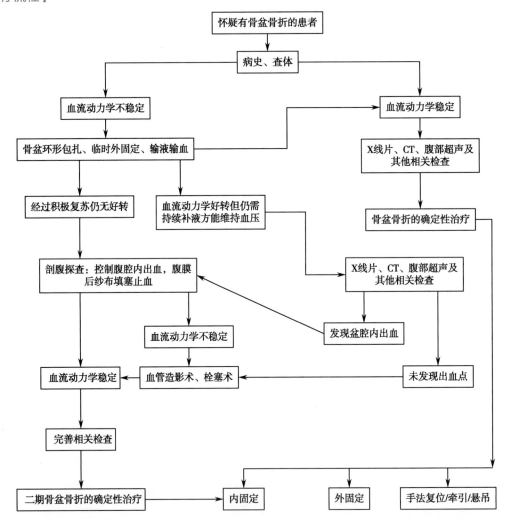

二、髋臼骨折

临床病例

患者，男性，24 岁，3m 高坠落，左髋部着地致左髋部疼痛，活动受限 1 天。查体示：体温 37.5℃，心率

94 次 /min, 呼吸 26 次 /min, 血压 105/70mmHg。神志清楚, 心肺腹 (-)。全身未见开放伤, 脊柱查体 (-), 左髋部明显肿胀、髋外侧可见少许瘀斑。髋部压痛, 左下肢纵向叩击痛, 左侧髋关节拒动。左小腿外侧区域痛温觉减退、左胫前肌及左长屈肌肌力 4 级。

【问题 1】 如何根据已经获得的病史资料进行初步诊断?

思路 1: 患者高能量坠落伤致左髋部疼痛, 考虑左髋局部骨折可能, 但高能量损伤常合并全身多发伤, 故初诊该患者时应注意全身情况的评估, 观察有否失血性或创伤性休克, 其次要观察有否颅脑、胸腔、腹腔及盆腔脏器损伤, 再进行局部骨折的评估, 详细询问病史并查体, 配合相关影像学检查确定。

知识点

髋臼骨折专科病史特点

1. 症状 明确外伤史, 受累髋关节的疼痛, 活动受限。疼痛的部位可位于腹股沟区、臀后侧及髋关节外侧区。

2. 体征 髋部体征通常表现为局部肿胀, 部分患者可观察到皮下瘀斑。髋部有压痛及叩击痛, 关节活动受限, 不能站立及行走。下肢短缩、内收内旋畸形提示为髋关节后脱位; 外展外旋畸形则提示髋关节前脱位。

思路 2: 该患者伤后 1 天, 生命体征平稳, 查体未见全身其他合并伤, 故应重点关注左髋局部骨折情况。为明确诊断, 应行相关影像学检查。

1. X 线 是首选且必需的检查手段。常规拍摄骨盆正位片可以大致了解骨折损伤的类型及可能的合并症。髋臼骨折的类型复杂, 除常规骨盆正位, 应常规拍摄患侧髋关节前后位、闭孔斜位和髂骨斜位的 X 线片。

知识点

髋臼骨折 X 线检查

1. 前后位 X 线片 为主要的诊断依据, 常观察下列 6 条线:

(1) 髂耻线: 为前柱内缘, 如此线中断或错位, 表示前柱骨折。

(2) 髂坐线: 为后柱的后外缘, 此线中断或错位, 表示后柱骨折。

(3) 后唇线: 为髋臼后缘的游离缘, 此线中断或错位提示后唇或后壁骨折。

(4) 前唇线: 为髋臼前缘的游离缘, 在后唇线内侧, 此线中断或错位提示前唇或前壁骨折。

(5) 白顶线: 为髋臼顶部的投影, 此线中断或错位表示白顶骨折。

(6) 泪滴线: 为 Kohler 泪滴的投影, 可以判断髂坐线是否内移。

2. 闭孔斜位 X 线片 闭孔斜位片用于显示髋臼前柱的形态, 可以观察: ①前柱线, 如此线中断或错位, 表示前柱骨折; ②后唇线, 可以判断后唇或后壁是否骨折。

3. 髂骨斜位 X 线片 髂骨斜位 X 线片用于显示髋臼后柱的形态, 可以观察: ①后柱线, 如此线中断或错位, 表示后柱骨折; ②前唇线, 可以判断前唇或前壁是否骨折 (图 3-7-59)。

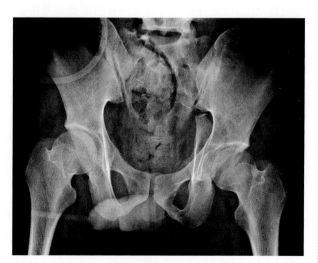

图 3-7-59 骨盆前后位 X 线片
左侧髋臼髂坐线明显移位, 髂耻线、白顶线皮质可疑不连续, 后唇线错位; 双侧股骨头及大转子无异常。

2. 髋关节 CT 和 CT 三维重建　CT 和 CT 三维重建对髋臼骨折的诊断价值很大,常可以提供 X 线片无法显示的图像。

知识点

CT 及 CT 三维重建的优势

CT 能够提供比 X 线片更详细和准确的信息,能够明确关节内是否有碎骨块及骨折块的大小、粉碎及移位程度。在 X 线片上可看到后唇线不连续(图 3-7-60),CT 三维重建可以直观地反映出骨折块的大小和移位方向,还可以从不同的角度进行观察,能够清晰显示一些特殊的部位,有利于临床医师准确判断骨折的类型、指导术前计划。

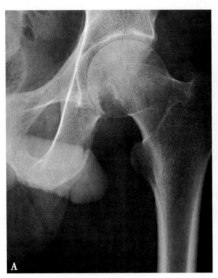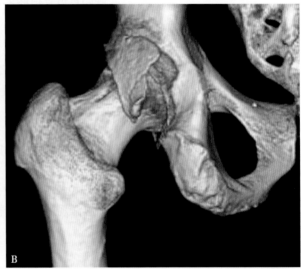

图 3-7-60　髋臼后壁骨折患者骨盆 X 线(A)和 CT 三维重建(B)对比

思路 3:查体时发现患者左小腿外侧区域痛温觉减退、左胫前肌及左长屈肌肌力 4 级,疑有坐骨神经损伤可能。可行肌电图检查,一方面可确定有否神经损伤,判断神经损伤的程度;另一方面可留下神经损伤的客观依据,作为以后评价神经功能恢复的重要参考指标。

根据上述病史特点及检查结果,该患者的诊断为左侧髋臼骨折伴髋关节后脱位、左侧坐骨神经挫伤。

知识点

髋臼骨折合并神经损伤

1. 坐骨神经损伤　常由髋臼骨折引起,合并髋关节后脱位者尤其常见,表现为坐骨神经支配区域(股后肌群,小腿前、外、后肌群及足部肌群)肌力下降,除小腿内侧及内踝处隐神经支配区外,膝以下区域感觉麻木、腱反射减弱等症状,如垂足、踝关节活动无力、小腿及足部感觉麻木、踝反射减弱。

2. 股神经损伤　常由髋臼骨折合并髋关节前脱位引起,表现为股四头肌肌无力、股前区麻木感、膝反射减弱。患者屈髋困难,不能伸膝,股前内侧及小腿内侧感觉减退。

【问题2】 目前髋臼骨折如何分型?

思路:髋臼骨折的类型非常复杂,临床分型是为了有效指导诊断归类及治疗。现有的分类方法中,主要使用 AO 分型和 Judet-Letournel 分型。但首先必须掌握前柱和后柱的概念。

知识点

前柱和后柱

髋骨支撑髋臼形成前柱和后柱,划分前后柱的意义在于:髋臼凹附属在两柱的骨块上,当髋臼骨折时只有内固定两柱的骨块,才能恢复和保持臼凹的形态。

前柱:也叫髂耻柱,由髂嵴前部斜向内下至前方到达耻骨联合。

后柱:也叫髂坐柱,由坐骨大切迹角的平面到坐骨结节,骨块体积小但骨质厚,构成髋臼顶部。

知识点

髋臼骨折分型

1. **AO 分型**　AO 组织按骨折的严重程度提出的 AO 分类法:A 型最轻,C 型最重,每型尚有亚型(表 3-7-4)。

表 3-7-4　髋臼骨折 AO 分型

类型	分类情况
A 型	部分关节累及,一柱累及
A1	后壁骨折
A2	后柱骨折
A3	前壁或前柱骨折
B 型	部分关节骨折(横形或 T 形,累及双柱)
B1	横形骨折
B2	T 形骨折
B3	前柱加后半横形骨折
C 型	完全关节骨折(两柱骨折,漂浮髋臼)
C1	两柱骨折,骨折线高位
C2	两柱骨折,骨折线低位
C3	两柱骨折,累及骶髂关节

2. **Judet-Letournel 分类**　分为简单骨折和复杂骨折两大类。

(1)简单骨折

1)后壁骨折:骨折线累及后缘或后上方负重区,如骨折块较大,超过后壁的 40%,则髋关节的稳定性差,可发生股骨头脱位。移位的骨块或髋关节后脱位尚可造成坐骨神经损伤。

2)后柱骨折:骨折线始自坐骨大切迹经过髋臼,直达坐骨结节,骨折线呈冠状方向达方形区。坐骨结节骨折,股骨头向内偏移。

3)前壁骨折:股骨头局限于髋臼前缘。

4)前柱骨折:骨折线起于髂嵴或髂前上棘,经方形区达耻骨支。

5)横形骨折:髋臼发生横形骨折,形成近段和远段,累及负重区。

(2)复杂骨折

1)双柱骨折:前后柱均骨折,损伤程度严重,臼顶的骨折呈冠状面,同时方形区、耻骨、坐骨支、髂骨均骨折,股骨头向内侧移位。

2)横形加后壁骨折:髋臼横性骨折并后壁粉碎性骨折,累及负重区,关节内常有游离骨块,股骨头可向内、后移位。

3）T形骨折：横形骨折加远折段的纵形骨折，后者经方形区，并累及闭孔环。

4）后壁加后柱骨折：骨折累及负重区、白后缘、方形区、坐骨结节。

5）前柱和后半横形骨折：前方骨折类似前柱骨折，但其下方骨折发生于坐骨而非耻骨，后方则呈半横形骨折，及后侧一半发生横形骨折，损伤程度严重，关节内常有游离骨块。

该患者的骨折分型：①AO 分型，A2 型；②Judet-Letournel 分型，后柱＋后壁骨折。

【问题3】 如何对该患者进行治疗？

思路1：髋臼骨折多为高能量损伤，首先稳定生命体征，纠正休克，并处理可能存在的颅脑及实质脏器损伤，再行髋臼骨折治疗。按 McMurtry 提出的 ABCDEF 救治方案进行急诊救治。

思路2：患者并无全身复合伤，主要治疗髋臼骨折。髋臼骨折的治疗包括非手术治疗和手术治疗两种，决定于患者和骨折的具体状况。患者的因素如年龄、全身状况、活动能力、合并的内脏和骨骼损伤等。患者的条件如果允许，则决定于骨折是否稳定，以及髋臼与股骨头的相互关系是否匹配。

1．非手术治疗 非手术治疗主要为下肢股骨远端骨折牵引，必要时可附加转子部侧方牵引，牵引至少8～12周，过早去除牵引可能引起骨折再移位。

知识点

髋臼骨折的非手术治疗指征

1．无移位的骨折。

2．轻度移位的骨折，指移位在 3mm 以下，尤指不在负重区的骨折，如低位前柱、低位横形骨折，其顶部完整者。

3．小的（稳定的）后壁骨折，没有合并脱位且未累及髋臼后上部。

4．双柱骨折但头白匹配尚可，患者的功能要求不高。

5．前柱骨折，单独的内壁或方形骨折少见，仅涉及前柱的骨折，适宜非手术治疗，结果较好。

2．内固定 手术指征基于髋关节不稳定和髋关节不匹配，手术目的是关节面的精确复位，以达到髋关节的良好对合关系。

知识点

髋臼骨折的手术治疗指征

1．髋关节不稳定 髋关节脱位合并后壁或后柱骨折并有移位，导致髋关节不稳定，此为绝对手术适应证，少见的前壁或前柱骨折合并脱位也需要手术。

2．髋关节不匹配

（1）移位的髋白顶部骨折：通常为三角形骨块旋转移位，导致髋臼顶部关节面错位，与股骨头关节面不匹配，必须切开复位，常为复杂骨折的一部分。

（2）横形或 T 形骨折：若横形骨折线位置较高，通过髋臼顶或髋臼窝水平上方，牵引难以达到完全匹配，适于手术治疗。若横形骨折线较低，表现为髋关节不匹配，牵引复位使股骨头处于完整的髋白顶下方，则可继续牵引，直到骨折愈合，否则需采用切开复位。

（3）双柱骨折：只要骨折通过负重区，并有移位，或后柱或后壁有明显骨折均应切开复位；如顶部无骨折或骨折移位，则可牵引治疗。

（4）关节内有游离骨块，如股骨头骨折，骨折块移位。

3．全髋关节置换 对于以下情况可行一期全髋关节置换术：①明显的骨关节炎；②关节内粉碎性骨折；③股骨头塌陷或损坏；④压缩超过髋臼表面的40%；⑤存在其他导致复位不良的因素。

4. 常用手术入路　髋臼骨折类型复杂，采用正确的手术入路是手术成功的前提。一般认为，后柱、后壁骨折采用后路 Kocher-Langenbeck 入路；前柱前壁骨折采用髂腹股沟入路；而横形、T 形、双柱骨折等复杂，则主要根据骨折的具体部位和移位方向而采用不同的联合入路。但最常用的仍是后方入路及髂腹股沟入路。

（1）后方的 Kocher-Langenbeck 入路：切口起自髂后上棘，经大转子向远侧延伸到大腿外侧约 10cm。经这个入路可以达到髋骨的髋臼后表面，范围从坐骨支到坐骨大切迹。通过坐骨大小切迹可以触摸到四方体表面，用来评价累及四方体和前柱的骨折复位情况，可充分显露髋臼后壁与后柱。

（2）髂腹股沟入路：该入路可以直接暴露髂骨翼、骶髂关节前方、整个前柱以及耻骨联合。患者仰卧位，切口起自髂嵴前 2/3，沿髂前上棘、腹股沟韧带，止于耻骨联合上方 3cm。

【问题 4】 该患者术后第 5 天出现尿急、尿频、尿痛等尿路刺激症状，该如何诊治？

思路 1：髋臼骨折的患者出现尿频、尿急、尿痛等尿路刺激症状，需考虑有尿路感染的可能。应查尿常规，若尿中白细胞超标，可诊断尿路感染，必要时可进行中段尿培养或耻骨上膀胱穿刺取尿液培养，明确细菌的种类和药敏情况。

知识点

髋臼骨折合并尿路感染常见诱因

1. 髋臼骨折合并泌尿系损伤。
2. 长期卧床。
3. 留置导尿管。
4. 机体免疫功能下降。

思路 2：对于出现尿路感染的患者，治疗的目的在于消灭病原菌，缓解症状，防止肾功能损害及感染的扩散。

知识点

尿路感染治疗原则

1. 根据尿液细菌培养和药敏试验结果选择敏感抗生素。
2. 若无明确细菌学证据，应采用主要经过肾脏代谢的广谱抗生素，如喹诺酮类抗生素：左氧氟沙星及环丙沙星。
3. 消除诱因，及时治疗泌尿系损伤，做好会阴部清洁，定期更换尿管。
4. 加强营养，提高机体免疫力。
5. 多饮水，保持每日尿量在 2 000ml 以上。

【诊疗流程】

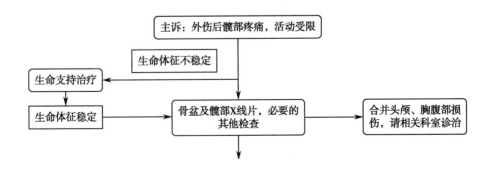

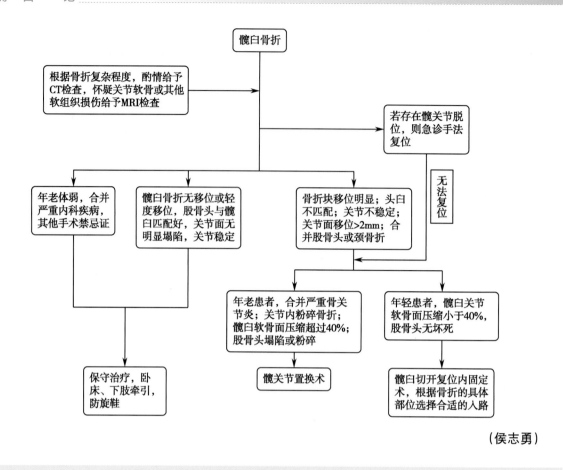

（侯志勇）

推荐阅读文献

[1] 陈杰,施昌盛. 不稳定型骨盆骨折合并休克的处理. 中外医学研究,2013,11(28):138-139.

[2] 张立群,林建华. 多发性损伤合并骨盆骨折的处理. 国际骨科学杂志,2012,33(1):39-40.

[3] 宗兆文,沈岳. 骨盆骨折并发症的诊疗进展. 重庆医学,2010,39(9):1088-1089.

[4] 潘进社,郑占乐. 骨盆骨折急救与内固定治疗进展. 中国矫形外科杂志,2011,19(6):479-481.

[5] 陈桥,封光华,贾忠. 非肝脏手术肝硬化患者手术风险与评估. 医学研究杂志,2012,41(2):174-177.

[6] 汤耀卿. 围术期合并肝功能不全患者的基本用药原则. 中国实用外科杂志,2005,25(12):720-722.

[7] 李宏为,周光文. 重视合并肝功能不全外科患者的围术期处理. 中国实用外科杂志,2005,25(12):705-707.

第十一节　陈旧性髋臼骨折
delayed acetabular fracture

　　陈旧性髋臼骨折的手术治疗对骨科医生而言无疑是一个巨大的挑战。幸运的是,在发达国家,随着完备的急救网络体系的建立,陈旧性髋臼骨折已经很难遇到了。就算是发展中国家,随着急救网络体系的日益完善和骨折治疗水平的提高,绝大多数的髋臼骨折可以在早期得到救治。因此,陈旧性髋臼骨折的治疗经验非常珍贵。Letournel 和 Judet 根据髋臼骨折患者伤后接受手术的时间,将髋臼骨折的手术治疗分为三个阶段:伤后3周内、伤后3周到4个月、伤后4个月以上。如果髋臼骨折伤后超过3周,骨折断端大量的瘢痕会给手术复位带来非常大的困难。如果伤后超过4个月,骨折断端会出现骨痂,而使得解剖结构难以分辨,这些都会影响骨折的复位质量,而带来很差的临床结果。陈旧性髋臼骨折的手术时间长,术中出血量大,手术后血肿形成,都会加大术后恢复的难度,也增加了术后感染的风险。

临床病例

　　患者,女性,26岁,怀孕8个月时车祸致伤,伤后右髋关节畸形、疼痛,活动受限。因担心放射线对胎儿有影响,一直到伤后 5 个月才接受 X 线检查。入院后检查:患者不能负重行走;右下肢短缩、内旋、内收畸形;右髋关节压痛,髋关节活动受限。入院后经 X 线检查,发现右侧髋臼后柱骨折,髋关节后脱位(图 3-7-61)。

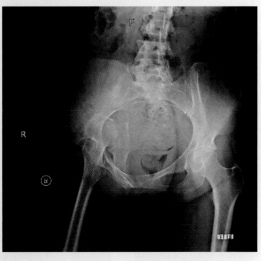

图 3-7-61　陈旧性髋臼骨折骨盆正位片

【问题 1】　陈旧性髋臼骨折的手术指征是什么?

思路:患者高能量损伤致右髋部畸形、疼痛,应考虑右髋局部骨折可能。入院后的体征及 X 线检查可以明确陈旧性髋臼骨折、髋关节后脱位的诊断。尽管伤后已经 5 个月,但是患者为青年女性,为了尽可能恢复髋关节的运动功能,还是应该考虑行骨折的复位内固定术。

知识点

陈旧性髋臼骨折的手术指征

陈旧性髋臼骨折,髋关节不稳定及头臼不匹配,应该考虑手术治疗。手术目的是关节面的精确复位,以达到髋关节的良好对合关系。对有移位的陈旧性髋臼骨折,手术前要选择恰当的手术适应证,选择手术指征时要考虑以下因素:①患者年龄大、一般情况差、不能耐受手术的患者及严重骨质疏松的患者尽可能不考虑手术。②手术野周围的软组织条件也是手术前要考虑的重要因素,若存在软组织严重挫伤、感染或压疮,应慎行手术。③如果伤后已经超过 120 天,骨折线已经分辨不清,或者已经畸形愈合,很难恢复到解剖复位的程度,应慎行切开复位手术。④患者经济状况和要求也是选择手术指征的参考因素。⑤要考虑术者的经验能否完成手术,如果没有髋臼骨折的手术经验,应该请这方面的专家指导手术,或将患者转到有条件的医院去治疗。

【问题 2】　陈旧性髋臼骨折如何选择手术入路?

思路:此患者骨折主要累及髋臼的后柱,伴有髋关节后脱位。手术入路应选择后方的 Kocher-Langenbeck 入路。

知识点

陈旧性髋臼骨折手术入路的选择

陈旧性髋臼骨折手术入路的选择主要取决于骨折的类型,单纯的后壁骨折、后柱骨折可以通过后方的 Kocher-Langenbeck 入路完成复位与固定,同样单纯的前柱骨折、前壁骨折选择髂腹股沟入路即可完成手术,而有些涉及前后两个柱的复杂骨折单独应用 Kocher-Langenbeck 入路或髂腹股沟入路则难以完成手术,往往需要应用扩展的手术入路或者联合手术入路。

【问题3】　如何对该患者进行治疗?

思路:此患者具备手术指征,应接受切开复位内固定术。但此患者受伤后5个月,后方的瘢痕粘连重,软组织挛缩。术中需要松解后方的软组织。必要时要进行截骨扩大暴露(图3-7-62)。术中要先复位髋关节脱位,再复位固定后柱骨折(图3-7-63~图3-7-65)。

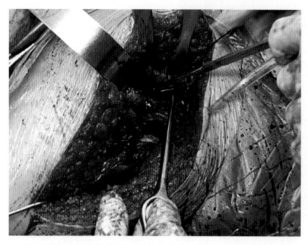

图3-7-62　陈旧性髋臼骨折手术中图片:对瘢痕组织松解

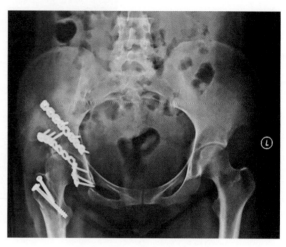

图3-7-63　术后骨盆正位片

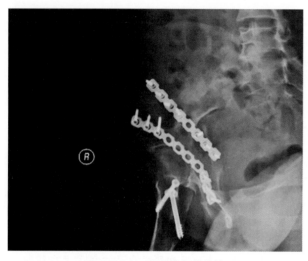

图3-7-64　术后髂骨斜位片

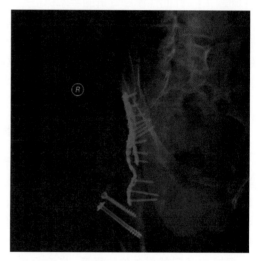

图3-7-65　术后闭孔斜位片

知识点

陈旧性髋臼骨折的手术要领

陈旧性髋臼骨折手术治疗的目的是:①尽可能恢复髋臼的解剖结构;②为二期的全髋置换手术准备条件。手术中发现骨折不愈合时,应该彻底清理骨折端的纤维瘢痕组织和骨痂,仔细辨别各骨折块的相互关系,有助于骨折的复位。当发现骨折已经畸形愈合,或者骨皮质表面根本见不到骨折线时,可以通过截骨打开关节,有时可以发现关节软骨的骨折线仍存在,之后以股骨头作为参照,对陈旧性骨折进行复位和固定。如果伤后时间长,手术复位难以一次到位。复位时要逐步松解,骨折部分复位后用巾钳或复位器暂时固定,一点一点地纠正畸形,最终达到完全复位。陈旧性后壁骨折合并脱位或半脱位,因大量的瘢痕充填在关节内而影响股骨头纳入髋臼。在手术过程中,要仔细将后壁骨块与新生的骨痂分开,并且彻底清理关节内的纤维瘢痕,可将 Schanz 针拧入股骨颈内辅助牵引以帮助复位。术中要注意保护附着于后壁骨块上的软组织如关节囊等,这样可以保持骨块的血运,利于骨折愈合。有时后壁的骨块粉碎而且碎块较小,很难用拉力螺钉固定,另外多枚拉力螺钉也增加了螺钉进入关节的风险,此时可以用异形的弹性钢板配合重建钢板对后壁骨折进行固定。手术中发现后壁缺损大,可以进行植骨增加后壁的完整性,防止再次脱位。陈旧性髋臼骨折的暴露范围大。

【问题4】 陈旧性髋臼骨折的疗效如何? 如何减少术后并发症?

思路:陈旧性髋臼骨折,与新鲜骨折相比,局部解剖层次混乱,局部粘连重,术中很难达到解剖复位。骨折复位质量是功能结果的决定因素,因此术后髋关节的功能,会受一定的影响。

陈旧性髋臼骨折的疗效分析及并发症:

Johnson 等报道陈旧性髋臼骨折手术后髋关节功能评分优良率为 65.5%,Letournel 等报道优良率为 64.4%。这些结果与新鲜骨折术后的功能优良率(80.7%)有一定的差距。对于伤后 120 天以内的陈旧性髋臼骨折,如果手术指征和手术入路选择恰当,术中尽可能达到满意复位,手术后可以获得相对满意的结果,但是效果不及新鲜骨折的疗效。如果情况允许,髋臼骨折应尽可能在伤后早期进行手术,而受伤后已超过 120 天的患者慎行切开复位手术。

Johnson 等报道陈旧性髋臼骨折术后坐骨神经损伤的发生率为 12%,因此术中要小心保护坐骨神经。陈旧性髋臼骨折术后出现异位骨化的机会较高,严重的骨化对关节功能也有影响,因此要注意预防,措施是手术中尽可能减少肌肉剥离,手术后早期进行关节活动,并辅以药物(吲哚美辛)或放疗预防骨化。

(吴新宝)

推荐阅读文献

[1] LETOURNEL E, JUDET R. Fracture of acetabulum. 2nd ed. Berlin: Springer Verlag, 1993.

[2] 王满宜,吴新宝,朱仕文,等. 陈旧髋臼骨折的手术治疗. 中华外科杂志,2003,41(2):130-133.

[3] JOHNSON E E, MATTA J M, MAST J W, et al. Delayed reconstruction of acetabular fractures 21-120 days following injury. Clin Orthop Relat Res, 1994(305): 20-30.

[4] 吴新宝,杨明辉,王满宜,等. 髋臼骨折术后异位骨化的手术切除. 中华外科杂志,2008,46(7):506-509.

[5] MATTA J M, SIEBENROCK K A. Does indomethacin reduce heterotopic bone formation after operations for acetabular fractures? A prospective randomised study. J Bone Joint Surg Br. 1997, 79(6): 959-963.

[6] MATTA J M, ANDERSON L M, EPSTEIN H C, et al. Fractures of the acetabulum: a retrospective analysis. Clin Orthop Relat Res, 1986(205): 230-240.

[7] 朱仕文,王满宜,吴新宝,等. 髋臼骨折手术并发症预防. 中华外科杂志,2003,41(5):342-345.

[8] MATTA J M, OLSON S A. Factors related to hip muscle weakness following fixation of acetabular fractures. Orthopedics, 2000, 23(3): 231-235.

[9] MAYO K A, LETOURNEL E, MATTA J M. Surgical revision of malreduced acetabular fractures. Clin Orthop Relat Res, 1994(305): 47-52.

[10] REINERT C M, BOSSE M J, POKA A, et al. A modified extensile exposure for the treatment of complexor malunited acetabular fractures. J Bone Joint Surg Am, 1988, 70(3): 329-337.

[11] ROUTT M L Jr, SWIONTKOWSKI M F. Operative treatment of complex acetabular fractures. Combined anterior and posterior exposures during the same procedure. J Bone Joint Surg Am, 1990, 72(6): 897-904.

[12] ZHU S W, SUN X, YANG M H, et al. Long-term outcome of operative management of delayed acetabular fractures. Chin Med J(Engl), 2013, 126(14): 699-704.

第十二节 股骨颈骨折
fracture of femoral neck

股骨颈骨折是指股骨头下到股骨颈基底的骨折,多属于关节囊内骨折,好发于中、老年人。大多数患者存在骨质疏松,摔倒等轻微暴力即可导致股骨颈骨折,容易发生骨折不愈合和股骨头坏死。股骨颈骨折患者通常伴有心脑血管疾病、肺部疾病、糖尿病、骨质疏松等情况,需引起重视。青壮年患者发生股骨颈骨折所需暴力大,主要由高能量创伤引起,血供损伤程度重,股骨头缺血坏死的发生率也高。

临床病例

　　患者,女性,58 岁,因"跌倒后右髋疼痛伴活动受限 8 小时"入院。查体:血压 180/105mmHg,右髋关节无红肿,右下肢较健侧短 5mm,轻度外旋,右髋部前方压痛(+),右下肢轴向叩击痛(+),双下肢感觉正常。

【问题 1】 通过病史及查体患者目前的初步诊断及处理是什么?

　　思路 1:患者为老年绝经后女性,跌倒后致髋部疼痛,肢体短缩外旋畸形,关节活动受限,需首先考虑诊断常见的髋部骨折:股骨颈及股骨转子间骨折。同时全面查体排除存在合并其他部位损伤,通过行骨盆正位及右髋正侧位 X 线检查明确诊断。对患者行右下肢皮肤牵引及丁字鞋制动,缓解疼痛。

知识点

股骨颈骨折的诊治要点

1. 好发于中老年人,常合并骨质疏松等内科疾病,轻微暴力即导致骨折。
2. 无移位骨折,患肢没有明显畸形,移位骨折存在患肢短缩、外旋畸形。
3. 保守治疗长期卧床,易发生肺部感染、压疮、深静脉血栓等并发症。
4. 骨折不愈合和股骨头缺血坏死率高。

　　思路 2:通过影像学检查明确股骨颈骨折的临床分型,制订相应的诊疗计划,通常进行 X 线检查即可明确诊断。患者右股骨颈骨折明确,需进一步根据骨折解剖部位、骨折线方向及骨折移位程度进行临床分型(图 3-7-66)。

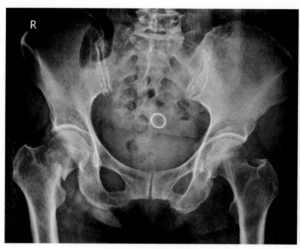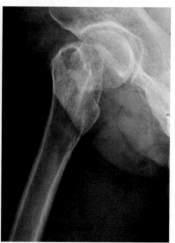

图 3-7-66 股骨颈骨折术前 X 线片

知识点

股骨颈骨折常用的临床分型

1. 按骨折部位高低分型

(1)头下型骨折:骨折线位于股骨头与股骨颈的交界处。骨折后股骨头游离,同时股骨头血供大部分中断,因此骨折愈合困难,容易发生股骨头坏死。

（2）经颈型骨折：这类骨折由于剪切力大、骨折不稳，远折端通常向上移位，骨折移位和移位造成的关节囊、滑膜扭曲、牵拉，会引起股骨头的血供受损，从而产生骨折不易愈合和股骨头坏死。

（3）基底型骨折：骨折线位于股骨颈与大转子之间，由于骨折两端的血液循环良好，骨折容易愈合，不易发生股骨头坏死。

2. 按骨折线角度分型　按照骨折线与水平线的夹角（Pauwels角）将股骨颈骨折分为3型：Ⅰ型骨折线与水平线夹角≤30°；Ⅱ型夹角30°～50°；Ⅲ型夹角>50°。夹角越大，即骨折线越垂直，骨折端受到剪切应力增大，骨折越不稳定，不愈合率随之增加。由于骨折端短缩重叠、肢体外旋等原因，真实的Pauwels角度在术前X线片上通常不易清晰观察，需等术中骨折端在C臂监视下闭合复位后，方能准确判断。

3. Garden分型　Garden根据骨折移位程度，将股骨颈骨折分为4型（图3-7-67）。

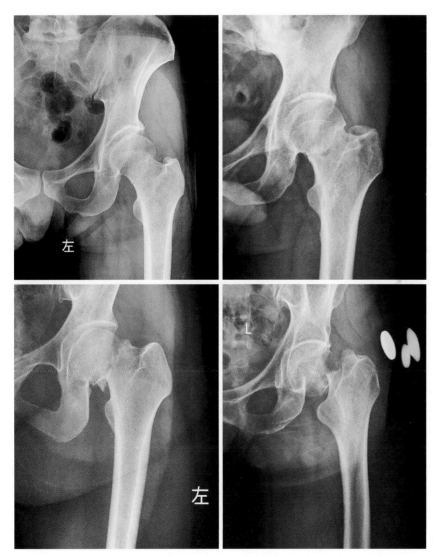

图3-7-67　股骨颈骨折Garden分型

Ⅰ型：不全骨折，股骨颈下方骨小梁完整，该型包括所谓"外展嵌插骨折"。

Ⅱ型：完全骨折，但无移位。

Ⅲ型：完全骨折，部分移位，该型骨折X线片上可以看到骨折远端上移、外旋，股骨头常后倾，骨折端尚有部分接触。

Ⅳ型：完全骨折，完全移位，该型骨折 X 线片上表现为骨折断端完全无接触，而股骨头与髋臼相对关系正常。

Garden 分型的Ⅰ、Ⅱ型和Ⅲ、Ⅳ型两组间预后差异巨大，后者的骨折不愈合率和与股骨头缺血坏死率要显著高于前者。因此从指导治疗方法选择和判断预后的角度，也可简单把股骨颈骨折分为无移位及外展嵌插骨折和移位骨折两类。

根据患者的 X 线片，其股骨颈骨折属于经颈型股骨颈骨折，Pauwels Ⅱ型、Garden 分型Ⅲ型。

【问题 2】 该患者的临床治疗方案及预后如何？

思路 1：不同年龄、不同类型的股骨颈骨折有着不同的治疗方案，在临床工作中，一般通过对患者全身情况、年龄、骨折临床分型等多个方面的评估，选择最适合的治疗方式。

知识点

股骨颈骨折的外科治疗原则

Garden Ⅰ型、Ⅱ型无移位或外展嵌插骨折，可采用非手术治疗，将患肢置于轻度外展位，皮肤牵引或丁字鞋固定，3 个月下地逐步负重。这些患者年龄比较大，长期卧床容易发生肺部感染、压疮、深静脉血栓等并发症，而且临床上常出现部分稳定骨折转变成移位骨折，因此，除绝对手术禁忌证外，多主张内固定术治疗，利于患者康复。

知识点

股骨颈骨折手术治疗的选择

1. 内固定术

（1）适应证：没有髋关节伴发疾病、能获得良好复位与固定，且能够耐受手术的所有股骨颈骨折。具体包括：①Garden Ⅰ型、Ⅱ型骨折，年龄不超过 65 岁的 Garden Ⅲ、Ⅳ型，髋关节不存在骨关节炎、股骨头坏死等病变；②移位型骨折、年龄大且全身情况差，合并重要脏器功能障碍不能耐受关节置换手术者。

（2）不同内固定的选择原则

1）空心加压螺钉内固定：3 枚平行螺纹钉是股骨颈骨折的标准固定方法。闭合复位成功后，通常采用 3 枚平行空心螺钉内固定，螺纹要越过骨折线，以获得折端均匀加压。3 枚螺钉呈三角形置入，多数主张倒三角形具有良好的生物力学性能，下方螺钉和后方螺钉应该距离股骨颈皮质 3mm 以内固定最为牢固。

2）滑动式钉板系统：是股骨颈骨折内固定的另一种选择。其加压作用与空心螺钉相似，但头钉直径更粗，且有外侧固定于皮质的接骨板，能提供比 3 枚空心加压螺钉更为牢固的固定。适合于某些更不稳定的股骨颈骨折类型，如骨折端粉碎、颈后方皮质受损严重；骨折线比较垂直的 Pauwels Ⅲ型骨折以及股骨颈基底骨折等。通常选用 2～3 孔侧板，在髋螺钉上方平行置入 1 枚加压螺纹钉，可防止近端旋转。

3）其他内固定方式：对于 Pauwels Ⅲ型骨折，也可采用非平行螺钉固定，具体做法是：骨折复位后，先用 1 枚螺钉自大转子向内侧皮质方向垂直骨折线置入，再沿股骨颈纵轴置入 2 枚螺钉。这样可以获得更好的折端加压，避免纵向的折端再移位。对于需行切开复位的难复性或粉碎骨折，可在股骨颈内侧放置 1/3 管型钢板支撑结合加压螺钉固定。对于某些不稳定骨折，也可使用股骨近端锁定钢板（PFP）固定。对于骨骺未闭合的儿童股骨颈骨折，可采用多枚螺纹针固定。

2. 人工股骨头置换术 适应证：70～75 岁以上 Garden Ⅲ型、Ⅳ型，尤其是有多种合并疾病，行全髋关节置换手术风险较高的患者。如果髋关节外伤前存在原有疾病影响关节功能者,理论上应该行全髋置换手术,需要综合评估手术风险。

3. 人工全髋关节置换术 适应证:年龄在 65～75 岁之间的 Garden Ⅲ型、Ⅳ型,健康状况能够耐受手术。对于术前髋关节存在影响关节功能的病变,如股骨头坏死、先天性髋关节脱位等,可以不考虑年龄的限制。

4. 带血运的骨瓣植骨内固定术 适用于青壮年陈旧性股骨颈骨折,能提高骨折愈合率和降低股骨头缺血坏死率。常用的有缝匠肌蒂髂骨瓣植骨术和旋髂深动脉髂骨瓣植骨术。

该患者年龄未超过 65 岁,全身状况尚可,骨折的临床分型为 Garden Ⅲ型,所以手术医师选择了骨折闭合复位空心加压螺钉内固定治疗骨折,术后复位良好(图 3-7-68)。

思路 2:股骨颈的血供特点决定了股骨颈骨折,特别是有移位的骨折,术后可能出现骨不连及股骨头缺血坏死等并发症,需在术前向患者及家属充分交代清楚。

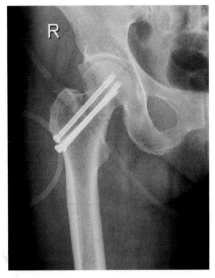

图 3-7-68 股骨颈骨折术后 X 线片

知识点

股骨头的血供特点

1. 支持带血管 股动脉或股深动脉发出旋股内、旋股外侧动脉,在股骨颈基底部形成动脉环,发出 4 条颈升动脉,其中由旋股内侧动脉发出的骺外侧动脉供应股骨头大部分血供,是最主要的血管分支,供应股骨头外上方为主。在股骨颈骨折移位时该动脉易发生损伤。

2. 股骨干滋养动脉 只供应到股骨颈,与股骨头血管相互吻合较少。

3. 股骨头圆韧带动脉 来源于闭孔动脉,一般提供股骨头凹窝部分周围少部分血供,老年人此动脉多已闭塞。

知识点

股骨颈骨折最常见的并发症

1. 股骨头缺血坏死 发生率 8%～40%,股骨头缺血坏死与患者年龄、股骨头的血供、骨折移位程度、手术时间以及复位的效果等因素有关,其中股骨头的血供状态是关键因素。根据 Garden 分型,结合 SPECT/CT、动态 MRI、激光超声多普勒等手段检测股骨颈骨折后股骨头的血供状态,从而评估股骨头缺血坏死的风险,有利于手术决策和早期干预。

2. 骨折不愈合 随着内固定技术的进步,股骨颈骨折后骨不连已比较少见,骨不连的发生与血供、骨折复位质量、骨质疏松的程度、骨折断端的粉碎程度有关。需要重视骨折复位质量、恰当的内固定方法,如果不能获得可靠的复位固定,应该选择人工关节置换。

【诊疗流程】

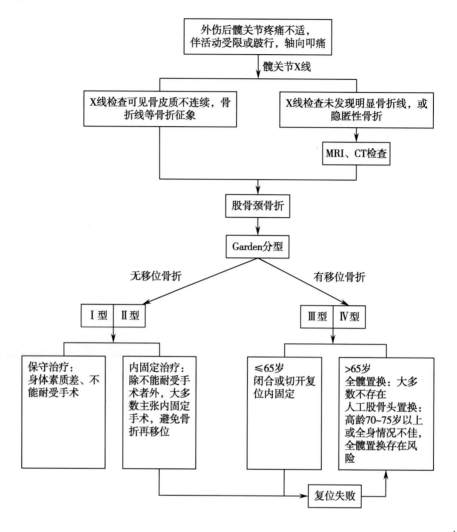

（吴新宝）

推荐阅读文献

[1] JOHANSSON T. Internal fixation compared with total hip replacement for displaced femoral neck fractures: a minimum fifteen-year follow-up study of a previously reported randomized trial. J Bone Joint Surg Am, 2014, 96 (6): e46.

[2] EHLINGER M, MOSER T, ADAM P, et al. Early prediction of femoral head avascular necrosis following neck fracture. Orthop Traumatol Surg Res, 2011, 97 (1): 79-88.

[3] KALHOR M, HOROWITZ K, GHAREHDAGHI J, et al. Anatomic variations in femoral head circulation. Hip Int, 2012, 22 (3): 307-312.

[4] ZDERO R, KEAST-BUTLER O, SCHEMITSCH E H. A biomechanical comparison of two triple-screw methods for femoral neck fracture fixation in a synthetic bone model. J Trauma, 2010, 69 (6): 1537-1544.

第十三节　股骨转子间骨折
intertrochanteric hip fractures

股骨转子间骨折是最常见的髋部骨折，80 岁以上的人群发生率最高，通常由低能量损伤如跌倒所致。与股骨颈骨折类似，股骨转子间骨折是骨科医师现在所面临的最重要的公共健康问题之一。尽管该部位血供丰富，骨折愈合容易，但老年患者大多合并内科基础疾病，长期卧床容易引起各种并发症，伤后 1 年内其死亡率可高达 20%，因此，目前多主张手术治疗，尽可能使患者早期离床活动，减少相关并发症的发生率。年轻患者通常由高能量损伤如车祸或高处坠落伤所致，此时需密切观察生命体征，以明确心肺、颅脑及腹腔脏器等是否存在危及生命的合并伤。

临床病例

　　患者，男性，82 岁，因"摔伤后右髋部疼痛，活动受限 2 小时"入院。查体发现右侧髋关节广泛肿胀、右下肢 90°外旋畸形，腹股沟处压痛明显，右下肢轴向叩痛，右髋活动时疼痛加重，右下肢短缩 2cm。影像学检查发现右侧股骨转子间骨折，骨折为粉碎性，移位明显，诊断为右股骨转子间骨折（AO/OTA 31-A2），入院后完善相关术前准备后，行右股骨转子间骨折闭合复位髓内钉内固定术（图 3-7-69）。

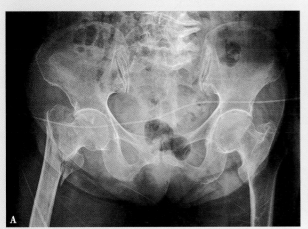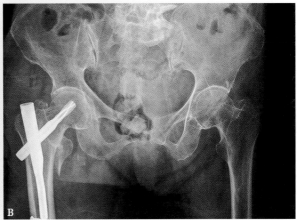

图 3-7-69　股骨转子间骨折术前（A）、术后（B）X 线片

知识点

股骨转子间骨折

　　1. 老年股骨转子间骨折多为跌倒所致，患者常有骨质疏松症及内科基础疾病；年轻患者常为高能量暴力所致，要注意有无合并伤。

　　2. 老年股骨转子间骨折的治疗目的是通过坚强的内固定，尽早恢复患者的行走能力，减少长期卧床引起的并发症。

　　3. 股骨转子间骨折最常用的内固定为动力髋螺钉和髓内钉，粉碎性骨折采用髓内钉固定更加可靠。

（一）病因学

　　老年人容易跌倒的原因很多，包括肌力减弱、步态紊乱以及视力和听力下降等。随着年龄增长，行走速度将会减缓，使向前的惯性减弱，因此 80 岁以上的老人失去平衡后更加倾向于向侧方跌倒，从而容易导致髋部骨折，这种机制造成了髋部骨折随年龄增长而迅速增加。在了解病史时，除心肺功能之外，还要特别询问老年患者跌倒前有无头晕或短暂意识丧失史，明确有无神经系统合并症。年轻患者的股骨转子间骨折多为高能量损伤，应仔细检查，排除隐匿的合并伤。

（二）骨折分类

　　Evans 在 1949 年发表了以骨折线方向、闭合复位及骨牵引对骨折位置的维持情况为基础的分类方式，该分型强调了后内侧结构在髋部骨折复位中的重要性。1975 年 Evans-Jensen 和 Michaelsen 对该分型提出修改，其核心是随着对大、小转子累及程度的增加，骨折稳定性将会进一步降低，即为 Evans-Jensen 分型（图 3-7-70）。

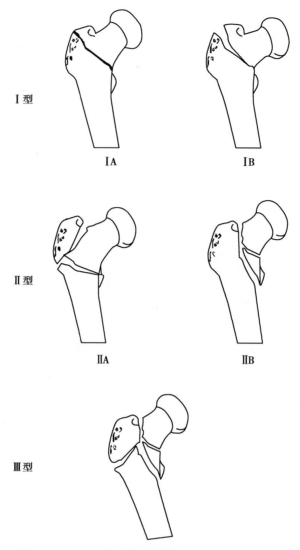

图 3-7-70 股骨转子间骨折的 Evans-Jensen 分型

Ⅰ型,简单的二部分骨折,根据有无移位可进一步分为ⅠA型(无移位)和ⅠB型(移位)。

Ⅱ型,三部分骨折,包含大转子骨块为ⅡA型,包含小转子骨块为ⅡB型。ⅡB型患者发生骨折移位的概率更高,因为骨折的内侧支撑结构复位不良。

Ⅲ型,四部分骨折,同时累及大、小转子。

2018 年新版 AO/OTA 分型对股骨近端骨折,尤其是转子间骨折做了修订。把原先的股骨转子间骨折(31A)更名为转子区域骨折(31A),包括所有发生在转子间线以下,小转子下缘水平线以上的骨折。将原本的反转子间骨折,更名为转子间骨折。并引入了外侧壁的概念,外侧壁厚度定义为在牵引旋转中立正位 X 线下,自无名结节向下 3cm 的股骨外侧皮质处到骨折线呈 135° 角连线的距离,外侧壁厚度影响内固定的稳定性。分类见表 3-7-5、图 3-7-71。

表 3-7-5 股骨近端骨折 AO/OTA 分型

类型	分类情况
31A1	简单经转子骨折
31A1.1	独立转子骨折,大转子骨折或小转子骨折
31A1.2	两部分骨折
31A1.3	外侧壁完整(>20.5mm)骨折

续表

类型		分类情况
31A2		复杂经转子骨折，外侧壁不完整（≤20.5mm）骨折
	31A2.1	存在 1 块中间骨折块
	31A2.2	存在 2 块以上中间骨折块
	31A2.3	延至小转子下 1cm 以远
31A3		反转子间骨折（反斜形）
	31A3.1	简单斜形骨折
	31A3.2	简单横形骨折
	31A3.3	楔形骨块或粉碎骨折

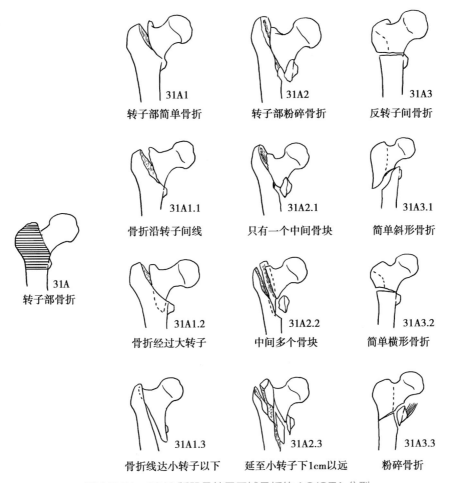

图 3-7-71　2018 版股骨转子区域骨折的 AO/OTA 分型

（三）临床表现

1．症状　患者常有明显外伤史，如跌倒或伤后患侧髋关节疼痛，髋部活动受限，不能站立和行走。

2．体征　髋部肿胀，大转子区域后外侧可见瘀斑，压痛明显。因骨折远端不受髂骨韧带束缚，故下肢外旋畸形可接近 90°，短缩也较为明显。应注意检查局部皮肤状况，明确受压部位如骶骨、臀部和足跟后侧有无皮肤破损，因为这些部位的压疮会明显增加术后并发症的风险。

（四）影像学检查

1．X 线　骨盆正位及患髋侧位片可准确评估骨折类型。拍摄正位片时应将肢体向远端轻轻牵引并内旋，以获得真正的髋关节正位片。通过与对侧髋关节对比可了解受伤前颈干角的大小及骨质疏松程度。侧位片有助于了解后内侧骨块的状况。

2. CT　CT重建有时可观察到普通平片难以了解到的复杂髋部骨折。

3. MRI　可用于检测髋部隐匿性骨折,其效果优于骨扫描,并可同时检测出其他病变,如缺血性坏死和转移性病损等。

知识点

股骨转子间骨折诊断要点

1. 老年人跌倒后髋部疼痛、活动受限;年轻患者多为高能量损伤。

2. 患侧髋部肿胀、瘀斑,患侧下肢近90°外旋畸形,肢体纵轴叩击痛,髋关节外侧叩击痛和腹股沟韧带中点下方压痛,髋关节活动受限。

3. 影像学提示股骨转子间骨折。

（五）治疗

股骨转子间骨折发生在关节囊外,血供丰富,绝大多数患者骨折愈合良好。但由于骨折多发生于老年人,因此转子间骨折治疗的目的是对骨折进行坚强固定,让患者尽早恢复活动,缩短卧床时间,以最大限度地降低并发症的发生率。

1. 非手术治疗　股骨转子间骨折的非手术治疗死亡率很高,因此仅适用于受伤前没有行走能力的患者,预期寿命较短的患者以及有严重内科合并症、不能耐受手术的患者。其方案包括两种:早期活动而不考虑骨折的正常解剖位置;或者利用牵引维持骨折位置,使骨折得到近似解剖位置的愈合。前一种方法适用于没有希望恢复行走能力的患者,在止痛药控制疼痛的前提下尽早开始能够耐受的活动。对有可能获得行走能力的患者,通常使用胫骨结节骨牵引维持力线,避免髋内翻或短缩畸形。牵引维持8~12周,注意防止皮肤压疮的形成。

2. 手术治疗　对没有手术禁忌证的患者均适用于手术治疗,以缩短卧床时间,并改善治疗后的功能状况。在全面评估患者健康状况的前提下,尽早手术（48小时内）能够保证患者的早期康复,减少并发症的发生,降低死亡率。

（1）骨折复位:治疗前要通过X线片判断转子间骨折是否稳定,其中小转子是否骨折对稳定性影响很大。Evans-Jensen Ⅰ型骨折,小转子无骨折,复位后可恢复内侧皮质传导压应力的能力,因此为稳定性骨折。Evans-Jensen Ⅱ、Ⅲ型骨折,小转子通常移位较大,内侧骨皮质不连续,提示骨折复位后潜在不稳定。

复位方式包括闭合复位和切开复位,通常开始应试行手法复位,多数患者可获得成功。患者仰卧于骨折复位床,两腿之间于会阴部放置衬垫及可透X线的对抗牵引柱,健侧髋关节外展位置于支架上,注意保护腓总神经。将患肢外展外旋位沿下肢长轴牵引,随后内收内旋下肢,通常骨折可在中立位或稍内旋位复位,随后通过C臂X线机在前后位及侧位检查骨折复位质量,包括骨折对位、颈干角、前倾角的恢复,以及是否存在股骨向后方下沉（图3-7-72）。小转子骨块通常不要求解剖复位。如果闭合复位失败,特别是存在股骨干下沉时,应转为切开复位,决不能将骨折固定在非解剖复位或不稳定的位置上。

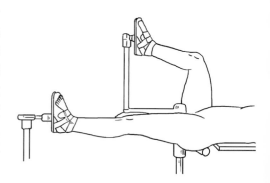

图3-7-72　股骨转子间骨折闭合复位的体位

（2）内固定选择

1）动力髋螺钉（dynamic hip screw,DHS）:DHS由髋拉力螺钉和侧方加压钢板构成,通过术后螺钉在钢板套筒内的滑动,可以在骨折断端产生持续、渐进的加压,减少手术后遗留的断端间隙,提高骨折稳定性,并促进骨折愈合（图3-7-73）。螺钉的角度有135°、140°、145°和150°,其中135°应用最为广泛。

髋拉力螺钉进入股骨头的深度是影响骨折块把持力最重要的因素,螺钉尖距软骨下骨应在1cm以内,在前后位片位于股骨头颈中央或稍偏下,侧位片位于股骨头颈的中央。尖顶距为正、侧位X线片上,分别测量自股骨头顶点到拉力螺钉尖端之间的距离,矫正放大率后,两数值之和,通常认为如果该数值<25mm,可

有效防止螺钉穿出和复位丢失(图 3-7-74)。这种内固定对简单的、稳定性骨折更加合适。AO/OTA 分型中外侧壁不完整的 A2 型骨折,属于不稳定性骨折,应避免使用 DHS。

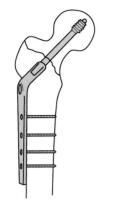

图 3-7-73 股骨转子间骨折动力髋螺钉(DHS)内固定

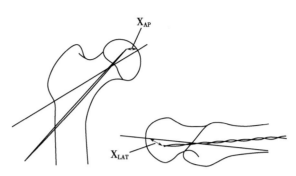

图 3-7-74 尖顶距的计算(正位片和侧位片上钉尖到股骨头顶点的距离之和,$X_{AP}+X_{LAT}$)

反转子间骨折(OTA 31A3 型)禁忌使用 DHS 内固定,因为拉力螺钉无法穿过主要的转子间骨折线,滑动加压时会造成骨折的进一步分离而非加压,并最终导致内固定失败(图 3-7-75)。反转子间骨折采用动力髁钢板或 95° 股骨髁刃钢板,螺钉或钢板可以直接固定在股骨距上,因而稳定性更好。

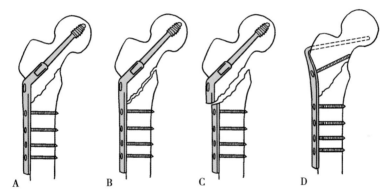

图 3-7-75 股骨反转子间骨折内固定
A. DHS 内固定;B. 术后骨折间隙加大;C. 内固定断裂;D. 95° 股骨髁刃钢板内固定。

2)髓内钉:髓内钉远端置入股骨髓腔中央,近端通过拉力螺钉固定至股骨头内(图 3-7-76)。与传统的 DHS 相比,髓内钉手术创伤小,无须显露骨折端,可缩短手术时间,减少出血量。在生物力学方面,由于髓内钉为股骨中心性固定,与钢板相比降低了螺钉的力臂,因此对不稳定的、粉碎性骨折具有更好的固定强度。此外,髓内钉还适用于反转子间骨折,因为髓内固定可以防止骨干发生明显的中央移位,从而降低了对内置入物的折弯应力。髓内钉适用于外侧壁不完整的转子骨折。

3)锁定钢板系统:近年发展了股骨近端的解剖锁定钢板,利用锁定钢板的角稳定性进行固定,操作相对简单,但是对于内侧骨皮质缺乏支撑的病例,内固定容易发生失败,可以适用于一些 DHS 不能解决的外侧壁不稳定骨折,需要谨慎选择适应证,避免并发症,因此目前并非主流的固定方式。

4)人工关节置换术:由于转子间骨折为囊外骨折,一般不会影响股骨头血运,因此很少需要进行关节置换术,仅偶尔用于转子间骨折不愈合以及内固定失败患者或是存在髋关节疾病如骨性关节炎、股骨头坏死、发育性髋关节发育不良等。由于骨折累及小转子,因此通常需要置换远端固定假体组件。

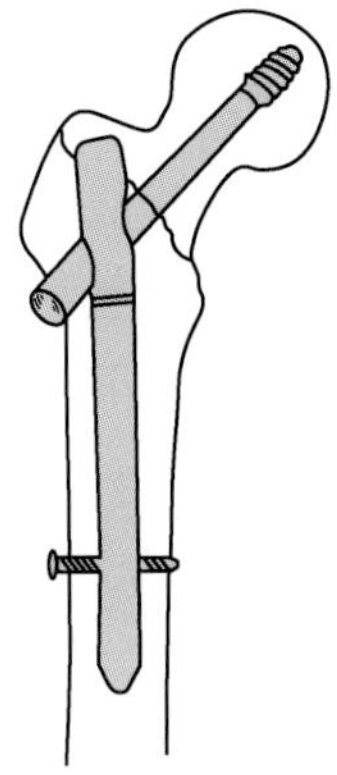

(3)术后康复:老年患者如果骨折固定牢固,且心肺状态允许,考虑到骨质疏松的问题,可以在术后第 2 天开始进行部分负重活动,以尽可能减少卧床并发症。年轻

图 3-7-76 股骨转子间骨折髓内钉内固定

患者的股骨转子间骨折术后开始负重的时间,取决于骨折类型、内固定类型以及骨折固定牢固程度;如果复位良好、内侧壁完整、稳定,尤其是可靠的髓内钉固定,可允许患者早期开始完全负重,否则需要延迟负重时间,越接近解剖复位可允许更多的负重。

知识点

前沿争议

股骨转子间骨折的手术治疗主要包括滑动钉板系统和髓内固定系统这两大类,尽管髓内钉的应用范围有逐渐增加的趋势,但哪种手术方法疗效更佳,目前仍然存有争议,因此应充分了解两种内固定系统的特点及其适应证,并根据患者年龄及骨折类型决定治疗方式。

【诊疗流程】

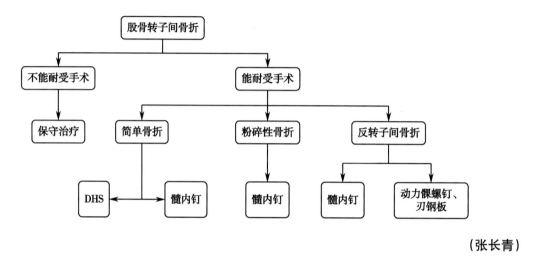

（张长青）

推荐阅读文献

[1] COLTON C, DELL'OCA A F, ULRICH H, et al. AO principles of fracture management. 2nd ed. New York: Thieme, 2000: 441-454.

[2] MEINBERG E G, AGEL J, ROBERTS C S, et al. Fracture and dislocation classification compendium-2018: International Comprehensive Classification of Fractures and Dislocations Committee. J Orthop Trauma, 2018, 32 (Suppl 1): S1-S170.

第十四节 股骨转子下骨折
subtrochanteric femur fractures

股骨小转子下 5cm 范围内的骨折通常被称作股骨转子下骨折。股骨转子下是股骨转子间松质骨到股骨干皮质骨的移行区,从上到下骨皮质逐渐增厚,到股骨干峡部皮质最厚处,而该部位骨髓腔则是从宽大到狭窄过渡。从生物力学分析,该部位是应力集中区。临床发现转子下骨折的预后与其近侧转子间骨折和远侧股骨干骨折的预后有很大差别,手术后内固定失败率高,骨折延迟愈合和骨不连发生率高,是一种难以治疗的骨折类型。

临床病例

患者,女性,48 岁,因车祸致多发伤入院。伤后有昏迷史约半小时。体格检查发现患者生命体征平稳,意识清醒,中枢神经系统无异常发现。左下肢畸形、活动障碍,左大腿中上段肿胀、压痛,左髋部皮肤有瘀斑;左外踝处软组织肿胀、压痛;胸廓及腰背部有压痛;腹部和骨盆无压痛。

【问题1】 患者的临床诊断及急诊处理的治疗策略是什么?

思路1：患者为车祸伤，快速询问病史及查体发现左下肢畸形、活动障碍，高度怀疑股骨骨折的可能。目前生命体征平稳，未出现创伤性休克相关临床表现。查体排除了颅脑及胸腹严重复合损伤的可能。目前将治疗重心集中在左侧肢体骨折。对怀疑骨折部位行 X 线检查，包括骨盆正位、左股骨正侧位和踝关节正侧位摄片，以此明确骨折诊断。

急诊行患者左下肢胫骨结节牵引制动，牵引重量为体重1/8。积极补液、镇痛和监测生命体征变化。

思路2：通过影像学相关检查，对骨折进行临床分型。

X线摄片显示左股骨转子下骨折，大体呈短斜形，边缘小片粉碎；其余部位未见明显骨折征象（图3-7-77）。

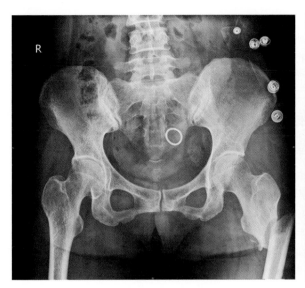
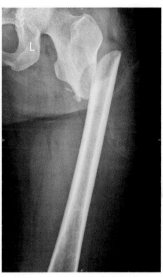

图 3-7-77 左股骨转子下骨折术前 X 线片

知识点

临床常用的股骨转子下骨折分类方法

Russell 和 Taylor 根据骨折是否累及梨状窝和小转子对股骨转子下骨折进行分类，先根据梨状窝累及情况将骨折分成两种类型，在每种类型中再根据小转子是否累及分出亚型。Russell-Taylor 分类法除了对骨折形态进行描述外，重点关注股骨近端外侧壁和内侧壁的完整性，能区分骨折稳定性，并且对手术内固定方法的选择具有很强的指导性。

Ⅰ型，骨折不累及梨状窝：Ⅰa 型骨折不累及小转子，骨折可从简单到任何程度的粉碎；Ⅰb 型骨折为 Ⅰa 型基础上向上延伸到小转子。

Ⅱ型，骨折向上延伸到大转子并累及梨状窝：Ⅱa 型骨折小转子未受累；Ⅱb 型则骨折同时波及大、小转子（图3-7-78）。

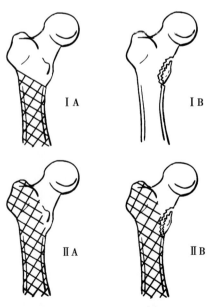

图 3-7-78 股骨转子下骨折 Russell-Taylor 分类法（阴影部分示骨折区域）

根据 Russell-Taylor 分类，该患者股骨转子下骨折未累及梨状窝及股骨小转子，为Ⅰa型骨折。

知识点

股骨转子下骨折诊断要点

1. 骨折多为高能量损伤，常合并其他部位损伤。
2. 查体示大腿肿胀、畸形、负重疼痛、肢体缩短、骨折远侧肢体异常内旋或外旋和局部压痛，有时可触及骨折端的突起。
3. X 线提示骨折近端屈曲、外展和外旋畸形。

【问题2】 股骨转子下骨折的治疗原则是什么？

思路1：经过积极支持治疗，患者病情相对稳定，下一步需明确骨折的手术指征及手术方式。

知识点

股骨转子下骨折的治疗原则

只要不存在明显手术禁忌，应选择手术治疗股骨转子下骨折；骨折复位技术可采取闭合复位或有限切开复位；骨折固定方法应根据骨折评估结果而定，以髓内钉固定为首选。在手术治疗时，应牢记的原则是：最大限度保持骨折部位骨的血供、最大限度恢复骨折稳定性以利于早期功能锻炼、内植物的选择应考虑到转子下应力集中的特点，要足够坚强，以髓内固定为佳。

手术时机的选择：只要病情允许，伤后应尽快手术，尤其对于老年患者，与转子间骨折类似，认为在伤后 72 小时内接受手术者预后较好；这也同样适用于高能量损伤患者。对于多发伤全身伤情严重者，即使无法接受最终的内固定手术，也应对骨折进行临时的稳定手术，常用且有效的方法是外固定支架固定术。

思路2：在确定采取手术早期处理骨折后，需根据股骨转子下的骨折生物力学特点选择合适的手术方式及内植物。

知识点

股骨转子下骨折首选固定方式

因为在生物力学上的优势，各种设计的股骨髓内钉是治疗股骨转子下骨折的首选。

所以对本患者术者采用 240mm 长度的股骨近端髓内钉进行固定，术后随访患者骨折愈合及功能恢复良好（图 3-7-79）。

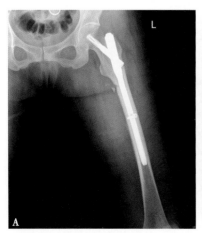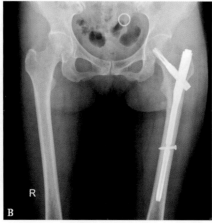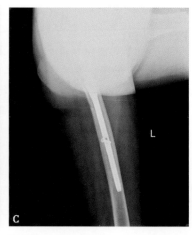

图 3-7-79　股骨转子下骨折髓内钉固定术后（A）；术后 3 个月，骨折愈合（B、C）

思路3:股骨转子下骨折术后的常见并发症。

> **知识点**
>
> ## 股骨转子下骨折术后常见并发症
>
> 股骨转子下骨折术后常见并发症包括内固定失败、复位不良、骨折延迟愈合与骨不连、畸形愈合和感染等。内固定失败常见的有内固定材料断裂、螺钉切割股骨头骨质及复位丢失,且常与骨不连互为因果。骨折畸形愈合则可能是复位不良的直接后果,也可能是因为复位丢失所致,常见的畸形包括长度缩短、骨折成角和旋转。

> **知识点**
>
> ## 股骨转子下骨折的诊治要点
>
> 1. 股骨转子下是应力集中区域,易出现内固定失败、骨折延迟愈合或骨不连。
> 2. 影像学主要明确小转子及内侧股骨距累及情况和梨状窝累及情况。
> 3. 股骨转子下骨折首选手术治疗。
> 4. 股骨转子下骨折固定方法首选髓内钉,特别是股骨近端髓内钉。
> 5. 选择钢板固定股骨转子下骨折应慎重。

(张长青)

第十五节 股骨干骨折
fractures of femoral shaft

股骨是典型的长管状骨,其远近端为膨大部分,向中央渐变细而成骨干,从前后向看,股骨干存在轻微的外侧弓;从侧向看,股骨干存在比外侧弓更明显的前弓,为了对前弓提供坚强支撑,在股骨干中段后方存在股骨粗线这样的结构,股骨粗线还提供多组肌群的附着。股骨是人体最长、最大和最强壮的骨骼,通常需要很强暴力才能导致股骨干骨折,因此,青壮年股骨干骨折多为高能量损伤所致,但是老年人也可因日常生活跌伤而导致股骨干骨折。对应于人体最强壮的骨骼,股骨也是人体最强壮肌组织的起止点,强大的肌附着也意味着骨折后可因肌肉力量不平衡而使骨折出现严重移位,即使是简单骨折,也是极不稳定的,这也是股骨骨折首选手术治疗的原因之一。

> **临床病例**
>
> 患者,男性,52岁,因"左下肢车祸伤致左大腿中段疼痛、畸形1天"就诊并入院。体格检查发现左大腿肿胀、压痛,主动活动障碍,被动活动时疼痛加重,肢体远端感觉、血供和主动运动正常。

【问题1】 该患者的初步临床诊断是什么?

思路1:患者中年男性,车祸伤致左大腿畸形、疼痛和活动受限,首先高度怀疑左股骨骨折可能,通过查体排除严重的合并损伤及骨折肢体重要血管神经损伤的可能后,需进一步行左股骨正侧位X线检查,明确骨折诊断及进行骨折分型。

股骨闭合性骨折一般出血较多,急诊应进行补液治疗并监测生命体征,同时行胫骨结节牵引,制动、镇痛。

> 知识点
>
> ### 股骨干骨折诊断要点
>
> 1. 多为严重暴力损伤，骨折侧大腿肿胀、畸形和疼痛。
> 2. X线片可明确诊断。
> 3. 需注意排除其他部位的合并损伤。

思路2：通过X线检查明确骨折的具体形态（图3-7-80），进行骨折分型以制订下一步诊疗方案。

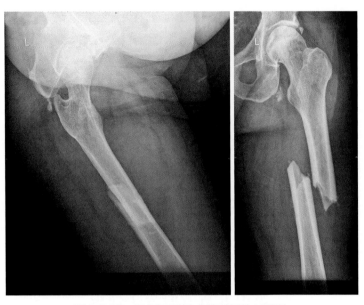

图3-7-80　股骨干骨折术前正侧位X线片

对于股骨干骨折，目前临床常用的分类为：AO/OTA分类系统。

> 知识点
>
> ### 股骨干骨折的AO分类
>
> AO骨折分类系统首先对骨骼部位用数字代码表示，股骨干骨折代码为32，根据骨折严重程度分成三型，分别用A、B和C表示（图3-7-81）。
>
> 1. A型为简单骨折（图3-7-82）。A1为简单螺旋形骨折，A2为简单斜形骨折，A3为简单横形骨折。

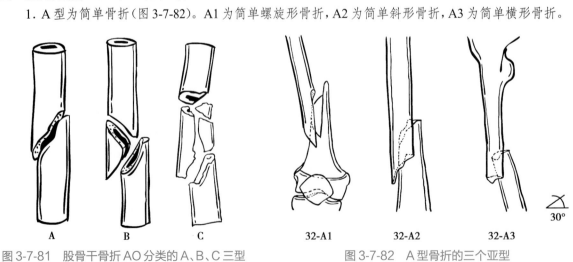

图3-7-81　股骨干骨折AO分类的A、B、C三型　　　　图3-7-82　A型骨折的三个亚型

2. B 型为存在楔形骨折块的粉碎性骨折（图 3-7-83）。B1 为螺旋楔形骨折，B2 为弯折楔形骨折，B3 为多块楔形骨折块骨折。

3. C 型则是复杂骨折（图 3-7-84）。C1 为复杂螺旋粉碎骨折，C2 为多节段骨折，C3 为复杂粉碎性骨折。

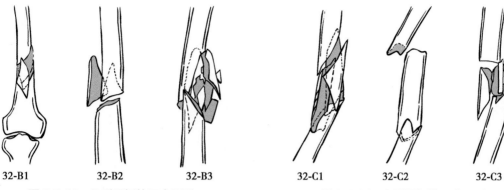

| 32-B1 | 32-B2 | 32-B3 | 32-C1 | 32-C2 | 32-C3 |

图 3-7-83　B 型骨折的三个亚型　　　　　图 3-7-84　C 型骨折的三个亚型

在分类中也体现外伤暴力的类型，旋转或扭转暴力可造成 A1、B1 和 C1 型骨折，折弯暴力可造成 A2、A3、B2、B3 和 C3 型骨折。

根据 AO 分型，该患者股骨干骨折的 AO 分类为：A1 型。

【问题 2】　股骨干骨折的治疗原则是什么？

思路 1：股骨干涉及众多肌肉的附着，骨折后肌肉牵拉导致骨折移位，所以是不稳定的骨折，如没有明确的手术禁忌证，一般通过手术内固定重建其稳定性。

知识点

股骨干骨折的治疗原则

目前，只要不存在严重手术禁忌，任何类型的股骨干骨折首选的治疗是手术治疗。内固定方式首选交锁髓内钉固定，其目前已成为股骨干骨折治疗的标准方法。

思路 2：根据患者股骨干的骨折形态及临床分型，选择合适的手术方式。

知识点

股骨干骨折的手术治疗方案选择

1. 髓内钉固定技术（股骨干骨折的标准治疗方案）　根据髓内钉置钉方向不同，股骨交锁髓内钉分顺行髓内钉和逆行髓内钉两种；根据锁定方式不同分为静态锁定和动态锁定两种；根据置钉时是否扩髓又分为扩髓型和非扩髓型两种操作技术。目前普遍的观点是认为如果选择髓内钉治疗股骨干骨折，应使用扩髓技术，即使对开放性骨折也一样（图 3-7-85）。

2. 钢板、螺钉固定技术　当髓内钉无法获得、髓腔过细无法获得合适的髓内钉以及多发骨折髓内钉固定有困难时，可选择钢板进行骨折内固定；当股骨干骨折延伸到关节周围时，也以钢板固定为宜（图 3-7-86）。

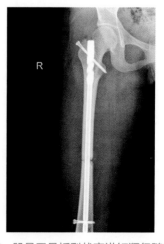

图 3-7-85　股骨干骨折梨状窝进钉顺行髓内钉固定

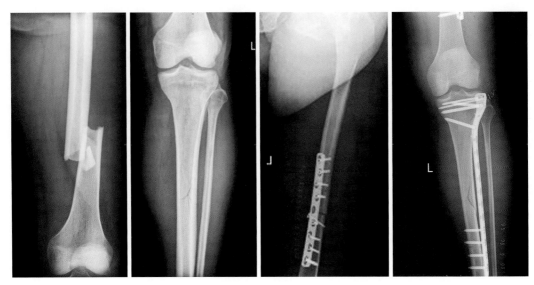

图 3-7-86 股骨干骨折手术前后 X 线片

本病例患者为股骨干的简单螺旋形骨折（AO 32A1），所以选择标准的股骨髓内钉固定（图 3-7-87），术后随访效果良好。

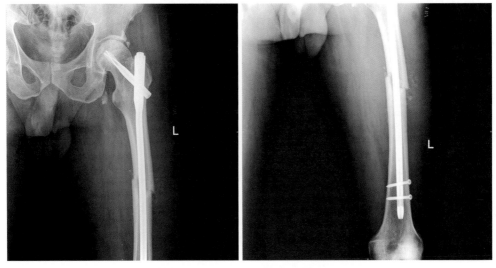

图 3-7-87 股骨干骨折术后正侧位 X 线片

知识点

股骨干骨折治疗要点

1. 股骨干骨折以手术治疗为首选。

2. 内固定首选交锁髓内钉，在股骨远近段髓腔扩大处髓内钉固定要确保复位和髓内钉在髓腔内位置正确。

3. 骨折延伸到关节周围时宜选择钢板固定；钢板固定时应掌握原则，根据骨折类型采用相应的钢板固定技术。

（张长青）

第十六节 股骨远端骨折
distal femur fracture and dislocation

股骨远端骨折是距离股骨髁关节面7cm(或股骨腓肠肌起点以上2～4cm)范围内的骨折,主要包括股骨髁上骨折和髁间骨折。股骨远端骨折占成人股骨骨折的8.98%,占成人全身骨折的1.13%。该病在年轻人群中多因暴力作用引起,如高处坠落伤及交通事故,骨折常是不稳定和粉碎性的,可同时有其他复合伤,治疗较为困难,易发生血管损伤、膝内外翻畸形、关节粘连、僵直及继发骨关节炎等并发症;同时由于严重的软组织损伤、骨折累及关节面及伸膝装置的受累都可导致临床疗效不满意,是骨关节创伤中治疗较为困难的问题之一。而老年人特别是老年绝经后女性多由低能量损伤造成,其中2/3的患者伴有骨质疏松,屈膝位跌倒即可发生该部位的骨折。

> **临床病例**
>
> 患者,女性,35岁,车祸中外伤致左侧大腿远端疼痛、肿胀、畸形伴活动障碍3小时急诊入院。查体:体温36.7℃,心率100次/min,呼吸19次/min,血压95/55mmHg,神志清醒,能准确对答,定向力完整。呼吸频率及动度未见异常,双肺呼吸音清晰;腹平软,无明确压痛、反跳痛及肌紧张。

【问题1】 临床诊断依据是什么?

思路1:患者为车祸伤,左大腿远端肿胀、畸形、反常活动,高度怀疑左股骨远端骨折,应进一步询问病史和查体,排除复合损伤。

患者血压95/55mmHg,有低血容量的临床表现,需在急诊科行补液治疗。搬动患者时给予临时夹板固定,避免周围组织的二次损伤。通过快速的查体评估,需要排除颅脑损伤、胸腹损伤等复合损伤可能,然后进行股骨远端骨折的处理。

思路2:通过专科查体明确有无骨折相关的合并损伤。

在对该患者进行骨科专科查体过程中遵循视触动量和双侧对照的原则。视:左大腿远端皮肤肿胀,有皮下瘀斑,左足末梢血运良好。触:左下肢有压痛,足背动脉及胫后动脉搏动良好。动:患肢足背伸和跖屈等主动活动良好,下肢感觉正常。量:双侧下肢长度对比,股骨机械轴线的改变等。

> **知识点**
>
> ### 股骨远端骨折诊断要点
>
> 1. 典型的临床表现为膝关节和股骨远端肿胀、畸形、压痛。
>
> 2. 骨折端有异常活动和骨擦感。腓肠肌收缩导致远端骨折块向后成角、移位,近端骨折块向前移位,在周围肌肉收缩作用下,骨折断端短缩。股骨髁间骨折为严重的关节内骨折,骨折线为T形或Y形。
>
> 3. 小腿血运差,腘窝血肿和足背动脉减弱或消失。腘动脉位于股骨远端骨折的后方,腓肠肌牵拉远端骨折块向后移位,易造成腘动脉的损伤。
>
> 4. 腘神经损伤表现为小腿屈曲障碍、足和足趾的活动也完全丧失;跟腱反射消失;小腿外侧和足部感觉丧失。腓总神经损伤表现为足下垂内翻,足背及小腿外侧皮肤感觉丧失。

思路3:骨折相关影像学检查及骨折分型。

1. 首先行左膝关节正侧位X线检查(图3-7-88),累及关节面的骨折需要行CT三维重建(图3-7-89)。

(1)X线检查:需拍摄标准股骨远端正侧位膝关节X线片,对于股骨髁骨折45°斜位片有助于明确骨折移位程度。对于小儿股骨远端骨折,需拍摄对侧相应部位的X线片以供比较。股骨髁部粉碎性骨折,骨折累及股骨远端关节面,骨折远端后倾成角,关节面分离,骨折断端重叠、短缩。

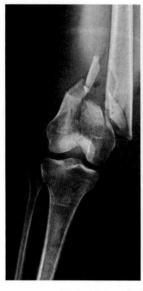
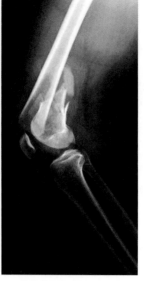
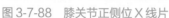

图 3-7-88　膝关节正侧位 X 线片

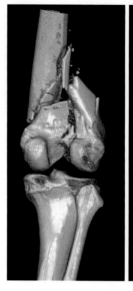
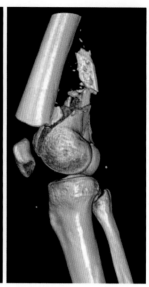

图 3-7-89　膝关节 CT 三维重建

（2）CT 检查：如果骨折部位累及关节面，要常规行 CT 检查。CT 三维重建能明确骨折块的数量、大小和移位方向，确定骨折粉碎程度和关节内骨折情况。股骨髁间骨折为严重的关节内骨折，骨折线为 T 形或 Y 形。

（3）软组织损伤检查：怀疑有血管损伤时应采用多普勒超声检查，必要时行血管造影明确诊断。对于周围韧带等软组织的断裂，可行 MRI 检查。

该患者左股骨远端粉碎性骨折的诊断明确，需根据临床分型制订下一步的骨折治疗方案。

知识点

股骨远端骨折的分型

Charles Neer 于 1967 年首次提出股骨远端骨折分型。目前使用率依次为 AO/OTA 分型、Seinsheimer 分型、Neer 分型等。

AO/OTA 分型描述了原始骨折线和骨折块的位置，该分类系统对判断损伤严重程度、损伤机制和预后有指导意义。骨折从 A 型到 C 型，严重程度和创伤时所受的能量递增。在一个类型中 1～3 的亚型也有同样的规律。

股骨远端部位在 AO/OTA 编码为 33（股骨编码为 3，远端编码为 3），见图 3-7-90。

33A 关节外骨折

A1 简单骨折（占成人 33 节段骨折的 26.59%）

（1）内、外髁撕脱骨折

（2）斜形或螺旋形骨折

（3）横形骨折

A2 楔形骨折（占成人 33 节段骨折的 8.36%）

（1）内、外侧完整楔形骨块

（2）外侧粉碎性楔形骨块

（3）内侧粉碎性楔形骨块

A3 粉碎骨折（占成人 33 节段骨折的 15.11%）

（1）单一中间劈裂骨块

（2）不规则，局限于干骺端骨块

（3）不规则，延伸至骨干骨块

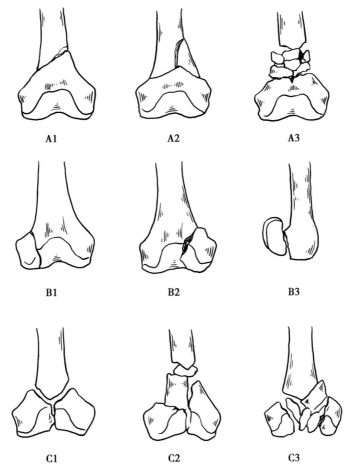

A1　　　　　　　A2　　　　　　　A3

B1　　　　　　　B2　　　　　　　B3

C1　　　　　　　C2　　　　　　　C3

图 3-7-90　股骨远端骨折 A 分型

33B 部分关节内骨折

B1 外髁矢状骨折（占成人 33 节段骨折的 5.79%）

（1）经髁间窝简单骨折

（2）经负重面简单骨折

（3）经负重面的粉碎性骨折

B2 内髁矢状骨折（占成人 33 节段骨折的 7.63%）

（1）经髁间窝简单骨折

（2）经负重面简单骨折

（3）经负重面的粉碎性骨折

B3 冠状面骨折（占成人 33 节段骨折的 5.27%）

（1）前外侧小片骨折

（2）单髁后侧骨折（Hoffa）

（3）双髁后侧骨折

33C 完全关节内骨折

C1 干骺端、关节面简单骨折（占成人 33 节段骨折的 5.21%）

（1）T 或 Y 形骨折伴轻度移位

（2）T 或 Y 形骨折伴显著移位

（3）T 形骨折

C2 干骺端粉碎、关节面简单骨折（占成人 33 节段骨折的 16.83%）

（1）内、外侧完整楔形骨块

（2）内、外侧粉碎楔形骨块

（3）干骺端复杂骨折

C3 关节面粉碎骨折（占成人 33 节段骨折的 9.20%）

（1）干骺端简单骨折、关节面粉碎骨折

（2）干骺端粉碎骨折、关节面粉碎骨折

（3）干骺端、骨干部及关节面粉碎骨折

根据 AO 骨折分类，该患者的骨折临床分型为：①股骨（AO 分类：3）；②远端（AO 分类：3）；③髁上为粉碎性骨折而髁间为单一矢状面骨折线为劈裂骨折（AO 分型：C2）。

因此，总结骨折类型的 AO 分型为：33C2 型，属于较为严重的累及股骨远端关节面的粉碎性骨折。

【问题2】 该患者骨折的治疗策略是什么？

思路1：保守治疗及手术治疗的指征选择。

知识点

股骨远端骨折保守治疗指征

1. 无明显移位的相对稳定骨折。
2. 老年人骨质疏松嵌插骨折及全身情况不能耐受手术者。

治疗方案：患肢置于 Thomas 架上，行胫骨结节或股骨髁上牵引 6～8 周，定期行 X 线检查，注意预防骨折移位，矫正成角畸形防止过度牵引。骨折端达到临床愈合后可不负重下床活动。

知识点

股骨远端骨折手术治疗适应证

1. 有移位的关节内骨折。
2. 开放性骨折需清创治疗。
3. 伴有血管神经损伤。
4. 同侧胫骨干骨折，形成"漂浮膝"。
5. 双侧股骨骨折，不能耐受长期卧床牵引治疗。
6. 多发伤患者，早期骨折的稳定有利于多发伤的恢复及严重并发症的防治。

该患者为青年女性，关节功能要求高，诊断为左股骨远端粉碎性骨折，AO 分型为 33C2 型，为典型关节内骨折，且干骺端骨折粉碎严重，需手术恢复关节正常的解剖结构，重建干骺端的稳定性。因此，应该选择手术治疗。有条件的医院最好应用双反顺势牵引闭合复位，微创坚强固定。

思路2：骨折内固定手术的治疗目标及方案选择。

知识点

股骨远端骨折的手术治疗目标

1. 关节面平整。
2. 恢复股骨远端正常力线关系。
3. 满足术后功能锻炼需要的可靠固定。

知识点

股骨髁上骨折的手术治疗原则

长骨骨折的手术治疗方式可分为切开复位内固定及双反牵引顺势闭合复位微创内固定术,根据内置物所在位置可分为髓内固定和髓外固定。无论采用何种手术,对于累及关节面的骨折均必须达到解剖复位。存在韧带损伤需行相应治疗。

常用的内固定手术系统:

(1)角钢板和 DCS 内固定术:在股骨远端插入髁钢板,钢板应放置于关节间隙上 1.5cm。

(2)LISS:桥接固定方式,可小切口闭合或有限切开复位,创伤小,且骨折远端多枚螺钉固定,对 T、Y 形骨折可用加压螺栓,实现股骨髁间骨折的内加压,增加固定稳定性。此技术同样适用于骨质相对疏松的患者。

(3)髓内钉固定术(逆行):通过股骨髁间窝沿股骨纵轴方向,置于髓腔内。

知识点

临床骨科管状骨骨折常用的钢板及固定系统英文简写

DCP: dynamic compression plate 动力加压接骨板

LC-DCP: limited contact DCP 有限接触动力加压接骨板

LCP: locking compression plate 锁定加压接骨板

LISS: less invasive stabilization system 微创内固定系统

MIPPO: minimally invasive percutaneous plate osteosynthesis 微创经皮接骨板内固定

针对该患者的股骨远端骨折类型 33C2,在关节面骨折的处理上需达到解剖复位、坚强固定,而对于干骺端的粉碎性骨折可通过间接复位,恢复股骨力线及长度,同时尽量保护骨折端的血液供应,以避免术后出现股骨骨折不愈合。手术者采用 LISS 进行小切口有限切开复位,锁定加压接骨板(LCP)内固定治疗。既保证了股骨远端切开部位关节面的解剖复位,纠正股骨远端后倾成角畸形,又最大限度保留了股骨远端的血供。

思路 3:股骨远端骨折内固定术后康复锻炼的要点及出院须知。

术后患肢膝关节屈曲 30° 放置于 Braun 架,拔除引流管后,可在持续被动运动(CPM)机上行膝关节功能锻炼,不仅有利于软骨恢复,而且还可有效防止大腿肌肉挛缩,减少肿胀。并行股四头肌及腘绳肌锻炼。

术后直至骨性愈合前,需定期拍摄 X 线片严格复查;术后 2～3 个月可行抗阻力功能练习及增加负重,直到 4～6 个月骨性愈合;合并膝关节韧带损伤患者应用功能支具等辅助工具。

【诊疗流程】

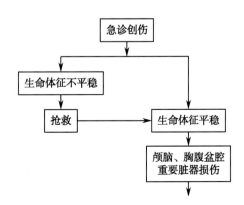

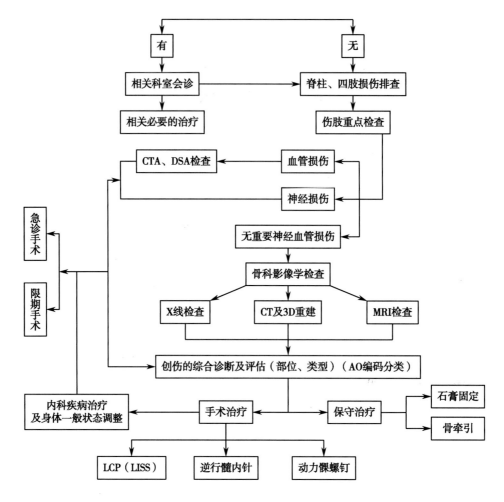

（张英泽）

第十七节　髌骨骨折
patella fracture

髌骨是全身最大的籽骨，嵌于由股四头肌肌腱和髌韧带构成的伸膝装置中，两者在髌骨背侧相连，并形成内外侧扩张部以协助维持髌骨的位置，解剖上通常以髌骨作为两者的分界。在膝关节生理运动中，髌骨的主要作用是增强股四头肌伸膝时的力臂。髌骨骨折约占所有骨折的1%，可以由直接暴力或间接暴力引起，少数骨折无移位，伸膝装置无损伤。直接暴力，如跌倒时膝部着地、高处坠落、局部直接打击等，骨折常呈粉碎；而间接暴力引起的骨折常由膝关节屈曲位股四头肌强烈收缩所致，这些骨折一般为横形，并合并内、外侧支持带的撕裂。大部分髌骨骨折是由直接和间接暴力联合作用造成的。髌骨骨折后最重要的影响是伸膝装置连续性丧失以及髌股关节面不平整，从而在后期形成创伤性关节炎，因此通常需要手术治疗以恢复膝关节功能。

临床病例

患者，男性，36岁，因"摔伤后右膝疼痛、活动受限2小时"入院。查体发现右膝关节前方皮肤挫伤，髌前广泛肿胀、皮下淤血，压痛明显，并可触及骨折间隙，右膝活动时疼痛加重。

【问题1】 患者的临床诊断是什么？

思路1：根据病史及查体，患者有明确膝关节外伤史，查体可触及骨折间隙，可以明确髌骨骨折的诊断。

知识点

髌骨骨折诊断要点

1. 跪地伤后膝关节前方疼痛、活动受限。
2. 患侧髌前肿胀、瘀斑，压痛明显，有时可触及骨折间隙。
3. 影像学提示髌骨骨折。

思路 2：进一步通过 X 线检查判断骨折形态并进行临床分型，以指导临床治疗。

知识点

髌骨骨折的临床分型

根据膝关节 X 线平片上的骨折线形态可将髌骨骨折分为无移位骨折和移位骨折，并进一步分为横形、纵形和粉碎骨折（图 3-7-91）。移位的横形骨折最为常见，可由直接或间接暴力所致，一般累及髌骨中 1/3，但也可累及其近端（上极）或远端（下极），髌骨的两极部位也可以存在不同程度的粉碎。纵形和粉碎骨折常发生于膝前方的直接创伤。纵形骨折多见于髌骨的中 1/3 或外 1/3，一般不发生支持带撕裂，因此伸膝装置可保持完整。

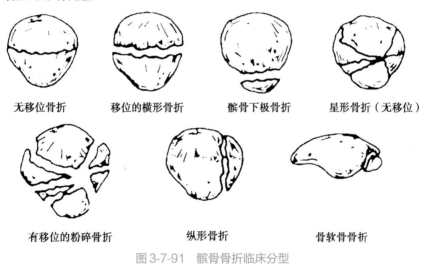

无移位骨折　　移位的横形骨折　　髌骨下极骨折　　星形骨折（无移位）

有移位的粉碎骨折　　纵形骨折　　骨软骨骨折

图 3-7-91　髌骨骨折临床分型

影像学检查发现右侧髌骨骨折，骨折为横形，移位明显，诊断为右侧髌骨骨折（图 3-7-92）。

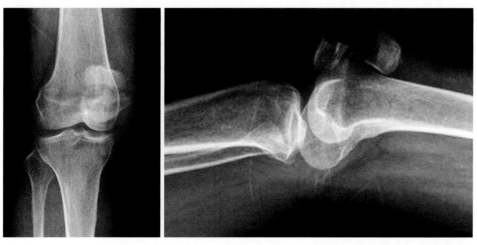

图 3-7-92　髌骨骨折术前 X 线片

【问题2】 髌骨骨折的治疗原则及手术方案选择有哪些?

思路1:明确诊断后首先需要评估骨折是否需要手术治疗,髌骨骨折治疗的目的是恢复伸膝装置的连续性,并保持髌股关节面的完整性。

> 知识点
>
> ### 髌骨骨折的手术及非手术治疗指征
>
> 1. 非手术治疗 伸膝装置完整的无移位髌骨骨折用石膏或支具治疗效果满意。具体方法为用从踝关节至腹股沟的长腿管型石膏将膝关节伸直位固定4~6周,固定期间在可忍受的限度内允许负重。
>
> 2. 手术治疗 当发生关节内骨折,台阶超过2mm或伸膝装置完整性破坏时,需要手术治疗。当骨折伴关节面塌陷或骨折间隙大于2mm时也需要进行手术。

思路2:根据骨折特点和类型,选择相应的治疗方法(表3-7-6)。

表3-7-6 髌骨骨折的治疗原则

骨折类型	治疗方法
45A 关节外下极骨折	
■ 简单骨折	拉力螺钉加张力带钢丝或钢丝环扎到胫骨结节
■ 粉碎骨折	经骨缝合撕脱的韧带,并在髌骨和胫骨结节之间环扎
45B 累及部分关节面,纵向骨折	
■ 无移位	非手术治疗
■ 移位,简单骨折	拉力螺钉加钢丝环扎
■ 多片骨折,星形骨折	钢丝环扎加张力带钢丝
45C 累及全部关节面	
■ 横形骨折	克氏针加张力带钢丝
■ 超过3个骨折块	拉力螺钉、克氏针加张力带钢丝
■ 完全粉碎,不能修复	髌骨切除

> 知识点
>
> ### 不同髌骨骨折的手术方式选择
>
> 1. 髌骨切开复位内固定术 对移位的髌骨骨折应尽可能采用内固定术以达到骨折稳定,并重建伸膝装置的完整性,以减少并发症的发生。
>
> (1)张力带钢丝内固定:通常取纵形正中切口,显露内、外侧支持带至其断裂处。用2枚1.6mm克氏针平行于髌股关节面固定,并用1.2mm钢丝紧贴克氏针拧紧(图3-7-93A、B),也可与骨块间拉力螺钉固定相结合(图3-7-93C)。张力带最适用于主骨折线为横形的骨折,可将骨块承受的张力变为压应力,但不适用于关节面粉碎时。
>
> (2)空心钉张力带内固定:手术方法与张力带钢丝内固定相似,用空心钉取代克氏针,将张力带穿过空心钉,然后在髌骨前方收紧(图3-7-94)。该技术对于骨量较好的患者会在骨折端产生更好的加压,对骨质疏松患者也能够提供更高的力学强度。
>
> (3)环绕髌骨周缘的环形钢丝固定:用钢丝沿髌骨周围软组织环扎可固定粉碎严重的骨折,但难以达到坚强的固定,膝关节活动只能延迟至术后3~4周。因此,该方法很少单独应用于髌骨骨折,通常与其他内固定如张力带相结合,以实现骨折端的初步稳定。
>
> (4)髌骨-胫骨钢丝环扎法:髌骨下极骨折经拉力螺钉内固定或经骨穿孔缝合修复后,髌韧带起点固定不牢固,应在髌骨和胫骨结节之间加用8字钢丝保护(图3-7-95)。钢丝远端穿过胫骨结节,收紧钢丝时应确保膝关节可以屈曲到90°。

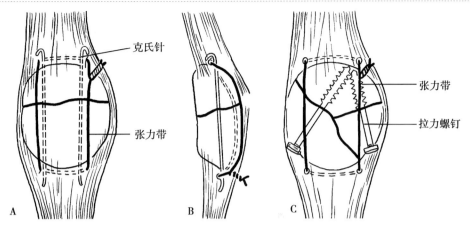

图 3-7-93 髌骨骨折张力带钢丝内固定

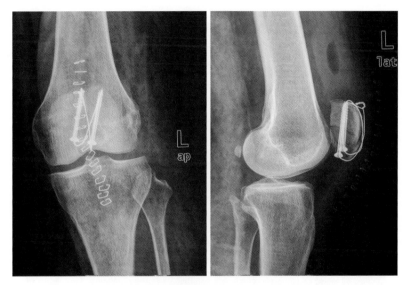

图 3-7-94 髌骨骨折空心钉张力带内固定

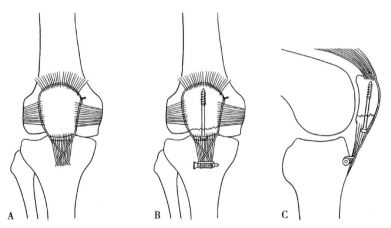

图 3-7-95 髌骨下极骨折髌骨-胫骨钢丝环扎法

2. 髌骨部分切除术 髌骨下极粉碎性骨折时，可通过切除碎骨片后再复位主要骨折块，或直接将髌韧带缝合固定于近端骨块，均能够有效地恢复伸膝装置的力臂，其效果显著优于髌骨全切除。注意同时加用髌骨-胫骨环形钢丝加以保护。

3. 全髌骨切除 对于粉碎严重、没有较大骨块能够保留的髌骨骨折，只能采用全髌骨切除术，并尽可能修复伸膝装置。在髌骨切除中应尽可能保留一个较大的骨块，有助于维持力臂。

对于本病例,患者为移位的髌骨中 1/3 横形骨折,伸膝装置破坏,病情稳定后故采用经典的张力带钢丝内固定术治疗,术后复查骨折复位良好,固定牢固(图 3-7-96)。

知识点

髌骨骨折的诊疗要点

1. 髌骨骨折为外伤后膝部撞击的直接暴力或股四头肌收缩的间接暴力所致。
2. 髌骨骨折治疗的目的是恢复髌股关节面以及伸膝装置的连续性。
3. 张力带内固定通常可获得良好的疗效。
4. 全髌骨切除术仅用于骨折严重粉碎不能修复时,也应尽可能保留完整的髌骨骨块。

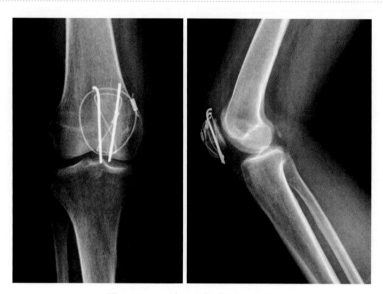

图 3-7-96　髌骨骨折术后 X 线片

【诊疗流程】

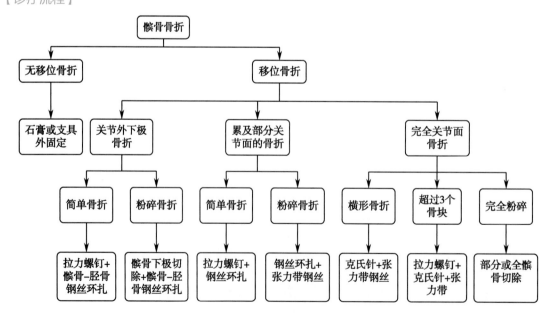

(张长青)

推荐阅读文献

[1] COLTON C, DELL'OCA A F, ULRICH H, et al. AO principles of fracture management. 2nd ed. New York: Thieme, 2000: 483-497.
[2] SCHATZKER J, TILE M. The rationale of operative fracture care. 3rd ed. New York: Springer, 2005: 441-445.
[3] MELVIN J S, MEHTA S. Patellar fractures in adults. J Am Acad Orthop Surg, 2011, 19(4): 198-207.

第十八节　胫骨平台骨折

tibial plateau fracture, TPF

骨科上称胫骨近端的干骺端及关节面这一解剖位置为胫骨平台,胫骨平台骨折属于典型的关节内骨折。胫骨内侧平台较大,冠状和矢状面上均呈凹形,胫骨外侧平台矢状面上微凸或平坦,冠状面上呈凹形。胫骨平台是膝的重要负荷结构,一旦发生骨折,使内、外侧平台受力不均,将产生关节不稳、关节软骨损伤、创伤性关节炎等一系列的骨折并发症。由于胫骨平台内外侧分别有内、外侧副韧带附着,平台中央的胫骨粗隆上有交叉韧带附着,平台上面有内、外侧半月板,当胫骨平台骨折时,常发生韧带及半月板的损伤。胫骨平台骨折占成人胫腓骨骨折的10.09%,占成人总骨折的1.86%。

临床病例

患者,女性,53 岁,车祸伤致右膝部疼痛、肿胀活动受限。查体:右膝关节肿胀明显,膝关节外侧压痛阳性,可触及胫骨上端骨擦感。小腿及足部皮肤无麻木感,足背动脉搏动良好,足趾活动灵活。

【问题1】 通过病史和查体,能否初步诊断?

思路1:患者有外伤史,出现膝关节的疼痛、肿胀、功能障碍,同时有反常活动和骨擦感,应该考虑为右胫骨近端骨折,明确诊断还需进一步的影像学检查。

知识点

胫骨平台骨折的临床表现

1. 症状　患者伤后出现膝部疼痛、肿胀活动受限等症状。
2. 体征　胫骨近端和膝关节局部触痛,可触及骨擦音和骨擦感,膝关节主动、被动活动受限。

思路2:患者外伤后,为明确骨折的类型,需要进行影像学检查。根据外伤的性质、局部损伤的轻重程度,选择适合的影像学检查方法。

正侧位 X 线平片可以诊断骨折(图 3-7-97)。无论何种类型的损伤,关节所受到的损害一般比 X 线片提示的范围更广。

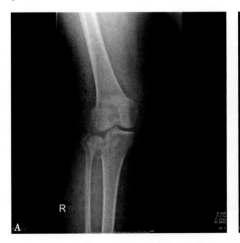
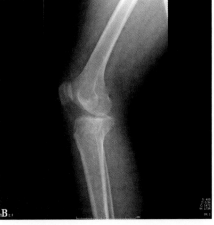

图 3-7-97　右膝关节正(A)侧(B)位 X 线片

CT可以了解骨折块移位和关节面塌陷的形态(图3-7-98)。经断层CT扫描后可能会进一步明确骨折的类型。三维CT可以形象直观地反映骨折移位的情况。

MRI可清楚地显示损伤的半月板、韧带、关节软骨及关节周围软组织等改变,能够显示骨挫伤,并能判断病变的严重程度。MRI并不作为常规检查。

【问题2】 引起胫骨平台骨折的病因有哪些? 胫骨平台骨折如何分型?

思路1:胫骨平台骨折可以由直接暴力和间接暴力引起。创伤的性质和程度,以及患者的体质决定了损伤的轻重程度。

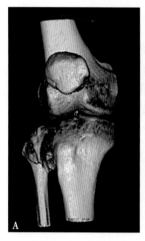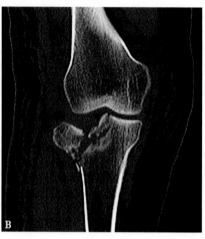

图3-7-98　右膝关节三维CT成像(A)和冠状位断层影像(B)

运动伤、高处坠落伤时,足先着地,再向侧方倒下,力的传导由足沿胫骨向上,坠落的加速度使体重的力向下传导,共同作用于膝部,由于侧方倒地产生的扭转力,导致胫骨内侧或外侧平台塌陷骨折。交通事故、严重撞击伤时,当暴力直接打击膝内侧或外侧,使膝关节发生外翻或内翻,导致外侧或内侧平台骨折或韧带损伤。有些轻度暴力伤也可造成此类骨折,尤其易发生于老年骨质疏松患者。

思路2:胫骨平台骨折的受伤机制和临床表现复杂,因而分型较多,如Schatzker分型、AO分型、Moore分型、三柱分型、张氏综合分型等。Schatzker分型是当前应用最广泛的分型,将胫骨平台骨折分为六型(图3-7-99)。

知识点

胫骨平台骨折的Schatzker分型

Ⅰ型:外侧平台劈裂骨折,无关节面塌陷。

Ⅱ型:外侧平台劈裂,关节面压缩骨折。

Ⅲ型:外侧平台单纯压缩骨折。

Ⅳ型:胫骨内侧平台骨折。

Ⅴ型:双侧平台骨折。

Ⅵ型:双侧平台骨折合并胫骨干与干骺端分离。

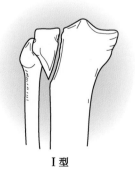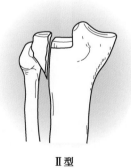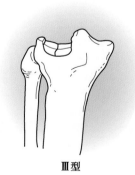

Ⅰ型　　　　　　　　Ⅱ型　　　　　　　　Ⅲ型

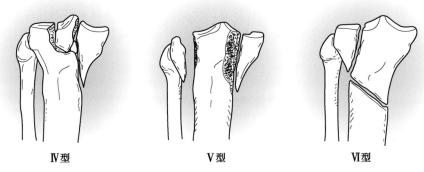

图 3-7-99 胫骨平台骨折的 Schatzker 分型

但 Schatzker 分型提出时 CT 的应用还不十分广泛，因此分型主要是通过对 X 线片进行分析得出。随着 Schatzker 分型方法的广泛应用与研究，该分型的不足之处越来越明显。

知识点

张氏综合分型

张英泽院士团队通过对比胫骨平台骨折的平片及 CT 影像并考虑到腓骨小头骨折，初步总结出适用于微创治疗胫骨平台骨折的综合分型，分为六型（图 3-7-100）：Ⅰ型为外侧平台骨折不合并腓骨头骨折，包括不合并腓骨头骨折的 Schatzker Ⅰ～Ⅲ型及外后侧平台骨折；Ⅱ型为外侧平台骨折同时合并腓骨头骨折；Ⅲ型为内侧平台骨折，包括 Schatzker Ⅵ型及内后侧平台骨折；Ⅳ型为双侧平台骨折，即 Schatzker Ⅴ、Ⅵ型骨折；Ⅴ型为平台骨折合并胫骨结节撕脱骨折；Ⅵ型为平台骨折合并胫骨干骨折。

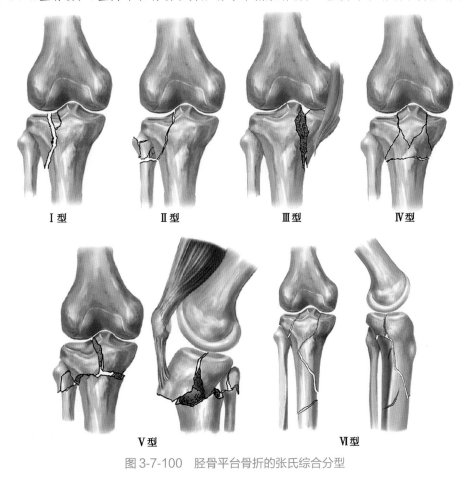

图 3-7-100 胫骨平台骨折的张氏综合分型

思路3：体格检查时应注意骨折部位软组织覆盖和神经、血管情况。不要遗漏合并半月板和韧带的损伤。

应了解完整的病史，包括确切的受伤机制、患者的全身健康状况、年龄及其对功能和经济方面的要求等。早期发现腘动脉的合并损伤极为重要。如怀疑有血管损伤，应行动脉彩超、动脉造影检查。

知识点

胫骨平台骨折的并发症

高能量损伤所致的胫骨平台骨折可合并神经血管损伤、筋膜室综合征、深静脉血栓、软组织挫伤、挤压伤和开放伤。内外侧半月板损伤、前后交叉韧带损伤、内外侧副韧带的损伤很常见。

【问题3】　对于不同类型的胫骨平台骨折，根据病变的特点，如何进行具有针对性的治疗？

思路1：对于无明显移位的胫骨平台骨折，可以选择非手术治疗。若骨折伴有膝关节不稳、韧带损伤、明显的关节脱位、开放性骨折或筋膜室综合征，应考虑手术治疗。

知识点

胫骨平台骨折的治疗原则

胫骨平台骨折的治疗以恢复关节面的平整、韧带的完整性及膝关节活动范围为目的。

对于稳定骨折，如果关节面塌陷小于5mm，采取非手术治疗，应用石膏或膝关节支具固定、延迟负重，一般都能达到比较满意的效果。如关节面塌陷在5~8mm，是否手术治疗很大程度上取决于患者的年龄和对膝关节活动的要求。如患者年轻且爱好运动，则需手术切开复位（图3-7-101）；反之，则采取非手术治疗。

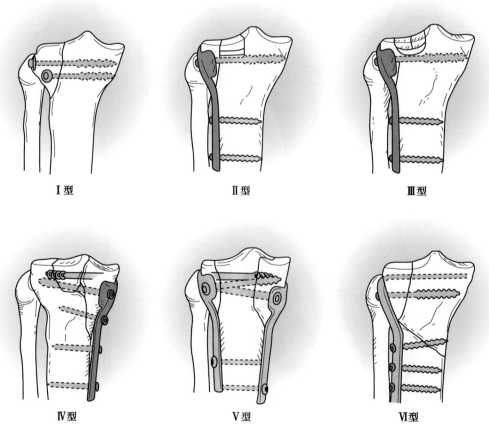

Ⅰ型　　　　　　　Ⅱ型　　　　　　　Ⅲ型

Ⅳ型　　　　　　　Ⅴ型　　　　　　　Ⅵ型

图3-7-101　胫骨平台骨折不同Schatzker分型的内固定方法

胫骨平台骨折不同 Schatzker 分型的内固定方法：

Ⅰ型：单纯劈裂骨折若无明显移位，采用下肢石膏托或膝关节支具固定 4～6 周。移位明显者，应切开复位，松质骨螺钉内固定或支撑钢板固定，以保持关节面的平滑和恢复侧副韧带张力为目的。

Ⅱ型：骨折应切开复位，撬起塌陷的骨块，恢复关节面平滑，同时植骨，维持塌陷骨块的复位位置，用松质骨螺钉钢板固定。

Ⅲ型：胫骨髁中央的塌陷骨折，由于不是重要负重区，如移位不明显，需用下肢石膏或膝关节支具固定 4～6 周即可开始功能锻炼。若骨折块塌陷明显，或有膝关节不稳定者，应行手术切开复位，撬起骨折块，在骨折块下植骨、钢板内固定。

Ⅳ型：无移位的胫骨内侧平台骨折只需石膏或膝关节支具固定 4～6 周即可进行功能锻炼。伴有骨折塌陷，合并交叉韧带损伤，应切开复位、恢复平台的平整及交叉韧带张力，或重建交叉韧带。骨折块复位后遗留的空腔，应植骨填充，钢板内固定。

Ⅴ型：为不稳定骨折，应切开复位，用钢板、螺栓或松质骨螺钉固定。

Ⅵ型：属不稳定骨折，应采用切开复位，胫骨平台解剖钢板或 T 形钢板固定。

知识点

张氏综合分型指导微创手术

Ⅰ型骨折采用外侧切口，单接骨板固定；Ⅱ型骨折应先行撬拨复位腓骨后，再复位胫骨外侧骨折，采用外侧切口，单接骨板固定；Ⅲ型骨折采用内侧切口，单接骨板固定（不伴膝关节脱位）或双接骨板固定（伴膝关节脱位）；Ⅳ型骨折采取双侧切口，双接骨板固定；Ⅴ型骨折经皮复位胫骨结节，螺钉接骨板固定；Ⅵ型骨折应用张氏复位器纠正力线，经皮复位后植骨，加长双接骨板固定（图 3-7-102）。

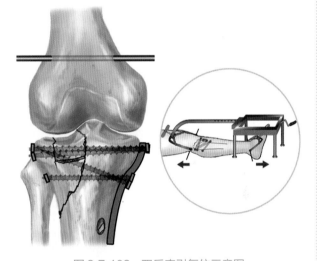

胫骨平台骨折双反牵引复位内固定术（视频）

图 3-7-102 双反牵引复位示意图

思路2：在不影响膝关节固定的情况下，早期合理的功能锻炼和康复治疗，是恢复患肢功能的重要保证。

根据胫骨平台骨折是否为稳定骨折、经治疗后骨折固定的稳定程度，按照早锻炼晚负重的原则，早期进行功能锻炼，至骨折愈合后才可完全负重。

（张英泽）

胫骨平台骨折长腿管型石膏（视频）

第十九节　胫骨干骨折
tibial shaft fractures

胫骨干骨折是最常见的长管状骨干骨折，占全部成人胫腓骨骨折的 24.75%。

胫骨干上 2/3 为三棱形管状骨,胫骨下 1/3 略成四方形,因此胫骨的中下 1/3 交界处是骨折的好发部位。腘动脉经股骨腘面及胫骨平台后缘环抱膝关节并向远端发出胫前动脉及腓动脉等重要分支,位置较为固定,故胫骨近端骨折时易发生血管损伤。胫腓骨所处的小腿筋膜室由致密的纤维组织和骨骼隔开,骨折后易出现骨筋膜室综合征。另外,胫骨周围软组织覆盖很不均匀,从胫骨平台开始到内踝为止,胫骨前内侧面均无肌组织附着,只是近侧有鹅足肌腱附着,故胫骨的开放性骨折较为常见。而在中下 1/3 处肌组织附着更少,加上髓腔滋养血管单一,这就使胫骨中下 1/3 处血供很差,发生骨折延迟愈合或不愈合的概率大大增加。

临床病例

患者,男性,43 岁,车祸致多发伤后 1 小时就诊。查体:体温 36.1℃,心率 110 次 /min,呼吸 28 次 /min,血压 120/55mmHg,血氧饱和度 93%,神志不清,小便失禁。患者意识水平下降,嗜睡,格拉斯哥昏迷量表(GCS)评分 9 分,瞳孔对光反射存在,右眼眶部位肿胀、表皮擦伤,枕部皮下血肿,胸廓挤压试验阳性,左侧肺部呼吸音低,腹平软,无明显压痛、反跳痛及肌紧张。双小腿肿胀伴反常活动,骨擦感明显,未见明显骨外露。足背动脉搏动可扪及,足部感觉、运动未见明显异常,足趾被动牵拉试验阴性。

【问题 1】 患者的急诊治疗策略是什么?

思路 1:患者为中年男性,车祸致多发伤。查体示:①颅脑外伤,意识障碍,需急诊行头颅 CT 检查明确颅内情况是否需要急诊手术;②胸部外伤致呼吸加快,左肺呼吸音下降,高度怀疑多发肋骨骨折及气胸可能,需进一步行胸片及 CT 检查;③腹部外伤可暂时排除;④高度怀疑双侧胫腓骨骨折可能,需急诊行双侧胫腓骨 X 线检查。患者在急诊科的治疗以维持生命体征,迅速完成相关辅助检查为主。双下肢可牵引或简单石膏制动,注意观察小腿肿胀变化及是否有张力性水疱出现,排除骨筋膜室综合征的可能。

急诊 X 线摄片及 CT 检查发现右侧额、颞和枕部硬膜下血肿伴蛛网膜下腔出血,枕骨骨折待排除;双侧胫腓骨干中上段处双骨折(图 3-7-103),左侧第 6~8 肋骨骨折伴可疑气胸;腹部无异常。急诊予输液、扩容,监测生命体征稳定,给予脱水、降颅压治疗后,积极术前准备,神经外科紧急手术去骨瓣减压、硬膜下血肿清除术。术后入重症监护室生命体征监测、脱水降颅压、预防感染和营养支持治疗,术后 2 天出监护室,脑外伤逐步恢复,GCS 评分 15 分。

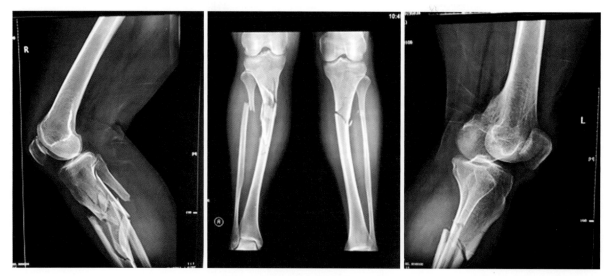

图 3-7-103 术前双侧胫腓骨正侧位片示双侧胫腓骨干中上段处双骨折

思路 2:患者全身情况稳定,在头、胸部损伤外科治疗结束后,通过查体排除了骨折周围重要血管、神经损伤的可能,下一步需要评估胫腓骨骨折的临床分型以明确治疗方案。

知识点

胫腓骨骨折的临床分类（AO/ASIF 分类）

目前对于胫腓骨骨折被广泛接受的分类法是 AO/ASIF 分类法，该分类法先对骨折部位用数字表示，胫骨干骨折的代码是 42，根据骨折形态和粉碎情况将胫骨干骨折分成三类。

1. A 型骨折（图 3-7-104） 为简单骨折，只存在一条骨折线，无粉碎。

A1 型为螺旋形骨折，占成人总骨折的 0.74%。

A2 型为斜形骨折，占成人总骨折的 0.53%。

A3 型为横断骨折，占成人总骨折的 0.58%。

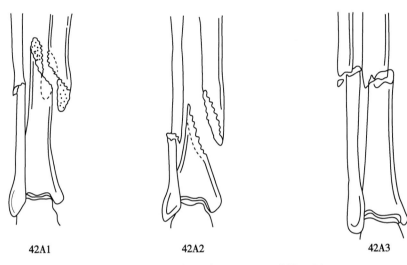

42A1　　　　　　　42A2　　　　　　　42A3

图 3-7-104　胫腓骨骨折 AO/ASIF 分类 A 型

2. B 型骨折（图 3-7-105） 为粉碎性骨折，根据暴力类型和蝶形骨块分成：

B1 型为螺旋暴力所致楔形粉碎骨折，占成人总骨折的 0.29%。

B2 型为折弯暴力所致楔形粉碎骨折，占成人总骨折的 0.70%。

B3 型为蝶形骨折块骨折成多块碎骨块，占成人总骨折的 0.43%。

3. C 型骨折 为高度粉碎性骨折，骨折成三块以上，包括多节段骨折（图 3-7-106）：

C1 型为螺旋暴力所致，占成人总骨折的 0.13%。

C2 型为多节段骨折，占成人总骨折的 0.23%。

C3 型为不规则型，占成人总骨折的 0.37%。

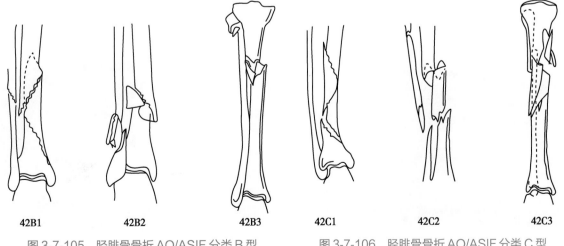

42B1　　　　42B2　　　　　　42B3　　　　　42C1　　　　　42C2　　　　　42C3

图 3-7-105　胫腓骨骨折 AO/ASIF 分类 B 型　　　　图 3-7-106　胫腓骨骨折 AO/ASIF 分类 C 型

该患者目前的诊断为：左胫腓骨中段骨折（AO：42B3）；右胫腓骨中段骨折（AO：42C3）。

【问题2】　胫腓骨骨折的外科治疗策略是什么？

思路1：胫腓骨骨折的治疗目的及原则。

> **知识点**
>
> ### 治疗目的及原则
>
> 对于胫骨骨折，治疗的原则和目的是在尽可能挽救肢体的前提下，保证局部软组织愈合以及骨折在解剖位或功能位正常愈合，恢复肢体功能，预防各种并发症的发生。

思路2：手术治疗与否及方案选择。

> **知识点**
>
> ### 胫骨干骨折保守及手术治疗的适应证
>
> 1. 保守治疗　保守治疗的主要手段是石膏和支具，主要用于低能量损伤所致的闭合性简单骨折，骨折稳定、移位轻。保守治疗闭合复位的要求为：内翻或外翻的侧方成角在5°以内、前后向成角在10°以内、旋转对线不良在10°以内以及缩短在15mm以内。
>
> 2. 手术治疗　保守治疗后出现再移位、多次闭合复位不满意时，应改为手术治疗。对于高能量损伤所致骨折、骨折移位明显、粉碎骨折等，只要不存在手术禁忌，均以手术治疗为宜。

1. 胫骨干骨折手术治疗

（1）钢板螺钉固定：切开复位钢板固定可提供稳定的固定，允许膝关节及踝关节的早期活动，应用的前提是骨折部位的软组织覆盖良好，因为存在较大范围的软组织剥离，可危及软组织和骨的血供，术后切口皮肤坏死或愈合不良、感染以及骨折延迟愈合或骨不连发生风险高。

（2）交锁髓内钉固定：大多数胫骨干骨折可选用髓内钉固定。

> **知识点**
>
> ### 双反牵引技术
>
> 双反牵引技术微创治疗胫骨骨折，患者仰卧位，首先分别于股骨髁部及跟骨行骨牵引术，连接双反牵引复位器，进行双反牵引。牵引至小腿肌肉紧张以后，C臂透视：①经过双反牵引，胫骨力线恢复，骨折块对位好，则应用微创钢板固定（minimally invasive plate oseoynthesis，MIPO）技术，微创置入胫骨接骨板，进行最终固定。②经过双反牵引，胫骨力线恢复，骨折块对位欠佳，则可经皮用点状复位钳进行钳夹复位，至骨折块对位恢复，再应用MIPO技术，微创置入胫骨接骨板（图3-7-107）。

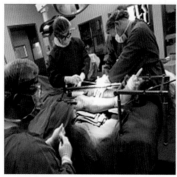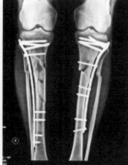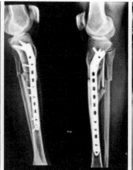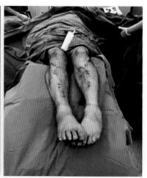

图3-7-107　胫骨骨折术中操作实图，内固定术后正侧位X线及术后大体照

2. 治疗胫骨干骨折的各种内植物选择原则

(1) 胫骨干骨折以手术治疗为主,胫骨干中段骨折固定方法首选髓内钉固定。

(2) 胫骨远近端髓腔扩大处及累及关节面的胫骨干骨折适用钢板固定。

(3) 外固定支架可用于软组织条件差、不允许内固定的病例。

知识点

一种特殊的、有规律性的骨折 - 胫骨螺旋骨折合并后踝骨折

1. 这种有规律性的骨折具有"三高"特征。

(1) 占全部胫骨螺旋骨折的比例高(89%);

(2) 后踝骨折中隐匿性骨折发生率高(80%);

(3) 临床漏诊率高,X线检查显性后踝骨折漏诊率高达68%。

2. 分型　根据X线、CT和MRI影像学表现将其分为4型。Ⅰ型:X线和CT未能检出后踝骨折,MRI检出后踝损伤;Ⅱ型:X线未检出后踝骨折,CT和MRI能检出后踝骨折;Ⅲ型:X线、CT、MRI均检出后踝骨折,后踝骨折线在X线片上表现为无移位或移位≤2mm;Ⅳ型:X线、CT、MRI均检出后踝骨折,后踝骨折块明显移位或分离>2mm(图3-7-108)。

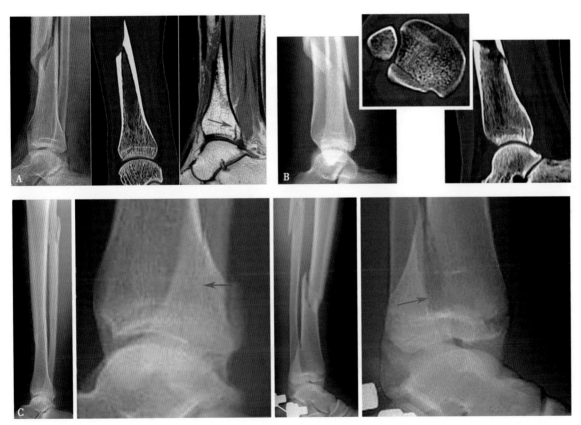

图3-7-108　胫骨骨折合并后踝骨折分型

3. 诊断　对于胫骨螺旋骨折,体检时注意触诊后踝部位,行X线检查时应包括胫骨远端,阅片时仔细观察后踝是否存在骨折。注意X线片上显示的胫骨螺旋骨折"交通线"(图3-7-109),该影像学特征高度提示后踝隐匿性骨折,即使无法行CT或MRI检查,也可确诊后踝骨折。一般患侧肢体后踝处有压痛,但普通X线片不显示后踝骨折时也应常规行踝关节CT或进一步MRI检查,可降低漏诊率。

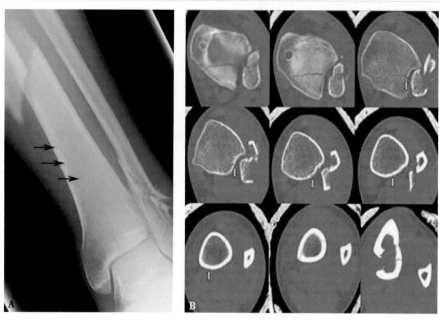

图 3-7-109 胫骨螺旋骨折的"交通线"

4. 治疗 Ⅰ型骨折,手术中后踝骨折可不予特殊处理;Ⅱ型骨折,手术时应注意并保护后踝,防止术中操作加重后踝骨折致其移位,髓内钉不要过长打入骨折线;Ⅲ型骨折,手术时应首先固定后踝骨折再处理胫腓骨骨折,以防术中后踝骨折块移位;Ⅳ型骨折,后踝骨折块应予复位固定,恢复踝关节的稳定性和完整性,避免术后发生并发症。Ⅰ型、Ⅱ型和术后踝关节面保持良好对位的Ⅲ型骨折,踝关节功能基本不受影响;术中发生后踝骨折块移位的Ⅲ型和Ⅳ型骨折,踝关节功能将取决于后踝骨块复位的质量。

5. 致伤原因 足部固定而身体外旋,较温和的高能量外力以旋转形式持续作用于胫腓骨导致这种特殊损伤的发生(图 3-7-110)。

较温和的高能量外力以旋转的形式持续作用于胫腓骨

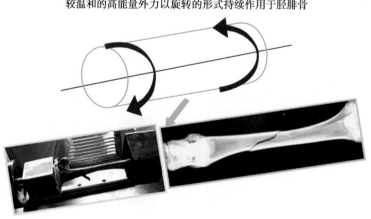

图 3-7-110 损伤机制力学实验结果

(张英泽)

第二十节 胫骨 Pilon 骨折
Pilon fractures

胫骨 Pilon 骨折又被称为 Plafond 骨折。胫骨 Pilon 骨折首先由法国的放射科医师 Étienne Destot 于 1911 年提出,描述距骨犹如"药杵"一般轴向撞击胫骨远端导致的骨折。随着骨科学和影像学的进步在定义 Pilon

骨折时,胫骨远端干骺端骨折、胫骨远端关节内骨折、胫骨远端 5cm 内的骨折以及累及胫骨远端关节负重区(即水平关节面)的骨折等均可见诸文献。根据这类骨折的损伤机制和骨折部位、特点,可以定义 Pilon 骨折为:由轴向暴力或包含轴向暴力的复合暴力(折弯和扭转应力)所致的胫骨远端负重区骨折,多累及胫骨远端水平承重关节面,常伴腓骨远端骨折。Pilon 骨折占成人胫骨 / 腓骨骨折 6.37%,占成人各类骨折 1.03%,男性多于女性。目前认为,这种类型的骨折大多需要手术治疗,对于关节面高度粉碎的骨折,手术治疗困难;同时,因为这种骨折大多数为高能量损伤所致,伴严重软组织损伤,如果手术时机和方法选择错误,可出现严重并发症。

临床病例

患者,男性,47 岁,高处坠落伤,双足着地,伤后双踝部疼痛、肿胀,畸形,可查及骨擦感。无胸腹部疼痛,无颈、胸背和腰背疼痛。查体示双踝和小腿未见开放伤口,有明显肿胀和压痛,皮肤张力较高,足背动脉搏动正常,肢体末端感觉和主动运动存在,血供好。

【问题 1】 该患者的临床诊断是什么?

思路 1:患者为高处坠落伤严重暴力所致双踝关节疼痛、肿胀,畸形,活动受限。询问病史发现患者双足着地,目前高度怀疑胫骨远端即踝部骨折。查体示:颈部、胸背部未见明显疼痛,四肢感觉、运动未见明显异常,没有脊柱骨折阳性体征,需进一步行踝关节正侧位 X 线摄片以明确诊断。

知识点

Pilon 骨折的临床特点

1. 骨折表现多样,机动车交通事故和高处坠落伤是常见的高能量损伤形式,低能量损伤常见的为滑雪等运动伤及跌倒损伤。

2. 主要损伤为轴向压缩暴力导致胫骨远端负重关节面劈裂、塌陷等粉碎骨折。

3. 无论开放或者闭合的 Pilon 骨折均可出现严重软组织损伤,极大地干扰治疗手段的选择、疗程长短,并影响预后。

思路 2:患者经 X 线摄片初步确立骨折诊断,需要进一步通过 CT 检查,分析骨折形态进行临床分型,以确定下一步的诊疗计划。

影像学检查应常规 X 线摄片,X 线平片应包括受伤小腿全长片、以踝关节面略上方为中心的踝关节正侧位和踝穴位正位,必要时要增加外旋 45°位摄片。对于累及关节面的骨折,CT 是常规的检查方法,CT 检查应包括冠状面、矢状面和横断面重建,对于严重粉碎的骨折还要进行三维重建,以确定骨折块的大小和移位方向(图 3-7-111,图 3-7-112)。

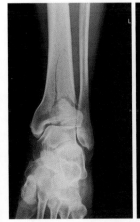 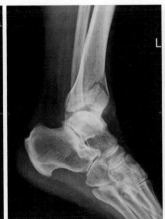 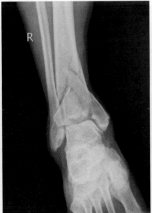 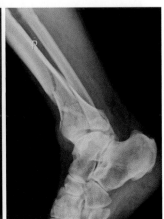

图 3-7-111 患者术前双侧踝关节 X 线片

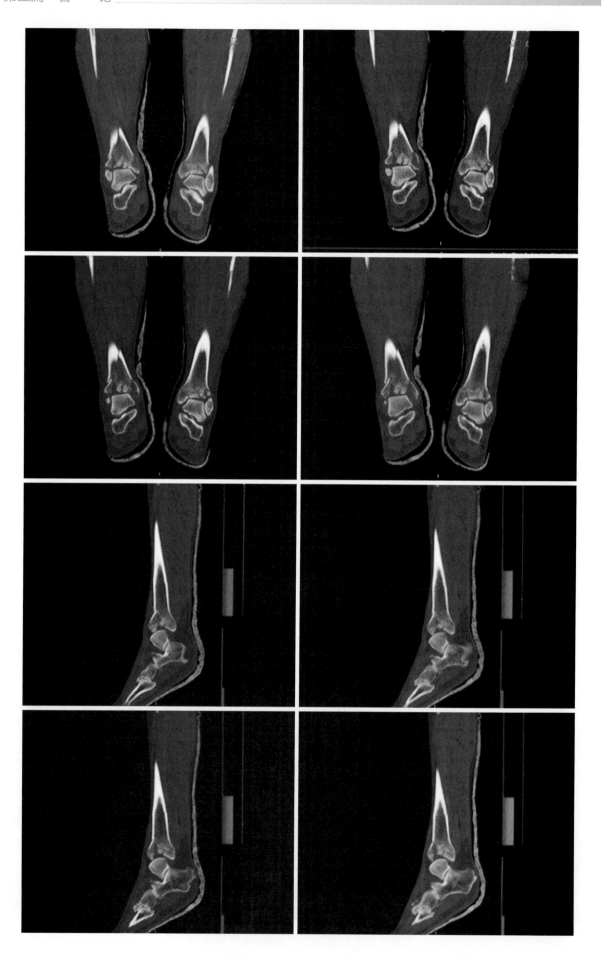

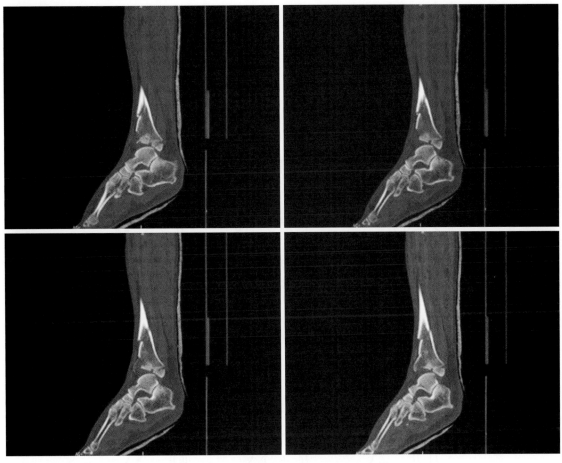

图 3-7-112　双侧踝关节 CT 冠状面和矢状面重建

在完成影像学相关检查后，即可以采用目前临床上常用的 Pilon 骨折分类方法对该患者进行骨折分型。

文献报道 Pilon 骨折的分型方法包括：Ruedi-Allgower 分型、Ovadia-Beals 分型、AO/OTA 分型、Topliss-Jackson-Atkin 分型。目前认为每种分型方法都不够全面，AO/OTA 分型对胫骨远端骨折分型（43）可以包括所有类型的 Pilon 骨折，因此该分型方式在学术交流中应用广泛。但是，43A 型骨折不累及胫骨远端水平承重关节面，一般不将 A 型骨折作为 Pilon 骨折。

知识点

Pilon 骨折的临床分型

目前，临床上常用胫骨远端骨折 AO/OTA 分类。

AO/OTA 分类系统：胫骨远端骨折分为 A、B、C 三型。

1. A 型（图 3-7-113）为关节外骨折。

A1 为干骺端简单骨折。

A2 为干骺端有楔形粉碎骨折。

A3 为干骺端复杂骨折。

2. B 型（图 3-7-114）为部分关节骨折，未骨折的关节面仍与干骺端和骨干相连。

B1 为关节面单纯劈裂骨折。

B2 为关节面劈裂压缩塌陷骨折。

B3 为关节面粉碎压缩塌陷骨折。

3. C 型（图 3-7-115）为完全关节内骨折，所有的关节部分与干骺端和骨干均失去连续性。

C1 为无粉碎和压缩的简单关节骨折伴简单干骺端骨折。

C2 为简单关节骨折伴干骺端压缩和粉碎骨折。

C3 为关节面和干骺端均粉碎压缩骨折。

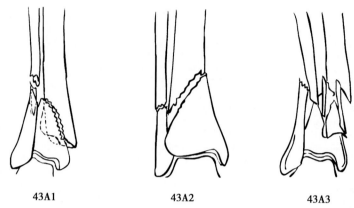

图 3-7-113　Pilon 骨折 AO/OTA 分类 A 型为关节外骨折，可分成三个亚型

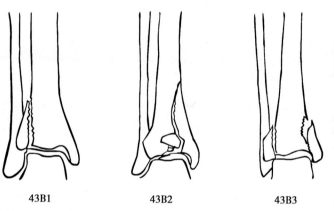

图 3-7-114　Pilon 骨折 AO/OTA 分类 B 型为部分关节内骨折，可分为三个亚型

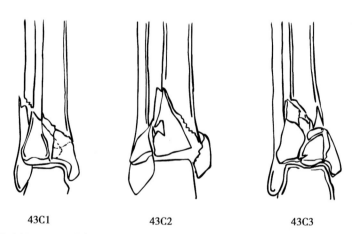

图 3-7-115　Pilon 骨折 AO/OTA 分类 C 型为完全关节内骨折，可分成三个亚型

　　通过临床分型，患者目前考虑诊断为双侧 Pilon 骨折（AO/OTA 分型双侧均为 C3 型）。

　　【问题 2】 Pilon 骨折的治疗原则及手术治疗要点是什么？

　　思路 1：认真阅读患者 X 线片，患者双侧 Pilon 骨折均累及关节面，关节塌陷明显，骨折移位，需采用手术治疗恢复关节面、重建骨折稳定性。

Pilon 骨折手术及非手术指征选择及手术治疗原则

Pilon 骨折的主要治疗手段是手术治疗。

1. 保守治疗指征 骨折移位不明显、对功能要求不高及伴其他严重损伤不允许骨折手术的患者。

2. 手术治疗指征 关节骨折移位超过 2mm、骨折不稳定、骨折对线不良、伴有血管损伤和开放性骨折的患者。

3. 骨折的手术治疗基本原则及手术顺序：①首先恢复腓骨长度并坚强固定以获得外侧柱稳定性；②胫骨远端关节面骨折解剖复位；③胫骨干骺端骨折复位恢复胫骨远端对线，胫骨骨折坚强内固定；④干骺端骨折复位后有缺损时应植骨。

思路 2：该患者外科治疗策略及手术方案的制订。

由于患者踝关节软组织肿胀明显，不适宜于早期骨折切开复位内固定手术治疗。就诊后先予跟骨牵引、下肢抬高、消肿、高压氧治疗，皮肤未出现张力性水疱，伤后 12 天肿胀充分消退后，行双侧 Pilon 骨折切开复位、胫骨远端双钢板固定并人工骨植骨治疗，术后未出现并发症（图 3-7-116）。

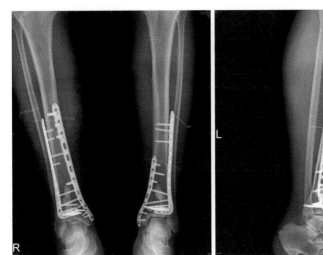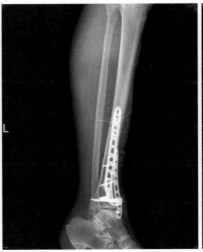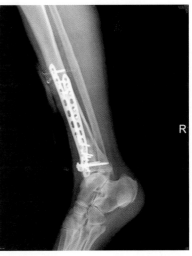

图 3-7-116 双侧 Pilon 骨折术后 X 线复查示关节面形态恢复

Pilon 骨折的分阶段治疗

正确把握手术时机是保证手术成功的关键因素之一。根据骨折后手术时间早晚将手术时机分为三类：早期手术、延期手术和分期手术。

1. 早期手术 是指手术在伤后 24 小时内完成，Pilon 骨折适合早期手术者不多，主要适用于软组织损伤轻微的骨折类型。

2. 延期手术 通常在伤后 7～10 天进行，此时软组织肿胀应充分消退，所有需要切开整复关节骨折的手术，原则上均应延期或分期手术。

3. 分期手术 是指在伤后尽早进行初期手术，如通过早期骨牵引或者外固定支架先恢复骨折长度及对线。然后通常在 1～3 周后等软组织修复后，再进行最终的内固定手术，主要适用于开放性骨折和 AO 分型中 C2、C3、部分 A3 和 B3 等情况。

知识点

应用双反牵引技术微创治疗胫骨 Pilon 骨折

对于不伴有神经血管损伤的 Pilon 骨折，推荐微创手术作为首选术式。患者的手术体位为仰卧位，首先分别于胫骨结节及跟骨行骨牵引术，连接双反牵引复位器，进行双反牵引。牵引至小腿肌肉紧张以后，C 臂透视：①经过双反牵引，胫骨远端骨折块由于肌肉和韧带的牵拉和挤压大多能完全复位。应用 MIPO 技术，微创置入胫骨远端接骨板，进行最终固定。②经过双反牵引，胫骨远端关节面仍有塌陷，则在内踝上方 6～8cm，胫骨内侧面的前中 1/3 交界处开骨窗，应用顶棒进行打压复位，并在关节面塌陷导致的骨缺损区域植骨，至关节面平整后，再应用 MIPO 技术，微创置入胫骨远端接骨板。③胫骨远端关节面经过牵引和打压复位植骨之后，如仍有增宽，可以在双反牵引持续牵引下，应用张氏加压骨栓，对增宽的关节面进行加压，恢复胫骨远端关节面的宽度（图 3-7-117）。

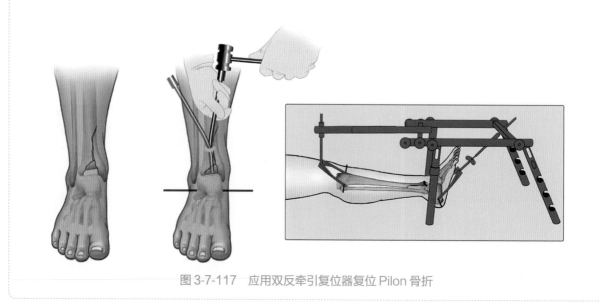

图 3-7-117　应用双反牵引复位器复位 Pilon 骨折

（张英泽）

第二十一节　周围血管损伤
peripheral vascular injury

周围血管是血管损伤中最为常见的部位，占全部血管损伤的 40%～70%。战争时期成人周围血管损伤发病率是 6%，儿童 12%；和平时期成人为 1.6%，儿童为 0.6%。周围血管损伤中下肢更为多见，上下肢血管损伤比例分别为 35% 和 54%，盆腔血管占 11%。长骨闭合性骨折较少合并血管损伤，如股骨干骨折，其合并股动脉损伤的发生率低于 1%～2%，胫骨骨折合并腘动脉和小腿动脉损伤的发生率低于 1.5% 和 2.8%。开放性骨折、关节周围骨折和关节脱位更易合并血管损伤，如开放的胫骨骨折和膝关节脱位，其合并血管损伤的发生率分别可达 10% 和 16%～20%。周围血管损伤后，5%～15% 的患者肢体远端动脉搏动仍然正常，因而容易被忽略而引起严重后果。

临床病例 1

患者，男性，20 岁，车祸伤致左肩部及上肢活动受限 7 小时。查体：左侧方肩畸形，Dugas 征阳性，腋窝部未见明显肿胀及搏动性血肿，左上肢皮温低，桡动脉搏动不能触及，肢体末端血循环差，血管造影显示（图 3-7-118）：腋动脉连续性中断。

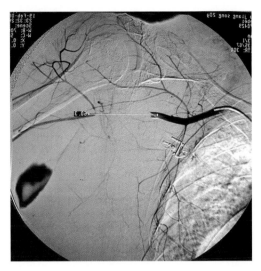

图 3-7-118 血管造影显示: 腋动脉连续性中断

临床病例 2

患者, 男性, 39 岁, 被飞溅的锐器击伤大腿后出血不止 1 小时。查体: 血压 75/55mmHg, 心率 120 次 /min, 大腿上段前方可见 1cm 破口, 伤口压迫解除后可见喷射性出血, 血液呈鲜红色, 足背动脉搏动较对侧略弱, 末梢循环尚可。

【问题】 给出正确的临床分型和诊断, 两位患者不同临床表现的原因是什么?

思路: 根据临床所见可以确定两位患者均为大动脉损伤, 不同的损伤类型是导致其不同临床表现的原因。

知识点

动脉损伤的分型

动脉损伤后应给予合理的诊断以便于记录并制订相应的治疗方案, 理想的血管损伤诊断应包括损伤部位和损伤类型, 根据诊断可以对伤情作出全面的了解。多年来血管损伤分型研究相对较少, 一般根据致伤因素或者损伤程度进行分类, 按损伤程度可以分为: 血管受压、血管痉挛、血管挫伤、血管断裂 (又分为血管不全断裂和完全断裂)、血管穿通伤、假性动脉瘤和动静脉瘘等。按照致伤因素可以将血管损伤分为直接损伤和间接损伤, 直接损伤又分为锐性损伤和钝性损伤, 钝性损伤又按照血管损伤的后果分为血管痉挛和牵拉损伤。

张英泽院士综合动脉解剖学特点、致伤原因、损伤形式、严重程度等资料, 借鉴 AO 骨折分型方法, 将主要动脉进行编号并根据损伤程度分为三型 (见表 3-7-7, 表 3-7-8)。

根据此分型系统可以将该血管损伤诊断为 12.2 A3 型和 31.2 B2 型血管损伤。病例 2 患者股动脉损伤为 B2 型, 动脉部分断裂 (图 3-7-119), 由于动脉平滑肌收缩造成破口增大不易形成血栓止血, 因此出血猛烈, 往往造成大出血引起休克。病例 1 患者腋动脉损伤为 A3 型, 血管连续性存在但内膜损伤血栓形成, 肢体缺血明显, 但无明显出血表现。

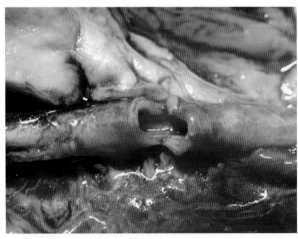

图 3-7-119 患者股动脉损伤为 B2 型, 动脉部分断裂

表3-7-7 主要动脉及分段代码

部位	动脉编码	分段代码
上臂部主要动脉	11 锁骨下动脉	11.1 近侧1/3段
		11.2 中1/3段
		11.3 远侧1/3段
	12 腋动脉	12.1 胸肩峰动脉起点以近
		12.2 胸肩峰动脉与肩胛下动脉之间
		12.3 肩胛下动脉起点以远
	13 肱动脉	13.1 肱深动脉起点以近
		13.2 肱深动脉起点以远的近1/2段
		13.3 肱深动脉起点以远的远1/2段
前臂部主要动脉	21 桡动脉	21.1 近侧1/3段
		21.2 中1/3段
		21.3 远侧1/3段
	22 尺动脉	22.1 骨间总动脉起点以近
		22.2 骨间总动脉起点以远的近1/2段
		22.3 骨间总动脉起点以远的远1/2段
大腿部动脉	31 股动脉	31.1 股深动脉起点以近
		31.2 股深动脉起点以远的近1/2段
		31.3 股深动脉起点以远的远1/2段
	32 股深动脉	32.1 第一穿动脉以近
		32.2 股深动脉第一穿动脉与第四穿动脉
		32.3 股深动脉第四穿动脉以远
	33 腘动脉	33.1 膝上内外侧动脉以近
		33.2 膝上内外侧动脉到膝下内外侧动脉
		33.3 膝下内外侧动脉以远
小腿部动脉	41 胫前动脉	41.1 近侧1/3段
		41.2 中1/3段
		41.3 远侧1/3段
	42 胫后动脉	42.1 近侧1/3段
		42.2 中1/3段
		42.3 远侧1/3段
	43 腓动脉	43.1 近侧1/3段
		43.2 中1/3段
		43.3 远侧1/3段
躯干动脉	51 升主动脉	51.1 左冠状动脉
		51.2 右冠状动脉
		51.3 升主动脉
	52 主动脉弓	52.1 头臂干
		52.2 右颈总动脉
		52.3 左颈总动脉
		52.4 主动脉弓主干
	53 胸主动脉	53.1 上段（$T_{4\sim6}$助间动脉和主干）
		53.2 中段（$T_{7\sim9}$助间动脉和主干）
		53.3 下段（$T_{10\sim12}$助间动脉和主干）
	54 腹主动脉	54.1 右肾动脉以上
		54.2 左、右肾动脉中间
		54.3 左肾动脉以下
	55 髂总动脉	55.1 近侧1/3段
		55.2 中1/3段
		55.3 近侧1/3段
盆腔动脉	61 髂内动脉	61.1 臀上动脉起点近端
		61.2 臀上动脉起点到阴部内动脉起点
		61.3 阴部内动脉起点以远
	62 髂外动脉	62.1 近侧1/3段
		62.2 中1/3段
		62.3 远侧1/3段
手部动脉	71 掌浅弓	
	72 掌深弓	
	73 指总动脉	
	74 指掌侧固有动脉	74.1 指近节段
		74.2 指中节段
		74.3 指远节段
足部动脉	81 足背动脉	
	82 足底外侧动脉	82.1 近侧1/3段
		82.2 中1/3段
		82.3 远侧1/3段
	83 足底内侧动脉	83.1 近侧1/3段
		83.2 中1/3段
		83.3 远侧1/3段

表 3-7-8 动脉损伤分型标准

分型	亚型	程度
A 型 未断裂型	A1	轻度损伤：血管壁轻度挫伤，外部压迫或动脉痉挛，保守治疗后，缺血表现可缓解
	A2	中度损伤：血管壁中度挫伤，有小血栓形成，管腔部分阻塞
	A3	重度损伤：血管壁重度挫伤，有较大范围血栓形成，管腔大部分或完全阻塞
B 型 部分断裂型	B1	轻度损伤：损伤小于管径的10%，（局部血肿，远期可形成假性动脉瘤）
	B2	中度损伤：损伤小于管径的50% 大于10%，可形成动静脉瘘
	B3	重度损伤：损伤超过管径的50%
C 型 完全断裂型	C1	轻度损伤：断端损伤较轻，清创后可直接端端吻合
	C2	中度损伤：断端损伤较重，清创后不能直接吻合，通过改变关节体位可无张力吻合
	C3	重度损伤：断端广泛挫伤，清创后无法直接吻合，需行血管替代物移植治疗

临床病例 3

患者，女性，36 岁。交通伤致右侧耻骨上下支骨折，无大出血表现，予以保守治疗。伤后 2 周无明显诱因右臀部出现肿胀伴疼痛，未经治疗肿胀消退，数天后再次出现臀部肿胀。查体：血压 78/50mmHg，心率 124 次 /min，球结膜及口唇苍白，右臀部肿胀明显（图 3-7-120），右臀肿胀处听诊有吹风样杂音，未触及明显波动感。CT 显示：右臀部巨大血肿（图 3-7-121）。

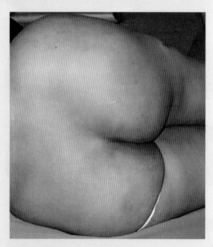

图 3-7-120 患者臀部肿胀

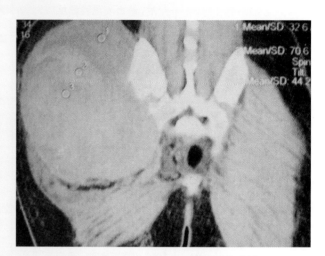

图 3-7-121 CT 显示右臀部巨大血肿

【问题 1】 肢体外伤后出现哪些临床特征应考虑血管损伤？

思路：不同部位、不同类型的动脉损伤临床表现略有异同，该患者外伤后出现肿胀，存在局部动脉损伤的可能。

知识点

周围动脉损伤的诊断

1. 临床表现 根据对周围动脉损伤诊断的可靠度，可以将其临床表现分为硬指征（hard sign）和软指征（soft sign）两部分。外伤后出现硬指征的不需要辅助检查就可以确定诊断，如果仅出现软指征则应高度怀疑血管损伤的存在。

（1）硬指征：无脉（pulselessness）、疼痛（pain）、苍白（pallor）、感觉异常（paresthesia）和麻痹（paralysis），即 5P 征，是肢体缺血的表现。

1）损伤部位大量出血，动脉破裂出血呈喷射状、颜色鲜红，严重者可导致失血性休克。

2）进行性快速增大的血肿，血肿与动脉相通可以触及搏动、震颤，亦可闻及杂音。

（2）软指征

1）患者在伤后转运过程中有大出血的病史。

2）损伤部位邻近知名血管。

3）知名动静脉周围的神经有损伤表现。

4）知名动脉周围有血肿形成。

2. 常用的辅助检查

（1）超声多普勒：在创伤以远部位检测，操作简单快速，可以作为血管损伤筛查。

（2）CTA：能显示血管损伤的部位及范围，对动脉损伤的显示优于静脉。

（3）血管造影适用于：①血管损伤临床征象模糊，CTA 显示不清或创伤部位不能直接探查的可疑血管损伤；②需要明确损伤部位和范围，为选择术式提供依据。

（4）手术探查：对于不具备其他检查条件或者需要进行相关手术的可以进行手术探查。

该患者外伤后臀部进行性肿胀,有失血性休克表现,肿胀处可闻及吹风样杂音,应考虑动脉损伤的可能,此处不影响肢体末端血运且较大的动脉主要是臀上、下动脉,应予以相应的检查如动脉造影等以明确诊断。

【问题2】 该患者应该首选的治疗方案是什么?

思路:外伤后臀部反复进行性肿胀,影像学证实为血管损伤,应抗休克的同时行动脉造影明确诊断并给予止血治疗。

腔内治疗是臀上、下动脉损伤治疗的首选方法。若怀疑臀上、下动脉损伤,立即行动脉造影检查,明确诊断后,可在臀上、下动脉损伤处放置明胶海绵或者弹簧圈,进行栓堵治疗(图3-7-122)。也可对髂内动脉的壁支或者髂内动脉进行栓塞,阻止臀上、下动脉进一步出血。血管介入治疗操作简单,手术时间短,效果确切,避免了手术切开、术中难以定位和控制出血等难题。

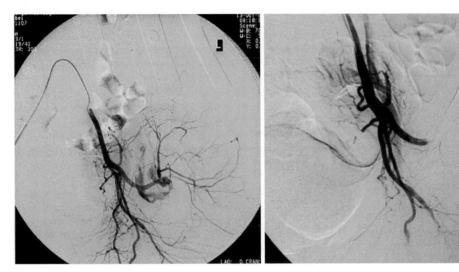

图 3-7-122 栓堵治疗

知识点

动脉损伤的外科治疗

动脉损伤的治疗方法包括动脉修复及动脉腔内治疗,动脉修复是以手术显露损伤动脉并对损伤的动脉进行修复重建的经典治疗方法,动脉腔内治疗是以血管介入技术为基础的新兴治疗方法。

1. 动脉修复技术 人类开始尝试缝合血管的历史可以追溯到1761年,较为成熟的血管吻合方法是 Carrel 于 1902 年提出并一直沿用至今。

(1)动脉修复流程:见图 3-7-123。

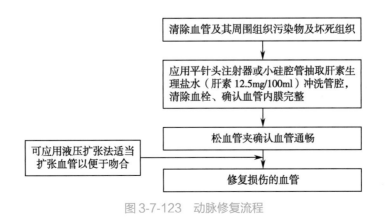

图 3-7-123 动脉修复流程

（2）血管修复方法：血管修复与重建的方法包括血管破口缝合、血管补片、血管吻合和血管替代物移植，临床中可根据血管损伤的情况来选择不同的修复方法。

血管缝合术是对血管破口直接缝合，适用于血管直径较大、破口较小的血管。缝合后血管口径减少不应超过管径的50%。

血管补片术是利用额外的组织或材料对血管破口进行修补的方法。对于形状规整、边缘整齐的大血管破口，应用补片修补可以防止直接缝合造成的管腔狭窄。

血管吻合是最常用的血管修复方法，包括端端吻合、端侧吻合和套叠吻合。

自体血管移植术一般用于动脉缺损较多，不能直接吻合者，供体多选用自体大隐静脉。

人工血管替代物移植术一般用于较为粗大的动脉重建。

2. 动脉腔内治疗 动脉腔内治疗技术最早用于治疗动脉粥样硬化性疾病，近年来随着腔内治疗技术手段的进步，逐渐应用于血管损伤的治疗，应用动脉腔内治疗技术可以对动脉急性出血进行栓堵止血，如骨盆骨折合并盆腔动脉破裂所致的大出血等，也可以应用血管内支架治疗动脉连续性存在的动脉损伤，如创伤性动脉瘤等。但由于周围血管损伤往往存在血管结构的严重破坏，因此手术探查修复仍然是四肢动脉损伤治疗的主要手段。

临床病例4

患者，男性，39岁，腘动脉损伤静脉移植修复术后第2天出现患肢疼痛，患足足背动脉不能触及，末梢循环差。

【问题】 造成此种情况的原因可能是什么？应如何处置？

思路：动脉修复术后应予以合理的处置，如出现肢体缺血表现，应考虑是否存在动脉痉挛或局部血栓形成等情况。

知识点

周围血管损伤术后处理

1. 血管修复术后一般处理 妥善固定肢体防止缝合处紧张引起血循环危象出现，常规应用抗生素防治感染，应用低分子肝素和罂粟碱抗血栓、抗痉挛治疗。

2. 血循环危象的处理 动脉痉挛好发于术后1～3天，术后24小时内最为多发。常为寒冷、疼痛、精神紧张、情绪低落或哭闹等原因诱发。表现为肢体苍白、皮温下降、无毛细血管回充盈现象、切开或针刺不出血。

动脉痉挛发生后应立即寻找并消除造成动脉痉挛的原因，如保温、止痛、镇静等，如20～30分钟后动脉痉挛仍不缓解，应考虑动脉栓塞，予以手术探查。

第八章 关节外科

第一节 膝关节骨关节炎
knee osteoarthritis

骨关节炎（osteoarthritis，OA）是骨科常见的、由多因素导致的慢性关节疾病，其病变特点是关节软骨的退行性变和关节周围继发性骨质增生，多累及负重大、活动多的关节，如膝关节、髋关节、脊柱等部位，手部关节也是好发部位之一。骨关节炎多发于中老年人，全球65岁以上人群超过一半为骨关节炎患者。不仅严重危害中老年人群健康，也给社会造成极大的医疗负担。

对于我国而言，来自中国健康与养老追踪调查（China Health and Retirement Longitudinal Study，CHARLS）数据库的研究结果显示，我国膝关节症状性骨关节炎的患病率为8.1%，且以西南地区和华北地区发病率最高。农村地区膝关节症状性骨关节炎的患病率高于城市地区。随着我们人口老龄化的进展，骨关节炎的发病率还有逐渐上升的趋势。

临床病例

患者，男性，74岁，因"反复右膝疼痛15余年，加重伴活动受限3年"入院。患者15年前久走后出现右膝部疼痛，休息后减轻。疼痛以上下楼梯和下蹲时为甚。早晨起床时或久坐后关节有僵硬感，持续时间短，活动数分钟后减轻。不伴有发热、食欲减退、消瘦等症状。当地医院予以非甾体类消炎镇痛药后，疼痛明显缓解。其后患者自觉疼痛反复出现，均予以镇痛药物口服治疗。3年前患者自觉疼痛加重，出现静息痛，口服镇痛药物后，症状无明显缓解，同时逐渐出现关节活动受限，以膝关节屈曲挛缩、无法伸直为主，并逐渐出现右膝O形腿表现。

查体：右膝呈屈曲内翻畸形，关节轻度肿胀，皮温不高，大腿肌肉萎缩，下肢无皮肤破损、皮炎或静脉曲张；右膝内侧关节间隙压痛，髌骨下摩擦感（+），股四头肌抗阻力试验（+）；动量：右膝关节活动受限，屈曲90°，伸-10°，内翻10°畸形。侧方稳定试验（-），抽屉试验（-）。

【问题1】 通过上述病史及查体，该患者的可能诊断是什么？

思路1：患者高龄，症状以膝关节疼痛为主，且疼痛病史时间较长，疼痛以活动后为甚，休息时可缓解。不伴有明显的全身症状。因此，首先考虑诊断为右膝重度骨关节炎继发屈曲内翻畸形。

知识点

骨关节炎的发病原因

骨关节炎的发病原因从大体上归纳，主要分为原发性和继发性两大类。其中原发性骨关节炎病因不清，主要与年龄、职业、遗传、性别、肥胖、吸烟与饮酒等多因素有关：

1. 年龄因素 骨关节炎有明显的老年发病趋势，年龄越大，发病率越高。一般而言，50岁以上出现膝关节疼痛的患者，即需要考虑骨关节炎的可能。

2. 职业因素 长期劳损是骨关节炎的重要发病因素。长期从事大体力运动、过度使用关节、职业劳动等，往往会造成关节过度磨损，关节软骨破坏，从而导致骨关节炎。

3. 遗传因素 多数关节疾病具有遗传倾向。对于骨关节炎而言,虽然目前没有明确的遗传证据,但同个家族内出现多人患骨关节炎的概率明显升高。

4. 性别因素 骨关节炎女性发病率明显升高,约 2/3 的患者为女性。可能与免疫功能、激素水平、软组织张力、肌肉力量、妊娠分娩和遗传倾向等多个因素有关。

5. 肥胖因素 肥胖是引起骨关节炎的重要因素之一。肥胖人群中,10%~40% 的患者有不同程度的骨关节炎表现。

6. 吸烟与饮酒 吸烟可造成组织缺血缺氧。饮酒对关节软骨的负面作用同样很大。骨关节炎患者应当尽量避免长期吸烟和饮酒。

继发性骨关节炎主要与创伤和自身免疫系统疾病有关。前者往往造成创伤性关节炎,后者往往由于滑膜、肌腱等结缔组织疾病而造成关节继发性损伤。

在骨关节炎的诊治过程中,明确发病原因是第一要素。原发性骨关节炎可直接针对关节进行治疗。继发性骨关节炎需要侧重于原发疾病的治疗。

知识点

骨关节炎的病理过程

骨关节炎的病理过程中,关节软骨的病变是发生最早的,且最具有特征性。软骨病变以软骨磨损和代谢异常为主要表现,其中负重部位的关节软骨病变最先发生。骨关节炎发展到后期,可导致软骨逐层脱落,而导致软骨层变薄甚至消失,最终导致软骨下骨外露。软骨下骨可继发性出现微骨折和坏死,关节面及周围的骨质增生而表现出象牙质改变。软骨的变性可继发性导致软骨下骨囊性变,并可导致关节滑膜出现增生性改变,包括滑膜细胞的增生和淋巴细胞的浸润。因此,骨关节炎的病理过程以软骨病变为主,并继发软骨下骨、关节滑膜等关节周围多种组织结构的改变。

疼痛、畸形和功能障碍是骨关节炎最主要的临床表现。所以本例患者怀疑膝关节骨关节炎,需要从这几个方面深入问诊和查体。

知识点

骨关节炎的临床表现

1. 原发性骨关节炎多见于 50 岁以上患者,女性略多于男性,常为多关节受累,病程发展缓慢。
2. 继发性骨关节炎可发生于任何年龄段,常局限在单个或少数关节,病程发展较快,预后较差。
3. 尽管原发性骨关节炎和继发性骨关节炎存在上述区别,但发展到晚期,两者的临床表现均相同。
4. 最常受累的关节是膝、髋、手指、腰椎和颈椎等关节,常为对称性多关节发病。
5. 疼痛、畸形和功能障碍是主要临床表现。

通过问诊了解到患者最初膝关节症状较轻,多是在活动和劳作后出现,开始仅表现为不适感,逐渐才有疼痛表现。这种疼痛无须药物治疗,经休息可缓解,日常工作和生活不受影响,也没有全身表现及其他伴随症状。病情发展极为缓慢,数年才明显加重,出现静息痛,日常生活开始逐渐受限。

知识点

骨关节炎的临床表现——疼痛

1. 软骨退变本身不引起疼痛,原因可能是:①软骨下骨微骨折引起;②软骨下骨骨内压增高,刺激骨内膜引起;③大量关节积液刺激关节囊内痛觉感受器引起;④关节边缘骨质增生,造成骨膜剥离引起；⑤骨关节畸形，异常负荷刺激关节内或关节周围的肌腱或滑囊引起。

2．早期疼痛轻，或仅表现为不适感，活动后加剧，休息可缓解。

3．晚期出现静息痛和夜间痛。

骨关节炎患者的关节疼痛最初表现为活动后明显，包括久走、上下楼梯和下蹲时。患者最初出现的爬楼时膝关节发软症状是关节活动协调性异常的表现，是由关节面凹凸不平，关节稳定装置受损所致，常表现为关节打软、错位感。最初的疼痛为轻度或中度间断性隐痛，休息后好转，活动后加重；疼痛往往与天气变冷或潮湿环境有关。晚期骨关节炎的关节疼痛可表现为持续疼痛，休息、夜间睡眠或口服止痛药时疼痛无明显缓解。

患者诉发病之初早晨起床时或久坐后关节有僵硬感，持续时间短，活动数分钟后减轻，这种类似于类风湿关节炎（rheumatoid arthritis，RA）"晨僵"的表现是关节活动受限的早期表现，随着病情的进展，将逐渐出现关节活动度下降。

膝关节骨关节炎早期查体可表现为内外侧关节间隙压痛、髌骨软骨面压痛，髌骨下摩擦感（+），关节活动受限以屈曲受限为主；晚期则各方向活动均明显受限。股四头肌萎缩，关节肿胀积液时，膝关节浮髌试验（+），可伴发关节畸形，和本例患者一样，膝关节骨关节炎最常见的畸形是屈曲畸形，其次是内翻畸形。由于病程较长，患者往往忽视了畸形的发展。大多数原发性骨关节炎的畸形为轻到中度，重度关节畸形常见于继发性骨关节炎患者。

知识点

骨关节炎的临床表现——功能障碍和畸形

1．骨关节炎所引起的功能障碍可分为关节活动协调性异常和关节活动受限两大类。

2．早期关节活动协调性异常表现为关节打软和错位感。

3．早期的关节活动受限是由肌肉保护性痉挛引起的，表现为清晨起床后或白天长时间关节不活动后，自觉关节僵硬，而稍活动后即可恢复正常，骨关节炎所造成的这种僵硬感一般不超过30分钟。

4．骨关节炎发展到晚期，肌肉痉挛的时间越来越长，导致肌肉及软组织结构性挛缩，使关节出现屈曲或内翻畸形，主动或被动关节活动均受限制，活动僵硬不适。

5．严重时关节活动过程中可闻及摩擦音，并出现关节积液。关节内有游离体时可出现关节交锁。

思路2：考虑右膝重度骨关节炎，需要通过哪些辅助检查来明确诊断？其中最主要的辅助检查是膝关节X线片。

1．X线 X线检查简便、经济、无创，是骨关节炎首选的检查方法。有研究发现，骨关节炎的X线表现甚至比临床症状更早出现。本例患者完善X线检查示右膝内侧关节间隙和髌股关节间隙变窄，关节边缘有骨赘形成，关节呈屈曲内翻畸形（图3-8-1）。

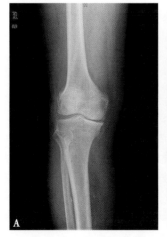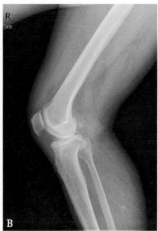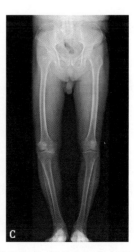

图3-8-1 膝关节正、侧位X线片和双下肢全长片，提示膝关节骨关节炎表现，并伴有屈曲内翻畸形

骨关节炎的X线表现

1. 骨关节炎首选和必选的检查是X线片。

2. 软骨早期退变时，X线片可能为阴性。但随着软骨逐渐磨损，关节间隙变窄，与类风湿关节炎均匀变窄不同，主要是负重区域变窄明显。

3. 伴随着关节间隙变窄，边缘有骨赘形成，软骨下骨硬化，在邻近关节面的松质骨内可见囊性变，有时可见游离体，关节积液时可见关节囊肿胀。

4. 晚期关节间隙基本消失，关节变形，力线偏移，可出现半脱位。

5. 一般不会出现骨性强直，但大量骨赘增生时也可能导致关节活动度完全丧失。

6. 归纳骨关节炎的X线特征性表现，主要是三点：关节间隙变窄、软骨下骨硬化和骨赘形成。

2. CT、MRI 对于骨关节炎患者而言，CT和MRI均不是必需的检查项目。当合并重度畸形和严重骨缺损时，CT三维重建对术前评估有一定价值。骨关节炎患者MRI检查可能会出现半月板撕裂、前交叉韧带损伤等影像学表现，这是骨关节炎机械性磨损所致，需与运动损伤所致的半月板和韧带撕裂鉴别，因此对于晚期的骨关节炎患者，尤其是继发关节畸形的情况下，不建议通过关节镜进行半月板和韧带修复。

3. 实验室检查 实验室检查对于骨关节炎的诊断没有临床意义，但对鉴别诊断有价值。因为骨关节炎患者通常血常规、红细胞沉降率（血沉）、C反应蛋白、类风湿因子、血尿酸、白细胞介素1（IL-1）、IL-6和降钙素原（PCT）一般都在正常范围内，当这些出现异常要考虑感染、痛风、免疫系统疾病可能。

【问题2】 根据病史、查体及上述相关检查，考虑诊断为右膝重度骨关节炎，临床上需与哪些疾病相鉴别？

思路1：骨关节炎的诊断需要根据病史、症状、体征、X线表现和实验室检查才能做出诊断。以美国风湿病学会和欧洲抗风湿病联盟制定的标准，2018年中华医学会骨科学分会关节外科学组发表了我国的骨关节炎诊疗指南，膝关节骨关节炎的诊断标准如下：

1. 近1个月内反复的膝关节疼痛。

2. X线片（站立位或负重位）示关节间隙变窄，软骨下骨硬化和/或囊性变，关节边缘骨赘形成。

3. 年龄≥50岁。

4. 晨僵<30分钟。

5. 活动时有摩擦音（感）。

满足1+2条或1+4+5条，或1+3+4+5条者，可诊断膝关节骨关节炎。

思路2：本例患者满足膝关节骨关节炎临床及放射学诊断标准中的1+2+3+4+5条，诊断膝关节骨关节炎并不复杂，但临床上常常也需要和类风湿关节炎、痛风性关节炎、强直性脊柱炎和化脓性关节炎相鉴别。

骨关节炎鉴别诊断

1. 类风湿关节炎 女性多见，年龄20~45岁，早期常有低热、乏力、贫血、消瘦等全身症状。多关节炎表现，以近端指间关节多见，其次是腕、膝、肘、踝、肩、髋关节。发作时受累关节肿胀、疼痛、活动受限，缓解后遗留功能障碍或关节畸形。20%~30%的患者有皮下类风湿结节。实验室检查示血红蛋白减少，类风湿因子阳性，活动期血沉加快。X线片上可见关节周围软组织肿胀影，骨质疏松，关节间隙狭窄，关节软骨下出现囊性破坏。

2. 痛风性关节炎 症状为发作性关节肿痛，往往与饮食有关，常见致病食物有海鲜、动物内脏等。

实验室检查血尿酸和血沉升高。

3. 强直性脊柱炎 可引起膝关节病变，鉴别要点是发病年龄轻，男性多见，早期感双侧骶髂关节及下腰部疼痛，逐渐发展至胸段和颈段脊柱强直。实验室检查血沉加快，HLA-B27 阳性。X 线片上常有骶髂关节炎表现，脊柱呈"竹节样"改变。

4. 化脓性关节炎 多见于儿童，起病前有身体其他部位感染或外伤史。起病急，有发热、畏寒、食欲减退等全身症状。关节红、肿、热、痛，不能承重，活动关节时有剧痛。白细胞计数和中性粒细胞计数增多，关节液混浊或脓性。

【问题3】 该患者确诊右膝重度骨关节炎，并继发屈曲内翻畸形，需要采取什么治疗方法？

思路1：骨关节炎的治疗方法应根据患者的年龄和疾病程度来选择，早期骨关节炎的治疗原则是缓解疼痛，延缓病变发展，应尽量采用无创的治疗方法。

1. 非药物治疗 对于初次就诊且症状不重的骨关节炎患者，非药物治疗是首选的方式，主要有减轻体重、肌力锻炼等。

2. 药物治疗 治疗骨关节炎的药物种类繁多，要根据药物疗效、作用机制和不同患者的特点选用药物。目前没有任何药物可以使骨关节炎的病程逆转和停止，药物治疗的主要目的在于控制症状，减轻患者不适，主要包括各种非甾体抗炎药和软骨保护药。

知识点

骨关节炎的药物治疗

1. 口服非甾体抗炎药（NSAIDs） 传统 NSAIDs 属于非选择性 NSAIDs，由于同时抑制了 COX-1 和 COX-2，对血小板聚集功能、胃肠道功能和肾脏功能有负面影响，不仅在外科患者中的使用常常受限，而且有消化道溃疡病史的患者要慎用。老年患者长期使用传统 NSAIDs 治疗，如果不加用胃黏膜保护剂，消化道溃疡的发生率比不服药者高 4 倍，因此引起的死亡率也增高。选择性 COX-2 抑制剂由于对 COX-1 的影响非常弱，因此对消化道、凝血功能的副作用很小，尤其适用于胃肠道不良反应危险性较高的骨关节炎患者和围手术期患者的镇痛治疗。但对于并存心血管疾病、肾功能不全的老年患者，应慎用选择性 COX-2 抑制剂。

2. 局部外用的 NSAIDs 药物 如患者因为胃肠道反应、心血管病等禁忌证而无法口服 NSAIDs 药物时，可以选择局部使用外用的 NSAIDs 药物，包括各种乳胶剂、膏剂、贴剂等。局部外用药物可迅速、有效地缓解轻 - 中度关节疼痛，但需要注意皮肤过敏等不良反应。

3. 关节腔内注射药物 主要包括糖皮质激素和玻璃酸钠。关节腔内注射可有效缓解疼痛，改善关节功能。但需要注意严格无菌操作，避免感染。糖皮质激素在关节腔内注射，起效迅速，短期缓解疼痛效果明显。但反复或长期使用会加重症状，还会增加感染的可能性。因此，不主张随意选用关节腔内注射糖皮质激素，更反对多次反复使用。玻璃酸钠关节腔内注射对于早中期骨关节炎患者效果明显，但在晚期患者中的疗效还存在争议。

4. 缓解骨关节炎症状的慢作用药物 主要包括氨基葡萄糖和双醋瑞因。该类药物在缓解骨关节炎症状、改善关节功能、延缓病程进展方面的效果还存在一定的争议，应该个性化、选择性给药。国外的最新指南对于该类药物的使用建议，也是持保留意见。

5. 抗焦虑、促睡眠药物 长期患骨关节炎的患者，往往具有焦虑情绪，睡眠质量较差。建议参考《中国髋、膝关节置换术加速康复 - 围术期疼痛与睡眠管理专家共识》，给予骨关节炎患者抗焦虑和促睡眠的药物。

6. 中成类药物 包括一些强身健骨类药物，如人工虎骨粉、金天锁等，给药方式包括外用或口服。该类药物主要在国内较为流行，有部分研究证明了其对骨关节炎的症状有一定的缓解作用。但长期作用效果还有待证实。

思路2：晚期骨关节炎的治疗原则是缓解或消除疼痛，增加关节活动范围，重建关节稳定性。因此当患者病情严重，出现持续性疼痛及明显的关节活动障碍，保守治疗无效，影响工作及生活时，应考虑外科手术治疗。

骨关节炎的外科手术治疗包括关节软骨修复术、关节镜下清理术、截骨术、关节融合术及人工关节置换术。手术指征主要为骨关节炎诊断明确的患者，且保守治疗无效，严重影响患者生活时。手术目的是减轻或消除患者疼痛症状，纠正关节畸形，恢复关节正常的力线，从而避免骨关节炎继续加重。

知识点

骨关节炎的手术治疗

1. 关节软骨修复术 采用组织工程及外科手段，恢复关节表面受损的透明软骨，达到减轻关节面磨损的目的。该方法主要适用于年轻、软骨局部剥脱受损的患者。手术方式主要包括自体骨软骨移植、软骨细胞移植和微骨折等。

2. 关节镜手术 关节镜治疗骨关节炎越来越受到争议，建议仅对早中期骨关节炎、关节腔内有游离体且有关节卡锁症状患者选择关节镜清理，如存在游离体、半月板撕裂移位、髌骨轨迹不良、滑膜病变、软骨面不适应等。

3. 关节周围截骨术 早期年龄轻、疼痛重并有对线不良的骨关节炎患者可选用关节周围截骨术，使关节的负重力线由损坏的关节间隙转移到相对正常的关节间隙，改善关节负重异常状态，达到降低骨内压，促进新的关节面形成，减轻症状的目的。手术方式包括胫骨高位截骨术（图3-8-2）和股骨髁上截骨术。

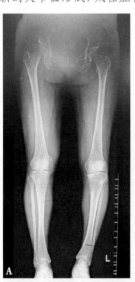
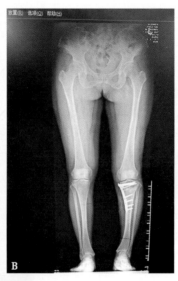
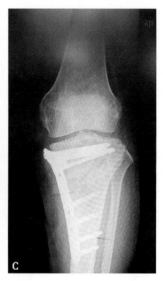

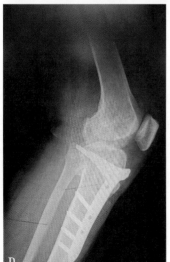

图3-8-2 胫骨高位截骨术
利用胫骨高位截骨技术来治疗膝关节骨关节炎。A. 术前双下肢全长片，提示胫骨平台内侧磨损严重，关节线内倾；B. 术后双下肢全长片，利用胫骨高位开放性截骨技术，纠正倾斜的关节线，恢复关节线至水平位置，平衡胫骨内外侧平台的应力；C、D. 术后膝关节正位和侧位X线片。

4.关节融合术 由于人工关节置换术疗效肯定，因此关节融合术目前已不再作为骨关节炎的常规治疗手段。但从恢复关节承重功能角度看，关节融合术仍有其独特的优点。关节融合术适用于单侧关节严重骨关节炎，手术后需继续从事重体力劳动的年轻患者，或活动要求不高的老年患者。

5.人工关节置换术 人工关节是矫形外科领域在20世纪取得的最重要的进展之一，目前，人工关节置换术已成为治疗严重关节病变的主要手段，被誉为20世纪骨科发展史中重要的里程碑。对于不同骨关节炎阶段的患者，可以采取不同的关节置换手术，如单侧胫股关节间室的骨关节炎，可采取单髁置换（图3-8-3）；如发展成为晚期的全间室骨关节炎，可直接行全膝关节置换（图3-8-4）。人工关节置换术主要适用于骨关节炎晚期，疼痛和功能障碍严重的老年患者，手术禁忌证包括：①全身或局部的任何活动性感染；②关节主要运动肌瘫痪或肌肉肌腱等组织破坏。

PS固定平台全
膝关节置换术
（视频）

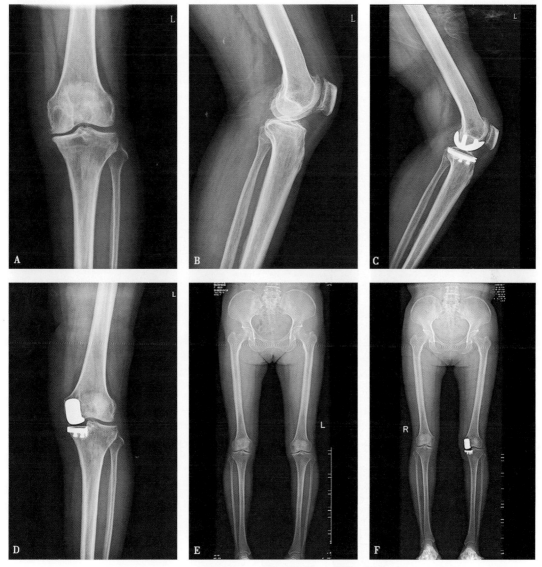

图3-8-3 早中期膝关节骨关节炎，病变位于内侧胫股间室，可采取单髁置换，修复内侧软骨磨损
A、B. 术前X线片，提示内侧胫股关节磨损严重；C、D. 采用单髁置换治疗，术后膝关节正位和侧位X线片，提示内侧关节间隙高度恢复，内外侧关节间隙受力平衡；E. 术前下肢全长片，提示左膝关节内侧间室严重磨损，但外侧间室关节间隙尚可；F. 术后下肢全长片，提示左膝关节力线恢复，内外侧关节间隙恢复高度一致。

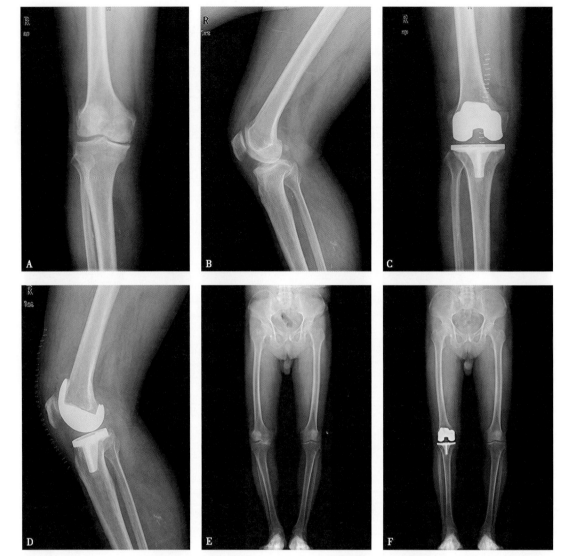

图 3-8-4 晚期骨关节炎,伴有膝关节屈曲内翻畸形,通过全膝关节置换术治疗

A、B. 术前膝关节正位和侧位片,提示膝关节关节间隙变窄,以内侧间室为甚,关节周围骨赘形成,软骨下骨硬化;C、D. 全膝关节置换术后膝关节正位和侧位片,提示假体位置良好,内外侧张力良好;E、F. 术前和术后双下肢全长片,提示术后下肢力线恢复到中立位,膝关节内外侧间室受力平衡。

【诊疗流程】

参考 2018 年中华医学会骨科学分会关节外科学组《骨关节炎诊疗指南》。

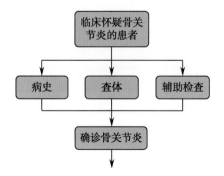

```
┌─────────────────────────────────────┐
│           基础治疗                    │
│  患者教育、运动治疗、物理治疗、行动支持治疗  │
└─────────────────────────────────────┘
              ↓
┌─────────────────────────────────────┐
│           药物治疗                    │
│  镇痛药物、关节腔注射药物、缓解症状的慢作用   │
│         药物，中成药                   │
└─────────────────────────────────────┘
              ↓
┌─────────────────────────────────────┐
│           修复性治疗                  │
│  关节镜手术、软骨修复手术、力线矫正手术      │
└─────────────────────────────────────┘
              ↓
┌─────────────────────────────────────┐
│           重建手术                    │
│      单髁置换、全膝关节置换              │
└─────────────────────────────────────┘
```

（沈　彬）

第二节　髋关节骨关节炎
hip osteoarthritis

髋关节骨关节炎（hip osteoarthritis）是髋关节软骨发生退行性病变、关节边缘和软骨下骨反应性增生、硬化，引起髋关节疼痛、活动受限和关节变形的常见疾病，又称髋关节退行性关节炎、髋关节骨关节病、髋关节肥大性关节炎等。按照病因可分为原发性和继发性两大类，原发性多发生于 50 岁以后，主要与年龄、肥胖、炎症、创伤、遗传等因素相关；继发性多由解剖形态和力学传递异常或创伤等所致，如髋关节发育不良、股骨头缺血坏死、髋臼骨折、髋关节脱位或炎症性疾病等，发病年龄相对较轻。

临床病例

患者，女性，51 岁，反复右髋疼痛 5 年，进行性加重伴跛行 1 年，休息时无疼痛，下蹲和穿袜子困难，久坐后站起时有髋关节伸直困难，活动几分钟缓解。右髋疼痛出现前，最早出现右大腿前方和膝关节上方疼痛。查体：髋关节周围无红肿，右腹股沟中点压痛，右髋伸 0°，屈曲 90°，内旋 5°，外旋 15°，右髋内旋诱发疼痛，4 字试验（+），右下肢直腿抬高试验及加强试验（−），双下肢感觉肌力正常，两次检查血沉和 C 反应蛋白正常。

知识点

髋关节骨关节炎的疼痛表现

髋关节骨关节炎常见疼痛部位：腹股沟、臀部、大转子周围、大腿与膝关节前内侧，部分患者早期仅仅表现为膝关节前内侧周围疼痛，容易误诊。

疼痛特征：活动后疼痛，久坐站起时不灵活，症状严重时患侧卧位大转子周围有疼痛。

【问题 1】 根据上述表现和体征，患者可能的诊断是什么？为了明确诊断需要进一步做哪些检查？如何区分原发性和继发性骨关节炎？

思路 1：患者为中老年女性，右髋关节周围活动疼痛，关节僵硬和活动受限，逐步加重，休息时不痛，结合查体，右髋 4 字试验阳性，最常见的疾病为髋关节骨关节炎，其他可能病因有股骨头坏死、风湿免疫疾病累及髋关节（血清阴性关节炎、类风湿关节炎等）、髋关节感染、绒毛结节性滑膜炎、髋部肿瘤等。

需要重视部分髋关节疾病患者早期症状仅仅表现为大腿远端和膝关节前方疼痛，容易误诊为膝关节疾病，可以通过分析病史和查体，仔细甄别，以免误诊。

明确诊断常规需要拍摄髋关节 X 线正侧位片,进一步行血沉、C 反应蛋白、抗环瓜氨酸肽抗体以及 CT 或 MRI 等检查,有助于与风湿免疫疾病、骨坏死、绒毛结节性滑膜炎、肿瘤等进行鉴别诊断,该患者多次血沉和 C 反应蛋白检查正常,风湿免疫疾病和感染性疾病暂不考虑。

临床表现:髋关节原发性骨关节炎多发生于老年人,主要表现为髋关节疼痛、僵硬和活动受限。起病隐匿,发展缓慢,早期多表现为活动后隐痛不适,间歇性发作,久坐后站起时髋关节有卡顿感、不灵活。疼痛程度和持续时间多受活动、寒冷、潮湿刺激而加重,随着病情进展,间歇期逐渐缩短,病程迁延数年甚至数十年。疼痛部位主要在腹股沟区、臀部、大腿与膝前内侧、股骨大转子周围。早期关节活动度可完全正常,病情加重,可出现活动受限、上下楼梯和下蹲困难,晚期甚至出现关节活动严重受限、僵直。髋关节继发性骨关节炎患者相对年轻,根据原发病的不同,可出现髋关节畸形。

查体:早期髋关节活动正常,检查可无阳性体征。加重可有髋关节内旋、外旋或屈曲活动度下降,髋关节 4 字试验(+),内旋诱发疼痛。疼痛明显、病程长的单侧髋关节骨关节炎患者常存在骨盆倾斜、患肢大腿或臀部肌肉萎缩,外观变细或变小,两侧不对称。

思路 2:对于髋关节骨关节炎患者首选的检查是髋关节正侧位 X 线片,也可加拍蛙式位、斜位 X 线片,对于髋关节原发性骨关节炎症状早期,X 线片常无明显改变。平卧位和站立位对比,站立位出现关节间隙狭窄通常是最早的特征性 X 线表现,同时常伴有股骨头和髋臼边缘骨质增生、软骨下骨质硬化,而髋关节风湿免疫疾病和炎症性疾病,增生不明显,以骨质稀疏和关节间隙对称性狭窄多见,进一步行血沉和 C 反应蛋白、MRI 检查有助于鉴别。患者有进行性间隙狭窄和关节骨质增生硬化,实验室检查血沉和 C 反应蛋白正常,骨关节炎诊断明确。

1. 影像学检查

(1) X 线检查:髋关节间隙狭窄和关节边缘骨质增生是特征性表现。随着关节软骨磨损加重,先出现站立位 X 线片非对称性关节间隙狭窄,若继续进展,平卧位 X 线片即可显示关节间隙狭窄,股骨头可变形,髋臼窝增生可导致股骨头外上移位。X 线片还可见髋臼外上缘和底部、股骨头-颈交界处骨赘增生。在髋臼顶部和股骨头负重区出现大小不等的囊性样变、软骨下骨硬化(图 3-8-5A、B、C,图 3-8-6A)。对部分需要与腰椎疾病鉴别的患者,常需要进一步行腰骶椎 X 线、CT 或 MRI 检查,排除腰骶部和骶髂关节疾病引起的髋部周围疼痛。

(2) CT 检查:可显示髋关节周围与关节内部结构变化(图 3-8-6B)、解剖形态和角度等,对髋关节严重骨缺损和关节畸形术前评估常采用 CT 检查,如严重髋关节发育不良、髋关节脱位等。

(3) MRI 检查:MRI 检查不是诊断骨关节炎的首选(图 3-8-5D),但对早期髋关节骨关节炎与股骨头坏死、结核、髋关节撞击综合征、髋臼盂唇撕裂等疾病进行鉴别诊断时具有重要价值。

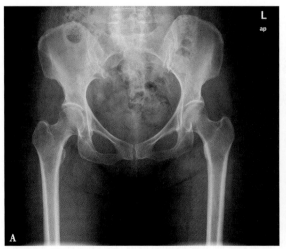
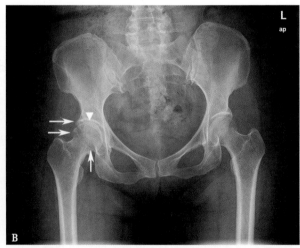

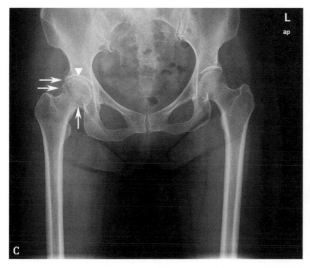
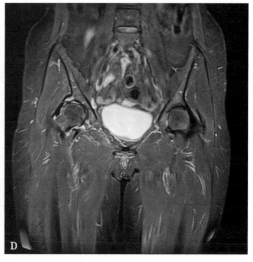

图 3-8-5　右髋关节原发性骨关节炎（女性，51 岁）

A. 正位 X 线片示双侧髋关节轻度退变，关节间隙无狭窄，右髋疼痛，注意骨盆向患侧倾斜；B. 3 年后关节间隙轻度狭窄（白色三角），骨盆向右侧倾斜更明显，髋关节周围骨赘形成（白色箭）；C. 3.5 年后，关节间隙进一步变窄（白色三角），髋臼边缘出现囊性变；D. MRI 示髋臼上缘软骨下骨质水肿，但股骨头没有坏死。

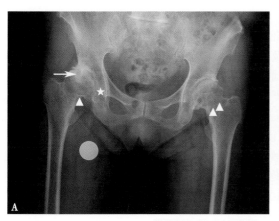
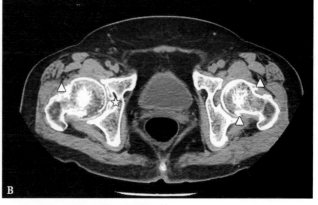

图 3-8-6　双侧髋关节继发性髋关节炎（髋关节发育不良）

A. X 线片示关节间隙狭窄、股骨头内囊性改变（白箭）、股骨头颈部增生骨赘（白色三角）、软骨下骨硬化、髋臼窝（白五角星）；B. CT 显示髋关节内结构变化，可清楚看到股骨头颈前后方（白色三角）和髋臼窝（白五角星）的骨赘。

知识点

髋关节骨关节炎影像学检查

1. 髋关节正侧位 X 线片是诊断的金标准，典型表现为关节间隙非对称性狭窄，主要为外上方，少数可出现内侧间隙狭窄；骨赘形成，常见于髋臼前上方边缘，股骨头颈交界处；髋臼顶部和股骨头负重区囊性变、软骨下骨硬化。

2. CT 和 MRI 对于髋关节骨关节炎具有一定的诊断价值，多用于鉴别诊断、术前计划或临床研究。需要注意髋关节骨关节炎常合并脊柱疾病，要详细询问病史，进行体格检查，仔细鉴别，正确诊断。

---

2. 诊断　髋关节骨关节炎根据年龄、临床症状、体征、影像学检查和相应诊断标准，容易诊断。早期髋关节骨关节炎的影像学多无明显改变（关节边缘没有骨赘，解剖形态正常），与风湿免疫疾病、股骨头坏死等其他髋关节疾病鉴别诊断存在一定困难，常需要进一步行 CT、MRI 和实验室检查，明确诊断，以制订正确的

治疗方案。2018年《中华骨科杂志》刊发了髋关节骨关节炎的诊断标准,具体如下:

知识点

髋关节骨关节炎诊断标准

1. 近1个月内反复髋关节疼痛。

2. 血沉≤20mm/h。

3. X线片示骨赘形成,髋臼缘增生。

4. X线片示髋关节间隙变窄。

满足诊断标准1+2+3条或1+3+4条,可诊断髋关节骨关节炎。

【问题2】 该患者如何治疗?

思路:骨关节炎的治疗与其病因、分期和年龄密切相关。骨关节炎没有治愈方法,原发性骨关节炎早期主要是对症治疗,控制风险因素;继发性骨关节炎及早纠正形态和力学异常,延缓或阻止骨关节炎加重,如髋臼截骨术、股骨头坏死修复术等。

骨关节炎目前没有治愈的有效方法,主要是缓解髋关节疼痛,改善关节活动度,恢复关节功能,提高患者生活质量,尽量延缓骨关节炎的发展。治疗方法分为非手术和手术两种,轻、中度骨关节炎,常采用非手术治疗;当非手术治疗无效时,疼痛无缓解、关节功能障碍或关节畸形,常需要手术治疗。

1. 非手术治疗　包括健康教育、控制体重、有氧锻炼、增强肌肉力量、物理治疗、药物治疗等,治疗原则为骨关节炎的阶梯治疗,具体方法参见膝关节骨关节炎的治疗。

2. 手术治疗　根据病情特点、年龄、职业、生活习惯及原发疾病等,选择相应的手术方法。髋关节骨关节炎的手术方式包括关节镜手术、髋关节融合术、截骨术、髋关节置换术等。

(1) 关节镜手术:关节镜手术治疗髋关节骨关节炎有严格的适应证,仅适用于盂唇病变、关节内游离体、髋关节撞击等引起髋关节疼痛的早期患者。

(2) 关节融合术:随着现代人工关节技术的进步,关节置换术后假体生存时间和关节功能都越来越好,关节融合术已很少采用。但是,对于髋关节功能严重受损的晚期髋关节骨关节炎、必须从事重体力劳动的患者或存在关节置换禁忌证,关节融合术仍能有效缓解髋关节疼痛,但术后关节活动将完全丧失。髋关节融合术时,应将髋关节融合在屈髋20°～25°、外展5°～10°、外旋10°位置(图3-8-7),便于患者术后日常活动。

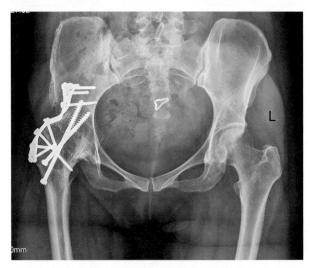

图 3-8-7　右髋关节融合术后18年X线片

(3) 截骨术:截骨术通过纠正髋关节解剖异常、改善髋关节应力,缓解髋关节疼痛,延缓骨关节炎的进展,最大限度保留患者自身关节,避免或推迟接受全髋关节置换(图3-8-8)。原发性骨关节炎起病年龄晚,并不适合行截骨手术。因此,截骨术多适用于40～50岁以下、早期、疼痛明显、继发性髋关节骨关节炎的年轻患者,如髋关节发育不良、儿童时期髋部疾病如股骨头骨骺骨软骨病(Legg-Calve-Perthes 病)和股骨头骨骺滑脱等继发早期髋关节骨关节炎,但髋臼软骨无明显退变。

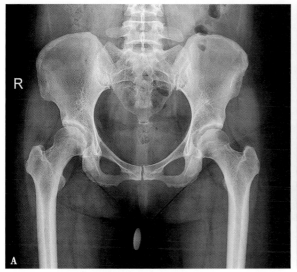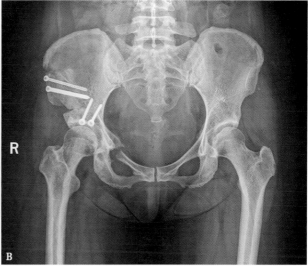

图 3-8-8 髋臼周围截骨术,髋臼的 CE 角从术前的 18°(A)纠正到术后 36°(B),术后症状缓解

(4)髋关节置换术

1)全髋关节置换术:适用于各种原因导致的晚期髋关节骨关节炎、疼痛明显、功能严重受损、经严格保守治疗无效者(图 3-8-9)。

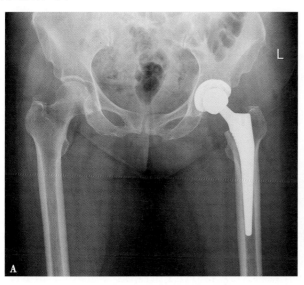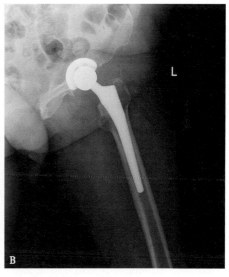

图 3-8-9 右侧全髋关节置换术后髋关节正位(A)、侧位(B)X 线片

随着人工假体设计、材料和手术技术的不断改进,如高交联聚乙烯、第四代陶瓷等关节材料、手术工具、导航技术的应用,全髋关节假体生存率大大提高,越来越多活动量大、年轻的晚期髋关节疾病患者接受全髋关节置换治疗。

人工髋关节置换手术禁忌证:①活动性感染;②神经肌肉疾病导致外展肌麻痹或无力,术后髋关节无法获得正常的行走功能;③全身其他疾病或体质弱,不能耐受手术。

2)髋关节表面置换术:采用金属 - 金属关节界面(图 3-8-10),降低磨损率,适用于年轻、股骨头和髋臼无显著变形、下肢没有明显短缩的髋关节骨关节炎。髋关节表面置换具有多方面优点:降低假体周围骨溶解等并发症;最大程度保存骨量,方便以后翻修;生物力学接近髋关节正常状态,稳定性和本体感觉好。但也存在术后残留股骨头坏死、假体松动移位、股骨颈骨折等缺点,同时体内金属离子蓄积、假体周围炎性假瘤等问题也是关注的焦点,近年来临床应用逐步减少。

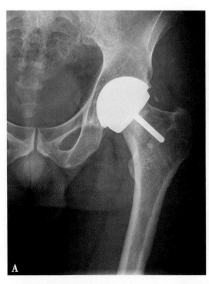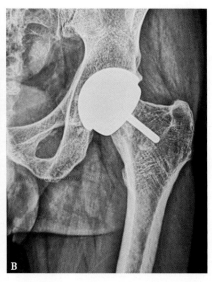

图 3-8-10 股骨颈骨折后股骨头坏死，进行表面置换，术后 1 年（A）、术后 11 年（B）的 X 线片

（阎作勤）

推荐阅读文献

[1] 中华医学会骨科学分会. 骨关节炎诊疗指南（2018 版）. 中华骨科杂志，2018，38（12）：1-11.

[2] PICORELLI A M A，HATTON A L，GANE E M，et al. Balance performance in older adults with hip osteoarthritis：A systematic review. Gait Posture，2018，65：89-99.

[3] LERCH T D，STEPPACHER S D，LIECHTI E F，et al. One-third of hips after periacetabular osteotomy survive 30 years with good clinical results，no progression of arthritis，or conversion to THA. Clin Orthop Relat Res，2017，475（4）：1154-1168.

[4] KUO A，EZZET K A，PATIL S，et al. Total hip arthroplasty in rapidly destructive osteoarthritis of the hip：a case series. HSS J，2009，5（2）：117-119.

第三节 类风湿关节炎
rheumatoid arthritis

类风湿关节炎（rheumatoid arthritis，RA）是慢性炎症性关节疾病最常见的病因。最典型的特征是对称性多关节炎和腱鞘炎、晨僵、红细胞沉降率（ESR）升高，以及血清中以免疫球蛋白为靶点的自身抗体（类风湿因子等）的出现。类风湿关节炎是一种全身性疾病，其病变可广泛存在于机体的多个组织中。由于慢性炎症对许多器官系统的影响，类风湿关节炎患者往往比同龄人更早死亡。其中最主要的是继发于炎症对心血管系统影响的早期缺血性心脏病。

据报道，类风湿关节炎在大多数人群中的流行率为 1%～3%，发病年龄在 41～60 岁达到高峰。女性患病的概率是男性的 3～4 倍。虽为全身性疾病，但症状以关节病变为主，表现为多发性和对称性关节疼痛、肿胀。初为滑膜受累，后波及肌腱、韧带等邻近结缔组织，导致关节纤维性僵直，最后累及关节软骨及软骨下骨，进而发展为骨性强直。

临床病例

患者，女性，43 岁，家庭妇女，因"双手、双腕、双膝等多关节反复疼痛，进行性加重 15 年"来院。患者 15 年前无明显诱因开始出现双手对称性指间关节疼痛，伴晨僵，活动 1～2 小时后发僵现象可逐渐缓解，上述症状时轻时重，但逐渐缓慢加剧。10 年前开始出现手指变形，7 年前开始出现双膝疼痛，活动后加剧，逐渐出现膝关节伸直受限，外翻畸形。查体：双手近指间关节和掌指关节肿胀，尺偏，双腕活动受限。双膝关节肿胀，屈曲外翻畸形。膝关节周围压痛，主被动屈伸活动诱发疼痛。外侧应力试验阳性。

【问题1】 通过上述问诊及查体，该患者的可疑诊断是什么？

思路1：该患者为中年女性，多关节肿痛，病程长，除双膝疼痛变形外，双手晨僵，近指间关节和掌指关节肿胀，尺偏，双腕活动受限，这些均提示类风湿关节炎的可能性大。

知识点

类风湿关节炎的病因及病理改变

1. 病因　目前尚未完全查明，已知的与类风湿关节炎相关的因素有：①遗传易感性；②免疫反应，可能涉及外来抗原，主要集中于滑膜组织；③关节和肌腱鞘炎症反应；④血液和关节液中类风湿因子（RF）的出现；⑤炎症过程的持续性；⑥关节软骨破坏。

2. 病理改变　主要包括滑膜炎症、微血管新生、软骨和骨组织破坏以及关节外病变。类风湿关节炎是一种全身性疾病，如果不加控制，典型病理变化可分为四个阶段。第一阶段：临床前阶段，仅有C反应蛋白（CRP）、ESR、RF升高等；第二阶段：滑膜炎及关节肿胀；第三阶段：早期关节破坏伴关节周围侵蚀；第四阶段：晚期关节破坏和畸形。

滑膜炎早期表现为血管充血，新生血管形成，滑膜细胞增生，滑膜下层多形细胞、淋巴细胞、浆细胞浸润，关节和肌腱鞘可有大量细胞渗出。虽然肿胀和疼痛，但结构的完整和功能未受到破坏，且一般认为此时的病理过程是可逆的。持续性炎症导致关节和肌腱破坏，免疫复合物沉积在滑膜和关节软骨上，增强了炎症反应，导致软骨基质的耗竭，最终导致软骨和软骨下骨的损伤。在关节表面边缘最明显的血管增生和破骨活性增加可能进一步导致软骨破坏和关节周围骨质受到侵蚀。腱鞘也发生类似的变化，炎症在肌腱的胶原束周围浸润，最终肌腱部分或完全断裂。关节破坏、关节囊拉伸和肌腱断裂共同导致关节不稳定和畸形。在任何一个关节的不同阶段的特征可以同时发生，关节和肌腱断裂造成的机械和功能影响对患者的影响最大。

另外不能忽视的是类风湿关节炎的多种关节外组织病变，这些病变可以辅助疾病的诊断，同时也要求骨科医师在治疗类风湿关节炎时具有更全面的视野。

（1）类风湿性结节：是类风湿关节炎的典型表现之一，是一种小肉芽肿病灶，结节可发生在皮下（尤其是骨突起处）、滑膜、肌腱、巩膜和许多内脏。

（2）肌肉无力：较为常见，可由于广泛性肌病或神经病变引起，但重要的是排除脊髓疾病或脊髓压迫由于椎体移位（寰枢椎半脱位）。感觉改变可能是神经病变的一部分，但局部感觉和运动功能异常也可由滑膜增厚压迫神经引起（如腕管综合征）。

（3）内脏疾病：肺、心脏、肾脏和大脑等有时会受到影响。淋巴结炎、血管炎、缺血性心脏病和骨质疏松症是常见的并发症。需要注意的是类风湿关节炎导致的炎症通常是持续的过程，当关节被严重破坏甚至是在患者接受关节置换手术以后，持续的炎症可以继续严重损害系统健康，加速其他疾病的进程，如缺血性心脏病。

知识点

类风湿关节炎的临床表现

类风湿关节炎的发病通常是潜伏性的，症状出现的时间长达数月，但有时也可突然发作。

早期：主要表现为多关节滑膜炎，伴软组织肿胀、僵硬。通常情况下，女性患者（30～40岁）会抱怨手指近端关节疼痛、肿胀和活动障碍，可伴有肌肉疼痛、疲劳、体重减轻。随着时间的推移，这些症状会"扩散"到其他部位——手腕、脚、膝和肩，出现频率按顺序递减。另一个典型的特征是"晨僵"，在一段时间不活动后，特别是在清晨起床后，全身僵硬，通常持续30分钟以上。这个事情的体征通常表现为掌指关节、近端指间关节和腕关节有对称分布的肿胀和压痛。肌腱滑膜炎常见于腕部伸肌间隙和手指屈肌鞘；当手指被动移动时，手腕或手掌背部会有增厚、压痛和握雪的感觉。如果涉及较大的关节，可出现局部皮温增高、滑膜肥大、关节内积液。运动功能常受限，但关节仍稳定，畸形少见。

晚期：关节畸形日益明显，滑膜炎的急性疼痛逐渐被进行性关节破坏的持续性疼痛所取代。关节不稳定和肌腱断裂共同导致典型的"类风湿"畸形：手指尺偏，腕关节向桡掌侧偏、膝外翻、足外翻和爪状指。这些变化可导致手指的"鹅颈样"及"纽扣指"畸形。此时关节活动受限及疼痛通常较为剧烈，约1/3的患者出现颈椎疼痛和僵硬。患者可能需要帮助梳洗、穿衣和饮食。此时也会出现关节外表现。最典型的是类风湿结节，常见的是肘后部小的具有弹性的皮下肿块，但也可能在内脏和眼睛的肌腱中出现。需要强调的是，虽然这是类风湿关节炎的典型病理特征，但仅发生在25%的患者中。其他非特异性表现包括肌肉萎缩、淋巴结病、巩膜炎、神经卡压综合征、皮肤萎缩或溃疡、血管炎和周围感觉神经病。明显的内脏疾病，如肺纤维化，则相当罕见。

思路2：结合上述病史、查体结果，考虑诊断类风湿关节炎，为进一步明确诊断，需完善下列检查。

1. 实验室检查 约30%的类风湿关节炎患者合并贫血，多为正细胞正色素性贫血。病情活动期血小板计数升高。少数情况下有白细胞计数降低，如费尔蒂综合征（Felty 综合征）。

大多数类风湿关节炎患者在活动期血沉增快及C反应蛋白升高，往往超过正常值3倍，病情缓解时可恢复正常或升高2倍以内。

类风湿因子（RF）与诸如抗核抗体（APF）、抗角蛋白抗体（AKA）、抗环瓜氨酸肽（CCP）等抗瓜氨酸化蛋白抗体一样，可以辅助对类风湿关节炎的诊断。这些抗体和RF检测如果阳性，支持早期类风湿关节炎的诊断倾向。但RF并不是类风湿关节炎独有的特异性抗体。在系统性红斑狼疮（SLE）患者可有50% RF 阳性，在其他结缔组织病如硬皮病、慢性活动性肝炎及老年人中均可有不同程度的阳性率。

知识点

抗体的种类及诊断价值

见表 3-8-1。

表 3-8-1 抗体的种类及诊断价值

抗体类型	敏感性 /%	特异性 /%
抗核周因子抗体（APF）	49～91	73～99
抗角蛋白抗体（AKA）	36～59	88～99
抗聚丝蛋白抗体（ACA）	41	99
抗环瓜氨酸肽抗体（CCP）	68	98
抗突变型波形蛋白抗体（MCV）	70	91
抗瓜氨酸化纤维蛋白原抗体（ACF）	61～75	85～98
抗病毒瓜氨酸化多肽抗体（VCP）	45	95

本例患者实验室检查：血常规示血红蛋白89g/L，血象不高，血沉升高3倍，CRP升高2倍，RF、AKA、CCP均阳性。

2. 影像学检查

（1）X线检查：早期X线表现为关节周围软组织肿胀及关节附近骨质疏松，随病情进展可出现关节面破坏、关节间隙均匀狭窄、关节融合或脱位。本例患者完善膝关节 X 线片示关节间隙均匀狭窄,软骨下骨虫蚀样改变;关节出现屈曲及外翻畸形,关节周围骨赘增生不明显(图3-8-11)。

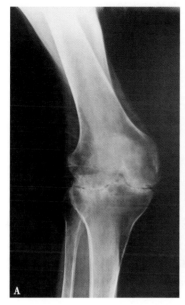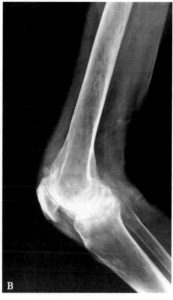

图 3-8-11 本例患者 X 线片

A. 膝关节内外侧间隙均匀狭窄,骨质疏松表现,软骨下骨侵蚀,关节出现外翻畸形;B. 关节面破坏,髌股关节间隙狭窄。

知识点

类风湿关节炎 X 线表现及分期

Ⅰ期,正常或骨质疏松。

Ⅱ期,骨质疏松,有轻度关节面下骨质侵袭或破坏,关节间隙轻度狭窄。

Ⅲ期,关节面下明显的骨质侵袭和破坏,关节间隙明显狭窄,关节半脱位畸形。

Ⅳ期,上述改变合并有关节纤维性或骨性强直。胸部 X 线片可见肺间质病变、胸腔积液等。

---

(2)磁共振成像(MRI)检查:MRI 在显示关节病变方面优于 X 线片,近年已越来越多地应用到类风湿关节炎的诊断中。MRI 可显示关节炎性反应初期出现的滑膜增厚、骨髓水肿和轻度关节面侵蚀,有助于类风湿关节炎的早期诊断。

(3)超声:高频超声能清晰显示关节腔、关节滑膜、滑囊、关节腔积液、关节软骨厚度及形态等,彩色多普勒血流成像(color Doppler flow imaging,CDFI)和彩色多普勒能量图(color doppler energy image,CDE image)能直观地检测关节组织内血流的分布,反映滑膜增生的情况,并具有很高的敏感性。超声检查还可以动态判断关节积液量的多少和距体表的距离,用以指导关节穿刺及治疗。

3. 特殊检查

(1)关节穿刺术:对于有关节腔积液的关节,关节液的检查包括关节液培养、类风湿因子检测、抗 CCP 抗体检测、抗核抗体等,并做偏振光检测鉴别痛风的尿酸盐结晶。

(2)关节镜及关节滑膜活检:对类风湿关节炎的诊断及鉴别诊断很有价值,对于单关节难治性的类风湿关节炎有辅助的治疗作用。

【问题2】 根据病史、查体及上述相关检查,患者考虑诊断双膝类风湿关节炎继发屈曲外翻畸形,临床上需与哪些疾病相鉴别?

思路1:如本例患者,早期表现多样,症状隐匿,导致早期诊断不易。目前,对于类风湿关节炎的诊断,各国有不同的标准。1987 年美国风湿病学会提出了经过修改的诊断标准,许多国家都采用这一标准,有利于本病的早期诊断。此诊断标准中,类风湿因子和影像学表现均不是必要条件。

知识点

美国风湿病学会类风湿关节炎诊断标准

1. 晨僵至少 1 小时,持续至少 6 周。
2. ≥3 个关节肿胀,持续至少 6 周。
3. 腕关节、掌指关节、近端指关节肿胀,持续至少 6 周。
4. 对称性(指左右两侧)关节肿胀。
5. 手、腕 X 线片具有典型类风湿关节炎改变(须包括侵蚀及骨质脱钙)。
6. 类风湿结节(骨突起和关节周围皮下)。
7. 类风湿因子(RF)阳性(在健康人中 RF 阳性率<5%)。
注意:以上七项中至少有四项(其中 1~4 项至少持续 6 周)才可确诊。

思路 2:本例患者血沉升高 3 倍,CRP 升高 2 倍,这是类风湿关节炎由于自身疾病特点,反映体内炎症的指标会升高,但血沉和 CRP 通常升高在 2~3 倍。如果过高,提示此阶段疾病活跃,也可能是合并感染,而且本例患者膝关节 X 线表现为关节面模糊、虫蚀样骨破坏。临床上更易与关节感染如膝关节结核混淆。但关节结核通常单关节发病,而类风湿关节炎是全身性疾病,临床上也常应用非甾体抗炎药、激素和免疫抑制剂(如环磷酰胺等)控制类风湿病情,如果血沉和 C 反应蛋白逐渐下降,则可排除感染的可能。

银屑病关节炎的多关节炎型与类风湿关节表现类似。但银屑病关节炎有特征性银屑病皮疹或指甲病变,或伴有银屑病家族史。常累及远端指间关节,早期多为非对称性分布。

另外,类风湿关节炎应与风湿性关节炎相鉴别。

知识点

类风湿关节炎的鉴别诊断

1. 膝骨性关节炎 较少累及掌指、指间及腕关节,X 线片显示骨赘增生明显,通常单侧间隙变窄。
2. 银屑病关节炎 是与银屑病相关的炎性关节病,有相关病史或家族史,常累及远指间关节,早期多为非对称性分布,血清类风湿因子等抗体为阴性。
3. 风湿性关节炎 好发于青少年,病前常有畸形,扁桃体炎或咽喉炎,被认为与人体溶血性链球菌感染密切相关。有游走性大关节疼痛,但不遗留关节畸形。
4. 强直性脊柱炎 这主要是一种骶髂关节和椎间关节的炎症性疾病,引起背部疼痛和进行性僵硬;但也可能累及周围关节。

【问题 3】 该患者确诊类风湿关节炎,膝关节屈曲外翻畸形,需要采取什么治疗方法?

类风湿关节炎患者,全身多关节累及,目前膝关节是主要的负重关节,受累明显,畸形严重,考虑采取何种治疗方法前需要明确患者自身的身体情况,对功能进行分级。

知识点

类风湿关节炎功能分级标准

Ⅰ级:能完成日常生活(能自由活动)。
Ⅱ级:能从事正常活动,但有 1 个或多个关节活动受限或不适(中度受限)。
Ⅲ级:只能胜任一般职业性任务或自理生活中的一部分(显著受限)。
Ⅳ级:大部分或完全丧失自理能力,需要长期卧床或依赖轮椅,很少或不能生活自理(卧床或轮椅)。

类风湿关节炎没有治愈的方法。然而，随着治疗技术的进步，治疗方法发生了革命性的变化，治疗结果也有了显著的改善。医学治疗的指导原则是迅速和积极地减轻炎症。目前推荐多学科治疗团队参与治疗，包括风湿科医师、骨科医师、物理治疗师、职业治疗师、矫形师。治疗目的主要是：①缓解疼痛、抑制炎症、消除肿胀；②延缓疾病进展，保护关节功能和防止畸形；③矫正关节畸形，改善肢体功能。

类风湿关节炎的治疗包括非手术治疗和手术治疗，非手术治疗包括药物治疗、健康教育和康复治疗。

思路1：非手术治疗，适用于功能分级Ⅰ级患者。

非手术治疗的目标是尽快控制炎症。这需要使用皮质类固醇来快速起效（最初可口服30mg泼尼松龙或肌内注射120mg甲泼尼龙）。随后类固醇用量应迅速减少，以防止激素相关的副作用。此外应同时使用改善病情抗风湿药物（DMARDs）。现在的首选是甲氨蝶呤（MTX），剂量为每周10～25mg，可单独使用或与磺胺嘧啶和羟氯喹联合使用。如果甲氨蝶呤不耐受，也可以考虑来氟米特。金和青霉胺现在很少使用。如果DMARDs效果不令人满意，需尽快使用生物制剂，如肿瘤坏死因子（TNF）抑制剂、英夫利西单抗、依那西普和阿达木单抗。

另外可使用非甾体抗炎药（NSAID）控制疼痛和僵硬，通过锻炼维持肌肉张力和关节活动。长时间的休息和制动会导致肌力下降，导致预后更差。其他措施还包括关节和腱鞘内注射长效皮质类固醇，应用时需注意防止穿刺感染。

知识点

类风湿关节炎药物治疗

方案应个体化，药物治疗主要包括非甾体抗炎药、慢作用抗风湿药、免疫抑制剂、免疫和生物制剂及植物药等。

1. 非甾体抗炎药　有抗炎、止痛、解热作用，是类风湿关节炎治疗中最为常用的药物，适用于活动期等各个时期的患者。常用的药物包括双氯芬酸、萘丁美酮、美洛昔康、塞来昔布等。

2. 抗风湿药（DMARDs）　又被称为二线药物或慢作用抗风湿药物。常用的有甲氨蝶呤，口服或静脉注射；柳氮磺吡啶，从小剂量开始，逐渐递增，以及羟氯喹、来氟米特、环孢素、金诺芬、白芍总苷等。

3. 云克　即锝（^{99}Tc）亚甲基双膦酸盐注射液，是一种非激发状态的同位素，治疗类风湿关节炎缓解症状起效快，不良反应较小。静脉用药，10天为1个疗程。

4. 糖皮质激素　激素不作为治疗类风湿关节炎的首选药物。但在下述4种情况可选用激素：①伴随类风湿血管炎，包括多发性单神经炎、类风湿肺及浆膜炎、虹膜炎等；②过渡治疗，在重症类风湿关节炎患者可用小量激素快速缓解病情，一旦病情控制，应首先减少或缓慢停用激素；③经正规慢作用抗风湿药治疗无效的患者可加用小剂量激素；④局部应用，如关节腔内注射可有效缓解关节的炎症。总原则为短期小剂量（10mg/d以下）应用。

5. 生物制剂　对于治疗难治性类风湿关节炎意义重大。

(1) 英夫利西单抗（infliximab）：也称TNF-α嵌合性单克隆抗体。临床试验已证明对甲氨蝶呤等治疗无效的类风湿关节炎患者用英夫利西单抗可取得满意疗效。近年来强调早期应用的效果更好。静脉给药，每间隔4周重复1次，通常使用3～6次为1个疗程。需与甲氨蝶呤联合应用，抑制药物抗体的产生。

(2) 依那西普（etanercept）：人重组TNF受体p75和IgG Fc段的融合蛋白。依那西普治疗类风湿关节炎和强直性脊柱炎（AS）疗效肯定，耐受性好。目前国内有恩利及益塞普两种商品剂型。

(3) 阿达木单抗（修美乐）：针对TNF的全人源化的单克隆抗体，不易诱导抗抗体的产生。

(4) 抗B细胞治疗越来越受到重视。

(5) 抗CD20单抗利妥昔单抗（rituximab）：治疗类风湿关节炎取得了较满意的疗效，利妥昔单抗也可与环磷酰胺或甲氨蝶呤联合用药。

6. 中药、植物药　目前，已有多种用于类风湿关节炎的植物药，如雷公藤、白芍总苷、青藤碱等。部分药物对治疗类风湿关节炎具有一定的疗效，但作用机制需进一步研究。

思路2：手术治疗。

手术治疗的前提是经过了正规的保守治疗，效果不明显，或者存在较明显的关节畸形，严重影响生活质量，为改善功能可以进行手术，适用于功能分级Ⅱ级、Ⅲ级或Ⅳ级的患者。对于本例患者来说，目前双膝关节已出现明显屈曲外翻畸形，行走和站立均受限，保守治疗对于矫正关节畸形状态、提高活动能力作用有限，考虑行全膝关节置换术，提高其生活治疗。

知识点

类风湿关节炎手术治疗

1. 滑膜切除术 对于经积极正规的内科治疗仍有明显关节肿胀及滑膜增厚，通过微创的关节镜手术滑膜清理，可改善患者的症状，减轻关节的炎症。辅助术前、术后规范的药物治疗以避免复发。

2. 关节置换手术 对于软组织条件良好，关节变形且症状明显的患者可以考虑行人工关节置换。

3. 关节融合术 随着人工关节置换术的成功应用，已经很少使用关节融合术。但对于晚期关节炎、关节破坏严重、软组织条件不好的患者，可行关节融合术。此外，关节融合术还可作为关节置换术失败的挽救手术。

【问题4】 类风湿关节炎患者的预后如何？

思路：类风湿关节炎的疾病进程变化很大，因此在患者初诊时很难预测其预后。但类风湿因子高、关节周围侵蚀、类风湿结节、严重肌肉萎缩、关节挛缩和伴发血管炎是不良预后信号。从整体来看，女性的预后稍差。如果没有有效的治疗，大约10%的患者在活动性滑膜炎首次发作后病情稳定好转；60%的患者疾病活动期和缓解期交替进行，在多年后病情进展逐渐缓慢下降；20%的患者关节有严重侵蚀，且往往在头5年内就变得很明显；10%的患者最终完全残疾。此外，预期寿命通常减少5~10年，原因大多是早发的缺血性心脏病，但早期积极的治疗可以降低发病率和死亡率。

【诊疗流程】

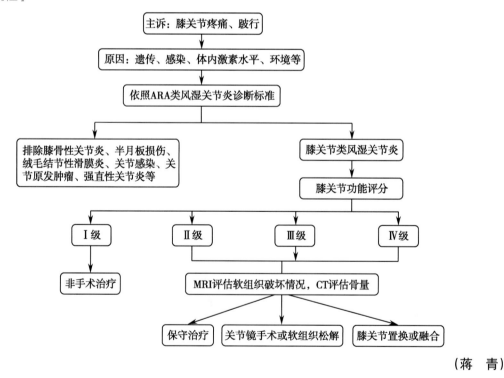

（蒋 青）

推荐阅读文献

[1] KENNEDY T，MCCABE C，STRUTHERS G，et al. BSR guidelines on standards of care for persons with rheumatoid arthritis. Rheumatology（Oxford），2005，44（4）：553-556.

[2] SCOTT D L，KINGSLEY G H. Tumor necrosis factor inhibitors for rheumatoid arthritis. N Engl J Med，2006，355（7）：704-712.

第四节 痛风性关节炎
gouty arthritis

临床病例

患者,男性,42岁,因"右膝疼痛4年,加重伴跛行5天"入院。既往外院曾诊断高尿酸血症,未规律服药。查体:右膝轻度肿胀,内外侧关节间隙压痛,外侧明显。双膝主被动屈伸活动诱发疼痛,伸−5°,屈90°。X线片示右膝关节间隙变窄,边缘少量骨赘形成,右股骨外侧髁边缘可见骨破坏影(图3-8-12)。

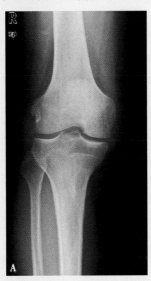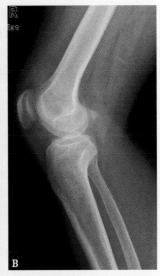

图3-8-12 右膝正(A)、侧位(B)X线片

尿酸是嘌呤代谢的最终产物,如果嘌呤代谢长期障碍,血尿酸增高,将引起痛风。如果患者无临床症状,仅血尿酸浓度异常增高,临床上称为高尿酸血症。痛风性关节炎就是血液中尿酸浓度达到饱和,尿酸盐结晶析出,沉积在关节囊、滑囊、软骨、骨质和其他组织中而引起病损及炎性反应,其多有遗传因素,好发于40岁以上男性,多见于第一跖趾关节,也可发生于其他较大关节,尤其是踝部与足部关节。

【问题1】 该患者可能的诊断是什么? 病因是什么? 应与哪些疾病鉴别?

思路1:患者右膝关节疼痛反复发作,无明确外伤病史,最近一次发病病程5天,该患者既往高尿酸血症病史,结合体格检查及影像学检查,考虑痛风性关节炎可能性大。

痛风发生的关键原因是血尿酸长期增高,本质是尿酸合成增加,排泄障碍。参与促进人体内尿酸合成的酶有5-磷酸核酸-1-焦磷酸合成酶、腺嘌呤磷酸核苷酸转移酶、磷酸核糖焦磷酸酰胺转移酶和黄嘌呤氧化酶;抑制尿酸合成的酶有次黄嘌呤-鸟嘌呤核苷转移酶。如果这些酶活性发生异常,促进尿酸合成酶的活性增强,抑制尿酸合成酶的活性减弱等,将导致尿素合成增加。如果由于各种因素导致肾脏排泄尿酸发生障碍,尿酸将在血液中聚积,产生高尿酸血症。高尿酸血症如长期存在,尿酸将以尿酸盐结晶的形式在关节、肌腱内及其周围沉积,造成痛风性关节炎。

知识点

尿酸合成代谢主要来源

尿酸合成代谢主要来源于两个方面:

(1)内源性尿酸:体细胞内蛋白质分解代谢产生核酸和其他嘌呤类化合物,经酶催化合成。

(2)外源性尿酸:人摄入食物中所含的嘌呤类化合物、核酸及核蛋白成分,经过消化与吸收后,在酶的作用下生成外源性尿酸。

高尿酸血症如长期存在，尿酸将以尿酸盐结晶的形式在关节、肌腱内及其周围沉积，造成痛风性关节炎。

思路2：患者关节破坏明显，病程4年，不能排除如类风湿关节炎、银屑病关节炎、骨关节炎等可能。

> **知识点**
>
> **痛风性关节炎的鉴别诊断**
>
> 1. **类风湿关节炎**　中年女性多见，常累及双手掌指关节及近端指间关节，多呈对称性发病，关节周围软组织梭形肿胀，有明显的局限性骨质疏松。关节间隙早期即出现变窄甚至融合，常伴有关节边缘侵蚀性破坏。类风湿因子阳性，血尿酸正常，无痛风结节。
>
> 2. **焦磷酸盐沉积症**　该病多是由于焦磷酸钙沉积引起的急性关节炎，可产生类似痛风的临床症状，X线片上可见累及多个关节软骨、纤维软骨及关节旁钙化。痛风性关节炎所引起的钙化只侵犯1～2个关节软骨。该病好发于腕、掌指关节及膝关节等，易出现关节间隙狭窄、软骨下骨质硬化、囊变及关节面塌陷。血尿酸水平正常。
>
> 3. **银屑病关节炎**　X线表现与痛风性关节炎类似，且该病易出现高尿酸血症，因而有时出现鉴别困难的情况。银屑病关节炎多出现四肢小关节进行性破坏，关节边缘骨膜增生，第一拇指关节为其特有的好发部位。有银屑病感染史。
>
> 4. **退行性骨关节病**　老年人多见，多骨关节发病，关节边缘增生硬化，关节间隙变窄，关节面下可有小囊状骨密度减低区。无关节骨皮质侵蚀和皮质下囊性骨质缺损，多见于远端指间关节。

【问题2】 为明确诊断还应询问哪些病史？进行什么检查？

思路1：痛风性关节炎发病一般无先兆，轻度外伤、暴食高嘌呤食物、过度饮酒、手术、疲劳、情绪紧张、内科急症（如受凉、感染、血管阻塞）等均可能诱发急性发作。因此应主动询问其最近饮食情况及是否存在外伤、吸烟、饮酒等隐患因素。

> **知识点**
>
> **痛风性关节炎分期**
>
> 痛风性关节炎通常分为3期。
>
> 1. **急性关节炎期**　发病前没有任何先兆，多在夜间突然发病，受累关节剧痛，首发关节常累及第一跖趾关节，其次为踝、膝关节等。局部体征类似于急性关节感染，有红、肿、热、痛表现。全身表现包括发热、心悸、寒战、不适，以及白细胞计数增多。关节红、肿、热、痛，全身无力、发热、头痛等，可持续3～11天。若未经治疗可持续数周。最后局部症状和体征消退，关节功能恢复。
>
> 2. **间歇期**　无症状间歇期长短差异很大，为数月或数年，随病情反复发作，逐渐进展，间歇期越来越短，病变关节增多，逐渐转成慢性关节炎。
>
> 3. **慢性关节炎期**　由急性发病转为慢性关节炎期需十余年，关节出现永久性破坏，表现为僵硬畸形、运动受限。30%左右患者可见痛风石和发生肾脏并发症，以及输尿管结石等。晚期有高血压、肾和脑动脉硬化、心肌梗死。少数患者死于肾衰竭和心血管意外。

思路2：尿酸盐易在小关节内及其附近沉积，引起慢性炎症反应和软骨、骨质破坏。在疾病早期放射学检查仅见到与临床相符的软组织肿胀。晚期慢性痛风伴痛风石的典型放射学特征是囊性变、边界清晰的骨侵蚀伴边缘硬化（骨性边缘）及软组织包块。已在开展超声、CT和MRI的研究，这些影像学检查可能对早期改变更敏感。痛风性关节炎影像学检查无特异性，实验室研究对于诊断痛风性关节炎有重要意义。

实验室检查如下：

1. **血常规和血沉检查**　急性发作期外周血白细胞计数升高，通常为$(10\sim20)\times10^9/L$，很少超过$20\times10^9/L$。中性粒细胞比例相应升高。肾功能下降者，可有轻、中度贫血。血沉增快，通常小于60mm/h。

2. 尿常规检查 早期通常无异常,病情迁延累及肾脏者,可有蛋白尿、血尿、脓尿,偶见管型尿;并发肾结石者,可见明显血尿,亦可见酸性尿石排出。

3. 血尿酸测定 急性发作期绝大多数患者血尿酸含量升高,缓解期间可以正常。

知识点

痛风患者血清酸含量不高的原因

2%~3% 患者呈典型痛风发作而血清尿酸含量水平不高。原因可能是:①中心体温和外周关节温度梯度差较大;②机体处于应激状态,分泌较多肾上腺皮质激素,促进血清尿酸排泄,而远端关节内尿酸钠含量仍相对较高;③已用排尿酸药或皮质激素治疗的影响。

---

4. 尿尿酸测定 在无嘌呤饮食及未服用影响尿酸排泄药物的情况下,正常男性成人 24 小时尿尿酸总量不超过 3.54mmol（600mg/24h）。原发性痛风患者 90% 尿尿酸排出小于 3.54mmol/24h。故尿尿酸排泄正常,不能排除痛风,而尿尿酸大于 750mg/24h,提示尿酸产生过多,尤其是非肾源性继发性痛风,血尿酸升高,尿尿酸亦同时明显升高。

5. 关节腔穿刺检查 急性痛风性关节炎发作时,肿胀关节腔内可有积液,可穿刺抽取滑液检查,具有极其重要的诊断意义。即使在无症状期,亦可在许多关节找到尿酸钠结晶,这是确诊本病的金标准。95% 以上急性痛风性关节炎滑液中可发现尿酸盐结晶。

6. 痛风石活检 对于形成痛风石的患者,还可进行活检或穿刺吸取其内容物,或从皮肤溃疡处采取分泌物涂片查尿酸盐结晶,阳性率极高。

【问题3】 明确诊断后如何进行治疗?

思路 1:关于痛风诊断国内尚无统一标准,但根据典型临床表现、实验室检查和治疗反应不难诊断。慢性痛风性关节炎的诊断,需要认真鉴别,并应尽可能取得尿酸盐结晶作为依据,此为确诊金标准。

知识点

美国风湿病学会关于急性痛风性关节炎的分类标准（1977 年）

1. 滑囊液中查见特异性尿酸盐结晶。
2. 痛风石经化学方法或偏振光显微镜检查,证实含有尿酸钠结晶。
3. 具备下列临床、实验室和 X 线征象等 12 项中 6 项者:
(1) 1 次以上的急性关节炎发作。
(2) 炎症表现在 1 天内达到高峰。
(3) 单关节炎发作。
(4) 患病关节皮肤呈暗红色。
(5) 第一跖趾关节疼痛或肿胀。
(6) 单侧发作累及第一跖趾关节。
(7) 单侧发作累及跗骨关节。
(8) 有可疑的痛风石。
(9) 高尿酸血症。
(10) X 线显示关节非对称性肿胀。
(11) X 线摄片示骨皮质下囊肿不伴骨质侵蚀。
(12) 关节炎症发作期间关节液微生物培养阴性。

痛风性关节炎诊断标准现多采用 1977 年美国风湿病学会推荐的标准。在此基础上,2006 年及 2011 年欧洲抗风湿病联盟（EULAR）亦有诊断推荐。从上述诊断依据可知,并非所有痛风性关节炎一定有血尿酸增高,约 20% 的痛风性关节炎急性发作期无血尿酸增高。2006 年 EULAR 强调:①尿酸盐结晶阳性有确定

诊断价值；②典型关节炎及痛风石的出现对痛风诊断有最高的临床价值；③高尿酸血症是痛风的主要危险因素，并可能成为有用的诊断标志（尽管有的痛风患者可能在某个时期血尿酸正常）。此外，对于无尿酸盐结晶证据的急性痛风性关节炎的诊断可参考以下特点：急性发作，典型部位（如跖趾或跗骨关节炎），特殊型单关节炎，自限性，秋水仙碱在 48 小时内生效，1 周内不复发，无关节功能及解剖异常，病程中可有血尿酸增高。

思路 2：痛风性关节炎的本质是高尿酸血症的长期存在所致。因此，本病的治疗首要是预防高尿酸血症。

知识点

高尿酸血症预防措施

1. 避免高嘌呤食物摄入，如动物内脏和脑。限制高脂食物，戒酒。
2. 适当锻炼身体，增强抗病能力，避免劳累，保持心情舒畅，及时消除紧张情绪。
3. 急性期患者应卧床休息，抬高患肢，局部固定冷敷 24 小时后可热敷，注意避寒保暖，宜大量饮水迅速中止急性发作。
4. 有痛风家族史的男性应经常检查血尿酸，如有可疑，即给予预防性治疗。
5. 为了防止复发，可长期服用小剂量秋水仙碱，也可服用小剂量丙磺舒。
6. 若有高血压、肾炎、肾结石等合并症者均应予以适当治疗。
7. 局部破溃者，可按一般外科处理。

思路 3：所有痛风患者都需要摄入大量液体，建议 >2 000ml/d。服用小苏打或柠檬酸三钠 5g，每日 3 次，临睡前服用乙酰唑胺 50mg，以碱化尿液。要注意避免尿液过碱化，因为这可能促进草酸钙结晶沉积。肥胖患者在痛风静止期应设法减肥，正常皮肤区域的巨大痛风石可以手术切除，其他痛风石均应通过适当降低血尿酸治疗缓慢解决，为使肾结石崩解可考虑使用体外超声波碎石术。

1. 急性期治疗　急性发作时秋水仙碱的疗效一般都很显著，通常于治疗后 12 小时症状开始缓解，36～48 小时内完全消失。秋水仙碱的用法及剂量是每 2 小时口服 1mg，持续至出现胃肠道反应如腹泻或急性症状缓解为止。对一次急性发作给予的剂量在 48 小时内不可超过 7mg。如果胃肠道反应严重，不能耐受，也可经静脉给药，用 0.9% 氯化钠溶液将秋水仙碱 1mg 稀释到 20ml，缓慢注射（>2 分钟），24 小时内用量不得超过 2mg。预防性口服秋水仙碱同时给予静脉注射秋水仙碱可引起严重的骨髓抑制，甚至死亡。秋水仙碱引起的腹泻可造成严重的电解质紊乱，尤其在老年人可导致严重后果，临床中应密切关注。

急性痛风口服 NSAIDs 对缓解症状有效。单一大关节痛风发作，可行关节穿刺，抽关节炎送检，随后注入激素也可控制痛风急性发作。多关节发作时，也可短期应用泼尼松，如 20～30mg/d。偶尔需联合应用几种药物治疗痛风急性发作。

2. 间歇期的治疗　间歇期治疗的主要目的为降低血尿酸水平，预防再次急性发作。可以每日口服小剂量秋水仙碱 0.6mg，根据病情每日 1～3 次。当发现急性发作的第一征兆时，立即额外服用一次秋水仙碱 1～2mg，常能有效抑制痛风发作。注意长期服用秋水仙碱可引起神经病变或肌病。

凡是具有痛风石，血清尿酸盐浓度长期 >0.53mmol/L（>9mg/dl）或者血清尿酸浓度虽然轻度升高但有持续的关节症状或肾功能受损者，都是降低血清尿酸盐治疗的指征。无论是用促进尿酸排泄药物来增加尿酸排泄，还是用别嘌醇阻断尿酸合成，均可使血清内尿酸盐浓度下降到正常范围并长期维持下去，从而防止发生上述关节损伤。

知识点

降血尿酸治疗

1. 促进尿酸排泄　口服丙磺舒（500mg，片剂）或磺吡酮（100mg，片剂）均可，1/2 片，每日 2 次，开始可逐渐增加至 4 片，每日 1 次。磺吡酮比丙磺舒作用强，但毒性也大。阿司匹林、水杨酸钠等解热镇痛药物有对抗上述两种药物的作用，影响尿酸排泄，应避免使用。对乙酰氨基酚具有与水杨酸类似的镇痛作用，却不影响尿酸排泄。

2. 用别嘌醇 200～600mg/d（分次用）抑制尿酸合成，同样也能控制血清尿酸浓度。从小剂量开始逐渐加量直至尿酸水平接近 0.26mmol/L（4.5mg/dl）。该药除能阻断尿酸形成酶的作用（黄嘌呤氧化酶）之外，还能纠正嘌呤的过度合成。其不良反应主要有轻度胃肠道不适、潜在危险性的皮疹、肝炎、血管炎和白细胞减少。

在静止期，控制高尿酸血症开始时必须每日并用秋水仙碱或 NSAIDs 治疗，这是因为控制高尿酸血症的各种疗法在开始几周或几个月内易引起痛风急性发作，定期检查血清尿酸浓度有助于评价药效。根据能否有效降低血清尿酸浓度，来调节药物的种类与剂量，痛风石需要数月乃至数年才能溶解，应维持血清尿酸水平 <0.26mmol/L（<4.5mg/dl）。

（王文波）

推荐阅读文献

[1] 戴尅戎，裴福兴. 中华骨科学：关节外科卷. 北京：人民卫生出版社，2014.

[2] ANTHONY S F. Harrison's Rheumatology. 3rd ed. New York: McGraw-Hill Education，2013.

[3] UNDERWOOD M. Diagnosis and management of gout. BMJ，2006，332（7553）：1315-1319.

[4] BASHA B，RAO D S，HAN Z H，et al. Osteomalacia due to vitamin D depletion: a neglected consequence of intestinal malabsorption. Am J Med，2000，108（4）：296-300.

[5] LEACH R J，SINGER F R，ROODMAN G D. The genetics of Paget's disease of the bone. J Clin Endocrinol Metab，2001，86（1）：24-28.

[6] HASLAM S I，VAN HUL W，MORALES P A，et al. Paget's disease of the bone: evidence for susceptibility locus on chromo-some18q and for genetic heterogeneity. J Bone Miner Res，1998，13（6）：911-917.

[7] KREMER M A，FRUIN A，LARSON T C，et al. Vertebroplasty in focal Paget's disease of the spine. Case report. J Neurosurg，2003，99（1 Suppl）：110-113.

[8] TIEGS R D，LOHSE C M，WOLLAN P C，et al. Long term trends in the incidence of Paget's disease of bone. Bone，2000，27（3）：423-427.

[9] MELTON L J，TIEGS R D，ATKINSON E J，et al. Fracture risk among patients with Paget's disease: a population-based cohort study. J Bone Miner Res，2000，15（11）：2123-2128.

[10] ALVAREZ L，RICOS C，PERIS P，et al. Components of biological variation of biochemical markers of bone turnover in Paget's bone disease. Bone，2000，26（6）：571-576.

[11] PERIS P，ALVAREZ L，MONEGAL A，et al. Effect of surgical menopause and Paget's disease of bone on the isomerization of type I collagen carboxyterminal telopeptide: evolution after antiresorptive therapy. J Bone Miner Metab，2002，20（2）：116-120.

[12] SHELDON P J，FORRESTER D M，LEACH T J. Imaging of intraarticular masses. Radiographics，2005，25（1）：105-119.

[13] SURESH E. Diagnosis and management of gout: a rational approach. Postgrad Med J，2005，81（959）：572-579.

[14] RAIKIN S，COHN B T. Intraosseous gouty invasion of the talus. Foot Ankle Int，1997，18（7）：439-442.

[15] KIM K Y，SCHUMACHER H R，HUNSCHE E，et al. A literature review of the epidemiology and treatment of acute gout. Clin Ther，2003，25（6）：1593-1617

[16] LIOTE F. Hyperuricemia and gout. Curr Rheumatol Rep，2003，5（3）：227-234.

[17] ARROMDEE E，MICHET C J，CROWSON C S，et al. Epidemiology of gout: is the incidence rising. J Rheumatol，2002，29（11）：2403-2406.

[18] CHOI H K，MOUNT D B，REGINATO A M. Pathogenesis of gout. Ann Intern Med，2005，143（7）：499-516.

[19] 吕厚山. 关节炎外科学. 北京：人民军医出版社，2002.

第五节 创伤后关节炎
post-traumatic arthritis

创伤后关节炎又称外伤性关节炎、损伤性骨关节炎，它是由创伤引起的以关节软骨的退化变性和继发的关节周围骨质增生为主要病理变化，以关节疼痛、活动障碍为主要临床表现的一种疾病。任何年龄组均可发病，但以青壮年多见，多发于创伤后、承重失衡及活动负重过度的关节。美国统计数据表明每年因创伤后关节炎而产生的医疗费用高达30亿美元。退行性骨关节炎患者进行关节置换或关节融合可取得良好的临床疗效，但创伤后关节炎与此不同，其受累人群大部分为年轻患者，上述治疗方法并不能完全适用于创伤后关节炎。

临床病例

患者，男性，48岁，因"右胫骨平台骨折内固定术后13年，内固定取出术后11年，右膝疼痛伴行走受限10年"入院。患者13年前因车祸致右胫骨平台骨折，当地医院行切开复位内固定术，术后1.5年骨折愈合行内固定取出术。10年前开始出现右膝疼痛，多于活动后出现，症状逐渐加重，逐渐出现行走跛行，伸直受限。查体：跛行，右膝周围压痛，以内侧关节间隙明显，右膝伸10°，屈110°，内翻15°，屈伸活动诱发疼痛，髌骨下摩擦感(+)。影像学表现：右膝内翻畸形，胫骨内侧平台塌陷，关节面不平，可见硬化表现；右膝内侧间隙明显变窄，周围可见骨赘增生（图3-8-13）。

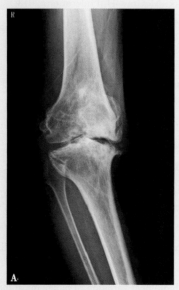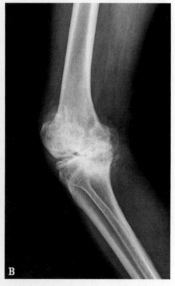

图3-8-13 右膝正侧位X线片
A. 正位片；B. 侧位片。

【问题1】 通过上述问诊及查体，该患者的可疑诊断是什么？

思路1：患者为48岁中青年男性，主因右膝关节疼痛伴行走受限来院。早期疼痛多于活动后出现，病情发展较快，出现跛行及屈伸活动受限。症状类似骨关节炎表现，且患者有膝关节外伤及手术史，因此考虑右膝创伤后骨关节炎可能性大。

引起创伤后骨关节炎的原因有3种：外伤、承重失衡和活动过度，本例患者属于外伤所致。

知识点

创伤后关节炎流行病学特点

1. 青少年时期曾经有过膝关节外伤的人群有14%会在40岁前发生骨关节炎，而正常人群中40岁前骨关节炎发生率仅6%。

2. 膝关节韧带损伤和半月板损伤的患者长期随访结果表明,这些患者出现骨关节炎的概率比正常人群高 10 倍。

3. 膝关节累及关节面的骨折有 23%～44% 的概率出现膝关节骨关节炎,而累及关节面的胫骨平台骨折则有超过 50% 的概率发生骨关节炎。

4. 1/4 的髋臼骨折患者会出现远期的骨关节炎。

5. 髋骨关节炎、膝骨关节炎、踝骨关节炎的患者中分别有 1.6%、9.8% 和 79.5% 有明确外伤史。

知识点

创伤后关节炎病因

1. 暴力外伤 如坠压、撞击等造成骨关节内骨折、软骨损坏、关节内异物存留等,使关节面不平整,从而使其遭受异常的磨损和破坏。

2. 承重失衡 如关节先天、后天畸形(如膝内、外翻,踝关节倾斜,肿瘤等)和骨干骨折成角畸形愈合,使关节负重力线不正,长期承压处的关节面遭受过度磨损与破坏。

3. 活动、负重过度 如某些职业要求机体的某些关节活动频繁或经常采取某种特定姿势,或重度肥胖,或截肢后单侧肢体承重等,均可造成积累性损伤,导致相应关节的关节面过度磨损和破坏。

根据前文所述,本例患者属于暴力外伤所致创伤后关节炎,其病理基础为外伤造成的关节面机械性损伤。机械性损伤的程度在于外伤的严重程度。体外实验显示高能冲击可造成细胞释放更多活性氧,软骨细胞死亡及基质破坏,表明高能冲击可造成更大的局部软组织损伤。不同程度的外伤冲击可能造成不同类型的软骨损伤,因此其修复反应及修复机制也不同。

知识点

关节损伤分度

常见的关节损伤可分为 3 度,包括关节挫伤、脱位和韧带损伤等。低能量损伤一般造成Ⅰ度或Ⅱ度关节面损伤,而高能量损伤可造成关节内骨折移位。

Ⅰ度:单纯细胞或基质的损伤,但无软骨或骨的宏观损伤。

Ⅱ度:细胞或基质损伤伴有软骨和骨的宏观损伤,但无骨折移位(这种程度的外伤包括软骨、软骨下骨或松质骨的微骨折)。

Ⅲ度:骨折移位或关节面的软骨剥脱。

从本例患者的症状和体征来看,创伤后骨关节炎和原发骨关节炎的本质区别在于引起退变的原因,而一旦发生退行性改变,其临床表现没有显著差别。

思路2:患者考虑右膝创伤后关节炎,需要完善相关检查以明确诊断,主要是膝关节 X 线检查。

1. X 线检查 当受伤关节形成退行性变化时,将显示关节间隙变窄,软骨下骨硬化,关节边缘骨赘形成,关节内可能有游离体,还可因骨端生长发育障碍,或骨、关节损伤后而遗留肢体畸形,有时合并关节周围软组织内钙化或骨化。

2. CT、MRI 检查 对于创伤后关节炎患者而言,CT 和 MRI 均不是必须,但当合并重度畸形,严重骨缺损时,CT 三维重建对术前评估有一定价值。

知识点

创伤后关节炎临床表现

创伤后关节炎的临床表现与原发性骨关节炎没有显著区别。

1. 可发生于任何年龄段,有明确外伤史或手术史。

2. 局限于受伤或手术的关节,病程发展较快,预后较差。

3. 疼痛、功能障碍和畸形是主要临床表现。

知识点

创伤后关节炎的影像学表现

1. X线是创伤后关节炎首选和必选的检查。

2. 关节间隙变窄,软骨下骨硬化,关节边缘骨赘形成是X线片常见表现,有时可见关节内游离体。

3. 儿童时期的外伤累及骨骺,可导致骨端生长发育障碍,出现骨关节畸形。

4. 病情发展至晚期,关节退变严重,也会出现关节畸形。

5. CT和MRI对于创伤后关节炎的诊断意义不大,但当合并严重畸形、重度骨缺损时,CT三维重建对术前评估有一定价值。

3. 实验室检查　创伤后关节炎没有特异性的实验室检查。白细胞计数、血细胞比容、血清蛋白电泳均属正常。除合并类风湿等全身性关节炎及附加有创伤性滑膜炎外,大多数病例血沉正常。有学者认为关节滑液标志物与关节软骨损伤后的生物学反应之间存在一定的关系,但目前仍无有力的证据支持这些标志物在预测创伤后关节炎的疾病进展、预后及治疗效果等方面的作用。

【问题2】 该患者确诊右膝创伤后关节炎,膝关节屈曲内翻畸形,需要采取什么治疗方法?

目前对于继发性骨关节炎药物的研究主要集中在疾病的中、晚期控制。然而,对于创伤后关节炎,在受伤后的早期干预对于疾病的预后更加重要。急性关节外伤在最初的1～2周内存在3个软骨损伤和损伤应答共存的阶段:①早期以细胞死亡/凋亡及炎症反应为主要特征;②第二阶段为组织损伤和组织修复共存且平衡的阶段;③晚期为有限性组织修复/再塑性/基质重建的过程。针对各个阶段特点应用不同的治疗措施,对于延缓或预防晚期关节退变非常重要。

思路1:早期非手术治疗。

1. 矫正畸形,防止关节软骨退变　创伤后关节炎是骨折移位和关节软骨骨折的晚期并发症,所以晚期出现畸形可由畸形愈合造成,也可以是正常愈合后发育障碍所致。

知识点

矫正骨折畸形,防止关节软骨退变

1. 熟悉那些容易导致畸形愈合的骨折部位及其移位方式。

2. 对于累及关节面的骨折应严格解剖复位并辅助坚强内固定,尽量恢复关节面的原有形态。

2. 药物治疗　药物的辅助治疗可以减轻疼痛症状。临床常用的消炎镇痛药有阿司匹林,具有镇痛及抗炎作用,通常应用中等剂量为宜。另外,缓解疼痛的药物还有双氯芬酸钠/米索前列醇(奥斯克)、双氯芬酸(扶他林)等非甾体抗炎药,对缓解症状有效。

3. 物理治疗　包括减少和避免关节过度负重活动;热疗、水疗、超声波、按摩等方式增加局部血液循环、减轻炎症反应,解除肌肉痉挛;采用手杖、拐杖、助行器等减少受累关节负重,一定程度缓解症状,延缓骨关节炎进展。

思路2:手术治疗。

1. 关节镜下清理术　对早中期创伤后关节炎,关节腔内有游离体,且有关节卡锁症状患者选择关节镜清理疗效确切。

2. 截骨术　通过截骨可以矫正负重力线,调节相应关节面应力分布,使比较完整的关节面承担更多的体重负荷。由于创伤后骨关节炎多数患者年龄较轻,因此通过截骨来矫正力线是比关节置换更合适的一种早期术式。

3. 人工关节置换术 人工关节置换术效果确切,但对于年轻患者可能在其预期寿命中还需要接受翻修手术,这些风险应在手术前充分告知患者。

4. 关节融合术 适用于单发的下肢负重关节,关节破坏严重而存在关节置换或截骨术禁忌证的患者。

知识点

创伤后关节炎手术指征

1. 关节清理术 适用于早中期创伤后关节炎,关节内有游离体伴卡锁,边缘骨刺比较明显,但关节负重面尚比较完整的病例。

2. 截骨术 适用于早中期创伤后关节炎,存在明显的膝内、外翻和骨折明显成角畸形愈合者。

3. 人工关节置换术 适用于晚期创伤后关节炎,疼痛剧烈,关节破坏严重的患者。

4. 关节融合术 适用于单发的下肢负重关节,关节破坏严重而存在关节置换或截骨术禁忌证的患者。

【问题3】 目前关于创伤后关节炎的研究热点和进展是什么?

思路:目前的研究表明急性关节外伤在损伤即刻便激活了可能导致关节面持续性损伤的一系列应激反应,包括外科手术在内的一系列综合治疗措施,目的在于阻止或最小化关节外伤引发的软组织损伤的持续发展。更加深入了解外伤后组织损伤及修复的过程对于指导关节损伤患者的临床处置非常重要,因此目前对于创伤后骨关节炎的研究主要集中在以下几个方面:

(1)如何对关节损伤的严重程度进行量化:如果缺乏测量关节损伤严重程度的有效指标,则很难评价治疗措施在降低创伤后骨关节炎发生率中所起的作用。单纯影像学检查可以评估关节内骨折严重程度,并对后期出现骨关节炎的可能性进行评估,同时可以通过前后对比鉴别创伤后骨关节炎和原发性骨关节炎。但是,很多外伤仅涉及细胞水平的损伤,这些损伤如何评估及其对创伤后骨关节炎的影响仍需进一步研究。

(2)关节外伤患者的登记系统,创伤后关节炎相关风险因子的临床研究及关节外伤后各种治疗措施临床疗效的前瞻性临床队列研究:登记系统可以对关节外伤患者进行系统性长期随访,这意味着更高的概率发现影响创伤后骨关节炎发生率的危险因素并进行相应的早期干预。目前仍需要更多的临床研究以明确体重指数、肌肉力量、基因及活动强度等个体差异在创伤后关节炎进展过程中所起到的作用。

(3)原发性关节畸形/不稳定与骨关节炎之间的关系:很多关节外伤的患者原本即存在关节面畸形或关节不稳定,这些因素在日常生活中也可能造成关节反复损伤诱发关节炎。目前的关节不稳定测量方法缺乏客观指标,因此很难描述患者原有的关节面畸形或关节不稳定对创伤后骨关节炎的影响。

(吴海山)

第六节 髋关节发育不良
developmental dysplasia of the hip,DDH

髋关节发育不良,曾称为先天性髋关节脱位(congenital dislocation of the hip,CDH)或发育性髋关节脱位(developmental dislocation of the hip),它是由于髋臼发育缺陷造成髋臼对股骨头覆盖不良,出现半脱位、脱位,继发髋关节负重区软骨退变、骨质增生以及骨关节炎。国外统计髋关节发育不良发生率为1‰～10‰,国内约为0.6‰,男女比约为1:6。关节半脱位、脱位时,早期会有肢体不等长表现,但多数在20～40岁才出现症状,表现为患髋疲劳感、酸胀及隐痛,也可发生于腹股沟区、大腿前方及臀部等,有时伴有膝关节疼痛。病情逐渐进展后,关节疼痛加重,活动受限,往往需要借助拐杖才能行走。

临床病例

患者,女性,40岁,活动后右髋疼痛伴跛行3年,加重1年就诊。查体:跛行步态,双髋无明显肿胀,右髋外侧及腹股沟区压痛(−),右髋后伸 0°,屈曲 70°,外展 20°,内收 10°,内外旋 10°,内外旋诱发疼痛,4 字试验阳性,左髋活动度正常,4 字试验阴性。双下肢感觉、肌力正常。双膝活动正常,过屈过伸无疼痛,腰椎活动正常,椎旁无压痛。X 线片结果:双侧髋臼变浅,股骨头覆盖不全,髋臼及股骨硬化,右侧股骨头脱位。

【问题 1】 中年女性患者,右髋疼痛伴功能障碍,临床多见髋部疾病和腰椎病变引起的腰腿痛。如何鉴别?

思路 1:首先区别是髋部疾病或是腰椎病变引起的腰腿痛。该患者除了有髋部疼痛外,还有活动度下降,内外旋诱发疼痛,腰椎活动正常,椎旁无压痛。因此倾向髋部疾病。

> 知识点
>
> 1. 源于髋部疾病的疼痛主要局限于腹股沟区和臀部,多数有髋关节内外旋诱发疼痛,活动度受限。
> 2. 由腰椎病变引起的髋关节或臀部疼痛多为放射性疼痛,上腰椎病变神经压迫时可表现为大腿前方疼痛和麻木,下腰椎病变则可出现小腿和足趾的麻木。多数没有髋关节活动诱发疼痛。

思路 2:疼痛源于髋部疾病常见髋关节发育不良、股骨头坏死、髋关节骨关节炎等。该患者较年轻,没有酗酒和激素服用史,髋关节发育不良可能性更大。

> 知识点
>
> ### 髋关节发育不良鉴别诊断
>
> 三种疾病的鉴别诊断主要依靠 X 线片,但其临床表现仍有一定的提示作用。
>
> 1. 髋关节发育不良　女性多见,中年发病,表现为进行性髋关节疼痛,起初为髋关节活动过后酸胀不适、隐痛,逐渐发展至静息痛、跛行、下肢短缩等。
> 2. 股骨头坏死　也多见于中年患者,男性多有大量饮酒史;女性患者多合并系统性红斑狼疮或大量激素服用史,初始症状与髋关节发育不良相似,但一旦发病、进展较快,可在半年内出现疼痛明显加重或跛行等。
> 3. 髋关节骨关节炎　多见于老年,初期症状轻,病情进展慢,表现为活动后劳累后疼痛。

【问题 2】 患者 X 线片示双侧髋臼变浅,右侧股骨头脱位,证实是双髋关节发育不良。是否需要其他进一步检查?

思路 1:X 线是诊断本病的首选检查手段,也是临床分型的依据。通过 X 线片可以测量 CE 角和 Sharp 角,判断股骨头覆盖程度(图 3-8-14)。

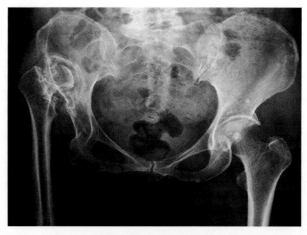

图 3-8-14　骨盆正位 X 线片示双侧髋臼变浅,髋臼及股骨头硬化,右侧股骨头脱位,双髋负重区关节间隙变窄

知识点

CE角和Sharp角

1. CE角（Wiberg central-edge angle）　通过股骨头中心的垂线和中心与髋臼外上缘连线之间的夹角。即股骨头中心点的垂线与髋臼外侧边缘的夹角。1939年Wiberg首先采用测量CE角的方法评价股骨头与髋臼的关系，认为CE角正常>25°，如<20°提示髋关节发育不良。

2. 髋臼角（Sharp角）　双侧泪滴下缘连线和泪滴下缘与髋臼外上缘连线之间的夹角。2岁儿童48°，4岁为42°，15岁以上应小于40°；若Sharp角大于正常值，提示髋臼发育不良。

髋关节发育不良有多种分型方法，临床上常用Hartofilakidis和Crowe两种方法，后者应用更广泛。本例患者属于Crowe左侧Ⅰ型，右侧Ⅳ型。

知识点

Hartofilakidis分型（图3-8-15）

A型：为单纯发育不良；股骨头虽然脱位但仍位于真性髋臼内，髋臼浅，髋臼顶有骨缺损。

B型：为轻度/大部脱位；假髋臼与真性髋臼部分重叠且股骨头与假髋臼构成关节，髋臼开口狭窄且深度不够，且大多数伴有髋臼前倾角过大。

C型：为重度/全部脱位。髋关节上方脱位与髂骨翼形成关节，股骨头与真性髋臼没有接触。真性髋臼边缘缺损，髋臼过度前倾，深度不足，开口狭窄。

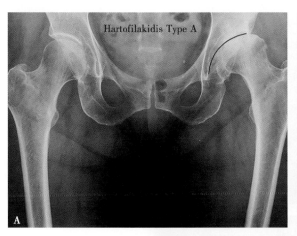
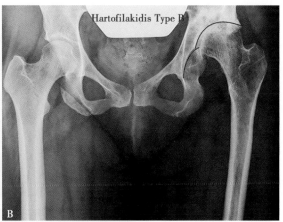
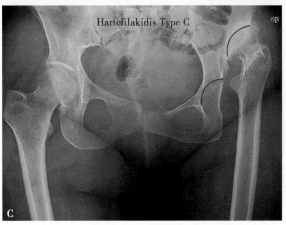

图3-8-15　髋关节发育不良Hartofilakidis分型

A. Hartofilakidis A型；B. Hartofilakidis B型；C. Hartofilakidis C型。

知识点

Crowe 分型（图3-8-16）

Ⅰ型：指股骨头向上移位少于骨盆高度的10%，或者低于股骨头高度的50%。

Ⅱ型：指向上移位距离达骨盆高度的10%～15%，或者是股骨头高度的50%～75%。

Ⅲ型：指向上移位距离达骨盆高度的15%～20%，或者是股骨头高度的75%～100%。

Ⅳ型：指向上移位距离达骨盆高度的20%，或者是超过股骨头高度的100%。

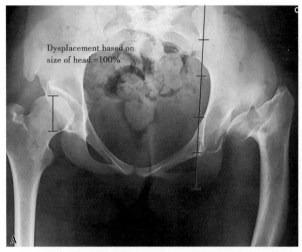
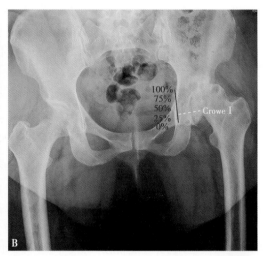
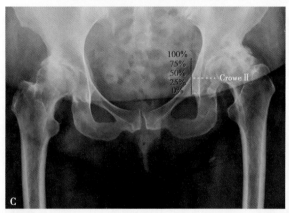
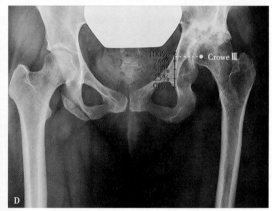
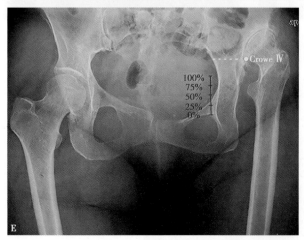

图3-8-16　髋关节发育不良Crowe分型

A. Crowe 分型采用骨盆正位 X 线片的骨盆高度及股骨头高度测量示意图；B. Crowe Ⅰ型，股骨头上移少于股骨头高度的50%；C. Crowe Ⅱ型，股骨头上移等于股骨头高度的50%～75%；D. Crowe Ⅲ型，股骨头上移等于股骨头高度的75%～100%；E. Crowe Ⅳ期，股骨头上移大于股骨头高度的100%。

　　思路2：通过 X 线片已能诊断患者为髋关节发育不良，但在制订治疗方案时，CT 能从冠状面和轴位观察髋臼骨结构，判断骨缺损的严重程度，进行病情分型，还可以分别观察真臼与假臼的情况，对于指导手术具有重要意义,因此应该进行此项检查(图 3-8-17)。MRI 主要用于判断骨髓水肿、关节积液及周围软组织情况,但对于判断病情程度无作用,因此不需要进行此项检查。

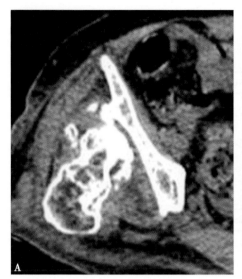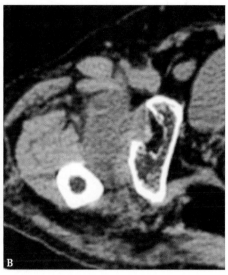

图 3-8-17

A. 假臼位置前后柱骨缺损,可见骨赘形成;B. 真臼小,但前后柱骨量完整,行关节置换可于此处安置髋臼假体。

【问题 3】 对于髋关节发育不良的患者,治疗需要结合患者年龄、症状严重程度及骨缺损情况,宜采取何种治疗方式?

思路 1:非手术治疗。适合 X 线片无明显关节退变,疼痛较轻的年轻患者,首先是改变生活方式,避免跑跳、爬坡、负重、下蹲等,可以辅助非甾体抗炎药。

知识点

髋关节发育不良非手术治疗要点

1. 年轻患者。
2. 影像学和临床表现轻。
3. 改变生活方式为主。
4. 辅助口服抗炎镇痛药物。

思路 2:髋臼周围 Ganz 截骨术。适合 Crowe Ⅰ、Ⅱ型,疼痛明显,40 岁以下的年轻患者。手术目的是通过截骨矫形增加髋臼对股骨头的覆盖,缓解疼痛。

知识点

骨盆截骨术治疗要点

1. 年轻患者。
2. 关节退变轻但临床症状明显。
3. Crowe Ⅰ、Ⅱ型。

思路 3:全髋关节置换术。适用于晚期继发骨关节炎、出现严重疼痛或功能障碍的患者(相关内容详见本章第二节髋关节骨关节炎)。

本例患者 X 线片提示双侧髋关节发育不良继发骨关节炎,Crowe 分期右侧为Ⅳ型,左侧为Ⅰ型,患者主要表现为右髋严重疼痛伴跛行,因此右侧应考虑行人工全髋关节置换术,左侧无症状选择非手术治疗。

【诊疗流程】

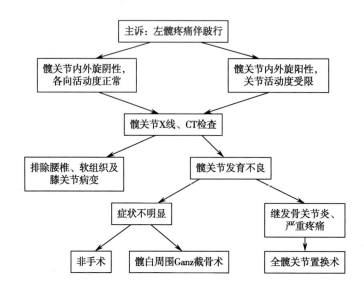

主诉：左髋疼痛伴跛行

髋关节内外旋阴性，各向活动度正常

髋关节内外旋阳性，关节活动度受限

髋关节X线、CT检查

排除腰椎、软组织及膝关节病变

髋关节发育不良

症状不明显

继发骨关节炎、严重疼痛

非手术

髋臼周围Ganz截骨术

全髋关节置换术

（翁习生）

第七节 骨 坏 死
osteonecrosis

骨坏死（osteonecrosis）又称缺血性坏死（avascular necrosis，AVN）、无菌性骨坏死（aseptic osteonecrosis），是临床常见疾病，多见于 50 岁以下人群，好发于股骨头、肱骨头、膝关节、舟状骨、月骨、距骨、下颌骨等，常见的病因或诱发因素有创伤、激素、酗酒、脂代谢异常、高凝、药物、基因（家族性）等，其中某种或几种病因破坏了骨内局部微循环，造成骨组织部分或完全缺血，引起骨内细胞成分包括骨细胞、骨髓细胞及脂肪细胞坏死的病理过程，病理表现为骨髓组织的死亡、骨小梁的排列不规则、断裂，骨细胞死亡形成空骨陷凹。若骨坏死在一定时间内得不到有效修复，在应力作用下，断裂骨小梁逐步累积，出现软骨下骨骨折和关节面塌陷、变形，导致继发性骨关节炎、关节畸形，影响患肢功能。

一、股骨头坏死

股骨头坏死（osteonecrosis of the femoral head），好发于青壮年，常分为创伤性坏死、非创伤性坏死和特发性坏死。创伤性股骨头坏死病因明确，占40% 左右，股骨颈骨折、髋关节外伤性脱位、股骨头骨折均可直接损伤股骨头血供，导致骨坏死，坏死率与骨折复位的时间、移位的程度等密切相关；非创伤性股骨头坏死详细的病理机制仍不清楚，主要由长期或大剂量使用激素和饮酒引起，其他还有血液高凝、脂肪栓塞等；特发性股骨头坏死没有明确诱因。

临床病例

患者，男性，38 岁，右臀部、腹股沟疼痛 1 年，左膝上方疼痛 2 个月，后出现左髋关节周围疼痛 1 个月，伴跛行。有长期酗酒史，平均每日饮高度白酒约 300ml，既往身体健康，无服用激素史、外伤史及手术史。查体：髋关节周围无红肿，右髋软组织轻度肿胀，右髋关节内外旋转时疼痛，4 字试验（+），左髋关节活动度正常；双下肢直腿抬高试验及加强试验（−），双下肢感觉、运动正常，双膝关节活动正常，腰椎棘突无叩击痛。实验室检查：血沉 12mm/h，C 反应蛋白 1.2g/L，HLA-B27 阴性，X 线表现见图 3-8-18。

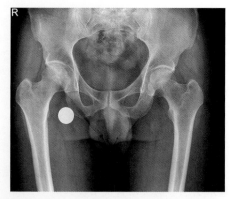

图 3-8-18 X 线检查示右侧股骨头骨质密度不均匀，明确诊断需要进一步行 MRI 检查

【问题1】 结合上述病史,该患者最可能的诊断是什么? 考虑哪些鉴别诊断?

患者年轻,病史较短,右髋关节疼痛1年,左髋部疼痛1个月,既往无明确外伤史。有长期饮酒史。根据患者临床表现、年龄以及饮酒史,实验室检查血沉、C反应蛋白正常,双侧髋关节疼痛,首先考虑股骨头坏死。

思路1:髋关节常见疾病包括髋关节骨关节炎、股骨头坏死、关节感染、髋关节发育不良、类风湿关节炎、绒毛结节性滑膜炎等。而股骨头坏死多为中青年人群,病程较短,常为双侧发病,有饮酒或激素服用史、髋部外伤史,但明确诊断需要影像学和实验室检查。

股骨头坏死早期临床症状不明显,部分患者有髋部周围不适,大多数不会引起重视,得不到及时诊治。随着病情进展,关节软骨下骨出现骨折,表现为髋关节负重或活动后疼痛,若未获得有效治疗,多在数月至2年内发生股骨头塌陷,疼痛也进一步加重。随着股骨头塌陷程度逐渐加重、骨关节炎逐渐明显,关节疼痛加剧,关节活动受限,出现跛行及行走困难。股骨头坏死有时疼痛可放射至膝关节,部分患者表现为最早出现症状,需要注意与膝关节和腰椎疾病的鉴别诊断,股骨头坏死不会发生下肢放射痛、肢体麻木等,但髋关节活动长时间受限可继发腰椎侧弯、腰椎骨关节炎和腰椎退行性疾病。

股骨头坏死出现软骨下骨折和骨髓水肿与自发性软骨下不全骨折(subchondral insufficiency fracture, SIF)和骨髓水肿综合征(bone marrow edema syndrome, BMES)的鉴别诊断存在一定难度。由于其治疗和预后不同,需要重视,仔细鉴别,明确诊断。股骨头坏死与SIF的区别如下:SIF不存在双线征,软骨下骨折线的形态通常凸向关节面,而股骨头坏死在软骨下骨折线外面还存在双线征,是坏死骨和活骨反应界面,在MRI T_1WI 上为低信号,在 T_2WI 上双线征为高信号与低信号平行相伴的条带表现,双线征通常凹侧朝向关节面,少数情况下有相反表现;其次,骨髓水肿在股骨头坏死只会出现在双线征的外侧,不会出现在内侧,相反,SIF骨髓水肿可以累及骨折线周围和软骨下。当影像学上出现软骨下骨折时,患者通常会有承重或活动疼痛。骨髓水肿综合征多不存在软骨下骨折和双线征。

知识点

股骨头坏死临床表现

1. 创伤性股骨头坏死为单侧,非创伤性股骨头坏死双侧多于单侧,可先后发病。

2. 早期症状不明显,软骨下骨发生骨折前髋部多无疼痛,或轻度不适。

3. 最早出现腹股沟或臀部隐痛,偶尔会放射至膝关节,或仅有膝关节前方疼痛。

4. 关节软骨下骨折、塌陷多在2年内发生,与坏死病灶的大小和部位密切有关,范围大、靠近前上方的股骨头坏死容易塌陷变形,严重的导致患肢短缩,影响关节功能,行走困难,可继发下腰椎退变或侧弯。

思路2:引起髋部疼痛的疾病较多,但是股骨头坏死通常都有诱发因素,例如髋部外伤、酗酒史、激素服用史等。

1. 髋部外伤史 髋部创伤是常见的病因,约占股骨头坏死的40%,其中股骨颈骨折为主要原因,其次髋关节脱位、转子间骨折或医源性致股骨头血供损伤是少见病因。文献报道股骨颈骨折的坏死率在9%~33%,移位程度越大,坏死率越高;其次骨坏死发生可能与骨折复位时间晚、复位质量差、关节囊内高压有关。创伤性股骨头坏死诊断容易,外伤后髋部骨折、脱位病史有助于诊断。需注意临床上部分患者髋部骨折前就存在股骨头坏死或髋关节骨关节炎等疾病,根据外伤病史,结合X线、CT或MRI检查常可明确诊断。

2. 长期酗酒史 流行病学研究表明在非创伤性股骨头坏死患者中,有30%~40%的患者存在大量饮酒史。乙醇引起股骨头坏死的具体机制尚不明确,目前普遍认为乙醇可以导致体内脂代谢异常,通过影响骨髓间充质干细胞成骨分化能力、凋亡等,造成股骨头坏死。研究表明每周饮酒折合乙醇450ml以上,乙醇总量达150L即可导致骨坏死的发生,但个体差异较大。长期酗酒是酒精性股骨头坏死的主要诊断依据之一。

3. 长期激素服用史 激素是股骨头坏死最常见的危险因素之一,但引起坏死的最小剂量尚存在争议，多变量分析表明大剂量使用激素是骨坏死的独立危险因素，2~3 个月内使用泼尼松或其等效剂量>2g 的患者与骨坏死相关，但坏死与否和患者的易感性也有密切关系。当怀疑患者存在激素性股骨头坏死时，需询问患者原发病，使用激素的种类、时间、最大剂量及持续剂量，这些信息对于患者的诊治非常重要。

> **知识点**
>
> **股骨头坏死常见诱发因素**
>
> 1. 长期饮高浓度酒。
> 2. 大剂量应用糖皮质激素。
> 3. 髋部骨折和髋关节脱位，以股骨颈骨折最常见。
> 4. 家族性股骨头坏死、特发性股骨头坏死比较少见。

【问题 2】 股骨头坏死早期股骨头结构完整时，通常不影响关节活动，大多没有关节疼痛；一旦股骨头发生塌陷，髋关节会出现不同程度活动受限、疼痛。患者右髋疼痛，活动受限，左髋活动度正常，能否排除左侧股骨头坏死？为明确诊断，需再做什么检查？

思路 1：影像学检查。

1. X 线 是其首选的检查手段，早期股骨头坏死 X 线表现不典型或无异常。股骨头坏死 X 线片常见表现有股骨头内密度增高、骨小梁排列紊乱或稀疏、硬化带、囊性变，随病情进展，关节软骨下骨出现的弧形透亮带，即"新月征"，晚期则出现股骨头塌陷、关节间隙变窄、Shenton's 线不连续、骨关节炎改变等，硬化带和新月征是股骨头坏死 X 线特征性表现，是否能做出正确诊断与医师的经验密切相关。

> **知识点**
>
> **股骨头坏死 X 线检查**
>
> 1. 诊断股骨头坏死 X 线是首选的检查手段，常规拍摄髋关节正侧位片。
> 2. 早期股骨头坏死 X 线片可正常或股骨头外上方骨小梁稀疏，病情进展逐渐出现密度增高、硬化带、囊性变、股骨头塌陷、骨关节炎改变等。
> 3. 在股骨头关节面塌陷变形早期，X 线上关节间隙不变或增宽，后期随着骨关节炎加重，关节间隙逐渐狭窄。

2. MRI 是本病最敏感、最早期的检查方法。可以鉴别坏死范围和程度，可以发现双线征（线样征）、骨髓水肿及关节内积液。同时还可根据坏死范围指数对股骨头塌陷进行预测。对于有股骨头坏死诱发因素的患者，出现髋关节疼痛、活动障碍，X 线或 CT 未发现坏死征象时，应行 MRI 明确诊断（图 3-8-19）。

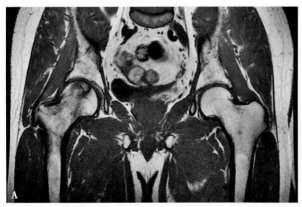
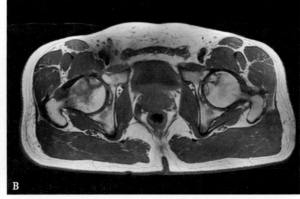

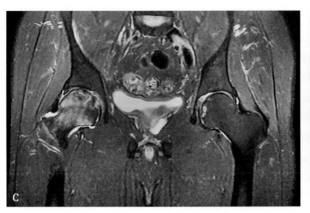
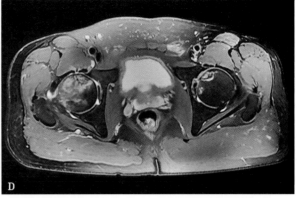

图 3-8-19　冠状面及横断面 MRI 图像

MRI 示双侧股骨头坏死,冠状面显示右侧股骨头坏死(图 A、C),横断面显示双侧股骨头坏死(图 B、D);T$_1$ 加权像(图 A、B)显示硬化带为低信号,T$_2$ 加权像(图 C、D)显示右侧骨坏死硬化带外围高信号的骨髓水肿,左侧无骨髓水肿。

知识点

股骨头坏死 MRI 检查

1. MRI 检查是早期诊断股骨头坏死最具特异性、灵敏度的检查方法。当怀疑有股骨头坏死,而 X 线片无明显异常时,应行 MRI 检查。

2. 根据髋关节 X 线、MRI 显示的坏死面积和塌陷程度进行 ARCO 分期。

---

3. CT 扫描　CT 可以从冠状面和矢状面揭示微小病灶,有较高的分辨率,但没有 MRI 敏感,只有当股骨头内出现密度改变、骨小梁断裂才能显示,此外,CT 多用于评价股骨头内坏死面积大小、判断有无软骨下骨折和早期塌陷。

4. 其他检查　一些侵袭性检查股骨头髓内压力测定、转子间骨髓造影、骨髓活检,现在很少应用。同位素、数字减影血管造影(DSA)、SPECT/CT 或 PET/CT,主要用于判断股骨头病变组织的性质和血供,目前也存在一定分歧,未常规应用。

思路 2:实验室检查。血常规、血沉及 C 反应蛋白用于排除髋关节感染和风湿免疫疾病。骨关节炎和股骨头坏死患者血常规、生化检查等通常无明显特异性表现,若存在无菌性滑膜炎时,血沉可能短暂轻 - 中度升高。此患者血沉及 C 反应蛋白在正常范围,一般不考虑感染性疾病和风湿免疫疾病。对于风湿免疫疾病用激素出现的股骨头坏死,血沉和 C 反应蛋白多出现异常,排除感染需要结合原发病史、激素用药史、临床有无发热、影像学上关节间隙近期有无破坏等综合判断,大多数可以明确。若诊断存在困难时,需要髋关节积液穿刺、滑膜活检,行白细胞计数与分类、细菌培养、组织切片检查,判断有无感染。此外,通过观察炎性指标和症状有无缓解也有助于判断有无感染。

知识点

股骨头坏死实验室检查

当怀疑髋关节感染或风湿免疫疾病时,髋关节间隙有无狭窄、血沉和 C 反应蛋白有无升高有助于鉴别,股骨头坏死大多数正常,少数股骨头塌陷初期、髋关节疼痛明显时,血沉或 C 反应蛋白可短暂轻度升高,但关节间隙多正常或增宽。

对于风湿免疫疾病用激素导致的股骨头坏死,因为原发疾病通常存在血沉和 C 反应蛋白增高,对是否存在感染需要结合临床表现、体征和实验室检查综合判断,如关节积液穿刺培养、原发病控制情况等。

【问题3】 结合问诊、查体及上述检查,患者确诊双侧股骨头坏死。股骨头坏死如何分期,根据疾病分期选择什么治疗方法?

思路1:股骨头坏死分期。坏死分期用于确定治疗方法。1973年Marcus首先根据病情变化规律,提出股骨头坏死的影像学分期方法。在此基础上提出多种分期方法,目前国际上常用的有Ficat-Arlet分期、ARCO(Association Research Circulation Osseous)分期、Steinberg分期和JIC(Japanese Investigation Committee)分期,其中以Ficat-Arlet分期和ARCO分期在骨科使用广泛。

1. Ficat-Arlet分期 1980年Ficat和Arlet综合分析股骨头坏死患者的X线表现、骨扫描和关节功能等方面的表现,提出Ficat-Arlet分期,一共分四期,于1985年进行了修订,增加0期。Ficat-Arlet分期不强调对坏死范围的测量和定量检查(图3-8-20),简单有效,临床使用广泛。

知识点

股骨头坏死Ficat-Arlet分期

0期,无临床症状和体征,X线及骨扫描正常,一侧坏死,另外一侧正常的髋关节称静息髋,可能有股骨头髓内高压、骨组织活检异常。

Ⅰ期,有症状和体征,但X线正常,MRI可见股骨头信号改变、骨髓水肿。

Ⅱ期,X线片已有骨密度降低、囊性变、骨硬化等表现,但股骨头形态正常。

Ⅲ期,X线片可见股骨头塌陷变扁,但关节间隙仍保持正常。

Ⅳ期,X线片可见关节间隙狭窄,髋臼有异常改变。

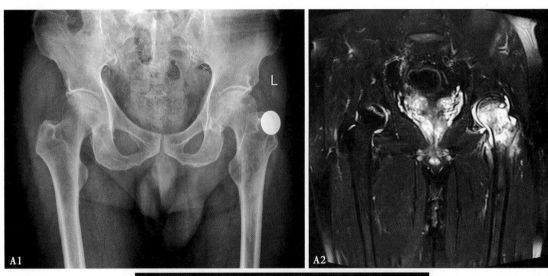

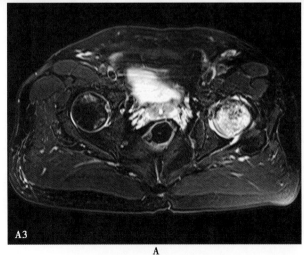

A

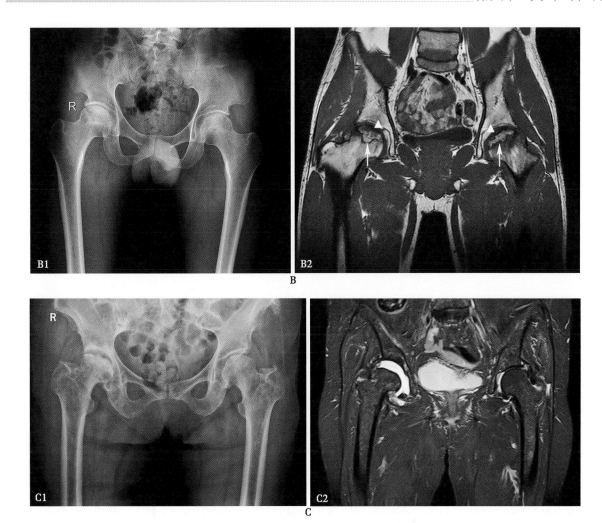

图 3-8-20　股骨头坏死 Ficat-Arlet 分期

A. 男性，71 岁，双侧股骨头坏死，右侧Ⅰ期、左侧Ⅲ期。X 线片示双侧股骨头形态可，右股骨头未见明显密度改变，左股骨头关节面下见局限性骨密度减低及增高区（A1）。MRI（T_2 加权像）示股骨头内双线征，左侧不规则形混杂信号，坏死区远端骨髓水肿（A2、A3）。B. 男性，31 岁，双侧股骨头坏死，双侧均为Ⅲ期。X 线片示双侧股骨头密度不均、股骨头稍变扁（B1）。MRI（T_1 加权像）示股骨头内多发不规则信号带（B2），股骨头内凸向大转子的双线征（白色箭）和软骨下骨骨折（白色三角）。C. 女性，89 岁，右侧股骨头坏死Ⅳ期。X 线片示右侧股骨头压缩变扁，右侧髋臼密度增高，关节内侧间隙狭窄、不均匀（C1）。MRI 示右股骨头压缩变扁，右髋关节腔比较多积液（C2）。

2. ARCO 分期　ARCO 分期由国际骨循环研究协会（Association Research Circulation Osseous，ARCO）将骨坏死的定性和坏死区的定量综合一起提出的国际分期标准。

知识点

股骨头坏死 ARCO 分期

0 期：骨髓活检证实股骨头坏死，其他检查项目正常。

Ⅰ期：核素骨扫描和 / 或 MRI 阳性。

　　Ⅰa MRI 示股骨头坏死范围<15%。

　　Ⅰb MRI 示股骨头坏死范围 15%～30%。

　　Ⅰc MRI 示股骨头坏死范围>30%。

Ⅱ期：平片异常（股骨头内密度改变、骨硬化线、囊性变、骨小梁稀疏紊乱）；平片或 CT 无塌陷指征，核素骨扫描和 MRI 阳性，髋臼无改变。

　　Ⅱa MRI 示股骨头坏死范围 <15%。

　　Ⅱb MRI 示股骨头坏死范围 15%～30%。

　　Ⅱc MRI 示股骨头坏死范围 >30%。

　　Ⅲ期：新月征。

　　Ⅲa 新月征范围 <15%，或 CT 示股骨头塌陷 <2mm。

　　Ⅲb 新月征范围 15%～30%，或 CT 示股骨头塌陷 2～4mm。

　　Ⅲc 新月征范围 >30%，或 CT 示股骨头塌陷 >4mm。

　　Ⅳ期：X 线片显示股骨头变扁，关节间隙变窄，髋臼出现硬化、囊性变和骨赘。

　　ARCO 0 期属于股骨头坏死的超早期，所有的影像学检查均无阳性表现，但患者股骨头内的确存在骨坏死病理变化，这种情况临床很难发现，偶可见于高危人群的检测或发现一侧股骨头坏死后对另一侧股骨头的穿刺活检。

知识点

股骨头坏死分期的目的及各自优缺点

　　1. 分期的目的是指导临床治疗，根据不同的分期选择不同的、有针对性的治疗措施，便于交流和治疗方法结果间的比较。

　　2. Ficat-Arlet 分期基于股骨头骨结构改变，简单、易于掌握，缺点是对坏死面积、部位无定量标准。股骨头坏死病变范围、部位与治疗方法选择、预后密切相关。

　　3. ARCO 分期提出了定性和定量标准，对于判断预后、确定治疗方案具有重要意义。

　　思路 2：股骨头坏死的分期治疗。

　　成人股骨头坏死的治疗首先应该明确诊断、分期、病因，同时也要考虑患者的年龄、身体一般状况、单髋或双髋受损，以便选择最佳的治疗方案。常用的治疗方法可分为非手术治疗和手术治疗。

　　1. 非手术治疗　适用于无临床症状的 Ficat-Arlet Ⅰ、Ⅱ期患者，病变范围越小，越容易修复。非手术治疗原则是：积极治疗原发疾病，消除外源性致病因素，如乙醇、激素等，同时减少或避免负重，以利于股骨头的自身修复。治疗目标是重建或修复股骨头的血循环，促进坏死骨的修复，防止病情的进一步发展。

　　非手术治疗包括：①一般治疗，包括停止服用激素、戒酒等针对发病原因的治疗，以及牵引、减少或禁止负重、理疗、非甾体抗炎药等对症治疗，有助于减轻症状，促进修复。②药物治疗，微血管扩张药物为常用药，主要用于改善局部微循环；中药适用于早期或中晚期患者的配合治疗，以活血化瘀为主。③也有学者尝试高压氧疗和介入治疗，对股骨头坏死有一定的治疗效果。非手术治疗中，应定期检查拍摄 X 线片，监测康复效果，直至病变完全愈合后才能重新负重。

知识点

股骨头坏死的治疗

　　1. 股骨头坏死目前尚无有效的保守治疗方法。减轻负重、扩血管、改善微循环药物尚无明确证据表明对股骨头坏死有效，但可作为保头手术的辅助治疗。

　　2. 手术治疗有保头手术和关节置换手术两大类，根据年龄、分期和病程而定。

---

　　2. 手术治疗　目前，手术治疗是成人股骨头坏死的主要治疗手段，方法较多，具体手术方式选择取决于年龄、分期、病程，可分为保头手术和关节置换手术两大类，保头手术包括髓芯减压加植骨、骨移植术、截骨术，关节置换包括表面置换术和全髋关节置换术，保头手术适应证为 ARCO Ⅲa 期以前的股骨头坏死，尤其是早期坏死，对年轻患者尽量考虑保头手术，对于塌陷明显，如无法修复，可以考虑截骨术；若股骨头坏死变

形范围大、髋关节间隙出现狭窄,选择关节置换手术。

(1)髓芯减压及植骨术:适用于股骨头坏死早期,股骨头外形完整,且无新月征时,ARCO Ⅰ～Ⅱ期。其操作简单,透视下环钻于大转子下通过股骨颈钻至股骨头软骨下 4～5mm,取出骨栓,刮除坏死组织,肝素盐水冲洗后充填自体骨或异体骨。

(2)骨移植术:分为不带血管蒂和带血管蒂两种。不带血管蒂的骨移植术可用于 ARCO Ⅱ、Ⅲa/b 期,去除头内坏死骨,用自体松质骨和皮质骨填充,起减压、支撑和骨诱导作用。带血管蒂的骨移植术在 ARCO Ⅲc 期患者中尝试,填入带血运的皮质骨起支撑作用,其良好血运可满足股骨头血供,加速骨愈合。

(3)截骨术:适合年轻患者,对于关节面塌陷无法修复,病变尚未累及髋臼,可以进行转子间截骨,股骨颈旋转或内翻位固定,将股骨头完整的关节面用于承重。

(4)髋关节表面置换术:适合于年轻,Ficat-Arlet Ⅲ～Ⅳ期,坏死塌陷面积小,不影响表面置换股骨头固定的患者,由于磨损金属离子引起的组织反应,现在应用逐年减少。

(5)全髋关节置换术:主要用于 Ficat-Arlet Ⅲ～Ⅳ期,即大面积的骨坏死和严重的关节面塌陷阶段,可根据患者年龄、骨质情况、全身状况和活动量选择假体类型和固定方式。

【诊疗流程】

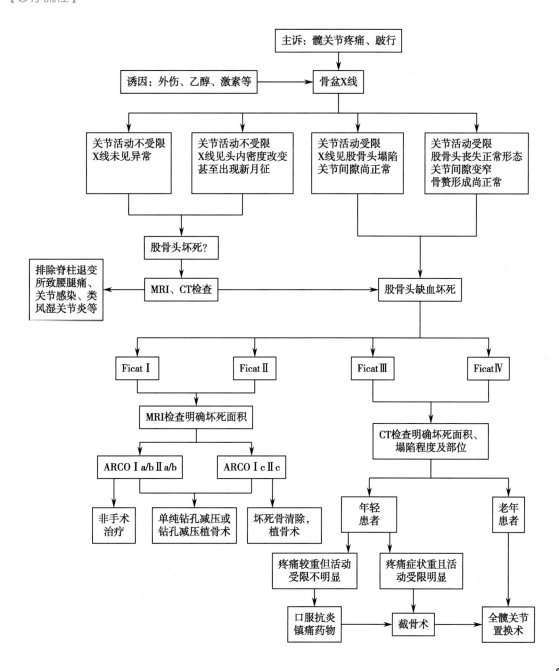

二、膝关节骨坏死

膝关节骨坏死（osteonecrosis of the knee, ONK）仅次于股骨头坏死，占骨坏死的第二位，主要发生于股骨髁和胫骨平台，是导致膝关节骨关节炎的一个重要原因，但同时也是常常被忽视的原因，分为自发性（特发性）和继发性两种。自发性膝关节骨坏死（spontaneous osteonecrosis of the knee, SONK）最早由 Ahlback 1968 年报道，多发于 50 岁以上女性，男女比例为 1∶3，没有明确原因，可能与软骨下骨微骨折和局部微循环受损有关，主要发生于股骨内侧髁，偶尔见于股骨外侧髁或胫骨平台；继发性膝关节骨坏死大多数由激素、乙醇或镰状细胞贫血引起，偶尔可发生在关节镜检查术后。

临床病例

患者，女性，57 岁，右膝活动后突发疼痛半年，休息缓解不明显。发病前无膝关节外伤史及手术史。查体：左膝髌上囊轻度肿胀，膝关节皮温正常，膝关节内侧压痛，外侧无疼痛，屈伸活动疼痛剧烈，无髌下摩擦感。

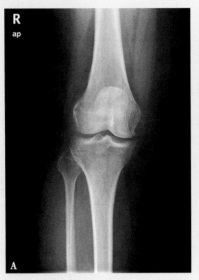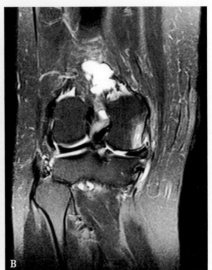

图 3-8-21
A. 右膝正位 X 线片，股骨内侧髁密度降低。B. MRI 示股骨内侧髁水肿。

（一）病因及病理生理

骨坏死是由于受累部位骨的血液供应明显减少或丧失所致，病变发生在骨或关节软骨下。股骨远端和胫骨近端为骨坏死好发部位，因为股骨髁完全依赖髁动脉供血，而这些血管呈扇形展开直达关节表面几乎没有相互吻合，使得软骨下骨易发生缺血性坏死。膝关节骨坏死根据坏死特点和临床表现分为自发性和继发性两种类型。这两种坏死类型在发病年龄、相关危险因素、骨坏死发生部位和坏死病灶数量等方面均各不相同。

膝关节骨坏死与股骨头坏死病理表现相同，坏死病灶区的中央可见到空骨陷窝和脂肪细胞变性，伴有软骨下骨骨折和塌陷。具有成骨活性的成骨细胞、软骨样组织以及纤维血管肉芽组织包绕在坏死区的周围，修复、替代坏死骨组织。

（二）临床表现

膝关节自发性骨坏死患者年龄多在 55 岁以上，女性多见，男女比例通常在 1∶3；继发性患者年龄通常在 55 岁以下，35 岁左右是股骨髁及胫骨平台骨坏死的发病高峰。

自发性患者疼痛多起病突然，程度剧烈、持久，常位于膝关节内上方。患者通常可以准确描述出疼痛开始的时间。负重时疼痛加剧，行走困难，常有夜间静息痛，临床体征主要表现为膝关节内侧压痛，尤其在股骨内髁。继发性股骨髁及胫骨平台骨坏死多有诱因，疼痛呈渐进性，部位不局限，可出现于股骨内髁、外髁或胫骨上端，疼痛部位与骨坏死发生部位相关。关节活动度正常或轻度减少，可伴有关节肿胀。

（三）影像学检查

1. X线检查　X线为首选的检查方法，常摄站立前后位、屈曲前后位、侧位及髌骨轴位。但在股骨髁、胫骨平台骨坏死早期几个月内，X线检查多数正常。当病情进展到一定程度时，X线片表现包括受累侧股骨髁负重区稍变扁平，软骨下骨大小不等的坏死透亮区，周围有硬化带包绕。晚期继发膝关节骨关节炎。

2. CT检查　CT检查可帮助确定股骨髁有无关节面塌陷、软骨下骨骨折等。

3. MRI检查　MRI检查是早期发现股骨髁、胫骨平台骨坏死最具灵敏度和特异性的检查方法。MRI同样可确定坏死区大小和部位、帮助选择治疗方法。但是MRI可能存在4～6周的"窗口期"。

4. SPECT检查骨扫描有助于显示骨髓水肿，但是对骨坏死缺乏特异性。

（四）诊断及分期

突发、持续的膝关节疼痛，休息缓解不明显，可能有长期大剂量服用糖皮质激素史等诱发因素，结合影像学检查，排除膝关节骨关节炎、剥脱性骨软骨炎等，可做出诊断。与膝关节骨关节炎鉴别不难；而剥脱性骨软骨炎多发生于15～20岁年轻人群，男性发病是女性的2～3倍，常有外伤史，病变部位多位于股骨内侧髁的外侧髁间窝处，患者会感觉到膝关节剧烈疼痛，可因游离体导致关节交锁，而股骨髁及胫骨平台骨坏死通常不会出现游离体。

自发性膝关节骨坏死有很多分期方法，如Soucacos分期、Motohashi分期、Aglietti分期等，目前还没有统一标准，也常常被应用在继发性膝关节骨坏死的诊疗。此外，有根据坏死病灶大小分期的，如Muheim等，但临床应用较少（表3-8-2）。

表3-8-2　自发性膝关节骨坏死临床分期

分期	临床表现
Ⅰ期（早期）	剧烈的疼痛，X线正常或只有局部骨质疏松；骨扫描可阳性；MRI阳性（骨髓水肿）
Ⅱ期（坏死期）	疼痛；X线示股骨内侧髁椭圆形阴影区，股骨内侧髁关节面可稍扁平
Ⅲ期（塌陷期）	疼痛；X线表现为软骨下骨板塌陷，同时骨板钙化，坏死区周围清晰可见硬化带
Ⅳ期（退变期）	明显疼痛，伴有或不伴有膝关节畸形；X线表现为关节面浅的凹陷，继发骨关节炎，关节间隙狭窄

（五）治疗

1. 非手术治疗　无论是自发性还是继发性膝关节骨坏死，在疾病的早期或无临床症状时，均可采取非手术治疗，包括减轻体重、非甾体类消炎镇痛药物、扶拐保护性负重和物理疗法，同时加强伸膝功能锻炼，以加强股四头肌和腘绳肌肌力。

2. 手术治疗　手术治疗的目的是解除膝关节疼痛、避免或延缓骨坏死病情进展及膝关节关节面发生塌陷。手术治疗指征是保守治疗不能缓解疼痛者，其次是关节软骨有塌陷风险，通过手术治疗避免关节面塌陷、继发骨关节炎。股骨髁、胫骨平台骨坏死应根据疾病的分期、坏死区面积大小选择不同的手术方式。

（1）关节镜下关节腔清理术：通过关节镜检查有助于明确诊断，但由于自发性膝关节骨坏死的病理改变源于骨内，关节腔清理在治疗股骨髁及胫骨平台骨坏死方面作用有限。若存在膝关节内游离体、半月板损伤、股骨髁软骨剥脱患者，关节镜清理术可改善症状，可根据具体情况附加微骨折术。

（2）髓芯减压：髓芯减压是一种微创手术治疗方法，适用于膝关节关节面无塌陷、膝关节疼痛、坏死区最大直径与股骨髁或胫骨平台外径比值<50%。通过向骨坏死区钻孔，降低局部骨内压，缓解疼痛，甚至可以阻止病情进展。减压后可附加髓内钻孔使血液进入坏死区，促进新骨的形成，同时，可植入自体骨或人工骨，预防塌陷。

（3）胫骨高位截骨术：适用于坏死灶局限于股骨内侧髁且伴有膝关节内翻畸形的患者，同时对于年轻或活动多的患者，该术式可延缓行膝关节置换术的时间。

（4）膝关节置换：包括单髁置换和全膝关节置换，适用于关节面塌陷、骨关节炎，非手术治疗无效、疼痛、严重影响患者日常工作生活。单髁置换可用于治疗SONK单病灶坏死，晚期塌陷的SONK采用全膝置换。

三、肱骨头骨坏死

肱骨头骨坏死（osteonecrosis of the humeral head，ONHH）一般认为由肱骨近端血供障碍引起。肱骨头骨坏死与股骨头坏死相似，分为创伤性坏死和非创伤性坏死。肱骨头血供主要由旋肱前动脉的升支供应，旋肱后动脉供应少部分血供，两部分血供在肱骨头内相互吻合少，容易受损或堵塞缺血，创伤性坏死多由肩关节脱位、肱骨头与肱骨外科颈骨折或手术损伤旋肱前动脉升支引起。非创伤性坏死多由激素、大量乙醇、血液高凝、镰状细胞贫血等引起。肩关节与髋关节不同，是非承重关节，肱骨头和肩盂吻合度小，关节活动度大，且肩关节周围还存在其他代偿活动，因此，只有当肱骨头关节面因坏死出现塌陷明显变形，肱骨头骨坏死才出现症状。对于创伤性肱骨头骨坏死，可以通过爬行替代完全修复，而不出现坏死塌陷。

临床病例

患者，女性，31岁，系统性红斑狼疮病史3年，右肩疼痛、活动受限8个月。曾有激素服用史，最大剂量40mg，每日1次，目前已逐渐减量至5mg，每日1次。此次发病前无肩部外伤史及手术史。查体：右手、前臂上肢感觉运动正常，右肩关节周围无红肿，有压痛，右肩三角肌较右侧略萎缩。右肩前屈、旋前及旋后明显受限（图3-8-22）。

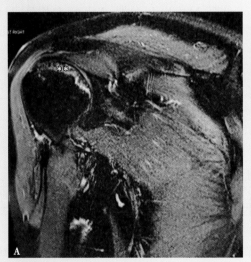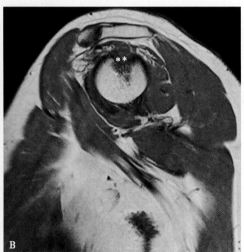

图3-8-22　MRI示肱骨头坏死

T_2加权像（图A）和T_1加权像（图B），** 示坏死病灶。

（一）临床表现

早期并无明显症状，通常是至中、晚期出现疼痛，疼痛呈渐进性，主要与活动有关，休息可使症状缓解。由于肱骨头软骨下骨折，软骨碎裂或关节内游离体，局部可有交锁、弹响或疼痛性制动。查体可发现三角肌、肩袖肌肉出现萎缩，主动伸展或前屈活动范围常首先受到影响。病变晚期，继发关节炎性病变和疼痛、关节囊挛缩、肩关节障碍。

知识点

肱骨头骨坏死临床表现

1. 疼痛，早期活动后疼痛，晚期可出现静息痛。
2. 活动受限，可有卡锁、疼痛性制动表现。
3. 病程较长常伴有肩关节周围肌肉萎缩。

（二）影像学检查

1. X线表现　Ⅰ期软骨下区可见不规则密度点状密集区；Ⅱ期肱骨头近关节部位可见边缘样高密度区，

偶见较大致密区但无软骨与骨的分离；Ⅲ期新月征，高密度区（同Ⅱ期），明显裂隙；Ⅳ期高密度区，碎裂但无肱骨头轮廓改变。

2. MRI 检查　MRI 检查是早期发现肱骨头坏死极具特异性和灵敏度的检查方法，表现为 T_2 加权像高信号，部分可表现为高低信号交织。

（三）诊断及分期

临床表现为渐进性发病过程，疼痛与活动有关，休息可使症状缓解，结合临床表现及影像学检查，可作出诊断。注意与肱骨骨囊肿、肱骨骨巨细胞瘤相鉴别，影像学检查容易明确诊断。

Cruess 提出肱骨头骨坏死的分期，与股骨头坏死的分期类似。

知识点

肱骨头骨坏死 Cruess 分期

Ⅰ期：X 线片正常，需要 MRI 和骨扫描显示肱骨头的病变。

Ⅱ期：X 线片显示骨质疏松或骨硬化，但是无软骨下骨骨折。

Ⅲ期：出现软骨下骨骨折和新月征，但肱骨头的外形及轮廓仍能维持。

Ⅳ期：包括软骨下骨塌陷，可能出现骨软骨瓣的分离。

Ⅴ期：出现肱骨头及关节盂病变。

（四）治疗

1. 非手术治疗　肱骨头缺血性坏死的早期可采用非手术治疗，如肩关节理疗，避免上举过头及剧烈的运动，口服非甾体类消炎镇痛药物等。同时，可进行适当的被动活动，以防肩关节僵直。

知识点

肱骨头骨坏死非手术治疗

同股骨头坏死一样，目前对于骨坏死尚无有效的保守治疗方法。理论上减轻受力、扩血管、改善微循环药物对肱骨头骨坏死有一定疗效。

---

2. 手术治疗

（1）手术指征：有明显的静息痛或继发性关节炎，或 Cruess Ⅳ 期及以上关节面已塌陷。

（2）手术方式：早期患者也可施行髓芯减压术，减轻骨内压，促进骨内静脉回流；对于关节内出现游离体有关节交锁症状者可采用肩关节镜下清理术；全肩关节或半关节置换术应慎重，尤其对年轻人，因为术后患肩功能丧失很大。

【诊疗流程】

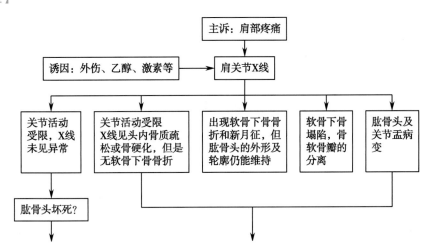

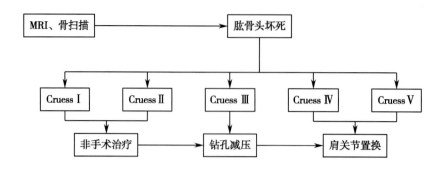

（阎作勤）

推荐阅读文献

[1] SULTAN A A, MOHAMED N, SAMUEL L T, et al. Classification systems of hip osteonecrosis: an updated review. Int Orthop, 2019, 43（5）: 1089-1095.

[2] JAWAD M U, HALEEM A A, SCULLY S P. In brief: Ficat classification: avascular necrosis of the femoral head. Clin Orthop Relat Res, 2012, 470（9）: 2636-2639.

[3] FENG W, CHEN J, WU K, et al. A comparative study of cortico-cancellous iliac bone graft with or without the combination of vascularized greater trochanter flap for the management of femoral head osteonecrosis: a minimum 6 years follow-up. BMC Musculoskelet Disord, 2019, 20（1）: 298.

[4] BOSCO G, VEZZANI G, ENTEN G, et al. Femoral condylar necrosis: treatment with hyperbaric oxygen therapy. Arthroplasty Today, 2018, 4（4）: 510-515.

[5] YANG W M, ZHAO C Q, LU Z Y, et al. Clinical characteristics and treatment of spontaneous osteonecrosis of medial tibial plateau: a retrospective case study. Chin Med J（Engl）, 2018, 131（21）: 2544-2550.

[6] MARCACCI M, ANDRIOLO L, KON E, et al. Aetiology and pathogenesis of bone marrow lesions and osteonecrosis of the knee. EFORT Open Rev, 2017, 1（5）: 219-224.

第八节　急性化脓性关节炎
acute suppurative arthritis

急性化脓性关节炎是化脓性细菌引起关节部位的感染。感染途径多数为血源性传播，少数为直接蔓延。本病常见于 10 岁左右儿童，最常发生在髋关节和膝关节，以单发关节为主。髋关节由于部位深的关系或因全身其他部位感染症状所掩盖，而被漏诊或延误诊断，常使关节丧失功能。因此，该病的治疗强调早诊断、早治疗，确保关节功能不致发生障碍和丧失。

临床病例

患者，男性，76 岁，因"左膝肿胀疼痛伴寒战高热 3 天"入院。3 天来症状逐渐加重，现不能行走，自诉 10 天前因"左膝骨关节炎"至外院行左膝关节穿刺抽液＋复方倍他米松注射液关节内注射治疗，穿刺后疼痛症状未见明显缓解，1 周前出现左膝肿胀，未予特殊处理。3 天前出现左膝明显肿胀伴寒战高热，在家自行测量体温为 38.6℃，自诉无咳嗽、胸闷气急、胸痛及尿频、尿急、尿痛等症状。查体：体温 39.2℃，心率 90 次 /min，血压 140/60mmHg，左侧膝关节屈曲畸形，红肿，皮温明显升高，左膝压痛明显，主被动活动均明显受限，心肺听诊未见明显异常。

【问题 1】　根据上述临床表现其诊断应首先考虑什么？此患者以左膝关节急性肿胀、疼痛来院，同时伴有急性感染中毒症状寒战、高热等，因此首先考虑膝关节炎症性疾病，包括感染性疾病（化脓性关节炎）、非感染性疾病（痛风性关节炎、急性滑膜炎）。

思路 1：急性关节感染的发病机制。临床上怀疑膝关节感染，首先应思考引起感染的原因，该病例 10 天前有左膝关节穿刺抽液、复方倍他米松注射液关节腔内注射史，易发生关节内感染。

知识点

急性化脓性关节炎病因

1. 血源性传播。身体其他部位的化脓性病灶内的细菌通过血液循环进入关节，如呼吸道感染的化脓性扁桃体炎、皮肤疖肿、毛囊炎，或体内潜在病灶的细菌进入血流停留在关节滑膜上引起急性血源性感染。

2. 邻近关节的化脓性病灶直接蔓延至关节腔内，如股骨头或髂骨骨髓炎蔓延至髋关节。

3. 开放关节损伤继发感染。

4. 医源性。关节腔内注射，尤其是皮质类固醇药物封闭治疗，关节手术后感染，包括关节镜、假体置换等可使关节直接感染。

思路2：膝关节感染性疾病。此类疾病常见临床表现：关节局部红肿、疼痛及明显压痛等急性炎症表现。同时由于滑膜受到炎症刺激，大量渗出致关节液增加，髌上囊积液，浮髌试验可能(+)。由于膝关节弯曲位时关节囊松弛，关节腔内压力下降，一定程度可以缓解疼痛，因此多数患者就诊时保持屈髋屈膝位。本例患者便具有上述典型表现：高热、膝关节红肿，皮温升高、屈曲畸形、主被动活动因疼痛明显受限。

思路3：非感染性疾病，如痛风性关节炎、急性滑膜炎等急性期也会出现关节积液、红肿、皮温升高、压痛等表现，但属于无菌性炎症，不会有全身中毒症状。痛风性关节炎有痛风病史，或血尿酸增高；急性滑膜炎发病前多有急性膝关节外伤史或过度运动，如登山、频繁跑跳等。

知识点

急性化脓性关节炎临床表现

1. 局部急性炎症表现：红肿、疼痛及明显压痛。

2. 急性期全身中毒症状：寒战高热，小儿可有抽搐。

3. 关节屈曲挛缩，主被动活动疼痛，有保护性肌肉痉挛。

【问题2】 结合患者病史及症状体征，目前应进行哪些检验及检查帮助进一步明确诊断和鉴别诊断？

思路1：血液学检查。血常规、血沉及C反应蛋白对于感染敏感性和特异性都较高。化脓性关节炎血常规白细胞总数升高，中性粒细胞增多。血沉及C反应蛋白明显升高，往往超过正常值上限3倍。

患者出现明显寒战症状，心率升高，年龄较大，应高度怀疑出现败血症表现，血培养是临床诊断败血症的重要方法，阳性结果对明确诊断、对症治疗有极高的应用价值。但应注意抽送血液标本时应在患者出现寒战症状时进行双侧同时抽样送检，并在患者应用抗生素前抽样，否则可能影响检出率。

思路2：关节穿刺，关节液检查。临床上一旦怀疑化脓性关节炎，应尽早进行关节穿刺和关节液检查，它们是确诊和选择治疗方法的重要依据。依病变不同阶段，关节液可分为浆液性、黏稠浑浊或脓性，白细胞计数常大于 $50 \times 10^9/L$，中性粒细胞比例大于80%，即使涂片未找到细菌，或穿刺液培养为阴性，也应高度怀疑化脓性关节液。

若关节液培养阳性或涂片检查可发现大量白细胞、脓细胞和细菌可明确诊断，这是化脓性关节炎诊断的金标准。同时在进行细菌培养时进行药敏试验有助于进一步指导治疗方案的制订。

知识点

化脓性关节炎关节穿刺抽液检查要点

1. 滑液为浆液性或脓性，多黏稠浑浊，可见镜下脓细胞。

2. 关节液涂片镜检了解细胞分类情况，白细胞计数大于 $50×10^9/L$，中性粒细胞比例大于 80% 高度怀疑。

3. 革兰氏染色快速涂片寻找细菌。

4. 关节液培养阳性，注意厌氧菌和需氧菌双培养。

本例患者查血常规示：白细胞计数 $20.5×10^9/L$，中性粒细胞比例 92%；血沉 112mm/h，C 反应蛋白 90g/L。关节穿刺抽出浑浊关节液，大量絮状沉淀，涂片镜检见红细胞(++)，白细胞(++++)，脓细胞(+)，白细胞计数 $65×10^9/L$，中性粒细胞比例 90%。结合病史和体格检查，可以排除急性血源性骨髓炎、类风湿关节炎等疾病，等待细菌培养结果，明确细菌类型。

知识点

化脓性关节炎鉴别诊断

1. 急性血源性骨髓炎　反应性关节积液较少；穿刺液中白细胞较少；无脓细胞及细菌。

2. 类风湿关节炎　全身多关节对称发病；且常累及小关节；类风湿因子(+)。

3. 关节结核　起病缓慢；低热；周围血白细胞不高；中性粒细胞比例正常或降低；关节穿刺液中可找到抗酸杆菌。

4. 痛风性关节炎　夜间发病；多发关节肿痛；常累及跖趾关节；血尿酸增高；关节液中可见尿酸盐结晶。

5. 一过性滑膜炎　常累及髋关节，少有全身症状；白细胞计数、血沉、C 反应蛋白多正常；关节穿刺液检查及细胞培养不能发现细菌。

【问题3】患者应如何治疗？

思路 1：患者为老年男性，出现寒战高热等败血症表现，因此应首选全身治疗。全身治疗包括营养支持及抗感染治疗。

知识点

急性化脓性关节炎菌源学特点

最常见的致病菌是金黄色葡萄球菌，约占 85%，其次是 β 溶血性链球菌，白色葡萄球菌、淋病双球菌、肺炎球菌和革兰氏阴性杆菌等也可致病。

一般细菌培养结果需要 3～5 天，所以早期应使用两联广谱抗菌药物进行经验性治疗，化脓性关节炎常见的病原菌包括金黄色葡萄球菌、链球菌及流感嗜血杆菌等，因此可选用第二代头孢菌素加用喹诺酮类药物，或第三代头孢菌素或碳青霉烯类抗菌药物。

早期应通过静脉给药迅速达到有效血药浓度，并可维持血药浓度保持高于抗微生物浓度 8 倍以上。待细菌培养结果出来后再根据药敏试验结果对抗生素进行调整。抗生素应至少应用至患者体温正常 3 天，在用药过程中应检测血常规、血沉和 C 反应蛋白变化，如指标持续好转则说明治疗有效，反之应及时调整用药或进行手术。

局部制动，早期应用石膏、夹板或牵引等限制患肢活动，可防止感染扩散，减轻肌肉痉挛及疼痛，防止畸形及病理性脱位，减轻对关节软骨面的压力及软骨破坏。一旦畸形、炎症消退或伤口愈合，即开始关节的主动及轻度的被动活动，以恢复关节的活动度。

思路 2：手术及康复治疗。该患者经过上述治疗，高热寒战等全身中毒症状消失，一般情况好转，白细胞数和 C 反应蛋白迅速下降，说明用药合理，全身症状控制满意。局部症状可以考虑如下治疗：

1. 关节穿刺术　除用于诊断外，也是重要的治疗措施。通过关节穿刺及冲洗，可吸出关节渗出液，及时冲洗出纤维蛋白和白细胞释放的溶酶体等有害物质,避免对关节软骨造成不可逆的损伤。

2. 关节腔置管冲洗　如关节液为稠厚的脓液,或经上述治疗后,全身和局部情况仍不见好转,应及时切开引流。切开皮肤、筋膜、关节囊及滑膜进入关节腔后,用大量生理盐水冲洗,去除脓液、纤维块和坏死脱落组织,注入抗生素,伤口用抗菌药物滴注引流或行局部湿敷。

当局部炎症消退后,及早开始肌肉收缩锻炼,如无不良反应即可开始主被动运动,以防止关节粘连,有助于关节功能恢复。但须注意局部炎症情况,活动不能过早、过于频繁,以免炎症扩散或复发。

知识点

急性化脓性关节炎治疗原则

急性化脓性关节炎早期治疗是治愈感染、保全生命和关节功能的关键。
(1) 全身支持疗法。
(2) 应用广谱抗生素。
(3) 消除局部感染病灶:①反复关节穿刺减压;②病灶清除,关节腔置管冲洗;③患肢制动。

后期如关节于非功能位强直或有陈旧性病理性脱位,可行矫形手术改善功能,以关节融合和截骨术最常用。

为防止感染复发,术前、术中、术后都需使用抗生素。此类患者做人工关节置换术感染率高,须慎重考虑。

(吴海山)

第九节　髋关节结核
tuberculosis of the hip joint, coxotuberculousis

髋关节结核是一种肺外继发性结核感染疾病。结核分枝杆菌由原发病灶(肺或消化道)通过血液循环侵入关节组织中,如干骺端和滑膜,形成静止微小病灶。当机体免疫力降低或疾病致机体抵抗力下降时,病灶内结核杆菌活跃繁殖形成关节结核,曾是较常见的一种髋关节感染性疾病。在骨与关节结核中约占15%,发病率仅次于脊柱和膝关节而位居第三。在发展中国家常见发病人群为儿童和青壮年。而在发达国家主要受累人群为老年人。近年来国内外均有结核病发病率回升的报道,应警惕骨关节结核发病率增加的潜在可能性。

临床病例

患者,男性,19岁,右髋部疼痛半年,伴精神食欲差、消瘦来院就诊。诉半年前踢球扭伤右髋部致一过性疼痛,休息后缓解。1周后开始出现右髋隐痛不适,否认激素服用史、肺结核病史和结核病接触史。发病前无上呼吸道感染和其他关节痛。近半年常疲惫、食欲差,体重下降,偶感午后潮热。查体发现右髋呈轻度屈曲位,髋前方略饱满,有压痛,局部无红热,各向主动和被动活动引发疼痛,活动部分受限。4字试验和托马斯征(Thomas 征)阳性,未诱发出腰椎和骶髂关节疼痛,双下肢直腿抬高加强试验阴性。双膝无肿胀,活动正常。

【问题1】 通过上述问诊及查体,该患者的可疑诊断是什么?

思路1:这是一例青少年髋部疼痛,患者病史较长,伴有精神食欲减退,体重下降,偶感午后潮热。发病前曾有右髋部外伤史。临床上首先考虑髋关节炎症性疾病,髋关节结核、低毒性感染等。

知识点

髋关节结核病因

1. 结核分枝杆菌一般不能直接侵入骨或关节的滑膜引起骨关节结核。
2. 髋关节结核多是血源感染的继发结核,主要继发于原发肺结核或胃肠道结核。

---

3. 少数患者可以通过接触感染，如通过髋关节周围淋巴结结核、胸膜结核侵入。

4. 侵入关节的结核病灶多数被机体消灭，只有抵抗力下降时，残留的微小病灶才将重新活跃致病。

5. 30%～50% 的患者起病前有局部外伤史。

怀疑髋关节结核要注意询问有无预防接种卡介苗、结核病史或结核病接触史。由于其早期症状不典型，临床上需与之鉴别的疾病较多，例如同属于感染性疾病的髋关节化脓性关节炎。因此，病史采集和查体时需有针对性地加以区别。髋关节结核发病初期表现隐匿，患者往往和本例一样，发病数月后才就诊。化脓性关节炎往往急性起病，出现败血症时伴高热、寒战等全身中毒症状。血源性感染注意询问有无外伤、穿刺或感染等病史。

知识点

髋关节结核临床表现

1. 髋关节结核在全身骨关节结核发病率中居第三位。以儿童和青壮年多见，单侧居多。

2. 多起病隐匿，发展缓慢，初期表现不典型，常常延误疾病早期诊断。

3. 病情发展可伴有低热、盗汗、乏力、食欲差、消瘦等全身表现。

4. 病变发展至后期患髋疼痛明显，常放射至膝部，髋关节多呈屈曲、内收、内旋畸形。此时往往病程已达数月甚或更长。

思路 2：考虑感染性疾病，需要完善感染性检测项目，如血常规、血沉（ESR）及 C 反应蛋白（CRP）等，特殊感染如髋关节结核还需做结核病相关检查。

结核患者血常规检查常会有淋巴细胞比例升高，血红蛋白减低。另外，血沉和 C 反应蛋白会增高。但是它们都不是结核感染的特异性指标，炎性疾病包括类风湿关节炎、化脓性感染、结核都可有血沉增快和 C 反应蛋白增高。不过监测血沉和 C 反应蛋白有助于了解病情的变化。本例患者查血沉和 C 反应蛋白明显升高，同时结核菌素试验也呈阳性。

知识点

髋关节结核的实验室检查

1. 血常规示淋巴细胞比例升高，血红蛋白减低。

2. 血沉和 C 反应蛋白成倍升高。

3. 结核菌素试验。

4. 结核抗体筛查。

5. 酶联免疫斑点试验法（ELISPOT）。

如果结核菌素试验为阴性，且临床高度怀疑结核时，还可以进行如下两种针对结核杆菌感染的特殊检查。①血清中结核抗体：文献报道其敏感度可达 92.5%，特异性可达 95%；②酶联免疫斑点试验法（ELISPOT）：定量检测受检者外周血单核细胞对结核杆菌抗原特异性 IFN-γ 释放反应来诊断结核杆菌感染，较结核菌素试验敏感。

知识点

结核菌素试验的临床意义

1. 结核菌素试验反应越强，说明结核杆菌感染可能性越大，但不能肯定疾病的存在。

2. 阴性反应则结核的可能性较小。但存在以下因素时也可为阴性：老年人、严重或全身播散性结核病、营养不良、免疫缺陷及使用免疫抑制剂者，合并支原体肺炎、肿瘤、病毒感染、结节病等。

影像学检查对结核诊断具有重要意义。早期髋关节结核 X 线检查难以发现明显的改变,可进行双侧髋关节摄片,通过双侧对比发现有否不同和改变。本例患者病程较长,来院时右髋 X 线片示右股骨头皮质不完整,髋臼软骨下骨可疑溶骨破坏灶(图 3-8-23)。

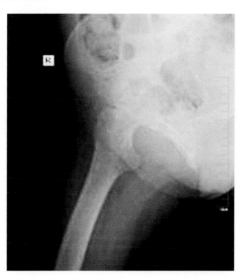

图 3-8-23 右髋关节结核,X 线片示股骨头皮质不完整,塌陷变形,疑似溶骨性病灶;髋臼骨质破坏和关节间隙狭窄

知识点

Phemister 三联征——结核性关节炎的 X 线特征性表现

1. 局部及周围的骨质破坏。
2. 关节及周围的骨质疏松。
3. 渐进性关节间隙变窄。

相较 X 线片而言,CT 与 MRI 检查能清楚显示髋关节内积液的多少,能揭示普通 X 线片不能显示的微小骨破坏灶。MRI 还能显示骨内的炎性浸润和关节周围软组织水肿情况。本例患者髋关节 MRI 检查见右髋关节及周围软组织水肿,股骨头、颈骨髓水肿信号,甚至波及大转子,关节腔少量积液,关节面不平整,髋臼和股骨头软骨及软骨下骨破坏等(图 3-8-24)。

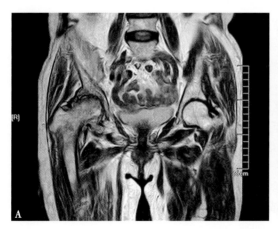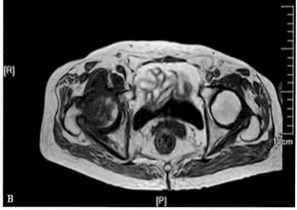

图 3-8-24 右髋关节结核,MRI 显示右髋关节信号异常,关节腔少量积液,滑膜增厚,股骨头轮廓不规整变形,骨髓内不均等信号,软骨及软骨下骨高信号影显示病灶侵蚀,髋臼骨质破坏和关节间隙不规则和局部狭窄(A、B)

应注意的是,凡是考虑结核感染的患者均应拍摄胸部 X 线片,以排除活动性肺结核或先期存在的陈旧性肺结核。

知识点

髋关节结核 CT 及 MRI 检查的临床意义

CT 检查有助于评价髋关节结核骨破坏的程度、死骨形成以及病灶周围寒性脓肿的位置和范围。

MRI 检查可在炎性浸润阶段（此时 X 线表现无异常）就显示出关节局部的异常信号，提示关节腔积液，滑膜病变，软骨及软骨下骨破坏，骨髓水肿和骨髓炎等，具有早期诊断价值。但上述影像学改变均无特异性。

细菌学及组织病理学检查是诊断关节结核等感染性关节炎的"金标准"。在超声引导下行关节穿刺活检，通过关节液涂片抗酸染色，结核杆菌分离培养，组织病理学和聚合酶链反应（PCR）检测等方法明确诊断。关节镜检查及滑膜活检对关节结核的早期诊断也有重要价值。

知识点

髋关节结核的菌源学及病理学检查

1. 涂片抗酸染色简单、快速，是临床常用结核诊断的方法，但敏感性和特异性低。

2. 结核分枝杆菌分离培养需时长，敏感性和阳性率低。近年有报道快速培养系统可提高敏感性，使结核细菌培养阳性率达 50% 左右。

3. PCR 检测结核分枝杆菌 DNA 方法具有敏感、特异、快速、简便和标本微量等优点，对结核的早期快速诊断和鉴别诊断具有重要临床价值。

4. 组织病理学方法对骨关节结核诊断的阳性率可达 72%～100%。典型组织病理特征为干酪样坏死，上皮样细胞肉芽肿和朗格汉斯细胞。但取材不佳可导致检查结果失准。

本例患者进行髋关节穿刺涂片染色查见杆菌。尽管结核杆菌分离培养阴性，结合病史、症状体征和相关检查已能确诊右髋关节结核。由于就诊时病程长达半年，影像学检查提示关节面不平整，髋臼和股骨头软骨及软骨下骨破坏，周围软组织水肿，关节腔内积液，表明疾病已发展至全关节结核。

知识点

关节结核分类

关节结核分为单纯滑膜结核、单纯骨结核和全关节结核。单纯滑膜结核和单纯骨结核是骨关节结核的初期病理变化。

单纯滑膜结核可只表现为关节腔积液，随病情发展滑膜呈乳头样增生侵犯骨和关节软骨，造成全关节结核。

单纯骨结核初期病灶仅限于骨骺端，随病情发展逐渐损害关节软骨，波及关节腔导致全关节结核。

单纯滑膜结核和单纯骨结核如治疗及时得当，关节功能可不受影响。全关节结核必然会造成关节的功能障碍。如不能控制，形成脓肿破溃和窦道，合并继发感染，则关节完全损毁和畸形。

【问题 2】　根据该患者的病史、查体及上述相关检查，诊断为右髋关节结核，临床上还需与哪些疾病相鉴别？

思路 1：髋关节感染性疾病中慢性低毒性化脓感染，或已用抗生素而尚未控制的化脓性髋关节炎常不易与髋关节结核鉴别。

思路 2：非感染性疾病中，风湿性关节炎、强直性脊柱炎、股骨头骨骺骨软骨病等也好发于青少年，髋关节结核与之鉴别不易。风湿性关节炎是一种好发于青少年，以全身关节和肌肉游走性酸楚、疼痛为特征的变态反应性疾病，由于与人体溶血性链球菌感染密切相关，因此病前常有急性扁桃体炎或咽喉炎病史。如考虑股骨头骨骺骨软骨病，应追问出生时有无产伤（是否顺产），出生后的生活条件，有无外伤史等。

髋关节疾病通常引起髋关节囊、周围肌肉受刺激、挛缩，引起髋关节活动受限。表现为屈曲、外展、内旋或外旋畸形。常见体征有 Thomas 征和 4 字试验阳性。查体时通过检查腰椎间关节、骶髂关节是否同时存在疼痛和活动受限，包括腰骶关节过伸试验、髋关节过伸试验、骶髂关节斜扳试验、骶髂关节扭转试验（Gaenslen 征）等，可以鉴别单纯髋关节受累与全身性多关节疾病。

知识点

关节结核鉴别诊断

1. 急性化脓性关节炎　多急性起病，可伴有高热、寒战等全身中毒症状。患髋疼痛通常较剧烈，拒动或活动受限。注意发病前有无外伤、穿刺、感染史。

2. 风湿性关节炎　好发于青少年，病前常有急性扁桃体炎或咽喉炎，常表现为游走性四肢大关节痛。

3. 股骨头骨骺骨软骨病，又称 Legg-Calve-Perthes 病，为股骨头骨骺的缺血坏死。好发于 3～10 岁的儿童。发病率约 0.5‰，男女比例约 6.5:1。患者一般状况良好，常表现为单侧髋部疼痛，进行性加重，随疼痛加重伴有跛行及行走困难，成年后多继发重度骨关节炎。

4. 类风湿关节炎　是全身慢性结缔组织疾病的局部非特异性炎症表现。可累及髋关节。患者多为青壮年。可一侧或双侧髋关节发病，常伴有腰椎和骶髂关节疼痛、活动受限、低热、乏力、消瘦、贫血症状。儿童患者可有高热和贫血。

5. 一过性髋关节滑膜炎　多见于 8 岁以下儿童，发病前多有上呼吸道感染史，卧床休息数周后即愈。

【问题3】　髋关节结核治疗分为非手术治疗和手术治疗。对于本例患者，应该为其制订何种治疗方案？

思路 1：非手术治疗。和所有关节感染一样，髋关节结核患者首要的治疗是关节制动和休息。所以对该患者应要求其多卧床静养，行走需扶双拐。同时，全身情况的好坏与病灶的好转和恶化有着密切关系，休息制动和营养作为改善全身情况的一个重要步骤，是治疗髋关节结核所不可缺少的。还需嘱患者加强营养，适宜的营养在于良好的食欲及膳食的调配得当，最好选择多种饮食，注意烹调方式应多样，以刺激食欲。

知识点

结核的非手术治疗

1. 充分休息，关节制动。
2. 合理膳食，加强营养。
3. 早期、联合、适量、规律、全程应用抗结核药物。

由于患者初次就诊，未使用过抗结核药物，因此在进行上述治疗的同时，给予肌内注射链霉素（streptomycin）、口服异烟肼（isoniazid）、利福平（rifampicin）和乙胺丁醇（ethambutol）的治疗。由于抗结核药物对肝、肾和神经系统有毒副作用，因此需定期复查肝肾功能。

知识点

常用抗结核药物的用法及不良反应

1. 链霉素（streptomycin, S），750mg，肌内注射，每日 1 次，主要损害第Ⅷ对脑神经和肾脏。还有过敏反应，使用前应做皮试。

2. 异烟肼（isoniazid, H），300mg，每日 1 次，主要是肝损害和末梢神经炎。

3. 利福平（rifampicin, R），450mg，每日 1 次，主要是肝损害和胃肠道反应。

4. 乙胺丁醇（ethambutol, E），15mg/kg，每日 1 次，主要是球后视神经炎和末梢神经障碍。

5. 吡嗪酰胺（pyrazinamide, Z），15～30mg/kg，每日 1 次，主要是肝损害和胃肠道反应。

强化期通常四药联用，HRZS 或 HRES。

思路2：手术治疗。该患者经过 HRES 方案抗结核治疗2周，血沉及 C 反应蛋白明显下降，说明抗结核药物治疗有效。且患者属于全关节结核，为了挽救关节，应立即行病灶清除术。

> **知识点**
>
> ### 髋关节结核手术治疗指征
>
> 髋关节结核手术治疗必须在应用抗结核药物有效和无其他手术禁忌前提下进行。术中应采集标本留作结核杆菌培养和组织病理学检查。
> 1. 单纯滑膜结核可关节内注射抗结核药物。若疗效不佳，可做滑膜切除术。
> 2. 单纯骨结核有脓腔及死骨时应及早进行病灶清除术。
> 3. 早期全关节结核应及早施行病灶清除术。

如果患者未及时诊治，发展至晚期全关节结核，那么有两种情况需行手术治疗：

（1）局部仍有活动性病变，如脓肿或窦道。行关节清理和植骨融合术，切除关节滑膜和增厚的关节囊，清理髋臼及股骨颈病灶，尽量保留关节软骨和关节周围血管，术后行髋人字石膏固定（外展中立位，外旋5°～10°，屈曲10°～30°），6～8 周后开始康复治疗。其预后可以是髋关节纤维僵直或不全强直。

（2）虽病变静止但仍有关节疼痛和畸形。可以选择关节融合术或全髋关节置换术。全髋关节置换术应在病变完全控制、瘘管愈合和成年以后方可采用。术后需用抗结核药物1年。近年有在使用抗结核药物有效前提下对活动期髋关节结核行全髋关节置换的报道，其效果有待进一步临床循证支持。

【诊疗流程】

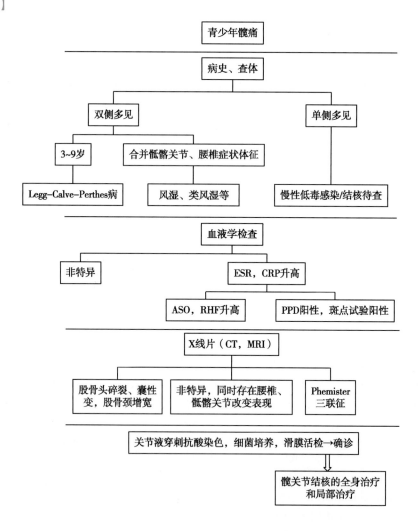

（邱裕生）

推荐阅读文献

[1] 胥少汀,葛宝丰,徐印坎. 实用骨科学. 4版. 北京:人民军医出版社,2012.

[2] 唐神结. 结核病临床诊治进展年度报告(2011). 北京:人民卫生出版社,2012.

[3] 张贺秋,赵雁林. 现代结核病诊断技术. 北京:人民卫生出版社,2013.

[4] 范猛,姜文学. 髋关节结核临床诊疗进展. 实用骨科杂志,2014,20(1):142-144.

[5] MOON M S, KIM S S, LEE S R, et al. Tuberculosis of hip in children: A retrospective analysis. Indian J Orthop, 2012, 46 (2): 191-199.

[6] KLEIN H, SEEGER J B, SCHLEICHER I. Tuberculous coxitis: diagnostic problems and varieties of treatment. Open Orthop J, 2012, 6: 445-448.

[7] CHOCHOLAC D, KALA B, GALLO J, et al. Evaluation of treatment outcomes in tuberculosis of knee and hip joints in 2005-2012. Acta Chir Orthop Traumatol Cech, 2013, 80(4): 256-262.

[8] Kim S J, Postigo R, Koo S, et al. Total hip replacement for patients with active tuberculosis of the hip: a systematic review and pooled analysis. Bone Joint J, 2013, 95-B(5): 578-582.

[9] 庞波涛,曹力. 活动期髋、膝关节结核:可行一期人工关节置换? 中国组织工程研究,2013,17(26):4880-4887.

[10] 繆晓刚,吴超,赵巍,等. 全髋关节置换术在活动期髋关节结核治疗中的近期疗效观察. 中华关节外科(电子版),2013,7(5):627-630.

(邱裕生)

第十节　膝关节结核
tuberculosis of knee joint

膝关节结核是一种继发性结核病,临床常见,在全身骨与关节结核中仅次于脊柱结核、髋关节结核,居第三位,约占骨与关节结核的6%~15%。男性稍多于女性,多为单侧发病,极少有双侧同时发病者。各年龄段均有发病,多见于青年及10岁以上儿童。该病早期诊断和鉴别诊断较为困难,易漏诊或误诊,病残率高。近年来发病率有所上升,是骨科医师应重视的问题。

> **临床病例**
>
> 患者,男性,32岁,右膝关节肿痛18个月,加重伴行走困难1个月。半年来精神、食欲逐渐下降,常感疲惫,劳动时体力下降明显,偶感午后潮热。否认外伤史、激素服用史、肺结核病史,以及结核病接触史。查体:消瘦,贫血貌,膝关节轻度屈曲畸形,梭形肿胀,内外侧关节间隙及髌上囊饱满,皮肤不红,未见浅表静脉怒张,股四头肌萎缩;皮温稍高,髌上囊有柔韧感,浮髌试验阳性,髌骨研磨试验阴性,未触及摩擦感,两侧副韧带止点部及膝关节前方压痛明显,膝关节活动度:伸 -20°,屈90°,腰椎棘突无压痛、叩痛,腰椎活动正常,骶髂关节无压痛、叩痛,双髋关节主被动活动正常,4字试验阴性。

【问题1】 该患者的膝关节肿痛在临床上首先考虑哪几个?

思路1:病史采集。青年男性,单侧膝关节长期疼痛、肿胀,考虑以下几个问题:①源于膝关节的疾病;②源于膝关节周围肿瘤;③源于髋部的疾病;④脊柱关节病;⑤类风湿关节炎。膝关节疾病,包括膝关节感染(化脓性和结核)、膝关节外伤性滑膜炎、膝关节骨关节炎、结晶性滑膜炎(痛风)、色素沉着绒毛结节性滑膜炎、血友病性关节炎。化脓性关节炎起病急,患者多有高热不适等全身症状,局部红、肿、热、痛明显,关节主动与被动活动均受限。膝关节结核进展缓慢,早期以疼痛为主要症状,休息减轻,活动加重;随病情进展,逐渐出现关节活动受限和大腿肌肉萎缩,膝关节梭形肿胀,伴有乏力、低热、盗汗等全身症状。膝关节外伤性滑膜炎可由急性创伤、反复多次小创伤、劳损积累等原因引起,表现为关节肿胀、疼痛、屈伸活动受限。膝关节骨关节炎主要是老年人发病,以启动困难、行走疼痛、劳累后疼痛为特点,关节活动受限,关节外全身无特殊表现。结晶性滑膜炎(痛风)常于夜间突然发作,因外伤、饮酒过度和感染等诱发,受累关节皮温增高、肿胀、疼痛剧烈，首次发作常见于第一跖趾关节。色素沉着绒毛结节性滑膜炎病程较长，可达十余年，临床常表现为关节的无痛肿胀或轻度疼痛伴肿胀，单关节发病。血友病性关节炎有血友病病史，并有反复出血史。

思路2：膝关节周围肿瘤。如骨肉瘤，病程进展较结核迅速，疼痛重，相邻膝关节部位的近端或远端出现肿物，皮温高或静脉显现，关节活动受限不明显。其他好发于股骨下端、胫骨上端的肿瘤有骨巨细胞瘤、滑膜肉瘤、纤维肉瘤、尤因肉瘤和网织细胞瘤等，一般鉴别不难。

思路3：源于髋部的疾病，如髋关节退变、股骨头坏死、髋部炎症性病变。髋关节退变多见于中老年人，活动后症状加重，病情进展缓慢。股骨头坏死早期髋部疼痛不明显，可以表现为膝关节疼痛，需要鉴别，但通过仔细分析病史和查体，进一步实验室检查，容易明确病变来源。

思路4：脊柱关节病。强直性脊柱炎患者腰背部疼痛伴僵硬是最常见的早期症状，发病时疼痛较重，休息不缓解，活动反而能使症状改善。

思路5：类风湿关节炎为对称性发病，常见于小关节，关节疼痛伴晨僵。

知识点

膝关节结核的临床表现

1. 膝关节结核进展缓慢，早期以疼痛为主要症状，休息减轻，活动加重。
2. 随病情进展，逐渐出现关节活动受限和大腿肌肉萎缩，膝关节梭形肿胀，伴有乏力、低热、盗汗等全身症状。

【问题2】 查体应关注哪些方面?

思路1：病史采集。根据病史和查体，患者膝关节疾病和类风湿关节炎可能性大。辅助检查应围绕膝关节本身疾病和类风湿关节炎进行。

膝关节疾病通常伴有关节肿胀，肌肉萎缩，局部压痛，浮髌试验阳性，活动受限。关节感染还可能伴有膝部红肿、发热，关节主动与被动活动均受限，关节周围肌肉痉挛。膝关节结核常见关节屈曲畸形，局部压痛，关节活动受限，股四头肌萎缩显著，关节呈弥漫性或梭形肿胀，以髌上囊和膝眼最为明显，关节触诊有柔韧感，浮髌试验阳性。骨关节炎主动或被动活动时，关节可有响声，有不同程度的活动受限，髌骨研磨试验阳性。色素沉着绒毛结节性滑膜炎关节局部皮温增高但不红，有压痛及功能受限，髌上囊周围可扪及滑膜增厚甚至团块状肿物。血友病性关节炎关节肿胀，但基本无疼痛，无明显压痛或极其轻微。痛风性关节炎患者关节及周围软组织可出现红肿热痛，皮肤发红发亮，关节活动受限，多数患者无全身症状。

思路2：骨肿瘤早期查体可见局部肿胀或肿块，局部皮肤静脉怒张，皮温增高，压痛明显，关节活动多不受限。

思路3：髋关节疾病。通常伴有关节活动受限，被动活动诱发疼痛，4字试验阳性。若有关节感染可能伴有髋部红肿、压痛，腹股沟淋巴结肿大。

思路4：脊柱关节病。强直性脊柱炎患者通常脊柱呈弧形驼背，腰椎和颈椎活动受限，骶髂关节有压痛、叩痛，两侧髋关节活动受限。

思路5：类风湿关节炎常见于手部掌指关节及近端指间关节肿胀、畸形及关节压痛。

查体结果：膝关节轻度屈曲畸形，膝关节梭形肿胀，膝眼及髌上囊饱满，皮肤不红，未见浅表静脉怒张，股四头肌萎缩；皮温稍高，髌上囊有柔韧感，浮髌试验阳性，髌骨研磨试验阴性，未触及摩擦感，两侧副韧带止点部及膝关节前方压痛阳性，膝关节活动度(伸)20°~90°(屈)。腰椎棘突无压、叩痛，腰椎活动正常，骶髂关节无压、叩痛，双髋关节主动与被动活动正常，4字试验阴性。

知识点

膝关节结核体征

1. 膝关节结核常见关节屈曲畸形，局部压痛，关节活动受限，股四头肌萎缩显著。
2. 关节呈弥漫性或梭形肿胀，以髌上囊和膝眼最为明显，关节触诊有柔韧感。
3. 浮髌试验阳性。

【问题 3】 结合上述病史、查体结果,为进一步明确诊断,需完善何种检查?

思路 1:实验室检查。血常规、血沉和 C 反应蛋白对于感染敏感性和特异性都较高。骨关节炎和外伤性滑膜炎实验室检查无特异性。化脓性关节炎白细胞计数通常超过 10×10^9/L,中性粒细胞比例增高,血沉增快。骨关节结核患者大多有轻度贫血,血沉增快及 C 反应蛋白升高,结核菌素纯化蛋白衍生物(purified protein derivative,PPD)试验阳性。类风湿关节炎患者血红蛋白减少,淋巴细胞增加,类风湿因子(RF)阳性,血沉加快,C 反应蛋白增高,抗环瓜氨酸肽抗体(anti-cyclic peptide containing citrulline,CCP)升高,抗角蛋白抗体(antikeratin antibody,AKA)阳性。结晶性滑膜炎患者血尿酸增高。色素沉着绒毛结节性滑膜炎患者的血常规和血沉正常。血友病患者激活的部分凝血酶原时间延长,凝血时间延长,故要行凝血功能检查。所以该患者可以选择行血常规、血沉、C 反应蛋白、类风湿因子、血尿酸、PPD 试验、AKA、CCP 及凝血功能检查。

思路 2:X 线检查。简单易行,是首选的影像学检查。骨关节炎的诊断主要依靠 X 线检查,关节间隙变窄,关节边缘骨赘形成,软骨下骨有硬化和囊性变。早期关节感染 X 线表现不典型,晚期可见关节间隙变窄、骨性强直。结晶性滑膜炎 X 线检查早期仅有软组织肿胀,骨关节无明显变化,晚期近关节端可见圆形或不规则穿凿样透亮区。X 线检查对色素沉着绒毛结节性滑膜炎诊断无重要意义。血友病性关节炎 X 线检查可见关节间隙变窄和髁间窝加深。滑膜型结核早期表现为关节周围软组织肿胀,关节局部骨质疏松,关节间隙增宽,随着病变进展,开始从关节边缘部位(即非承重部位)侵蚀破坏关节软骨,进而破坏关节面,关节间隙逐渐变窄并模糊,在关节两侧的边缘部分可见凹形或虫蚀状骨质破坏,边缘锐利,一般见不到小死骨。若骨质破坏严重,则可能在关节边缘出现大块状死骨(图 3-8-25),此点不同于化脓性关节炎首先破坏关节承重部位。骨型膝关节结核的 X 线表现:骨骺或干骺端骨质疏松,可见不规则的骨质破坏并逐渐向关节方向延伸,首先侵犯关节边缘,继而破坏骨性关节面及关节软骨,致关节间隙不对称狭窄。破坏区边缘硬化,其中常有小死骨,此为关节结核较特有的表现。类风湿关节炎膝关节 X 线片早期可见关节周围软组织肿胀,关节间隙增宽,骨质疏松局限于关节面下,胫骨、股骨内外髁和髌骨后缘与滑囊肌腱附着处可见广泛散在的关节面边缘小囊状骨

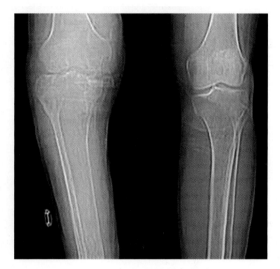

图 3-8-25 双膝关节正位片
右膝关节间隙变窄,关节面多发骨质破坏,病变破坏区可见多发沙粒样点状高密度影。

侵蚀,后期关节间隙狭窄及关节屈曲畸形且常伴有关节半脱位。另外加拍双手 X 线片可以帮助定性诊断。双手 X 线片可见普遍性骨质疏松,骨皮质欠均匀致密,骨端关节表面的边缘可出现虫蚀样毛糙不平或穿凿样小的骨质缺损。

本例患者初诊时病程已达 18 个月,行 X 线检查结果显示右膝关节间隙变窄,关节周围骨质疏松,股骨内髁关节边缘可见凹形骨质破坏,边缘锐利,内可见沙粒样高密度影,胫骨内侧平台边缘可见虫蚀样骨质破坏,边缘锐利。

思路 3:关节穿刺检查。色素沉着绒毛结节性滑膜炎关节穿刺液呈暗血性或咖啡色液体。关节穿刺液中发现尿酸盐结晶体是诊断结晶性滑膜炎的金标准。外伤性滑膜炎关节穿刺液可为淡黄清亮或血性。骨关节炎穿刺液与普通关节液相同。化脓性关节炎可抽出白色混浊的脓性液体,细菌培养阳性。结核性关节穿刺液为草黄色或黄色透亮液体,需行结核杆菌涂片镜检和关节液结核杆菌培养。

思路 4:关节镜手术切取滑膜活检。各类慢性滑膜炎尤其在早期,在关节镜下检查除骨关节炎外,诊断都比较困难,最后确诊依靠病理检查结果。结核性滑膜炎典型的表现为关节腔内产生数量不等的软性游离体,一般为大小不等长 0.2～1.0cm 不规则椭圆形的米粒小体,色泽灰白,多则可达数千个。类风湿性滑膜炎可见块状或不规则状白色纤维。色素沉着绒毛结节性滑膜炎可见绒毛呈棍棒状,呈黄褐色。结晶性滑膜炎可见白色发亮的尿酸盐结晶散在滑膜、软骨面上。外伤性滑膜炎可见滑膜有明显的全面出血,发红、绒毛也发红、肿胀、轮廓不清楚。骨关节炎滑膜绒毛呈树枝样细长,关节软骨剥脱,骨质外露。

知识点

膝关节结核的实验室检查

1. 血常规：血红蛋白降低。
2. 血沉增快。
3. C 反应蛋白升高。
4. 结核菌素纯化蛋白衍生物（PPD）试验阳性。

【问题 4】 除 X 线检查外，是否有必要做其他影像学检查？

思路：病史追问。根据问诊、查体和 X 线片，考虑患者为膝关节结核。CT 和 MRI 检查能否早期诊断？为治疗提供帮助？

CT 检查对早期关节结核诊断敏感。它可以清晰地显示关节面下骨病变范围、边界和内部有无死骨及钙化（图 3-8-26），对骨结核的早期发现和定性具有重要意义。CT 引导下的穿刺活检对早期诊断有重要意义。

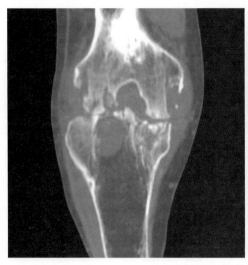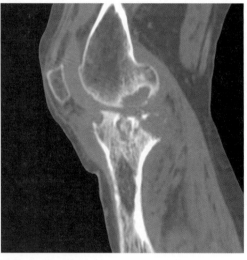

图 3-8-26 多排螺旋 CT 重建图像

右膝关节间隙变窄，关节面多发虫蚀样溶骨性破坏，病变破坏区周围骨质硬化，部分病变破坏区散在多发沙粒样点状高密度死骨影；关节滑膜增厚，关节腔积液。

MRI 对早期关节结核诊断敏感。与 X 线和 CT 相比，MRI 可以更好地确定骨和软组织病变的范围（图 3-8-27）；可早期发现呈长 T_1 长 T_2 信号的关节积液，以及 T_1 低信号 T_2 略高信号的滑膜增厚及关节腔内肉芽组织增生等，明确关节肿胀的病理基础（关节积液或滑膜肉芽组织增生）；更好地确定病变区内有无脓肿形成，为治疗方案的确定提供依据。

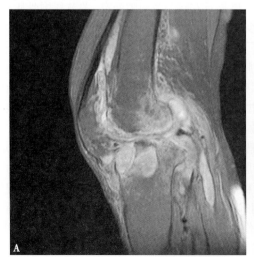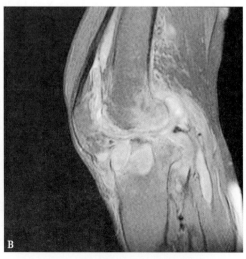

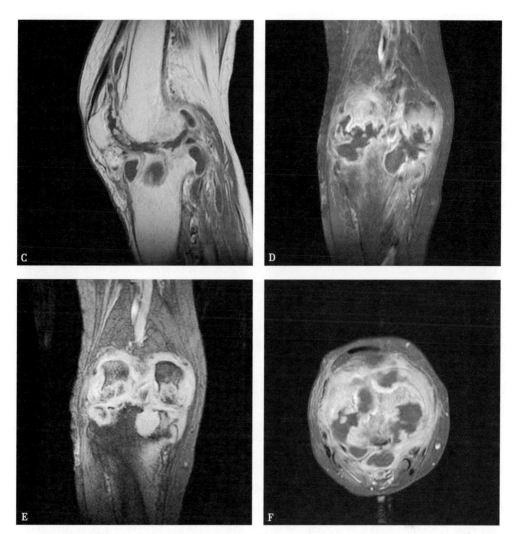

图 3-8-27　磁共振平扫加增强图像显示：右膝关节间隙变窄，关节面多发骨质破坏，病变破坏区周围骨质信号异常；关节滑膜增厚，关节腔积液；增强扫描关节面多发骨性破坏区及增厚的滑膜边缘环形强化，骨质破坏区周围有轻度强化。考虑右膝关节滑膜结核引起全关节结核

A. 矢状位，T_1 平扫；B. 矢状位，质子加权压脂；C. 矢状位，T_1 增强；D. 冠状位，T_1 压脂增强；E. 冠状位，T_2 MERGE 序列；F. 轴位，T_1 压脂增强。

知识点

膝关节结核的 CT 和 MRI 检查

1. CT 检查

（1）关节间隙变窄。

（2）关节面多发虫蚀样溶骨性破坏，病变破坏区周围骨质硬化，部分病变破坏区散在多发沙粒样点状高密度死骨影。

（3）关节滑膜增厚，关节腔积液。

2. MRI 检查

（1）关节间隙变窄。

（2）关节面多发骨质破坏，病变破坏区周围骨质信号异常。

（3）关节滑膜增厚，关节腔积液。

【问题5】　膝关节结核临床如何分期? 各分期间有无相关性?

思路:患者目前确诊为膝关节结核,需要进一步明确疾病分期,根据分期选择治疗方案。

膝关节是继发性结核,可以分为单纯滑膜结核、单纯骨结核和全关节结核。具体如下:

1. 单纯滑膜结核　滑膜结核开始仅为滑膜充血和渗出,随后出现纤维素沉着和滑膜水肿,关节积液,关节肿胀,间隙增宽。病变进一步发展,关节积液由浆液性转变为脓性,滑膜增厚纤维增生,结核性肉芽生成,病变逐渐充满全部滑膜,并开始腐蚀侵犯关节软骨,病变进入全关节结核期。由单纯滑膜结核转变为全关节结核,软骨面的破坏只限于其边缘部位,而大部分的软骨面仍保持比较完整的状态。

2. 单纯骨结核　常发生在骨骺部和干骺端,分为中心型和边缘型两种。中心型常发生在骨的中心松质骨部位,病变多为局限性,以结核浸润、坏死为主,常形成空洞和死骨。边缘性与周围组织较近,骨质破坏后一般不形成死骨,病变经骨皮质、骨膜向外发展波及周围软组织后可以形成脓肿。单纯骨结核随着病变的进展,关节软骨面逐渐变薄甚至破溃,病变进入全关节结核期。

3. 全关节结核　可分为早期全关节结核和完全全关节结核,对于治疗有着重要的指导意义。早期全关节结核,病变主要限于原发骨或滑膜病灶内,关节软骨和软骨下骨仅有小部分破坏(占整个关节面的1/3以下)。此时如能得到积极有效的治疗,膝关节能够保留大部分功能。反之,早期全关节结核则迅速发展为晚期全关节结核。晚期全关节结核关节软骨面大部分或全部破坏、剥脱,骨质破坏严重,同时伴有脓液浸泡腐蚀关节十字韧带和关节囊,继而进入关节周围疏松组织内形成流注脓肿、溃疡和窦道,并可导致混合感染。后期病变渐静止,关节功能大部分丧失,关节呈强直或畸形。

【问题6】　该患者需采取哪些治疗方法?

膝关节结核的治疗中应首先明确诊断和分期,以便选择最佳的治疗方案。常用的治疗方法有全身治疗和局部治疗,局部治疗又包括手术和非手术疗法。

思路:治疗方式的选择。该患者是全关节结核,是选择保守治疗还是手术治疗? 抗结核药物如何使用?

1. 全身治疗

(1) 一般治疗:充分休息,加强营养,每日摄入足够的蛋白质和维生素;贫血者给予纠正贫血。

(2) 抗结核药物治疗:标准化疗方案为异烟肼(H)+利福平(R)+乙胺丁醇(E)+链霉素(S)联合应用(异烟肼300mg、利福平450mg、乙胺丁醇750mg、链霉素0.75g肌内注射,均为每日1次),强化治疗3个月后停用链霉素,继续用异烟肼+利福平+乙胺丁醇治疗6~15个月。

2. 局部治疗　根据病理分期不同而采用不同的方法。

(1) 单纯滑膜结核的治疗

1) 非手术疗法

关节制动:根据患者的具体情况(疼痛、肿胀等)分别采用限制患者活动范围与活动量,卧床休息,支具固定或牵引等方法。目的在于减轻膝关节负担,利于其修复,肿痛消失后即可停止制动。

关节穿刺局部注药:关节穿刺抽液可降低关节内压力,减少结核杆菌及毒素对关节滑膜组织的侵蚀,改善血运以利于炎症消散。关节内注药可提高病变部位抗结核药物浓度,利于关节内结核病变的控制和治疗。穿刺注意事项:①严格无菌操作;②每次尽量抽尽关节积液,每周1~2次,依具体情况定;③关节内注药一般选择异烟肼200mg+链霉素500mg,儿童减半;④记录关节液的颜色、浑浊度、黏稠度、有无絮状物及液体量;⑤术毕适当加压包扎,以减少渗出。

2) 手术疗法:即膝关节滑膜切除术。过去采用全关节滑膜切除术,因其损伤较大,功能恢复不理想,现国内已摒弃不用,目前较多采用关节镜下次全滑膜切除术。

(2) 单纯骨结核的治疗:如病灶较小且局限,又远离关节,没有脓肿和明显死骨者,可采用非手术疗法,反之就需要做病灶清除术。

(3) 早期全关节结核:早期全关节结核手术治疗目的是尽可能多保留关节功能,因此手术应尽早实施。手术同滑膜切除术,切除病变滑膜,彻底清除骨病灶和其他结核病变物质,注意尽可能多保留关节软骨。

(4) 晚期全关节结核:手术目的是彻底清除结核病灶,将关节稳定地融合在功能位上。手术通常采用病灶清除加压融合术。对于晚期病变稳定或已治愈,肌肉条件好的患者可以考虑施行表面人工关节置换术,但手术有导致感染、结核复发、人工关节松动等可能,应慎重对待。

知识点

膝关节结核的治疗

膝关节结核是继发性结核，治疗分全身治疗和局部治疗，局部治疗根据分期再选择相应的手术和非手术方法。

治疗原则是：单纯结核阶段应积极规范治疗，使病变终止在该阶段，避免进入全关节结核阶段，以免关节功能障碍的发生。全关节结核阶段的治疗，应以尽可能多保留关节功能和关节功能的重建为主要目的。一般用药原则应做到早期、联合、适量、有规律和全程用药。

【问题7】 骨关节结核的预后怎样？怎样确定病灶治愈？

思路1：骨关节结核预后如何？单纯性结核阶段治愈时，能保留关节大部分或全部的活动功能。晚期全关节结核时，即使治愈也丧失了关节活动功能。

思路2：如何认为患者经治疗后病灶已愈合？

符合以下条件者可以认为病灶愈合：①患者体温正常，食欲好；②局部症状消失，无疼痛，窦道闭合；③血沉或C反应蛋白3次检查正常；④X线摄片或超声检查，必要时可行CT或MRI检查，脓肿消失，骨质疏松好转，骨小梁恢复，病灶边缘轮廓清晰；⑤治疗结束，继续2～3个月、3～6个月和1年等随访3年无异常者。

【诊疗流程】

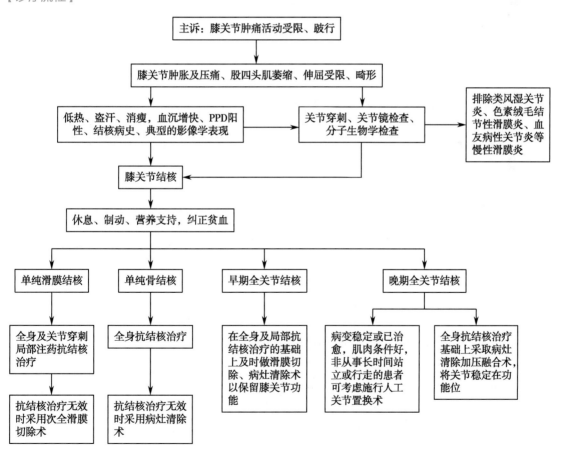

（金群华）

第九章 脊柱外科

第一节 腰椎间盘突出症
lumbar disc herniation

腰椎间盘突出症（lumbar disc herniation，LDH）是指腰椎间盘发生退变或损伤以后，纤维环部分或全部破裂，局部的髓核、纤维环或终板等突出超过相邻椎体的边缘，刺激或压迫神经根、马尾神经等所表现的一种临床综合征。腰椎间盘突出症是腰腿痛的常见原因之一，多发于20～50岁中青年人群，男性多于女性。椎间盘退行性变是腰椎间盘突出症的病理基础，遗传和职业因素均是腰椎间盘突出的危险因素。95%的腰椎间盘突出发生在腰4～5、腰5～骶1节段，按照突出程度不同分为以下四种病理类型：膨出型、突出型、脱出型、游离型，按照突出部位可分为中央型、旁中央型、侧方型和极外侧型。

临床病例

患者，男性，39岁，主诉：腰痛伴右下肢后外侧疼痛1年，加重3个月。患者为办公室文员，有久坐病史，1年前因劳累出现腰部及右下肢疼痛，右下肢疼痛为放射痛，疼痛放射到小腿，未行系统治疗，平时自行口服止痛药，症状时好时坏，休息后缓解，劳累时加重。3个月前弯腰搬东西扭伤腰部后右下肢放射性疼痛加重，疼痛放射到右小腿前外侧，休息后疼痛不缓解，口服止痛药疼痛未减轻。查体：腰椎生理前凸减小，腰4、5椎间隙右侧旁开1cm处有压痛，叩击痛阳性，有放射痛，腰椎活动受限，右小腿外侧感觉减退，右侧直腿抬高试验阳性，加强试验阳性，膝腱反射、跟腱反射未见异常，病理反射未引出，4字试验阴性。

【问题1】 该患者的可疑诊断是什么？

思路：①患者的主诉为右下肢放射性疼痛，放射到右小腿前外侧。②既往腰腿痛病史1年，休息后缓解，劳累后加重，本次因搬东西诱发，右下肢放射性疼痛。③查体：腰4、5椎间隙右侧旁开1cm处有压痛，叩击痛阳性，右小腿外侧感觉减退。④右侧直腿抬高试验阳性，加强试验阳性。根据以上病史及查体，诊断为腰椎间盘突出症的可能性比较大。

知识点

腰椎间盘突出症的临床表现

1. 症状　放射性下肢痛是腰椎间盘突出症的主要症状，大多数椎间盘突出发生在腰4～5、腰5～骶1节段，压迫腰5及骶1神经根，放射痛沿坐骨神经传导，疼痛沿臀后部、大腿后侧放射到小腿、足背或足外侧。如出现高位椎间盘突出，压迫腰2、腰3或腰4神经根，放射痛沿股神经传导，出现大腿前部、小腿内侧区疼痛。腰痛常发生于下肢放射痛之前，在发病的后期常表现为下肢放射痛重于腰痛或仅有下肢放射痛。中央型巨大腰椎间盘突出时可出现马尾综合征的表现，表现为会阴区麻木感和二便功能障碍。

2. 体征　疼痛明显者可有行走困难，可出现姿势性腰椎侧凸，突出椎间盘在神经根内侧，腰椎向健侧侧凸，突出椎间盘在神经根外侧，腰椎向患侧侧凸。部分患者在病变间隙的棘突间有压痛，按压椎旁1cm处可有坐骨神经放射痛。突出椎间盘累及的神经根支配区出现感觉减退、肌力下降、反射减弱或消失。体检可出现直腿抬高试验、加强试验阳性。

知识点

腰椎间盘突出症的定位诊断

1. 腰4～5椎间盘突出 腰5神经根受压,疼痛放射至小腿前外侧,感觉减退部位是小腿前外侧及足背,足踇趾背伸肌力下降,膝和跟腱的神经反射可正常。

2. 腰5～骶1椎间盘突出 骶1神经根受压,疼痛放射至小腿后外侧、足跟或足外侧,感觉减退部位是小腿后外侧、足跟或足外侧,足趾屈及屈踇肌力下降,跟腱反射减弱或消失。

3. 高位椎间盘突出(腰1～2,腰2～3,腰3～4) 腰2、腰3或腰4神经根受压,疼痛放射至大腿前侧或小腿前内侧,感觉减退部位是大腿前侧及小腿前内侧,伸膝肌力可下降,膝反射减弱或消失,股神经牵拉试验阳性。

【问题2】 根据临床症状、体征,应进行何种辅助检查以明确诊断?

思路:该患者考虑腰椎间盘突出症的可能性大,应行腰椎X线、腰椎间盘CT或腰椎MRI检测以明确是否存在椎间盘突出(图3-9-1)。

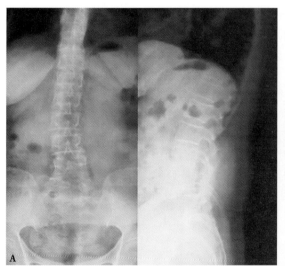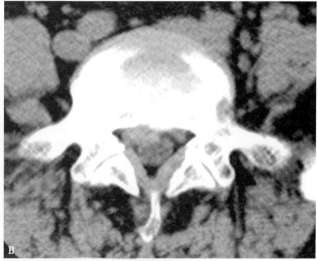

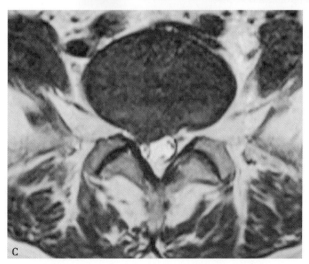

图3-9-1 腰椎间盘突出症患者的影像学资料

A. X线显示腰椎退变、轻度侧凸;B、C. CT及MRI提示L$_{4/5}$右侧椎间盘突出,压迫硬膜囊。

知识点

腰椎间盘突出症的影像学检查

1. X线 作为常规检查，正位片可见腰椎侧凸，侧位片可见生理前凸减少或消失，椎间隙狭窄。不能直接反映是否存在椎间盘突出，但有助于排除结核、肿瘤等疾病。

2. CT 可显示椎间盘突出的大小及方向、骨性椎管形态，了解黄韧带是否肥厚。

3. MRI 可观察椎间盘退变情况，了解椎间盘突出的大小和位置，显示突出椎间盘压迫硬膜囊、神经根及马尾神经的情况。

【问题3】 应与何种疾病鉴别诊断？

思路：该患者诊断为腰椎间盘突出症，需与下列疾病进行鉴别：①慢性腰肌劳损；②梨状肌综合征；③腰椎管狭窄症；④腰椎滑脱症；⑤腰椎结核；⑥腰椎肿瘤。

知识点

腰椎间盘突出症的鉴别

1. 慢性腰肌劳损 中老年高发，长期反复发作的腰背部胀痛或酸痛，休息、适当活动或经常改变体位可使症状减轻，直腿抬高试验阴性，无下肢神经受累表现，影像学检查常无阳性发现。

2. 梨状肌综合征 主要表现为臀部和下肢疼痛，无明显腰部症状，查体可见臀肌萎缩，臀部深压痛。

3. 腰椎管狭窄症 典型症状是神经源性间歇性跛行，安静休息、骑车多无症状，神经定位体征多不明确，影像学检查显示椎管狭窄。

4. 腰椎滑脱症 多以腰痛为主要症状，可出现下肢放射痛，影像学检查显示腰椎滑脱。

5. 腰椎结核 腰痛是最常见的症状，有神经损害时可出现下肢疼痛，可有全身结核中毒症状，拾物试验阳性，影像学检查显示骨质破坏，死骨形成，部分患者可见腰大肌冷脓肿。

6. 腰椎肿瘤 腰腿疼痛是最常见的症状，疼痛不因活动和体位改变而变化，疼痛呈持续性并逐渐加重，疼痛夜间加重，休息不缓解，影像学可发现骨质破坏、肿块。

【问题4】 根据诊断如何确定治疗方案？

思路：患者诊断为腰4、5椎间盘突出症，症状反复，本次发作疼痛剧烈，右下肢放射性疼痛，休息后不缓解，可考虑行手术治疗。该患者接受了经椎间孔镜下椎间盘髓核摘除术。

030901

椎间孔镜（视频）

知识点

腰椎间盘突出症的手术治疗和非手术治疗

已有很多研究比较了手术和非手术治疗腰椎间盘突出症的疗效。有研究对500例腰椎间盘突出症患者进行了前瞻性研究，1年后随访发现71%的手术组患者腰腿痛减轻，而非手术组为43%；5年后随访手术患者的腰腿痛改善率为70%，非手术组改善率为56%；但10年后随访发现两组在主要症状改善、恢复工作能力方面无明显区别。而另一个研究发现保守治疗腰椎间盘突出症1年33%的患者症状改善，而手术组为66%；4年后保守治疗组为51%，手术组同样是66%；10年后保守治疗组55%，手术组57%。以上研究说明腰椎间盘突出症手术和非手术治疗预后随着时间的延长趋于接近，但手术治疗在早期的疗效较好。

1.非手术治疗的方法 ①卧床休息:可使疼痛症状缓解或逐渐消失。②药物治疗:药物可以缓解椎间盘突出的症状。非甾体抗炎药是缓解疼痛的常用药物;对于急性起病的患者,可短期使用吗啡类镇痛药物,短期使用类固醇皮质激素也可以减轻引起疼痛的炎症反应。③物理治疗:包括超声波治疗、局部电刺激和按摩等。牵引也是常用的方法,可使椎间隙增大及后纵韧带紧张,有利于突出髓核部分回纳。④封闭疗法:常用痛点封闭、椎间孔神经根封闭、硬膜外腔封闭。

知识点

腰椎间盘突出症手术指征

1.腰椎间盘突出症诊断明确,经严格保守治疗3个月无效,病情逐渐加重,影响日常生活和工作。
2.首次发作的腰椎间盘突出症疼痛剧烈,有明显的神经根受累表现,被迫处于屈髋屈膝侧卧位,甚至胸膝跪位。
3.中央型突出合并马尾综合征,应行急诊手术。

2.手术治疗方法

(1)传统开放手术:该术式是在微创手术出现前的主流术式,手术步骤包括切开、椎板间开窗或部分椎板切除以提供给术者最佳的手术视野、轻柔地牵开神经、摘除突出的椎间盘,最终解除对神经根的压迫症状。

(2)介入治疗:包括化学髓核溶解术、经皮椎间盘髓核切吸术、经皮激光椎间盘减压术、椎间盘射频消融技术,基本原理是通过蛋白酶水解、激光、射频等手段来降低椎间盘内压力,从而减轻对神经根的压迫。

(3)微创手术

1)显微椎间盘摘除术:该术式旨在采用更小手术切口和更少的手术创伤达到将突出的椎间盘取出的目的。术中常使用手术显微镜放大手术视野,有限地切开椎旁组织等操作,将突出椎间盘摘除。

2)显微内镜椎间盘切除术:经旁正中小切口椎板间隙入路,建立工作管道置于椎板表面,行椎板开窗、内镜下行髓核摘除、神经根探查、神经根管松解等。显微内镜椎间盘切除术以微创的方式切除突出的椎间盘,手术疗效与传统开放椎间盘摘除术相同。

3)椎间孔镜下椎间盘摘除术:从患者身体侧后方进入椎间孔,在椎间孔安全工作三角区实施手术。透视下通过椎间孔建立工作通路,在内镜直视下可以清楚地看到突出的髓核、神经根、硬膜囊和增生的骨组织,然后使用各类抓钳摘除突出椎间盘组织,解除对神经根的压迫。

4)椎板间镜下椎间盘摘除术:通过旁中央小切口置入内镜,建立椎板间通道,在内镜下可清楚显示硬膜囊、神经根及突出的椎间盘,直视下解除神经根压迫。与椎间孔镜技术相比,腰5至骶1节段的椎间盘突出由于髂嵴的阻挡,会影响椎间孔镜的入路和穿刺角度,可采用椎板间镜下椎间盘摘除术。

(4)腰椎融合术

1)适应证:①特殊类型的腰椎间盘突出症,如巨大腰椎间盘突出症。②术前合并腰椎不稳或由于术中破坏腰椎稳定结构出现腰椎不稳。③腰椎间盘突出症原节段多次复发。

2)腰椎融合术方法:①横突间植骨融合术;②经后路椎间融合术;③经椎间孔入路腰椎融合术;④关节突关节融合术。

知识点

腰椎间盘突出症的手术方法

1.应用最为广泛的是传统的椎板开窗髓核摘除术。
2.近年来,采用微创手术治疗腰椎间盘突出症得到了推广。
3.巨大腰椎间盘突出或合并腰椎不稳的患者,需同时进行腰椎融合手术。

【诊疗流程】

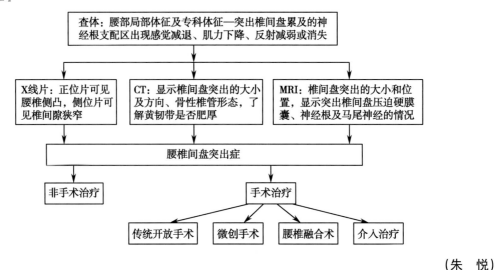

（朱 悦）

第二节 腰椎滑脱症
lumbar spondylolisthesis

腰椎滑脱是指椎体间骨、软组织连接异常而发生的上位椎体与下位椎体相对位置出现部分或全部滑移，spondy-、-olisthesis 为希腊文词根，分别为"椎体"及"滑移"之意，最早对此病例的文献是由 1782 年比利时 Herbinlaux 医生报道。在一般人群中，腰椎滑脱症的发生率约为 6%，男女比例为 2∶1。6 岁以下的儿童中发生率为 2.6%，而在成人中为 5.4%。退行性腰椎滑脱症很少发生在 40 岁以下的个体，女性是男性的 4～5 倍。在我国腰椎滑脱症的发病年龄多在 20～50 岁，占 85%；腰椎滑脱最常见的部位是 L_4～L_5 及 L_5～S_1，其中 L_5 椎体发生率为 82%～90%。

腰椎滑脱症患者临床主要表现为腰痛和下肢放射性疼痛，严重者可出现间歇性跛行。腰椎滑脱症以中老年多见，约占腰腿痛患者总数的 5%，由于其起病多隐匿，早期无特异性症状体征，随着椎间盘退变及腰部肌肉劳损而逐渐出现腰椎不稳，导致神经功能损害及邻近节段的退变。

> 临床病例
>
> 患者，女性，44 岁，反复腰背痛 4 年，加重 1 个月。患者 4 年前有腰部外伤史，体育活动时受伤，卧床休息后疼痛逐渐缓解，当时未予以特殊重视，此后劳累后出现腰背部疼痛，久坐或站立行走后加重，休息后好转。曾予以"口服止痛药、针灸、推拿"等治疗，疼痛缓解不明显，症状反复并逐渐加重。1 个月前，患者劳累后出现腰背痛加重，腰部活动受限，伴有腰骶部及臀部坠胀感，久坐、久站后可出现右侧大腿及小腿后外侧的酸胀痛。无发热、盗汗、腹痛、腹胀，夜间痛不明显。患者年轻时喜欢参加体育活动，既往从事办公室工作，有久坐及弯腰等不良习惯，无肿瘤及炎性疾病史。查体：腰椎前凸增加，L_5 棘突前移伴台阶感，局部压痛阳性，腰椎屈伸活动轻度受限，双下肢感觉运动无明显异常，深、浅反射存在，病理反射阴性，双侧直腿抬高试验（70°）阴性。

【问题 1】 通过上述问诊及查体，该患者的可疑诊断是什么？

思路 1：中年女性患者，腰背痛反复发作，症状进行性加重，进一步的病史采集应以腰背痛的性质为切入点。了解腰背部疼痛的性质及特点——是胀痛还是刺痛？疼痛是否局限？是间断还是持续疼痛？有无缓解或加重的诱发因素？了解疼痛的伴随症状及表现——有无下肢的放射痛、麻木？有无发热、消瘦？

> 知识点
>
> ### 腰背痛的致痛机制
>
> 腰背痛是指由局部炎症、创伤、劳损或某些器官及全身性疾病引起的腰背部疼痛感。腰背部组织自外

向内包括皮肤、皮下组织、肌肉、韧带、脊椎、椎间盘、脊髓神经等,上述任何一种组织的病变都可引起腰背痛。临床上以脊柱及椎旁组织疾病(包括脊椎骨、椎间盘、韧带、椎旁肌等)多见,少部分为腰背部邻近器官(如胸膜、肾、胰腺、子宫等)病变引起的放射性腰背痛。根据致痛机制大致可以分为3类:①机械性腰背痛,包括腰肌劳损、椎间盘退变疾病、腰椎滑脱、骨质疏松性压缩骨折等所致;②非机械性腰背痛,包括脊柱及椎旁肿瘤、感染、炎症等所致;③内脏疾病所致腰背痛,包括盆腔疾病、肾结石、主动脉瘤、胰腺炎等。

知识点

腰背部疼痛特点及伴随症状对诊断的提示意义

腰肌劳损、脊柱失稳、滑脱多表现为腰背部酸胀痛;腰背部肌筋膜炎可表现为局限性的刺痛;脊柱结核、炎症、内脏疾病的牵涉痛多表现为钝痛及隐痛;机械性腰痛可向腰骶部、臀部发散,早期疼痛间断出现,严重时则持续存在,多表现为劳累、站立及行走后加重,卧床休息后减轻;肿瘤、结核等所致的腰背痛在平卧休息时可能不缓解,出现明显的夜间疼痛。

腰痛伴有一侧下肢的放射性疼痛、麻木,常是椎间盘突出压迫神经所致;腰痛伴有一侧或双侧下肢的间歇性跛行,常为腰椎管狭窄症所引起;由于椎旁结构的代偿能力,腰椎滑脱在早期或很长一段时期可无明显症状或仅表现为反复的腰背部疼痛。重度患者由于神经牵拉或受压,可出现下肢的疼痛、麻木及无力等伴随症状,极少数可出现鞍区麻木、大小便功能障碍等。腰背痛伴有低热、消瘦等症状应该考虑肿瘤、结核等消耗性疾病的可能。

思路2:该患者为中年女性,既往有腰部外伤史,肿瘤和感染不首先考虑;反复腰痛,劳累或负重后疼痛加重,卧床休息后缓解,症状进行性加重,腰椎退变、失稳及外伤所致的机械性疼痛可能性较大。患者下肢放射性疼痛症状不明显,仅最近出现久坐、久站后右下肢酸胀痛,倾向诊断腰椎滑脱症。

知识点

腰椎滑脱症的常见临床症状

腰椎滑脱症多见于中老年人群,由于腰椎发生相对位移,导致椎间稳定性改变,最主要表现为机械性腰背痛,有时疼痛放射至骶髂部及臀部,站立、行走、弯腰、负重时疼痛加重,卧床休息时疼痛减轻。极少数重度患者可出现马尾神经受牵拉和受压迫症状。

腰椎滑脱症病情进展到一定程度时,可导致神经根在侧隐窝及神经孔内受压或因滑脱脊椎的移位产生相应节段的神经根牵拉,从而产生根性症状。此外,由于滑脱导致椎管矢状径减小,椎管容积变小,继发的关节突增生、黄韧带肥厚等可导致椎管狭窄,因此部分患者可出现间歇性跛行,表现为站立、行走后臀部、股部以及小腿的酸胀、疼痛。

思路3:了解患者相关病史及可能的危险因素——既往有无腰部外伤史?有无过度运动或腰部过度负重?有无家族或遗传相关病史?

知识点

引起腰椎滑脱症的原因

引起腰椎滑脱症的原因主要有以下5类:①先天发育不良:通常为S_1上终板或L_5椎弓发育异常,可能出现先天性峡部不连;②创伤:外伤产生急性骨折;③退变:椎间盘退变、椎间不稳、韧带松弛,逐渐发展为椎体滑脱,但峡部仍保持完整,又称假性滑脱;④疲劳骨折或慢性劳损:峡部区域的应力和剪切力异常增高;⑤病理性滑脱:肿瘤或炎性病变累及椎弓、峡部、关节突,使椎体后结构稳定性丧失,从而发生病理性滑脱;⑥医源性滑脱:手术后邻近阶段退变不稳引起滑脱。

思路4：该患者目前倾向诊断腰椎滑脱症。体格检查需进一步明确疼痛部位及范围，有无压痛、叩痛。了解腰椎序列有无改变，双下肢感觉、运动是否对称正常，括约肌功能是否正常，并行直腿抬高试验等检查。

> 知识点
>
> ### 腰椎滑脱症的体格检查特点
>
> 腰椎滑脱的体征因病情轻重而差异较为明显。患者腰部活动可受限，直腿抬高多不受限，下肢的感觉、肌力及腱反射无异常。腰部检查可见腰椎生理前凸增加，严重滑脱者腰椎前凸更为明显，有时可触及上一个棘突前移而致局部形成台阶感。棘上韧带劳损及峡部断裂处可有压痛、叩击痛。腰椎滑脱症有神经根受牵拉或受压者可与腰椎间盘突出症或腰椎管狭窄症临床表现相似，但体格检查阳性体征相对较少，直腿抬高试验多为阴性。仔细进行神经系统检查，部分患者可有一定程度的神经根受累体征，如蹬背伸无力、足背痛觉下降、跟腱反射减弱等。极少数重度滑脱患者可因马尾神经受累而出现括约肌功能障碍。

【问题2】　经过病史和查体，该患者初步考虑诊断为腰椎滑脱症。为进一步明确诊断，首选何种简单快速的检查？

思路1：X线平片是诊断腰椎滑脱症最基本的方法。一般采用腰椎正侧位、双斜位及动力位片。

> 知识点
>
> ### 腰椎滑脱症的X线检查特点
>
> 1. 正位片　不易显示峡部病变，但通过仔细观察，可能发现在椎弓根阴影下有一密度减低的斜行或水平裂隙，多为双侧。明显滑脱者，滑脱的椎体因与下位椎体重叠而显示高度减小，椎体倾斜、下缘模糊不清、密度较高，与两侧横突及骶椎阴影相重叠，称为Brailsford弓。
>
> 2. 侧位片　可清楚、直观地显示腰椎滑脱的情况，同时可以判断椎弓峡部是否完整及有无崩裂，对于腰椎滑脱及峡部裂的诊断有重要价值，也是用于腰椎滑脱影像学测量的主要手段。存在峡部裂的患者其椎弓根后下方可见一由后上斜向前下的裂隙，无峡部裂的患者可表现为峡部细长，局部退变、增生。侧位片可测量腰椎滑脱程度并进行分度和分级。
>
> 3. 斜位片　采用球管倾斜45°，左、右斜位摄片，可清晰显示峡部病变。正常椎弓附件在斜位像上投影成一只"苏格兰狗"影像：狗耳为上关节突，狗眼为椎弓根纵断面，狗嘴为同侧横突，狗颈为椎弓峡部，身体为棘突和同侧椎板，狗腿为同侧及对侧下关节突。在椎弓峡部崩裂时，峡部可出现一带状裂隙，称为"苏格兰狗项圈（collar of Scottie dog）"征（图3-9-2）。急性峡部裂者早期可显示清晰的骨折线，后期裂隙两端骨密度增高，表面光滑，出现假关节样改变。
>
> 4. 动力位片　对腰椎不稳诊断价值较高。过屈时可使峡部分离，亦有助于诊断。

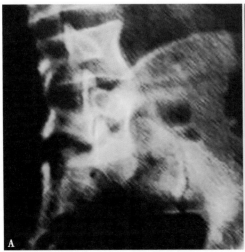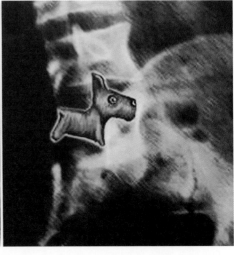

A

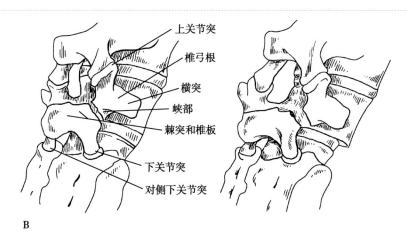

图 3-9-2 腰椎滑脱症的斜位片影像
A. 正常椎弓附件在斜位像上投影成一只"苏格兰狗"影像；B. 斜位片显示峡部病变，"苏格兰狗项圈"征。

该患者 X 线片结果：L_5 椎体Ⅳ度滑脱，双侧椎弓峡部裂，裂隙两端骨密度增高，局部小关节呈退行性改变，关节间隙不清，关节突增生（见图 3-9-2）。

思路 2：患者 X 线片显示 L_5 椎体Ⅳ度滑脱、双侧椎弓峡部裂，如何进一步排除结核、肿瘤等病理性滑脱？如何明确有无椎管狭窄、神经受压？为进一步明确诊断，需完善何种检查？

MRI 检查结果：L_5 椎体Ⅳ度滑脱，双侧椎弓峡部裂；L_5/S_1 椎间盘退变、突出，关节突增生、黄韧带肥厚，相邻节段椎间盘退变。

知识点

腰椎滑脱症进行 CT 及 MRI 检查的意义

CT 扫描常规取软组织窗和骨窗断层成像，对峡部病变的诊断率较高。在 CT 扫描中可见椎体向前移位，出现"双终板"征。三维 CT 或矢状面多幅重建可以明确椎间孔变化及滑脱程度。而三维 CT 重建，可以重建峡部不连及滑脱模型，用于严重和复杂滑脱术前拟定手术方案。

MRI 由于扫描范围广，可以更全面、直观地显示腰椎及椎管内的总体影像，有助于明确椎弓、上下关节突的形态以及椎弓有无骨性缺损，峡部裂一般在矢状位图像上易于辨认。MRI 对椎管、椎间孔、侧隐窝等结构显示较为清晰，可以明确脊髓或神经根受压情况，有助于定位诊断。此外，MRI 还有助于鉴别和排除结核、肿瘤等病理性改变。

【问题 3】 患者目前腰椎滑脱症诊断明确，如何判定腰椎滑脱的程度？如何选择治疗方案？治疗方案的选择有什么依据？

思路 1：腰椎滑脱症的分型与分度：腰椎滑脱的测量 Meyerding 法见图 3-9-3；腰椎滑脱的测量 Newman 法见图 3-9-4；腰椎滑脱的 SDSG 分型。

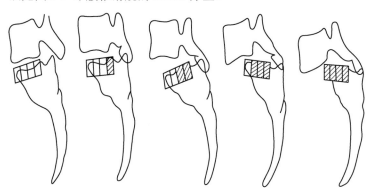

图 3-9-3 腰椎滑脱的测量（Meyerding 法）

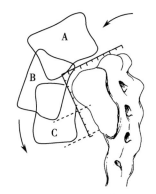

图 3-9-4 腰椎滑脱的测量（Newman 法）

知识点

腰椎滑脱的分型与脊柱矢状面平衡评价

对于治疗方案的选择具有一定的指导意义。Newman 和 Stone 通过 15 年的随访分析,首先对椎体滑脱进行分型,Wiltse 在此基础上将椎体滑脱按病因分为 5 型,并得到国际腰椎研究学会的认可。临床常用的腰椎滑脱分度方法是 Meyerding 法。

1. Wiltse 分型 根据脊柱影像学解剖形态和病理特点情况,Wiltse 将椎体滑脱分为 5 型。

Ⅰ型:发育不良型。

Ⅱ型:峡部异常型,分为 3 个亚型:

ⅡA 疲劳骨折致峡部裂;

ⅡB 峡部延长,但仍完整;

ⅡC 急性骨折致峡部裂。

Ⅲ型:退变性滑脱。

Ⅳ型:创伤性滑脱,除峡部外其他结构骨折。

Ⅴ型:病理性滑脱,由全身或局部骨质病变导致,包括医源性滑脱。

2. 分度和分级 通过侧位 X 线片可测量腰椎滑脱程度并进行分度和分级。

(1)分度判定:常用 Meyerding 法进行分度,即将下位椎体上缘分为 4 等份,根据滑脱椎体相对于下位椎体向前滑移的程度分为Ⅰ~Ⅳ度(见图 3-9-3)。

Ⅰ度:指椎体向前滑移不超过下位椎体上缘的 1/4 者。

Ⅱ度:超过 1/4,但不超过 2/4 者。

Ⅲ度:超过 2/4,但不超过 3/4 者。

Ⅳ度:超过椎体矢状径的 3/4 者。

(2)Newman 分级判定法:将 S_1 椎体上缘划分为 10 等份,然后按照同等尺寸在骶骨前方也划分出 10 等份。滑脱程度用 2 个数相加表示:第 1 个数表示 L_5 椎体沿骶骨上缘向前滑脱的程度,第 2 个数表示 L_5 椎体由骶骨顶部向下滑脱的程度。如图 3-9-4,A 椎体滑脱程度评分为:3+0;B 椎体滑脱程度评分为:8+6;C 椎体滑脱程度评分为:10+10。该方法主要用于 L_5 滑脱程度的判定,既表明 L_5 椎体的滑脱程度,也反映了 L_5 的旋转程度。

3. SDSG 分型 随着对脊柱矢状面参数认识的深入,SDSG 分型引入了目前评价脊柱局部矢状面失平衡以及整体矢状面失平衡的影像学参数来对腰椎滑脱进行分类。

脊柱局部矢状面平衡参数包括:骨盆入射角(pelvic incidence,PI),股骨头中点与骶骨上终板中点的连线与骶骨上终板垂线的夹角,如果股骨头有重叠,则选取两个股骨头中点连线的中点作为股骨头中点;骨盆倾斜角(pelvic tilt,PT),股骨头中点与骶骨上终板中点的连线与垂直参考线的夹角;骶骨倾斜角(sacral slope,SS),骶骨上终板连线与水平参考线的夹角。

脊柱整体矢状面平衡参数包括 SVA,即失状面垂直轴(sagittal vertical axis):C_7 铅垂线与骶骨后上角的水平距离,铅垂线在前为(+),在后为(-),正好穿过骶骨后上角为(N)。

在评估脊柱骨盆形态的基础上,世界脊柱侧凸研究工作组(Spinal Deformity Study Group,SDSG)根据滑脱程度、骨盆入射角、骶骨-骨盆平衡和脊柱平衡提出了 SDSG 分型:

低度滑脱 <50%。

1 型:低 PI 型,PI<45°。

2 型:正常 PI 型,PI=45°~60°。

3 型:高 PI 型,PI>60°。

高度滑脱 >50%。

4 型:骶骨-骨盆平衡(高 SS/低 PT)。

5 型:骶骨-骨盆后旋(低 SS/高 PT),脊柱骨盆平衡(C_7 铅垂线在股骨头中心的正上方或后方)。

6 型:骶骨-骨盆后旋(低 SS/高 PT),脊柱骨盆失平衡(C_7 铅垂线在股骨头中心的前方)。

思路 2：根据该患者的影像学资料（图 3-9-5），该患者为腰椎Ⅳ度滑脱（Meyerding 分度），应该选择什么治疗方法？保守还是手术治疗？

> 知识点
>
> ### 腰椎滑脱症的非手术治疗
>
> 无症状或症状轻微，儿童滑移<30% 以及部分年轻成人，可以采取保守治疗，包括卧床休息、背部核心肌群锻炼、戴腰围或支具；可进行适当有氧运动以减轻体重；禁止进行增加腰部负重的活动，如提重物、弯腰等；此外还可结合物理治疗如红外线、热疗；如有疼痛等症状可口服非甾体类解热镇痛药等对症治疗。

> 知识点
>
> ### 腰椎滑脱症的手术指征
>
> 1. 无症状患者，但是儿童滑移 >50%，成人 >75%。
> 2. 保守治疗无效，且症状与影像学相符。
> 3. 出现神经损害症状。
> 4. 合并节段不稳定，滑脱进展。

> 知识点
>
> ### 腰椎滑脱症的手术方式及注意事项
>
> 术前要准确判断好症状来源的原因、部位和范围，术中在减压、固定、融合等几个步骤中有所侧重，再结合相关的影像学检查制订出一个合理的手术方案。
>
> （1）减压：轻度腰椎滑脱是否需要进行神经根减压尚存争议，但对于重度滑脱，多数学者主张进行神经减压，以缓解症状。除了滑脱节段的神经根需进行探查减压外，务必对上位神经根进行松解减压，滑脱患者神经损害的症状常常是上位神经根牵拉引起。
>
> （2）复位：目前主流观点是如果能够复位尽量复位，因为可以重建正常的腰椎及神经根的解剖位置。但不主张扩大手术强行完全解剖复位，因为长期形成的腰椎滑脱，其周围结构发生了相应改变，具有对抗牵拉、维持滑脱的固有应力，强行复位不仅难以完全复位，而且会破坏已适应的解剖关系，易导致术后神经根紧张、神经牵拉损伤等并发症。原位融合适合滑移 0～Ⅱ度，复位融合适合滑移超过Ⅱ度（Meyerding 分度）的患者。腰椎后凸需进行复位固定。但是高度滑脱组是否需要完全复位还存在争议，部分复位安全性显著高于完全复位，但有学者提出 SDSG 5、6 型需完全复位以恢复力线。滑移角度的复位是重建矢状面平衡的关键，而术中适当的撑开、提吊以及彻底的软组织减压是复位的关键。
>
> （3）内固定：内固定可以使滑脱复位并且获得间接神经减压。绝对指征为：椎板减压后的假关节发生率高于进行性滑脱；Ⅲ度或Ⅳ度重度滑脱。相对指征为：改善滑脱椎体的外形，即美观要求。坚强的内固定不但有助于防止畸形进展，提高早、中期临床疗效，还能增加椎管融合率。
>
> （4）融合：腰椎滑脱融合术按手术入路分为前路、后路及前后联合手术；按植骨部位分为峡部修补、椎板植骨融合、椎体间融合、侧后方植骨融合术。
>
> 单纯峡部修补植骨融合能保留病变节段运动功能，对腰椎的正常生理活动范围干扰小，手术创伤小，操作技术简单。但必须严格掌握手术适应证，特别要注意以下两点：①仅适用于单纯峡部裂患者；对于合并椎体滑脱，即使是轻度椎体滑脱，合并椎间盘突出症或椎管狭窄需广泛减压的患者不适宜此种手术指征；②适用于青少年患者，对于年龄超过 30 岁者，直接修复很难获得成功。

腰椎滑脱症的微创手术治疗：近年来，由于脊柱外科新技术得到不断发展，微创脊柱外科也获得了长足的进步。其中具有一定代表性的手术主要包括：①腹腔镜下腰椎滑脱前路手术；②经皮腰椎体间融合术；③内镜下腰椎滑脱后路手术等。

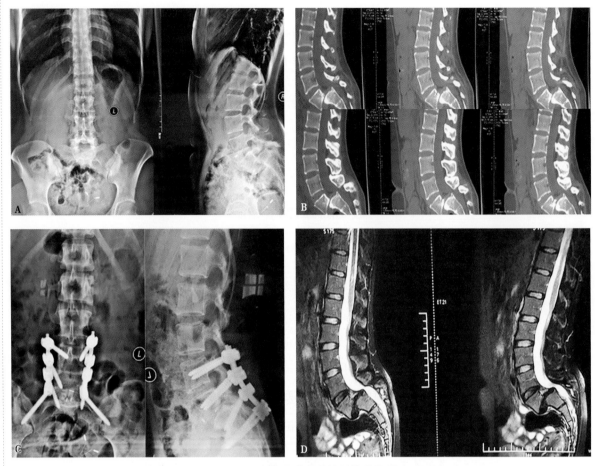

图 3-9-5 腰椎滑脱患者的影像学资料

A. 腰椎侧位片显示腰 5 椎体Ⅳ度滑脱；B. 腰椎 CT 显示腰椎滑脱及腰 5 椎弓根峡部裂；C. 腰椎滑脱术后 X 线片；D. 腰椎 MRI 显示腰 5 椎体Ⅳ度滑脱。

（李 明）

第三节 腰椎管狭窄症
lumbar spinal stenosis

腰椎管狭窄症是指各种原因引起的骨质增生或纤维组织增生肥厚，导致椎管或神经根管的内径较正常狭窄，刺激或压迫由此通过的脊神经根或马尾神经而引起的一系列临床症状。1949 年英国 Verbiest 提出腰椎管狭窄的概念，描述了典型的临床表现，中年以上患者在站立或行走中发生腰及下肢疼痛，腰部过伸使症状加重，并指出椎间盘、关节突和韧带结构退行性肥大性改变是此病特征。腰椎管狭窄症依病因可分为先天性、发育性和继发性椎管狭窄，后者包括退行性、医源性、创伤性和其他椎弓峡部裂并椎体滑脱等所致的椎管狭窄，临床多见的为退行性椎管狭窄。

临床病例

患者，女性，61 岁，下腰痛 3 年，行走后右下肢放射痛 2 个月。下肢放射痛自腰部沿右臀部、右大腿后侧、小腿后方至足底外缘。近 3 周来，行走约 300m 即感觉腰腿痛加重，需要停步休息。查体：L_5、S_1 右侧叩击痛阳性，无感觉障碍，肌力正常，双下肢直腿抬高试验阴性。

【问题1】 根据该患者的临床症状,应考虑哪些诊断?

思路1:老年女性,病史较长,腰痛伴有下肢神经压迫症状,考虑腰椎退变性病变可能性较大,下一步的问诊要点?

根据患者陈述的病史,考虑腰椎退变性疾病导致神经根受压的可能性大,临床上以腰椎管狭窄症、腰椎间盘突出症最为常见,椎管内肿瘤等也不能完全排除。问诊应重点询问患者腰腿痛的病史长短、疼痛程度、有无进展及缓解加重情况,如弯腰、卧床休息是否有缓解等。在临床体格检查时应注意症状、体征是否相符。

知识点

腰椎管狭窄症的临床表现

1. 症状 间歇性跛行是最典型的临床表现。患者行走后(通常为数百米,严重时可为数十米),出现一侧或双侧腰酸、腰痛、下肢麻木、胀痛、跛行,被迫改变姿势或停止行走,蹲下或坐下休息片刻后,症状即可缓解或消失。患者继续行走,上述症状又会出现。

2. 体征 检查时表现为症状重,体征轻。多数患者查体时无阳性体征,一般无感觉障碍,肌力及反射正常,直腿抬高试验阴性。部分患者腰椎后伸时,可感腰骶部疼痛,下肢痛并麻木。

思路2:患者腰痛伴有右下肢放射痛,间歇性跛行,查体下腰椎有叩痛,无其他阳性体征,应考虑腰椎管狭窄症的可能性大,应行X线、CT及MRI检查,明确是否有椎管狭窄、神经是否受压以及是否为其他疾病引起的腰腿痛。

知识点

腰椎管狭窄症的影像学特点

X线片可见椎体后缘增生、椎板间隙狭窄、椎间高度降低等退行性改变(图3-9-6)。发育性椎管狭窄者,正位片可见两侧椎弓根间距狭小,小关节肥大且向中线移位,椎板间隙窄,侧位片表现为椎弓根发育短,关节突大,椎间孔小。

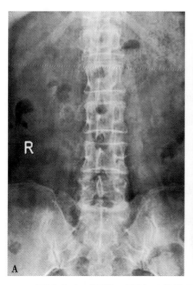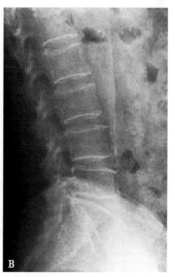

图3-9-6 腰椎正侧位X线片示腰椎退行性改变,骨质增生
A. 正位片;B. 侧位片。

CT扫描检查能清晰地显示腰椎各横截面的骨和软组织结构,尤其是关节突、侧隐窝、椎间盘和椎管内外等结构(图3-9-7)。CT扫描对诊断侧隐窝狭窄有重要参考价值,它可以从横截层面观察侧隐窝形态和结构的变化,并能测量矢状径。侧隐窝前后径>5mm者为正常,4~5mm为临界状态,<3mm为狭窄。

MRI可显示骨性椎管、硬膜囊外脂肪、硬膜囊、脑脊液、脊髓等结构，明确椎间盘有无突出，突出物的大小、位置和方向，甚至纤维环破裂与否，以及与硬膜囊和神经根之间的关系等（图3-9-8）。MRI对骨性椎管的显示不如CT，但是可更好地显示黄韧带、椎间盘等软组织，反映椎管狭窄的程度。

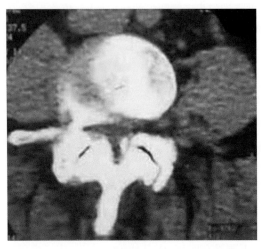

图3-9-7 CT示：骨质增生退变，上下关节突增生、肥大、内聚，黄韧带肥厚、骨化，椎间盘突出

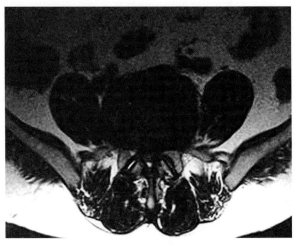

图3-9-8 MRI示：椎间盘退变突出，黄韧带肥厚，椎管狭窄，神经根硬膜囊受压

【问题2】 根据临床表现、影像学检查结果，能否明确诊断？

思路1：患者腰腿痛伴有明显间歇性跛行，症状重，体征轻。影像学检查示腰椎管狭窄明显，以上检查结果均支持腰椎管狭窄症的诊断。

> 知识点
>
> ### 腰椎管狭窄症的诊断要点
>
> 应将病史、临床表现与影像学检查相结合，其中临床表现是基本的诊断手段。仅有影像学上的狭窄只能称为腰椎管狭窄，不能称为腰椎管狭窄症，只有当其合并明确的临床症状，如伴有间歇性跛行才能称为腰椎管狭窄症。

思路2：该患者诊断为腰椎管狭窄症，需与下列疾病进行鉴别：①腰椎间盘突出症；②腰椎关节突关节综合征；③闭塞性脉管炎的血管性间歇性跛行；④脊髓源性间歇性跛行。

> 知识点
>
> ### 腰椎管狭窄症的鉴别诊断
>
> 1. 腰椎间盘突出症 腰椎管狭窄症和腰椎间盘突出症相似，主要鉴别在于体征上较腰椎间盘突出症少，直腿抬高试验常为阴性，影像学检查发现腰椎间盘膨出而非突出，并有关节突关节增生、内聚。临床上常有腰椎管狭窄合并腰椎间盘突出。
>
> 2. 腰椎关节突关节综合征 此种腰痛和下肢痛多见于中年女性，无明显外伤史，轻微腰部动作即引起突发腰痛和下肢痛，活动困难，而无下肢间歇性跛行。按摩可立即恢复正常，一般2～3周恢复正常，影像学检查无特殊征象。
>
> 3. 闭塞性脉管炎的血管性间歇性跛行 表现为步行后小腿部发凉、疼痛，腓肠肌压痛，足背动脉摸不到；与腰椎管狭窄症产生的间歇性跛行不同之处在于血管性疼痛以足为主，夜间重。
>
> 4. 脊髓源性间歇性跛行 为颈胸椎退变性疾病压迫脊髓，使供血障碍、缺氧所致。步行时出现胸

腹部、下肢的束带感，以致不能行走，待休息几分钟后又可行走。此类患者有锥体束征表现，平时走路即有步态不稳，足底踩棉花感，下肢麻木无力，但不痛；腰椎管狭窄属于周围神经性损伤，以疼痛及腱反射减弱为主，MRI 有助于诊断。

【问题3】 根据诊断如何确定治疗方案？

根据患者临床表现和检查结果分析，患者腰椎管狭窄症诊断已经确立。对于无症状的影像学上的腰椎管狭窄不需要手术治疗，确诊为腰椎管狭窄症者也应首先非手术治疗和观察 3～6 个月以上，要严格把握手术适应证。

思路1：如何掌握腰椎管狭窄症非手术治疗的适应证，非手术治疗方法有哪些？

1. 非手术治疗

（1）适应证：退变性腰椎管狭窄症 15%～25% 患者的临床症状有自限性，经卧床休息、理疗和药物治疗症状缓解。因此，对于症状轻、病史短又无明显体征者，应先保守治疗。

（2）治疗方法：目前仍以休息、消炎止痛、理疗、骨盆牵引、腰背肌锻炼、应用支具保护和硬膜外激素封闭等为主，近年来活血化瘀中药用于腰椎管狭窄症，获得一定疗效。物理疗法、热敷、冷敷、按摩、超声波及中药等，可有效缓解患者症状和提高患者生存质量。

非手术疗法虽然不能消除椎管的骨与纤维结构增生，但可消除神经根、马尾、硬膜及硬膜外组织的炎症水肿，从而解除压迫，并使症状缓解，且相对安全，副作用小，患者易于接受。但根本的病理变化没有改变，只能延缓症状的进展。

思路2：如何掌握腰椎管狭窄症手术治疗的适应证，手术治疗方法有哪些？

知识点

腰椎管狭窄症的手术指征

手术指征：①经正规的非手术治疗无效；②自觉症状明显并持续加重，影响正常生活和工作；③明显的神经根痛和明确的神经功能损害，尤其是严重的马尾神经损害；④进行性加重的滑脱、侧凸伴相应的临床症状和体征。

2. 手术治疗

（1）手术治疗原则：近年来多强调针对不同病因采用不同手术方法和手术有限化原则，不主张单一的大范围减压的手术方法。在确保疗效的前提下，应尽量减小减压范围，以尽可能小地影响脊柱的稳定性，并非减压范围越大，切除结构越多就越彻底。

椎管减压是否达到要求，可参照以下标准：①受压硬膜完全膨胀；②神经根无紧张状态；③侧隐窝完全开放；④必要时神经根自硬膜囊发出至椎间孔完全显露。

对单纯侧隐窝狭窄者多数只需要采用椎板间单纯开窗减压术，不必内固定和融合；对中央椎管狭窄者可采用全椎板切除减压或较大的开窗减压术。不明显影响椎间关节的椎板切除减压术对脊柱的稳定性影响较小，如术前无腰椎不稳现象，其术后发生腰椎不稳的患者也较少见，此类患者往往只需单纯减压而不必融合。对于腰椎管狭窄合并退变性腰椎不稳、滑脱或脊椎侧凸者可考虑在椎管减压后予植骨融合。椎管狭窄范围广泛，减压后将产生腰椎不稳者，如两个或两个以上平面的椎管狭窄需行较为广泛的椎板切除，或者双侧关节突均需切除较多（>1/3）时，减压的同时予内固定和融合。

（2）手术方法

1）全椎板切除术主要适用于：①多种原因造成单一平面的严重中央椎管狭窄，硬膜囊需要足够的减压；②多节段、多平面的严重椎管狭窄；③狭窄节段腰椎不稳，需要行植骨融合内固定。

2）半椎板切除术：适用于单侧的侧隐窝和神经根管狭窄、关节突肥大及中央型狭窄对侧无症状者。椎板间扩大开窗术适于单侧隐窝狭窄者。有限减压可以对单一平面或单一神经根进行减压，保留较多后部骨及韧带结构，较多地保留了脊柱后部的骨韧带结构。该术式可减少发生术后脊柱不稳定。

3）植骨融合、内固定术：应根据不同的临床表现及其病变特点决定手术方式。手术减压是对致压物而言,广泛切除椎板和关节突关节已不可取,但必须的减压是必要的。植骨融合是治疗原有腰椎不稳和减压后可能出现不稳的重要措施,尤其对较为广泛的减压术后,植骨融合术是维持疗效的重要措施。小关节切除过多影响腰椎稳定性,伴有退行性椎体滑脱或脊柱侧凸或后凸在减压的同时应行植骨融合术。

4)内固定术的目的:①增强脊柱稳定性;②提高融合率;③纠正下腰椎退变后的畸形;④缩短术后康复时间。植骨融合的同时是否应行内固定术,目前仍有争议,对以下情况可考虑行内固定术:①退变性畸形者,稳定或纠正侧凸或后凸畸形;②复发性腰椎管狭窄且伴有医源性椎体滑脱或不稳;③对两个或两个以上平面行较为广泛的椎板切除并有可能发生继发性不稳者;④腰椎不稳,腰椎伸屈位 X 线片示椎体平移超过 3mm,成角 >15°。内固定方法以短节段椎弓根固定为宜,可提高融合率,避免长范围固定。大量的不同类型内置物的出现,使下腰椎疾病的治疗获得进步,但务必严格掌握手术指征,不宜盲目、不加选择地滥用,以免引起不应出现的并发症。

5)微创技术

微创经椎间孔椎体间融合术(minimally invasive surgery-transforaminal lumbar fusion,MIS-TLIF)可以获得良好的神经减压和节段固定融合。该术式通过椎旁肌间隙入路,通过肌间隙,到达目标部位建立工作通道,避免了传统后路术式对椎旁肌肉的广泛剥离,进而降低椎旁肌肉的失神经支配和肌肉萎缩,有效地保留椎旁软组织的生理功能,降低术后腰背部疼痛、无力的发生以及邻近节段的退变。同时保留了棘间、棘上韧带复合体,减少对脊柱稳定性的破坏。MIS-TLIF 技术甚至可以做到单侧入路双侧减压。

经皮脊柱内镜:可分为椎间孔入路和椎板间入路。其中椎间孔入路可去除肥厚的关节突及增生的骨赘,适用于椎间孔狭窄、单侧、侧隐窝狭窄、椎间孔合并侧隐窝狭窄、Ⅰ度及轻度的腰椎滑脱症和腰椎不稳症。椎板间入路适用于中央型软性椎管狭窄、单侧和/或双侧隐窝型狭窄以及侧隐窝型狭窄合并中央椎管软性狭窄。但该技术不能应用于中央型骨性或重度腰椎管狭窄症、Ⅱ度及以上的腰椎滑脱症。

(杨惠林)

第四节 颈 椎 病
cervical spondylosis

颈椎病是颈椎间盘退行性变及其继发性改变累及周围组织结构(脊髓、神经、血管等),导致的相应症状、体征及影像学改变。颈椎病病因与发病机制尚未完全清楚,学者共识为颈椎间盘退行性变是颈椎病发生和发展中最基本的始动因素,可导致椎间隙狭窄,关节囊、韧带松弛,进而引起椎体、关节突和钩椎关节、韧带等变性、增生,最后发生脊髓、神经、血管等受压迫或刺激的表现。急性损伤可使已退变的颈椎和椎间盘损害加重而诱发颈椎病,慢性劳损可持续加速颈椎退变的进程。此外,颈部炎症、发育性颈椎管狭窄、先天性颈椎畸形也与颈椎病的发病相关。

临床病例

患者,男性,58 岁,教师,颈部胀痛不适 5 年,加重伴四肢麻木、乏力 2 周余。查体:颈部僵硬、活动轻度受限,颈 5、6 棘突间及两侧压痛明显,压头试验以及双侧臂丛牵拉试验阴性,双手感觉减退,握力 4+ 级,双下肢自膝以下感觉减退,伸、屈膝以及背伸、趾屈肌力均为 4 级,双膝反射亢进,踝阵挛阳性,双下肢病理征阳性。

【问题 1】 通过上述问诊及查体,可能的诊断是什么?

思路:患者颈部胀痛,伴有四肢麻木、乏力,提示颈椎疾病的可能性大;感觉减退、肌力下降、生理反射亢进、病理征阳性,提示上运动神经元损害;压头试验以及双侧臂丛牵拉试验均阴性,提示神经根受压的可能性小,综合分析考虑脊髓型颈椎病的可能性大。

知识点

颈椎病专有的体格检查

1. 压头试验(Spurling's test) 是鉴别神经根型和脊髓型颈椎病的重要检查。将患者头部向一侧和后方压迫,出现同侧上肢放射痛为阳性,此动作可使同侧的神经根管明显变窄,神经根型颈椎病由于神经根受到增生的骨赘或突出的椎间盘压迫出现症状。

2. 臂丛牵拉试验（Eaton's test） 是鉴别神经根型和脊髓型颈椎病的另一个重要检查。检查者一手扶患侧颈部，一手握患腕，向相反方向牵拉，刺激已受压的神经根而出现同侧上肢放射痛。

3. 旋颈试验（Barre-Lieou 征） 将患者头部向一侧旋转、侧屈并保持几秒钟，出现头晕目眩、恶心等症状为阳性。椎动脉型或交感型颈椎病患者，椎动脉或交感神经受到颈椎增生组织的压迫，这样的动作可使压迫更加明显而诱发症状。

4. 霍夫曼征（Hoffmann 征） 患者前臂旋前，掌面向下，检查者一手握其腕部上方，另一手中、示指夹住患者中指，使腕部轻度背伸，然后用拇指向掌侧弹拨中指远端指甲，患者拇指及其余各指迅速屈曲为阳性，提示上位运动神经元损害，常见于脊髓型颈椎病。

5. 快速抓手试验 不能快速重复握紧拳头张开动作为异常，脊髓型颈椎病常见。

Eaton 试验
（视频）

【问题2】 病史和体检提示脊髓型颈椎病，为明确诊断应进行何种辅助检查?

思路：首先拍摄颈椎 X 线正侧位片、左右斜位片和前屈后伸动力位片，了解颈椎退变程度，包括椎间隙、椎管及椎间孔情况，以及颈椎稳定性；其次，行颈椎 MRI 检查（图 3-9-9），了解脊髓或神经根受压部位和程度；颈椎 CT 平扫和三维重建。了解韧带骨化、椎体后缘和钩椎关节增生导致的椎间孔或椎管狭窄。

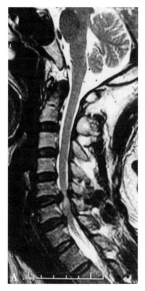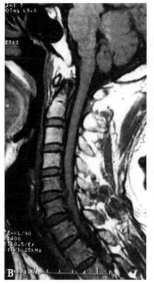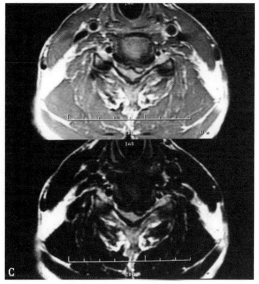

图 3-9-9 颈椎病 MRI 表现

A. 矢状面 T_2 像；B. 矢状面 T_1 像；C. 横断面。颈椎多节段退变，颈 5～6、颈 6～7 椎间盘向后突出，脊髓受压明显，伴脊髓相应节段信号改变。

知识点

颈椎病的影像学检查

1. 颈椎正侧位、斜位和过伸过屈位片 整体观察颈椎退变或其他疾病情况，测量颈椎参数（图 3-9-10）。

2. 颈椎中立位和伸屈位 MRI 了解颈脊髓、神经根情况的首选检查（图 3-9-11）。

3. 颈椎 CT 观察脊椎小关节退变、终板退变、椎动脉孔（图 3-9-12）；通过矢状位重建观察后纵韧带骨化症（OPLL）和骨性椎管狭窄。CT 脊髓造影适用于对 MRI 有禁忌证的患者评估脊髓受压情况。

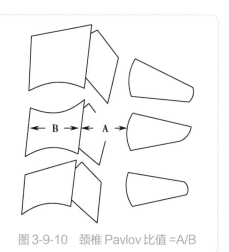

图 3-9-10 颈椎 Pavlov 比值 =A/B

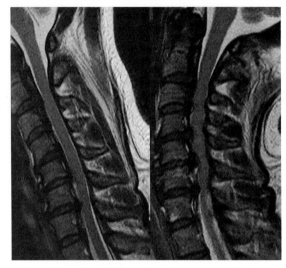

图 3-9-11 颈椎过伸过屈位 MRI

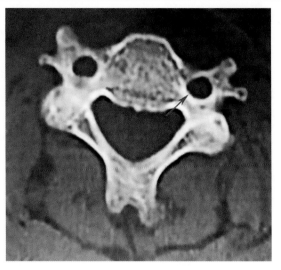

图 3-9-12 颈椎 CT
横断面，箭头所示为椎动脉孔

【问题 3】 根据上述资料，能否明确诊断？需与哪些疾病鉴别？

思路 1：患者颈部胀痛伴四肢麻木、乏力，查体有感觉减退、肌力下降、腱反射亢进、病理征阳性，MRI 示颈 5/6 和颈 6/7 椎间盘向后突出，脊髓受压明显，脊髓型颈椎病诊断成立。

知识点

颈椎病分型

1. 颈型颈椎病指由于颈椎间盘退变导致的以颈部疼痛为主要临床表现的颈椎病。

2. 神经根型颈椎病临床上最为常见，占 60%～70%。是由于突出椎间盘、增生的钩椎关节或关节突关节刺激或压迫神经根所致。表现为周围神经损害的临床症状和体征。

3. 脊髓型颈椎病发病率为 12%～30%，突出的髓核、椎体后缘骨赘、韧带肥厚及骨化等压迫颈脊髓所致。表现为上运动神经元（脊髓）损害的临床症状和体征。如肌张力增加、腱反射亢进和病理征阳性等。颈脊髓发生坏死，预后不佳。

4. 其他类型颈椎病 交感神经型、椎动脉型颈椎病。由于颈椎病变结构的刺激通过脊髓反射或脑 - 脊髓反射而引发的一系列交感神经症状。临床特点是症状重，阳性体征较少。

临床上颈椎病患者的表现通常为几种类型的症状和体征都存在，也称为混合型颈椎病。

思路 2：患者诊断为脊髓型颈椎病，需与下列疾病相鉴别：①肌萎缩性脊髓侧索硬化症；②原发性侧索硬化症；③进行性肌萎缩症；④脊髓空洞症；⑤颅底凹陷症；⑥多发性硬化症；⑦周围神经炎；⑧颈椎管内肿瘤等。

知识点

脊髓型颈椎病的鉴别诊断

1. 肌萎缩性脊髓侧索硬化症 属于运动神经元疾病，常于 40 岁左右无原因突然发病。上肢先发生肌无力，肌萎缩以手内肌明显，可引起颈部肌肉萎缩。病损波及延髓时，可出现发音含糊，渐而影响嚼肌和吞咽运动。患者无感觉障碍。特征性肌电图、肌肉活组织检查以及 CT 和 MRI 等，有助于鉴别诊断。

2. 原发性侧索硬化症 与前者相似，其运动神经元变性仅限于上运动神经元。主要表现为进行性、强直性截瘫或四肢瘫，无感觉障碍和膀胱症状。鉴别手段与前者相似。

3. 进行性肌萎缩症 运动神经元变性限于脊髓前角细胞，不累及上运动神经元。肌萎缩先局限于一部分肌肉，渐而累及全身，表现为肌无力、肌萎缩及肌束颤动，强直征不明显。

4. 脊髓空洞症　以脊髓内空洞形成及胶质增生为特点。脊髓空洞症多见于颈胸段脊髓，有分离性感觉障碍，早期为一侧痛温觉障碍，而触觉、深感觉基本正常。

5. 颅底凹陷症　通常 20～30 岁发病，呈短颈外观。临床上表现为高位颈脊髓受压的症状和体征。影像学检查易于诊断。

6. 颈椎管内肿瘤　颈脊髓内外肿瘤和颈椎上的原发性、继发性肿瘤均可引起颈脊髓受压的症状，MRI 等检查可明确诊断。

知识点

神经根型颈椎病的鉴别诊断

1. 胸廓出口综合征　指臂丛神经、锁骨下动脉、静脉在胸廓出口处受到颈肋或痉挛肥厚的前、中斜角肌等压迫而产生的血管或神经症候群。Adson 试验、肋锁压迫试验和过度外展试验阳性。X 线检查明确有无颈肋、颈横突肥大，有无第 1、2 肋骨及锁骨畸形。

2. 肩周炎　虽可表现为放射到颈部的疼痛，但主要表现为肩周疼痛伴肩关节活动障碍，甚至表现为凝肩。无感觉障碍，无按神经根支配区分布的根性痛。影像学检查颈椎无异常改变。需要注意的是临床上有些颈椎病患者可合并肩周炎。

3. 腕管综合征　是一种由于正中神经在腕管中受压而引起的手指麻痛无力为主的综合征。

4. 颈椎肿瘤　颈椎的原发或转移性骨肿瘤，当累及颈脊神经根或颈丛、臂丛神经时可出现根性痛症状。X 线或 CT、MRI 检查可清楚显示瘤体。

5. 肱骨外上髁炎　又称"网球肘"。表现为肘关节外侧酸痛，疼痛可向上臂、前臂、腕部放射。肱骨外上髁处压痛明显，Mills 试验阳性。

6. 周围神经炎　多发性周围神经炎症状常为双侧性，四肢末端呈手套状感觉麻木区。

知识点

椎动脉型颈椎病的鉴别诊断

1. 梅尼埃病　多表现为发作性眩晕、耳鸣、耳聋，有复发性的特点。本病发作时可出现规律性水平性眼震，前庭功能减弱或迟钝，电测听检查可有重震现象。

2. 眼源性眩晕　多由于眼肌麻痹、屈光不正等引起。遮蔽患侧眼睛或闭目时眩晕消失，眼震试验多呈异常反应，闭目转颈试验呈阴性，可资鉴别。

3. 位置性眩晕　多因贫血或长期卧床引起，当头部位置处在一定位置时眩晕出现。

4. 颅脑肿瘤　第四脑室肿瘤或颅后凹肿瘤常可产生眩晕症状，但患者可因肿瘤占位而出现头痛、呕吐以及其他颅内高压的症状，头部 CT 或 MRI 检查可明确诊断。

5. 锁骨下动脉缺血综合征　系一侧锁骨下动脉的第一部分靠近椎动脉起源处发生狭窄或闭塞，临床上可表现为椎基底动脉供血不足的症状及体征，椎动脉造影可发现锁骨下动脉第一部分狭窄或闭塞。

6. 神经官能症　表现为头晕、头痛、失眠、记忆力减退等症状，但主客观检查多无明显阳性体征，X 线及椎动脉造影检查多无异常。症状的产生与情绪波动和劳累等有关。

知识点

交感型颈椎病的鉴别诊断

1. 椎动脉型颈椎病　两者不易鉴别，临床表现较为相似，均有眩晕、头痛、恶心等症状。但椎动脉型颈椎病的眩晕多与体位有关。椎动脉造影术等对鉴别诊断有一定帮助。

2. 梅尼埃病　因内耳淋巴回流受阻引起水肿所致。其耳聋为进行性加重,前庭功能检查则可鉴别。

3. 冠心病　表现为发作时心前区剧烈疼痛,胸闷气短,可伴有左侧肩臂的反射性疼痛。心电图检查有明显的心肌缺血性改变,含服硝酸甘油可缓解。

4. 神经官能症　症状繁杂,但无神经根及脊髓的受累体征,影像学检查无异常。

【问题4】该患者需要采取什么治疗方法?

思路1:该患者脊髓型颈椎病诊断明确,有脊髓受压的症状及体征,MRI示脊髓明显受压伴脊髓缺血变性,宜采取手术治疗。

知识点

颈椎病的非手术治疗

非手术治疗是除脊髓型颈椎病以外的其他型颈椎病的首选和基本治疗方法。合理的生活和工作体位是防治颈椎病的基本前提。

1. 头颈牵引　以安全、有效为前提,强调小重量、长时间、缓慢、持续的原则。可解除肌痉挛、增大椎间隙、减少椎间盘压力,从而减轻对神经根的压力和对椎动脉的刺激。

2. 颈托和围领　主要是限制颈椎过度活动。

3. 推拿、按摩及理疗　可减轻肌痉挛,改善局部血循环。应注意手法轻柔。

4. 自我保健疗法　颈部及上肢适当锻炼,定时改变坐姿,避免高枕。

5. 药物治疗　非甾体抗炎药、肌肉松弛剂、神经营养药物、镇静剂及抑郁药有助于缓解症状。

6. 局部封闭治疗(局部注射激素和长效麻醉药)　可以快速缓解疼痛,是治疗神经根型颈椎病的重要方法。

知识点

颈椎病的手术指征

1. 脊髓型颈椎病一旦确诊,经短暂非手术治疗无效者应当积极手术治疗。

2. 神经根型颈椎病症状重、影响患者生活和工作、保守治疗无效或者出现了肌肉运动障碍者。

3. 保守治疗无效或疗效不巩固、反复发作的其他各型颈椎病,可考虑手术治疗。

思路2:该患者脊髓受压明显,压迫主要来自前方突出的椎间盘,宜采用前路手术。该患者采用了颈椎前路椎体次全切除植骨融合术(anterior cervical corpectomy and fusion, ACCF)手术,即前路颈6椎体次全切、颈5/6和颈6/7椎间盘切除、钛网植骨融合和钛板螺钉内固定术(图3-9-13)。

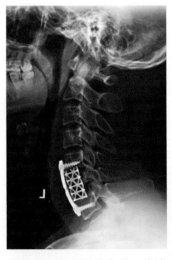

图3-9-13　颈椎病术后X线片

颈椎病手术方式的选择

1. **前路手术** 主要用于以下情况：致压物主要来源于脊髓前方；病变小于 3 个节段；颈椎病伴后凸畸形需矫正等；以运动功能障碍为主；椎体前方骨赘压迫食管，引起吞咽困难者等。前路手术主要方式为颈椎前路椎间盘切除植骨融合术（anterior cervical discectomy and fusion，ACDF）及 ACCF。其优点是脊髓获得直接减压、植骨融合后颈椎获得永久性稳定。在植骨同时采用钛质钢板内固定，可以提高植骨融合率、维持颈椎生理曲度。但由于融合术导致生物力学的改变，可引起邻近节段退变加速，故对于椎间关节退变较轻、椎间隙未出现明显狭窄的患者可以在切除病变的椎间盘后行人工椎间盘置换术。

2. **后路手术** 主要用于以下情况：致压物主要来源于脊髓后方；颈椎病变超过 3 个节段；多节段颈椎病伴椎管狭窄；以感觉功能障碍为主；多节段狭窄严重者，需前后路手术等。常用的术式是单开门和双开门椎管扩大成形术；有节段性不稳定者可以同时行侧块螺钉或经椎弓根螺钉内固定融合术。

【诊疗流程】

颈椎前路 ACDF
手术（视频）

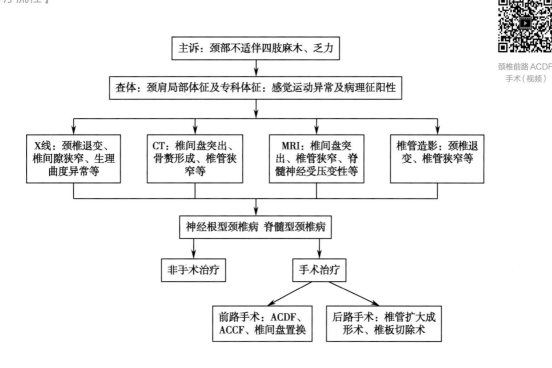

（李　锋）

第五节　颈椎间盘突出症
cervical disc herniation

随着影像技术的迅猛发展，对一些疾病的诊断率逐渐提高，特别像颈椎间盘突出症这类病变，是随着 MRI 技术的不断成熟而使其诊断明确并逐渐精细化，同时在鉴别诊断及治疗上也提供了更为精确的定位手段。目前多数文献都将颈椎间盘突出症归为颈椎退行性变疾病，自 1992 年至今的数次国内颈椎病研讨会，都没有达成一致的意见，是作为一种独立的疾病从"颈椎病"这个大的概念中分类出来，还是仍旧与颈椎病混淆在一起，学者们意见不一。国外的诸多教科书及文献也只将有明确颈部外伤病史的较年轻患者的颈椎间盘突出单独列为一个疾病诊断，更提出了"软间盘"的概念，以区分有骨质增生、钙化等"颈椎病"。由于

MRI、CT 等影像技术的广泛普及,对颈椎间盘突出的诊断已越来越清楚和精细化。况且,在颈椎间盘突出的治疗过程中,也确实存在诸多自身的特点,虽然其与颈椎病、颈椎管狭窄症及颈椎后纵韧带骨化有着诸多临床表现及治疗手段的重叠,但将其作为独立的问题进行讨论还是十分必要的。

临床病例

患者,女性,41 岁,因"颈痛 1 年余,右上肢麻木伴上下楼双膝打软腿 2 个月"来诊。从事财会工作 6 年,近半年经常出现颈后疼痛、僵硬,未予特殊处理。2 个月前出现右上肢自颈、上臂、前臂外侧至拇指、示指的麻木,伴有上下楼时膝软,上楼明显,右侧重,曾在当地医院摄颈椎 X 线片,发现颈椎生理弯曲消失,诊断为颈椎病,行牵引、理疗、按摩。近半个月右上肢麻木加重伴疼痛,右上肢需上举或放至头顶方可缓解。病程中无明确外伤史,饮食及大小便正常。既往无高血压、糖尿病等病史。查体:右侧肱二头肌反射未引出,右手第 1、2 指感觉减退,双膝反射活跃,右踝阵挛(+),Babinski 征(+)。躯干自乳头水平以下感觉减退,右侧明显。

【问题 1】 通过上述问诊及查体,患者的可疑诊断是什么?

思路:该患者颈痛在先,然后出现右上肢麻木疼痛、下肢无力,查体有感觉减退,双膝反射活跃,右踝阵挛(+),Babinski 征(+),表现为颈脊髓及神经根受压的症状及体征,鉴于患者长期伏案低头工作,故应首先考虑颈椎退变性疾病。

可以导致颈部神经受压或产生神经症状的相关疾病:①退变性疾病,如颈椎病、颈椎间盘突出症、退变性颈椎管狭窄;②炎症性疾病,如结核、非特异性感染性炎症;③肿瘤,原发性或继发性骨肿瘤,脊髓本身肿瘤,如胶质瘤、星形细胞瘤等,髓外神经鞘瘤、神经纤维瘤、脊膜瘤,椎管内转移性肿瘤;④风湿免疫性疾病,如类风湿、强直性脊柱炎;⑤发育性疾病,如发育性颈椎管狭窄、分节不良及其他畸形等;⑥脊髓本身疾病,如肌萎缩侧索硬化(ALS)、运动神经元病等。

知识点

颈椎间盘突出症的临床表现

1. 症状 突出椎间盘压迫神经根会导致根性症状,患者出现上肢的麻木胀痛;脊髓受压,患者可出现步态不稳,走路有踩棉花感,双腿僵硬不灵活,手部完成精细动作困难等症状;如果突出椎间盘刺激椎动脉、交感神经,患者可出现头晕、恶心、呕吐等症状。

2. 体征 查体可有感觉减退,肌力下降,有脊髓受压者可出现生理反射活跃、病理征阳性(Hoffman 征及 Babinski 征阳性),神经根受压者可出现压头试验及臂丛牵拉试验阳性。

【问题 2】 经过病史和查体,该患者初步考虑颈椎退变性疾病,为进一步明确诊断,应进行何种辅助检查?

思路:该患者应行颈椎正侧位和双斜位 X 线及 MRI 检查,根据检查结果决定是否需进行颈椎 CT 检查。颈椎 X 线作为颈椎疾病诊治过程中最基本的检查是不可或缺的。普通 X 线片可反映颈椎的生理曲度、椎间隙的高度、颈椎增生、小关节退变、钩椎关节增生等情况。通常情况下需拍摄颈椎正侧位及双斜位 X 线片,对可疑有颈椎不稳的病例,还需拍摄颈椎动力位 X 线片。MRI 可以清楚显示椎管内外的情况,特别对颈椎间盘突出、椎管内占位病变、脊髓内异常信号、髓外病变对脊髓的压迫情况等有绝对优势。根据 X 线及 MRI 检查结果,部分患者还需进行 CT 检查来了解骨性椎管有无狭窄、后纵韧带有无骨化,为制订手术方案提供依据。

患者影像学检查结果:①X 线:颈椎生理曲度变直,各椎间隙无明显变窄,椎体缘无增生;钩椎关节无明显增生,各椎间孔无变小。②MRI:颈椎曲度变直,颈 5、6 水平有软组织密度信号突入椎管。矢状位上,可见硬膜囊及脊髓前方受压,该段脊髓变细,T_2WI 上有高信号;轴位像可见 C_5、C_6 水平有混杂信号影突入椎管压迫脊髓及 C_6 神经根起始部(图 3-9-14)。

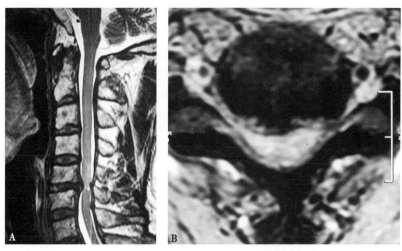

图 3-9-14 颈椎间盘突出 MRI 表现
A. 矢状面 T_2 像；B. 横断面。

【问题 3】 通过上述的病史，临床查体及 X 线、CT 及 MRI 检查，根据目前资料其诊断应是什么？应该与哪些疾病进行鉴别？

思路：通过上述各种检查，该患者诊断为颈椎间盘突出症。颈椎间盘突出症引起的神经系统功能障碍主要包括突出椎间盘压迫脊髓引起的以髓性症状为主的脊髓型、突出椎间盘压迫神经根为主引起的以根性症状为主的神经根型及两者同时受压表现的脊髓与神经根混合型。临床上见到的颈椎间盘突出症的病例以脊髓型更多见，这与退变增生为主的颈椎病神经根型占多数有所不同。而从该患者的临床表现来看，其诊断为颈椎间盘突出症，混合型。

颈椎间盘突出症应与颈椎病、颈椎后纵韧带骨化及颈椎管狭窄进行鉴别，与腰椎病变一样，颈椎的上述各种疾病发展到一定阶段，压迫神经后所产生的症状及临床表现是基本一致的，即使是追溯它们的发生机制，也多以颈椎退变为主。这里之所以需要进行鉴别：一是，目前尚有这些疾病的名词存在，需要了解；二是，不同病变所采取的治疗方式，尤其是在手术治疗的方式上存在差异，比如像本病例所涉及的情况更多会选择前路手术来解决，而颈椎后纵韧带骨化则更多选择后路手术；三是，临床上遇到的诸多病例为多节段的退变（图 3-9-15），更重要的是确定其产生临床神经受压的"责任节段"，以选择更好的治疗方案。

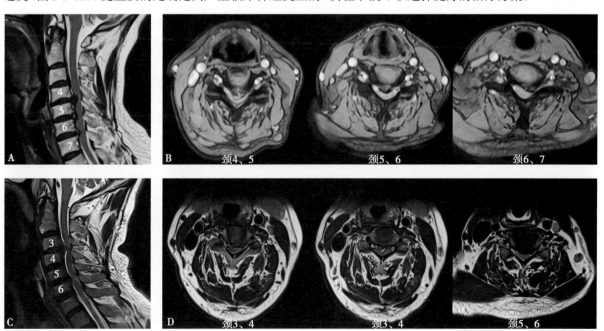

图 3-9-15 MRI 示多节段颈椎间盘突出
A（矢状位）、B（轴位）示颈 4、5，颈 5、6 和颈 6、7 椎间盘突出；C（矢状位）、D（轴位）示颈 3、4 和颈 5、6 椎间盘突出。

源于颈椎疾病的颈脊髓压迫多会表现出运动、感觉及反射同时出现异常的情况。无论是颈椎病、颈椎间盘突出症、颈椎后纵韧带骨化及发育性椎管狭窄等压迫脊髓或脊髓神经根同时受压时，绝大多数会同时表现出躯体感觉异常的情况，这一点在决定治疗方案上是非常重要的，尤其在选择手术治疗时。而神经系统的某些疾病如肌萎缩、脊髓侧索硬化症，脊髓亚急性联合变性等脊髓本身的病变则少有感觉异常。而其他表现如运动、反射、肌张力等方面两者相似，因此，要求临床医师要认真、详细地对患者进行体格检查，必要时要反复进行多次检查对比，对影像学表现与临床查体表现不符的病例更要仔细斟酌。由颈脊髓压迫产生病变的患者，少有肌肉萎缩、肌肉颤动等表现。必要时可行肌电图检查，以排除运动神经元病变。

【问题 4】　颈椎间盘突出症根据影像学（MRI 为主）分为哪些类型？

思路：

1. 根据单一间隙突出椎间盘的位置分型

（1）中央型：突出椎间盘基本上位于脊髓正前方，以颈髓受压为主要表现，可出现下肢无力、步态不稳、胸部束带感等症状，病情严重者可出现四肢不完全性甚至是完全性瘫痪。查体：躯干有感觉异常平面，下肢腱反射亢进，Hoffmann 征（+），Babinski 征（+），踝阵挛（+）。

（2）侧方型：突出椎间盘位于神经根起始部以外，以根性症状为主，主要症状为颈痛，一侧上肢有疼痛和麻木感，但少有两侧同时发生者，锥体束征不明显，可出现按神经分布的上肢及手部感觉异常。部分患者需上举患肢以缓解疼痛。查体：颈椎可有活动受限，颈神经根牵拉试验（Eaton's test）阳性，压头试验（Spurling's test）阳性，病变节段神经所支配的腱反射可出现减弱或消失及肌力减退，无躯干感觉异常，颈椎屈伸过程中可诱发神经根疼痛或麻木。

（3）旁中央型：突出椎间盘位于脊髓侧方及神经根起始部，可同时出现前述的脊髓受压和神经根受压的症状和体征。这种类型的突出常可因剧烈的根性疼痛而掩盖了脊髓受压的表现，往往需要经过询问病史或详细的查体明确脊髓受压的情况。一部分患者可出现布朗 - 塞卡综合征（Brown-Sequard 综合征）的表现，受压迫一侧运动及本体感觉减退或消失，对侧痛温觉减退或消失。

2. 根据突出程度的 MRI 表现与手术相关的分型

Ⅰ型：膨出型，椎间盘轻度后突，硬膜受压，脊髓或神经根受压不重，脊髓前和 / 或后方脑脊液信号尚可见，一般无神经受压表现。

Ⅱ型：突出型，突出椎间盘明显后突，可呈现不同形态如"舌状"或"菌伞"形，可向上、下移位，也可无移位，脊髓或神经根不同程度受压。

Ⅲ型：混合型，上述Ⅰ、Ⅱ型同时存在于同一病例的不同椎间隙。

Ⅳ型：破裂型，突出椎间盘突破纤维环及后纵韧带，椎间盘组织游离进入硬膜外间隙。通常在 MRI 上显示突出超过椎管矢状径 1/2，且表面不光滑、不规则，与脊髓之间无分界或可见到游离的髓核块。此类型前路手术一定要探查后纵韧带后方。

Ⅴ型：单节段双侧突出型，轴位 MRI 显示突出节段髓核分别向两侧突出，造成两侧脊髓和 / 或神经根受压。

此分型可更明确地指导治疗，特别是为选择手术入路提供依据。

【问题 5】　颈椎间突出症该如何治疗？

思路：对于任何颈椎退行性疾病都可以采取手术治疗与非手术治疗两种方式，颈椎间盘突出症也是如此。

1. 非手术治疗

（1）治疗指征

1）伴有或不伴颈神经受压，特别是患者仅表现为神经根症状，而无脊髓受压症状或脊髓受压表现不重者。

2）病程较短或初次发作者。

3）影像学，特别是 MRI 表现突出椎间盘对神经压迫不重，脊髓内无异常信号。

4）经保守治疗症状有明显缓解者。

（2）治疗方法

1）牵引和软式颈围均可限制颈椎的过度活动，从而减轻神经根受压及水肿。

2）脱水药及非甾体抗炎药及神经营养药可减轻水肿，消除无菌性炎症，保护神经功能而改善症状。

3）物理治疗可通过增加循环，减轻水肿，缓解或消除症状。

4）不建议对颈椎疾病患者进行重手法按摩治疗。

知识点

颈椎间盘突出症手术指征

1. 诊断明确、反复发作、经非手术治疗无效者。
2. 出现明显神经根损害表现者。
3. 出现典型脊髓压迫症状者。
4. 合并颈椎管狭窄、后纵韧带骨化等退行性变者。
5. 既往症状轻微，头颈部外伤后神经系统症状明显加重者。
6. 影像学评估突出节段有明显失稳者。
7. 突出对应节段脊髓内 MRI 信号异常者。

3．手术入路及方式

（1）手术入路：①颈前路减压术适用于中央型和旁中央型颈椎间盘突出症，受累节段在 3 个间隙以下者；②颈后路手术适用于多节段受累者，或伴有椎管狭窄、后纵韧带骨化者（表 3-9-1）。

（2）手术方式：①颈前路手术：单节段椎间盘切除植骨融合术、椎体次全切除减压植骨融合术、人工颈椎间盘置换术，上述任意两种手术的组合应用；②颈后路手术：椎板切除减压术、椎管扩大成形术、经椎间孔减压突出椎间盘切除术；③后前路联合手术。

表 3-9-1 前后路手术的优缺点

项目	前路	后路
技术方法	1. 前路颈椎间盘切除	1. 后路椎间孔切开/椎板椎间孔切开
	2. 前路颈椎间盘切除及融合	2. 椎板成形
		3. 椎板切除融合
适应证	1～3 个节段的颈椎间盘突出，伴有脊髓病或神经根病表现	1. 后外侧椎间盘突出
		2. 前路手术失败，伴有神经根病症状
		3. 多节段颈椎关节强直伴矢状面后凸畸形
优点	1. 避免后方显露的并发症	1. 术后不稳定少于前路椎间盘切除而不融合
	2. 直接对神经根减压	2. 可对多节段减压
	3. 对椎管的干扰最小	3. 避免对前方结构（特别是喉部神经）的潜在损伤
缺点	1. 有损伤气管、食管、喉返神经、喉上神经的风险	1. 仅对神经根间接减压
	2. 一过性咽痛，难以正常吞咽	2. 关节突关节切除超过50%且进行融合时，后路椎板切除常造成颈后凸
	3. 椎动脉损伤（发生率很低）	3. 椎旁肌疼痛很常见（过度剥离椎旁肌）

（朱庆三）

第六节　颈椎后纵韧带骨化
ossification of the posterior longitudinal ligament of the cervical spive

颈椎后纵韧带骨化是一个逐渐为人们认识的疾病。1960 年，日本学者 Tsukimoto 在尸检中首先发现。1964 年，Terayma 将该病理变化命名为"颈椎后纵韧带骨化"，并为人们所广泛接受，成为一种独立的临床疾病。根据日本的流行病学调查，其发病率为百万分之十九，男女比例为 2∶1，发病率最高的年龄在 50～60 岁。颈椎后纵韧带骨化的病因尚不明确，多数学者认为系退行性改变，有学者观察到后纵韧带骨化（ossification of the posterior longitudinal ligament，OPLL）患者中糖尿病比率较高，甲状旁腺功能低下的患者中 OPLL 发生率较高，因而认为可能与糖、钙代谢障碍有关。在 OPLL 患者家属中的发病率明显高于正常人，提示可能与遗传因素有关。骨化的后纵韧带沿长轴和水平两个方向生长，在骨化的同时也增厚、增宽，占据椎管前部，将脊髓推向后并挤压到椎管后壁上，压迫脊髓使其发生不可逆的损害，出现感觉和运动功能障碍、肌张力增高、腱反射亢进、病理征阳性等临床表现。

临床病例

患者，男性，45 岁，以"双下肢无力 1 年，加重伴四肢麻木 2 个月余"为主诉。患者 1 年前无明显诱因出现双下肢无力，以左小腿为重，未予特殊处理，近 2 个月来出现脐平面以下及双手麻木，活动不灵活，头晕，无踩棉花感，无明显腰背部疼痛，无四肢抽痛，保守治疗欠佳。查体：C_5、C_6 棘突有压痛，叩击痛阳性，颈椎活动轻度受限，双下肢肌力 3 级，双上肢肌力 3 级，脐平面以下感觉减退，压头试验阴性，臂丛牵拉试验阴性，双侧膝腱反射亢进，跟腱反射阳性，双侧 Hoffmann 征阳性，双侧 Babinski 征阳性。

【问题 1】　根据上述病史及查体，临床诊断应考虑什么？

思路：中年男性，病史较长，双下肢无力伴四肢麻木，查体有感觉减退，肌力下降，生理反射亢进，病理征阳性，提示上运动神经元损害；患者脐平面以下感觉减退，上下肢肌力均有下降，而且患者颈部压痛、叩击痛，提示颈部病变引起脊髓受压的可能性大。

知识点

后纵韧带骨化患者的临床表现及阳性体征

1. 主要症状　颈部疼痛，活动受限，上肢疼痛或四肢无力、麻木、运动不灵活，手不能做精细动作，步态不稳。

2. 阳性体征　查体可发现躯干和四肢感觉及运动功能障碍、肌张力增高、腱反射亢进、病理反射阳性。

【问题 2】　结合上述病史、查体结果，为进一步明确诊断，需完善何种检查？

思路：根据患者上述病史、查体结果提示颈部病变引起脊髓受压的可能性大，应完善影像学检查来证实（图 3-9-16～图 3-9-18）。

知识点

后纵韧带骨化的影像学特点

1. X 线片主要特征为椎体后缘异常的高密度条状骨化影。根据骨化灶的形态和范围，分为四型：连续型、分节型、混合型、局限型。

2. 在 CT 上可见椎体后缘有高密度骨化块突向椎管，椎管狭窄，脊髓和神经根受压移位变形。

3. 在 MRI 图像上，骨化的后纵韧带呈低信号，可见硬膜囊外脂肪减少及硬膜囊受压。MRI 诊断后纵韧带骨化不及 CT 扫描，但其能反映脊髓受压后的信号变化，对判断手术预后具有一定意义。此外，MRI 检查对于颈椎间盘突出、脊髓肿瘤等的鉴别诊断也具有重要意义。

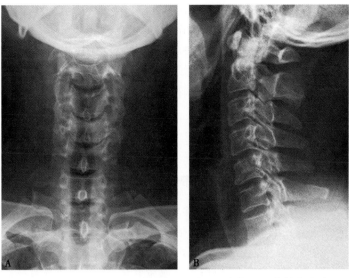

图 3-9-16 X 线片示 C$_{5\sim6}$ 椎间隙稍变窄，后缘似见异常的高密度阴影
A. 正位片；B. 侧位片。

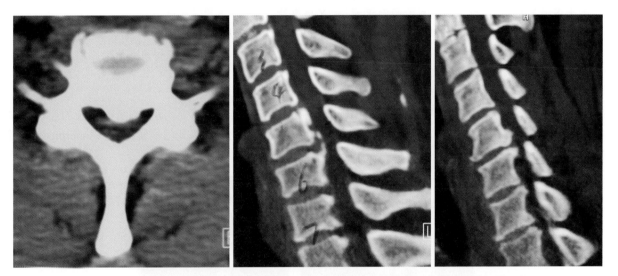

图 3-9-17 CT 示 C$_{3\sim7}$ 椎体及多个椎间隙后缘异常的高密度条状阴影，其中 C$_5$、C$_6$ 椎间隙骨化最明显

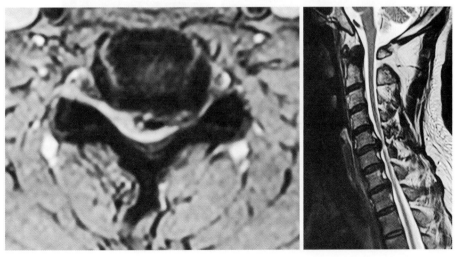

图 3-9-18 MRI 示 C$_{3\sim7}$ 椎体及多个椎间隙后缘见异常低信号，凸入椎管，硬膜囊受压，
其中 C$_5$、C$_6$ 椎间隙最为狭窄，相应平面脊髓信号改变

【问题3】 根据上述病史、查体及影像学发现,是否能明确诊断? 需与哪些疾病鉴别?

思路1:患者双下肢无力伴四肢麻木,查体颈部压痛、叩击痛,有感觉减退,肌力下降,生理反射亢进,病理征阳性,影像学检查提示 C_3 椎体后方后纵韧带骨化,凸入椎管,硬膜囊受压。这些资料均支持颈椎后纵韧带骨化的诊断。

思路2:该患者诊断为颈椎后纵韧带骨化,需与下列疾病进行鉴别:①脊髓型颈椎病;②颈髓肿瘤;③肌萎缩性侧索硬化症。

知识点

颈椎后纵韧带骨化的鉴别诊断

1. 脊髓型颈椎病　脊髓型颈椎病发病年龄多在 50 岁以上,患者出现上肢或下肢麻木无力,僵硬,双足踩棉花感,双手精细动作笨拙。颈椎后纵韧带骨化发病年龄多在 50~60 岁,患者发病缓慢,病史较长,常诉头颈痛、上下肢感觉异常,且逐渐加重,两者不仅症状相似,发病年龄也相仿,仅根据病史及查体较难鉴别,需借助 CT 及 MRI 检查来明确:后纵韧带骨化患者可见椎体后缘的骨化块。

2. 颈髓肿瘤　颈髓肿瘤可见于各个年龄组,50~60 岁者也常可发生,颈段硬膜下脊髓外肿瘤的特点是慢性进行性双侧上下肢瘫痪,亦可伴有手部及躯干部疼痛。在 60 岁以上的患者中,脊髓硬膜外肿瘤大多是转移性瘤,故伴有剧烈的颈部疼痛,在 X 线平片与 CT 片上均显示骨质破坏。

3. 肌萎缩性侧索硬化症　多于 40 岁左右突然发病,病情进展迅速,以肌无力为主要症状,呈进展性,一般感觉无障碍,肌萎缩以手内在肌明显,并由远端向近端发展出现肩部和颈部肌肉萎缩。

【问题4】 根据诊断如何确定治疗方案?

思路:患者颈椎后纵韧带骨化诊断明确,影像学检查显示脊髓受压明显,而且患者有相应的症状与体征,保守治疗效果不佳,应考虑手术治疗。该患者接受了经后路颈 3~7 单开门椎管扩大、Centerpiece 内固定术(图 3-9-19)。

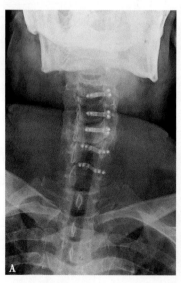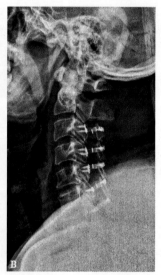

图 3-9-19　经后路颈 3~7 单开门椎管扩大、Centerpiece 内固定术术后 X 线片
A. 正位片;B. 侧位片。

知识点

颈椎后纵韧带骨化的非手术治疗

对于症状轻微或症状明显但经休息后能缓解的患者,年龄较大有器质性疾病不宜行手术治疗的患

者，可采用非手术疗法。

常用的有持续头颅牵引、卧床休息、颈托制动、口服消炎止痛药、活血化瘀中药、局部外用药、理疗等。由于后纵韧带的骨化块既可以对脊髓产生直接持续的压迫，又可以在颈部活动时对脊髓产生摩擦，采用保守疗法将颈部固定后可以消除摩擦引起的刺激，取得的疗效往往较预期好。对于颈椎的间歇性牵引法与推拿疗法，有引起症状加重的报道，应慎重选用。药物疗法除注射消炎止痛、神经营养药物之外，近来有神经生长因子运用于临床，显示了一定的疗效。严禁对 OPLL 所致椎管狭窄的患者行颈部重手法推拿按摩及大重量牵引治疗，以免导致严重的脊髓损伤。

颈椎后纵韧带骨化手术治疗的基本原则是减压，解除骨化块对脊髓及神经根的压迫，重建颈椎生理曲度和椎间高度，为神经、脊髓功能恢复提供良好的生物力学环境。

知识点

颈椎后纵韧带骨化的手术指征

1. 症状严重，骨化明显，椎管矢状径小于 12mm。
2. 症状和体征进行性加重，保守治疗无效者。
3. 影像学检查显示骨化块十分明显，颈椎管极度狭窄，轻微外伤就有可能引起脊髓损伤，有人主张积极手术。

颈椎后纵韧带骨化（OPLL）的手术方法种类较多，手术入路有颈后路、颈前路和前后联合入路 3 种。

1. 颈后路手术　对于颈椎前弓曲线基本正常、有 3 个或 3 个以上节段的连续型或混合型 OPLL 患者，可采用后路手术。通常采用的手术方法有：①椎板切除术，曾用作治疗颈椎 OPLL 的主要手术方法，现已较少应用；②椎板切除加后路融合，对伴有颈椎不稳或椎板切除术所致医源性颈椎不稳患者，需要行后路固定融合；③椎板成形术，与传统的椎板切除术相比，椎板成形术具有不破坏脊柱的稳定性，不需要进行融合，防止瘢痕形成所致椎管再狭窄，轴性症状发生率低等优点。部分学者认为椎板成形术是多节段 OPLL 治疗的首选。此术式的不足在于铰链侧的减压不充分、潜在的再关门可能，以及缺乏真正牢固的融合。

如果存在明显的脊柱后凸畸形或前方骨化块前后径超过 6mm，后路手术就不能对脊髓和神经根充分减压。颈后路手术技术在处理多节段减压上相对简单，同时能保持节段的可动性，但是对于处理前方的压迫、椎体序列不良及伴随的进行性脊柱不稳或畸形，不能获得满意结果。若患者存在明显的脊柱后凸畸形，不宜采用后路手术。

2. 颈前路手术　颈椎 OPLL 压迫脊髓引起脊髓病变时，后路手术并不总能取得期望的效果。当齿状韧带、神经根及根袖固定脊髓于硬膜和 / 或骨化的后纵韧带上，能部分抵消后路减压的效果。由于 OPLL 的骨性致压物位于椎管前方，因此前路手术具有可切除骨化物、减压直接、疗效确切的优点。适用于节段型或短节段连续型 OPLL。由于韧带骨化灶的位置、范围、厚度等因素的影响，使前路手术往往难以彻底切除骨化物，且术中损伤硬膜囊、脊髓导致术后脑脊液漏，甚至神经症状加重等并发症的发生率较高。一般对于骨化灶超过 3 个节段以上、厚度大于 5mm 者，手术难以完全切除之，此时颈前路手术风险增大，极易损伤脊髓而造成截瘫，建议行颈后路手术。手术方法可采用前路椎体次全切、植骨融合内固定术：具有手术野大，脊髓损伤机会少，不仅能直接解除椎间隙平面的压迫，还能去除椎体后方的压迫等优点；适用于骨化块在 C_3、C_4 水平以下或骨化块不厚且无椎管狭窄的 C_3 水平以上的连续型 OPLL 患者，术中切除椎体的数目取决于OPLL 的范围和节段；植骨融合可使颈椎获得永久性的稳定，骨融合材料可选择钛网或自体骨，对 3 个或 4个节段的融合首选自体骨；近年来，由于内固定材料和技术的发展，内固定在前路颈椎次全切除中得到应用，提高了植骨融合率，同时减少了移植骨相关并发症的发生。在有些复杂情况下采用前路漂浮法，从前方使得侵入椎管导致脊髓受压的骨化块漂浮，扩大狭窄椎管，可恢复脊髓的位置和形状，该术式特别适用于骨化块与硬膜前表面有广泛粘连、广泛硬膜骨化及由神经根纤维化引起的椎管固定（椎管狭窄率超过 60%）患者。此术式包括椎体、椎间盘的次全切除，骨化后纵韧带的打薄及松解，颈椎重建。术中对漂移区间内的任何阻挡需充分去除，防止韧带漂移受阻而造成减压不彻底；术前要准确测量骨化灶的基底宽度，防止骨化韧带的残留。融合采用髂骨或钛网取决于椎体切除的范围，钛网更适于大于 3 个椎间隙的融合。随着 3D 打印技术的发展，个体化 3D 打印穹隆顶钛笼也应用于临床，为颈椎次全切后前路融合提供了一种可靠的选择（图 3-9-20）。

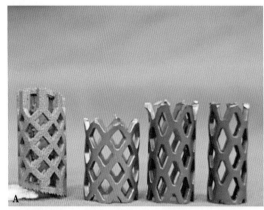
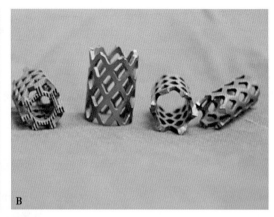
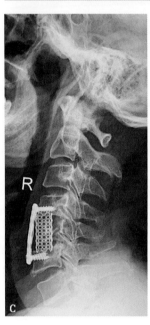
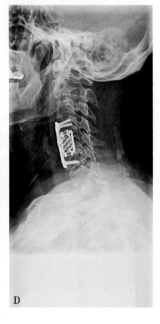

图 3-9-20　3D 打印穹隆顶钛笼

A. 为 3D 打印穹隆顶钛笼，钛笼远近端低切迹锯齿状表面，可避免对终板的损伤，预防塌陷；B. 为普通术中修剪钛笼上表面与前者的对比；C. 提示普通修剪钛笼术后存在钛笼两端均突破椎体终板，陷入椎体内，并向前发生位移；D. 显示 3D 打印钛笼符合椎体终板不同形态，与上位椎体下终板穹隆面及下位椎体上终板斜面可紧密贴敷，未见移位及塌陷现象发生。

　　3. 前后路联合手术　对混合型 OPLL 伴有巨大椎间盘突出或显著增厚的局限性骨化块者，可以采用前后路联合手术减压，以最大限度地解除脊髓压迫。前后路手术可分期进行，也可一期完成，取决于患者对手术的耐受性和前路手术的必要性。分期进行时，手术间隔期间应密切观察神经功能的变化，如果 JOA 评分提示神经功能有明显改善，也可考虑继续观察。一期进行时，首先行后路广泛减压，扩大椎管的有效矢状径，增加脊髓的有效空间，然后再行前路的局部减压，这样可减少前路手术时神经损伤及脑脊液漏的风险。

> 知识点
>
> ## 颈椎后纵韧带骨化的手术方式选择
>
> 　　1. 后路手术　适用于颈椎前弓曲线基本正常、有 3 个或 3 个以上节段的连续型或混合型 OPLL 患者。通过施行"单开门"或"双开门"手术，经后路切开椎板，扩大椎管、脊髓后移取得脊髓减压，治愈后减轻症状。如果患者存在明显的脊柱后凸畸形，不宜采用后路椎板成形手术。

2. 前路手术　一般适用于节段型或短节段连续型 OPLL，通过直接切除脊髓前方的骨化的后纵韧带，解除脊髓的压迫，收到良好的手术效果。一般对于骨化灶 3 个节段以上、厚度大于 5mm 者，不宜采用前路手术。

3. 前后路联合手术　适用于长阶段严重压迫脊髓的病例以及混合型 OPLL 伴有巨大椎间盘突出或显著增厚的局限性骨化块者，以最大限度解除脊髓压迫。一般先行后路手术，再行前路手术。

（王　栋　贺西京）

推荐阅读文献

[1] TETREAULT L，NAKASHIMA H，KATO S，et al. A systematic review of classification systems for cervical ossification of the posterior longitudinal ligament. Global Spine J，2019，9（1）：85-103

[2] EPSTEIN N E. What you need to know about ossification of the posterior longitudinal ligament to optimize cervical spine surgery：A review. Surg Neurol Int，2014，5（Suppl 3）：S93-S118.

[3] ABIOLA R，RUBERY P，MESFIN A. Ossification of the posterior longitudinal ligament：etiology，diagnosis，and outcomes of nonoperative and operative management. Global Spine J，2016，6（2）：195-204.

[4] LIANG H，LIU G，LU S，et al. Epidemiology of ossification of the spinal ligaments and associated factors in the Chinese population：a cross-sectional study of 2000 consecutive individuals. BMC Musculoskelet Disord，2019，20：253.

[5] KWON S Y，SHIN J J，LEE J H，etal. Prognostic factors for surgical outcome in spinal cord injury associated with ossification of the posterior longitudinal ligament（OPLL）. J Orthop Surg Res，2015，10：94.

[6] 王海波，孙璟川，史建刚. 颈椎前路椎体骨化物复合体前移融合术再手术治疗颈椎后纵韧带骨化症效果观察（附 12 例分析）. 第二军医大学学报，2018，39（7）：788-793.

[7] 陈欣，庄颖峰，孙宇，等. 单开门颈椎管扩大椎板成形术治疗颈椎后纵韧带骨化症的中远期疗效观察. 中国脊柱脊髓杂志，2015，5（12）：1057-1062.

第七节　胸椎疾病
thoracic spine diseases

胸椎疾病是指胸椎间盘退变及其继发性改变、韧带骨化等所致的脊髓、神经、血管损害，以及由此表现出的相应症状和体征。胸椎疾病是一个比较广泛的概念，目前根据其主要致病因素将胸椎疾病分为胸椎间盘突出症和胸椎管狭窄症。

一、胸椎间盘突出症

胸椎间盘突出症（thoracic disc herniation，TDH）是指各种原因（退变、劳损、损伤等）导致胸椎间盘纤维环部分或全部破裂，髓核组织从破裂口向后突出，刺激或压迫神经根、脊髓所表现的一种临床综合征。由于胸廓的保护，胸椎间盘突出程度远不及颈椎及腰椎。但是由于胸椎管较为细窄，且胸脊髓的血液供给较为薄弱，脊髓更容易受到外周因素的影响而导致损害，且临床表现多样复杂，容易误诊或漏诊。有症状的胸椎间盘突出的病例极少，估计其每年的发病率为 1/1 000 000，最常见于 40～60 岁的中老年人群。根据突出的部位可分为：中央型、旁正中型、外侧型和硬膜内型。由于胸腰段处椎间盘承受应力较大，胸椎间盘突出症以下胸椎发生率最高，最常见于 T_{11}、T_{12}。胸椎间盘突出的手术治疗只适用于少数有急性椎间盘突出伴有脊髓损伤的患者，对于无脊髓损害表现的患者，常采用保守治疗。

临床病例

患者，男性，53 岁，诉胸背部疼痛，伴双下肢麻木无力，无法站立 6 天。患者于 6 天前无明显诱因出现双下肢麻木无力，加重至无法站立。伴胸背部束带感，脚底踩棉花感。发病以来，神经精神正常，食欲正常，大便正常,排尿困难,体重无明显变化。专科查体:双侧腹股沟平面以下感觉减退,左侧髂腰肌肌力3级,胫前肌1级,小腿三头肌0级,姆背伸肌0级。右侧髂腰肌4级,股二头肌2级,胫前肌2级,小腿三头肌3级,姆背伸肌3肌,其余肌力5肌,双侧膝跳反射亢进,双侧肌张力明显减退。双侧Babinski征阳性。

【问题1】 通过上述问诊及查体,患者可疑诊断是什么?

思路:患者胸背部疼痛,伴双下肢麻木无力,无法站立,同时伴有胸背部束带感,脚底踩棉花感,提示罹患胸椎疾病的可能性大,查体双侧腹股沟平面以下感觉减退、下肢普遍肌力下降、生理反射亢进及病理征阳性,提示上运动神经元损害。

【问题2】 经过病史和查体,该患者初步考虑胸椎疾病,为进一步明确诊断应进行何种辅助检查?

思路:首先应该拍摄胸椎X线正侧位、左右斜位片,了解胸椎退变程度、椎间隙是否变窄、椎管及椎间孔有无狭窄。其次,需进行胸椎CT扫描(包括胸椎平扫加三维重建),了解后纵韧带或黄韧带有无骨化、椎体后缘骨赘形成是否引起椎管或椎间孔狭窄。此外还需进行胸椎MRI检查(图3-9-21),了解脊髓或神经根受压程度,为制订手术方案提供参考。

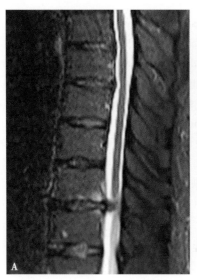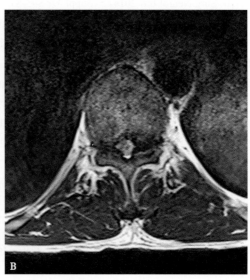

图 3-9-21 胸椎疾病 MRI 表现

A. 胸椎 MRI T_2 压脂相示:$T_{10/11}$ 椎间盘突出,脊髓受压;B. 胸椎 MRI $T_{10/11}$ 横断面示:椎间盘突出,压迫脊髓。

【问题3】 根据上述资料,能否明确临床诊断? 需与哪些疾病鉴别?

思路1:患者胸背部疼痛,伴双下肢麻木无力,无法站立,同时伴有胸背部束带感,脚底踩棉花感,查体生理反射亢进及病理征阳性,胸椎MRI示胸10/11椎间盘向后突出,脊髓明显受压,胸椎间盘突出症诊断成立。

知识点

胸椎间盘突出症的临床表现

1. 症状 疼痛为最常见的首发症状,根据突出的部位节段不同,表现也不同。上胸段的突出会表现为颈痛、上肢痛及霍纳综合征(Horner综合征),中胸段的突出可表现为胸痛和腹痛,下胸段的突出可表现为腹股沟及睾丸疼痛。感觉改变,尤其是麻木是仅次于疼痛的常见症状,也可表现为感觉异常或者迟钝。部分患者还可因肌力减退和括约肌功能障碍表现为脊髓源性间歇性跛行和大小便功能障碍。

2. 体征 发病早期常无阳性体征,当突出程度严重导致脊髓受压时可出现典型的上运动神经元损害表现,即肌力减退、肌张力增高或肌肉痉挛、反射亢进、病理征阳性、异常步态和痛触觉减退。定位体征较少。

胸椎间盘突出症的影像学检查

1. X线 对了解创伤性的损伤情况有一定帮助,并可用于确认潜在的骨性结构的改变。
2. CT 可显示椎间盘突出的大小及方向、骨性椎管的形态、韧带骨化及椎间盘钙化情况。
3. MRI 可清楚显示突出髓核和硬膜囊、脊髓、马尾神经、神经根之间的关系,显示脊髓信号的改变,常用于判断椎间盘突出及脊髓受压的程度。

思路2:患者诊断为胸椎间盘突出症,需与下列疾病鉴别:

1. 胸椎管狭窄症 主要发生于中老年,双侧症状较多见,胸椎间盘突出症主要以单侧症状多见,可通过CT、MRI判断有无椎管狭窄加以鉴别。
2. 肌萎缩性脊髓侧索硬化症 属于运动神经元疾病,常于40岁左右无原因突然发病。上肢先发生肌无力,肌萎缩以手内肌明显,双手可呈鹰爪状。可引起颈部肌肉萎缩。当病损波及延髓时,可出现发音含糊,渐而影响咀嚼肌和吞咽运动。患者无感觉障碍,少有自主神经症状。各期所特有的肌电图征、肌肉活组织检查以及CT和MRI等,均有助于本病的鉴别。
3. 原发性侧索硬化症 与前者相似,唯其运动神经元变性仅限于上运动神经元而不波及下运动神经元,较少见。主要表现为进行性、强直性截瘫或四肢瘫,无感觉障碍和括约肌症状。如病变波及皮质延髓束,则可出现假性延髓性麻痹征象。
4. 胸椎管内肿瘤 胸脊髓内外肿瘤和胸椎骨上的原发性、继发性肿瘤均可引起胸脊髓受压的症状,其诊断可通过MRI检查而明确。
5. 非脊柱源性疾病 胆囊炎、动脉瘤、腹膜后肿瘤以及其他腹腔和胸腔疾病,均可引起相应部位疼痛,并可伴随疾病相关特异性症状,可通过CT、超声等加以鉴别。

【问题4】 该患者需要采取什么治疗方法?

思路1:该患者胸椎间盘突出症诊断明确,有脊髓受压症状和体征,MRI提示脊髓受压明显,脑脊液信号中断,宜采取手术治疗。

思路2:该患者脊髓受压明显,压迫来自前方突出的椎间盘,根据术者对各类手术的熟练程度,可选择前路或后路手术。

胸椎间盘突出症的非手术治疗

1. 卧床休息,减少脊柱的轴向载荷,限制脊柱的反复屈伸活动,佩戴胸腰骶支具。
2. 非甾体抗炎药对症治疗。
3. 姿势训练、背肌功能锻炼等自我保健疗法。

非手术治疗适用于年轻及脊髓压迫症状不严重的患者,青少年的胸椎间盘突出钙化可以自行吸收,非手术治疗措施通常应持续6~12周,若神经功能障碍加重,或出现脊髓病变症状,或疼痛仍无法忍受,应建议患者进行手术治疗。

胸椎间盘突出症的手术治疗

1. 手术指征
(1) 脊髓损害为主要临床表现者。
(2) 早期症状较轻但经系统保守治疗无效者。

2. 手术方式 手术途径的选择主要取决于：椎间盘突出的节段、突出的病理类型、与脊髓的相对关系以及术者对该手术途径的熟悉程度等。可分为前路和后路两大类。前路包括侧前方经胸腔途径、经胸腔镜途径以及经胸骨途径或经内侧锁骨切除途径；后路包括侧后方经胸膜外途径、经肋横突关节切除途径和后正中经椎板途径及经椎弓根途径，随着微创技术的进步，经椎间孔内镜技术也应用于胸椎间盘突出症的治疗选择。

(1) 经胸腔途径广泛适用于 $T_{4\sim12}$ 的胸椎间盘突出症，尤其是中央型椎间盘突出及伴有钙化、骨化时，该手术入路包括经胸膜和经胸膜外两种方式。两种术式大体相同，前者术野开阔清晰、操作方便、对脊髓无牵拉、相对安全；后者较前者创伤干扰小，术后无须放置胸腔闭式引流管。

(2) 经胸腔镜途径适用于 $T_{4\sim12}$ 的软性椎间盘突出。该手术入路具有术野清晰、创伤小、并发症少、术后恢复快等优点，为近年来兴起的微创治疗的新技术，需要术者拥有较丰富的切开手术和腔镜下操作的经验。

(3) 经胸骨或内侧锁骨途径适用于其他术式难以显露的 $T_{1\sim4}$ 的胸椎间盘突出症。

(4) 经肋横突关节切除途径广泛适用于 $T_{1\sim12}$ 的外侧型胸椎间盘突出症，对于中央型及旁正中型胸椎间盘突出症，由于存在损伤神经的风险，不建议选用此入路。

(5) 经椎板切除途径在临床上已逐渐被淘汰，由于其行后方椎间盘切除过程中可牵拉脊髓导致在脊髓损害风险进一步加重。

(6) 经后方及外侧入路途径在手术创伤、对胸腔及肺功能的干扰影响以及手术相关并发症等方面仍需临床进一步验证。

二、胸椎管狭窄症

胸椎管狭窄症（thoracic spinal stenosis，TSS）是指各种原因引起的骨质增生或纤维组织增生肥厚，导致胸椎管的内径狭窄，刺激或压迫由此通过的脊神经根或脊髓而引起的一系列临床症状。胸椎管狭窄症在临床上不如腰椎管狭窄症和颈椎管狭窄症多见。该病最早由 Nakanish 等于 1971 年在临床上率先报道，并随着对该病认识的深入，逐渐提出分型和治疗方法。根据脊髓受压的情况，可以分为三大类型：脊髓后方受压为主型、脊髓前方受压型、胸椎后凸畸形所致脊髓受压型。由于下胸椎扭转活动较多，较易发生退变，故胸椎管狭窄症多发生于下胸椎，并常累及多个节段。

临床病例

患者，男性，61 岁，诉双下肢麻木无力 3 年，加重伴无法站立 2 个月。患者于 3 年前无明显诱因出现双下肢麻木无力，近 2 个月加重至无法站立。伴胸背部束带感。发病以来，精神可，食欲睡眠正常，大、小便困难，体重无明显变化。专科查体：双侧脐以下感觉减退，左侧髂腰肌肌力 4 级，股二头肌 3 级，股四头肌 3 级，胫前肌 3 级，小腿三头肌 3 级，踇背伸肌 3 级。右侧髂腰肌 4 级，股二头肌 3 级，股四头肌 3 级，胫前肌 3 级，小腿三头肌 3 级，踇背伸 3 肌。双侧膝跳反射亢进，双侧肌张力增高。双侧 Babinski 征阳性。

【问题 1】 根据上述病史及体征，患者初步诊断是什么？

思路：患者双下肢麻木无力，无法站立，同时伴有胸背部束带感、双下肢肌力下降、肌张力增高、病理征阳性、大小便困难，提示患者髓性症状为主，脐以下感觉减退提示损伤平面在 T_{10} 以上。故可初步诊断为胸椎疾病，仍需进一步鉴别诊断。

【问题 2】 根据病史及体征，该患者初步诊断为胸椎疾病，为进一步明确诊断应进行何种辅助检查？

思路：首先应拍摄胸椎 X 线正侧位，了解胸椎退变程度、椎间隙是否变窄、椎管及椎间孔有无狭窄等。其次，进一步进行胸椎 CT 扫描（图 3-9-22），了解是否包括后纵韧带或黄韧带骨化、椎体后缘骨赘形成是否引起椎管或椎间孔狭窄。此外，还应进行胸椎 MRI 检查，了解脊髓或神经根受压程度，为制订手术方案提供参考。

【问题 3】 根据上述资料，能否明确临床诊断？ 需与哪些疾病鉴别？

思路 1：患者双下肢麻木无力，无法站立，同时伴有胸背部束带感、双下肢肌力下降、肌张力增高、病理征阳性、大小便困难、脐以下感觉减退，胸椎 CT 示 $T_{9/10}$、$T_{10/11}$ 黄韧带骨化，椎管狭窄，胸椎管狭窄症诊断成立。

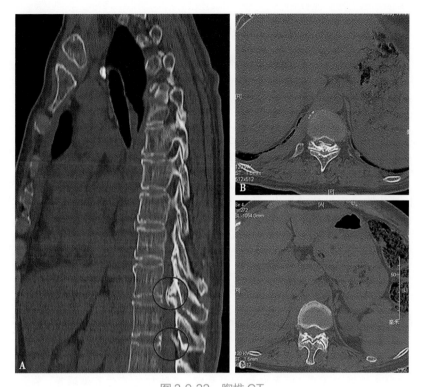

图 3-9-22 胸椎 CT

A. 胸椎 CT 矢状面示：T$_{9/10}$、T$_{10/11}$ 黄韧带骨化（红色圆圈所示），椎管狭窄；B. 胸椎 CT 横断面示：T$_{9/10}$ 黄韧带骨化，椎管狭窄；C. 胸椎 CT 横断面示：T$_{10/11}$ 黄韧带骨化，椎管狭窄。

知识点

胸椎管狭窄症的临床表现

1. 症状　多为胸脊髓受压引起，常自足开始，出现下肢麻木、疼痛，伴踩棉花感，并慢慢向上达胸腹部，出现胸背部束带感。严重者可出现行走困难以及括约肌功能障碍。

2. 体征　患者感觉平面常不与脊髓受压平面一致，多低于受压平面；常出现肌力下降，肌张力增高，腱反射亢进，病理征阳性等上运动神经元受损体征，当狭窄累及上腰椎管时，可出现肌张力不高，腱反射下降或消失，病理征阴性等。

知识点

胸椎管狭窄症的影像学检查

1. X 线　可显示椎体后缘骨质增生、椎弓根短而厚、关节突关节肥大增生、椎板增厚、椎间隙变窄等不同程度的退变性征象。部分患者也可见到后纵韧带或黄韧带骨化等纵形密度增高影。对于 X 线显示脊柱后凸畸形的患者，也应考虑存在胸椎管狭窄症的可能。

2. CT　可清晰显示胸椎管各壁的病理改变和所致的椎管狭窄程度，尤其是关节突、椎间盘、韧带等结构。较 X 线而言，CT 可更好地从横断面及矢状面显示椎管内情况。

3. MRI　MRI 对骨性椎管的显示不如 CT，但是可更好地显示黄韧带、椎间盘、硬膜囊、脊髓、神经根等软组织结构，反映椎管狭窄的程度。对于胸椎间盘突出的患者，还可明确突出的大小、方向、位置、程度以及与神经根及硬膜囊的关系。

4. 脊髓造影　表现为在连续的 CT 平扫层面上，出现脊髓内造影剂的中断，可明确表现出脊髓受压的节段，准确率高达 91%。但会有其他并发症风险。

胸椎管狭窄症的临床分型

1. 先天型　包括软骨发育异常、先天性脊椎滑脱、脊柱侧凸、脊柱后凸等。
2. 特发型　无明显诱因发生的,单纯以胸椎管狭窄症表现为主。
3. 退变和炎症型　包括骨性关节炎、炎性关节炎、弥漫性特发性骨增生肥大症、退行性脊柱侧凸、退行性脊柱后凸、退行性脊椎滑脱等。
4. 代谢疾病型　包括 Paget 病或氟中毒导致胸椎管狭窄。
5. 韧带骨化型　伴后纵韧带或黄韧带骨化的胸椎管狭窄。

思路 2:患者诊断为胸椎后纵韧带骨化,需与下列疾病鉴别:胸椎间盘突出症;脊髓空洞症;肌萎缩性侧索硬化症;胸椎结核。

知识点

胸椎管狭窄症的鉴别诊断

1. 胸椎间盘突出症　以单侧症状多见,患者多有明显的外伤史,可通过 CT、MRI 判断有无椎管狭窄加以鉴别。

2. 脊髓空洞症　是慢性进行性脊髓变性疾病,多位于颈胸髓。多见于青壮年,起病隐匿,进展缓慢,表现为节段性分离性感觉障碍、肌无力和肌肉萎缩、皮肤和关节营养障碍等,常合并其他先天性畸形,患者常发现损伤后无痛觉而就诊。MRI 为确诊本病的首选方法。

3. 肌萎缩性侧索硬化症　属于运动神经元疾病,常于 40 岁左右无原因突然发病。上肢先发生肌无力,肌萎缩以手内肌明显,双手可呈鹰爪状。当病损波及延髓时,可出现发音含糊,渐而影响咀嚼肌和吞咽运动。患者无感觉障碍,少有自主神经症状。各期所特有的肌电图征、肌肉活组织检查以及 CT 和 MRI 等,均有助于本病鉴别。

4. 胸椎结核　患者多有结核病史以及原发病灶。X 线上可见椎体破坏、椎间隙变窄、椎旁脓肿是阴影。患者多有消瘦、低热、盗汗、血沉增快等表现。

【问题 4】 该患者需要采取什么治疗方法?

思路 1:该患者胸椎管狭窄症诊断明确,有脊髓受压症状和体征,CT 提示 $T_{9/10}$、$T_{10/11}$ 黄韧带骨化椎管狭窄,宜采取手术治疗。

知识点

胸椎管狭窄症的手术治疗

对于退变性胸椎管狭窄,目前尚无有效的保守治疗方法,一经确诊,应尽早手术,手术减压是解除压迫恢复脊髓功能唯一有效的方法。有的胸椎管狭窄症患者同时存在严重的颈椎或者腰椎管狭窄,均需手术治疗。若狭窄节段连续,可一次完成手术,若狭窄节段不连续或患者难以耐受,可按照颈椎、胸椎、腰椎的顺序分次完成。

思路 2:该患者椎管狭窄明显,压迫来自骨化的黄韧带,宜采用后路手术,即后路全椎板切除减压术(图 3-9-23)。

1. 后路全椎板切除减压术　为首选方法,该方法可直接解除椎管后壁的压迫,间接缓解来自前壁的压迫,但是对于后纵韧带骨化为主的狭窄效果不佳。由于胸椎椎板间隙窄,部分患者硬膜外间隙消失,在对增厚的椎板、韧带以及肥大内聚的关节突进行操作时,容易损伤脊髓,增加手术风险,需要术者精细操作。

2. 侧前方减压术　适用于以后纵韧带骨化为主要因素的椎管狭窄,尤以巨大孤立型后纵韧带骨化者效果显著。但是对于多节段的 OPLL 从前路切除较困难。由于 OPLL 常于硬膜形成严重粘连,分离时难免会干扰脊髓使损伤加重,所以减压效果虽好,仍建议对 OPLL 型胸椎管狭窄患者行后路全椎板切除减压术。

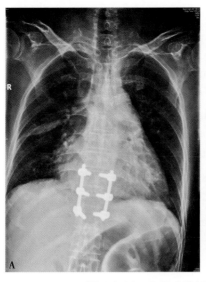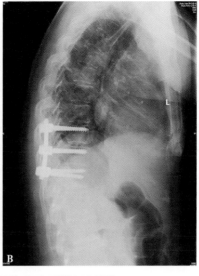

图 3-9-23 胸椎全椎板切除术后正侧位 X 线片

A. 正位片；B. 侧位片。

3. 前后路联合减压术　适用于脊髓受到来自后侧与前侧双重压迫的患者。因胸椎有肋横突关节的保护，手术对胸椎的稳定性多无影响。

4. 胸椎后凸畸形矫正减压术　适用于胸椎后凸型胸椎管狭窄症的患者。主要有三种方法：一是在胸椎后凸压迫脊髓最严重的 1～2 个节段行侧前方减压术，二是在脊髓受压最重节段行全椎板切除术，三是对于胸椎后凸严重者行楔形变形的蛋壳手术。

【诊疗流程】

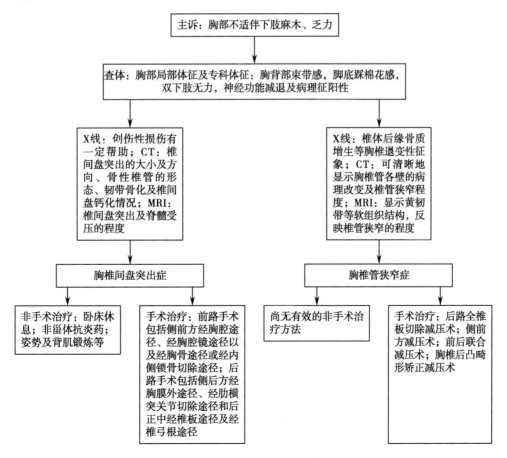

推荐阅读文献

[1] 中华医学会骨科学分会脊柱外科学组. 胸椎管狭窄症诊疗指南. 中华骨科杂志, 2015, 35 (1): 1-5.

[2] 海涌, 李宝俊. 微创技术治疗胸腰椎间盘疾患的新动态. 中国脊柱脊髓杂志, 2007, 17 (11): 817.

[3] 陈仲强, 刘忠军, 党耕町. 脊柱外科学. 北京: 人民卫生出版社, 2013.

[4] YOSHIHARA H. Surgical treatment for thoracic disc herniation: an update. Spine, 2014, 39 (6): 406-412.

[5] CHEN Z Q, SUN C G. Clinical guideline for treatment of symptomatic thoracic spinal stenosis. Orthop Surg, 2015, 7 (3): 208-212.

第八节 脊 柱 畸 形
spinal deformity

一、脊柱侧凸

脊柱侧凸 (scoliosis) 是指脊柱在冠状面上一个或多个节段偏离身体中线向侧方弯曲, 可伴有脊柱水平面旋转、矢状面前后凸改变、肋骨和骨盆旋转倾斜畸形以及椎旁韧带肌肉异常。国际脊柱侧凸研究学会 (Scoliosis Research Society, SRS) 对脊柱侧凸的定义如下: 在脊柱的站立正位 X 线片上测量 Cobb 角, 即上端椎上缘和下端椎下缘的垂线夹角, 若大于 10° 则为脊柱侧凸。脊柱侧凸的病因很多, 其中特发性脊柱侧凸最为常见。它好发于青少年, 尤其是女性, 常在青春期快速进展。目前尚未发现导致特发性脊柱侧凸的单一病因, 患者可伴有神经系统、内分泌系统以及营养代谢等方面的异常。特发性脊柱侧凸也有一定的家族遗传性, CHD7 是第一个被发现与之相关的基因。先天性脊柱侧凸是另一大类常见的脊柱侧凸类型, 根据先天脊柱畸形的发生, 可分为形成障碍型 (有半椎体或楔形椎)、分节不良型 (有骨桥或阻滞椎) 及混合型, 其发病尚无确实的遗传学依据, 比较公认的原因为非遗传性的胚胎环境因素。另外还包括神经源型脊柱侧凸、肌源性脊柱侧凸及综合征型脊柱侧凸等类型。

> **临床病例**
>
> 患者, 女性, 14 岁, 以"发现背部畸形 1 年"为主诉。1 年前, 患者家长无意中发现患者右侧背部高于左侧, 无发热, 无四肢感觉功能障碍, 不伴胸背部疼痛, 未予重视。患者背部畸形逐渐加重, 并出现双肩不等高。查体: 双肩不等高, 右侧较左侧高约 1cm, 脊柱呈"S"形畸形, 胸段向右凸, 右侧"剃刀背"畸形, 高度 3cm, 各棘突及棘突旁无压痛、叩痛, 四肢感觉及肌张力正常, 肌力 5 级, 腱反射无亢进, 生理反射正常引出, 病理征阴性。

【问题 1】 根据上述病史及查体, 最可能的临床诊断是什么?

思路: 青少年女性, 因发现背部畸形就诊, 双肩不等高, 右侧"剃刀背"畸形, 诊断应考虑脊柱侧凸; 由于患者系进入青春期才发现背部畸形, 而在出生后的第一个生长高峰未发现, 所以考虑特发性脊柱侧凸的可能性大。

> 知识点
>
> #### 特发性脊柱侧凸的临床表现
>
> 1. 症状 主要为背部畸形, 极少数患者会有背部疼痛。
> 2. 体征 脊柱呈"S"形弯曲, "剃刀背"畸形 (即椎体旋转导致凸侧肋骨移向背侧, 使后背部突出形成的隆凸), 神经系统查体多无阳性体征。

【问题 2】 结合上述病史、查体结果, 为进一步明确诊断, 需完善何种检查?

思路: 患者上述病史、查体结果提示特发性脊柱侧凸的可能性大, 但需排除先天性、神经肌源性等原因导致的脊柱侧凸, 首先需拍摄全脊柱正侧位 X 线片了解是否有脊柱侧凸、侧凸的弯曲类型, 并拍摄全脊柱左右侧屈位 X 线片了解弯曲的柔韧度 (图 3-9-24, 图 3-9-25)。

知识点

特发性脊柱侧凸的影像学特点

X线片主要特征为连续多个椎体偏离中线形成的弯曲,弯曲弧度变化比较均匀,呈光滑的弧形,不会见到半椎体、分节不全等骨性结构异常,有较锐利的弯曲时应怀疑是否系其他类型的脊柱侧凸。

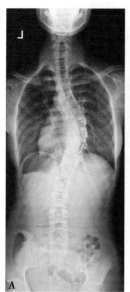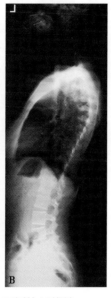

图 3-9-24　全脊柱正侧位 X 线片

胸段脊柱右侧凸,主胸弯 Cobb 角 45°,胸椎后凸 15°,未见半椎体、分节不全,弯曲弧度变化均匀。A. 正位片;B. 侧位片。

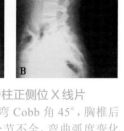

图 3-9-25　脊柱左右侧屈位 X 线片

主胸弯:左侧弯位 Cobb 角 49°,右侧弯位 Cobb 角 27°,柔韧度 40%。

【问题 3】 根据上述病史、查体及影像学发现,是否能明确诊断?需作哪些进一步的检查,与哪些疾病鉴别,并指导治疗?

思路 1:患者背部不等高,右肩高于左肩,右侧剃刀背畸形,全脊柱正侧位 X 线片示胸段脊柱右侧凸,未见半椎体、分节不全,弯曲弧度变化均匀。上述资料均支持特发性脊柱侧凸的诊断。

思路 2:该患者诊断为特发性脊柱侧凸,但仍有必要行 CT 检查排除有无半椎体、分节不全等骨性结构异常,同时了解椎弓根发育情况,为术中植入椎弓根螺钉提供参考(图 3-9-26)。进行全脊柱 MRI 检查了解有无脊髓栓系、脊髓空洞、脊髓纵裂等,为制订治疗方案提供依据(图 3-9-27);此外,此类患者常合并心肺功能异常,还需进行心脏彩超了解有无器质性心脏疾病,并检查肺功能了解有无肺功能的严重受损。

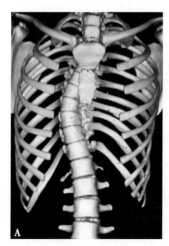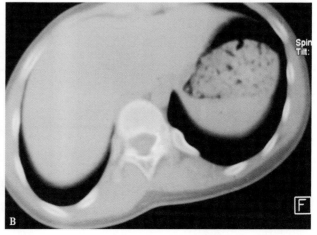

图 3-9-26　CT 三维重建

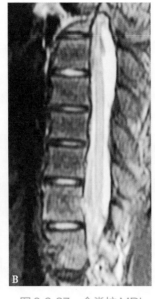
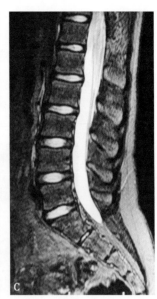

图 3-9-27 全脊柱 MRI

A. 颈椎 MRI；B. 胸椎 MRI；C. 腰椎 MRI。

知识点

特发性脊柱侧凸的鉴别诊断

1. 先天性脊柱侧凸 患者发现背部畸形的年龄更早，常在第一个生长发育高峰就已发现，影像学检查可见分节不全、半椎体等骨性结构异常。

2. 脊髓空洞症合并脊柱侧凸 临床表现与特发性侧凸相似，但此类患者发病更早，男性多于女性，胸弯多于腰弯，左胸弯多于右胸弯，后凸型更多见，侧凸弧度变化不均匀，进展快，MRI 可见脊髓空洞。

3. 神经纤维瘤病合并脊柱侧凸 患者可有家族病史，皮肤可见牛奶咖啡斑，可有皮下神经纤维瘤或丛状神经纤维瘤，腋窝或腹股沟可见雀斑，虹膜可见 Lisch 结节，侧凸弧度变化不均匀，常有后凸畸形。

思路 3：该患者诊断为特发性脊柱侧凸，其主胸弯为结构弯，上胸弯及腰弯均为非结构弯，骶骨中垂线在腰椎顶椎椎弓根之间穿过，胸椎后凸 15°，因此根据 Lenke 分型，该患者为 1A+ 型。

特发性脊柱侧凸有多种分型方法，其中最为常用的是 Lenke 分型（表 3-9-2～表 3-9-4），包括 3 个部分：弯曲类型（1～6）、腰椎修订（A、B、C）与胸椎矢状位修订（-、N、+）。

表 3-9-2 Lenke 分型弯曲类型

类型	上胸弯	主胸弯	胸腰弯 / 腰弯	弯曲类型
1	非结构性	结构性（主弯）	非结构性	主胸弯（MT）
2	结构性	结构性（主弯）	非结构性	双胸弯（DT）
3	非结构性	结构性（主弯）	结构性	双主弯（DM）
4	结构性	结构性（主弯）	结构性	三主弯（TM）
5	非结构性	非结构性	结构性（主弯）	胸腰弯 / 腰弯（TL/L）
6	非结构性	结构性	结构性（主弯）	胸腰弯 / 腰弯 - 结构性主胸弯（腰弯 > 胸弯 ≥ 10°）

表 3-9-3　Lenke 分型结构弯标准和顶椎位置

弯曲类型	结构弯标准	顶椎位置（SRS 标准）	
		弯曲部位	顶椎
上胸弯	侧方弯曲像 Cobb 角 >25°	胸椎	$T_2 \sim T_{11/12}$ 椎间盘
	$T_{2\sim5}$ 后凸角 >+20°		
主胸弯	侧方弯曲像 Cobb 角 >25°	胸腰段	$T_{12} \sim L_1$
胸腰弯 / 腰弯	侧方弯曲像 Cobb 角 >25°	腰椎	$L_{1/2}$ 椎间盘 $\sim L_4$
	$T_{10\sim12}$ 后凸角 ≥+20°		

表 3-9-4　Lenke 分型腰椎修订与胸椎矢状位修订

腰椎修订	CSVL 与顶椎的关系	胸椎矢状位轮廓 $T_{5\sim12}$	非结构性
A	CSVL 在椎弓根之间	-（负）	<10°
B	CSVL 触及顶椎	N（正常）	10° ~40°
C	CSVL 位于弯曲内侧	+（正）	>40°

注：CSVL. 骶骨中心垂线。

【问题 4】 根据诊断如何确定治疗方案？

思路：患者特发性脊柱侧凸诊断明确，右侧剃刀背畸形明显，正位侧凸 Cobb 角 45°、右侧弯位 Cobb 角 27°，属于结构性弯曲，较为僵硬。一般将 Cobb 角 >45° 作为手术指征，虽然该患者的侧凸角度是手术指征的临界角度，但严重影响外观，不利于 14 岁青春期心理健康发育，且患者手术矫形意愿强烈，因而具备手术指征，应采取手术治疗。该患者接受了经后路侧凸矫形、椎弓根螺钉固定、同种异体骨植骨融合术（图 3-9-28）。

1. 特发性脊柱侧凸的非手术治疗　常见方法包括理疗、体操疗法、石膏和支具等，最主要和最可靠的方法是支具治疗，但仅适用于骨骼生长尚未停止的患者，具体如下：①Risser 征 <Ⅱ度和月经未开始的患者：Cobb 角 >30°，应立即接受支具治疗，而 20°≤Cobb 角≤30° 的患者应严密随访，如每年进展超过 5°，也应进行支具治疗；②初诊 Cobb 角 <20° 的患者，可随访观察；③生长潜能不足的患者，如 Risser 征 >Ⅳ度或月经已超过 1 年，支具治疗效果不佳，可考虑手术治疗。

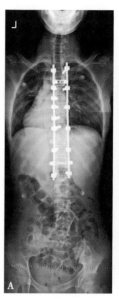
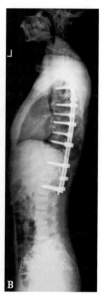

图 3-9-28　全脊柱 X 线片
A. 正位片；B. 侧位片。

常用的支具包括两种：Milwaukee 支具和 Boston 支具。Milwaukee 支具主要适用于胸廓尚未发育好的患者，是目前临床证实较为有效的支具，并对胸廓、乳房发育影响小，但由于其具有颈圈，使得支具的外观难以接受。Boston 支具没有颈圈及垂直金属条，因此外观较易接受，但其需要随着患者的年龄和身材变化及时更换，且该支具仅限于顶椎在 T_7 以下的患者。

2. 特发性脊柱侧凸的手术治疗　手术目的是：防止畸形进展、恢复脊柱平衡、尽可能矫正畸形、尽量多地保留脊柱的活动节段以及防止神经损害。目前最常用和成熟的技术为三维矫形技术和椎弓根螺钉固定技术，患者一般能够获得良好的手术矫形。矫形程度要考虑患者脊柱和脊髓的耐受性，过度矫正易导致内固定物失败，增加手术并发症发生率，造成神经损害，甚至瘫痪。术后脊柱平衡的恢复和维持，往往比矫正的程度更重要。应针对每一个患者的个体情况（畸形的类型、柔韧度、是否存在交界性后凸、轴向的旋转方向等）来选择融合固定的节段，避免过度的矫正。

二、脊柱后凸

正常人的脊柱在矢状面上有生理性弯曲，颈段及腰段为生理性前凸，胸段为生理性后凸。各种原因引起的脊柱生理性前凸减少或后凸增加都可称为脊柱后凸（kyphosis），可表现为脊柱本身及其附属组织解剖形态的改变。脊柱在直立位时，依靠椎间盘、韧带和肌肉来维持稳定性。如果脊柱前柱不能承受压力，引起前柱压缩，就会产生后凸畸形；或者脊柱后柱不能耐受张力，导致后柱断裂或相对伸长也会引起脊柱后凸。引起脊柱后凸畸形的原因众多，根据后凸形状可分为脊柱弓状后凸和角状后凸，病因各有不同。弓状后凸病因包括：先天性脊柱因素、强直性脊柱炎、骨质疏松症、佝偻病、瘫痪、多发性骨骺发育异常、次发性骨骺骨软骨病、氟骨症及甲状旁腺功能亢进营养不良等。角状后凸病因包括：先天性半椎体、脊柱结核椎体破坏、椎体压缩性骨折或脱位、椎体肿瘤、畸形性骨炎和医源性因素等。脊柱后凸会导致明显的外观畸形，令患者承受着沉重的心理负担，所造成的生理功能改变主要是由于脊柱屈曲畸形压迫并限制了胸腔及腹腔某些脏器生理活动。患者可表现相应神经支配区域的疼痛，常向脊柱两旁放射，后凸畸形进行性加重时进一步导致神经功能损害，还可能出现心肺功能异常。

临床病例

患者，男性，32岁，以"诊断强直性脊柱炎12年，腰痛伴脊柱后凸8年"为主诉入院。12年前，患者无明显诱因出现右髋关节疼痛至当地医院就诊，诊断为"强直性脊柱炎"，予规范药物治疗。8年前，患者出现腰背部疼痛不适，家属观察发现患者腰部后凸畸形，身高降低，8年来患者腰痛症状及后凸畸形逐渐加重进展，无发热及关节红热等症状。查体：脊柱胸段左侧弯、胸腰段后凸畸形，身高111cm，坐高74cm，枕墙距42cm，棘突及棘突间无压痛，双侧坐骨神经行程无压痛；脊柱前屈、后伸、左右侧屈受限，髋、膝、肩关节活动尚可；四肢感觉无减退，肌力5级，生理反射可正常引出，各病理征阴性。

【问题1】 根据上述病史及查体，最可能的临床诊断是什么？

思路：青年男性，12年前诊断为强直性脊柱炎，之后出现腰段后凸畸形，现上身直立困难，脊柱向各方向活动受限，考虑强直性脊柱炎继发后凸畸形的可能性大。

知识点

强直性脊柱炎继发后凸畸形的临床表现

1. 症状 主要为腰背部的后凸畸形，不能平卧，自然行走时不能平视，容易劳累。
2. 体征 弧形后凸畸形，脊柱活动明显受限。

【问题2】 结合上述病史、查体结果，为进一步明确诊断，需完善何种检查？

思路：患者上述病史、查体结果提示强直性脊柱炎继发后凸畸形的可能性大，需排除拍摄全脊柱正侧位X线片了解脊柱后凸畸形及胸段侧凸情况，还应拍摄全脊柱前屈及后伸X线片了解脊柱活动度。

患者影像学检查结果：全脊柱正侧位X线片示脊柱后凸畸形，且胸段向左侧凸；各椎体前缘凹缘变直，前后纵韧带骨化骨赘形成，部分椎体前缘融合、椎间隙明显变窄，小关节间隙变窄、部分融合呈竹节样改变（图3-9-29）。

【问题3】 根据上述病史、查体及影像学发现，是否能明确诊断？需行哪些进一步的检查以指导治疗？

思路1：患者青年男性，12年前诊断为强直性脊柱炎，8年前腰痛不适且脊柱后凸畸形逐渐加重，查体见脊柱向左侧凸，腰部后凸畸形，脊柱向各方向活动受限。X线片示：脊柱后凸畸形，胸段向左侧凸，小关节间隙变窄甚至部分消失、融合，呈竹节样改变。上述资料均支持强直性脊柱炎继发后凸畸形的诊断。

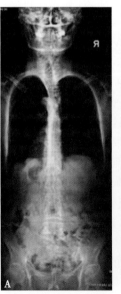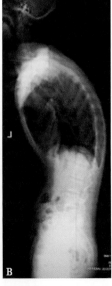

图3-9-29 术前全脊柱正侧位X线片
A. 正位片；B. 侧位片。

思路2：该患者诊断强直性脊柱炎继发后凸畸形，X线片改变较典型，诊断较明确，在一些诊断证据不足的患者，可行HLA-B27检测，若结果为阳性，则支持强直性脊柱炎的诊断；对于强直性脊柱炎病变仍处于活动期的患者多不建议手术治疗，因此应检测血沉、C反应蛋白来评价病变活动情况；强直性脊柱炎患者因为胸廓活动受限常合并肺功能损害，因此应进行肺功能测定，帮助判断患者是否能耐受手术；由于后凸畸形可导致神经功能损害，因此应进行MRI检查了解脊髓受压情况。

知识点

强直性脊柱炎继发后凸畸形的鉴别诊断

1. 休门病　主要依据影像学鉴别，至少连续3个椎体前方有5°的楔形变；或一个椎体楔形变大于5°且胸椎后凸大于45°。

2. 先天性脊柱后凸畸形　患者在青少年时期即可发现后凸畸形，影像学提示有椎体前方分节障碍或是椎体形成障碍。

3. 结核性后凸畸形　多有结核病史，外观呈角状后凸畸形，影像学检查示脊柱骨质破坏，前柱塌陷，局部形成角状后凸畸形。

4. 创伤导致的后凸畸形　多有明确外伤史，之后出现后凸畸形，影像学检查可显示骨折情况，按时间顺序排列的一系列X线片可显示后凸畸形逐渐加重的演变过程。

【问题4】　根据诊断如何确定治疗方案？

思路：患者强直性脊柱炎继发后凸畸形诊断明确，后凸畸形明显，患者上身不能挺直，具备手术指征，应采取手术治疗。该患者接受了经后路L_2的经椎弓根椎体间截骨术（PSO）后凸畸形矫正及T_{12}、L_1、L_3、L_4椎弓根钉棒系统内固定植骨融合术（图3-9-30）。

1. 脊柱后凸畸形患者的非手术治疗

（1）全身治疗：指针对原发病的治疗，比如对于有脊柱结核的治疗使用抗结核治疗，对于强直性脊柱炎患者给予非甾体抗炎药或者激素等治疗。

（2）局部治疗：采取有效方法预防后凸的发生和进展，如强直性脊柱炎或脊柱结核患者卧床休息期间宜仰卧或俯卧，不宜高枕，起床可穿用Milwaukee支具。

2. 脊柱后凸畸形患者的手术治疗

（1）Smith-Petersen截骨术：指在后凸下方脊椎的后部截出一楔形骨块，然后用外力对合截骨面，使得前方椎间盘开裂，从而代偿上部脊柱的后凸畸形。该术式并不能减轻后凸程度，只能实现患者外观的相对正常。

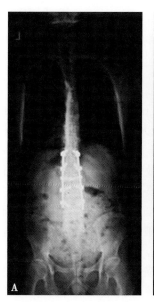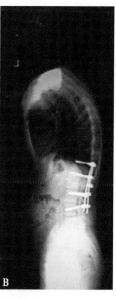

图3-9-30　强直性脊柱炎继发后凸畸形术后X线片
A. 正位片；B. 侧位片。

（2）经椎弓根椎体间截骨术（pedicle subtraction osteotomy，PSO）：是椎弓根和后柱椎体的楔形切除术，可减少由于脊柱前方结构张开所导致的神经血管损伤等重大并发症，能进行三柱矫形，矫形过程和效果易于控制，截骨部位愈合快，矫正度数不容易丢失。但技术要求高，操作涉及松质骨的范围广，失血量多，多在腰椎截骨，胸椎后凸得不到矫正。

（3）全脊椎截骨术（vertebral column resection，VCR）：是经后路对单个或多个椎体及其上下相邻椎间盘的完整切除，通过单次手术即可获得较高的侧凸和后凸矫正率，能有效松解僵硬的脊柱，但手术创伤大、神经系统损伤和大出血等并发症发生率高，适合僵硬型角状侧后凸畸形，多为先天性和神经纤维瘤病性脊柱侧后凸，且侧凸与后凸的顶椎为同一节段。

知识点

脊柱后凸畸形的手术适应证及禁忌证

1. 适应证

(1)严重脊柱后凸畸形导致矢状位失平衡者。

(2)严重局部后凸畸形伴神经功能受损和/或局部不稳定,且经长期非手术治疗无效者。

(3)强直性脊柱炎颈椎完全强直,血沉≤40mm/h,自然站立位颌眉角>40°,严重影响平视者。

(4)引起脊柱畸形原发病(如脊柱结核或感染等)已静止或近于静止,且患者手术意愿强烈。

(5)对青年人后凸畸形患者,手术适应证可适当放宽,后凸影响外观明显,可行手术矫正。

(6)胸、腰椎驼背畸形已矫正,颈椎屈曲明显,关节、韧带骨化者应慎行颈椎截骨术。

2. 禁忌证

(1)年老体弱,脊柱严重骨质疏松者。

(2)主要脏器如心、肺、肝、肾等功能不全者。

(3)原发病尚在活动期,不能用药物控制者。

(4)全身状况不佳,如贫血、体温不稳、恶病质等。

(5)腹主动脉广泛钙化者。

(沈慧勇)

第九节　脊柱感染性疾病
spinal infectious disease

一、脊柱结核

脊柱结核(spinal tuberculosis)是一种继发性结核病,病原菌主要是结核分枝杆菌,多数是经血液途径传播感染。原发病灶绝大多数为肺结核,少数为消化道结核。脊柱结核发病率占骨与关节结核的首位,约占50%,绝大多数发生于椎体,附件结核仅有1%～2%。本病以往多见于儿童,近年来青壮年发病居多。脊柱结核中,以腰椎结核最多见,胸椎次之。这与椎体以松质骨为主,椎体的滋养动脉为终末动脉,脊柱负重大、肌肉附着少、易受劳损有关。

椎体结核按原发部位分为4型:边缘型、中心型、骨膜下型、附件型。边缘型常见于成人,病变发生于椎体的上下缘,椎间盘破坏是其特征。中心型多见于10岁以下的儿童,病变起于椎体的中心部,一般只侵犯一个椎体。骨膜下型,多发生在椎体前缘,表现为多个椎体前缘出现散在的、表浅的破坏病灶。附件型,是指病变发生于棘突、横突、椎板或上下关节突,多为溶骨性破坏。脊柱结核可导致病变节段的疼痛,并可出现感觉减退、肌力下降、大小便功能障碍等神经症状,而且椎体破坏导致前柱塌陷可产生后凸畸形。

临床病例

患者,男性,49岁,腰痛伴双下肢麻木疼痛3个月,伴有午后发热,一般为37.5～38.2℃,夜间易出汗,无消瘦,无夜间痛,无胸痛咳嗽,曾诊断腰椎间盘突出症,经理疗、按摩等治疗无效。查体:腰部正中压痛,腰3棘突叩痛,前屈后伸均受限,局部无红肿,未触及包块。双下肢膝关节以下感觉减退,伸膝肌力3～4级,反射无异常。

【问题1】 通过上述问诊及查体,该患者的可疑诊断是什么?

思路1:中年男性,病史较长,腰痛,有下肢神经症状,考虑腰椎病变可能性较大;低热、盗汗,不除外感染性病变可能。

根据患者陈述的病史,考虑腰椎感染性疾病可能性大,临床上以腰椎结核最为常见,所以问诊应重点询问患者有无肺结核、消化道结核等病史，是否来自结核高发地区，家族中其他成员的结核病史。如果既往有结核病史，应了解治疗经过，主要是了解抗结核药物应用情况，作为进一步使用抗结核药物的依据。

知识点

脊柱结核的临床表现

1. 全身症状　起病缓慢，早期无明显症状，活动期可出现低热、疲乏、盗汗、消瘦、食欲减退及贫血等结核中毒症状，小儿常有性情急躁，"夜啼"。

2. 局部症状　病变节段局部的疼痛，并可形成角状后凸畸形，出现姿势异常和功能受限，例如腰椎结核的患者从地上拾物时，不能弯腰，需挺腰屈髋屈膝下蹲去拾物，称为拾物试验阳性。椎体结核常形成冷脓肿，表现为椎旁脓肿或流注脓肿。坏死物质及脓液进入椎管，可导致脊髓或马尾神经受压，产生神经损害症状，查体会发现感觉减退、肌力下降，生理反射亢进，病理征阳性（硬瘫），在一些压迫较久的患者中，可以出现软瘫。

思路2：患者腰痛伴双下肢麻木疼痛，有结核中毒症状，查体腰部有压痛、叩痛，伸屈活动受限，下肢神经损害体征，应考虑脊柱结核的可能性大，首先应拍摄普通X线片了解脊柱有无骨破坏，对疑有脊柱骨破坏者可同时选择CT及MRI检查，明确骨破坏范围、类型，有无冷脓肿，马尾神经是否受压。

知识点

脊柱结核的影像学特点

X线片表现以骨质破坏和椎间隙狭窄为主（图3-9-31）。中心型的骨质破坏集中在椎体中央，很快出现椎体压缩成楔状，前窄后宽。边缘型的骨质破坏集中在椎体的上缘或下缘，表现为进行性椎间隙狭窄，并累及邻近两个椎体。可出现侧弯、后凸或腰大肌脓肿影像。

CT检查可以清晰地显示病灶部位骨质破坏的程度，有无空洞、死骨及腰大肌冷脓肿，为手术计划的制订及手术入路选择提供依据（图3-9-32）。

MRI在结核炎性浸润阶段即可显示异常信号，能清楚显示椎体骨质破坏、椎间盘受累情况，椎旁脓肿及脊髓神经有无受压和变性，对脊柱结核具有早期诊断价值（图3-9-33）。

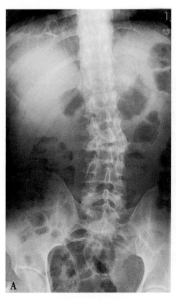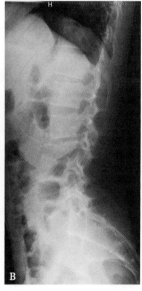

图3-9-31　正侧位X线片示：腰3椎体骨质破坏，椎体塌陷，$L_{2/3}$、$L_{3/4}$椎间隙变窄，局部出现侧凸畸形
A. 正位片；B. 侧位片。

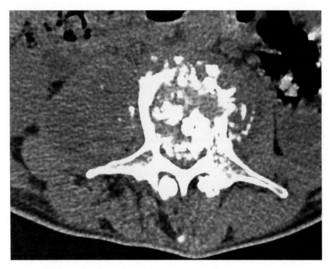

图 3-9-32　CT 示：椎体骨质破坏，死骨形成，坏死物质突入椎管，马尾神经受压，右侧腰大肌巨大冷脓肿

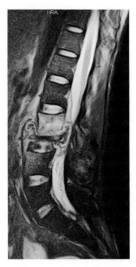

图 3-9-33　MRI 示：腰 3 椎体骨质破坏，椎体塌陷，腰 2 椎体信号改变，腰 2、3 间隙几乎消失，腰 3、4 椎间盘信号降低，右侧有巨大的腰大肌脓肿，坏死物质突入椎管，马尾神经受压

思路 3：影像学检查提示脊椎骨破坏，需与脊柱原发或继发性肿瘤鉴别，应该进行哪些结核病的专有检测项目。

血沉（ESR）在结核活动期明显增快，静止期一般正常，是用来检测病变是否静止和有无复发的重要指标。C 反应蛋白（CRP）的高低与疾病的炎症反应程度关系密切，可用于判断结核是否处于活动期及评估临床治疗的疗效。

此外，结核菌素试验（PPD）、结核分枝杆菌培养、抗结核抗体检测、结核分枝杆菌 DNA 检测也有重要的辅助诊断价值，部分诊断困难的病例可通过穿刺活检以及手术后病理组织学检查来明确诊断。

该患者血沉 52mm/h，C 反应蛋白 26mg/L，血清抗结核抗体检测（+），结核分枝杆菌 DNA 检测（+）。

【问题 2】　根据临床表现、影像学发现及实验室结核病的专有检测结果，是否能明确诊断？

思路 1：患者腰痛伴双下肢麻木疼痛，有结核中毒症状，查体腰部有压痛、叩痛，伸屈活动受限，有下肢神经损害体征；X 线片示椎体骨质破坏并塌陷，椎间隙变窄，CT 及 MRI 显示有死骨形成及腰大肌脓肿；血沉增快，C 反应蛋白升高，血清抗结核抗体检测（+），结核分枝杆菌 DNA 检测（+），以上检查结果均支持腰椎结核的诊断。

知识点

脊柱结核的诊断要点

1. 症状　病变节段的疼痛，伴或不伴有全身症状，可伴有神经损害症状。

2. 查体　病变节段的叩痛、压痛，可有局部的后凸畸形，有神经损害的患者查体可发现感觉减退平面、肌力下降、生理反射亢进、病理征阳性。

3. 影像学检查　可见典型的骨质破坏、冷脓肿，边缘型脊柱结核多有椎间盘受累，合并神经症状的患者多可见到坏死物质或脓液进入椎管。

4. 实验室检查　多有血沉、C 反应蛋白升高，血清抗结核抗体检测、结核分枝杆菌 DNA 检测、结核菌素试验多为阳性。病理检查可见干酪样坏死、死骨、肉芽组织。

根据病史、症状、体征、实验室与影像学检查，典型病例诊断不难，诊断困难的病例可通过活检明确。

思路 2：该患者诊断为脊柱结核，需与下列疾病进行鉴别：①脊柱肿瘤；②化脓性脊椎炎；③腰椎间盘突出症；④嗜酸性肉芽肿；⑤强直性脊柱炎；⑥退行性脊椎骨关节病。

脊柱结核的鉴别诊断

1. 脊柱肿瘤 多见于老人，疼痛逐渐加重，影像学检查可见骨破坏，而且可累及脊椎附件，而椎间盘很少受累，椎间盘是否受累是鉴别脊柱结核和肿瘤的关键点。此外，脊柱结核的患者可出现椎旁或腰大肌脓肿，而脊柱肿瘤可累及周围软组织，在影像学上的不同表现有助于鉴别。

2. 化脓性脊椎炎 发病急，有高热及明显疼痛，进展很快，早期血培养可检出致病菌。X线表现进展快，出现骨质破坏，伴有椎体边缘反应性硬化，可出现椎间隙气球样改变。

3. 腰椎间盘突出症 主要表现为下肢的根性症状，无全身症状，血沉、C反应蛋白不高。X线片上无骨质破坏，CT、MRI检查可发现突出的髓核。

4. 嗜酸性肉芽肿 多见于胸椎，以12岁以下儿童多见。整个椎体均匀性压扁成线条状，上下椎间隙正常，无发热等全身症状。

5. 强直性脊柱炎 多数有骶髂关节炎症，症状以后背疼痛为主，有腰椎活动受限。X线检查可见"竹节样"改变，无骨破坏、死骨、冷脓肿，血清HLA-B27多数为阳性。

6. 退行性脊椎骨关节病 为老年性疾病，椎间隙变窄，邻近的上下关节突增生、硬化，没有骨质破坏与全身症状。

【问题3】 根据诊断如何确定治疗方案?

思路：根据各项检查结果分析腰椎结核诊断已经确立。该患者有结核中毒症状，未服用过抗结核药物，应先使用四联一线抗结核药进行3～4周系统化疗，同时给予保肝治疗，注意定期复查肝功能。该患者腰椎破坏明显，有大量死骨、巨大冷脓肿，有神经症状，脊柱严重不稳，具备手术指征，抗结核治疗3～4周后，血沉、C反应蛋白下降，结核病情稳定后应进行手术治疗。由于主要病变位于脊柱的中前柱，因此应采用前路手术彻底清除病灶，并重建中前柱承重结构，具体手术方式是经前路腰3椎体结核病灶清除、椎管减压、取自体髂骨植骨融合、钉棒系统（Antares）内固定术（图3-9-34）。

1. 脊柱结核的非手术治疗

（1）支持治疗：注意休息，避免劳累，加强营养，高糖、高蛋白饮食。

（2）局部制动：严格卧床休息，可佩戴躯干支具限制脊柱活动，减轻疼痛，预防畸形加重以利于病灶修复。

（3）抗结核药物治疗：有效的药物治疗是治愈脊柱结核的根本措施，使用原则：①早期；②联合；③适量；④规律；⑤全程。目前常用的一线抗结核药物为：异烟肼（H）、利福平（R）、吡嗪酰胺（Z）、链霉素（S）、乙胺丁醇（E），推荐的药物组合是H+R+Z或H+R+E。由于链霉素的第Ⅷ对脑神经毒性作用强烈，现已不作为首选药物，仅作为强化治疗使用，限时3个月。抗结核药物的主要不良反应为肝损害、神经毒性、过敏反应、胃肠道反应、肾损害等，用药期间应定期检查肝肾功能，同时服用保肝药物，发现异常及时予以相应处理。

对于骨关节结核，主张疗程不得少于12个月，必要时可延长至18～24个月。判断脊柱结核是否痊愈应当根据患者症状、临床检查、实验室检查、影像学表现及远期随访进行综合判断。治愈的标准为：①全身情况良好，体温正常，食欲良好；②局部症状消失，无疼痛，窦道闭合；③3次血沉都正常；④影像学表现脓肿缩小乃至消失，或已经钙化；无死骨，病灶边缘轮廓清晰；⑤起床活动已1年，仍能保持上述4项指标。符合标准的可以停止抗结核药物治疗，但仍需定期复查。

脊柱结核的手术指征及原则

1. 手术指征 ①经保守治疗效果不佳，病变仍有进展；②病灶内有较大的死骨及冷脓肿；③窦道经久不愈；④骨质破坏严重，脊柱不稳定；⑤出现脊髓和马尾神经损害症状或截瘫；⑥严重后凸畸形。

2. 手术治疗原则 ①术前3～4周规范抗结核化疗，控制混合感染；②术中彻底清除病灶，解除神经及脊髓压迫，重建脊柱稳定性；③术后继续完成规范化疗。

2. 脊柱结核的手术治疗　彻底清除病灶、解除神经压迫、重建脊柱稳定性、矫正脊柱畸形。结核病灶的彻底清除是控制感染的关键,由于病灶大多位于脊柱的前方-椎体及椎间隙,所以既往多采用经前路结核病灶清除术,但术后需要长期卧床,且对畸形(比如后凸及侧方移位)的纠正相对困难。近年来,随着手术技术的进步,尤其是经椎弓内固定的广泛应用,许多学者尝试采用后方入路治疗脊柱结核,可以同时完成病灶清除、畸形矫正和脊柱序列的恢复重建多重目标,极大地缩短了术后患者的卧床时间,为术后神经功能的恢复及加速康复奠定了基础。同时,后路经椎弓钉内固定的应用,亦陈旧性脊柱结核后凸畸形经后路截骨畸形矫正奠定了坚定的基础。

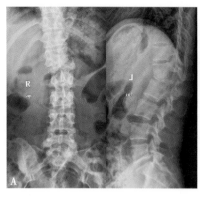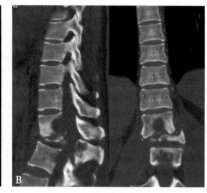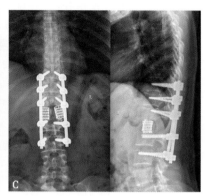

图 3-9-34　胸腰段结核病例影像资料

A. T$_{12}$~L$_2$ 结核,侧方移位后凸畸形术前 X 线; B. 病变节段术前 CT; C. 后路病灶清除矫形重建术后 X 线。

二、强直性脊柱炎

临床病例

患者,男性,50 岁,头部被高处坠落物砸伤后颈背痛 3 小时。患者于入院前 3 小时被从 2m 高货架上坠落的约 10kg 重纸箱砸于头部,伤后觉颈部疼痛,右手麻木。侧卧位平车推入诊室,患者躯干呈屈曲位,颈活动受限,颈背交界棘突及棘旁压痛(+),四肢自主运动功能存在,右手第 4、5 指感觉麻木。既往史:20 年前诊断为强直性脊柱炎,脊柱畸形 15 年。

【问题 1】　根据病例资料,急诊接诊后应考虑哪些问题? 接诊后应采取哪些急救措施?

思路:该患者明确的强直性脊柱炎(ankylosing spondylitis, AS)病史,并有脊柱畸形 15 年,强直性脊柱炎及脊柱后凸畸形的诊断可以确立。有明确的头部被“重物”砸伤史,伤后颈背部疼痛,应高度怀疑颈脊椎骨折的可能。右手第 4、5 指麻木,应考虑骨折移位或出血对神经的压迫或刺激。诊治过程中应首先对颈胸部进行制动,避免移动过程中骨折端移位加强神经损伤,以 Halo-vest 头胸支具为最佳选择。然后迅速进行影像学检查,明确损伤结构及程度。

【问题 2】　下一步应进行何种检查进一步明确损伤情况、部位及类型?

思路 1:①行全脊柱侧位 X-P 检查(或颈胸段),目的:了解强直性脊柱炎累及整个脊柱情况;明确骨折部位、类型及移位情况;了解脊柱矢状位平衡情况。②颈椎或颈胸段脊柱 CT 检查。

思路 2:强直性脊柱炎脊柱骨折发生率最高的部位是下颈段及颈胸段,该节段拍摄普通 X 线片时因肩部遮挡及胸廓影响,通常卧位时仅能拍到 C$_5$ 水平,容易遗漏 C$_{6,7}$ 及 T$_{1,2}$ 病变,尤其是强直性脊柱炎患者因胸廓抬举幅度降低,加之脊柱畸形,拍片时体位摆放困难更容易遗漏损伤部位。故有条件的医院应行颈胸段 X-P 片和/或颈胸椎 CT 检查。

1. 病因　强直性脊柱炎是一种严重影响脊柱的炎症性疾病,病因尚不明确。由于缺乏血清标志物,通常将此病与其他关节炎,如银屑病性关节炎、克罗恩病、溃疡性结肠炎及 Reiter 综合征等统称为“血清反应阴性脊柱关节病”。他们都有一个共同的遗传因子 HLA-B27——一个与家族遗传高度关联的因子。然而,并非所有的血清反应阴性关节炎病例都有 HLA-27 阳性表现,在与 HLA-B27 关系最密切的强直性脊柱炎患者中,HLA-B27 的阳性率也只有 90% 左右。

强直性脊柱炎是一种全身反应性炎性疾病,主要影响人体的中轴骨,除脊柱外,骶髂关节炎性改变最为常见,并在起病早期出现,故也成为早期诊断强直性脊柱炎的重要指标之一。

强直性脊柱炎好发于 15～35 岁,男性发病率是女性的 2～7 倍。除脊柱本身外,四肢关节的受累及程度与强直性脊柱炎的程度有关。与其他血清阴性炎性关节病相比,其他关节的受累程度要轻,髋关节、膝关节、踝关节及肩关节为最常累及的四肢关节。

知识点

血清阴性脊柱关节病的五种类型

包括:强直性脊柱炎;炎性肠病相关性关节炎;银屑病性关节炎;未分化型脊柱关节炎;反应性关节炎。

2. 病理改变 脊椎的病理改变主要集中在代谢活跃的韧带附着处产生非特异性炎症。骨质被含淋巴细胞和浆细胞的结缔组织所替代,且病变沿韧带内的血管蔓延。被侵蚀的骨结构产生反应性新骨,沿着附着的韧带延伸并骨化。在纤维环周围,椎间盘的前方及侧方亦产生上述改变,最终使椎间盘的前方、侧方与周围韧带附着处骨化,丧失弹性 - 骨性强直。病变以前纵韧带最为显著,在脊柱的节段之间,骨化的韧带与纤维环形成骨桥,呈现"竹节样"脊柱(bamboo spine)。若病变进展,软骨终板钙化,椎间盘也可逐渐骨化。这种骨化的韧带质地脆弱,再加上椎体骨质长期缺乏运动反应力刺激产生骨质疏松,脊柱周围肌肉纤维化而致其顺应性降低,受轻微外力时即易发生骨折。

关节突关节、骶髂关节、胸骨柄、耻骨联合、肋椎关节等则首先呈现滑膜炎改变,继之关节骨化、相邻关节软骨面逐渐被来自骨髓的血管所侵蚀,然后逐渐被新骨沉着所填充,关节突关节完全融合,活动功能丧失。

知识点

强直性脊柱炎常累及的部位

强直性脊柱炎是一种慢性炎症,可累及的部位常见于骶髂关节;髋、膝、肩关节;脊柱;韧带附着点;虹膜。

3. 临床表现 强直性脊柱炎以青壮年男性多见,75% 以上的患者年龄在 18～35 岁。起病缓慢,可有环境因素,如寒冷潮湿环境居住史。早期症状轻微,主要表现为腰背痛,逐渐出现晨起腰部不灵活即晨僵,活动后减轻,久坐后又出现僵硬感,如此反复。

多数患者症状始于腰骶部,病变向上蔓延并逐渐减重。日常生活如拾物、穿袜、穿鞋及脱鞋裤等均感困难,部分病例有身体潮湿易出汗表现。若病变未经控制发展至胸椎,乃至肋椎及肋胸关节受累时可出现胸背痛及呼吸困难等。病变发展至颈椎时,可导致颈椎屈伸活动受限。累及上颈椎时头部旋转功能丧失,乃至整个脊柱完全僵直。

病变进程中,椎旁肌经历了从痉挛到部分纤维化的过程,由于胸腰椎屈肌拉力(量)强于伸肌,脊柱逐渐呈屈曲位,腰椎生理前凸消失,使胸腰椎呈圆弧形后凸,以胸椎及胸腰段后凸最为明显。而颈段脊柱的病变情况似乎不像胸腰椎后凸那样严重,这可能由两方面的因素造成,其一,颈椎后群肌肉的力量强于前方;其二,多数强直性脊柱炎病变是自下而上渐进发展的,在胸腰椎后凸进展过程中,颈椎为了维持脊柱矢状位平衡,即使最后出现了强直,也保留了一定的前凸。这一点在手术矫治强直性脊柱炎后凸畸形过程中是一个不可忽略的问题。

部分患者可同时伴有单侧或双侧髋痛,久之,髋关节活动受限,可呈屈曲性强直。少数病例可出现单侧或双侧膝关节、肩关节受累。临床上强直性脊柱炎患者出现由骶髂关节、腰椎开始逐渐向上发展的病例多见,但亦有少数病例症状及僵直始于颈椎,逐渐向下累及胸椎、腰椎、骶髂关节及髋、膝关节。当强直性脊柱炎病理改变停止进展,症状即消失,仅遗留受累结构的功能障碍及畸形。

体征方面,强直性脊柱炎早期可出现腰骶部广泛叩压痛,骶髂关节扭转试验阳性;其后,主要表现为腰椎活动受限,尤其是前屈时呈"板状";至后期整个脊柱强直无活动度。有不同程度的脊柱呈圆形驼背强直。胸廓呼吸活动丧失;肺活量明显减小。可伴有髋膝不同程度活动受限。若颈椎未受累及,为保持平视,代偿胸腰椎后凸,颈脊柱生理前凸增大。

知识点

强直性脊柱炎的表现

1. 晨僵及疲劳,典型的关节疼痛。
2. 骶髂关节周围疼痛,进行性加重的后凸畸形。
3. 活动后疼痛减轻。
4. 骨骼肌附着点处疼痛。
5. 背部的炎性疼痛。

知识点

后背炎症性疼痛的标准

1. 晨僵>30分钟。
2. 半夜后背痛醒。
3. 活动可改善疼痛,而不是休息。
4. 臀部的交替疼痛。
注:至少满足其中2条为标准。

---

4. 实验室检查及影像学表现　急性期及病变未得到有效控制的患者,可出现轻度贫血,75%~80% 的患者血沉加快,C 反应蛋白升高。80%~90% 的病例 HLA-B27 呈阳性。

骶髂关节是强直性脊柱炎最早累及的部位之一,常为双侧受累,一般于起病 3 个月以后 X 线才出现变化,表现为软骨下骨模糊,常双侧同时受累,呈"虫蚀样"改变和软骨下骨硬化。随时间推移关节间隙模糊变窄,最终出现关节间隙消失——骶髂关节强直(表 3-9-5)。近年来,许多文献推荐应用 MRI 成像作为强直性脊柱炎的早期诊断,认为 MRI 能详细描述出疾病早期阶段的炎性病变。

表 3-9-5　骶髂关节改变的影像学分级

级别	骶髂关节改变
Ⅰ级	可疑
Ⅱ级	侵蚀和粘连
Ⅲ级	Ⅱ级表现及关节僵硬
Ⅳ级	关节完全僵直

脊柱的改变通常发生在骶髂关节之后,由下向上发展,依次是关节突关节、胸肋关节、肋横突关节、黄韧带、前纵韧带、棘上韧带及椎间盘纤维环骨化。纤维环由于稍膨出于椎体,当其骨化后,椎体间形成的骨桥使整个脊柱呈"竹节样"强直。

> **知识点**
>
> ### 强直性脊柱炎的典型影像学表现
>
> 1. 骨侵蚀，Anderson 病变。
> 2. 骨硬化，脊柱竹节样改变。
> 3. 韧带附着点骨化，椎体骨质疏松。
> 4. 脊柱后凸畸形伴随矢状面不平衡。
> 5. 脊柱骨折（常为隐匿性）。

5. 诊断标准　强直性脊柱炎的诊断标准有 1961 年的"罗马标准"、1966 年的"纽约标准"和 1984 年"修订的纽约标准"，现多推荐 1984 年的修订纽约标准，其内容为：

（1）临床标准

1）持续下腰痛超过 3 个月，活动（而非休息）后可缓解；

2）腰椎在垂直和水平面的活动受限；

3）扩胸幅度较同年龄、同性别正常人减小。

（2）确诊标准：具备单侧 3～4 级或双侧 2～3 级骶髂关节突，伴有临床标准 3 条中的至少 1 条。

6. 治疗　强直性脊柱炎由于病因不明确，目前尚无针对性的特效方法，在未形成脊柱畸形、关节功能障碍之前，以综合性保守治疗为主。治疗方法包括：休息，适当运动及锻炼。注意保持良好的体位和姿势，包括坐姿及睡姿。最好采取仰卧睡姿，去枕平卧。坚持做背伸训练，目的是延缓及减轻脊柱的屈曲畸形。

药物治疗包括非甾体抗炎药（NSAID）、糖皮质激素等。病情缓解药物如柳氮磺吡啶（SSZ 或 SASP）、甲氨蝶呤（MTX）、帕米膦酸盐、阿米替林及沙利度胺等。近年来免疫及生物制剂用于强直性脊柱炎的治疗研究在临床广泛开展，且取得显著疗效，有望成为控制及治愈强直性脊柱炎的新手段。

手术治疗主要用于病情基本稳定伴有严重脊柱畸形、关节功能障碍或发生脊柱骨折的患者。

7. 与强直性脊柱炎相关的其他临床问题

（1）强直性脊柱炎伴发的脊柱骨折：正常脊柱由于椎间盘及其周围韧带、肌肉富有弹性，使脊柱在各方向活动及承受应力时，具有减缓震荡、分散应力且当不同的肌肉群协同作用时稳定脊柱的作用。强直性脊柱炎患者椎间盘和韧带弹性及（活动度）顺应性明显降低甚至完全丧失，肌肉纤维化；骨化的韧带质地脆弱；活动的丧失使椎骨长期缺少应力刺激发生骨质疏松。这些因素使脊柱的顺应性明显降低，轻微外力或慢性劳损即可引发椎间盘水平的断裂或椎体及整个脊柱的骨折。强直性脊柱炎的脊柱"像一根长骨"，又似"冰棱"，因此一旦发生骨折常同时累及脊柱的三柱，且应力全部集中在骨折部位，极易伴发脊神经损伤。同时，骨折局部应力集中，若不及时稳定容易引起骨折端移位，造成继发性神经损伤及假关节形成（pseudoarthrosis）。

1）特点及好发部位：由于前述特点导致强直性脊柱炎脊柱骨折的暴力通常较轻微，如平地跌倒、坠床、乘坐急刹车的交通工具乃至无外力的"自发骨折"；多为伸展型损伤；常累及脊柱的三柱并造成骨折端移位；容易并发脊神经损伤。且由于椎间盘水平为强直性脊柱炎脊柱的最薄弱处，经椎间盘水平的骨折（脱位）较为常见。并有一定比例的隐匿骨折或同时伴有多处骨折。

强直性脊柱炎骨折容易并发脊神经损伤的原因如下：骨折常累及三柱并脱位；硬膜束常有纤维化使脊髓及周围组织的顺应性降低；骨折局部应力集中；骨质疏松骨质出血较多，易并发局部血肿。

骨折好发于颈段及颈胸交界处（$C_6 \sim T_1$），其次是下胸段及胸腰段，第三位为 $C_{3\sim5}$，好发部位与该关节段的形态及解剖特点有关。

2）影像学特点：贯通强直性脊柱炎脊柱内三柱的横形或斜形骨折线；可有不同程度的移位；经椎间盘水平的骨折常难以见到骨折线，但可见到骨化的前纵韧带裂影。由于骨折常发生在下颈段及颈胸段，故经常因普通 X 线片不能完全显示该节段而漏检，故对强直性脊柱炎伤后就诊的伤员应详细询问既往病史，并常规行症状节段脊柱的 CT 或 MRI 检查，以免漏诊。同时因伤力轻微或隐匿性骨折的存在，伤后若未及时做出诊断，骨折平面上下脊柱节可作为僵直的杠杆臂，将应力集中于骨折处，刺激骨端产生增生及硬化乃至形成假关节。这种现象出现在椎间盘平面时称为 Anderson 病变。表现为相邻椎体终板平面有广泛的软骨下骨破坏、不整及硬化，间隙不规则增宽。

3）治疗：由于强直性脊柱炎骨折多为不稳定骨折，又常合并脊髓损伤，一旦确诊，在转运、搬动、诊查、护理及制动等方面均有特殊要求。尤其在颈椎，Halo-vest 是推荐使用的制动方法。Halo-vest 骨折 / 脱位术前牵引的力线应与原畸形方向保持一致，重量不宜过大。在手术固定节段的选择上，无论前路还是后路均主张采用超过骨折水平上下至少各两节段的固定；若有极度不稳定或需行后路减压者，主张前后路联合固定。

对强直性脊柱炎胸腰椎骨折，为了减少因骨质疏松引起的内固定松动，减少内固定物承受的应力，亦应延长固定至骨折上下至少各两个节段。

一些特殊情况的强直性脊柱炎患者，强直的肋椎、肋胸关节至胸廓运动丧失，本已存在的限制性呼吸功能障碍，若并发因颈椎骨折颈脊椎损伤时，可使呼吸困难加重，并引发咳痰困难、肺部感染、肺不张及呼吸衰竭等，是强直性脊柱炎颈椎骨折的主要死亡原因。另外临床治疗中最常见的难题是手术体位的摆放，畸形越重，手术体位摆放越困难，这也包括麻醉插管。因此，经鼻及清醒下插管；胸腰椎骨折采取侧卧位施术等都是可采用的办法。

4）相关并发症：强直性脊柱炎脊柱骨折的主要常见并发症是脊神经损伤，包括脊髓及所属神经，尤以颈椎骨折伴发颈髓损伤多见。50% 脊髓损伤病例为骨折后立即出现，另 50% 为伤后逐渐出现并进行性加重。其次为呼吸功能障碍，因强直性脊柱炎颈椎骨折多见，在原有限制性呼吸功能障碍的基础上，若伴发颈脊髓损伤，会加重呼吸系统并发症，如肺内感染，肺不张等，是强直性脊柱炎脊柱骨折最常见的并发症及死亡原因。其他少见并发症包括消化道出血，气管、食管损伤，胸、腹主动脉损伤。

此外还有手术体位摆放，全麻气管插管，术中因骨质疏松及软组织纤维化而导致的失血，大血管破裂，气道及食管损伤等。

手术并发症包括内固定失效、术中出血及术后血肿压迫神经。

（2）强直性脊柱炎后凸畸形的治疗：大部分强直性脊柱炎患者不需要手术治疗，除前述强直性脊柱炎骨折外，脊柱的固定屈曲畸形常需要手术矫治。多数需手术矫治的强直性脊柱炎脊柱畸形为后凸，少数患者伴有一定程度的侧凸，在评价及矫治的过程中需要予以考虑。手术矫治强直性脊柱炎后凸的目的包括：①改善患者的生存质量。②改善患者的外观及心态。③减少心肺并发症。④控制逐渐进展的脊柱后凸畸形。⑤控制渐进性后凸造成的脊髓病。

主要术式为经后路不同种类的脊柱截骨手术，术式根据不同节段、不同畸形程度，病变不同阶段，下肢关节功能情况，颈、腰椎强直程度，尤其是颈椎的畸形程度及类型来选择。近年来学者们对脊柱矢状位平衡概念的理解和引入，以及后路经椎弓根固定技术的进步，使强直性脊柱炎后凸畸形的矫治愈趋完善。

截骨手术的最终目的是使脊柱获取再平衡并且矫正颌眉角达到能够使患者获得平视的结果，最常用的技术是胸腰段或腰椎的后路闭合楔形截骨术。目前截骨术的方法很多，具体方法选择见截骨术分级。

另外强直性脊柱炎手术很重要的一方面就是围手术期麻醉，患者的手术中体位摆放、气管插管及截骨完全后的闭合过程等都是需要在术前准备中认真思考及准备的事宜，术前的详细设计与评估、准备；术中的仔细操作及术中神经功能监测都是必不可少的手段。

知识点

脊柱 6 级截骨术

1 级：SPO（Smith-Peterson）。

2 级：Ponte。

3 级：经椎弓根椎体间截骨术（pedicle subtraction osteotomy，PSO）。

4 级：BDBO（bone-disc-bone osteotomy）。

5 级：VCR（vertebral column resection）。

6 级：VCRs。

（朱庆三）

第十节 脊柱骨折、脱位
spine fracture, dislocation

一、颈椎骨折、脱位

颈椎骨折、脱位(cervical spine fracture, dislocation)指颈椎骨折与椎节脱位同时发生,多为高能量损伤所致,这种典型的完全性损伤在临床上并不少见,好发于颈4～5、颈5～6及颈6～7三个颈椎节段。由于脊柱的稳定性遭受严重的破坏,患者伤情相对较复杂。颈椎骨折脱位往往并发脊髓损伤,病情严重者可致完全脊髓损伤,甚至危及生命。

临床病例

患者,男性,30岁,因"高处坠落致四肢感觉活动障碍6小时"入院。查体:意识清醒,心率60次/min。无颈部软组织肿胀,颈托制动固定。四肢无肿胀及皮肤破损、瘀斑,末梢血运正常。躯干双侧乳头连线以下感觉、运动消失。双上肢除三角肌及肱二头肌肌力为5级外,其余肌力为0级。球海绵体反射(+),膝腱反射亢进,双侧Babinski征阳性。

【问题1】 根据该患者的临床症状及体征,应考虑哪些诊断?

思路1:中年男性,因高处坠落致伤,四肢感觉活动障碍6小时,应考虑的诊断是什么?

患者因高处坠落致伤,有四肢感觉活动消失,首先应考虑可能存在颈椎骨折,颈脊髓完全损伤。

思路2:除了考虑颈椎骨折伴脊髓损伤外,还应警惕可能合并哪些损伤?应重点询问哪些内容,查体应注意哪些重要体征?

导致脊柱骨折、脱位的损伤多为高能量损伤,常常有合并伤,应警惕颅脑损伤、胸部损伤、腹腔脏器损伤、骨盆骨折、肢体骨折,在问诊查体时一定要有整体观念,循序进行,不能仅关注颈椎骨折,忽视了合并损伤。问诊时应注意询问受伤原因详情,可以此判断致伤能量大小及可能有的合并损伤,如臀部着地应警惕可能合并骨盆骨折,双脚着地应警惕跟骨骨折。查体时要注意患者的意识情况,关注患者的生命体征,对于存在生命体征不稳定者要警惕骨科之外其他的脏器损伤、出血等,需要尽快予以生命支持治疗。发现有头面部损伤的患者,应警惕颅脑损伤及颈椎损伤,呼吸急促或胸廓挤压试验阳性的患者应警惕可能合并肋骨骨折、双肺挫伤;骨盆挤压分离试验阳性的患者应警惕骨盆骨折;腹部有压痛、反跳痛、肌紧张的患者应警惕腹腔脏器损伤。

思路3:根据患者上述情况,应安排哪些检查?

患者的首要诊断考虑颈椎骨折脱位伴脊髓损伤,应首先进行颈椎X线检查(图3-9-35A),全颈椎三维CT成像,以了解骨折类型(图3-9-35B)。如有条件则还应行颈椎MRI检查,了解脊髓以及椎间盘及韧带复合体损伤情况(图3-9-35C)。同时应安排头部CT、胸片、超声了解有无头、胸、腹部的合并损伤,如果怀疑有骨盆或四肢的合并伤,还应进行相应部位的影像学检查。

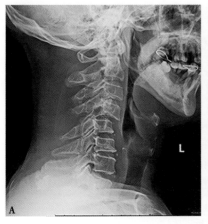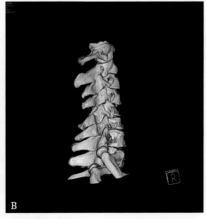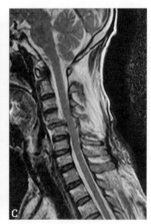

图3-9-35 颈椎患者影像学检查

A. 颈椎X线检查;B. 全颈椎三维CT成像;C. 颈椎MRI检查。

【问题2】　根据临床表现、影像学检查结果，能否明确诊断？

思路：患者因高处坠落致伤，影像学检查已明确颈4~5骨折脱位。伴有四肢感觉运动消失，球海绵体反射消失（+），膝腱反射亢进，双侧 Babinski 征阳性，说明合并颈脊髓完全损伤。因为肱二头肌与三角肌肌力有4级，脊髓损伤平面在颈5平面。AO 分型是目前脊柱骨折最常用的一种分型方法，根据损伤机制、影像学表现、后方韧带复合体结构进行分类（表3-9-6）。结合临床表现、影像学结果，该例患者诊断为：颈4、5骨折脱位合并颈脊髓完全损伤（AO C2.1）。

表3-9-6　脊柱骨折 AO 分型

分型	内容
A 型：椎体压缩	
	A1：压缩骨折
	A1.1 终板嵌压
	A1.2 楔形嵌压
	A1.3 椎体塌陷
	A2：劈裂骨折
	A2.1 矢状面劈裂骨折
	A2.2 冠状面劈裂骨折
	A2.3 钳夹样骨折
	A3：爆裂性骨折
	A3.1 不完全爆裂骨折
	A3.2 爆裂分离骨折
	A3.3 完全分离骨折
B 型：前方及后方结构牵张性损伤	
	B1：后方韧带结构损伤（屈曲牵张型损伤）
	B1.1 伴有椎间盘的横贯损伤
	B1.2 后方韧带结构为主的损伤伴有 A 型椎体骨折
	B2：后方骨性结构损伤（屈曲牵张型损伤）
	B2.1 两柱横贯性骨折
	B2.2 伴有椎间盘损伤
	B2.3 伴有 A 型椎体骨折
	B3：经间盘前方损伤（过伸剪切损伤）
	B3.1 过伸半脱位
	B3.2 过伸 - 峡部裂
	B3.3 后方脱位
C 型：前方及后方结构旋转性损伤	
	C1：A 型（压缩）损伤伴有旋转
	C1.1 楔形旋转骨折
	C1.2 劈裂旋转骨折
	C1.3 椎体分离（旋转爆裂骨折）
	C2：B 型损伤伴有旋转
	C2.1 B1 损伤伴有旋转
	C2.2 B2 损伤伴有旋转
	C2.3 B3 损伤伴有旋转
	C3：剪切旋转样骨折
	C3.1 切皮样骨折
	C3.2 斜形骨折

【问题3】 根据诊断如何确定治疗方案？

根据患者临床表现和检查结果，颈椎骨折脱位伴脊髓完全损伤诊断已经确立。骨折脱位，三柱断裂，颈椎严重不稳，导致脊髓受压，应采取手术治疗，行颈椎前后路切开复位内固定术。

思路1：对于颈椎骨折、脱位，如何决定采用非手术治疗还是手术治疗？

下颈椎损伤分类（sub-axial injury classification，SLIC）评分系统是决定手术与否的常用评分系统。评分内容包括损伤机制、神经功能、椎间盘韧带复合体三个方面。根据不同情况予以不同的分值，最后将三部分的分值相加，总分作为选择治疗的依据。若总评分≤3，建议保守治疗；若总评分≥5，建议手术治疗；若总评分为4分可结合患者具体情况采取保守或手术治疗（表3-9-7）。本例患者SLIC评分为8分，选择手术治疗。

表3-9-7 SLIC评分系统

骨折特点	分数
骨折形态	
无损伤	0
压缩性	1
爆裂性	2
牵张型	3
旋转及移位	4
神经损伤情况	
无损伤	0
神经根损伤	1
脊髓完全损伤	2
不完全损伤	3
持续性压迫	+1
椎间盘韧带复合体	
无损伤	0
不确定	1
确定断裂	2

思路2：如何确定颈椎骨折脱位的手术时机及复位原则？

1. 严重颈椎骨折脱位合并脊髓损伤见于颈椎严重损伤，及时实施手术治疗，以尽早解除脊髓压迫，恢复颈椎骨性解剖序列及稳定性，促进患者颈椎结构稳定性的恢复已得到广泛的认同。脊髓损伤后24小时内手术减压是国际脊髓脊柱损伤权威公认的黄金时间，而6～8小时内手术效果最佳。

2. 复位可采用术前复位和术中复位。术前闭合复位最常用的方法是颅骨牵引，渐进式轴向颅骨牵引是治疗颈椎关节脱位简便而安全的复位方法。大部分学者认为，应该在发生下颈椎关节突脱位后尽早牵引，这样能恢复颈椎形态，减少对脊髓的压迫，起到明显减压的作用，为神经功能恢复提供条件。如果患者早期手术，亦可手术中复位。

思路3：颈椎骨折的手术治疗方法有哪些？如何选择手术方式？

目前临床关于手术入路的选择并未统一，前路手术可满足多数患者复位需求，且操作方便、手术时间短、手术出血量少、无须广泛暴露周围组织，治疗效果与安全性均值得肯定。一般认为颈椎前路手术指征为：①术前经牵引已经复位或前路手术即可复位；②以前柱及中柱损伤为主的压缩性骨折；③椎体后方结构虽有破坏，但并不存在难复性小关节交锁；④合并椎间盘突出，或椎体骨折块进入椎管压迫脊髓。但对于合并关节突骨折脱位的患者，前路手术无法满足直视下复位需求，甚至存在脊髓损伤加重风险，此时后路手术同时解除椎管后侧压迫及直视下小关节复位的优势凸显。

经后路侧块螺钉内固定术适用于：①一侧或双侧关节突骨折并颈椎脱位或不稳者；②椎板骨折内陷压迫脊髓并颈椎脱位或不稳者；③颈椎后方结构（椎板、棘突、棘间韧带、棘上韧带等）牵张性损伤并颈椎后凸畸形或不稳；④一侧或双侧小关节脱位或半脱位；⑤关节突骨折并神经根损伤。优点：手术创伤小，可直接对小关节脱位进行复位,并解除后方骨折块及软组织的压迫,另外后路侧块螺钉或椎弓根螺钉技术具有良好的生物力学稳定性,能恢复颈椎的序列;对于一些严重颈椎椎体骨折、椎间盘损伤、关节突脱位交锁、术前经大重量颅骨牵引不能复位者采用前后路联合手术。该患者为骨折脱位合并脊髓损伤,采用前后路联合复位固定(图3-9-36)。

二、胸腰椎骨折、脱位

胸腰椎骨折、脱位(thoracolumbar spine fracture, dislocation)是临床上常见的骨科损伤。随着工业及建筑行业的发展、交通运输的增长和人口老龄化问题日益突出,脊柱骨折逐年增加。60%～70% 的脊柱骨折发生在胸腰段(T_{11}～L_2),其中爆裂性骨折占胸腰段骨折的 10%～20%。由于脊柱的稳定性遭受严重的破坏,患者伤情相对较复杂。胸腰椎骨

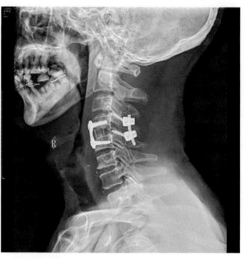

图 3-9-36　前后路联合复位固定术后 X 线片

折脱位往往并发脊髓或马尾神经损伤,病情严重者可致截瘫,甚至危及生命。

临床病例

患者,男性,42 岁,因"高处坠落致腰背部疼痛、活动受限 3 小时"入院。查体:L_1 棘突处压痛、叩击痛明显,双下肢感觉运动功能正常。

【问题 1】 根据该患者的临床症状,应考虑哪些诊断?

思路 1:中年男性,因高处坠落致伤,有腰背部疼痛、活动受限,L_1 棘突处压痛、叩击痛明显,应考虑的诊断是什么?

患者因高处坠落致伤,有腰背部疼痛、活动受限,首先应考虑可能存在脊柱骨折;L_1 棘突处压痛、叩击痛明显,考虑 L_1 发生骨折的可能性大。

知识点

胸腰椎骨折、脱位的临床表现

1. 症状　骨折部位剧烈疼痛,不能站立,翻身困难,腰背部活动受限。合并神经损害的患者可出现损伤平面以下的感觉、运动和膀胱、直肠功能障碍,表现为麻木、不能活动、大小便功能障碍。患者还可因腹膜后血肿刺激自主神经,致肠蠕动减弱,伤后数日出现腹胀、腹痛、大便秘结等症状。

2. 体征　骨折脱位可引起胸腰椎后凸畸形,局部肿胀和皮下淤血,压痛及叩击痛明显,后方韧带复合体断裂可导致棘突间距增大,腰背部肌肉痉挛也是重要体征。

3. 神经系统查体　有神经损害的患者可出现损伤平面以下的感觉减退、肌力下降、大小便功能障碍,完全损伤的患者则出现损伤平面以下感觉、运动功能完全消失。

思路 2:除了考虑 L_1 骨折,还应警惕可能合并哪些损伤? 应重点询问哪些内容,查体应注意哪些重要体征?

导致胸腰椎骨折、脱位的损伤多为高能量损伤,常常有合并伤,应警惕颅脑损伤、胸部损伤、腹腔脏器损伤、骨盆骨折、肢体骨折,在问诊查体时一定要有整体观念,循序进行,不能仅关注脊柱骨折,忽视了合并损伤。问诊时应注意询问坠落高度,可以此判断致伤能量大小;应询问着地部位,以此推测可能有的合并损伤,如臀部着地应警惕可能合并骨盆骨折,双脚着地应警惕跟骨骨折。查体时发现有头面部损伤的患者,应警惕颅脑损伤及颈椎损伤,呼吸急促或是胸廓挤压试验阳性的患者应警惕可能合并肋骨骨折、双肺挫伤;骨盆挤压、分离试验阳性的患者应警惕骨盆骨折;腹部有压痛、反跳痛、肌紧张的患者应警惕腹腔脏器损伤。

思路 3:根据患者上述情况,应安排哪些检查?

患者的首要诊断考虑 L_1 骨折,应首先考虑进行 X 线检查,同时安排头部 CT、胸片、超声检查了解有无

头、胸、腹部的合并损伤，如果怀疑有骨盆或四肢的合并伤，还应进行相应部位的 X 线检查。患者 X 线片提示有 L₁ 椎体的爆裂骨折（图 3-9-37），应进一步进行 CT 检查，了解骨折情况，观察有无骨折块突入椎管及椎管狭窄程度（图 3-9-38），必要时还需进行 MRI 检查了解椎间盘及后方韧带复合体损伤情况。

知识点

胸腰椎骨折、脱位的影像学特点

1. X 线　正位片可以了解脊柱的序列，有无侧凸；侧位片可了解脊柱矢状面的序列，有无脱位，椎体高度的丢失与否，局部的后凸角度。

2. CT　可以显示出椎板骨折、关节突骨折、椎弓根的损伤，这些在普通平片上是难以确诊的。在横断位片上，CT 可以用来评估椎体骨折块对椎管的侵占情况，三维重建 CT 可以帮助观察脊柱的序列情况，了解椎弓根损伤情况，为制订手术方案提供依据。

3. MRI　不仅可显示脊髓或马尾神经受压情况，而且可以清楚显示脊髓和软组织图像，帮助辨别椎间盘损伤、后柱韧带复合体损伤、硬膜外血肿、脊髓水肿，对于全面了解损伤情况及制订治疗方案有很大帮助。

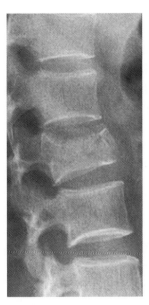

图 3-9-37　腰椎侧位 X 线片示：L₁ 椎体爆裂骨折，椎体高度明显下降

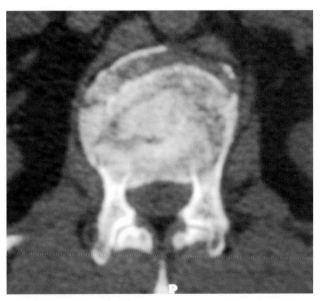

图 3-9-38　CT 示：L₁ 椎体爆裂骨折，骨折块突入椎管，椎管轻度狭窄，脊髓轻度受压

【问题 2】　根据临床表现、影像学检查结果，能否明确诊断？

思路：患者因高处坠落致伤，有腰背部疼痛、活动受限，L₁ 棘突处压痛、叩击痛明显，影像学检查提示 L₁ 椎体爆裂骨折，以上检查结果均支持 L₁ 椎体爆裂骨折的诊断。

【问题 3】　根据诊断如何确定治疗方案？

根据患者临床表现和检查结果，L₁ 爆裂骨折诊断已经确立。骨折粉碎，椎体高度丢失明显，脊柱严重不稳，骨折块突入椎管内，应采取手术治疗，行腰椎后路切开复位内固定术（图 3-9-39，图 3-9-40）。术后腰围保护下下地行走，康复出院。

思路 1：胸腰椎骨折、脱位的分类方法有哪些？

早期的脊柱胸腰段骨折分型系统停留于单纯的描述，根据影像学资料简单列出骨折的形状。随着影像学技术进步以及对生物力学特点理解的深入，这些分型系统逐渐发生了改变。理想的胸腰段骨折分型系统应该能提供直接的脊柱稳定性以及神经功能的信息，并能有效指导治疗的选择。国内目前最常使用的是 AO 分型、Denis 分类、TLICS 分型以及载荷分享评分系统。

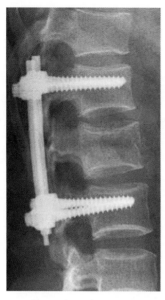

图 3-9-39 术后腰椎侧位 X 线片示：L_1 椎体高度恢复，椎弓根螺钉位置满意

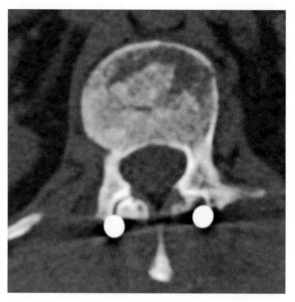

图 3-9-40 术后 CT 示：骨折块复位满意，椎管恢复正常形态，无骨折块突入椎管

1. Denis 分类 随着 CT 技术和病理机制的研究发展，出现了三柱分类学说，1983 年 Denis 根据 400 多例胸腰椎损伤的治疗经验，提出一种新的三柱分类的概念，其前提是脊椎的稳定性取决于中柱的状况，而非取决于后方韧带复合结构。三柱分类即将胸腰椎分成前、中、后三柱，前柱包括前纵韧带、椎体前 2/3、椎间盘的前部，中柱包括后纵韧带、椎体后 1/3、椎间盘的后部，后柱包括椎弓、黄韧带、椎间小关节和棘间韧带。脊柱的稳定性取决于中柱的完整性，当前柱遭受压缩暴力，产生椎体前方压缩者为稳定性损伤，而爆裂骨折、韧带损伤及脊椎骨折脱位，因其三柱均损伤，则属于不稳定性损伤。

A 类——压缩性骨折（图 3-9-41）。

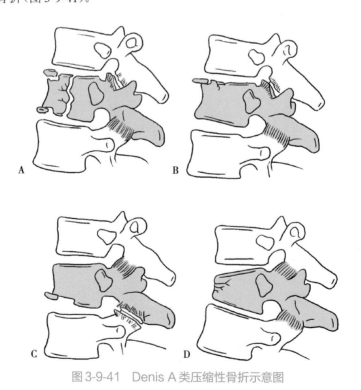

图 3-9-41 Denis A 类压缩性骨折示意图

B 类——爆裂性骨折：①上下终板型；②上终板型；③下终板型；④爆裂旋转型；⑤爆裂侧屈型（图 3-9-42）。

C 类——安全带骨折：分为骨折线单水平型和双水平型，每型又有骨性损伤和软组织性损伤之分（图 3-9-43）。

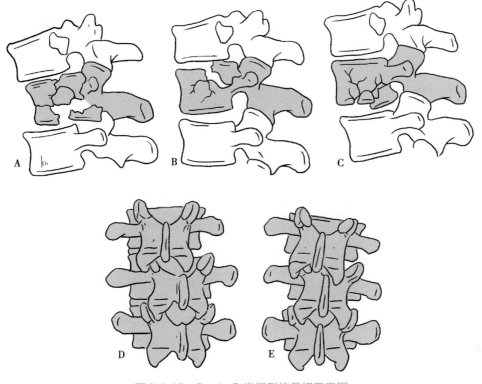

图 3-9-42　Denis B 类爆裂性骨折示意图

D 类——骨折脱位：①屈曲旋转骨折脱位；②剪力性骨折脱位；③屈曲牵张性骨折脱位（图 3-9-44）。

2. AO 分型　1994 年 Magerl 等基于两柱理论提出了脊柱骨折的 AO 分型（见表 3-9-6）。通过 AO 分型，脊柱损伤不仅根据损伤机制，而且根据影像学表现和伴发的脊柱软组织损伤，将其分为 3 个大类，每个大类中又分 3 个亚型。骨折分型由 A 到 C 损伤逐渐加重。A 型为轴向的不稳定，B 型则增加了矢状面的不稳定，而 C 型骨折则为三个面的不稳定，由于其分型是根据骨性和软组织结构损伤的程度进行逐级分类，故其可以评估脊柱的稳定性，故对临床的指导意义较大。

A 型：椎体压缩

　　A1：压缩骨折；

　　A2：劈裂骨折；

　　A3：爆裂性骨折。

B 型：前方及后方结构牵张性损伤

　　B1：后方韧带结构损伤（屈曲牵张型损伤）；

　　B2：后方骨性结构损伤（屈曲牵张型损伤）；

　　B3：经椎间盘前方损伤（过伸剪切损伤）。

C 型：前方及后方结构旋转性损伤

　　C1：A 型（压缩）损伤伴有旋转；

　　C2：B 型损伤伴有旋转；

　　C3：剪切旋转样骨折。

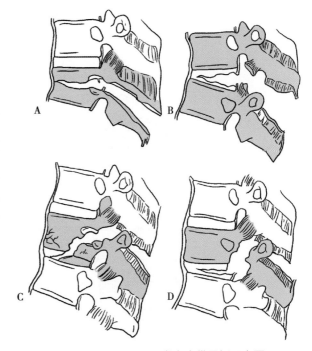

图 3-9-43　Denis C 类安全带骨折示意图

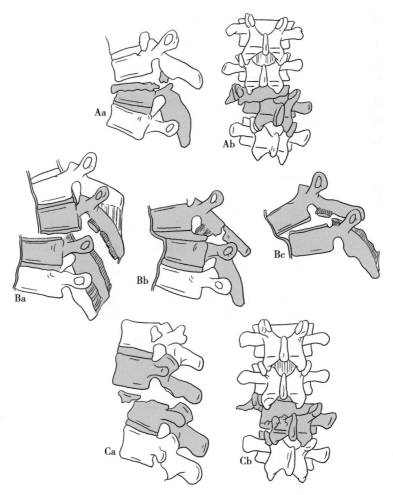

图 3-9-44 Denis D 类骨折脱位示意图

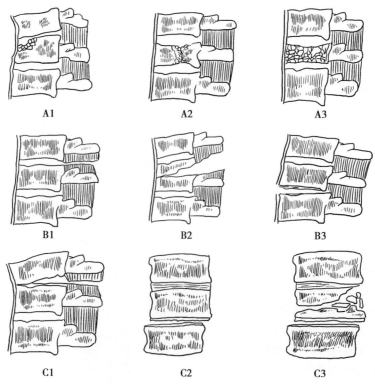

图 3-9-45 脊柱骨折 AO 分型

思路2：对于脊柱骨折、脱位，如何决定采用非手术治疗还是手术治疗？

AO分型与Denis分类均只考虑了骨折损伤的自然病史，而无法从这些分型中选择不同治疗方法、预测治疗结果。为了达到以上目的，美国脊柱损伤研究小组制订了胸腰段脊柱脊髓损伤程度的评分系统（thoracolumbar injury severity score，TLISS）。该评分系统是基于脊柱损伤机制、后部韧带复合体（posterior ligamentous complex，PLC）的完整性及神经功能状态3个方面来评估。但是，观察发现，很多外科医生对同一损伤进行损伤机制评分时得出不同结果，因而将TLISS修正为胸腰椎损伤分型和严重评分（thoracolumbar injury classification and severity score，TLICS），TLICS只要求根据影像学表现对损伤形态进行评分（表3-9-8）。

表3-9-8 TLICS评分系统

骨折特点	分数
损伤形态	
压缩（爆裂）	1（+1）
平移/旋转	3
分离	4
神经功能状态	
无损伤	0
神经根损伤	2
脊髓/圆锥损伤，完全性	2
脊髓/圆锥损伤，不完全性	3
马尾神经损伤	3
后方韧带复合体完整性	
无损伤	0
可疑/不确定	2

该系统建议，评分>4分建议手术治疗，因为存在明显不稳，而评分<4分者建议非手术治疗。等于4分者既可手术，也可行非手术治疗。多发骨折的情况下，治疗决策要根据TLICS评分最高的损伤来决定。非邻近节段骨折，分别评分，分别指导各节段的治疗。

思路3：胸腰椎骨折的非手术治疗方法有哪些？

非手术治疗仅限于A1及A2型骨折，满足下列条件的患者才能采取保守治疗：①无神经损害；②脊柱三柱中至少两柱未受损；③后凸角度小于20°；④椎管侵占小于30%；⑤椎体压缩不超过50%。非手术治疗的主要方法是支具外固定和卧床休息，包括一段时间的卧床休息直到全身症状的缓解，接着应用支具固定10～12周，并逐步进行功能锻炼。

思路4：胸腰椎骨折的手术治疗方法有哪些？如何选择手术方式？

胸腰段脊柱骨折手术治疗的目的是有效的椎管减压、矫正脊柱畸形以及重建脊柱的稳定性，手术方法主要包括后路手术和前路手术。后路手术和前路手术各有优势和劣势，应根据骨折的类型、节段、致伤力方向、患者的特点以及术者自身的经验与条件等选择合适的手术入路，达到利于患者康复、减少术后并发症的目的。

（1）后路手术：虽然胸腰段脊柱骨折所致的脊髓受压多数来自硬脊膜前方，但后路复位内固定对突入椎管内的骨折块具有一定的间接复位作用，通过恢复腰椎生理前凸和椎体高度可达到有效的骨块复位，目前已成为主要的手术方式。后路固定系统种类虽多，但主要分为Harrington系统、Luque系统和椎弓根钉棒系统。Harrington系统和Luque系统单纯固定脊柱后柱，对前中柱无直接作用，不能进行三维矫形，且需要长节段固定，存在脱钩、断棒、钩棒装置的移位、术后较高的矫正度丢失及较高后凸畸形发生率等并发症，现已基本不用。

现代椎弓根钉棒系统为三柱固定，可以进行三维矫形，具有撑开复位与间接减压的作用，可应用于大部分胸腰椎骨折。没有神经损伤的胸腰段脊柱骨折，仅需后路椎弓根内固定即可。如果伴有神经损伤，则需在后路固定的基础上进行有效减压，必要时对椎管内的骨折块进行推顶复位。对骨折脱位型胸腰椎损伤，或前中柱及后部结构破坏严重造成节段性不稳者,需要长节段固定。

(2)前路手术或前后联合入路手术:一般认为,前路手术的适应证为:①胸腰椎陈旧性骨折(伤后2周以上),脊髓前方受压;②严重骨折脱位椎管骨占>50%,椎体高度丢失>70%,后凸>20°～30°;③后路内固定复位不满意,脊髓前方压迫未解除;④后路内固定失败,脊髓重新受压;⑤陈旧性胸腰椎骨折后凸畸形并发迟发性截瘫。对三柱损伤的骨折可前后路联合手术,但这种手术的优越性需要进一步临床研究来证实,临床不常用。前路手术与前后路联合手术相对于后路手术,暴露复杂、损伤较大,对脊柱后凸畸形的矫正也不是很直接,同时存在术中出血、胸膜及神经损伤等并发症问题。随着后路技术的成熟及手术器械的发展,后路手术也能达到前路手术的减压固定效果。因此,前路手术必须严格把握适应证。

(3)微创手术:随着医学影像学与手术器械的发展,微创手术的理念已被应用到胸腰椎骨折的手术治疗中。如微创经皮椎弓根螺钉固定技术治疗不需要减压的胸腰椎骨折,获得了一定的疗效。但微创手术具有一定风险,存在一定手术并发症,要求术者有扎实的临床解剖知识、丰富的开放手术经验以及娴熟的微创操作技能。因此,对微创手术应该持科学谨慎的态度,掌握好其适应证。对于创伤性胸腰椎骨折,有采用经皮椎体成形术或椎体后凸成形术治疗的报道。但目前应用的聚甲基丙烯酸甲酯椎体充填剂不适合年轻患者,将经皮椎体成形术或椎体后凸成形术用于年轻创伤性胸腰椎骨折患者有待新型充填剂的研究开发。

思路5:胸腰椎骨折采用手术治疗,如何决定选择前路手术还是后路手术?

1994年McCormack等提出了载荷分享评分系统。根据椎体粉碎程度、骨块进入椎管的范围以及后凸畸形程度3个方面进行评分,每项各打3分,最低为3分,最高为9分。具体打分标准是:①在CT矢状面上了解椎体粉碎程度:粉碎程度<30%为1分,30%～60%为2分,>60%为3分;②在CT横断面上了解骨块进入椎管情况:椎管未受侵为1分,骨块移位至少2mm但受侵<50%为2分,受侵>50%为3分;③侧位X线片上观察后凸畸形程度:畸形≤3°为1分,4°～9°为2分,≥10°为3分。Parker等认为,载荷分享评分系统能直接描述骨折的粉碎情况,可作为选择前后路手术的参考。评分3～6分,估计椎体有较好的负荷能力,单纯后路椎弓根系统固定可达到良好的稳定性;评分≥7分时,应改用前路植骨融合固定。该评分系统有一定的临床参考价值,但它主要是根据骨折的形态学确定手术方式,没有涉及神经功能状态与PLC的完整性,具有一定的片面性。

(郝定均　杨惠林)

推荐阅读文献

[1] WERDE M V, RUETTEN S, BARALIAKOS X, et al. Differential diagnosis of back pain in patients with ankylosing spondylitis: instable cervical spine fracture. Dtsch Med Wochenschr, 2012, 137(36): 1740-1742.

[2] TAN H B, SLOAN J P, BARLOW I F. Improvement in initial survival of spinal injuries: a 10-year audit. Injury, 2005, 36(8): 941-945.

[3] LIN K C, TARNG Y W, LIN G Y, et al. Prone and direct posterior approach for management of posterior column tibial plateau fractures. Orthop Traumatol Surg Res, 2015, 101(4): 477-482.

[4] 王建元,邓强,盛伟斌,等. 下颈椎骨折脱位修复方法的选择:植骨融合及颈椎稳定性分析. 中国组织工程研究, 2015, 19(4): 522-530.

[5] 陈鑫营,陈子华,李志忠,等. 下颈椎骨折脱位并脊髓损伤的治疗术式探讨. 中国矫形外科杂志, 2017, 25(16): 1451-1456.

第十章 运动医学

第一节 膝关节韧带损伤
knee ligament injury

膝关节由股骨下端、胫骨上端、髌骨构成骨性支架，同时由四大韧带（前后交叉韧带、内外侧副韧带）及其他韧带、内外侧半月板、关节囊及膝关节周围肌肉肌腱组成软组织稳定结构。其中膝关节的静力稳定作用主要由四大韧带承担，即前交叉韧带（anterior cruciate ligament，ACL）、后交叉韧带（posterior cruciate ligament，PCL）、内侧副韧带（medial collateral ligament，MCL）及外侧副韧带（lateral collateral ligament，LCL）。主要的动力稳定结构由前方的股四头肌和后方的股二头肌、半腱肌、半膜肌、股薄肌及腓肠肌等组成。

膝关节韧带损伤与外伤机制密切相关。内、外翻应力作用常导致外、内侧副韧带损伤；胫骨上段受到由后向前（或由前向后）的外力作用，则发生前（后）交叉韧带损伤；复合机制可发生前交叉韧带＋内侧副韧带损伤，导致膝关节前内侧旋转脱位或后交叉韧带＋外侧副韧带损伤导致后外侧旋转脱位，甚至四大韧带的完全断裂表现为膝关节完全脱位（表 3-10-1）。韧带损伤治疗的目的是恢复膝关节稳定性，防止或延缓继发损伤。

表 3-10-1　膝关节韧带损伤机制及表现

损伤的韧带	外伤机制	不稳定表现
ACL	胫骨相对于股骨向前过度移位的外力	向前不稳定
PCL	胫骨相对于股骨向后过度移位的外力	向后不稳定
MCL	外翻应力	内侧不稳定
LCL	内翻应力	外侧不稳定
ACL+MCL	复合机制	内侧旋转脱位
PCL+LCL	复合机制	后外侧旋转脱位
ACL+PCL+LCL+MCL	复合机制	关节完全脱位

注：ACL. 前交叉韧带；PCL. 后交叉韧带；MCL. 内侧副韧带；LCL. 外侧副韧带。

临床病例

患者，男性，23 岁，运动（篮球）伤致左膝关节肿痛伴步态不稳 5 个月。查体：步态未见明显异常，左膝股四头肌轻度萎缩，左膝轻度肿胀，力线正常。皮温正常，关节周围无压痛点，髌股关节挤压痛不明显，浮髌试验（+），McMurray 试验、侧方应力试验及后抽屉试验阴性，拉赫曼试验（Lachman 试验）、前抽屉试验阳性，关节活动度 0°～120°。

【问题1】　结合患者上述病史，该患者最可能的诊断是什么？

患者年轻，病史短，左膝关节肿痛伴步态不稳 5 个月，既往明确外伤史。根据患者临床表现、年龄以及外伤史，膝关节肿痛不稳。

思路 1：患者膝关节常见疾病包括半月板损伤、韧带损伤、软骨损伤、骨关节炎、滑膜炎等。而膝关节韧带损伤多为中青年人群，病程较短，常见于体育运动、交通事故中骨折合并韧带损伤也不少见。

膝关节前后交叉韧带损伤时,患者常自诉有关节错动感,可听到或感觉到韧带断裂时发出的响声。伤后患者倒地多不能自行起立,患膝疼痛行走困难。伤后数十分钟甚至数分钟内,膝关节因关节内积血而出现明显肿胀。伤后膝关节经过一段时间,关节积液可能消失,此时患者最常见的症状是反复发生的膝关节错动感及疼痛,易反复发生膝关节"扭伤",可逐渐加重。若伴发半月板撕裂,可有膝关节弹动或交锁的症状,也可出现明显的膝关节伸屈受限。慢性期的患者最常见的症状是膝关节错动感及疼痛,可逐渐加重。内外侧副韧带损伤患者伤后出现患膝关节对应侧别的局部肿胀、疼痛,损伤较重时可出现关节内积血。伴发其他结构损伤时可出现相应症状。

思路2:膝关节前交叉韧带损伤查体时能发现明显的关节松弛,轴移试验、Lachman 试验及前抽屉试验阳性,检查时注意和健侧对比。轴移试验(pivot shift test, PST)反映的是与前交叉韧带损伤相关的不稳定。检查时胫骨外翻内旋,由伸膝位缓慢屈膝,屈曲约 30° 范围时出现胫骨平台向后的错动则为阳性。Lachman 试验通常对胫骨前移位很敏感,约有 95% 的敏感度。检查时,膝关节屈曲 15°～30°,外旋位放松髂胫束,检查者一只手固定大腿下段股骨远端,另一只手抓住小腿胫骨上段向前拉。韧带功能完整时,胫骨几乎没有向前移位,同时可以感觉到固定的终末感。前交叉韧带损伤时,胫骨向前移位明显,终末感不明显或缺失(图 3-10-1A)。前抽屉试验(anterior drawer test, ADT)的敏感性不如 Lachman 试验。患者仰卧位,屈膝 90°(屈髋大约 45°),检查者坐于患者足背,双手握住小腿上段。腘绳肌放松后向前牵拉小腿上段,判定胫骨前移和终末点的情况。比健侧的明显前移提示前抽屉试验阳性(图 3-10-1B)。急性期检查时,患者膝关节肿胀,浮髌试验阳性,行前抽屉试验时,患者可能表现出恐惧或疼痛,膝关节后方屈肌保护性收缩,阻止胫骨被拉向前,因而不能完成前抽屉试验。

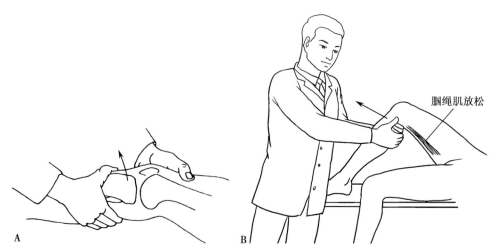

腘绳肌放松

图 3-10-1 膝关节韧带损伤 Lachman 试验(A)和前抽屉试验(B)示意图

膝关节前交叉韧带损伤的体征

1. 检查时注意与健侧对比。
2. 轴移试验、前抽屉试验和 Lachman 试验(+)。
3. 急性期肿胀,浮髌试验(+),前抽屉试验恐惧。

后交叉韧带损伤患者查体可出现胫骨向后半脱位,有明显的"小腿上段后倒征",屈曲 90°位胫骨向后松弛最明显,当股四头肌收缩时,可使胫骨明显前移(图 3-10-2)。此外,患者后抽屉试验(posterior drawer test, PDT)阳性:膝关节屈曲 90°,给胫骨近端向后的压力,胫骨上段向后移位大于 3mm 为阳性。正常情况下,胫骨平台位于股骨髁的前方,拇指顺着股骨髁向下移动可以触及平台前缘。后交叉韧带损伤时,胫骨平台台阶消失(图 3-10-3)。急性期患者也可出现膝关节肿胀,浮髌试验阳性,行后抽屉试验时患者可能表现出恐惧或疼痛。另外,胫骨前方皮肤挫伤也提示后交叉韧带损伤可能。

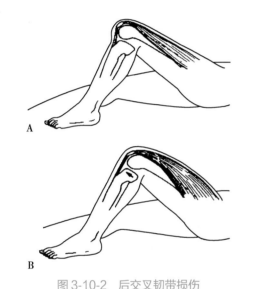

图 3-10-2 后交叉韧带损伤
A. 膝关节屈曲 90°位,股四头肌放松,可见胫骨向后半脱位,即"小腿上段后倒征";B. 股四头肌收缩使胫骨前移。

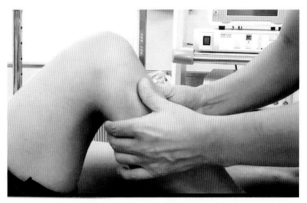

图 3-10-3 后抽屉试验

膝关节后交叉韧带损伤的体征

1. 检查时注意与健侧对比。
2. 后抽屉试验(+),小腿上段后倒征(+)。
3. 急性期肿胀,浮髌试验(+),后抽屉试验恐惧。

侧副韧带损伤急性期查体可发现沿韧带走行区存在压痛,局部肿胀,完全断裂时可触及断端凹陷。侧方应力试验用于检查侧副韧带,包括 0°和 30°位的侧方应力试验。检查内侧副韧带时应做外翻应力试验:屈曲 0°和 30°时增加膝外翻应力,若出现疼痛或发现外翻角度超出正常范围并有弹跳感时,则为外翻应力试验阳性,提示内侧副韧带损伤。检查外侧副韧带时做内翻应力试验,检查方法与外翻应力试验相似,屈曲 0°和 30°时增加膝内翻应力,若出现疼痛或发现外翻角度超出正常范围并有弹跳感时,则为内翻应力试验阳性,提示外侧副韧带损伤。膝关节严重内翻损伤时,腓总神经可能牵拉受伤,因此必须做腓总神经功能检查。伴有后外侧复合体损伤可出现胫骨外旋角度增加。

膝关节侧副韧带损伤的体征

1. 检查时注意与健侧对比。
2. 外侧副韧带损伤时内翻应力试验(+)，内侧副韧带损伤时外翻应力试验(+)。
3. 急性期沿韧带走行区存在压痛，局部肿胀，完全断裂时可触及断端凹陷。

【问题 2】　此患者左膝关节肿痛伴步态不稳，Lachman 试验、前抽屉试验阳性。能否诊断韧带损伤？为进一步明确诊断，需完善何种检查？

思路 1：影像学检查

1. X 线　膝部 X 线片可以显示前后交叉韧带及内外侧副韧带止点有无撕脱骨折（图 3-10-4），同时可行应力位摄片了解有无韧带损伤，如前交叉韧带损伤，在屈膝 90° 时施加胫骨上段由后向前的应力，侧位 X 线片上可看到胫骨相对股骨向前明显移位；后交叉韧带损伤，在屈膝 90° 时施加胫骨上段由前向后的应力，侧位 X 线片上可看到胫骨相对股骨向后明显移位；内外翻应力位摄片可进一步证实有无相应侧副韧带损伤。

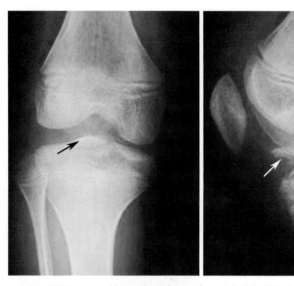

图 3-10-4　前交叉韧带（ACL）胫骨止点撕脱骨折（箭头所示）

2. MRI 检查　MRI 是目前诊断韧带损伤最有价值的影像学检查（图 3-10-5）。现代 MRI 检查技术对韧带损伤的诊断准确性达到 90%～95%。

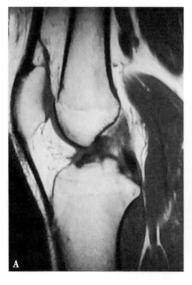

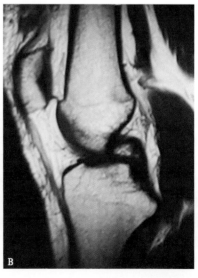

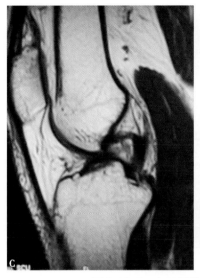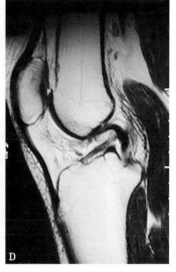

图 3-10-5 交叉韧带损伤的 MRI 表现

A. 信号密度异常；B. 韧带缺失；C. 弓形征；D. 异常走向。

> **知识点**
>
> 1. MRI 是目前诊断韧带损伤最有价值的影像学检查。
>
> 2. 交叉韧带损伤直接征象：韧带的连续性中断、异常走向、信号密度异常、韧带缺失、撕脱骨折等；间接征象：骨挫伤、Segond 骨折、前后抽屉征、弓形征等。
>
> 3. 侧副韧带损伤表现为韧带的连续性中断、韧带纤维与股骨髁分离、水肿或出血、韧带变细、韧带附着点骨挫伤或撕脱骨折、韧带失张力等。

本例患者 MRI 显示 ACL 的信号影异常走向。

思路 2：膝关节韧带稳定性测量计（knee ligament arthrometer），KT1000/2000 是目前临床上使用非常广泛的膝关节稳定性评估工具。测量的机制与 Lachman 相同，能够以毫米为单位量化胫骨前移的程度，方便临床结果的评估和记录，而且准确性和可信度都较高。若与对侧比较，30°屈膝最大前向拉力差值<3mm，前交叉韧带正常；3～5mm，前交叉韧带部分断裂或重建的移植物松弛，也可见于多发关节松弛的患者；>5mm，前交叉韧带断裂或重建后移植物失效。

思路 3：关节镜检查。关节镜检查是诊断前后交叉韧带损伤的金标准，可以发现临床查体及一些 MRI 不能完全确定的损伤（图 3-10-6），如急性创伤性关节血肿病例中，发现前交叉韧带损伤的发生率为 72%，其中大多数在查体时体征阴性或者可疑。同时对内外侧副韧带损伤也可明确诊断，并且在明确诊断的同时可以进行相应的外科治疗。

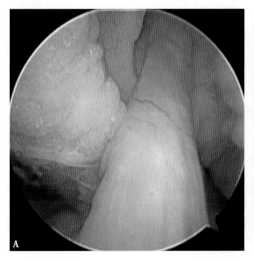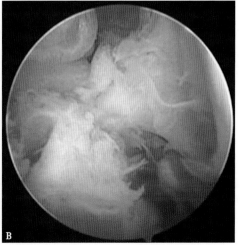

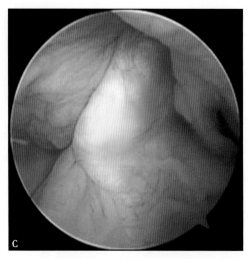

图 3-10-6　关节镜下正常前交叉韧带（A）；以及前交叉韧带完全断裂（B）或松弛皱褶（C）

【问题 3】　结合问诊、查体及上述检查，患者确诊左膝 ACL 断裂。韧带损伤如何分期，并根据疾病分期如何选择治疗方法？

思路 1：交叉韧带损伤分为交叉韧带止点撕脱骨折和韧带实质部损伤。韧带实质部损伤常位于韧带近股骨的 1/3 段，其次是韧带在中段附近不同平面的撕裂。韧带实质部损伤则可分为三级：Ⅰ级，韧带被拉长，但无关节不稳定症状；Ⅱ级，韧带被拉长，有关节不稳定的症状，但韧带的连续性尚存在；Ⅲ级，膝关节明显不稳，韧带完全断裂，连续性中断。Hughston 等建议将交叉韧带松弛度根据前后抽屉试验位移大小进行分级：正常，双侧无差别；Ⅰ级，与健侧相比，胫骨前移或后移 0～5mm；Ⅱ级，胫骨前移或后移 6～10mm；Ⅲ级，胫骨前移或后移大于 10mm。

侧副韧带损伤一般根据损伤的程度分为完全断裂及部分断裂。内外翻应力试验常分为三级：Ⅰ级，与健侧相比，患膝关节内外侧间隙张开程度 0～5mm；Ⅱ级，患膝关节内外侧间隙张开程度 6～10mm；Ⅲ级，患膝关节内外侧间隙张开程度大于 10mm。

思路 2：治疗。

1. ACL 损伤　ACL 损伤患者的主要问题是关节不稳和疼痛，应根据前交叉韧带损伤具体情况来决定治疗方法。韧带止点撕脱骨折可采用骨折复位螺钉、缝合等固定，也可同时采用几种固定方式。手术可切开进行，也可在关节镜下进行。

对于前交叉韧带Ⅰ级损伤的患者，韧带虽被拉长，但无关节不稳定症状，可采用非手术治疗，即支具或石膏固定患膝 3 周后，开始患肢肌力及关节活动度锻炼。对于前交叉韧带Ⅱ、Ⅲ级损伤的患者，有关节不稳定的症状（前抽屉试验时胫骨向前移位大于 3mm），则多采取前交叉韧带重建手术治疗。目前多采用自体腘绳肌肌腱重建前交叉韧带，重建方式可分为单束或双束重建。手术可以使患者恢复到受伤以前的运动水平。对于年轻、活动量大的患者，韧带重建有利于减少将来出现的半月板撕裂和延缓骨关节炎的发生发展。现代运动医学技术越来越强调急性期的韧带修复与重建。

如果关节疼痛是患者的主要问题，韧带重建可减缓症状的加重，但无法完全消除症状，需要其他补充治疗。

知识点

ACL 损伤的治疗

1. 韧带止点撕脱骨折　骨折复位固定。
2. ACL Ⅰ级损伤　石膏或支具固定 3 周后锻炼。
3. ACL Ⅱ、Ⅲ级损伤　ACL 重建。

---

2. PCL 损伤　胫、股骨前后移位小于 10mm 的单纯后交叉韧带损伤推荐使用非手术治疗，主要是股四头肌康复训练。如果股四头肌发达有力，通常能弥补后交叉韧带的功能。经过股四头肌康复训练后，患者仍有

后交叉韧带损伤不稳症状则需要行重建手术。对于单纯性后交叉韧带损伤,如果胫骨向后不稳,移动度大于10mm,应该行关节镜下后交叉韧带重建术。如果MRI发现后交叉韧带损伤合并半月板损伤(比前交叉韧带合并半月板损伤的发生率小)或其他损伤,应进行手术治疗。合并后外侧复合体损伤时,应同时重建后外侧复合体,否则很容易导致后交叉韧带重建手术失败。后交叉韧带手术较前交叉韧带手术困难,结果更难以预料。

知识点

PCL 损伤的治疗

1. 韧带止点撕脱骨折　骨折复位固定。
2. 后向不稳<10mm　股四头肌锻炼,仍不稳则 PCL 重建。
3. 后向不稳>10mm　PCL 重建。

---

　　3. 侧副韧带损伤　侧副韧带轻度撕裂或部分撕裂(深层),可行非手术治疗。膝关节屈曲20°～30°支具或长腿石膏固定6周后,去除固定行关节活动度及肌力训练。固定期间可行股四头肌、腘绳肌等长收缩训练。
　　内侧副韧带完全断裂,非手术治疗6周后仍存留膝关节外翻不稳定时,可行内侧副韧带缝合修复、肌腱转位或游离腘绳肌肌腱重建内侧副韧带手术。外侧副韧带完全断裂一经确诊则应早期手术治疗。急性损伤多采用直接缝合修复治疗,慢性损伤可采用股二头肌肌腱中1/3转位股骨外侧髁止点处,钻孔骨隧道内挤压螺钉挤压固定重建外侧副韧带。

知识点

MCL、LCL 损伤的治疗

1. 轻度或部分撕裂　支具或石膏固定6周后锻炼。
2. MCL 完全撕裂　先保守治疗,6周后仍不稳,则手术治疗。
3. LCL 完全断裂　早期手术治疗。

【诊疗流程】

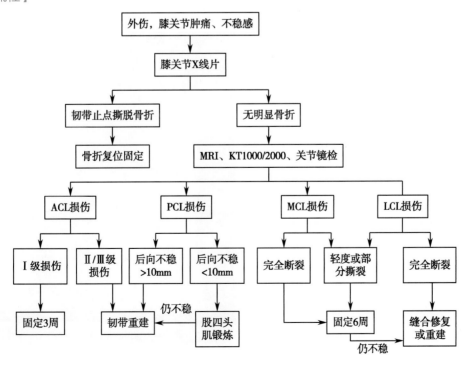

（吴海山）

第二节　半月板损伤
meniscus injury

半月板（meniscus）是一种新月状纤维软骨，充填于股骨髁与胫骨平台之间，内外侧各一，上表面凹陷，下表面平坦。内侧半月板较大，横断面上看呈 C 形，与内侧副韧带深层相连，活动度较外侧半月板小；外侧半月板较小，近似 O 形，不与外侧副韧带相连，活动度较大（图 3-10-7）。MRI 矢状切面半月板前后角呈三角形，内侧半月板前角狭窄后角宽厚肥大，后角约是前角 2 倍；外侧半月板前后角大致相等，后角通过 Wrisberg 和 Humphry 韧带与股骨内髁相连。

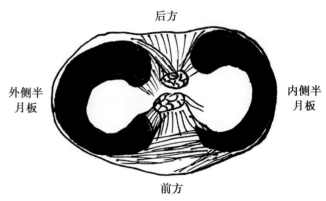

图 3-10-7　膝关节半月板上面观示意图

半月板血运主要来源于内外侧膝上下血管，血管分支在滑膜和关节囊内形成半月板周围毛细血管丛，Arnoczky 等用微量注射技术证实周围毛细血管穿透深度，在内侧半月板为 10%～30%，外侧半月板为 10%～25%，称为红区（red zone），半月板内侧游离缘几乎没有血管分布，称为白区（white zone），红区与白区之间为红白区（red-white zone），白区营养主要来自关节液。

半月板的功能：①充填关节间隙，稳定膝关节；②承受重力，吸收震荡；③散布滑液，润滑关节；④协同膝关节的屈伸旋转活动，屈伸发生于股骨髁与半月板的上表面之间，而旋转发生于胫骨关节面和半月板下表面之间，此时内侧半月板前后附着点随胫骨移动，而体部随着股骨移动，内侧半月板会变得扭曲，因此，旋转时有半月板损伤的可能。

半月板损伤可以单独发生，也可以是复合损伤（如 O'Donoghue 三联征：前交叉韧带断裂或胫骨髁间嵴骨折、内侧半月板损伤，合并内侧副韧带损伤）的一部分。半月板内胶原纤维主要是环形走向，也存在放射和贯通走行的纤维，纤维走行一定程度上决定了半月板撕裂的特征。O'Connor 将半月板撕裂分为 5 类（图 3-10-8）：①纵行撕裂；②水平撕裂；③斜行撕裂；④放射状撕裂；⑤变异性撕裂，包括瓣状裂、复合撕裂和退变性撕裂。总体上讲，外侧半月板撕裂少于内侧半月板，放射状撕裂几乎均发生于外侧半月板，盘状半月板也很少见于内侧（图 3-10-9）。

内侧半月板切除减少 50%～70% 的接触面积，增加 100% 的应力。外侧半月板切除减少 40%～50% 的接

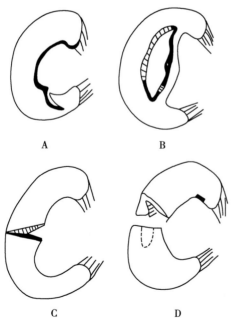

图 3-10-8　半月板撕裂 4 个基本分类
A. 斜裂；B. 纵裂；C. 放射裂；D. 水平裂。

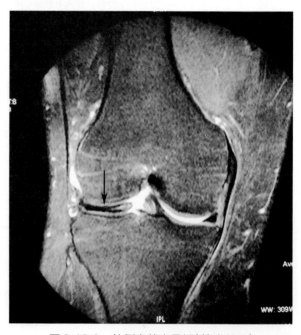

图 3-10-9　外侧盘状半月板（箭头所示）

触面积,增加200%～300%的应力,因为外侧胫骨平台较内侧凸出,半月板不存在或者损伤情况下,关节吻合不良,局部接触压力升高,引起关节表面机械性磨损,进而引起生物学反应,导致局部滑膜增生及骨赘形成。

典型病例

患者,女性,32岁,左膝关节扭伤后疼痛伴伸屈受限1周。查体:双侧大腿肌容积基本一致,浮髌试验(−),外侧关节间隙压痛(+),Lachman试验(+),前抽屉试验(−),后抽屉试验(−),内侧副韧带应力试验(+),外侧副韧带应力试验(−)。

【问题1】 结合患者病史、查体以及年龄,最可能的诊断是什么?

思路1:患者为青年女性,有明确外伤史(跳蹦蹦床扭伤),病史较短(1周),左膝关节疼痛伴伸屈活动受限。临床膝关节外伤后常见的损伤为半月板损伤、韧带损伤、髌骨脱位、髁间棘撕脱骨折等,半月板损伤常见于年轻患者,多有膝关节扭伤史。

知识点

半月板损伤的好发人群及病因、诱因

1. 常见于年轻患者。
2. 多有膝关节扭伤史。
3. 半月板囊肿、盘状半月板也是半月板损伤的易发因素。

半月板损伤的临床表现:最特征性的症状是关节间隙压痛,可伴有交锁、弹响、关节积液、打软腿等症状。损伤发生在红区时可能出现关节积血,小的纵行撕裂、非全层撕裂能够自行愈合,关节功能逐渐恢复,但患者可能出现关节活动时疼痛、不适。放射状撕裂达到关节囊边缘时,半月板环状纤维力学上的桶箍作用即完全丧失。

知识点

半月板损伤的临床表现

1. 膝关节间隙疼痛,压痛(+)。
2. 可伴有交锁和弹响,有时听到响声后关节便不能活动,即发生关节交锁,反复轻微活动关节,多数可以解除交锁恢复活动。
3. 打软腿。

思路2:半月板损伤最典型的体征是关节间隙压痛,根据压痛点可以大致判断损伤的部位。McMurray试验关节完全屈曲阳性表示后角损伤,屈膝90°位阳性提示体部损伤,伸直0°位阳性提示前角损伤。Apley试验阳性提示半月板损伤,Squat试验阳性提示半月板后角损伤。对于合并韧带损伤的病例,上述试验往往难以检查。

知识点

半月板损伤的典型体征及查体

1. 关节间隙压痛(+)。
2. McMurray试验(+)、Apley试验(+)、Squat试验(+)。
3. McMurray试验(−)不能完全排除半月板撕裂,特别是位于游离缘的放射状撕裂可无弹响或跳动出现。Squat试验如果能很好地完成动作,则可以除外半月板后角损伤。

【问题2】 此患者左膝扭伤后交锁及伸屈功能障碍,能否确诊半月板损伤? 为进一步明确诊断,需完善何种检查?

思路1:影像学检查。

1. X线 对于诊断半月板损伤意义有限，可以排除骨软骨损伤、关节内游离体、滑膜软骨瘤等其他疾病。

2. MRI 是诊断半月板损伤最敏感的影像学检查方法，诊断准确率高达90%以上。异常信号分为3度（图3-10-10）：Ⅰ度，半月板内有散在点状高信号影；Ⅱ度，半月板内有线状高信号影，但没有累及半月板上下表面；Ⅲ度，表现为线状高信号影贯穿半月板表面。Ⅰ度和Ⅱ度半月板质量发生改变，结构是完整的，而Ⅲ度结构上已丧失完整性，需要手术治疗。

知识点

MRI在半月板损伤诊断中的作用

1. MRI是诊断半月板损伤最敏感的影像学检查。
2. 根据MRI影像学特点进行半月板撕裂的分度，以便指导治疗。
3. MRI能够同时显示关节囊、交叉韧带以及关节骨软骨等结构的病变（图3-10-11）。

图3-10-10 半月板损伤MRI分度示意图
A. Ⅰ度；B. Ⅱ度；C. Ⅲ度。

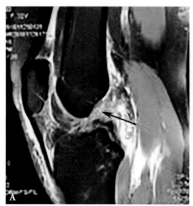 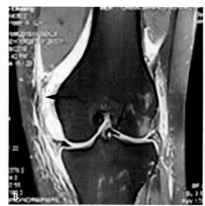 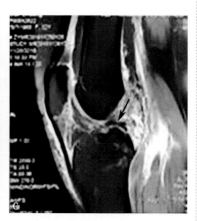

图3-10-11 MRI影像图
A. 前交叉韧带损伤（黑箭）；B. 外侧半月板损伤移位至髁间窝（斜黑箭）、内侧副韧带损伤（横黑箭）；C. 外侧半月板损伤移位（黑箭）。

思路2：关节镜技术是诊断半月板损伤的金标准，可以发现MRI不能显示的损伤。

关节镜手术治疗的目的是缝合或者切除碎裂的活动的半月板碎块，修整平复稳定的半月板边缘，因为其有承受载荷的功能，有助于关节的稳定，保护关节面。本例患者结合病史、查体及辅助检查，诊断为前交叉韧带损伤、内侧副韧带损伤、外侧半月板损伤（Ⅲ度），术中证实外侧半月板桶柄样撕裂，交锁于髁间窝（图3-10-12）。

【问题3】 此患者MRI证实前交叉韧带断裂，查体Lachman试验（+），而前抽屉试验（-），原因何在？

思路：Lachman试验要求轻度屈膝，前交叉韧带断裂膝关节肿胀、疼痛时能够完成检查，往往很难屈膝90°进行前抽屉试验。本例患者合并外侧半月板Ⅲ度损伤，呈桶柄样撕裂的半月板卡于股骨髁间窝，阻碍股骨髁运动，因而前抽屉试验（-），Lachman试验（+）。

【问题4】 半月板损伤如何选择治疗方法？

思路：MRI上Ⅰ、Ⅱ度损伤行非手术治疗；Ⅲ度损伤行手术治疗，术式根据症状、损伤部位以及有无合并损伤选择。

1. 非手术治疗适应证 ①不完全的半月板撕裂或者小的撕裂（<5mm）、稳定的边缘撕裂，且不伴有其他病变（如前交叉韧带损伤）；②半月板边缘血管区稳定的垂直、纵行撕裂，小于10mm；③累及半月板体部的

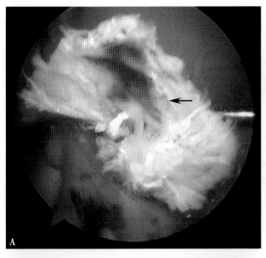
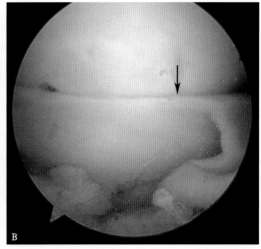
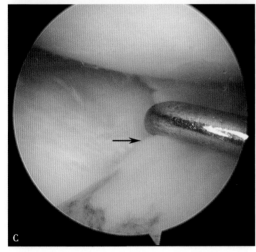

图 3-10-12 关节镜影像图

A. 前交叉韧带断裂（箭所示断裂韧带）；B. 外侧半月板桶柄裂，钳夹于髁间窝；C. 复位半月板桶柄裂。

垂直纵行撕裂，撕裂的半月板中央部距离完整的半月板边缘≤3mm。

采取腹股沟到踝关节的管型石膏或者膝关节支具制动，同时辅以合理的康复练习，固定时间一般 4～6 周，除了锻炼膝关节周围的股四头肌、腘绳肌、腓肠肌和比目鱼肌肌力外，髋关节的屈、伸和内收、外展锻炼同样重要。即使经过长时间的制动，仍有个别半月板撕裂无法愈合，这一点应该让患者充分理解。

知识点

半月板损伤的非手术治疗

1. 采用长腿石膏托或支具进行制动。
2. 同时辅助康复练习，恢复肌力。

---

2. **手术治疗** 关节镜微创技术缝合或者切除撕裂、活动的半月板组织，保留平衡稳定的半月板周缘。放射裂到达半月板边缘时，半月板的环形张力作用消除，股骨髁与胫骨平台点接触，应力改变（图 3-10-13），关节退变加速。

半月板游离缘侧 2/3 没有血运，损伤后通常部分切除，修整残余半月板边缘，避免锯齿状边缘进一步撕裂。半月板红区损伤常能自然愈合，但大于 15mm 的损伤通常需要缝合。除了血供因素外，半月板愈合能力还取决于撕裂的类型、大小、损伤时间，另外膝关节稳定有利于半月板愈合，不稳定可能导致修复后再次撕裂，所以合并韧带损伤应同时治疗。

半月板修复的指征：①青年患者；②急性半月板损伤；③纵行撕裂（1～2cm 长的边缘损伤）。缝合方法：由内向外（inside-out）、由外向内（outside-in）和全内缝合（all-inside）。术后处理根据撕裂范围、大小以及关节稳定性而定。

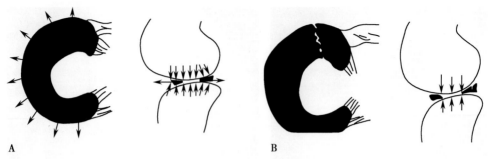

图 3-10-13 应力改变示意图

A. 半月板正常时力学传导；B. 放射裂到达半月板边缘时，半月板的环形张力作用消除。

知识点

半月板损伤的手术治疗

1. 部分切除术、缝合术（由内向外、由外向内和全内缝合）。
2. 半月板完全切除术应慎重选择。
3. 对于未发生骨性关节炎的年轻患者，同种异体半月板移植和人工半月板置换的研究目前仅有中短期随访结果，并没有长期随访结果。

知识点

半月板完全切除数年后关节退变 X 线表现

1. 股骨髁变平。
2. 关节间隙变窄。
3. 关节边缘骨赘形成。

【诊疗流程】

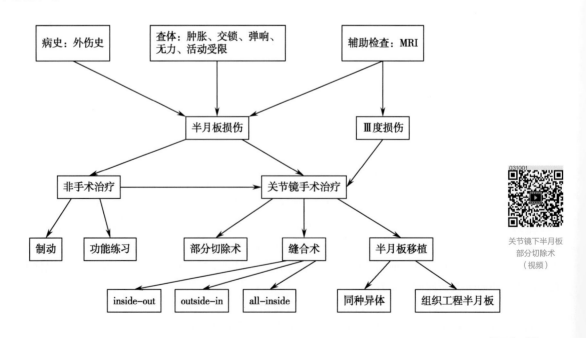

关节镜下半月板
部分切除术
（视频）

（王金成）

推荐阅读文献

[1] 陈启明. 实用关节镜手术学. 北京：人民卫生出版社，2009：336-339.

[2] 敖英芳. 关节镜外科学. 北京：北京大学医学出版社，2012：372-395.

[3] 冯华，姜春岩. 实用骨科运动损伤临床诊断. 北京：人民军医出版社，2010：193-211.

[4] 卡内尔，贝蒂. 坎贝尔骨科学（第12版）：第5卷 运动医学及关节镜. 王岩，蔡谞，译. 北京：人民军医出版社，2013：2110-2135.

第三节 关节软骨损伤
articular cartilage injury

关节软骨主要是由少量软骨细胞及周围基质组成的透明软骨。由于缺乏血管、神经且与系统循环分离，关节软骨愈合能力差。因此，软骨损伤如果得不到及时、准确的诊断和治疗，则会导致对应关节面软骨损伤或邻近组织退变，继而引发继发性骨关节炎。患者可表现为长期的关节疼痛及活动受限、关节功能障碍等，严重影响患者的工作与生活质量。近年来，随着骨科技术的进步，治疗软骨损伤的方法已经获得了很大的发展，但是对于软骨损伤的治疗仍是广大医师面临的最棘手难题之一。

与其他关节相比，膝关节软骨损伤最为常见。本节将主要讨论膝关节软骨损伤。

临床病例

患者，男性，35岁，因"外伤后右膝关节疼痛1个月，加重伴屈曲受限1周"就诊。查体提示右膝轻度肿胀，髌骨挤压痛明显，有捻发音及骨摩擦感，右膝屈曲受限，半蹲试验阳性。

【问题1】 结合上述病史，该患者最可能的诊断是什么？

患者年轻，病史较短，右膝关节疼痛1个月，加重伴屈曲受限1周，既往有明确外伤史。根据患者临床表现、年龄以及外伤史，右膝关节疼痛。

思路1：膝关节常见疾病包括膝关节骨关节炎、关节感染、类风湿关节炎、髌骨脱位、韧带损伤、半月板损伤等。而膝关节软骨损伤各年龄段均可发生，可由运动创伤、交通意外、剥脱性骨软骨炎以及其他情况引发的急性或慢性创伤所致，或为类风湿关节炎、骨性关节炎、关节不稳等疾病的并发损伤。其中，运动创伤、交通意外、剥脱性骨软骨炎等引起的软骨损伤多见于中青年人群；类风湿关节炎、骨性关节炎等引起的软骨损伤多见于中老年人群。

知识点

膝软骨损伤的好发人群及病因

1. 膝关节软骨损伤各年龄段均可发生。
2. 运动创伤、交通意外、剥脱性骨软骨炎等引起的软骨损伤多见于中青年人群。
3. 类风湿关节炎、骨性关节炎、关节不稳等引起的软骨损伤多见于中老年人群。

思路2：膝关节软骨损伤的临床表现主要是疼痛。患者的疼痛最初往往局限于某一个部位，呈一种持续性钝痛，活动后加重，休息后缓解，特别是在负重活动如跑步、爬楼、下蹲后不适症状可加重。有时长时间的坐姿也可使疼痛加重。患者可能还会出现肿胀、打软腿、膝关节交锁、弹响等。查体时膝关节浮髌试验可能阳性，髌骨或者股骨滑车损伤可出现捻发音、髌骨摩擦音，股骨髁软骨损伤时则易出现膝关节活动受限，活动时骨摩擦音，屈曲时受累侧股骨髁触痛。晚期的体征包括股四头肌无力及萎缩。检查时还应考虑检查髌骨的轨迹、Q角、膝的内外翻、关节不稳定及半月板损伤的状况。

知识点

膝软骨损伤的临床表现

1. 疼痛,呈钝痛,活动后加重,休息后缓解。
2. 肿胀、打软腿、交锁、弹响、捻发音、骨摩擦音等。
3. 应注意有无髌骨轨迹不良、膝内外翻、关节不稳及半月板损伤等。

【问题2】 此患者右膝关节外伤后膝关节疼痛,活动度正常,为进一步明确诊断,需完善何种检查?

思路1:影像学检查。

1. X线　应进行标准的X线检查,包括膝关节站立位前后位片、侧位、髌骨轴位等。在伸直状态下可观察各种力线角度的改变时关节间隙的改变。通过双膝屈曲45°、负荷状态下的前后位片能够了解细微的关节间隙改变。屈曲45°无负重下的侧位片可以观察到股骨后髁重叠情况。双侧髌骨的轴位片可以评估髌骨对线情况,屈曲位前后位片可以观察到股骨髁间切迹。大部分软骨损伤X线不显影,仅表现为关节间隙的改变、髌骨对线不良或者关节面不平整等。带松质骨的软骨损伤往往X线可见有力的高密度影(图3-10-14)。剥脱性骨软骨炎的特征性表现为股骨髁后方边界清晰的软骨下骨被新月形、硬化的、透光的骨片轮廓线所隔开。病变可以是全部透光的,但常常包括一个中心性骨片。

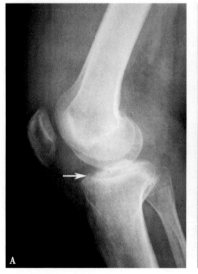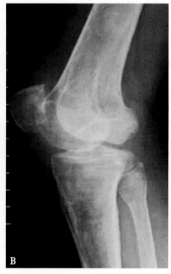

图 3-10-14　带松质骨的软骨损伤
A. 骨软骨游离骨块;B. 股骨后髁剥脱性骨软骨炎。

知识点

膝软骨损伤的 X 线检查

　标准的膝关节 X 线检查:前后位片、侧位、髌骨轴位等;表现为关节间隙改变,髌骨对线不良或者关节面不平,高密度影等;剥脱性骨软骨炎表现为股骨髁后方边界清晰的软骨下骨被新月形、硬化的、透光的骨片轮廓线所隔开。

本例患者X线片显示右膝侧位可见髌骨髁间窝前方高密度影。

2. CT　CT扫描可提供软骨损伤的骨性细节,有助于确定缺损的定位及可能存在的游离骨软骨块的大小,加用造影剂能够增加软骨损伤的病变分期的准确性和能力。然而,由于MRI能够提供更详细的信息,CT现在越来越少用于确定诊疗计划。

3. MRI　MRI 能提供更有价值的信息,有报道其敏感性在 95% 以上。除了评价关节软骨损伤的大小以及软骨下骨的状况,还能发现有无伴随的韧带及半月板等损伤(图 3-10-15)。使用快速自旋回波和脂肪抑制(或水激发)梯度回波对软骨有更好的分辨率。Recht 等描述了软骨损伤程度的 MRI 分级,见表 3-10-2。

表 3-10-2　关节软骨损伤的 Recht 分级

分期	影像学特征
0	正常软骨
Ⅰ	软骨分层结构消失,软骨内出现局灶性低信号区,软骨表面光滑
Ⅱ	软骨表面轮廓轻至中度不规则,软骨缺损深度未及全层厚度的 50%
Ⅲ	软骨表面轮廓重度不规则,软骨缺损深达全层厚度的 50% 以上,未见完全剥脱
Ⅳ	软骨全层缺损、剥脱,软骨下骨质暴露伴或不伴软骨下骨质信号改变

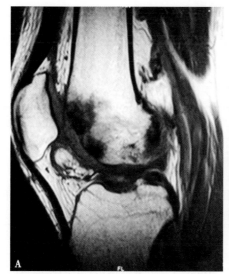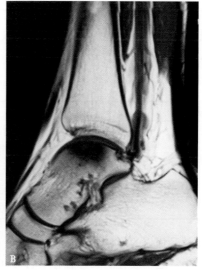

图 3-10-15　MRI 检查见股骨髁关节软骨损害,软骨下大片骨坏死(A);距骨内侧关节软骨损害,局灶性骨坏死(B)

本例患者 MRI 显示髌骨下极软骨及软骨下骨缺损,伴软骨下骨质信号改变。

思路 2:关节镜检查。关节镜技术能够帮助外科医师更好地诊断、分期及治疗关节软骨损伤(图 3-10-16)。同时镜下可以直接对部分软骨损伤进行处理。

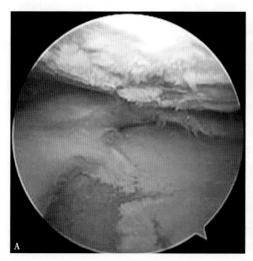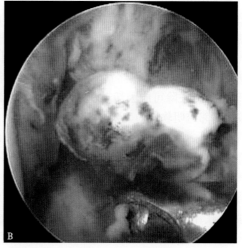

图 3-10-16　关节镜检查及治疗

A. 关节镜下见胫骨平台软骨全层损伤;B. 新鲜关节软骨损伤,关节镜下处理。

本例患者关节镜检查呈髌骨下极软骨损伤,并附带少许软骨下骨。

【问题3】 结合问诊、查体及上述检查,患者确诊右髌骨下极软骨损伤。关节软骨损伤如何分期? 根据疾病分期如何选择治疗方法?

思路1:关节软骨损伤的分级。评估关节软骨的损伤有助于更好地了解病情,制订合适的治疗计划及判断预后情况。评估不但要考虑到损伤的范围和深度,而且要包括损伤的部位及膝关节的任何相关病理改变(如ACL或者半月板损伤等)。关节软骨损伤最常用的是Outerbridge分级,见表3-10-3。

表3-10-3 关节软骨损伤的Outerbridge分级

分期	临床特征
I	关节软骨表面软化、水肿
II	软骨表面小于1cm的毛糙和浅表的开裂
III	深大软骨下骨的裂口,但骨未外露,损伤直径大于1cm
IV	软骨下骨的外露

近年来改进的国际软骨修复协会软骨损伤分级系统,简称ICRS,基于软骨损伤的深度和范围,更为完善,见表3-10-4。

表3-10-4 关节软骨损伤的ICRS分级

分期	临床特征
0	正常软骨
I	表浅的、钝性的缺口和表面的开裂
II	损伤的范围小于软骨深度的一半
III	损伤的范围大于等于软骨深度的一半,但未达到软骨下骨
IV	损伤的范围达到软骨下骨

思路2:关节软骨损伤的治疗。

1. 非手术治疗 适用股骨髁或者胫骨平台Outerbridge I型和II型损伤;小的无症状的III型损伤,特别是对运动强度低的运动员及患者;孤立直径小于1cm的软骨损伤。此外,由于运动寿命的原因,运动员常采用非手术治疗。非手术治疗包括休息、控制体重、非甾体消炎镇痛类药物、理疗、活动强度调整、支具、关节软骨营养药物等。支具包括治疗髌骨不稳的髌骨制动支具,以及治疗不需手术干预及活动调整的膝单间室软骨损伤的负荷转移支具等。其他的非手术治疗包括关节腔内注射透明质酸钠或注射甾体类消炎药物。

2. 手术治疗 手术治疗的适应证包括非手术治疗失败的有症状的Outerbridge III型损伤、IV型损伤及有明显软骨松动碎片形成的损伤。手术的主要目的是减轻疼痛、肿胀、交锁、打软腿症状,同时稳定关节软骨,防止进一步的破坏。有些损伤,如伴有新鲜软骨下骨的松动和伴有新鲜骨创面的软骨碎片,可以一期修复。关节软骨损伤直径>2cm,尤其是伴有松动的软骨碎片的损伤,需要立即手术治疗。但是需要明确的是,目前尚无哪一种手术方法能够使软骨缺损以正常的透明软骨方式来修复。

(1)清理术:对于轻度、偶然发现的、无症状的低活动需求患者,Outerbridge III型损伤、IV型损伤首选清理术。清理术只能去除可能因活动和外伤脱位并引起机械症状的软骨碎片。清理术不影响关节软骨的修复,但有破坏相邻透明软骨的风险。

(2)骨髓刺激:包括钻孔、微骨折术。适用于Outerbridge IV型损伤和局部创伤性病变。此技术的禁忌证是显著的软骨下骨缺损、膝关节对线不良以及治疗不配合的患者。所有的骨髓刺激都是为血管提供通路,以期实现纤维软骨修复。

(3)骨软骨移植:包括自体骨软骨移植和同种异体骨软骨移植。自体骨软骨移植是将非关节负重面部分的正常关节软骨与其附着的软骨下骨处理成圆柱形移植块,移植修复关节负重面的软骨缺损。适用于股骨髁上局灶性、存在症状的创伤性全层软骨缺损,并且最好是单侧,直径1.0~2.5cm。禁忌证为骨性关节炎改变或多灶性病损。异体骨软骨移植由于来源广泛,可用于治疗较大的骨软骨缺损,作为如分离性骨软骨炎、骨坏死、骨软骨骨折以及其他技术失败后的补救措施。

（4）软骨细胞移植：自体软骨细胞移植（autologous chondrocyte implantation，ACI）是一项最近的热门技术，用于治疗负重关节面（主要是股骨髁部）的创伤性软骨损伤。该技术用类玻璃样组织修补关节软骨全层缺损，适用于年轻患者，要求患者依从性好，下肢对线及稳定性良好，且不合并关节炎症；关节软骨全层损伤，直径大于 2cm。禁忌证为骨缺损深度大于 8mm、多灶性损伤、合并骨关节炎等。对骨缺损深度大于8mm，应先行缺损区的骨移植，并完全愈合后方可行软骨细胞移植。

（5）关节表面置换：主要适用于其他治疗均失败或不适合，具有明显症状，多灶性软骨损伤或广泛Outerbridge Ⅳ 型软骨损伤的中老年患者。包括单髁置换和全膝关节表面置换。

知识点

软骨损伤的手术治疗

手术的主要目的是减轻症状，同时稳定关节软骨，防止进一步的损伤。手术的方式包括清理术、骨髓刺激、骨软骨移植、软骨细胞移植和关节置换。但目前尚无法使软骨缺损以正常的透明软骨的方式来修复。

【诊疗流程】

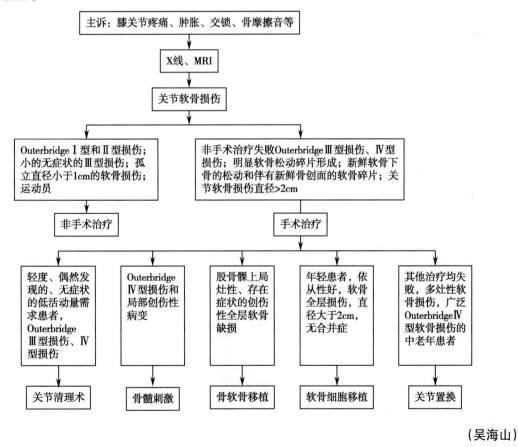

（吴海山）

第四节 关节内游离体
loose body in joint

关节内游离体（loose body in joint）是指由于各种原因出现在关节腔内的游离体，是造成关节紊乱的常见原因之一。临床上患者常常因关节出现交锁或触摸到关节内游离体而就诊。由于关节腔较大，游离体活动空间范围较广，其位置往往不恒定，直接手术切开难以成功取出，故关节镜下游离体取出术是目前首选、有效的治疗方法。

临床病例

患者,男性,65岁,左膝关节疼痛伴交锁半年。查体结果:左膝关节稍肿胀,浮髌试验(+),髌骨研磨试验(+),髌上囊可扪及1枚直径约0.7cm大小的质硬包块,可推动并在髌上囊内游走。

【问题1】 结合患者上述病史,该患者最可能的诊断是什么?

思路:膝关节疼痛伴交锁的疾病包括关节内游离体、半月板损伤、滑膜软骨瘤病、滑膜巨细胞瘤等。而膝关节腔内游离体患者多为中老年,病程较长,常伴随骨关节炎等退变性疾病。

知识点

关节内游离体的好发人群

关节腔内游离体患者多为中老年,病程较长,常伴随骨关节炎等退变性疾病。

膝关节腔内游离体患者多因关节出现交锁或触摸到关节内游离体而就诊。由于关节腔较大,游离体可在关节腔内自由移动,位置不恒定,并随膝关节的活动而发生位置变化。但亦有游离体位置相对稳定或一定的游离活动轨迹,并常在某一特定体位或活动时发生交锁。有些游离体如果进入关节腔内某些狭小的间隙时,则游离范围将会受到限制,症状可能有所减轻。关节内游离体往往合并骨关节炎,因此,常常与骨关节炎的症状并存。

知识点

关节内游离体的临床表现

关节腔内游离体患者多因关节出现交锁疼痛或触摸到关节内游离体而就诊。游离体可在关节腔内自由移动,位置不定,交锁发生在关节活动时或某一特定体位,同时经常伴有骨关节炎症状。

【问题2】 此患者左膝关节疼痛伴交锁,如何确诊关节内游离体?为进一步明确诊断,需完善何种检查?

思路1:影像学检查。

1. X线 含有骨及软骨组织的游离体在X线下可显影,并可通过术前X线检查帮助定位(图3-10-17)。单纯软骨组织形成的游离体,X线不显影,除患者在不同部位的交锁现象或在膝部能触摸到游离体外,术前很难了解其所在位置、大小及数目。

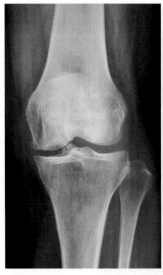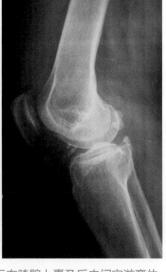

图3-10-17　X线正侧位片显示右膝髌上囊及后内间室游离体

本例患者 X 线显示患膝关节轻度退变,髌上囊及后内间室可见高密度信号影。

2. CT　CT 是对 X 线的有力补充,特别是三维重建 CT,更立体地帮助术前评估游离体的大小、数目及位置(图 3-10-18)。但是对于软骨组织形成的游离体,仍然不能很好地显影。

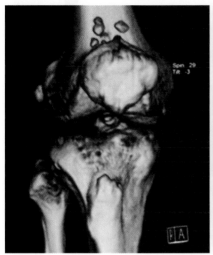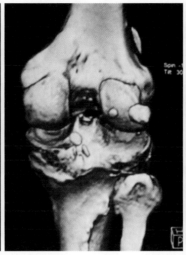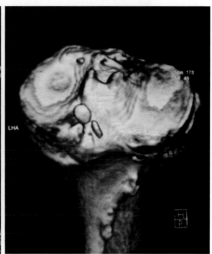

图 3-10-18　三维 CT 分别显示髌上囊、后内间室散在多枚游离体

本例患者 CT 显示患膝髌上囊及后内间室多枚骨性高密度影。

3. MRI　MRI 可以显影软骨游离体,T_1WI 及 T_2WI 均表现为低密度信号影,有助于术前评估。此外,还可以对关节的软骨损伤、软骨下骨病损、半月板及韧带损伤做出评估(图 3-10-19)。

本例患者 MRI 显示膝关节肿胀积液,髌上囊及后内侧间室可见低信号影,髌骨及对应股骨滑车软骨信号不均匀。

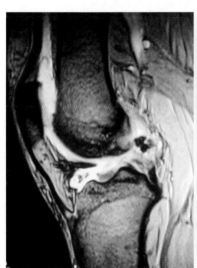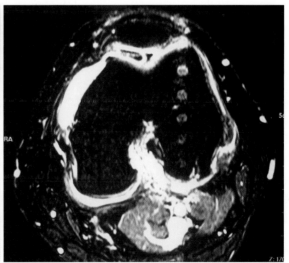

图 3-10-19　MRI 显示后交叉韧带(PCL)后方低密度信号影,同时可见髌股关节退变

思路 2:关节镜检查。

关节镜检查是诊断关节内游离体的金标准,可以发现一些 CT 或 MRI 不能很好显影的游离体,并且在明确诊断的同时可以进行相应的外科治疗(图 3-10-20)。

【问题 3】　结合问诊、查体及上述检查,患者确诊左膝关节内游离体、骨关节炎。该患者需要采用什么治疗方法?

思路:因关节内游离体可能造成关节交锁,破坏关节软骨,一旦发现,应尽早安排手术取出。关节内游离体是关节镜手术的最佳适应证之一,但要做到完全、彻底取出,有时亦会遇到很多困难。术前要做好定位

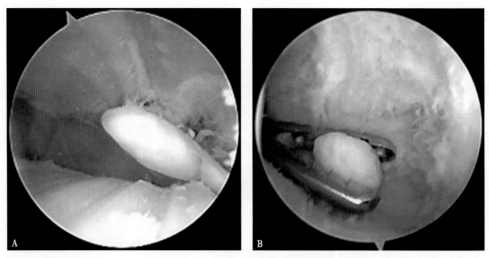

图 3-10-20　关节镜检查发现髌股关节间隙内游离体,髌股关节严重软骨损伤,软骨下骨外露(A);关节镜监视下取出游离体(B)

和计数,术中要充分观察,不能放过那些不易观察和操作的部位,特别是半月板底及腘肌腱管内,必要时要果断地加做其他入路。同时,对于关节镜下发现的合并损伤要同时处理,如半月板损伤、韧带损伤及软骨损伤等。

【诊疗流程】

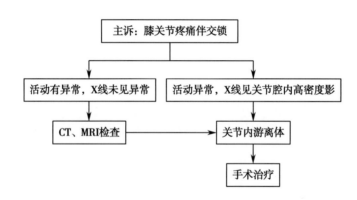

关节镜下游离体取出术(视频)

第五节　滑　膜　炎
synovitis

滑膜炎可以累及多个关节,主要发病部位在膝关节。因为膝关节滑膜分布广泛且位置相对表浅,且是人体滑膜最多、关节面最大和结构最复杂的关节,故发生滑膜炎的概率较大。

临床病例

患者,男性,43 岁,右膝关节外伤后反复肿痛半年。查体结果:跛行步态,右下肢股四头肌中度萎缩,膝关节肿胀,轻度屈曲畸形。右膝局部皮肤无发红、无溃疡及窦道形成,皮温稍高,关节内侧压痛,未扪及包块,髌上囊触诊质韧,组织增厚,浮髌试验(+)。关节活动度伸 10°～屈 130°。McMurray 试验、Lachman 试验、侧方应力试验及前后抽屉试验均阴性。

【问题1】　结合患者上述临床表现,该患者最可能的诊断是什么?

患者为中年男性,膝关节反复肿痛,伴跛行,有外伤史。根据患者临床表现、年龄以及外伤史,进行膝关节疼痛、反复肿胀临床思辨。

思路:膝关节反复肿痛的常见疾病主要有膝关节实质结构的损伤以及膝关节滑膜炎症。膝关节滑膜炎因发病的原因不同可以起病于各个年龄段,病因包括感染、免疫、创伤、痛风等,外伤可能为其诱因。

膝关节滑膜炎主要表现为肿胀和疼痛。查体时应重点关注肿胀的性质及其他相关体征。膝关节滑膜炎均可有关节肿胀,伴有局部皮温升高多见于感染性关节炎、免疫性关节炎、痛风性关节炎及部分反应性关节积液,其中感染性关节疾病和免疫性关节疾病有全身发热症状(表3-10-5)。炎症急性期关节周围红、肿、热、痛,关节活动明显受限伴活动诱发疼痛,关节间隙压痛,即使轻微的按压也能引起剧烈的疼痛。急性化脓性关节炎可出现典型的关节内"跳痛"。慢性感染性关节疾病可能合并窦道形成。出血性关节疾病则很少有全身及局部发热的表现,如色素沉着绒毛结节性滑膜炎等。

此外,查体时应注意有无合并多关节发病,感染、创伤性关节炎、大关节痛风性关节炎多为单关节发病。多关节发病的病例以免疫性疾病可能性大,可伴有全身其他关节的肿胀、疼痛,如类风湿关节炎患者可伴有近侧指间关节的肿痛。

浮髌试验能大致了解关节积液的量。关节肿胀可因关节腔内积液、软组织体积增加(如滑膜肥厚及包块等)、骨性结构体积增加造成。这些因素可以是单一的,也可以是几种因素同时存在,查体时应尽量予以明确。

表 3-10-5 关节肿胀因素及临床表现

关节肿胀因素	临床表现
关节积液	浮髌试验(+),有波动感,关节肿胀均匀,以胀为主,抽取积液后关节恢复正常形态。但当积液量过多,关节囊张力过高时,波动感不强,浮髌试验反而不明显,但可以感觉到压力明显向关节囊四周传导
滑膜增生肥厚	浮髌试验(-),关节囊滑膜分布区域"肿胀",多位于髌上囊及髌下脂肪垫附近。触摸时,可感觉张力较低,局部组织肥厚、质韧,关节穿刺抽液量少
滑膜肥厚伴积液	浮髌试验(+),有波动感,抽尽积液后关节无法恢复正常形态,仍显示关节囊滑膜分布区域"肿胀",触摸时可感觉张力较低,局部组织肥厚、质韧,而此时浮髌试验(-)
关节周围包块	位置可以位于膝关节周围任何部位,触诊扪及其范围局限,整个关节囊无充盈表现,挤压时关节囊内无压力传导感觉,浮髌试验多为(-)。质感可多样化,也可以有一定的活动性。触诊时可有压痛,如为骨肉瘤等恶性肿瘤,可有局部皮温升高及皮肤静脉曲张等表现

【问题 2】 此患者右膝关节外伤后反复肿痛伴逐渐跛行半年,能否排除滑膜炎?为进一步明确诊断,需完善何种检查?

思路 1:关节穿刺及关节液检查。

关节液的性状最能直接反映关节内病变的性质,故关节穿刺是极为重要的检查方法。各种关节炎的关节液性状区别较大(图 3-10-21):骨关节炎、创伤性关节炎等患者的关节液淡黄色透明,偶可见少量软骨碎屑;化脓性关节炎的关节液混浊,蛋白凝块多;结核性、免疫性、痛风性关节炎的关节液混浊,蛋白凝块较化

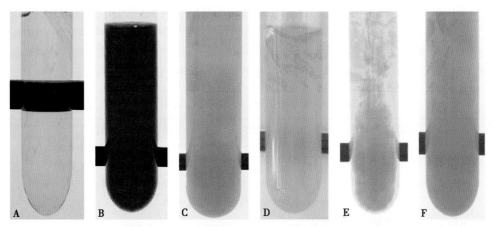

图 3-10-21 常见关节疾病的典型关节液性状

A. 创伤性关节炎;B. 色素沉着绒毛结节性滑膜炎;C. 类风湿关节炎;D. 痛风性关节炎;E. 化脓性关节炎;F. 关节结核。

脓性关节炎少,痛风性关节炎的关节液混浊,且常常可见痛风石结晶;色素沉着绒毛结节性滑膜炎的关节液多呈暗红色;血友病性关节液关节内大量积血。肿瘤穿破关节后关节液内可查到肿瘤细胞。

由于关节内感染对关节功能的影响相当大,预后不良,所以对于怀疑可能存在关节内感染的患者应抽取关节液进行常规(细胞分类、计数)、生化(葡萄糖、蛋白、氯化物、尿酸)、细菌涂片、细菌培养等检查。各种常见关节疾病的典型关节液性状及检查结果特征见表3-10-6。

典型的化脓性关节炎可以在关节液中查到或培养出细菌,但由于使用了抗生素或隐匿性感染,培养结果可能是阴性,所以对于临床表现上不能排除化脓性关节炎的患者仍应给予足够的重视。此外,还应该注意的是在强直性脊柱炎、类风湿关节炎或痛风,甚至骨关节炎患者的关节液中也可出现大量形态不完整、结构模糊的白细胞,容易被混淆为"脓细胞"。因此,出现"脓细胞"并不一定就是化脓性关节炎。近年来结核有抬头的趋势,故在不能排除关节结核时还应进行结核菌检查及培养。典型的关节结核可在关节液中查到结核分枝杆菌,但绝大多数关节结核患者的关节液中都无法查到结核分枝杆菌,但这并不能完全排除关节结核,还应同时进行血液化验及组织病理学检查。

表 3-10-6　各种常见关节疾病的典型关节液检查

检查项目	正常滑液	创伤性关节炎	痛风性关节炎	类风湿关节炎	化脓性关节炎
体积 /ml	<3.5	>3.5	>3.5	>3.5	>3.5
性状	淡黄色、清亮	黄色清亮、偶有软骨碎屑	黄色、混浊、可见尿酸盐结晶体	黄色 - 乳黄色、混浊	黄色 - 绿色、混浊或脓性
黏度	高	高	低	低	低
白细胞计数 /(个 /mm³)	200	200～2 000	2 000～10 000	2 000～10 000	>10 000
中性粒细胞百分比	<25%	<25%	25%～50%	>50%	>75%
脓细胞	(−)	(−)	(−)	(−)	(+)
细菌培养	(−)	(−)	(−)	(−)	(+)
黏蛋白凝块	硬	硬	脆	脆	脆
纤维蛋白凝块	无	很小	小	大	大
葡萄糖(% 血糖)	0～100	0～100	75～100	75～100	<50
总蛋白量	正常	正常	升高	升高	升高
尿酸	正常	正常	升高	正常	正常

本例患者关节液呈棕褐色混浊液体,镜检可见少量白细胞及大量红细胞,未见细菌及结核分枝杆菌,细菌培养阴性。

思路 2:血液学检查。

血液学检查能对诊断可以起到辅助作用,有时甚至是决定性的作用。常见的检查项目有:血常规、血沉、C 反应蛋白(CRP)、抗结核抗体、免疫全套、抗环瓜氨酸肽抗体(抗 CCP)、抗角蛋白抗体(AKA)、HLA-B27 等。一般情况下各种常见关节疾病的典型血液学检查结果特征见表 3-10-7,但同时也存在一些特殊情况,如慢性感染、隐匿性感染、不典型的结核性滑膜炎、少见类型的免疫性关节炎等疾病,临床表现不典型,使得诊断相当困难。如果一种关节炎同时合并有感染,则可能有多种不同的表现。

表 3-10-7　各种常见关节疾病的血液检查

检查项目	创伤性关节炎	痛风	类风湿关节炎	强直性脊柱炎	化脓性关节炎	结核性滑膜炎
血常规	正常	正常	正常	正常	白细胞计数增加,中性粒细胞百分比升高	正常。如合并一般细菌感染时白细胞计数可升高
血沉	正常	增快	增快	增快	增快	增快
C 反应蛋白(CRP)	正常	增加	增加	增加	增加	增加
抗结核抗体	(−)	(−)	(−)	(−)	(−)	(+)
免疫全套	正常	正常	异常	异常	正常	正常

续表

检查项目	创伤性关节炎	痛风	类风湿关节炎	强直性脊柱炎	化脓性关节炎	结核性滑膜炎
抗环瓜氨酸肽抗体（抗CCP）	（−）	（−）	（+）	（−）	（−）	（−）
抗角蛋白抗体（AKA）	（−）	（−）	（+）	（−）	（−）	（−）
HLA-B27	（−）	（−）	（−）	（+）	（−）	（−）
血尿酸	（−）	（+）	（−）	（−）	（−）	（−）

本例患者实验室检查结果：血红蛋白110g/L，白细胞计数6.69×10⁹/L，中性粒细胞百分比67.6%；C反应蛋白26.3mg/L，血沉52mm/h。

类风湿因子（−）。

思路3：影像学检查。

1. X线　X线对于骨关节疾病患者是必需的辅助检查。X线可对膝关节整体的力线、骨质、软组织情况进行评估，可排除骨折、部分骨及软组织肿瘤。

本例患者X线片显示右膝关节间隙未见明显异常，轻度骨质疏松，关节周围软组织明显肿胀。

2. CT　CT对骨质破坏显示清楚，适用于有骨质破坏的关节疾病；但CT对于关节内软组织结构显示不清，一般不用于关节软组织损伤及感染的检查。如果怀疑骨质破坏，则可以进行CT检查。

3. MRI　MRI能够清楚显示膝关节内外各种结构，并对其损伤及炎症反应情况作出较为准确的反映，是必不可少的辅助检查。MRI除了显示半月板、韧带、关节囊、关节软骨、关节内积液以及关节外软组织等情况外（图3-10-22），还可显示骨骼的情况，如隐匿的骨折、"骨挫伤"及炎症造成的松质骨内水肿等，同时对软组织来源的肿瘤也有很好的分辨能力。

本例患者MRI显示：右膝关节大量积液，滑膜肥厚，关节囊内多发结节状软组织影。

思路4：关节镜检查。关节镜可直视下进行观察（图3-10-23），同时可取组织进行病理活检，进一步明确诊断，还可以在明确诊断的同时进行相应的外科治疗。

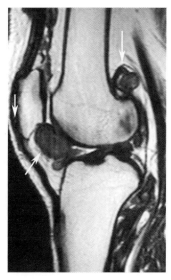

图3-10-22　MRI表现为关节囊内多发的结节状软组织影（白箭）

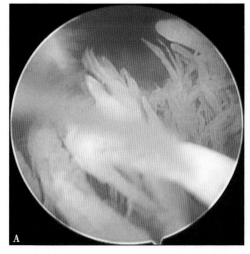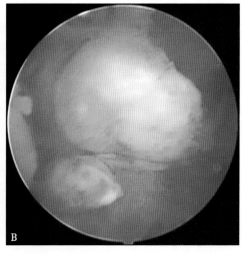

图3-10-23　关节镜下滑膜炎表现

A. 滑膜呈弥漫增生，棕黄色；B. 局限型硬韧，表面光滑的滑膜结节。

本例患者关节镜检查为弥漫性色素沉着绒毛结节性滑膜炎表现。

【问题3】 结合问诊、查体及辅助检查,该患者考虑为右膝色素沉着绒毛结节性滑膜炎。滑膜炎如何分类,如何选择治疗方法?

思路1:滑膜炎性疾病的诊断路径应该是:首先进行大的分类,即创伤性、感染性、免疫性、代谢性、出血性等;然后,再根据具体的临床特征进行进一步诊断,见表3-10-8。

表3-10-8 滑膜炎性疾病的分类

分类	具体疾病
创伤性	创伤性滑膜炎
感染性	急性化脓性关节炎、慢性化脓性关节炎、慢性结核性滑膜炎
免疫性	类风湿关节炎及其他自身免疫性关节炎
代谢性	痛风性关节炎、假性痛风

思路2:滑膜炎的治疗。

1. 非手术治疗 非手术治疗主要适用于症状比较轻,以及不愿接受手术治疗的患者。对一些无法做出明确诊断的患者,还可以行诊断性治疗。非手术治疗主要包括休息、理疗、针灸以及外用或口服消炎镇痛药物。几乎所有的滑膜炎患者都可采用非甾体抗炎药(NSAID)进行对症治疗,以控制炎症,缓解疼痛。除此之外,类风湿关节炎、化脓性关节炎、结核性滑膜炎、痛风性关节炎等还需要相应的特殊药物治疗。比如化脓性关节炎一般为革兰氏阳性球菌感染所致,所以在培养结果尚不清楚的情况下可根据经验选用抗革兰氏阳性球菌的抗生素,待培养结果出来后则根据细菌培养结果选用敏感抗生素。6周至2岁小儿致病菌最可能是流感嗜血杆菌,应选用氨苄西林外,其余大多数感染由葡萄球菌引起,应选用萘夫西林。如怀疑是流感嗜血杆菌以外的革兰氏阴性杆菌,庆大霉素最有效。此外,可根据情况加用抗厌氧菌的药物。治疗1个月后复查,并根据情况决定是否继续用药。

> 知识点
>
> **滑膜炎的非手术治疗**
>
> 非手术治疗主要包括休息、理疗、针灸以及外用或口服消炎镇痛药物。除此之外,类风湿关节炎、化脓性关节炎、结核性滑膜炎、痛风性关节炎等还需要相应的特殊药物治疗。

2. 手术治疗 正规非手术治疗超过2个月以上不能有效控制的关节腔积液,应采取手术治疗。手术方式主要是"关节镜下镜检+活检+病灶清除术",即根据疾病不同在关节镜下分别清除炎性滑膜、渗出的纤维蛋白、关节腔内沉积物、新生物等。术后根据需要可采取关节腔置管持续冲洗引流,以尽量彻底清除关节腔的致病微生物、坏死组织,冲洗液中加入肾上腺素可控制关节腔内出血,减少术后粘连。

滑膜炎性疾病的治疗效果可从关节肿胀、疼痛的程度,局部压痛、皮温,以及关节功能保留程度等几个方面进行评价。有效的治疗措施能使关节肿胀、疼痛、局部压痛明显减轻,皮温下降,全身反应减轻,进而保留更多的关节功能。如果治疗后效果不明显,则应及时调整治疗方案,甚至考虑原来的诊断是否准确。

> 知识点
>
> **滑膜炎的手术治疗**
>
> 手术治疗主要是包括关节镜下镜检+活检+病灶清除术,即根据疾病不同在关节镜下分别清除炎性滑膜、渗出的纤维蛋白、关节腔内沉积物、新生物等,术后大多还需要相应的特殊药物治疗。

【诊疗流程】

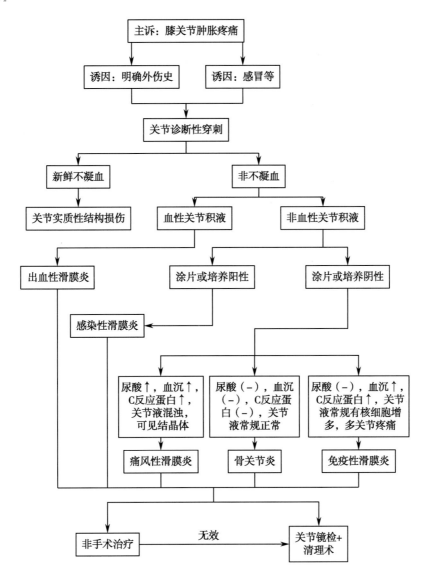

（雷光华）

第六节 肩袖损伤
rotator cuff injury

肩袖是由冈上肌、冈下肌、小圆肌和肩胛下肌四块肌肉共同组成，上述肌肉起自肩胛骨体部，组成一个袖套样结构包绕肱骨头，止于肱骨大、小结节，肩袖对肩关节的稳定性和运动有重要作用，当外伤导致肩袖损伤或肩袖发生退行性变时，肩袖肌腱会发生水肿和炎性病变，甚至产生撕裂，从而导致肩关节疼痛、肌力减弱以及活动受限。若不及时治疗，病变会进一步恶化，如：肌肉脂肪浸润，将严重影响肩关节功能及治疗效果。

临床病例

患者，男性，64岁，右肩疼痛伴活动受限3个月余，自诉夜间可痛醒。1年前曾有右肩外伤史。查体示：右肩冈上肌萎缩，大结节区压痛，右肩关节主动活动受限，前屈80°，外展90°，后伸30°，被动活动范围基本正常，Jobe试验（+），内旋抗阻（−），外旋抗阻（−），抬离（lift off）试验（−），压腹（belly press）试验（−），吹号征（−）。

【问题1】 根据患者上述病史,患者最可能的诊断是什么?

患者为老年男性,病程长,右肩关节疼痛伴活动受限,首先应该考虑肩关节常见疾病。

思路1:肩关节常见疾病包括肩袖损伤、冻结肩、肩峰下撞击症、钙化性肌腱炎、肩胛部上盂唇前后位损伤(SLAP损伤)、肩峰下滑囊炎、骨关节炎等。据统计,在肩部疾病中,肩袖损伤占17%~41%,60岁以上人群中肩袖损伤占30%,而肩袖损伤多发生于中老年,Sher等发现随年龄增长发病率明显上升,其中60岁以上的人群肩袖损伤发病率可达54%。多数患者并无明显外伤史,主要由与年龄相关的肩袖组织退变、血供差、撞击等因素引起,但某些外伤如肩关节摔伤、撞伤、牵拉伤等,在中老年人中易引起肩袖撕裂。

> 知识点
>
> ### 肩袖损伤好发人群及病因
>
> 肩袖损伤多发生于中老年,60岁以下人群中,肩袖全层撕裂的发生率低于6%,随年龄增长发病率上升,60岁以上人群中达到30%。肩袖撕裂的原因包括严重创伤、反复微小创伤、外撞击、内撞击及肩袖组织退变等。

肩袖损伤的主要临床表现为肩关节疼痛、无力及活动受限。患者主诉的疼痛区域通常在肩关节前方或外侧,可放射至三角肌止点区域。疼痛症状一般在活动时加重,尤其是患侧上肢做上举或过顶运动,如梳头、穿上衣时疼痛明显,休息时可缓解。严重者出现静息痛和夜间痛,甚至睡眠中痛醒,影响睡眠。活动受限则以患侧上肢外展或上举受限最为常见,主要表现为主动活动受限而被动活动受限不明显。若患者在肩袖损伤后继发冻结肩,其主、被动活动也可表现为相同程度的受限。

> 知识点
>
> ### 肩袖损伤的临床表现
>
> 1. 主要表现:肩关节疼痛、无力及活动受限。
> 2. 疼痛:肩关节前方或者外侧活动时加重,常伴夜间痛,影响睡眠。
> 3. 活动受限:患侧上肢外展、上举或过顶运动受限最常见,主动活动受限,被动活动受限不明显。
> 4. 若肩袖损伤继发冻结肩,则主、被动活动均受限。

思路2:肩袖损伤的主要体征表现为:早期患肩外观没有明显异常,但病程较长的患者可见冈上肌或冈下肌萎缩,通常伴有大结节区以及结节间沟压痛。肩袖损伤的患者大部分被动活动不受限,肩关节主动活动度明显小于被动活动度常提示存在肩袖损伤,最常见的表现是患侧上肢上举及肩关节内旋受限,若出现外旋异常增大往往存在肩胛下肌的全层撕裂。冈上肌肌力可通过Jobe试验(空罐试验,empty can test)检查:肩关节水平位内收30°,冠状位外展90°,肩内旋、前臂旋前使拇指指尖向下,双侧同时抗阻力上抬。检查者于腕部施以向下的压力,患者感觉疼痛、无力者为阳性(图3-10-24),提示冈上肌损伤。冈下肌、小圆肌肌力可通过外旋减弱征(external rotation lag sign)来检查:患者肘关节屈曲90°,肩关节在肩胛骨平面外展20°。检查者一只手固定肘关节,另一只手使肩关节外旋达最大程度,然后放松,嘱患者自行保持最大外旋。若外旋度数逐渐减少,则为阳性,提示冈下肌、小圆肌损伤。还可行外旋抗阻试验(the external rotation resistence strength test,ERRS):患者肩处于内收位,屈肘90°,肘部处于体侧并夹紧,嘱患者抗阻力将双肩外旋,使双手远离体侧,若出现肩部疼痛则为阳性(图3-10-25),也提示冈下肌、小圆肌损伤。另一个检查主动外旋肌力的试验是"吹号征",正常做吹号姿势时需要一定程度的肩关节外旋,如果主动外旋肌力丧失,则需要外展肩关节以代偿,即为阳性(图3-10-26)。肩胛下肌肌力除内旋抗阻力弱外,可以用抬离试验(lift off test)和压腹试验(belly press test)来检查。抬离试验是患者将手背置于下背部,手心向后,嘱患者将手抬离背部(必要时给予阻力),若患者手无法抬离背部,则为阳性(图3-10-27),提示肩胛下肌损伤。压腹试验又称拿破仑

（Napoleon）试验，将患者双手放在腹部，手背向前，屈肘90°，注意肘关节不要贴近身体，尽力内旋肩关节，使肘后部位转向前方，如果肩胛下肌无力时，肘关节将会迅速转回冠状面，而损伤更大的患者可能根本无法完成肩关节主动内旋动作（图3-10-28）。

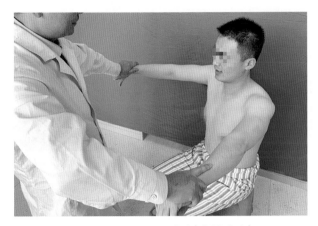

图3-10-24　Jobe试验（空罐试验）

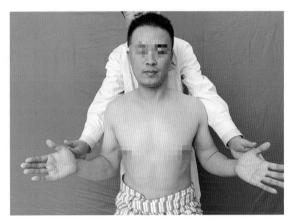

图3-10-25　外旋抗阻试验（ERRS）

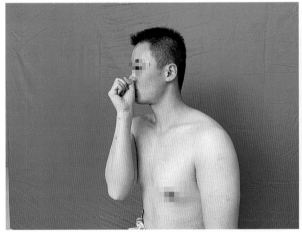

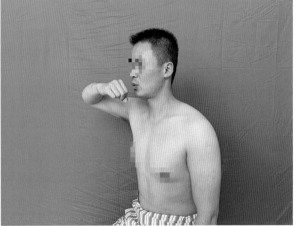

图3-10-26　吹号征（左图为阴性，右图为阳性）

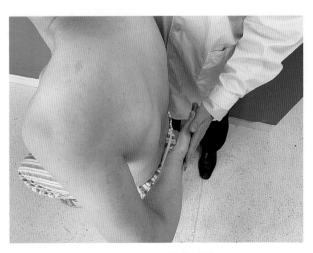

图3-10-27　抬离试验

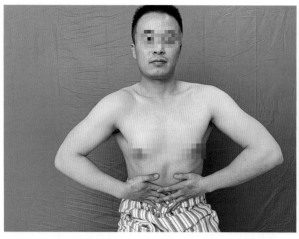
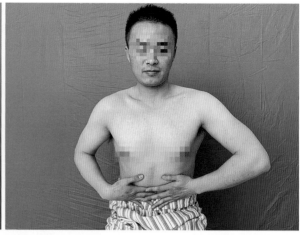

图 3-10-28 压腹试验(左图为阴性,右图为阳性)

知识点

肩袖损伤的体征

1. 早期外观改变不明显,病程长者冈上肌或冈下肌萎缩。
2. 通常伴有大结节区以及结节间沟有压痛。
3. 冈上肌腱损伤:Jobe 试验阳性。
4. 冈下肌腱和小圆肌腱损伤:外旋抗阻力弱,外旋减弱征、外旋抗阻试验或"吹号征"阳性。
5. 肩胛下肌腱损伤:内旋抗阻力弱,抬离试验或压腹试验阳性。

【问题2】 肩袖损伤早期外观没有明显异常,关节活动主动受限,被动活动无明显异常。此患者左肩部疼痛,主动活动受限,冈上肌萎缩,大结节区压痛,Jobe 试验(+),为进一步明确诊断,需完善何种检查?

思路:需完善影像学检查。

1. X线 应常规拍摄肩关节正位及冈上肌出口位片,X 线片是用来评估肩峰形态,肱骨头和肩盂、肩峰的关系,并除外其他疾病,如钙化性肌腱炎、骨关节炎和囊性变等。正位片可见大结节及肩峰下硬化、增生和骨赘形成及囊性变,都是肩袖损伤的间接征象(图 3-10-29A)。另外,若观察到肩峰下间隙变窄或者肱骨头相对上移,则提示可能存在肩袖巨大撕裂。冈上肌出口位片(supraspinatus outlet view),因该体位摄片中肩胛冈与肩胛骨体部的形态形似英文字母"Y",也称 Y 位片(scapular Y-view),该体位所摄 X 线平片可以观察肩峰的形态以及是否存在肩峰下骨刺等。如果存在明显的肩峰下骨刺(箭示),则提示可能存在肩袖损伤(图 3-10-29B)。

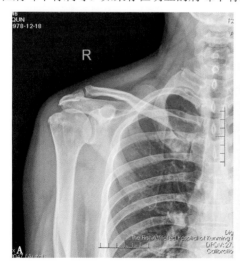
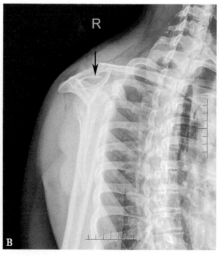

图 3-10-29 肩袖损伤的 X 线检查
A. 肩峰下硬化、大结节增生;B. 肩峰下骨刺形成(箭所示)

本例患者发现右侧肩峰下硬化,大结节增生,肩峰下骨刺形成。

2. MRI MRI检查是诊断肩袖损伤最常用的方法,其主要优势是提供的信息量大,包括肩袖肌腱的质量、撕裂的大小、肌腱退缩的程度等。T_2像高信号病灶对于诊断冈上肌、冈下肌、小圆肌的肌腱损伤,具有重要意义(图3-10-30)。

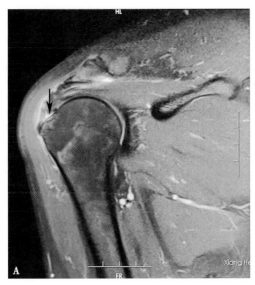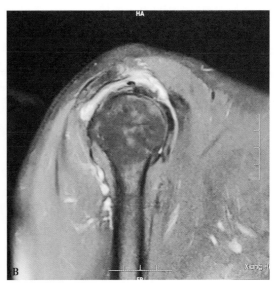

图3-10-30 肩袖损伤的MRI检查
A. T_2加权像冈上肌肌腱止点高信号(箭所示);B. 肩峰下积液。

本例患者MRI显示:T_2像冈上肌肌腱止点高信号灶,断端有回缩。

3. CTA CTA检查适用于有MRI检查禁忌证的患者,影像学表现为肩峰下间隙内可见造影剂漏出或者肩袖处可见造影剂填充。

4. 超声 超声检查是一种无创、省时、费用低、可动态观察且准确性较高的方法,对肩袖撕裂术后随访有其独特的价值,其诊断的准确率为90%,但是超声检查的准确性很大程度上依赖于操作者的经验。

5. 关节镜 关节镜检查是诊断肩袖损伤的"金标准",对关节内病变观察直接清楚,诊断准确率远高于MRI、CT、X线,是一种有创检查,检查要求高,有一定风险。

【问题3】 目前结合问诊、查体及辅助检查,患者可确诊右侧肩袖撕裂。但肩袖撕裂如何分型? 根据疾病分型如何选择治疗方式?

思路1:肩袖撕裂的分型。

肩袖损伤有多种分类方法,主要根据肩袖损伤的程度、撕裂的大小、肌腱的质量等因素进行分类。常根据肩袖损伤的程度可分为部分肩袖损伤和全层肩袖损伤。其中部分肩袖损伤又分为滑囊侧型、关节侧型及腱内型,全层损伤又可根据肌腱脱离肱骨头前后的撕裂长度分为:①小型肩袖损伤,肌腱脱离肱骨头前后的撕裂长度小于1cm;②中型肩袖损伤,肌腱脱离肱骨头前后的撕裂长度为1~3cm;③大型肩袖损伤,肌腱脱离肱骨头前后的撕裂长度为3~5cm;④巨大肩袖损伤,肌腱脱离肱骨头前后的撕裂长度大于5cm。临床上又根据关节镜下的肩袖撕裂形态分类:新月形、U形、L形损伤以及其他复杂形态。

知识点

巨大肩袖损伤的定义

目前对巨大肩袖损伤并没有统一的定义,欧洲地区将巨大肩袖损伤定义为多根组成肩袖的肌腱撕裂(2根及以上)或单根肌腱撕裂,断端回缩3cm以上;北美地区将巨大肩袖损伤定义为撕裂的长度>5cm。巨大及不可修复肩袖损伤由于慢性病程导致的肩袖肌肉内脂肪浸润、肩袖组织萎缩等因素,导致巨大损伤修复的失败率高达 94%。清除无血管组织后，把上臂置于体侧内收位时，肌腱组织的质量很差，以至于不能直接行肌腱 - 骨修复，它的特征包括：肩峰 - 肱骨头距离 <6mm，固定的肱骨头上方半脱位，肩关节 MRI 显示肩袖肌肉严重萎缩，进展性脂肪浸润。

思路 2：肩袖撕裂的治疗方案选择。

1. 非手术治疗　非手术治疗主要针对中小型撕裂的肩袖损伤，特别是针对伤后少于 3 个月者，多偏向于保守治疗。肩袖撕裂的非手术治疗包括休息、冰敷、理疗、口服非甾体抗炎药、肩峰下间隙封闭、改变生活方式、康复治疗等。适当休息可使炎症和疼痛缓解，平均 1～2 周。肩峰下间隙封闭可尽快缓解疼痛，有利于进行康复治疗，但需要注意的是注射类固醇激素易导致肌腱退变和断裂，1 年内肩峰下间隙封闭总共不宜超过 3 次。非手术治疗的要点在于：首先应避免肩袖肌腱继续受到反复的刺激、牵拉和磨损；其次，需要通过适当功能锻炼使患者的肩关节尽可能恢复到接近正常的被动活动度；最后，通过锻炼并未受累的其他肩袖肌的肌力，尽可能代偿已受累的肩袖肌功能。

2. 手术治疗　手术治疗适合较大撕裂的肩袖损伤，对于部分肩袖撕裂非手术治疗无法愈合患者，严重急性肩袖损伤及慢性肩袖损伤保守治疗无效的患者，肩关节持续疼痛、无力，影响生活质量者，可行手术治疗。肩袖修补术经历了一个从切开修补到小切口修补再到关节镜下修补的发展历程。关节镜下修补有其独特的优势，主要包括：术中三角肌损伤小；手术创伤小、术后疼痛轻、恢复快；术中可以同时处理肩关节的合并损伤；手术对于外观的影响较小。随着关节镜技术以及器械的不断发展，关节镜下肩袖修补术已经获得越来越好的手术效果。在关节镜下修补损伤的肩袖之前，若合并肩峰下撞击症的患者可同期行肩峰下减压术。

（1）肩袖部分损伤的修补：对于肩袖部分损伤患者，需要依据肩袖受累大小及患者的年龄和运动水平综合评估，以决定是否需要进行肩袖修补。若撕裂深度小于全层厚度的 50%，受损组织条件良好，患者运动水平较低时，可使用刨刀清理，仍保留完整的肩袖组织。也有一些学者提倡部分损伤缝合术，特别是对于滑囊侧的肩袖部分撕裂，在修补的同时行肩峰减压术。对于撕裂深度超过全层厚度的 50%，考虑撕裂的程度可能进一步加重甚至可发展为全层撕裂，因此需要在镜下进行缝合修补。

（2）肩袖全层损伤的修补：肩袖全层撕裂需进行清创及肩袖修补术。新月形损伤很容易修复，可直接在关节镜下采用骨锚技术将撕裂肌腱缝合至骨附着处。U 形损伤及 L 形损伤应根据其不同的类型和肌腱退缩的方向，先做边对边的缝合，再做肌腱至骨的修复。

（3）巨大肩袖撕裂：以往认为关节镜下难以修复，保守治疗为主要方式。随着关节镜技术以及器械的发展，关节镜下修复获得成功，但巨大肩袖撕裂行肩袖修复术预后不可预测，与较小肩袖撕裂相比，术后随访发现有较高的撕裂再发率，修复术中需要强调松解粘连肌腱的重要性，术中注意应保留喙肩韧带，该结构的缺失可造成肱骨头脱位。巨大的不可修复的冈上肌和冈下肌肌腱断裂，如果肩胛下肌和背阔肌完整，还可以进行肌腱移位改善外旋；也可采用阔筋膜补片进行上关节囊重建。近年来，针对巨大的不可修复肩袖撕裂进行反肩关节置换也取得良好疗效。

031003

肩峰下成形及肩
袖修复手术
（视频）

知识点

肩袖撕裂手术治疗的争论

尽管存在肩袖损伤病因的内因学与外因学的争论，但不论肩峰撞击与肩袖撕裂孰为原发病因，两者都会构成互为因果的恶性循环，因此治疗中应针对所有病症进行充分治疗。对于巨大肩袖损伤，可松解复位性与可修复性是完全不同的概念，术前应用 MRI 检查评估撕裂肩袖的退缩程度与脂肪浸润程度同等重要。对于单排重建还是双排重建目前存在较大的争论，虽然生物学上表明双排固定术后的强度优于单排固定，但临床文献报道结果各不相同，仍缺乏大宗临床病例的长期随机对照研究。

【诊疗流程】

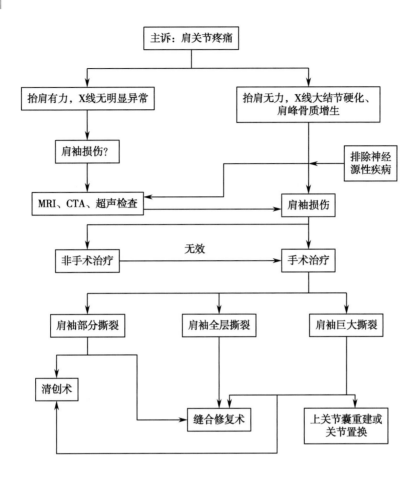

（李彦林）

推荐阅读文献

[1] 陈启明. 实用关节镜手术学. 北京：人民卫生出版社，2009.

[2] 加拉茨. 肩肘外科学. 崔国庆，译. 北京：北京大学医学出版社，2012.

[3] 敖英芳. 关节镜外科学. 北京：北京大学医学出版社，2012.

[4] 冯华，姜春岩. 实用骨科运动损伤临床诊断. 北京：人民军医出版社，2010.

[5] 卡奈尔，贝蒂. 坎贝尔骨科手术学：第12版. 王岩，译. 北京：人民军医出版社，2013.

[6] 于长隆，敖英芳. 中华骨科学：运动创伤卷. 北京：人民卫生出版社，2009.

[7] DAY M，WESTERMANN R，DUCHMAN K，et al. Comparison outcomes of conservative treatment and arthroscopic repair of rotator cuff tears: a retrospective observational study. Ann Rehabil Med，2016，40（2）：252-262.

[8] SPIEGL U J，EULER S A，MILLETT P J，et al. Summary of meta-analyses dealing with single-row versus double-row repair techniques for rotator cuff tears. Open Orthop J，2016，10（s9）：330-338.

[9] PATEL S，GUALTIERI A P，LU H H，et al. Advances in biologic augmentation for rotator cuff repair. Ann N Y Acad Sci，2016，1383（1）：97-114.

[10] CHIU C H，CHEN P，CHEN A C，et al. Shoulder ultrasonography performed by orthopedic surgeons increases efficiency in diagnosis of rotator cuff tears. J Orthop Surg Res，2017，12（1）：63.

[11] ABECHAIN J J K，GODINHO G G，MATSUNAGA F T，et al. Functional outcomes of traumatic and non-traumatic rotator cuff tears after arthroscopic repair. World J Orthop，2017，8（8）：631-637.

[12] OH J H，PARK M S，RHEE S M. Treatment strategy for irreparable rotator cuff tears. Clin Orthop Surg，2018，10（2）：119-134.

第七节　肩峰下撞击综合征
subacromial impingement syndrome

自 1972 年 Neer 提出肩峰下撞击征的观点以来,肩峰下撞击被视为肩袖损伤的一个重要的原因。肩峰下撞击分为原发性撞击和继发性撞击。原发性撞击是指上肢在 60°～120° 之间上举时,肩袖尤其是冈上肌肌腱会和肩峰前缘发生撞击,随着撞击次数的不断累积,会导致肩袖损伤。继发性撞击是指肩关节不稳定或过度的张力,无法维持肱骨头被下压的稳定功能,以致肱骨头上移而撞击到肩峰。肩峰下撞击随着严重程度分三期:Ⅰ 期为水肿出血期,肩袖水肿出血(此期可逆);Ⅱ 期为慢性肌腱炎及滑囊纤维变性期,肌腱炎和肩袖纤维化;Ⅲ 期为肌腱断裂期,肩袖撕裂。早期的肩峰下撞击征由于肩袖出血、水肿与肩袖撕裂的临床表现相似,易导致诊断混淆。

临床病例

患者,男性,56 岁,网球爱好者,右肩关节疼痛 1 年,抬肩时和上臂后旋时明显。既往身体健康,无外伤史及手术史。查体:肩关节无红肿,肩大结节区域轻度压痛,Neer 征(+),Hawkins 征(+),疼痛弧(+),封闭试验(+),Jobe 试验(+)。

【问题 1】 结合上述病史和查体,该患者最应考虑什么诊断?

患者为中老年男性,右肩关节疼痛 1 年,抬肩和上臂后旋时明显,有爱打网球习惯,无外伤史。根据患者年龄以及运动史,肩关节疼痛病史及临床表现进行诊断。

思路 1:肩关节常见疾病包括肩峰下撞击征、肩袖损伤、冻结肩、钙化性肌腱炎、肩峰下滑囊炎、肩锁关节炎等。而肩峰下撞击征多发生于 40 岁以上的患者,尤其是上肢过顶运动多的患者,大多数患者起病隐匿,许多患者有肩部过度活动的病史。

知识点

肩峰下撞击综合征好发人群

肩峰下撞击综合征多发生于 40 岁以上的人群,中老年人多见,尤其是上肢过顶运动多的患者。

肩峰下撞击综合征主要表现为肩峰下疼痛,以肩关节过度前屈疼痛或肩关节前屈 90° 时极度内旋疼痛明显。前者是由冈上肌与肩峰前外缘撞击造成,后者是由大结节与肩峰前外缘撞击造成。典型的肩峰下撞击引起的疼痛多发生在肩关节的前方或前外侧。不适感通常在反复或过顶运动后加重,肩关节伸展和内旋动作时疼痛加重,部分患者有夜间痛。

知识点

肩峰下撞击综合征的临床表现

1. 肩峰下前方或前外侧疼痛。
2. 前屈疼痛或肩关节前屈 90° 时极度内旋疼痛明显。
3. 疼痛反复或过顶运动后加重。
4. 伴随夜间痛。

思路 2:肩峰下撞击综合征临床检查主要有疼痛弧征、Neer 征、Hawkins 征以及撞击封闭试验。

疼痛弧征(painful arc syndrome):患臂上举 60°～120° 范围内出现肩前方或肩峰下区疼痛时即为阳性。该检查的疼痛由损伤的肩峰下间隙内结构与喙肩弓之间摩擦引起(图 3-10-31),疼痛弧仅在部分患者中存在。

Neer 征：检查者立于患者背后，一手固定肩胛骨，另一只手保持肩关节内旋位，使患肢拇指尖向下，然后使患肩前屈过顶，若诱发出疼痛，即为阳性。该检查的原理是人为地使肱骨大结节与肩峰前下缘发生撞击，从而诱发疼痛（图3-10-32）。

Hawkins 征：检查者立于患者后方，使患者肩关节内收位前屈90°，肘关节屈曲90°，前臂保持水平。检查者用力使患侧前臂向下致肩关节内旋，出现疼痛者为试验阳性。该检查的原理是人为地使肱骨大结节和冈上肌腱从后外方向前内撞击喙肩弓，从而诱发疼痛（图3-10-33）

撞击封闭试验：以1%利多卡因10ml沿肩峰下面注入肩峰下滑囊，若注射前存在肩关节疼痛及运动障碍，注射后活动肩关节，疼痛得到暂时性完全消失，则撞击征可以确立；如注射后疼痛仅有部分缓解，且仍存在关节功能障碍，则"冻结肩"的可能性较大，本方法对非撞击征引起的肩痛症可以作出鉴别。

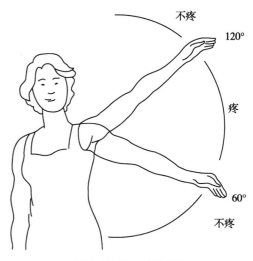

图3-10-31 疼痛弧征

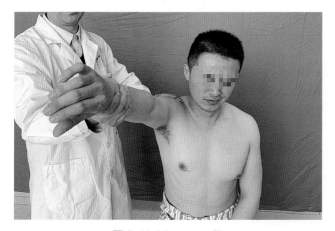

图3-10-32 Neer 征

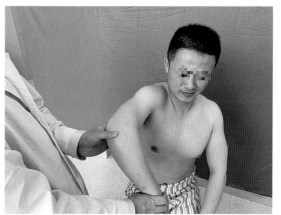

图3-10-33 Hawkins 征

知识点

肩峰下撞击综合征的诊断

Nikolaus 等提出，满足以下五项标准中的三项可诊断肩峰下撞击综合征：

（1）肩峰前外缘压痛。

（2）上肢外展时疼痛弧征阳性。

（3）与肩关节被动活动相比，主动活动时疼痛明显。

（4）Neer 征或 Hawkins 征试验阳性。

（5）肩峰骨赘，肩袖部分撕裂或全层撕裂。

【问题2】 此患者右肩关节疼痛1年，抬肩时和上臂后旋时明显，无外伤史及手术史。能否诊断为右肩峰下撞击征？为进一步明确诊断，需完善何种检查？

思路：需完善影像学检查。

1. X线 是首选的检查手段。传统的肩部正侧位X线片可见肱骨大结节及相应肩峰下有骨硬化、增生和骨赘形成及囊性变，最有帮助的就是肩胛骨的Y位，或称冈上肌出口位片（scapular Y-view 或 supraspinatus outlet view），可清楚地看到肩峰的形态及骨刺向前下方突出的情况。Bigliani 等研究了140余具尸体标本，对肩峰的形态进行了描述（图3-10-34），在冈上肌出口位片上，将肩峰的形态分成三型：I型为平坦型，占

17%；Ⅱ型为弧型，占43%；Ⅲ型为钩型，占40%，其中70%都存在肩袖损伤。

本例患者X线检查肩峰下骨硬化，大结节增生，BiglianiⅢ型肩峰（3-10-35）。

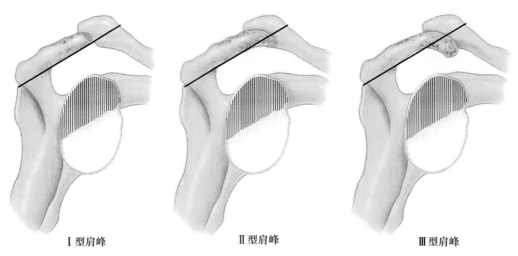

Ⅰ型肩峰　　　　　　　　　Ⅱ型肩峰　　　　　　　　　Ⅲ型肩峰

图 3-10-34　Bigliani 肩峰形态分型

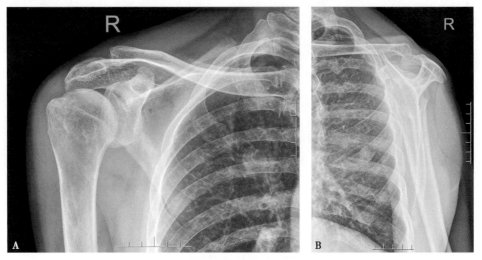

图 3-10-35　X线检查示肩峰下骨硬化，大结节增生（图 A）；Bigliani Ⅲ型肩峰（图 B）

2. CT　可从冠状面和矢状面揭示骨的微小病灶，分辨率高，三维 CT 可以对肩峰的形态更进一步的分析并有助于术前计划的制订，但对肩袖损伤的显示则 MRI 敏感。

3. MRI　是本病最敏感、最早期的检查方法，可以鉴别肩峰下滑囊炎和肩袖损伤的范围和程度，可以发现不同程度的骨髓水肿及关节内积液。

本例患者 MRI 显示右肩峰骨赘增生，肩峰下滑囊增生，肩峰下积液，肩袖滑囊侧损伤（图 3-10-36）。

【问题 3】　结合问诊、查体及上述检查，患者确诊右肩峰下撞击综合征。该患者需要采取什么治疗方法？

思路 1：非手术治疗。大多数有撞击综合征的患者通常可进行非手术治疗。撞击征Ⅰ期采取非手术治疗。早期用三角巾或吊带制动，在肩峰下间隙注射皮质激素和利多卡因能取得明显止痛效果。口服非甾体抗炎药能促进水肿消退，缓解疼痛，同时可应用物理治疗。撞击征Ⅱ期进入慢性冈上肌腱炎和慢性滑囊炎阶段，仍以非手术治疗为主。以物理治疗与体育疗法为主促进关节功能康复，并改变劳动姿势和操作习惯，避免肩峰下撞击征复发。但对Ⅲ型肩峰的肩峰下撞击患者，非手术治疗的效果要比具有平坦的Ⅰ型肩峰的患者差。

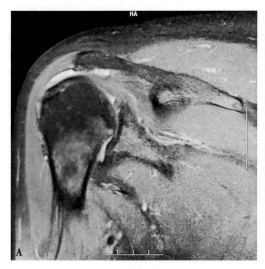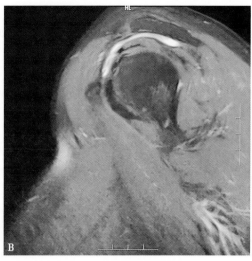

图 3-10-36 MRI 示肩峰骨赘增生,肩峰下滑囊增生,肩峰下积液(斜冠状位,图A);肩峰下滑囊增生,肩峰下积液(斜矢状位,图B)

思路2:手术治疗。适应证:①撞击征Ⅲ期均伴有冈上肌腱断裂或肱二头肌长头腱断裂等;②原发性肩峰撞击征,疼痛经保守治疗无效;③伴有肩袖撕裂需要缝合时。禁忌证:①继发性肩峰撞击征或关节内撞击征;②无明显解剖构造异常,如Ⅰ型肩峰;③大型无法缝合的肩袖撕裂合并三角肌功能不良时,要考虑保留喙肩韧带。手术主要是行关节镜下肩峰下减压,磨除肩峰前外侧角的增生骨刺,使Ⅲ型及Ⅱ型肩峰修整成Ⅰ型肩峰,同时行肩峰下滑囊清理。在整个过程中,截骨面应该平滑,并且要防止三角肌在止点被剥离。同时,术中要仔细探查有无肩袖损伤,若有则需要一并处理。最近也有学者认为不需要达到完全平整的肩峰下缘,以免造成向上的不稳定,只需修平前外缘不至于撞击到肩袖附着处即可。

【诊疗流程】

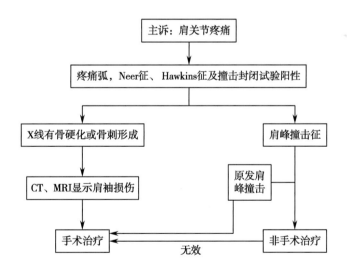

（李彦林 刘德健）

推荐阅读文献

[1] 陈启明. 实用关节镜手术学. 北京:人民卫生出版社,2009:358-362.

[2] 敖英芳. 关节镜外科学. 北京:北京大学医学出版社,2012:396-400.

[3] 冯华,姜春岩. 实用骨科运动损伤临床诊断. 北京:人民军医出版社,2010:175-179.

[4] 于长隆,敖英芳. 中华骨科学:运动创伤卷. 北京:人民卫生出版社,2009:216-218.

[5] 卡奈尔,贝蒂. 坎贝尔骨科手术学:第12版. 王岩,译. 北京:人民军医出版社,2013.

[6] RAMAPPA A，WALLEY K C，HERDER L M，et al. Comparison of anterior and posterior cortico-steroid injections for pain relief and functional improvement in shoulder impingement syndrome. Am J Orthop（Belle Mead NJ），2017，46（4）：E257-262.

[7] BREIVIK H. NSAIDs relieve osteoarthritis（OA）pain，but cardiovascular safety in question even for diclofenac，ibuprofen，naproxen，and celecoxib：what are the alternatives? Scand J Pain，2017，16（1）：148-149.

[8] GARVING C，JAKOB S，BAUER I，et al. Impingement syndrome of the shoulder. Dtsch Arztebl Int，2017，114（45）：765-776.

[9] CONSIGLIERE P，HADDO O，LEVY O，et al. Subacromial impingement syndrome：management challenges. Orthop Res Rev，2018，10：83-91.

第八节 肩关节不稳定
shoulder instability

肩关节不稳定是一个广义的话题，包括盂肱关节需要复位的完全脱位、半脱位、轻微不稳感、不稳后疼痛以及肩关节松弛在内的一系列的疾病。肩关节从广义上讲包括盂肱关节、肩锁关节、胸锁关节、肩胛胸壁关节；但从狭义上讲指盂肱关节。

盂肱关节是典型的多轴球窝关节。肩关节在所有平面上都有很大的自由度，与肘关节结合使我们可以将手放在所需要的最大功能位来完成各种任务。盂肱关节之所以灵活主要取决于两个解剖因素：一是两个关节面非常的不对称，肱骨头大而关节盂浅；盂肱关节的骨性结构和高尔夫球和球座关系相似，这种几何形状有益于提供较大的运动弧，但也赋予可导致创伤性肩关节脱位的固有不稳定性。二是关节韧带（关节囊）薄而松弛，活动范围大，因而稳定性较差。

盂肱关节的稳定性主要是通过骨性结构与复杂的软组织结构的相互作用来维持，包括静力性稳定结构和动力性稳定结构。精确的静态和动态稳定系统可保持肩关节稳定性，并使肱骨头在整个生理运动范围内保持在关节盂中心。为盂肱关节提供静态稳定性的结构包括肱骨头和关节盂的一致性、关节盂唇、关节周围的盂肱韧带和负关节内压。动态稳定器主要是肌肉，包括肩袖、二头肌长头肌腱和肩胛带肌。

关节盂唇、关节囊和盂肱韧带结构一同形成盂唇 - 关节囊韧带复合体，对于盂肱关节稳定性至关重要。在肩部运动范围内，只有 1/4 的肱骨头与关节盂接触。盂唇的作用是加深关节盂腔，增加肱骨头接触面积，防止肱骨头脱位，并作为韧带结构的附着部位。负责盂肱关节稳定的韧带包括盂肱上韧带、盂肱中韧带和盂肱下韧带。三者中最重要的是盂肱下韧带，当肩部外展 90° 并外旋时，盂肱下韧带是限制肱骨头前向半脱位的主要结构。当肩关节内收或中性时，盂肱上韧带是肱骨头向下半脱位和向后半脱位的主要限制因素；盂肱中韧带则主要对抵抗肩外展中段的前向半脱位。

依据肩关节不稳定的方向可将肩关节不稳分为前向、后向、下向或者多向不稳。到目前为止，最常见的盂肱关节不稳定类型是前脱位，占所有肩关节脱位病例的 90% 以上。导致前脱位的最常见体位是摔倒时肩关节处于外展外旋位，此时盂肱下韧带是对抗骨头前向移位的主要限制因素，此部位的应力集中导致典型的盂肱下韧带和前下盂唇的损伤，称为 Bankart 损伤。因大多数肩关节不稳定为前向不稳定，故本节主要对肩关节前向不稳定进行介绍。

临床病例

患者，男性，26 岁，右利手，摔跤运动员，5 年前曾有右肩关节外展、外旋位摔伤史，当时伴肩关节方肩畸形，活动受限，剧烈疼痛，入当地医院诊断为肩关节前脱位后予以手法复位，肩肘带外固定 1 个月后恢复功能，5 年间脱位复发 8 次，伴有轻度肩部疼痛，每次均需当地医院手法复位。查体：右肩外形基本正常，肩袖与肩锁关节无压痛，主被动关节活动度一致，肌力正常，肩关节外展、外旋 90° 出现脱位不安感，即肩关节前方恐惧试验（+），再复位试验（+），前抽屉试验（+），陷窝试验（-）。无家族性或先天性多关节松弛病史。

【问题 1】 结合上述病史及临床表现，患者最可能的诊断是什么？

应该根据患者的年龄、从事运动、受伤机制、脱位次数以及临床表现做出完整的诊断。

思路1：肩关节不稳引起的肩关节前脱位约占全部关节脱位的50%，一般人群发病率为2%，低于20岁的年轻患者中，复发率超过90%，而在40岁以上的患者中，复发率仅为10%。影响肩关节脱位复发的因素包括年龄、对抗性运动、韧带松弛、肩胛盂或肱骨头存在明显骨缺损。

思路2：详细了解病史是进行肩关节不稳定诊断的第一步，对疑似肩关节前向不稳的患者进行评估应从此次受伤的完整病史开始，包括受伤前肩关节的功能状态，优势手和运动比赛的水平和类型，以及损伤的机制（例如，高能量与低能量，接触相关性与无创伤性）也可以提供有关损伤程度等信息；同时也为潜在的治疗方式和策略提供参考。全面记录肩关节不稳定的自然病史至关重要，包括第一次脱位的年龄，脱位和/或半脱位的次数，是否需要去医院手法复位，受伤时肩关节的体位，以及任何先前的保守治疗或外科手术治疗经过。此外，肩关节轻微的外展（低于肩部水平）或睡眠期间的脱位也高度提示可能涉及骨质缺损的更复杂的肩关节前向不稳定。

肩关节前方不稳绝大部分都是由于外伤性肩关节脱位引起的。外伤性肩关节前脱位损伤的机制是外力迫使肩关节外展、过伸和外旋，导致前关节囊、盂肱韧带以及肩袖受到过度的应力，从而使肱骨头向前方脱出关节盂。发生脱位时患者常感觉肩关节脱出，伴随肩关节的极度疼痛、方肩畸形以及活动受限。患者初次脱位复位后，由于肩关节盂唇-盂肱韧带复合体损伤未得到修复，所以肩关节前方"保险杠"样阻挡作用消失，关节囊松弛呈囊袋状，临床表现为运动中或日常活动中肩关节反复出现脱位或半脱位。恐惧试验是检查肩关节前方不稳定最常用的方法（图3-10-37），患者可以坐位或者仰卧位，检查时将肩关节外展90°，肘关节屈曲90°，一只手握住患者的前臂使肩关节轻度外旋，此时有肩关节前向不稳定的患者一般可以产生一种恐惧反应。进行恐惧试验检查时另一只手要保护住肱骨近端，以免出现脱位。复位试验通常在仰卧位恐惧试验之后进行，当患者出现"恐惧"后，用手顶住肱骨头向后直接应力，使肱骨头复位并且"恐惧"消失则为阳性。前抽屉试验是在患者坐位及上肢轻度外展时进行（图3-10-38），在肱骨头后方使用一个直接向前的力量，通过评估肱骨头向前移位的程度来确定前向位移（0度，无移位；1+，移位到肩胛盂边；2+，移位超过肩胛盂边，当外力除掉后可以复位；3，完全脱位，并卡锁在肩胛盂边）。

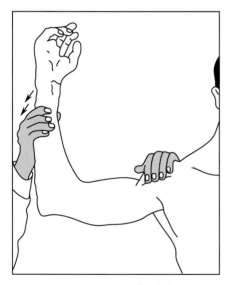

图3-10-37 恐惧试验

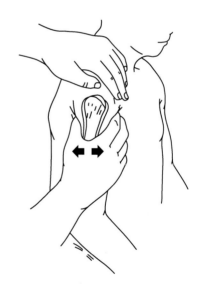

图3-10-38 肩关节不稳定前抽屉试验

知识点

肩关节前向不稳的临床表现和体征

1. 临床表现　患肩关节易"滑脱"，疼痛轻微，外展、外旋位恐惧感。
2. 体征　恐惧试验、复位试验、前抽屉试验阳性。

思路3：肩关节前向不稳有以下常见病理改变。

1. 盂唇-关节囊韧带复合体损伤　文献报道，复发性肩关节脱位患者前下盂唇-盂肱韧带复合体损伤的发生率为 53%～100%。

一般将前下盂唇 - 盂肱韧带复合体损伤细分为 Bankart 损伤、ALPSA 损伤、Perthes 损伤、GLAD 损伤等（图 3-10-39）；Bankart 损伤、ALPSA 损伤为最常见类型。

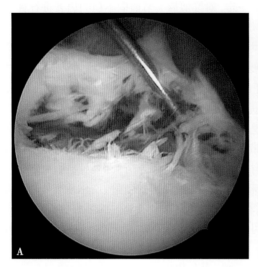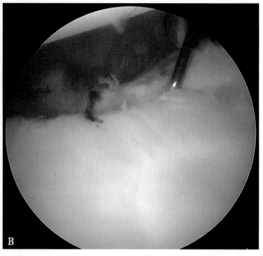

图 3-10-39　Bankart 损伤（A）及 ALPSA 损伤（B）

知识点

前下盂唇 - 盂肱韧带复合体损伤分型

1. Bankart 损伤　肩关节前下盂唇撕脱、前方关节囊 - 骨膜完全撕裂，伴或不伴相应区域盂骨膜的撕脱或剥离。

2. ALPSA 损伤（anterior labroligamentous periosteal sleeve avulsion）　前下盂唇连同相应局部骨膜套袖状撕裂并移位至肩胛盂内侧，盂唇在肩胛盂前缘消失。

3. GLAD 损伤（glenolabral articular disruption）　单纯的前下盂唇的关节内损伤，不伴骨膜损伤，盂肱下韧带的止点常完整。

4. Perthes 损伤　肩关节前下盂唇及相应区域骨膜自肩胛盂的剥离，但骨膜完整无撕裂。盂唇及骨膜的联系完整。

---

2. 骨性损伤

（1）Hill-Sachs 损伤：指肱骨头后上方的骨或软骨缺损，是肩关节前下脱位时，肱骨头的后外侧与前下盂撞击引起。Hill-Sachs 损伤深度与撞击暴力大小有关，浅的或软骨性 Hill-Sachs 损伤撞击暴力小。Calandra 将 Hill-Sachs 损伤分为三度：一度，软骨性；二度，骨软骨性；三度，骨性。Hill-Sachs 损伤的发生率为 31%～80%。

（2）Bony Bankart 损伤：是指伴有肩胛盂前下方骨折或骨缺损的 Bankart 损伤。2000 年，Itoi 通过尸体研究认为前下盂唇骨性缺损的宽度超过盂宽的 21% 会引起不稳。一些学者则提出如缺损面积超过盂的 25%，则需要骨移植。

3. 关节囊、韧带损伤　主要是指 HAGL 损伤，即肩关节盂肱下韧带肱骨头止点处的撕脱损伤。

此患者 26 岁，摔跤选手，符合肩关节脱位的好发年龄，并具有易复发脱位的因素。患者有外展外旋位摔伤史，初次脱位复位后反复 8 次再脱位，临床症状轻微，恐惧试验（+）、复位试验（+）、前抽屉试验（+），由此可作出诊断为创伤性肩关节前向不稳，Bankart 损伤。

【问题 2】 为进一步明确盂唇 - 关节囊韧带损伤类型以及是否有骨性损伤，需完善何种检查？

思路 1：影像学检查。

1. X 线　肩关节前向不稳的 X 线包括肩关节前后位与腋位像、西点位（west-point axillary view）、Stryker

notch view 以及肩内旋前后位像。肩关节前后位用于显示肩关节脱位的方向及肩盂下方的骨折（图3-10-40A）；西点位为肩盂前下缘的切线位，用于发现关节盂前下缘的钙化或者微小骨折；Stryker notch view 用于显示肱骨头后外侧骨缺损（Hill-Sachs 损伤）的大小（图3-10-40B）；肩内旋前后位像用于显示常规前后位显示不清的 Hill-Sachs 损伤。

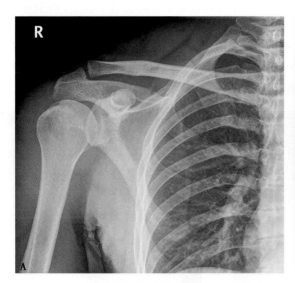
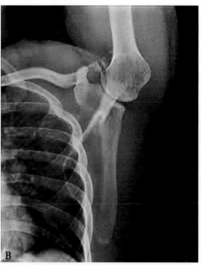

图 3-10-40　肩关节前后位（A）；Stryker notch view（B）

2. CT　比 X 线在显示和量化骨缺损方面更加准确，尤其是 3D 图像可以有效地显示骨性病变，帮助诊断和手术方案的制订（图3-10-41A）。CT 评估可以用来准确测量肩胛盂的缺损，在肩胛盂三维重建图上画出肩盂下部的虚拟圆形，经喙突基底后方和虚拟圆形中心做一条垂线，再画与之垂直的经圆心的第二条线，记录圆的直径为 A，圆心至骨缺损缘的距离记录为 b，按公式：肩盂缺损百分比 $=(A-b)/(2 \times A)$，推算出完整肩盂缺损的比例（图3-10-41B），一般肩盂存在 25% 以上的前缘缺损者建议行肩盂骨性结构重建。此外，CT 检查还有助于观察前脱位时 Hill-Sachs 损伤的大小，还可对比肩盂倾斜角度的变化，以帮助分析肩关节不稳定的原因，指导治疗。CT 造影可用于判断肩盂前方或前下方的盂唇损伤及评估关节囊质量和完整性，但敏感度和准确性不如 MRI 造影，适合于在 MRI 有禁忌时使用。

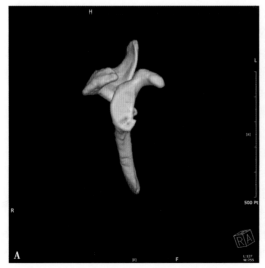
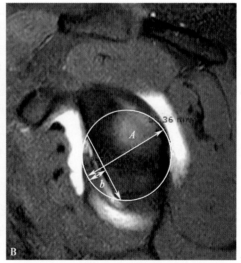

图 3-10-41　肩盂三维 CT（图 A）以及肩盂缺损比 $(A-b)/(2 \times A)$（图 B）

3. MRI　MRI 以其极佳的软组织分辨率、多方位扫描以及非创伤性成像技术，可以显示多方位的组织结构，软组织影像清晰，能够全面地评价各种常见肩关节病变，在诊断关节囊盂唇损伤、韧带损伤、肩袖损伤方面明显优于其他影像学检查,目前逐渐成为评价肩关节复发性脱位的首选及主要方法。肩关节 MRI 关节造影则结合了 MRI 和关节造影的优势,可以进一步提高肩部病变的诊断率,在显示盂唇损伤方面则有更高的敏感性和特异性(图 3-10-42)。所以 MRI 是评价肩关节复发性脱位的首选及主要方法。

思路 2:麻醉下及关节镜检查。

麻醉下检查患者有助于明确临床诊断,有时可发现影像检查未察觉的关节不稳处,特别是对于多向不稳定的诊断有很高的敏感性。检查前方不稳定时,上臂外展,固定住肩胛骨向前施压,正常时肱骨头将出现微小的前方位移,双侧对比超过 2 度的不稳定,有很高的敏感性和特异性。关节镜检查与麻醉下查体结合应用,是一种检查肩关节不稳的可靠方法(图 3-10-43),多为关节镜手术时进行探查,可以发现相关的病变,如肩袖或盂唇损伤及难以发现的关节囊后方游离体等。

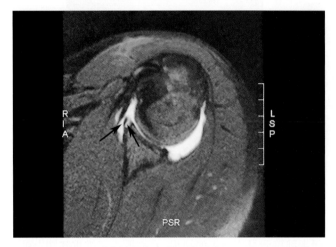
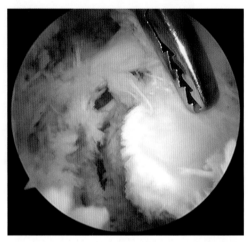

图 3-10-42　MRI 显示患者前下盂唇 Bony Bankart 损伤　　　图 3-10-43　关节镜检查见 Bony Bankart 损伤

【问题 3】　结合问诊、查体及上述检查,患者确诊为右侧肩关节复发性脱位,右侧外伤性肩关节前向不稳,Bony Bankart 损伤。此患者如何选择治疗方法?

思路:外伤性肩关节前向不稳的处理还有很多争议,但目前趋势逐渐明朗化。大多数复发性肩关节前向不稳的患者需要手术治疗。

1. 非手术治疗　适用于老年患者;合并显著的内科疾病而有较低的身体需求者;有控制不好的癫痫病史患者;或者不能完成术后康复的患者。非手术治疗主要包括初次脱位后 3~6 周的外旋位制动,随后行肩袖和肩胛带肌肉力量的练习。但要注意,对年轻人的初次脱位,保守治疗复发率很高,特别是对于 20 岁以下的男性,喜欢对抗性体育活动,同时合并骨缺损者复发率达 90% 以上。

2. 手术治疗　适用于年龄小于 30 岁;创伤引起的(而不是因轻微外力出现的脱位);必须进行复位(而不是自发性复位);希望保留较高的活动水平;悬吊胳膊期间或去掉悬吊带后活动及穿衣服时感觉肩不稳;较大的 Hill-Sachs 损伤;骨性 Bankart 损伤;存在广泛的韧带松弛。

早期的手术方式主要是切开手术,比较广泛采用的主要是切开 Bankart 手术及喙突转位术(如 Laterjet 手术)。Bankart 手术主要是解剖修复撕裂的盂唇。Laterjet 手术将喙突切断,连同联合腱一起移植于肩盂的骨缺损处。这样当肩关节外展外旋时,移位的喙突有阻挡作用,移位的联合腱与肩胛下肌发挥协同阻挡作用,阻止肱骨头向前脱位。

近年来肩关节不稳定的关节镜修复得到高度重视,其成功率已超过切开手术。理想的患者是从事非对抗性运动伴有 Bankart 损伤,而且其盂唇本身没有变性,肩关节盂肱下韧带及与盂肱中韧带质量良好者。绝对禁忌证:自发性脱位;自主选择性肌肉收缩造成的盂肱关节不稳定;情绪不稳定的患者。相对禁忌证:不稳定手术失败者;伴有关节盂缺损大于 20%~25%;肱骨头较大的骨缺损(大于 25%~30%);前关节窝缺损大于 4mm;伴有 HAGL 损伤;前关节囊极其薄弱。

关节镜手术时,对关节的所有结构进行评价,进而确定哪些组织需要手术:①肩关节单一前向性不稳定需要进行前下盂唇修复;手术方式与前下盂唇损伤病理分类有关,对于 Bankart 损伤,如果盂唇质量好,可以清理后缝合;而 ALPSA 损伤的盂唇复合体往往回缩,手术时需从骨膜下游离盂唇,复位后再行缝合固定;

GLAD 损伤为单纯的盂唇损伤，不影响稳定性，可手术清除或固定。②应仔细评估前下肩胛盂骨缺失的量来估计肩关节的稳定性及指导手术处理，如若损伤小于关节面 25%，则可行单纯性盂唇缝合及关节囊紧缩术；若超过 25%，则可考虑骨性结构重建，如 Larterjet 手术。③应仔细评估肱骨头骨缺失（Hill-Sachs 损伤）的量来评估手术，如若损伤部小于关节面的 20%，则可单纯行盂唇缝合术；若超过 20%，则可考虑冈下肌腱充填手术、植骨重建肱骨头，或截骨、关节置换等。④HAGL 损伤一般均须手术原位缝合固定，以免影响肩关节的稳定性。如果关节囊拉长，可能还需要修复关节囊。

近年来肩关节不稳定的关节镜修复术获得很大发展，绝大部分盂唇损伤都能在关节镜下完成，且成功率接近甚至超过切开手术。但骨性缺损仍是切开稳定关节手术的主要适应证，包括喙突转位术（如 Larterjet 手术）和骨移植重建术等。

【诊疗流程】

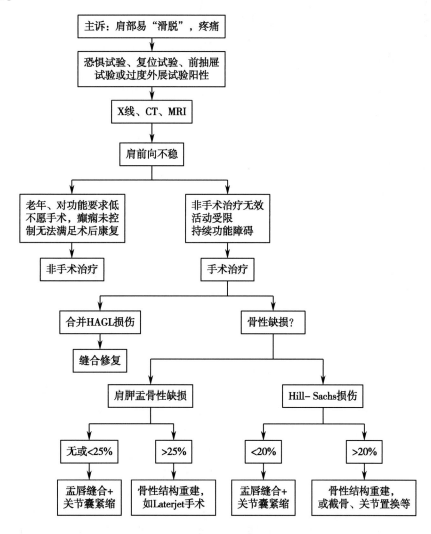

（王金成）

推荐阅读文献

[1] 陈启明. 实用关节镜手术学. 北京：人民卫生出版社，2009.

[2] 加拉茨. 肩肘外科学. 崔国庆，译. 北京：北京大学医学出版社，2012.

第十一章　手　外　科

第一节　手　部　骨　折
hand fracture

手部骨折在临床上比较常见，多为直接暴力所致。其类型多种多样，治疗方法因伤情而定。手的功能非常重要，因此，在治疗手部骨折的诊治时应高度重视。手的功能在于运动，手部骨折处理的最终目标是恢复良好的手功能，而不仅仅是手部骨形态的恢复正常，周围软组织的修复也极为重要。手部骨折处理原则是（近）解剖复位，适当的稳定性（允许早期手指主动活动及骨折愈合），尽早功能锻炼。

临床病例

急诊主诉：患者，男性，28 岁，运动时摔倒左手撑地致左拇指肿胀、疼痛、活动受限 3 小时。

【问题 1】　对于急诊手外伤患者，致伤原因为运动时摔伤，属于运动伤，应首先考虑以下两个问题：患者的全身情况如何？除了患手外是否同时伴有其他部位的损伤

思路 1：首先要重视手外伤患者的全身情况。对于手外伤患者，特别对急性手部严重外伤伴创面活动性出血或者软组织缺损的患者，必须先做全身检查，包括血常规、凝血功能及电解质等，如发现有失血性休克者必须先处理休克。同时，仔细询问基础疾病的可能，做好充分的术前准备和处理，保证稳定的生命体征。

思路 2：严密监测是否合并其他部位损伤。手外伤患者的创伤往往不局限于手部，经常为全身多发伤。因此，必须仔细询问病史，对其他可能累及的部位进行详细体格检查及必要的辅助检查，若发现合并其他重要器官、组织损伤者应先处理合并伤，待全身伤情稳定后再处理创面。

知识点

手外伤诊断的注意事项

1. 外伤史。
2. 局部症状与专科查体。
3. 注意全身情况和基础疾病。

【问题 2】　查体时应注意哪些问题？

思路 1：明确符合手部骨折的体征。手部骨折的常见症状是局部肿胀、压痛明显、手指活动受限，可有皮下淤血，移位明显者可以出现手部畸形，纵向叩击痛（+），被动活动患手可以发现骨擦感，有的开放性骨折可以直接通过开放的创面看到骨折端。

思路 2：鉴别骨折与关节损伤。手部关节损伤的症状与骨折十分类似，也可表现为肿胀、活动受限、疼痛、畸形等，症状发生的部位通常局限在受累关节处。但是，要正确鉴别骨折与关节损伤，以及判定骨折的类型和累及范围，必须行 X 线检查。

知识点

手外伤的临床表现

1. 肿胀、疼痛、畸形。
2. 活动受限。
3. 开放手外伤的伤口出血等。

思路3：鉴别骨折与肌腱损伤。手外伤常常伴有肌腱损伤，也可表现出类似骨折的症状，如活动受限等，但肿胀、疼痛的程度常不及骨关节的急性损伤，并且手部活动仅表现为主动活动受限而被动活动正常。

查体结果：该患者左手第一腕掌关节处肿胀明显、皮下淤血、压痛剧烈，拇指外展及对掌功能严重受限；左拇掌指关节及指间关节主、被动活动正常。

【问题3】　结合上述病史、查体结果，患者手部骨关节损伤的可能性大。辅助检查应围绕手部骨折、手部关节脱位以及手部其他可能的运动系统损伤进行。为进一步明确诊断，需完善何种检查？

思路1：血液学检查。血常规、凝血功能以及电解质都是手外伤患者术前必须要做的检查，通过以上检查可以初步判定患者的全身情况、是否存在手术禁忌。如果存在较为严重的贫血、电解质紊乱或者凝血功能障碍，则需要在术前做相应的处理。

思路2：影像学检查。X线是其首选的检查手段，骨折的诊断主要靠X线检查，通过X线摄片可以基本明确骨折的类型和累及范围（图3-11-1）。有些特殊部位的骨折（如舟状骨骨折），虽然从症状和体征上符合骨折诊断，但在急性期通过X线检查可能难以发现，对于这些患者可以急诊行CT检查或者先使用石膏制动后严密定期随访。

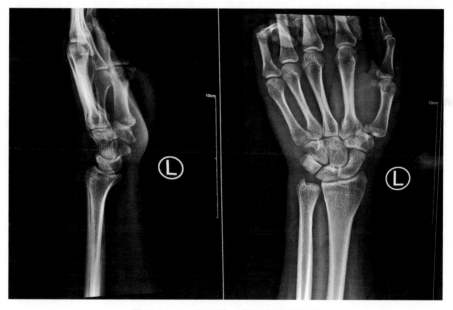

图3-11-1　左手第一掌骨基底部骨折

该患者血液学检查提示：血白细胞及中性粒细胞计数偏高；凝血功能及电解质无明显异常。

X线片提示：左手第一掌骨基底部骨折。

知识点

X线检查

对于手外伤患者，无论是何种类型的损伤，X线检查都是必不可少的。

【问题4】 除X线外,是否有必要做其他影像学检查?

思路1:CT对于骨折的诊断,特别是腕关节骨折的诊断有着重要的意义。它不仅能早期发现X线容易漏诊的骨折(如舟状骨骨折),而且在判断骨折的程度和类型方面都明显优于X线检查,因此对于怀疑有手部骨折的患者,只要条件允许都应尽可能进行CT扫描。

思路2:MRI对于骨折的诊断并不是必须的,但是对于腕关节骨折却有着较为重要的意义,可以用来判断腕骨的血供。

知识点

MRI 检查的意义

腕关节骨折可以是急性外伤引起的,也可以是长期疲劳性的,对于后者需要在术前了解所有腕骨的血供情况才能选择正确的治疗方案。

【问题5】 第一掌骨基底部骨折临床上如何分期?

思路:

1. 关节外骨折 骨折线不通过关节面,常为短斜形。骨折远端受拇长展肌的牵拉向桡背侧移位,骨折近端向尺掌侧移位。临床表现为第一掌骨基底处疼痛、肿胀、畸形,拇指位于内收位,拇指外展、内收、对掌动作受限。

2. 关节内骨折 骨折线通过关节面,可分为以下三种。

(1)Bennett骨折:是常见的第一掌骨基底骨折类型。典型的Bennett骨折为第一掌骨斜型基底两骨块骨折,骨折线自内上向外下进入第一腕掌通关节内,伴第一腕掌关节脱位或半脱位。第一掌骨尺侧基底的三角型骨块,远端受拇长展肌的牵拉滑向桡背侧,造成第一腕掌关节脱位。临床表现为第一掌骨基底处疼痛、肿胀、畸形,拇外展、内收、对掌动作受限。

(2)Rolando骨折:是第一掌骨基底关节内T形或Y形骨折,伴第一腕掌关节脱位或半脱位,预后较差,此型骨折较少见。临床表现同Bennett骨折。正位X线及侧位X线片可显示骨折及脱位情形。X线平片检查Rolando骨折更像粉碎性Bennett骨折,除了掌侧基底与骨干分离之外,背侧基底也与掌骨干分离。基底骨折可碎成三块或多块。

(3)关节内粉碎性骨折:可伴第一掌骨短缩和基底关节面完整性破坏,预后较差。临床表现同Bennett骨折。正位X线及侧位X线片可显示骨折及脱位情形。

知识点

第一掌骨基底骨折分型的意义

根据骨折位置、形状及第一腕掌关节形态进行分型,可以直接指导治疗方案制定。

【问题6】 对于手部骨折应采取什么治疗方法?

思路:

1. 指骨骨折

(1)远节指骨骨折:常合并甲下血肿,可予冷敷。指腹张力大、疼痛剧烈者,需及早引流(伤后48小时以内):用烧红的金属针在甲板上烧灼1~2个孔洞,放出积血。

1)远端粗隆骨折:骨折多由压砸伤所致,或横形或纵形,但以粉碎性骨折居多。闭合骨折一般无须处理,肿痛缓解即可活动。开放性骨折清创术后也很少使用内固定,一般是用铝托制动4周即可。骨折不愈合对手指功能影响不大,可不处理。

2)骨干骨折:也多是压砸暴力所致,断端间常有软组织嵌塞,尤其是横形者,不愈合率较高,可做闭合或切开复位及克氏针内固定。

3)基底部骨折:多属撕脱性骨折。基底背侧骨折,较多见,为指伸肌腱向近侧牵拉、拮抗掌屈暴力所致：①骨折块呈三角状，被附着其上的指伸肌腱牵向背侧和近侧；②指间关节掌侧脱位或半脱位；③远节手指呈屈曲状，不能主动伸直，称槌状指。

知识点

远节指骨基底部骨折治疗选择

骨折块移位<2mm，累及关节面<1/3者均可闭合复位、指托外固定，反之则要行内固定。外固定时，远侧指间关节要伸直或稍过伸，指托置放在掌侧。

（2）中节指骨骨折：可发生于头、颈、干和基底。

1）头部骨折：骨折块很小，位于侧方。关节稳定者无须处理，反之伸直位外固定或骨折块切除和韧带修复。指骨头髁部的骨折，如果骨折线自指颈或指骨干的一侧斜向指骨头关节面中部，骨折块大，多呈三角形，无论移位与否，都属不稳定骨折，治疗首选切开复位及螺钉、克氏针内固定或者闭合复位外固定支架固定。

2）颈部骨折：多为短斜形或横形骨折，常有短缩和成角移位，需切开复位，克氏针内固定。

3）骨干骨折：多由直接暴力所致，横形骨折常有成角移位。

知识点

中节指骨干骨折移位类型及复位手法

1.骨折于指浅屈肌腱止点远侧，近侧折块受指浅屈肌腱牵拉而掌屈，远侧折块随指伸肌腱牵拉而背伸，骨折会有掌向成角移位；复位时轴向牵引并向掌侧推挤远侧折块可使之复位，然后用铝托固定在功能位6~8周。

2.骨折于指浅屈肌腱止点近侧，近侧折块由指伸肌腱中央腱牵拉多背伸，远侧折块因指浅屈肌腱牵拉而掌屈，骨折可有背向成角移位。复位时轴向牵引和背向推挤远侧折块，复位后伸直位固定，时限同上。

3.螺旋形或者斜形骨折常有旋转和成角移位，适于做切开复位和内固定。

4）基底部骨折：属关节内骨折，背侧基底骨折则较为少见，掌侧基底骨折最常见，为背伸暴力或由指端传导的纵向暴力所致。骨折块向掌侧、近侧移位，常伴有近侧指间关节背侧脱位或半脱位。被动屈曲近侧指间关节，脱位即刻消失，撤除外力则又出现。

知识点

中节指骨基底部骨折治疗选择

骨折块不大、累及基底关节面<1/3者，可行闭合复位和外固定塑料或铝托放于背侧，掌指关节屈曲30%~40%，近侧指间关节屈曲度数较脱位消失度数大10°~15°；反之，需做切开复位和螺钉内固定。

（3）近节指骨骨折：骨折的部位、类型及治疗与中节指骨骨折区别不大。

1）骨干骨折：横形、短斜形的骨干骨折常有掌向成角移位，骨间肌及蚓状肌牵拉近侧骨折块掌屈，指伸肌腱中央腱牵引远侧骨折块背伸。闭合复位和外固定者，掌指关节需屈曲70°~90°，近侧指间关节屈曲25°~30°。

2）基底部骨折：位于关节外者多为横形骨折，较常见，尤其是小指，可有掌向、侧方成角及旋前移位，但有时远、近骨折块彼此嵌插也会有短缩移位；位于关节内者，或是粉碎性骨折，治疗多选闭合复位和外固定支架固定。

近侧指间关节掌板是一个容易发生挛缩的结构。固定近侧指间关节多取伸直位，予以掌板延展外力，减少其挛缩机会。

2. 掌骨骨折

（1）掌骨头骨折：无移位的骨折可用手背侧短臂石膏固定于手功能位，3～4周后功能锻炼。有移位的骨折，需切开复位进行内固定手术，如髁部用小钢板、克氏针、张力带钢丝、螺钉等法固定。粉碎性骨折复位和固定较困难，需小心操作。

（2）掌骨颈骨折：在掌指关节伸直位复位骨折很困难，复位需在掌指关节屈曲位进行。软组织肿胀明显时复位较为困难，石膏固定亦不一定稳固。复查X线片，若石膏松动或骨折有移位倾向，需重新复位、石膏固定。若需要缩短固定时间、尽早开展手功能锻炼，可行内固定手术。手法复位失败或不稳定的骨折需切开复位内固定手术，如小钢板、髓内针、克氏针、外固定支架等法固定。

知识点

掌骨颈骨折复位手法

先屈曲掌指关节，从掌侧向背侧推顶掌骨头，同时背侧按压掌骨，可复位骨折。复位后，用手背侧短臂石膏固定于掌指关节和近侧指间关节90°屈曲位，远端至远指间关节，3～4周后功能锻炼。

（3）单一掌骨干骨折：无移位的骨折可用手背侧短臂石膏或夹板于手功能位固定，远端至近侧指间关节，6周后功能锻炼。有移位的骨折，可试行手法复位，牵引后予以背侧压力矫正背侧成角畸形，复位后手背侧短臂石膏固定于手功能位或夹板固定；在软组织肿胀消退时要复查X线片，若石膏松动或骨折有移位倾向，需重新复位、石膏固定。不稳定的骨折需切开复位，进行内固定手术。

横形骨折复位后一般较稳定，用石膏或夹板即可；若需要缩短固定时间、尽早开展手功能锻炼，亦可行内固定手术，如小钢板、髓内针、克氏针等固定。斜形和螺旋形骨折多不稳定，需切开复位，进行内固定手术，如小钢板、拉力螺钉、克氏针或张力钢丝加克氏针、外固定支架等法固定。

（4）多发掌骨干骨折：稳定与不稳定骨折在治疗方案的选择上同单一掌骨干一致。但由于多发掌骨干骨折失去掌骨间相互的稳定支持作用，骨折复位后较不稳定，比单一掌骨折需要更长的固定时间，更可能导致手关节僵硬。故多倾向于切开复位内固定，这样可以缩短固定时间，尽早开展手功能锻炼。若伴有严重的软组织损伤，则根据具体情形决定治疗方案，但是，这种情形下骨折的固定很棘手，因为一些内固定方法如小钢板等会受到限制。

3. 第一掌骨基底部骨折

（1）基底部关节外骨折：骨折大多可手法复位，拇指外展位牵引后在骨折处从桡背侧向尺掌侧予以压力矫正成角畸形，复位后短臂石膏固定拇指于外展位，或弓形夹板固定，远端至指间关节，骨折基本愈合后功能锻炼。若需要缩短固定时间，尽早开展手功能锻炼，亦可行内固定手术。不稳定的骨折需切开复位，进行内固定手术，如小钢板、克氏针等法固定。

（2）Bennett骨折：这种骨折手法复位容易，复位时拇外展位牵引后在骨折处从桡背侧向尺掌侧予以推压力矫正脱位即可复位，但复位后固定困难。一般在第一掌骨基底桡侧以软垫保护，先上短臂石膏，石膏未硬固前整复骨折脱位，一直维持到石膏硬固。固定拇指于外展位，弓形夹板固定。骨折基本愈合后开始功能锻炼。由于石膏固定困难，多倾向于内固定。复位后经皮克氏针结合外固定支架固定，操作较为简单。切开复位小钢板或螺钉固定虽然可缩短外固定时间，尽早开展手功能锻炼，但是手术操作复杂，对关节周围软组织破坏较大，因此并不推荐。

（3）Rolando骨折：骨折一般不稳定，骨折块较大时多倾向于内固定，如克氏针、小钢板、外固定支架等法固定。骨折块较多，无法使用内固定时，可闭合复位石膏托外固定。建议使用外固定架维持骨折复位。在牵引一段时间后，待局部肿胀消退可早期功能锻炼，使破损的关节面重新塑形。

（4）粉碎性骨折：骨折一般不稳定，条件适合时可行复位内固定，如克氏针、小钢板、外固定支架等法固定，必要时植骨。无法使用内固定时，可闭合复位石膏托外固定。建议使用外固定架维持骨折复位。在牵引一段时间后，待局部肿胀消退可早期功能锻炼，使破损的关节面重新塑形。关节面毁损严重，可考虑关节融合或其他关节重建术。

【问题7】 该患者需采取什么治疗方法？

经过以上的体格检查以及辅助检查可以发现，该患者为左手Bennett骨折，因腕掌关节脱位不明显，可以选择石膏固定拇指于外展位,复查 X 线复位可,1 周再次复查 X 线,若对位不佳,骨折块移位,建议经皮克氏针内固定结合外固定支架固定。若位置可,2 周后继续复查 X 线。固定 3～4 周,开始功能锻炼。

【诊疗流程】

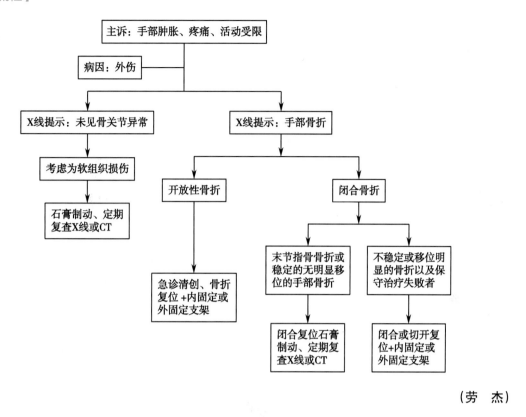

（劳　杰）

第二节　手部肌腱断裂
tendon rupture of hand

手部肌腱断裂是手外科中的一个重要而复杂的问题,较为常见。上肢创伤中手部损伤约占 60%,其中肌腱损伤占手部损伤的 30%。自 20 世纪 20 年代起,手部的肌腱无创修复就成为手外科技术有别于其他外科技术的一个标志,肌腱修复的研究从手外科的建立至今仍然是手外科医师最为关注的问题之一。肌腱损伤的修复质量,直接影响着手的功能恢复。了解肌腱系统的功能解剖,熟练地掌握肌腱损伤的治疗原则与修复技术,是获得较好疗效的基本条件。如果将骨关节比作起重机的钢架的话,肌腱便是拉动重物的绳索。肌腱功能丧失后,即便骨关节与神经功能均处于正常状态,也只能进行被动活动,而不能完成主动活动。因此,临床上对于手部肌腱断裂的修复就显得非常重要。

临床病例

急诊主诉:患者,男性,46 岁,在家做菜时左手被刀割伤导致左手示指流血、疼痛、活动受限 5 小时。

【问题 1】　急诊锐器手外伤患者,且伴有活动性出血,并且已伤后 5 小时,应首先考虑患者的全身情况如何及创面的条件如何?

思路 1:对于手外伤患者,首先要重视全身的准备,特别是对急性手部严重外伤伴创面活动性出血,或者软组织缺损的患者,必须先做全身检查,包括血常规、凝血功能及电解质等,如发现有失血性休克者必须先处理休克。另外,手外伤患者的创伤往往不局限于手部,经常为全身多发伤。因此,必须仔细询问病史,对其他可能累及的部位进行详细体格检查及必要的辅助检查,若发现合并其他重要器官、组织损伤者应先处理合并伤,待全身伤情稳定后再处理创面。

思路 2:手部创面类型的不同,临床处理的方法也会相应地有所区别。

知识点

手外伤受伤特点

手外伤最多见的是压砸、切割所引起手指指腹软组织缺损或远节指甲、软组织缺损和远节指骨外露。其次是碾轴或轴轮引起的单纯皮肤撕脱性缺损，或因辗轧造成的皮肤撕脱并伴深部软组织损害，有时还伴有骨折或脱位。子弹或弹片所造成的手部外伤在平时较少见，一旦出现，其创面较复杂，常常是多个手指或伴有手掌部毁灭性损害，给修复带来困难。

【问题2】 急诊查体应注意是否合并骨折以及神经、肌腱的功能等问题？

思路1：手外伤往往会累及手部的血管，手部的主要血管如果损伤会影响到肢体的血运，严重情况下甚至发生肢体的缺血坏死。有些闭合性的手外伤，如碾压伤也会造成血管的损伤。因此，必须在检查时注意观察受伤肢体的血供情况。一旦发现有血管危象必须及时进行血管修复，一旦延误可能会导致不可逆的肢体血运障碍，最终导致肢体的坏死。

知识点

如何判断手部血运

手部血供观察的内容包括患指皮肤的颜色和张力、毛细血管反应以及手指的皮温，必要时可以用注射器针头在指端穿刺观察有无活动性出血。

思路2：手外伤由于致伤原因多种多样，有的暴力较易造成手部掌、指骨骨折。手部骨折临床表现为骨折处疼痛、肿胀，畸形，手指活动受限或者异常活动，有的开放性骨折可以直接通过开放的创面看到骨折端。但是，要正确判断是否骨折以及骨折的类型和累及范围必须行 X 线检查，特此强调，对于手外伤患者无论是何种类型的损伤，X 线检查都是必不可少的。

知识点

手指神经损伤定位

1. 若单一手指的一侧皮肤感觉障碍，则提示该手指相应侧的指固有神经损伤。
2. 若单一手指的两侧皮肤感觉障碍，则提示该手指双侧的指固有神经损伤。
3. 若相邻两指的相对侧皮肤感觉障碍，则提示该两指相应的指总神经损伤。

思路3：手部神经损伤最常见的是指总神经以及指固有神经的损伤，相应的查体相对简单。

思路4：手外伤常常伴有肌腱损伤，伸指肌腱损伤的查体相对较为简单，嘱患者尽可能伸直各掌指关节和指间关节，若发现某个关节无法完成主动伸直则提示相应的伸指肌腱损伤。但是，屈指肌腱损伤的鉴别诊断则较为复杂，因为第2~5指的屈曲功能均受到指浅屈肌和指深屈肌两根肌腱支配，手外伤时需要仔细鉴别是其中一根还是两根肌腱同时损伤。

知识点

屈指肌腱损伤的鉴别方法

1. 将患指近侧指间关节固定，若远侧指间关节不能主动屈曲，则提示屈指深肌腱断裂。
2. 将患指相邻两指固定在伸直位，患指近侧指间关节不能主动屈曲，则提示屈指浅肌腱断裂。
3. 若近、远侧指间关节均不能主动屈曲，则提示屈指深、浅肌腱均断裂。

查体结果：该患者伤口位于左示指近节掌面，创面条件可，局部皮肤血运好，略肿胀，左示指末端血运正常，皮肤感觉正常，近、远侧指间关节主动屈曲不能，被动活动正常。

【问题3】 结合上述病史、查体结果，为进一步明确诊断，需完善何种检查？

思路1：血液学检查。血常规、凝血功能以及电解质都是手外伤患者术前必须要做的检查。通过以上检查可以初步判定患者的全身情况、是否已经发生感染症状，以及是否存在手术禁忌。如果存在较为严重贫血、电解质紊乱或者凝血功能障碍则需要在术前做相应的处理。

思路2：影像学检查。X线是其首选的检查手段，骨折的诊断主要靠X线检查，通过X线摄片可以基本明确骨折的类型和累及范围。有些特殊部位的骨折（如舟状骨骨折）虽然从症状和体征上符合骨折诊断但在急性期通过X线检查可能难以发现，对于这些患者可以急诊行CT检查或者先使用石膏制动后严密定期随访。

血液学检查提示：血白细胞及中性粒细胞计数偏高；血红蛋白86g/L，呈中度贫血；凝血功能及电解质无明显异常。

X线片提示：未见骨折及脱位等异常表现。

【问题4】 该患者需采取什么治疗方法？

经过上述检查可以发现，该患者手外伤的治疗涉及清创及断裂的屈指肌腱修复。

思路1：清创是把一个污染创口转化为"无菌"的创口，是防止感染的重要步骤。清创是处理一切开放性损伤的重要措施，手部开放性损伤更为重要。只要患者全身情况许可，就必须及时进行，任何拖延都会使细菌繁殖和扩散，增加创口的感染率，导致修复手术失败和感染。清创的重点是切除失去活力的组织，清除创口的异物及彻底止血。这是一项非常细致、责任心很强的工作，要严格执行。

思路2：对于手外伤屈指肌腱损伤的处理，如为切割伤，由于清创后切口都能一期缝合，感染机会较少，应该一期缝合；如为严重手部撕裂或挫灭伤，由于皮肤有不同程度的缺损或挫伤，肌腱往往也损伤严重，经彻底清创后，如通过带蒂皮瓣或游离皮瓣闭合创面，而且感染也能控制，应一期修复肌腱。但不应为寻找回缩的肌腱，而过于扩大伤口，增加感染的扩散；如创面不能一期获得满意的闭合，或因创面污染严重，彻底清创后感染仍不可能排除，不能一期修复者，为防止肌腱回缩，应将肌腱在创口适当的位置给予固定，便于二期肌腱的修复。对于新鲜的屈指肌腱损伤，无论在哪一区断裂，均应将原切口延长，便于肌腱清创缝合。

【问题5】 肌腱断裂的处理原则有哪些？屈指肌腱的修复需要注意哪些方面？

思路：

1. 肌腱断裂的处理原则

（1）修复时机

1）一期缝合屈、伸肌腱。无论在何区域断裂，只要情况允许，都应该进行一期缝合。

2）有下列问题可考虑行肌腱的二期缝合：①肌腱有缺损，直接缝合有困难；②肌腱缝合部位皮肤缺损，需行皮肤移植或皮瓣覆盖；③严重的挤压伤，合并骨与关节粉碎性骨折；④伤口污染严重。

3）有下列问题可考虑行肌腱的延迟缝合：①肌腱损伤时伤口污染严重，不能一期闭合伤口；②患者有其他损伤，危及生命时；③医师不熟悉肌腱外科手术操作。

（2）肌腱缝合要求：肌腱缝合后影响功能结果的主要原因是肌腱粘连。为此，在肌腱缝合方法与应用材料方面应有所讲究。力求肌腱缝合方法简便、可靠、有一定的抗张能力，并尽可能减少腱端缝合处血管狭窄。

（3）局部条件要求：肌腱愈合所需营养，主要是血液供给与滑液作用。所以，修复的肌腱应位于较完整的滑膜鞘内，或富于血循环的松软组织床内，肌腱愈合质量好，粘连少。在缺血的组织内，瘢痕基床上或瘢痕覆盖部位，裸露硬韧组织，如鞘管、韧带、肌膜、骨创面等部位，不宜修复肌腱。

（4）腱鞘的处理：过去认为，修复的肌腱需从周围组织长入侧支循环才好愈合。因此，缝合肌腱如在腱鞘内必须行鞘管切除，使缝接处直接与周围组织接触。近些年认识到损伤或修复肌腱，自身可以愈合，滑液的作用对愈合也很重要。完整的鞘管，不但不会妨碍肌腱的愈合，而且还是防止肌腱粘连的很好屏障。因此，在手指屈肌腱内做肌腱缝合，较完整的鞘管不应切除，应予修复。破损较重，或壁层滑膜已不存在的鞘管应予切除。要考虑在适当的部位（A2、A4）保留滑车，以利于肌腱功能的恢复。

（5）早期功能练习：肌腱缝合后，早期有控制地活动是防止肌腱粘连的有力措施，可加速肌腱愈合、减少粘连发生。早期被动活动应在严格监督及指导下进行，避免在锻炼时发生肌腱缝合处的断裂。

目前，手部肌腱修复手术还不够普及，所以新鲜的手部肌腱损伤，特别是屈指腱鞘内的肌腱损伤，不强求每位首诊医师都必须做一期修复，如果技术有困难，可以留给较有经验者行迟延一期修复或二期修复。这样做虽不理想但情有可原，比不掌握肌腱修复技术勉强施行的结果要好。

知识点

肌腱修复注意要点

1. 开放损伤时间、地点、致伤物、污染情况。
2. 肌腱损伤平面，屈、伸肌腱断裂时手指处于何位置，以估计肌腱断端回缩部位。
3. 肌腱断裂的数目，有无合并神经、血管及关节损伤。
4. 术者是否有熟练的肌腱修复技术。

---

2. 屈指肌腱的修复

（1）新鲜屈指肌腱损伤修复：屈指肌腱无论在哪一区断裂，应将原切口延长，便于肌腱清创、缝合。但伤口延长时不应与手部皮肤横纹作垂直交叉，避免术后瘢痕挛缩影响关节活动。在腕部切割伤做肌腱缝合时，勿将肌腱与神经缝合。正中神经与屈指肌腱所在位置不同，神经干略显浅黄色，外膜有营养的轴行血管，神经断面神经纤维束清晰可见。肌腱质地硬韧，为鱼肚白色，无轴行血管。

（2）陈旧性屈指肌腱损伤的修复：肌腱因缺损或其他原因未能行一期修复，以及一期缝合失败者，则应予二期修复。常用的修复方法是肌腱直接缝合、肌腱移植和肌腱移位术。

1）游离肌腱移植：游离肌腱移植手术适用于手部各区域内肌腱缺损的修复。肌腱缺损部位无明显瘢痕，手指关节被动屈伸良好，手指感觉存在，则可行游离肌腱移植。年龄过大或幼儿不适宜肌腱移植手术，术后效果常不理想。

可用于移植的肌腱有掌长肌腱、趾长伸肌腱、跖肌腱、示指固有伸肌腱和指浅屈肌腱。

调整移植肌腱张力过大，手指伸直受限，张力过小，手指屈曲不完全。适当肌腱张力调整是实现良好功能的重要因素之一。调节肌腱张力时，以相邻指的休息位姿式为参照，使患指的屈曲度与其相邻处于休息位手指角度一致。

肌腱近断端在原伤口附近粘连，或受伤时间较短，断腱的肌肉本身张力尚无明显改变，移植肌腱张力，应将患指调整与邻指相一致的屈曲位为宜。若受伤时间长，肌肉有继发挛缩，牵拉近断端感到肌肉张力较大，收缩范围少，移植腱的张力应适当放松些。即肌腱缝接后，伤指位置较休息位的邻指稍伸直些，以免术后患指伸直受到影响。若肌肉有失用性萎缩，牵拉断裂时肌肉松弛，移植腱的张力可适当大些，以免术后手指屈曲范围减少，而且无力。

2）肌腱二期重建手术：肌腱缺损区域有较多的瘢痕，关节被动活动较差，可行肌腱二期重建。一期用肌腱替代物硅胶条植入屈肌腱缺损处，待假腱鞘形成4周后行二期手术，取出硅胶条，然后用自体肌腱移植。

3）同种异体肌腱移植：多条肌腱缺损修复时自体肌腱移植的来源受到限制。随着同种异体肌腱移植免疫学研究的进展，经处理的异体肌腱组织抗原明显降低，使异体肌腱移植在临床上应用成为可能。

知识点

肌腱损伤的分期修复

1. 肌腱损伤应尽量一期修复。
2. 因故未能一期修复或一期缝合失败者，则应予二期修复。
3. 二期修复方法包括肌腱直接缝合、肌腱移植和肌腱移位术。

【诊疗流程】

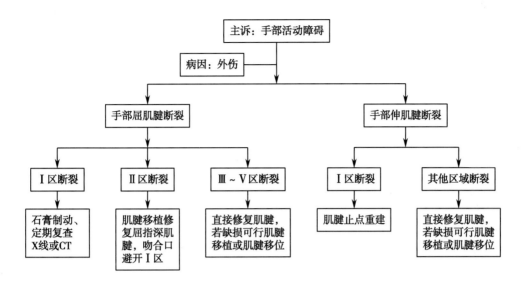

（劳 杰）

第三节 手部皮肤缺损
skin defect of hand

随着我国工业、农业和交通的发展，外伤的发生率明显增多，加之目前以半机械化工业为主，使手外伤的发生率特别高。根据王澍寰的统计，手外伤的发生率（不包括上肢）仅次于下肢，为外伤发生率的第 2 位，且以开放性为主。

手外伤不仅是单纯的挫伤和皮肤裂伤，而且常伴有大面积皮肤挫裂或撕脱，以及深部软组织如肌肉、神经、血管、骨骼的损害。故 Bunnell 于 1944 年时就将整形外科技术作为手外科的重要组成部分，将此用于修复手部的各类创面。王澍寰 1978 年也强调"手外科手术中大约有 1/3 的病例需要做皮肤移植，特别是新鲜的手外伤中，绝大多数病例都有着皮肤缺损的问题"。因而作为手外科医师甚或骨科医师必须在掌握骨科技术的基础上，同时掌握应用皮片或皮瓣修复创面的技术。1972 年日本 Harii 将一侧的一块头皮皮瓣通过血管吻合移植到对侧，以及 1973 年 Daniel 和杨东岳用下腹部带血管皮瓣游离移植修复创面获得成功，为显微外科技术修复手部创面打下了基础。

临床病例

急诊主诉：患者，男性，35 岁，机床操作工，机床碾挫导致右手流血、疼痛、活动受限 6 小时。

【问题 1】 对于急诊手外伤患者，机器碾挫伤伴有活动性出血，并且已伤后 6 小时，除了解患者全身情况外，重点是观察创面的类型和软组织条件，其次是判断受伤手指的血供情况、是否合并骨折以及神经、肌腱的功能。

思路 1：外伤是手部软组织缺损的常见原因，最多见的是砸、切割所引起手指指腹软组织缺损或远节指甲、软组织缺损和远节指骨外露；其次是碾轴或轴轮引起的单纯皮肤撕脱性缺损，或因辗轧造成的皮肤撕脱并伴深部软组织损害，有时还伴有骨折或脱位。

思路 2：其他造成手部皮肤缺损的原因包括：①手部皮肤或皮下组织肿瘤切除后的缺损，手部肿瘤临床上以皮肤血管瘤为主，其次为皮肤癌或黑色素瘤等；②手部深度烧伤作早期焦痂切除后的软组织缺损，对单纯手部深度烧伤或总面积不大（30% 以内），全身情况较好的手部深度烧伤，特别是深度电灼伤、化学灼伤以及热灼伤，主张早期焦痂切除修复创面，这样有利于手的功能恢复；③外伤性手部肉芽创面或合并骨与关节感染的创面，这类创面都是由于早期外伤创面处理不当，未能及时予以修复引起了感染和骨关节外露；④手部挛缩瘢痕切除后的创面,手部深度烧伤或创伤未能早期修复创面,产生肉芽,经多次换药愈合或表皮皮片移植愈合的创面,常发生瘢痕挛缩,引起爪形手畸形和功能障碍,为了矫正这类畸形,必须做瘢痕切除。

知识点

手部皮肤缺损的主要原因

1. 外伤性手部软组织缺损。
2. 手部皮肤或皮下组织肿瘤切除后的缺损。
3. 手部深度烧伤行早期焦痂切除后的软组织缺损。
4. 外伤性手部肉芽创面或合并骨与关节感染的创面。
5. 手部挛缩瘢痕切除后的创面。

查体结果:该患者创面位于右手背侧,创面污染严重,皮肤挫伤严重,血供差,累及范围约 10cm×6cm,创面内可见肌腱外露:手指各关节主、被动屈伸活动可;手指背侧感觉减退,掌侧感觉可;手指血供可,回流稍慢。

【问题2】 通过以上的查体以及辅助检查可以发现,该患者主要为手背部的皮肤缺损,采取什么治疗方法?

思路1:关于闭合创面的时限问题。在一般情况下,应争取在伤后8小时以内进行清创,闭合创面,如已超过这一时限,则根据患者的一般情况、致伤的原因、污染的程度、伤情、局部组织反应以及医师的技术水平等决定清创后能否一期闭合创面。清创是将一个污染创口转化为"无菌"的创口,是防止感染的重要步骤。清创是处理一切开放性损伤的重要措施,手部开放性损伤更为重要。只要患者全身情况许可,就必须及时进行,任何拖延都会使细菌繁殖和扩散,增加创口的感染率,导致修复手术失败和感染。

知识点

清创的重点

1. 切除失去活力的组织。
2. 清除创口的异物及彻底止血。

思路2:一般创口的闭合可分为3个时期,即早期闭合、延期闭合和晚期闭合。

1. 早期闭合 进行一期创面修复要求:①全身情况佳,无严重全身合并伤,休克或临近休克:②局部创面污染不严重,并排除厌氧菌感染;③受伤肢体末梢循环良好;④就诊及时。

2. 延期闭合 在下列情况下应进行延迟修复:①全身情况欠佳,合并其他脏器损伤、休克或临近休克;②局部损伤严重,早期用皮瓣修复创面对患者影响较大;③创面污染严重,特别是不能排除厌氧菌感染;④受伤肢体末梢循环欠佳,虽经修复仍不能排除发生肢体坏死者。

3. 晚期闭合 对以下情况的患者应考虑晚期闭合创面:①患者早期未能得到正确的处理,失去了早期和延期修复创面的时机;②由于患者全身情况严重,短期内不能得到纠正,因此不能行早期或延期修复创面;③由于创面污染严重,经早期清创观察72小时以上发现有严重感染,不能行延期修复创面;④早期或延期修复创面失败。

知识点

皮瓣修复创面时机

不宜在急诊情况下做早期皮瓣修复创面的,早期仍需满意清创,并用抗生素液覆盖创面,适当加压包扎。观察3~5天后再作进一步检查。如条件许可,再延期应用皮瓣修复创面。

思路3：直接缝合创面的方法用于整齐的裂伤经清创修整后无皮肤缺损者。但须注意勿使缝合口张力过大，以免影响局部血运，导致伤口边缘坏死、愈合不佳或裂开等，要避免以上情况的发生，需采取一些辅助措施，如减张切口、缩短骨残端等以缓解缝合口的张力。

知识点

"Z"字成形术

对于皮纹垂直的创口，垂直跨越关节的掌侧或背侧伤口、平行指蹼或与皮肤肌腱纵行重叠的伤口，在条件许可的情况下，局部皮肤血运良好，创口污染不明显，受伤时间较短，应采用"Z"字成形术，改变原创口的方向，然后缝合创口，这样可避免发生创口裂开、瘢痕挛缩或与肌腱粘连，影响功能。

思路4：对于手部皮肤缺损的修复常用的方法分两大类，一类是皮片移植（植皮），另一类是皮瓣。

1. **皮片移植** 临床上根据取皮片的厚度，分为刃厚皮片（表层皮片）、中厚皮片（断层皮片）、全厚皮片以及真皮下血管网皮片4种。

（1）刃厚皮片薄，容易存活，适用于感染创面、慢性溃疡创面以及非重要功能部位。因皮片愈合后可比原来缩小40%～50%，因此不宜用在关节附近，否则会影响关节功能。后期皮片色素沉着明显，影响外观，且不耐磨。

（2）中厚皮片含表皮及真皮的一部分，适用于掌背部、指背部、指侧面的新鲜创面，对健康的肉芽创面或功能要求较高的部位（如关节部）也适用。但对指掌侧，中厚皮片移植效果不理想。对肌腱、骨、神经及大血管裸露部位，中厚皮片的成活受到影响，所以仍起不到保护作用，不宜采用。

（3）全厚皮片包括皮肤的全层组织，但不包括皮肤下组织，是游离植皮中效果最好的一种皮片。但皮片成活时间较长，且皮片过大成活率受影响，因此只适用于修复面积较小的手背、手指掌侧皮肤缺损。取皮面积不宜过大。不宜用于肉芽创面的修复。

（4）带真皮下血管网皮片，在切取时带了真皮下血管网及其下少许脂肪组织，移植后通过此层血管网，皮片可以存活或较易存活。但有时因创面血供欠佳，致使存活率不稳定。

一般刃厚皮片或中厚皮片移植后，应局部固定并抬高患部；无菌创面植皮，术后6～8天首次检查，10天左右拆线；感染或肉芽创面，可视情况术后3～5天更换敷料。首次检查时，逐层揭开纱布，不要勉强更换内层敷料。如发现皮片已坏死，不必等待观望，应视创面情况，随时补充植皮。

2. **皮瓣** 在自身切取一块皮肤和皮下组织转位或移植到创面上进行修复，这部分转位或移植的皮肤和皮下组织统称为皮瓣。皮瓣移植修复手部创面，特别是采用吻合血管的游离皮瓣，效果非常理想，但技术较复杂、难度大、费时多、创伤大，加之目前有一定的失败率，会给患者带来新的创伤或新的功能障碍，因此必须严格掌握其应用范围。皮瓣移植的主要适应证为：①外伤所致的手部软组织缺损，伴有骨骼、肌腱外露者；②手部肿瘤切除后遗留的组织缺损，伴有骨骼、肌腱外露者；③手部瘢痕挛缩畸形，瘢痕切除矫正畸形后有骨骼、肌腱外露者，或瘢痕切除后进行肌腱、神经、骨骼修复后的创面；④手部慢性溃疡伴有骨骼、肌腱外露经病灶清除后的创面。

皮瓣可以分为以下几类：

（1）皮肤皮瓣：它是整形外科和手外科最早应用的传统皮瓣，由于皮瓣内没有轴心血管，其血供靠底部肌皮动脉与真皮下血管网吻合稠密的血管侧支沟通，故称之为非轴心血管皮瓣，以带蒂移位的方式来覆盖创面。

（2）动脉皮瓣：即在皮瓣的纵轴面含有轴心血管，而且是血供的主要来源。但因皮瓣的底部与皮下组织未切断，因此同时含有肌皮动脉供应的皮下血管网补充血供。由于皮瓣内含有轴心血管，所以不受长宽比例的约束，且皮瓣的长度与面积取决于轴心血管的灌注压和灌注范围。

（3）岛状皮瓣：仅有轴心血管为蒂，除该血管蒂外，其余的皮肤、皮下组织都被切断，其血供仅靠轴心血管来维持，该皮瓣的长度和面积主要取决于轴心血管的灌注压和灌注面积。

（4）游离皮瓣：为通过小血管吻合技术，将皮瓣内的轴心血管与受区血管吻合，一期远位移植成活的轴心皮瓣。皮瓣的长度和面积的设计不仅根据轴心血管的灌注压，更重要的是受区小动脉灌注压的影响。由于轴心血管的解剖特点,轴心血管皮瓣又可分为直接皮动脉皮瓣、肌间隙血管皮瓣、肌间隔血管皮瓣以及主干带小分支血管皮瓣。

(5)复合皮瓣:即切取皮瓣时由于受区的需要,同时将供区的肌肉、骨骼等组织与皮瓣一起,作移植组织。其血供来源于供给皮瓣的血管。

(6)组合皮瓣:即通过吻合血管的方法,将2个或2个以上各具独立血管蒂的游离皮瓣,通过小血管吻合连接成1个具有共同血管蒂的皮瓣,使其能修复大范围的软组织缺损。由于组合方式的不同又分为并联和串联。并联指一个皮瓣的血管蒂与另一个皮瓣的血管蒂作端侧吻合,或与另一皮瓣血管蒂上的分叉血管作端端吻合;串联皮瓣指主干带小血管分支血管皮瓣,皮瓣动脉干远端与另一皮瓣的血管蒂作吻合组合的皮瓣,这一方式可二级或多级串联。

(7)按解剖结构规律改造血管类型的轴型皮瓣:目前按临床应用的需要有:①将肌间隙皮血管改造成主干带小血管分支的皮瓣,即将相邻的几个肌间隙皮血管连同深部的血管主干共同截取,组成主干带小分支的血管皮瓣,使皮瓣的面积增大;②将肌皮血管改造为直接皮血管的皮瓣,即将肌皮瓣的轴心血管分向肌肉的肌支给予切断结扎,只留下穿支与皮肤血管的主干相连,造成不带肌肉的单纯皮瓣,以减少移植体的厚度;③将非轴心皮瓣改造成轴心皮瓣,即将缺乏理想轴心血管的皮肤条件较好的局部预先植入一套轴心血管,待此血管与皮肤血管沟通后,再作为轴心血管皮瓣供受区应用。

(8)静脉皮瓣:它是一种非生理循环的新型皮瓣。它的问世改变了常规游离皮瓣中必须具备一套完整的动静脉系统的传统概念。由于它与受区血管吻合的性质不同,又分为静脉和动脉吻合皮瓣与静脉和静脉吻合皮瓣,前者系动脉营养的静脉皮瓣,后者为静脉营养的静脉皮瓣。

【诊疗流程】

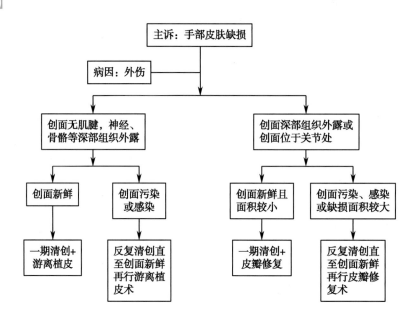

(劳 杰)

第四节 手部关节脱位
joint dislocation of hand

手部关节在临床上比较常见,暴力作用是手部关节脱位及韧带损伤最主要的病因。所受暴力可以是牵拉暴力、侧方或后前方的挤压暴力,以及扭转暴力等。事实上,当暴力作用于关节部位时,首先是关节囊及韧带接受暴力,若发生关节囊及韧带断裂,则进一步出现关节脱位;若关节囊及韧带保持完整,则将暴力传导至关节面,发生关节内骨折,进而发生骨折脱位。经手部关节的生物力学实验证明,当手指受到纵向牵拉暴力,力量达到637N时,可发生侧副韧带起点或止点的断裂,其断端多为不整齐的锯齿状;当手指受到挤压暴力时,其力量达到151.9N时,就可发生侧副韧带中部断裂;当手指受到扭转暴力时,其扭转角度达到140°时,其侧副韧带可发生平行或斜行断裂,多伴有起点或止点的撕脱骨折。

临床病例

急诊主诉：患者，男性，25岁，右手示指被人扭伤致肿胀、疼痛、活动受限2小时。

【问题1】 对于急诊手外伤患者手指扭伤伴肿胀，除了解患者全身情况外，重点是判断受伤手指的血供情况、是否合并骨折以及神经、肌腱的功能等，需做哪些检查？

查体结果：该患者右手示指近侧指间关节处肿胀明显、侧方移位畸形、压痛剧烈、屈伸活动功能严重受限；右示指掌指关节及远侧指间关节主、被动活动正常。X线片提示：右手示指近侧指间关节侧方脱位。

思路1：拇、示、中指是活动度较大、手部功能最为主要的部分，在长期工作中容易导致慢性劳损、发生侧副韧带及关节囊松弛，进而导致关节不稳定以及半脱位。对于风湿性关节炎、痛风性关节炎患者，由于病变累及关节囊及韧带，也可导致慢性脱位。

知识点

手部关节脱位发病机制

1. 复合暴力。
2. 可能存在关节囊松弛基础。

思路2：手部关节脱位常因复合暴力所致，因此临床表现类型多样。根据暴力作用的方向、大小、性质，可发生单纯韧带损伤（撕裂或松弛）、韧带附着处的撕脱骨折、关节掌侧脱位、侧方脱位、背侧脱位、旋转脱位以及骨折伴脱位等。

【问题2】 对于手部关节脱位应采取什么治疗方法？

思路：手部关节脱位可发生在不同部位，治疗方法因部位而不同。

1. 指间关节脱位 正常的指间关节只有前后向的屈伸活动，无侧向活动。指间关节的主要稳定结构包括侧方的侧副韧带，掌侧的掌板、屈肌，背侧的伸肌腱。暴力使这些稳定结构损伤或一些疾病导致这些稳定结构松弛后，可出现指间关节脱位或半脱位。

（1）外伤性侧向脱位：手指受到侧向、扭转暴力可使侧方的侧副韧带损伤或远节指骨基底或中节指骨侧方撕脱骨折，导致指间关节侧向脱位。同理，手指受到侧向、扭转暴力可使侧方的侧副韧带损伤或中节指骨基底或近节指骨侧方撕脱骨折，导致近侧指间关节侧向脱位。指间关节侧向脱位容易复位，就诊时可能因脱位关节已复位而漏诊。仔细询问病史有助于诊断。临床表现为相应指间关节肿胀、疼痛，检查可见指间关节伤侧压痛，侧向应力后不稳、疼痛。麻醉下检查有助于明确侧向不稳的程度。X线片可见应力后张力侧关节间隙增大，伴撕脱骨折时可见骨折片。远侧指间关节外伤性侧向脱位可复位后，石膏固定指间关节伸直位4周。必要时手术侧方韧带修复或重建。伴撕脱骨折者可考虑手术。

（2）外伤性掌侧、背侧脱位：背侧脱位较常见。手指受到暴力后指间关节极度背伸，掌板和关节囊破裂，或远节指骨基底或中节指骨掌侧撕脱骨折，导致指间关节背侧脱位。同理，手指受到暴力后近侧指间关节极度背伸，掌板和关节囊破裂或中节指骨基底或近节指骨掌侧撕脱骨折，导致近侧指间关节背侧脱位。指间关节背侧脱位容易复位，但不稳定。临床表现为远侧指间关节肿胀、疼痛，检查可见指间关节掌侧压痛，应力后背侧向不稳、疼痛。麻醉下检查有助于明确背侧向不稳的程度。X线片可见应力后张力侧关节间隙增大，伴撕脱骨折时可见骨折片。指间关节外伤性背侧脱位可复位后，石膏固定指间关节微屈曲位4周。必要时行手术掌板重建术。伴撕脱骨折者可考虑手术。

2. 掌指关节脱位 掌指关节是手功能活动中极为重要的关节。正常的掌指关节主要有前后向的屈伸活动，一定范围的侧向内收、外展活动，以及少量的轴向旋转活动。掌指关节的主要稳定结构包括侧方的侧副韧带，副侧副韧带、骨间肌及蚓状肌，掌侧的掌板、屈肌及腱鞘，背侧的伸肌腱及腱帽。第2～5掌指关节还有坚韧的掌骨深横韧带相互连接，提供了侧方的相互稳定作用。暴力致这些稳定结构损伤或一些疾病导致这些稳定结构松弛后，可出现掌指关节脱位或半脱位。

（1）外伤性掌侧、背侧脱位：示指和拇指掌指关节背侧脱位较常见。手指受到暴力后掌指关节极度背伸，掌板和关节囊破裂，近节指骨基底移位至掌骨头背侧，破裂的掌板和关节囊嵌入关节间隙，受到与掌板相连的屈肌腱鞘牵拉，屈肌腱滑向掌骨头侧方，并紧紧夹住掌骨头，阻碍关节复位。骨间肌和蚓状肌腱滑向掌骨头另一侧方夹住掌骨头。牵拉手指会使屈肌腱紧张，反而使复位困难。临床表现掌指关节背伸畸形，屈曲受限。侧位 X 线片近节指骨基底移位至骨头背侧，有时甚至可见近节指骨与掌骨几乎呈平行。治疗可先试行手法复位，麻醉后屈腕，适度牵引后将近节指骨背伸，保持指骨基底与掌骨头相贴，推挤近节指骨基底，逐渐屈曲近节指骨以复位。复位成功后，掌指关节屈曲约 60° 石膏固定 2~3 周。掌指关节背侧脱位者手法复位常不成功，需切开复位。可掌侧切口进入，术中要将嵌入关节的掌板、关节囊、籽骨等牵出，将掌骨头由掌板和关节囊破口推回即可复位。复位成功后，掌指关节屈曲约 60° 石膏固定 3 周。

（2）外伤性侧向脱位：手指受到暴力后掌指关节极度侧向活动，侧方稳定结构损伤，可导致掌指关节侧向脱位。掌指关节侧向脱位容易复位，就诊时可能因关节已复位而漏诊。临床检查可见掌指关节侧向应力后不稳、疼痛，X 线片可见应力后张力侧关节间隙增大，伴撕脱骨折时可见骨折片。第 2~5 指掌指节外伤性侧向脱位在复位后，掌指关节屈曲约 50° 石膏固定 4 周，拇指掌指关节外伤性侧向脱位在复位后，石膏固定掌指关节功能位 4 周、伸直位 4 周。必要时手术侧方韧带修复或重建术。伴撕脱骨折者可考虑手术。

3. 单纯的关节脱位　较少见，临床上见到的多为半脱位。第一腕掌关节脱位为第一掌骨基底向桡背侧移位。临床表现为疼痛、第一掌骨基底压痛，第一掌骨基底向桡背侧隆起，腕掌关节不稳定，有异常活动。X 线片可见相应征象。新鲜的单纯第一腕掌关节脱位一般不稳定，可先行闭合复位，若石膏固定不满意，可复位后选用合适的材料将关节固定在充分旋前位，制动 6 周。陈旧的第一腕掌关节脱位可行第一腕掌关节切开复位和韧带重建；并发创伤性或退行性关节炎的脱位，可做关节成形术或融合术。合并骨折脱位治疗同 Bennett 骨折。

第二~五腕掌关节脱位多为第二~五掌骨基底向背侧移位，X 线片可见相应征象。新鲜的单纯第五腕掌关节脱位一般不稳定，若石膏固定不满意，可复位后选用合适的材料固定关节 6 周。第二~五腕掌关节脱位即使复位不满意，一般也不会引起严重的功能障碍。陈旧的第二~五腕掌关节脱位无症状者可不处理；若突出的掌骨基底影响手指屈伸活动，可凿平突出部分，一般症状可缓解。陈旧的第五腕掌关节脱位可行关节融合术。

4. 腕关节脱位　腕关节有八块腕骨、数十条韧带，脱位及韧带损伤类型繁多。其中，月骨周围背侧脱位、月骨掌侧脱位及舟月关节不稳定最常见。

（1）月骨周围背侧脱位：为腕背伸、尺偏暴力所致，月骨与桡骨远端关联不变，周围七块腕骨向背侧移位，不再与之对合。此时，连接月骨与舟骨、头骨、钩骨及三角骨的韧带全都断裂。腕关节肿痛和压痛，范围较广泛。X 线正位平片可见腕中关节间隙消失，头状骨与月骨投影重叠。侧位片可见月骨与桡骨远端解剖关系正常，其余腕骨向背侧脱位，以头状骨最突出。由月骨远侧凹面脱出，与月骨背侧极相对。月骨周围腕骨如有骨折，远侧段通常脱向背侧，近侧段仍滞留原位，与月骨的解剖关系不变。

月骨周围背侧脱位的患者韧带损伤广泛，腕骨之间连接松弛，在关节明显肿胀之前多可闭合复位，然后经皮穿针固定舟骨和头状骨，舟骨和月骨，以防固定期间出现舟月关节分离，最后用长臂石膏托固定：腕关节屈曲 30°，前臂和手旋前位，6~8 周拆除石膏活动。闭合复位失败，需切开复位内固定。

（2）月骨掌侧脱位：是月骨周围背侧脱位暴力继续作用的结果。周围腕骨脱位至月骨背侧，与桡骨远端一起挤压月骨，使附着其上的背侧韧带断裂，月骨脱向掌侧。关节肿痛和压痛，范围广泛；运动受限，握力下降，手呈半屈曲状——脱位的月骨顶压指屈肌腱所致，腕关节掌侧饱满，触诊可感觉到皮下有物体隆起。脱位月骨可增加腕管内压力，致正中神经嵌压，桡侧三个半手指有麻木感。X 线正位平片可见月骨轮廓由梯形变为三角形，周围关节间隙宽窄不等。侧位见月骨掌屈加大，桡月关节背侧间隙明显变宽，或是完全脱向掌侧，背侧面与头状骨相对。

月骨掌侧脱位即使旋转 180°，其掌侧还常有韧带附着，滋养血管还可能连续，复位之后有存活可能。因此，治疗首选闭合复位外固定或经皮穿针内固定。闭合复位失败或有正中神经卡压者，需行切开复位及内固定。

（3）舟月关节不稳定：又称舟月骨分离，舟骨旋转半脱位，为腕背伸、尺偏及旋后暴力所致。舟月韧带和桡月长韧带断裂，手舟骨近端与月骨，桡骨远端不再连接，向桡侧、背侧移位，致舟月关节间隙增宽，与此同时,手舟骨掌屈加大,月骨和三角骨背伸加大。体育活动者易发生。出现腕桡背侧疼痛,舟月关节背侧压痛,关节运动时可有弹响。X 线正位平片可见舟月关节间隙大于 4mm。侧位片可见:①手舟骨掌屈和背侧移位,长轴与桡骨干中轴近乎垂直,舟月骨中轴线夹角 >80°;②月骨、三角骨背伸和掌侧移位,桡月骨中轴线夹角 >20°。急性损伤者,闭合复位经皮穿针内固定。闭合复位失败、合并周围腕骨损伤及晚期损伤者,需切开复位韧带修复或行重建术。

知识点

手部关节脱位治疗注意事项

1. 不同部位选择不同治疗方法。
2. 应注意软组织修复重建恢复关节稳定性。

【诊疗流程】

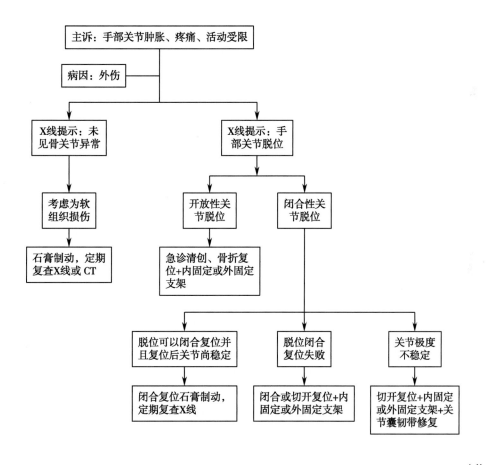

（劳 杰）

第五节 上肢周围神经损伤
peripheral nerve injury of upper limb

周围神经损伤常见于体力劳动者,致伤原因众多,有解剖性原因和损伤性原因。周围神经损伤的治疗效果常常难以估计,处理方法也各有不同,它受众多因素的影响,包括损伤原因、损伤神经、损伤类型、处理时间、患者基本情况及术后康复情况等。总体而言,损伤累及平面越小、损伤程度越轻、治疗越早、患者越年轻,治疗效果越理想。部分患者由于损伤程度过重或者接受治疗过晚等原因无法进行神经修复术,可考虑改行功能重建术来恢复部分重要的功能。

临床病例

患者,男性,35 岁,3 个月前骑车摔倒致右肱骨中段骨折,伤后 2 天于当地医院骨科行骨折切开复位钢板内固定术。自受伤时开始持续表现为腕以下运动、感觉功能严重受限,3 个月来无明显好转,现为求进一步诊治来院就诊。

【问题 1】 该患者的骨折已治愈,主要表现为上肢的运动功能障碍,临床上应考虑哪些问题?

思路 1:周围神经损伤导致的肢体功能障碍,致伤原因众多,有解剖性原因和损伤性原因。

1. 解剖性原因 见于各种解剖异常引起的周围神经的卡压性损伤。

2. 损伤性原因 包括:①机械性神经损伤如切割伤、挤压伤;②物理性神经损伤如冻伤、烫伤、电击伤;③缺血性神经损伤如血管栓塞;④医源性神经损伤如注射药物损伤、手术损伤;⑤其他,如肿瘤、代谢性等。

(1)切割伤:较常见,多由锐器利刃直接切割所致,可以是部分或者完全断裂,断面整齐,伤口污染较轻,应一期修复,往往位于身体的体表浅部,如由于自残引起的周围神经损伤多位于手腕部,往往累及正中神经和尺神经;其他原因的锐器伤可发生在肢体的任何部位,累及神经邻近的重要组织,如知名血管、肌肉、肌腱甚至骨骼。这种类型的周围神经损伤往往需要在患者全身情况允许的情况下急诊手术修复。

(2)骨折、关节脱位引起的神经损伤:骨折引起的神经损伤在早期可以是骨折端刺破神经,也可以是复位、固定时的牵拉伤,或者是石膏、体位的压迫伤,后期可能是骨痂的卡压伤。关节脱位引起的损伤则以牵拉伤为主。骨折、脱位还可能引发迟发性的神经炎如肘管综合征。

(3)复合性神经损伤:复合性神经损伤是和高能量的创伤联系在一起的,神经损伤的程度因暴力的性质不同而异。原因可能是压砸伤、滚筒伤、牵拉伤等。往往合并其他重要组织的损伤,常见于穿透性火器伤、肢体的完全或者不完全的离断伤,大关节如肩、肘、膝的骨折或脱位,严重的烧伤等。

知识点

周围神经损伤的病因

1. 解剖性原因。
2. 损伤性原因。

思路 2:肌肉、肌腱损伤导致的肢体功能障碍。上肢的肌肉和肌腱损伤多由外伤引起,也可发生肌腱的自发断裂,如腕关节类风湿关节炎引起的拇长伸肌腱断裂。肌肉及肌腱损伤仅会导致对应的运动功能障碍,而不会导致广泛的运动功能受限,并且不会引起感觉功能障碍。

思路 3:腕关节及手部的骨与关节损伤也可以导致腕部以及手部各关节的运动功能障碍,运动功能障碍往往局限在受累的骨与关节。除了运动功能障碍,患处往往同时表现出疼痛、按压痛、肿胀、局部皮肤瘀斑等症状。

知识点

上肢周围神经损伤的鉴别

1. 需要与肌肉、肌腱损伤导致的肢体功能障碍相鉴别。
2. 需要与腕关节及手部的骨与关节损伤导致腕部以及手部运动功能障得相鉴别。

【问题 2】 患者的功能障碍同时累及感觉和运动功能,因此,神经损伤的可能性较大,并且主要症状表现在腕及手部,重点应进行正中神经、尺神经以及桡神经相关的体格检查,当然上肢其他主要神经(如肌皮神经、腋神经)的检查也必不可少。体格检查应注意哪些方面?

思路 1:正中神经损伤的症状。

1.感觉障碍　正中神经在腕部损伤时,桡侧3个半手指掌面及它们近端指间关节远端背面出现感觉障碍,示指远端的感觉功能不会被邻近神经代偿,为正中神经的绝对支配区。在前臂远侧1/3以上损伤时,因掌皮支累及而致手掌桡侧感觉障碍。

2.运动功能障碍　根据损伤部位在骨间前神经起点(肘部)的近端还是远端,正中神经损伤分为高位和低位损伤。

低位损伤有正中神经所支配的大鱼际内在肌麻痹,包括拇短展肌、拇对掌肌及拇短屈肌浅头。拇指处于手掌桡侧,不能掌侧外展以完成对掌对指,并存在大鱼际肌萎缩,称为猿掌。某些正中神经完全断伤者,拇指掌侧外展不完全消失甚至正常,为尺神经的变异支配(Riche-Cannieu变异)。

高位损伤除了前述的症状外,第二~五指指浅屈肌、屈拇长肌及示指指深屈肌也出现麻痹,致使拇、示指主动屈曲障碍。此外,尚有旋前圆肌、旋前方肌、桡侧屈腕肌、掌长肌的麻痹,前臂旋前功能出现障碍。

> 知识点
>
> **正中神经损伤临床表现**
>
> 1.正中神经在不同部位损伤,有其相应的症状与体征。
> 2.拇指对掌功能障碍,若同时出现拇指、示指屈曲障碍,则表明损伤在前骨间神经分支平面以上。

思路2:尺神经损伤的症状。

1.感觉障碍　尺神经在腕部损伤时,尺侧手掌及1个半手指掌面感觉消失或减退,在前臂远侧1/3以上损伤时,因手背支累及而致尺侧手背及1个半手指背面感觉障碍,小指的感觉功能不会被邻近神经代偿,为尺神经绝对支配区。

2.运动障碍　除拇短展肌、拇指对掌肌、拇短屈肌浅头及第1、2蚓状肌外的所有手内肌均萎缩,环小指外观呈爪状,掌指关节过伸指间关节屈曲,此二指的指关节在掌指关节平伸时不能主动伸直。患者握力减弱、持物不稳、精细动作明显受损,手指夹力减弱或消失。偶尔这个部位尺神经损伤时,手内肌功能无明显受限,是正中神经在前臂进入尺神经的交通支支配手内肌的缘故。

尺神经在肘上发生尺侧腕屈肌及环小指屈指深肌肌支平面以上损伤时,还伴有尺侧腕屈肌及环小指屈指深肌的麻痹,由于无环小指屈指深肌的牵拉,爪形手反而不明显。

> 知识点
>
> **尺神经损伤临床表现**
>
> 1.肘以下尺神经损伤　尺侧一个半手指的感觉丧失;骨间肌萎缩;"爪形手"畸形,握物困难,拇内收功能障碍,拇、示指对指功能受限。
> 2.肘以上尺神经损伤　小指远节指腹的感觉丧失,尺侧腕屈肌及屈指深肌累及或不累及。

思路3:桡神经损伤的症状。

1.感觉障碍　绝对感觉支配区通常为虎口背侧的一小块区域,有时在拇指背侧区域,其诊断意义不大。

2.运动障碍　其典型症状为腕关节和掌指关节下垂。

(1)高位损伤(腋下发出肱三头肌分支以上):表现为完全性桡神经麻痹,上肢各伸肌完全瘫痪,肘、腕、掌指关节均不能伸直,前臂伸直时不能旋后,手旋前位,肱桡肌瘫痪使前臂在半旋前位不能屈曲肘关节。

(2)肱骨中1/3(肱三头肌分支以下)受损:肱三头肌功能完好,表现为垂腕、垂拇、垂指畸形。

(3)肱骨下端或前臂上1/3损伤:肱桡肌、旋后肌、伸腕肌功能保存,表现为垂拇、垂指畸形。

(4)前臂中1/3以下损伤:仅有伸指肌瘫痪,无垂腕畸形。

(5)接近腕关节损伤(各运动支均已发出):无运动功能障碍症状,仅表现出桡神经感觉支受损的症状。

知识点

桡神经损伤的临床表现

1. 虎口区背侧感觉障碍。
2. 腕关节和掌指关节下垂。

思路4：肌皮神经损伤的症状。

肌皮神经损伤后患者肱二头肌萎缩，屈肘明显受限，但由于肱桡肌的代偿，患者仍能完成屈肘，此时应注意触诊肱二头肌肌腹有无收缩，以作鉴别诊断。因前臂外侧皮神经的分布区域有交叉支配，故肌皮神经损伤的感觉障碍不明显。

思路5：腋神经损伤的症状。

腋神经损伤后感觉障碍不明显，因此，通常因上臂不能主动外展而容易发现三角肌瘫痪，由于冈上肌的作用和肩胛骨的旋转，在三角肌瘫痪的情况下上臂仍可有外展动作，所以检查时必须观察和触摸三角肌的收缩。

查体结果：右上肢垂腕垂指畸形，右前臂背侧肌肉萎缩；右手虎口区背侧皮肤刺痛觉消失；肱、尺、桡动脉搏动正常；肱三头肌肌力5级，肱桡肌肌力0级，所有伸腕肌肌力0级，旋后肌肌力0级，伸指及伸拇肌力0级，屈腕肌屈指肌力正常，手内肌肌力正常；右上肢各关节被动活动正常。

【问题3】 结合上述病史、查体结果，为进一步明确诊断，需完善何种检查？

思路1：神经电生理检测。

这是周围神经损伤最重要和最常用的辅助检查手段。但由于神经损伤并不是即刻完成沃勒变性，因此在神经损伤的早期（伤后14天内），神经电生理检测并不能准确反映受检测神经的功能。周围神经损伤的电生理检测内容主要包括肌电图和神经传导速度。肌肉神经兴奋时都发生生物电活动，将细胞外的生物电引导出来，加以放大和记录，称为肌电图；神经传导速度（运动神经、感觉神经，混合神经）反映神经的传导功能（髓鞘状态），神经的基本特征是具有兴奋性和传导性，一旦神经髓鞘脱失或髓鞘处于再生状态，神经的传导速度就减慢或缺失。神经电生理检测技术在周围神经损伤中的应用涉及多个方面，包括神经损伤的定性、定位诊断；动力神经的功能测定；神经松解、吻合、移植、移位术后的定期随访；手部功能重建前，对肌肉功能分析；鉴别局部神经损伤和其他神经肌肉疾病；术中神经、肌电测定；术中持续肌电监测等。

神经电生理检测结果：右侧桡神经于上臂骨折处呈完全损伤电生理表现。

思路2：放射学检查。

X线检查是必要的，它可以帮助判断肱骨骨折愈合情况以及初步排除腕部及手部骨与关节的损伤。有些比较隐匿的骨折仅靠X线检查可能被漏诊（如舟状骨骨折），还有一些骨病仅靠X线无法准确判断其病变程度（如月骨缺血性坏死、第一腕掌关节炎），因此必要时还需要行CT及MRI检查。

本例患者X线结果显示：右肱骨中段骨折。

【问题4】 除神经电生理和X线检查外，是否有必要做其他影像学检查？

神经电生理是功能学检测，不能完全反映神经损伤的情况，需要进一步行形态学检测，为手术方式的选择提供依据。

思路：超声检查。

神经电生理检测虽然是目前最常用的神经检测技术，但它是一种功能学检测，并不能直观地了解受损神经的情况，存在一定的局限性。近年来，超声技术这一形态学检查逐渐被越来越多地用于周围神经损伤的检测。与神经电生理检测相比，超声技术具有无创和直观的优点。但是，超声技术也受到神经损伤部位的影响，有些特殊部位的损伤（如锁骨后方或者受损部位软组织严重瘢痕化）单纯利用超声就很难准确检测。

超声检查示：右侧桡神经于上臂骨折处连续性中断，两断端间隔2cm。

【问题5】 周围神经损伤是如何分类的？

思路：明确了患者目前诊断——右侧桡神经损伤，需要进一步明确神经损伤的病理分期，根据分期选择治疗方案。周围神经损伤的病理分类有 Seddon（1943 年）的三级分类法及 Sunderland（1951 年）的五度分类法（表 3-11-1）。

表 3-11-1　周围神经损伤病理分类、临床表现及治疗原则

Seddon 分类	Sunderland 分类	病理改变	临床表现	肌电改变	处理原则	自发恢复
神经震荡	Ⅰ度	神经结构完整	肌力及精细感觉丧失，但保护性感觉存在	远端传导速度正常，无失神经电位	电刺激治疗	有
轴索断裂	Ⅱ度 Ⅲ度	轴索或神经纤维断裂，远端沃勒变性	运动及感觉均丧失	近远传导均丧失，失神经电位	电刺激或神经松解术	有 有
神经断裂	Ⅳ度 Ⅴ度	神经束或干断裂，远端沃勒变性	运动及感觉均丧失	近远传导均丧失，失神经电位	神经瘤切除重新吻合	无 无

该患者桡神经损伤的病理分期：属于 Sunderland Ⅴ度。

【问题6】 对于该患者应采取何种神经治疗方法？

思路1：非手术治疗

1. 促进周围神经再生　包括应用神经营养药物、神经电刺激治疗、高压氧治疗等。

2. 瘫痪肢体处理　防止瘫痪肢体关节的僵硬，肌肉的纤维化、挛缩以及皮肤发生营养性溃疡，包括功能支具、弹性夹板或石膏固定，以防止瘫痪肌肉过度伸展或纤维化、挛缩，保护肢体的无感觉皮肤免受外伤、冻伤及烫伤，活动伤肢各关节尤其是手部关节以保持关节的活动度，促进肢体的血循环。

3. 再生后康复再训练　再生轴突与靶器官重新建立了突触联系，但支配的并非一定是原靶器官，这将导致原先神经冲动的效应或感觉定位、类型发生改变，而再生后的康复再训练可以最大限度提高神经功能的恢复程度，有利于受伤肢体功能的恢复。

思路2：手术治疗

1. 手术适应证　应当根据具体伤情掌握神经手术探查指征。

（1）开放性神经损伤：手术探查指征明确。在保证患者生命安全的前提下，任何开放性损伤伴神经功能障碍者，应当在清创的同时尽可能探查损伤神经，以明确诊断和争取时间早期修复，并根据神经损伤的具体情况采取相应的治疗措施。

（2）闭合性神经损伤：一般无早期单纯神经探查指征。因为闭合性损伤发生神经完全断裂的机会较少，大部分病例因神经解剖连续性得以保持有自行恢复可能，允许先观察 3 个月。只有经过一定时期观察、肌电图无恢复迹象或虽有部分功能恢复但主要神经功能未恢复，或出现神经损伤后疼痛影响肢体功能时，才进行手术探查。

（3）合并神经损伤者：骨折、脱位、大血管损伤、合并骨筋膜间隔综合征者，在手术探查时须进行神经探查，解除对神经的压迫。

（4）继发性神经损伤：骨痂增生压迫神经，关节畸形引起的神经损伤如肘管综合征，药物注射性神经损伤，缺血性神经损伤等，神经功能障碍持续性加重，怀疑有神经干持续受压或神经内纤维化瘢痕压迫，有手术指征。

（5）一期神经探查修复的禁忌证：①患者一般情况差；②术者经验不足或条件不具备；③穿透性火器伤；④烧伤；⑤高能量的毁损性肢体损伤。

2. 手术修复时机　周围神经损伤后须行手术治疗者，原则上应当尽早修复。伤后 1～3 个月内是神经修复的"黄金时机"。延误诊断，丧失神经修复的最佳时机，则预后较差。

（1）开放性损伤

1）一期修复：对于符合手术指征的患者，应当一期探查神经，神经无论是完全或不完全损伤，都可以进行修复；对于指体或肢体的离断伤宜一期修复。这时组织界限清楚，组织尚未出现严重的创伤反应，手术比较容易进行。但术中必须进行认真、彻底的清创，以减少伤口污染的机会；对于需要神经移植手术者，临床

上应审慎进行。

2）延迟一期修复：伤后 1～4 周内的神经修复手术。有时患者有全身损伤或合并重要脏器损伤不能耐受长时间手术，或者是神经损伤情况不能确切判断时，可将神经的断端固定在邻近的组织上标志，待患者全身情况允许或者伤情明确后再进行神经的探查修复。这时伤口多已愈合，感染得到控制，神经周围粘连尚轻，瘢痕增生不多，损伤组织界限清楚。安全性较一期修复更大。

3）二期修复：伤后 1 个月以后才进行的神经探查修复术。多数因为损伤广泛，合并肌腱、骨骼损伤、皮肤缺损、创面污染严重，须行创面或瘢痕修复者；或火器伤，多发伤早期不允许或来不及处理者。这个时期各种组织的创伤性炎症反应已经消退，正常组织和不正常组织可以清楚辨明，有利于切除病变的神经段，提高修复的质量。但是，损伤局部瘢痕非常严重，未修复的骨与关节常常已形成不同程度的挛缩和僵硬，增加了修复的难度。

（2）闭合性损伤：一般在观察 3 个月后，临床与肌电图均未见有神经功能恢复与神经再生迹象者，应手术探查。

（3）晚期功能重建：高位神经损伤如臂丛神经损伤虽经过治疗但疗效欠佳或者就诊时间过晚丧失了神经修复的时机，只能对这些患者进行晚期的功能重建，包括运动、感觉功能重建，目的是要部分恢复患者的肢体功能。

3. 手术治疗方案

（1）神经松解术：该术式适用于神经连续性未完全中断，仅有部分功能丧失的患者，神经损伤的原因常为血肿、炎症、放射线、药物注射等，若指征选择得当，疗效十分明显。判断神经束是否中断的标准主要为术前神经主要功能是否丧失，创伤性神经瘤形态、大小与质地，以及术中肌电检测结果等。神经松解术分为以下两种方法。

1）神经外松解术：可以在肉眼下或手术放大镜下进行，目的是将神经从周围的瘢痕组织中游离出来，并将附着于神经干表面的瘢痕组织基本予以清除，必要时应将神经外膜切开减压。同时，应将神经周围软组织中的瘢痕切除，以使松解减压后的神经处于比较健康的软组织床中。此外，关闭切口前，可在局部放置皮质激素类等药物，以减少神经周围增生。

2）神经内松解术：神经外松解后若其质地明显变硬，则可在手术放大镜或显微镜下进一步切除神经外膜，再将神经束膜间瘢痕组织清除，使每条神经束全部游离。一般不主张切开神经束膜，以维持神经内环境的稳定，减少对神经血供的破坏。

（2）神经缝合术

1）外膜缝合法：在手术放大镜或显微镜下进行。要求对合准确，防止神经束外露、扭曲、重叠、错位。该法操作容易，创伤较小，但缺点是难以精确对合神经束，外膜创伤性增生反应可影响再生轴索通过吻合口，以及外膜抗张力较小。

2）束膜或束组缝合法：该法包括以下步骤：①切除 1～2cm 神经外膜，使神经束充分外露，将神经束分成 4～5 个束组，每组缝合 1～3 针；②分辨神经束的性质：神经干近端大多为混合束，故一般根据神经束大小标志进行对合。神经干中段一般应用显微感应电刺激进行鉴别：即刺激近断端时，引起疼痛者为感觉束，否则为运动束；刺激远断端时，运动束可产生肌肉收缩（在沃勒变性尚未完全时），感觉束则无反应。神经干远端可应用神经束图作定位，或者通过测定断端乙酰胆碱酯酶含量进行鉴别，即运动束含量多，感觉束含量少。该缝合法较外膜缝合法对位精确，但对神经创伤较大。

3）外膜束膜联合缝合法：该法缝合神经外膜及靠近边缘的神经束膜，具有对位准确、抗张力强及操作简便等优点，但有时较大神经干的中央部分对合欠佳。此种方法目前临床应用较多。

（3）电缆式神经移植术：神经直接缝合适用于急症神经切割伤或缺损较短的神经断伤的修复，若神经缺损长度超过 2cm 或达到其直径的 4 倍时，则应采用神经移植术。移植神经的长度需长于缺损的 15%，通常采用腓肠神经，桡浅神经等皮神经作为移植神经供体，根据被修复神经断面的大小决定移植股数，一般为 3～5 股。先将每股移植神经重叠缝合在一起，再将此"电缆"状的移植神经桥接缺损的周围神经，也可分别桥接每股移植神经。通常将移植神经的外膜与被修复神经的外膜（或束膜）缝合。该法虽然增加一个吻合口，但由于完全消除了吻合口的张力而避免了神经缺血，其疗效明显优于一个有张力的吻合口。

该患者的治疗方案：在该患者的术中显露出近、远断端后测量其间缺损为 2cm，可以直接吻合，但其实近断端已形成神经瘤,远断端已瘢痕化,如果直接吻合神经必然无法再生。必须切除神经瘤及瘢痕组织直至显露出正常的神经束结构,因此最终两断端间缺损4cm,需要行神经移植术修复。常用的供体神经有桡神经浅支和腓肠神经,该患者桡神经浅支已无功能,因此选择该神经作为移植神经不会造成新的功能障碍。

【诊疗流程】

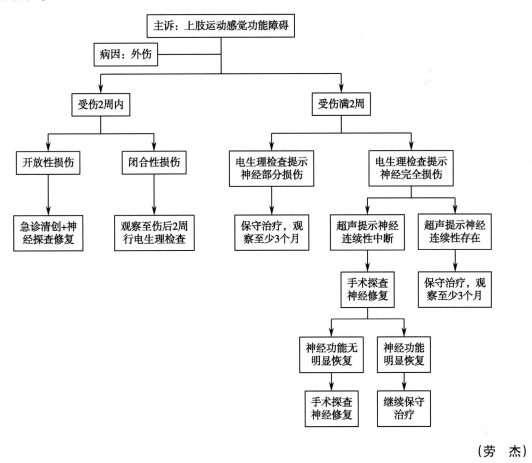

（劳　杰）

第六节　上肢周围神经卡压
peripheral nerve injury compression of upper limb

周围神经卡压综合征是指神经根出椎间孔后的行径中受到正常或异常的解剖结构压迫而产生的慢性周围神经损伤,常可能与闭合性外伤、不良的姿势和职业要求的肢体重复活动有关。主要表现为受压神经所支配的肌肉无力、萎缩,所支配的皮肤感觉障碍。依靠临床仔细的体格检查,辅以神经电生理检测可以做出诊断。治疗包括非手术治疗和手术治疗,非手术治疗有给予神经营养药物及肌肉松弛剂、局部封闭、制动和物理治疗等;手术治疗主要是解除压迫神经的因素,包括使用内镜等新技术。

临床病例

患者,男性,55岁,右手尺侧半麻木2年余,加重1个月伴手部肌肉萎缩1个月。患者2年前无明显诱因出现右手尺侧一指半麻木,当时症状较轻,尚能忍受。自1个月前开始麻木症状明显加重,影响睡眠,且出现明显的手部肌肉萎缩,1个月来症状逐步加重,现为求进一步诊治来院就诊。

【问题1】 该患者的主要症状为上肢运动感觉功能障碍,临床上受限应考虑哪些问题?

病史采集:根据症状可以初步判断该患者为上肢周围神经的病变,应考虑以下几个问题:①上肢周围卡压导致的肢体运动、感觉功能障碍;②外伤性上肢周围神经损伤导致的肢体运动、感觉功能障碍。

思路1:周围神经卡压与周围神经损伤不同。后者有明显的外伤史,患者还可以指出较为确切的损伤部位及时间,而前者早期可能仅仅是不适、疼痛、发麻、四肢乏力、怕冷。患者可能不能确切回忆发病时间,由于症状含糊不清,多不能明确指出疼痛不适的部位,加之久病,叙述繁多、重复,经常被误诊为"神经官能症",甚至被当作"神经官能症"治疗数年之久。周围神经卡压引起的肢体麻木,疼痛不适,其发病有两大特点:一是呈波浪式,可以相隔数月无症状;二是休息时症状明显,活动后好转。Sunderland 认为这是由于休息时肢体肌肉松弛、动脉压下降,继而静脉压亦随之下降,毛细血管发生淤血、水肿,从而压迫神经产生的症状。

思路 2:周围神经损伤的致伤原因众多,有解剖性原因和损伤性原因。解剖性原因见于各种解剖异常引起的周围神经的卡压性损伤。损伤性原因有机械性神经损伤如切割伤、挤压伤;物理性神经损伤如冻伤、烫伤、电击伤;缺血性神经损伤如血管栓塞;医源性神经损伤如注射药物损伤、手术损伤;其他如肿瘤、代谢性等。本节主要介绍常见的周围神经损伤,如切割伤、骨或关节脱位引起的神经损伤及复合性神经损伤。

【问题 2】 体格检查应注意哪些方面?

根据病史和查体结果,患者的功能障碍同时累及感觉和运动功能,且无外伤史。因此,上肢周围神经卡压的可能性较大,并且主要症状表现在手部,重点应进行尺神经、正中神经和桡神经卡压相关的体格检查。

思路 1:尺神经卡压的症状。

1. 肘管综合征 肘管是由肱骨内上髁后下方的尺神经沟、近端表面的 Osborne 韧带及远端表面尺侧腕屈肌两个头之间的腱膜所构成。尺神经于上臂远端通过肘管进入前臂,其在此骨纤维管道的卡压称为肘管综合征。肘管综合征病因:①肘外翻:由于提携角增大使尺神经相对缩短,当肘关节屈曲时,尺神经受到牵拉、压迫和磨损,日久可造成尺神经慢性损伤;儿童时期的肱骨髁上骨折等可导致肘外翻或其他继发性畸形,从而于成年后发生本征。②尺神经滑脱:在正常人有 2%~16% 存在尺神经滑脱,但仅少数出现症状;当屈肘时尺神经离开尺神经沟,或经过内上髁移至肘前,伸肘时返回,如此长期反复,使尺神经受到慢性损伤。③尺神经肘管内受压:当肘关节屈曲时,关节内侧韧带突出,腱膜拉紧,致管腔狭窄。某些工作需经常保持屈肘位(如操作电脑),可因此原因而发生本征。

查体常可发现尺神经支配区即环指尺侧、小指、手背尺侧的感觉刺痛减退、手内肌的萎缩和肌力减退、爪形手畸形。部分患者屈肘时可扪及尺神经滑脱。肘部 Tinel 征可为阳性。瓦滕贝格征(Wartenberg 征)可为阳性:即小指处于外展位,内收不能。拇示指捏夹试验(Froment 征)可为阳性,即示指用力与拇指对指时,呈现示指近侧指间关节明显屈曲、远侧指间关节过伸及拇指掌指关节过伸、指间关节屈曲,使两者不能捏成一个圆形的"O"。屈肘试验可为阳性,即肘关节极度屈曲时出现环、小指麻木感。Fowler 征:在爪形手畸形时,用手指压住近节指骨背侧使掌指关节平伸,若此时爪形手消失即为阳性,这说明伸指肌在掌指关节屈曲时可伸直指间关节,是行静止性手内肌功能重建术(Zancolli 手术)的依据。

知识点

肘管综合征临床表现

1. 环指尺侧、小指、手背尺侧的感觉刺痛减退。
2. 手内肌的萎缩和肌力减退。
3. 爪形手畸形。

---

2. 腕尺管综合征 腕尺管又称 Guyon 管,是由豌豆骨、钩骨钩、豆钩韧带和腕掌侧韧带围成的骨 - 纤维管道,尺神经于此通过进入手掌。尺神经在此处的卡压被称为腕尺管综合征。本征原因多样,包括占位性病变(腱鞘囊肿、异位肌肉等)、钩骨钩骨折、尺动脉血栓形成及滑膜炎等。临床表现为尺神经支配的小鱼际肌、骨间肌、第 3 和 4 蚓状肌、拇收肌和拇短屈肌深头麻痹,小指及尺侧半环指掌侧麻木,腕尺侧屈面 Tinel 征阳性或直接压迫可激发症状。有时病变位于 Guyon 管的远端出口而仅压迫尺神经的浅支或深支,此时可仅出现感觉或运动障碍。

思路 2:正中神经卡压的症状。

1. 腕管综合征 腕管是腕部的一个紧密的骨 - 纤维管道,其间有正中神经和所有 9 根屈指肌腱通过。它的底部是腕骨,顶部是屈肌支持带(又称腕横韧带)。管内正常压力为 2.7~4.0kPa(20~30mmHg),超过此限可使神经传导功能出现进行性障碍而发生腕管综合征。该病的病因为：①腕管狭窄：如腕部骨折、月骨前脱位、增生性关节炎和腕横韧带增厚等；②腕管内容物增多：包括各种滑膜炎、新生物、指浅屈肌肌腹进入等；③正中神经本身病变：如肿瘤等。

患者典型的表现是正中神经支配区的桡侧三指半（拇、示、中指及环指桡侧）麻木，刺痛减退，有时伴有夜间麻醒的症状。患者疼痛有时会放射至前臂甚至上臂。在端持重物、骑自行车等加大腕管内压力的动作时会感觉手麻症状明显加重而不得不停止，在甩动双手后可以缓解。初时为阵发性麻木，病程较长的患者可以表现为持续性麻木，严重者有大鱼际肌肉明显萎缩，拇指对掌、对指动作出现困难。腕管综合征双侧发病多见。

查体可见患侧的手部有桡侧三指半刺痛减退的现象，伴有或不伴有大鱼际肌的萎缩。拇指对掌、对指肌力会有不同程度的较健侧或正常时减弱。有时患者腕管内滑膜增生可见腕部及手部轻度肿胀，甚至屈指会有一定程度受限。部分腕管综合征患者还会伴有腱鞘炎。腕部 Tinel 征可为阳性，腕掌屈试验（Phalen 征）多为（+），反向 Phalen 征多为（+）。Phalen 征指使患者最大程度屈曲手腕，然后两手背相触，从而增加腕管内压力，如果 60 秒内出现手部桡侧三指半麻木，则为阳性；反向 Phalen 征指患者最大程度背伸手腕，手掌相触，如果 60 秒内出现手部桡侧三指半麻木，则为阳性表现，均提示有腕部正中神经卡压。另外，可行正中神经压迫实验：检查者用拇指压迫腕管部位，如果 30 秒内出现正中神经支配区域皮肤的麻木不适则为阳性。

2. 旋前圆肌综合征　本病源于正中神经在前臂近侧受到卡压。其症状类似于腕管综合征（即桡侧三指麻痛等），但夜间麻醒史少见。前臂近端掌侧疼痛，手掌可因掌皮支受累而出现麻木。无正中神经支配的手内肌或外在肌麻痹。前臂近端正中神经叩击可诱发症状而 Phalen 试验阴性。激发试验有助于病灶定位：前臂旋后位的抗阻力屈肘诱发疼痛和麻木提示肱二头肌腱膜下卡压；前臂伸肘位的抗阻力旋前诱发症状提示卡压在旋前圆肌两个头之间；中指抗阻力屈曲诱发症状，提示受压处位于指浅屈肌腱弓下。有时卡压系肱骨下端的异常骨突起所致，故肘部 X 线检查是必要的。

3. 前骨间神经卡压综合征　前骨间神经自指浅屈肌腱弓远端发出，支配拇长屈肌、示中指指深屈肌及旋前方肌。临床上此神经的单独卡压即构成前骨间神经综合征。此征仅有运动障碍，前臂近端掌侧可出现疼痛。典型体征为拇示指不能做"OK"状：拇示指对捏时，拇指掌指关节稍屈曲、指间关节过伸，示指近端指间关节过度屈曲。旋前方肌麻痹可通过屈肘位抗阻力旋前测定，但难以得出阳性结果。

思路 3：桡神经卡压的症状。

1. 后骨间神经卡压综合征　桡神经在上臂远端发出肌支到肱桡肌和桡侧腕长伸肌，于肱桡关节水平分为浅支和深支（即后骨间神经），后者支配桡侧腕短伸肌（此肌也可由浅支或总干支配）、旋后肌、尺侧腕伸肌、指总伸肌，示指和小指固有伸肌、拇长展肌、拇短伸肌和拇长伸肌。后骨间神经通过旋后肌二个头（旋后肌管）时易受到卡压，从而产生后骨间神经综合征。该征病因：①职业因素：由于反复屈伸腕关节及旋转前臂，可造成腱性组织增生和桡侧返动脉的扇形血管分支增粗，从而压迫后骨间神经；②外伤：如孟氏骨折及前臂软组织创伤等；③占位性病变：如旋后肌管内的腱鞘囊肿和脂肪瘤；④类风湿关节炎等引起的滑膜增厚可压迫神经；⑤病毒性神经炎：发生症状前常有感冒史及局部剧痛，神经结缔组织炎性增生可造成神经的内外卡压。

后骨间神经综合征起病隐匿，主要表现为伸指伸拇障碍、主动伸腕时有桡偏，也可表现为伸肌群部分麻痹（如仅累及拇长伸肌），此时需与肌腱自发性断裂鉴别。后者被动屈腕时不能伸直手指（腱固定试验阴性）。

知识点

后骨间神经卡压综合征临床表现

1. 前臂近端外侧有一显著压痛点。虎口区无感觉障碍。
2. 伸拇不能伸指。
3. 抗阻力旋后诱发疼痛，中指试验阳性。

---

2. 桡神经浅支卡压综合征　在前臂远端，桡神经浅支经桡侧腕长伸肌腱与肱桡肌腱的间隙从深层穿入浅层，在肌腱间隙有较多的纵横纤维包绕该神经。局部损伤等可使神经和两旁的肌腱及深筋膜粘连更紧密，

从而诱发此病。

多数患者有前臂外伤史。手背桡侧疼痛和麻木，腕部运动或拇示指紧捏会加重症状。检查发现手背桡侧感觉异常，前臂用力旋前60秒内出现症状为激发试验阳性。桡神经浅支于前臂远端浅出处叩击征（Tinel征）阳性。需与桡骨茎突缩窄性腱鞘炎鉴别：后者可因滑膜炎性病变累及桡神经浅支成分而出现腕背桡侧麻痛，桡神经浅支卡压在桡骨茎突无肿胀和压痛，激发试验阳性且于肱桡肌腱腹交界处注射局麻药会缓解症状。

查体结果：环指尺侧、小指、手背尺侧的感觉刺痛减退明显，手内肌萎缩（+++）、爪形手畸形，手部精细活动严重受限。肘关节伸直受限，肘部Tinel征可为阳性。Wartenberg征阳性、Froment征阳性、屈肘试验阳性。

> 知识点
>
> ### 桡神经浅支卡压综合征临床表现
>
> 1. 手背桡侧感觉障碍。
> 2. 前臂桡侧远中1/3交界处Tinel征阳性。握拳、屈腕、前臂旋前时疼痛加剧。

【问题3】 结合上述病史、查体结果，为进一步明确诊断，需完善何种检查？

思路1：神经电生理检测。

这是周围神经卡压最为重要和最为常用的辅助检查手段。上肢周围神经卡压由于开始时症状轻微，如不注意相关的神经支配区域，会造成诊断困难。由于许多神经卡压只造成病变神经传导阻滞而无神经变性，故对于周围神经卡压的诊断和定位，神经电图优于肌电图。神经电图可以借助分段测定神经传导速度而发现神经卡压的部位，这不仅有助于确立诊断，而且还能提供可能的手术部位。对于手术松解的病例，神经肌电图随访还可估计其预后。其诊断要点包括定位和定性诊断两方面。

（1）定位诊断：①病变神经支配的肌肉有自发电活动，如病程较长，轻收缩时可见高波幅、宽时限的运动单位电位，重收缩时运动单位电位减少；②病变段神经脱髓鞘而致病损段神经传导速度减慢或传导阻滞，复合肌肉动作电位波幅改变。

（2）定性诊断：①全面估计单神经卡压的程度；②结合病史排除双卡或多卡征，排除多发性神经病的可能。

思路2：放射学检查。

X线检查是必要的，它可以帮助了解神经卡压部位的骨关节情况。有些上肢周围神经卡压（如肘管综合征），正是由于骨关节的异常（骨关节炎、肘关节外翻）造成的。因此，在术前进行全面的卡压部位的X线检查是必须的。

神经电生理检测结果：右侧尺神经于肘部严重卡压电生理表现。

X线检查结果：右侧肘关节退行性变明显，局部骨质增生严重，呈骨性关节炎表现。

【问题4】 除神经电生理和X线检测外，是否有必要做其他影像学检查？

思路：超声检查。神经电生理是功能学检测，不能完全反映神经损伤的情况，可以行形态学检测，进一步明确诊断。

周围神经卡压的特点是受压部位近端肿胀增粗，而远端变细，通过超声可以直接测量可疑卡压点近、远端神经的横径，通过与正常侧对比来协助诊断。同时，还可以大致了解神经受压的范围。另外，还可显示神经受压的原因，如腱性组织压迫、囊肿压迫等。

超声检查：右侧尺神经于尺神经沟处明显肿胀，呈神经瘤样表现，内可见巢状神经束结构，病变段长约4cm。

【问题5】 通过以上检查已基本明确诊断为右肘管综合征，那么临床上是如何分期的？

思路：明确了患者目前的诊断——右肘管综合征，需要进一步明确其临床分期，根据分期选择治疗方案。

华山医院手外科顾玉东院士对肘管综合征进行分型，见表3-11-2。

表3-11-2 肘管综合征分型

程度	感觉	运动	爪形手	肌电（肘部神经传导速度）/(m·s⁻¹)	治疗
轻	间歇性刺痛 振动觉敏感	主觉无力 灵活性差	-	>40	保守治疗
中	间歇性刺痛觉减退	捏握力差，手指内 收及外展受限	-	40～30	手术治疗 （减压）
重	持续性刺痛 2PD 异常	肌萎缩(+) 内收外展不能	+	<30	手术治疗 （前置）

该患者肘管综合征的临床分期：属于重度，需要行手术松解并前置尺神经。

腕管综合征也是临床上十分常见的上肢周围神经卡压疾病，有必要再次将其临床分型也提供给读者参考。

知识点

腕管综合征临床分型

见表3-11-3。

表3-11-3 腕管综合征临床分型

程度	麻木	感觉	肌萎缩	对掌受限	2PD/mm	肌电(LT)/ms	治疗
轻	+	-			<4	<4.5	保守
中	++	痛觉减退	+		>4	>4.5	手术
重	+++		++	+	>10	>10	手术

【问题6】 在进一步询问病史中有哪几个侧重点？

对于周围神经卡压，应尽可能通过询问病史找到其病因。另外，临床上存在一些易与上肢周围神经卡压相混淆的疾病，需要详细询问病史加以鉴别。

思路：对于周围神经卡压的患者除应询问曾经从事的职业、工作方式、工作时的体位外，还应仔细询问喜爱什么体育活动以及有何习惯动作等。病史中应仔细询问有无肢体的外伤史、损伤的具体部位；有无药物注射史、注射部位、注射什么药物。全身性疾病中要特别注意询问有无糖尿病史，糖尿病的症状；还有是否有接受放射治疗的病史等。

在儿童，如怀疑上肢周围神经卡压，一定要详细询问出生时的情况以及出生后半年至1年内的肢体活动情况，主要是与可能发生的产瘫（轻度产瘫或单根神经根损伤的产瘫）相鉴别。

【问题7】 对于该患者应采取的神经治疗方法是什么？

思路1：非手术治疗。包括改善不良生活和工作习惯、患侧肢体制动、应用神经营养药物、神经电刺激治疗、局部封闭等。

思路2：手术治疗，目前临床上最为常见的上肢周围神经卡压是肘管综合征与腕管综合征，现将这两种疾病的治疗方法分述如下：

1. 肘管综合征 中、重度的肘管综合征患者；肘部尺神经滑脱；肘关节骨性关节炎、关节活动受限；肘关节外翻严重；肘管内囊肿形成。手术方式有：单纯减压法，适用于轻、中型经保守治疗无效者；无骨关节病变及尺神经滑脱。尺神经前置术适用于重型肘管综合征；合并骨关节病变及尺神经滑脱者。皮下组织健康，肌肉有病变者前置于皮下；皮下组织血供差，肌肉健全者前置于前臂屈肌群下。肌内前置因出血较多，术后粘连再压迫，目前已较少采用。

2. 腕管综合征 保守治疗一段时间无明显疗效的患者以及分型为中、重度腕管综合征的患者，要考虑手术治疗。一般行腕掌部切口腕管切开正中神经松解术，术中要注意避免损伤正中神经返支及掌皮支。现在也有微创的内镜治疗，但入路时有损伤神经的风险，可依照手术医师的习惯不同选用不同手术方法。

【诊疗流程】

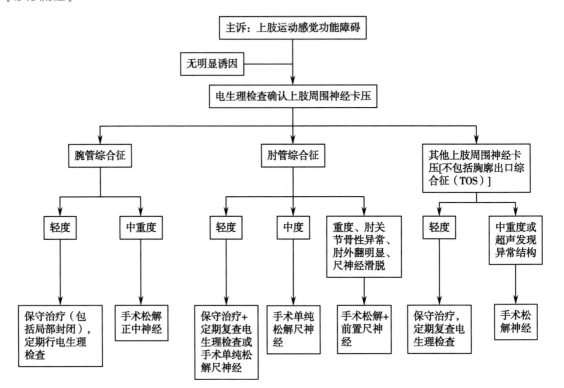

（劳 杰）

第十二章　足踝外科

第一节　踝关节骨折
ankle fracture

踝关节骨折是足踝部较为常见的创伤。创伤机制多为扭转暴力与垂直暴力，占全身骨折的 10%，发病率据美国统计为每年 137/10 万。是继髋部骨折后第二种常见的骨折。平均年龄在 45 岁。近年来随着社会老龄化，低能量踝关节骨折在高龄人群中发病率上升，并以女性为主，成为与骨质疏松相关的骨折。肥胖以及大于 55 岁的女性更容易发生踝关节骨折。

踝关节骨折涉及胫骨、腓骨、距骨之间骨与韧带的关系，治疗原则主要在于恢复力线，恢复关节面的完整性，恢复踝关节的稳定性。但是此处的骨折类型较多，各有不同特点。

临床病例

患者，女性，54 岁，下台阶时踩空，扭伤右踝关节 5 小时，以踝关节疼痛、活动受限，踝部畸形、肿胀、不能行走就诊。查体：右踝关节皮肤无破损，踝关节可见明显肿胀、瘀斑，皮肤表面无水疱，局部皮肤略红。踝关节内、外侧压痛明显，因疼痛关节活动受限。右足趾活动可，足背动脉及胫后动脉搏动可及（图 3-12-1）。

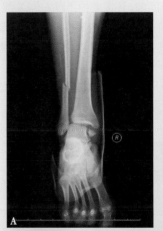
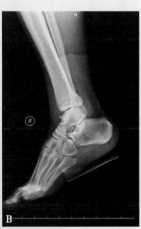
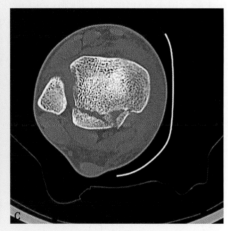
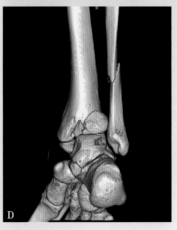

图 3-12-1　踝关节骨折，腓骨高位骨折
伴有内踝横形骨折和后踝骨折（A、B）。后踝从 X 线平片看不清楚。行 CT 检查更加清楚地显示了后踝骨折，可见后踝骨块通过了内踝胫骨后方，伴有后踝骨折和下胫腓分离（C、D）。后踝为涉及内侧的粉碎性骨折。

【问题1】　结合以上内容,如何通过病史及查体特点进行初步诊断?

思路1: 患者踩空后扭伤踝关节,局部畸形,伤后不能行走,疼痛明显,内、外踝处压痛明显。患者外伤后,出现踝部畸形可以初步诊断踝关节骨折脱位。但进一步了解骨折情况,还需要拍摄踝关节X线平片和CT。

踝关节骨折的临床表现:

1. **症状**　外伤史,踝关节疼痛、畸形、不能行走。伤侧明显肿胀,伴有关节活动受限。畸形严重时可见骨质顶起皮肤或突起刺激皮肤引发局部红肿。

2. **体征**　内踝、外踝骨质压痛,有时可扪及骨折端,伴有反常活动、骨擦感。

3. 腓骨骨折可以发生于高位,应注意检查腓骨近端有无压痛。

知识点

渥太华踝关节原则(Ottawa ankle rules)

扭伤后踝疼痛的患者是否要拍摄X线确认有无骨折?此原则主要是为了避免患者进行不必要的放射学检查而设计。

当患者踝部存在疼痛,并满足以下三个条件之一,则需要进行放射学检查:

(1)胫骨远端6cm后缘骨质压痛阳性或是内踝尖压痛阳性;

(2)腓骨远端6cm存在腓骨后缘骨质压痛阳性或是外踝压痛阳性;

(3)伤后或在急诊就诊时不能负重行走(小于4步)。

这一原则在临床发现骨折具有100%的敏感性,同时减少了不必要的影像学检查。但是仅仅采用这一原则可能会漏诊距骨外侧突骨折、跟骨前突骨折、距骨软骨损伤以及外侧韧带引发的撕脱骨折。

思路2: 进一步检查包括哪些检查?

1. **X线检查**　常规拍摄踝关节正侧位(图3-12-2～图3-12-5)。当患者伴有足部疼痛时,首先应当拍摄足部正侧位。由于踝关节本身存在一定的倾斜,为了减少重叠,更加清楚地显示关节间隙,还需要拍摄踝穴位X线平片:踝关节内踝位于外侧前方,踝穴位指X线投射于内、外踝连线平面时的X线前后位片,在内旋小腿20°时拍摄。

外侧旋转应力位X线:当患者麻醉后还可进行外旋应力试验或重力应力试验,可以用来检查三角韧带的完整性,比查体时发现内侧的压痛、淤血以及肿胀更有临床意义。

2. **CT检查**　踝关节骨折应常规进行CT检查,CT扫描应当包含三个平面及三维重建,有助于清楚判断骨折块粉碎和移位情况,以便于精确制订手术方案。

影像读片重点见图3-12-2～图3-12-5:

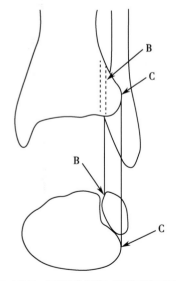

图3-12-2　下胫腓损伤:胫腓骨间重叠减少,正位片应>6mm,踝穴位应>1mm,存在个体差异

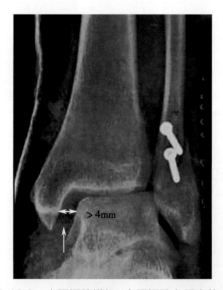

图3-12-3　内踝间隙增加:内踝间隙在踝穴位或应力位≤4mm,内踝间隙在背伸的踝关节外旋应力试验时>5mm,可以考虑存在深层三角韧带断裂

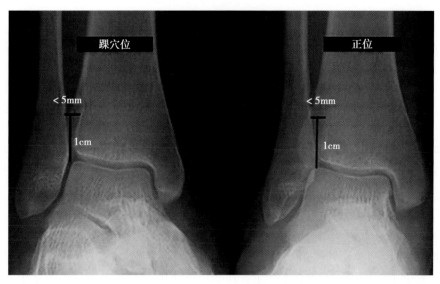

图 3-12-4 胫腓骨间间隙增加：在踝关节以上方 1cm 处测量；通常在正位和踝穴位此间隙都应<6mm

思路 3：踝关节骨折是否伴有重要血管神经的损伤？

查体时要检查足背动脉搏动以及胫后动脉搏动以及足部皮肤的颜色，另外可嘱患者活动足趾，观察是否存在主动的屈、伸足趾活动。要检查足底部（胫神经）、足背外侧（腓浅神经）、第 1～2 趾蹼间（腓深神经）皮肤感觉是否异常以排除神经血管损伤。

思路 4：本患者的临床诊断是什么？

从患者 X 线平片可以看出，外踝骨折位置较高，位于踝关节水平以上，且伴有下胫腓联合的分离，距骨向外侧移位。内踝横形骨折，骨折线水平于踝关节。后踝从 X 线平片看不清楚。CT 清楚显示后踝骨折，为涉及内侧的粉碎骨折，这种骨折常为垂直暴力的作用引发，又被称为后 Pilon 骨折。按照 Lauge-Hansen 分型应该为旋前 - 外旋型骨折，Ⅳ度。Danis-Weber 分型 C 型骨折。AO 分型 44C1。

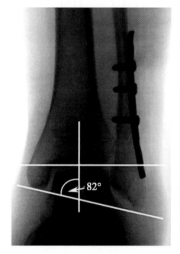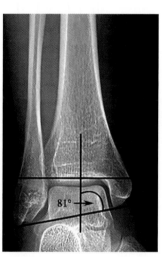

图 3-12-5 距小腿角（talocrural angle）：判断腓骨长度的一种方法，在踝关节正位片上，距骨上表面与内外踝最下方连线的成角，通常在 79°～87°，双侧对比差异应小于 5°（引自：Dhillon MS，Dhatt SS. First aid & emergency management in orthopedic injuries. Jaypee Brothers Medical Pub，2012）

知识点

踝关节骨折常见的损伤类型

有以下几种：单纯内踝骨折、单纯外踝骨折、双踝骨折（内踝 - 外踝）、三踝骨折（内、外、后踝骨折）、开放踝关节骨折、伴有下胫腓损伤的踝关节骨折、特殊类型的踝关节骨折。

知识点

踝关节骨折的分型

Lauge-Hansen、Danis-Weber 和 AO 三种分型是目前最常用的踝关节骨折分型系统。Lauge-Hansen

分型是通过实验模拟踝关节损伤机制建立的分型,是通过足在受伤时的位置和外力作用的方向产生的各种骨折类型。这种分型并不能完全包含所有的踝关节骨折,但是在临床上对于更好地理解损伤机制具有重要的意义。Danis-Weber 分型通过腓骨骨折高度与下胫腓联合间的位置关系进行命名的分型方法。因为分型方法简单,因此在医生间容易达成共识。AO 分型是国际骨折内固定协会发展更为细致的分型方法。通过字母和数字标定出骨折的部位、粉碎程度和伴随损伤。更便于做数据库统计。

1. Lauge-Hansen 分型 分型由两个词组成,共有 4 型(图 3-12-6),前一个词指受伤时踝关节的位置,后一个词指暴力的方向。最常见的骨折类型为旋后 - 外旋型(supination-external rotation,SER)占60%,之后是旋后 - 内收型占 20%,其他为旋前型骨折(旋前 - 外展型和旋前 - 外旋型)。

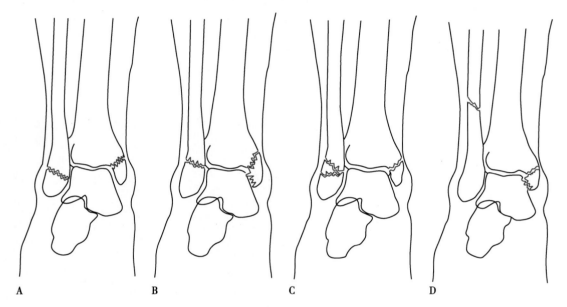

图 3-12-6 踝关节骨折 Lauge-Hansen 分型
A. 旋后 - 内收型;B. 旋后 - 外旋型;C 旋前 - 外展型;D 旋前 - 外旋型。

2. Danis-Weber 分型 是根据腓骨骨折位置与踝关节的高度进行分型(图 3-12-7)。分为A 型(38%)、B 型(52%)、C 型(10%)。

3. AO/OTA 分型 分为:44A,下胫腓以下骨折;44B,经下胫腓联合骨折;44C,下胫腓联合以上骨折(图 3-12-8)。

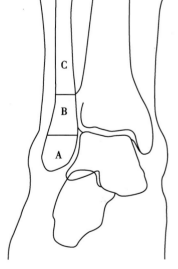

图 3-12-7 踝关节骨折的 Danis-Weber 分型
A 型,腓骨骨折线位于踝关节平面以下;B 型,腓骨骨折线位于踝关节高度;C 型,腓骨骨折线位于踝关节水平以上。

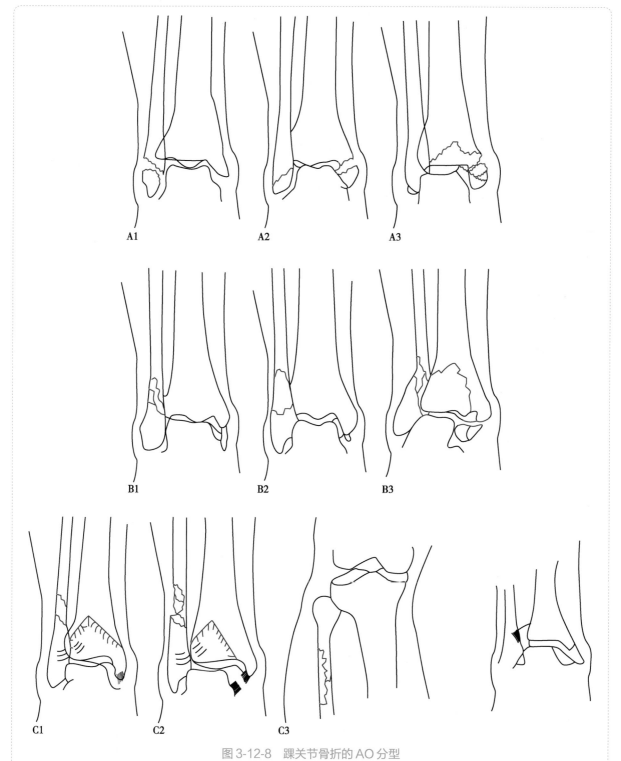

图 3-12-8 踝关节骨折的 AO 分型

根据 AO 骨折分型原则,踝关节骨折的代码为 44,参考 Danis-Weber 分型再细分为 A、B、C 三型。44A 型为下胫腓联合以远的踝骨折;44B 为经过下胫腓联合水平的踝骨折;44C 为下胫腓联合以近的踝骨折。第 3 个数字再根据骨折粉碎的程度细分。

【问题 2】 患者踝关节骨折诊断明确,进一步在急诊应当进行哪些处理? 是否手术?

思路:急诊处理包括石膏制动、骨牵引及外固定架固定。

稳定无移位的骨折可以采用石膏固定。严重的踝关节骨折不仅造成患者剧烈疼痛,还会造成踝周围软组织的严重水肿和损伤,严重时可出现水疱,皮肤坏死,影响后续手术治疗。急诊处理要进行手法复位、石膏固定,复位时要充分牵引足部,根据 X 线所示的骨折脱位特点和分型手法复位踝关节及骨折块。

如果患者已经转入病房,还应当及时打跟骨牵引,或是进行外固定架固定。一方面减轻疼痛,避免骨折突起压迫损伤软组织;另一方面牵引可减少软组织挛缩,利于手术中骨折复位。

知识点

涉及踝关节的特殊骨折

1. Pilon 骨折 属于 OTA-43 型,Pilon 骨折是指胫骨远端的骨折,累及踝关节上表面。胫骨远端平台像天花板一样,也被称为 Plafond fracture。骨折暴力为旋转或轴向暴力,骨折可累及胫骨与腓骨,在胫骨侧关节面常带有垂直移位的关节内骨块。占所有下肢骨折的 1%,常见于坠落伤和机动车事故伤。创伤严重,软组织并发症多,预后关节功能相对较差。

2. 后 Pilon 骨折 后 Pilon 骨折和后踝骨折都是后踝部位的骨折,但两者又有显著不同的特点。后 Pilon 骨折以垂直暴力为主,后踝骨折以旋转暴力为主;后 Pilon 骨折常伴有踝关节面的压缩,可伴有粉碎,骨块可延伸至后内侧。且后 Pilon 骨折的距骨脱位发生率更高。而后踝骨折一般不累及后内侧关节面,骨块常位于后外侧。

3. Mainsonneuve 骨折 腓骨的近 1/3 处螺旋形骨折,靠近腓骨头,伴有骨间膜撕裂,以及远端下胫腓联合的损伤。通常还伴有三角韧带的损伤以及内踝骨折。在见到踝关节骨折患者时要注意检查患者有无腓骨头附近的疼痛。如果存在疼痛,应当拍摄胫腓骨全长 X 线片。

4. Bosworth 骨折脱位 属于 44C1 型骨折一类少见的踝关节骨折脱位,腓骨在创伤后嵌顿于胫骨后方,不能复位。此时胫骨远端的后外侧嵴阻碍了腓骨的复位。通常需要切开复位。

5. Logsplitter 骨折 属于 OTA-44B 型,这一名词根据骨折的形态命名,是一种高能量导致经下胫腓处的踝关节骨折脱位。这一类骨折中距骨像劈柴一样把胫腓骨从下胫腓联合劈开,造成严重的骨折脱位。

6. Tillaux-Chaput 骨折 胫骨远端前外侧干骺端的骨折。在骨骺未闭的 12～15 岁青少年为撕脱性骨骺骨折。损伤结构为下胫腓前韧带及胫骨远端前外侧,有时还可能伴有距骨软骨损伤。需要手术治疗。

7. Wagstaffe 骨折 腓骨远端前内侧的垂直骨折,是下胫腓前韧带的止点撕脱骨折,与 Tillaux-Chaput 骨折恰恰相反,此骨折损伤的位置是同一韧带的腓骨止点。最早在 1886 年由 Le Fort 提出。

【问题3】 踝关节骨折怎样治疗? 手术时机如何确定? 手术方式有哪些?

思路:踝关节骨折后,根据骨折的情况,可采用非手术治疗或手术治疗。

1. 非手术治疗的指征
(1) 单纯无移位内踝骨折或尖部撕脱骨折;
(2) 单纯无移位腓骨骨折;
(3) 高龄人群的双踝骨折,或患者自身条件不能进行手术治疗;
(4) 后踝骨折累及关节面 <25%,骨折移位小于 1mm。
非手术治疗的方法是短腿石膏(靴)或支具固定。

2. 手术治疗指征
(1) 存在距骨移位;
(2) 有移位的单纯内踝或单纯外踝骨折,或双踝骨折;
(3) 后踝骨折累及关节面>25% 或是骨折间移位大于 1mm;
(4) 开放骨折;
(5) 踝关节面存在大于 2mm 移位;
(6) 特殊类型的踝关节骨折。

3. 手术治疗中的关键问题 踝关节骨折中最重要的要考虑是腓骨长度与旋转的恢复、三角韧带是否存在损伤、是否需要修复以及下胫腓联合是否存在损伤。其中最重要的是腓骨与下胫腓联合的问题。这是踝关节骨折创伤治疗中的关键。

4. 治疗目标 解剖复位，坚强固定。生物力学实验表明，距骨向外侧移位 1mm，可造成胫距关节的接触面积减少 42%。

5. 内固定的方法 根据腓骨骨折的形态，通常需要采用内外侧入路，腓骨行接骨板固定恢复长度与旋转。内踝根据骨折情况，可采用空心钉固定或克氏针钢丝张力带固定。如果是垂直型骨折线（Langue-Hansen 分型旋后 - 内收型Ⅱ度损伤）需要考虑采用防滑接骨板固定，以避免剪切力造成螺钉断裂。后踝骨折可以从后路或从前路使用螺钉固定，但后 Pilon 骨折常常需要从后路使用接骨板固定。一般可从后外侧入路，既可固定外踝，又可同时固定后踝（图 3-12-9）。

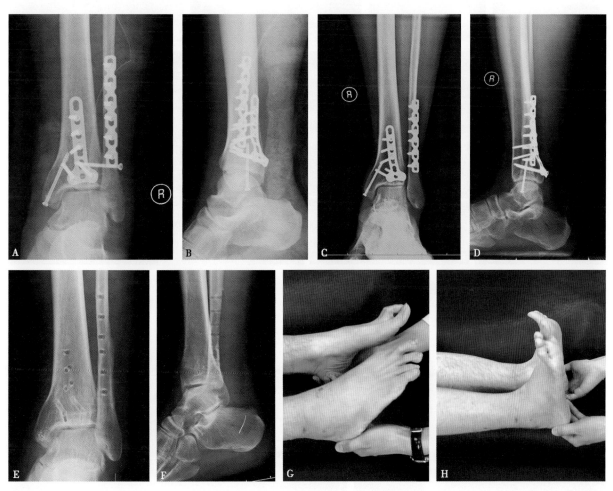

图 3-12-9 本节病例术后 X 线正侧位平片

可见外踝接骨板固定，内踝螺钉固定，后踝接骨板固定，下胫腓联合固定（A、B）；患者术后 3 个月取出下胫腓螺钉。术后 1 年复查 X 线，踝关节间隙好，无关节炎表现（C、D）。术后 2 年复查，内固定取出后复查 X 线（E、F）。双侧踝关节跖屈（G）和背伸（H）比较没有明显差异，外观无畸形，行走不受影响，没有疼痛。

根据影像及术中探查下胫腓联合，认为存在下胫腓损伤的患者，应当考虑在下胫腓联合上 1~1.5cm 处自腓骨向胫骨内打入下胫腓螺钉 2 枚，以稳定下胫腓联合。或采用线带结构横穿固定下胫腓联合（图 3-12-10）。如用螺钉固定，可以穿过三层皮质或四层皮质。通常建议打入 2 枚螺钉，对于糖尿病患者踝关节骨折，如果考虑有周围神经血管病变，可以增加固定的螺钉数据，并延长术后禁负重时间，以利于完全愈合。下胫腓螺钉于患者负重行走后可能会影响下胫腓联合的活动，或因剪切和扭转力量断裂，因此在术后 12 周左右取出，也有医生不取出此螺钉，认为下胫腓螺钉并不影响踝关节背伸和跖屈。

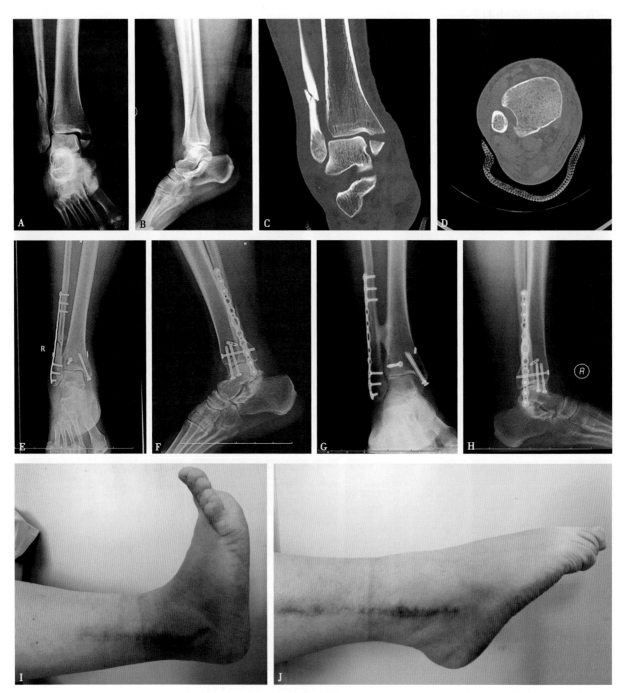

图 3-12-10　患者，女性，30 岁，从高处踏空，左踝关节外伤后疼痛、肿胀、不能行走 1 天入院。入院诊断：左踝关节旋前 - 外旋型骨折，Danis-Weber C 型骨折，骨折伴有下胫腓损伤及踝关节半脱位。入院后 X 线可见踝关节骨折、内踝撕脱骨折，腓骨骨折位置高，为由前向后的长斜形骨折，CT 还可见腓骨前方仍有到达踝关节水平的骨折线（A～D）。术后 2.5 个月复查 X 线，见术后内踝间隙正常，腓骨近端骨折尚未愈合，下胫腓以线扣结构固定。术中腓骨粉碎，骨折线复杂，以长锁定板桥接技术固定，未剥离腓骨骨折处的骨膜（E、F）。术后 2 年复查，可见腓骨未愈合处出现骨间膜骨化。踝关节间隙正常腓骨长度未丢失（G、H）。患者术后无疼痛，活动无不适，可进行正常体育运动，踝关节背伸和跖屈活动可（I、J）

知识点

踝关节的环形结构（图 3-12-11）

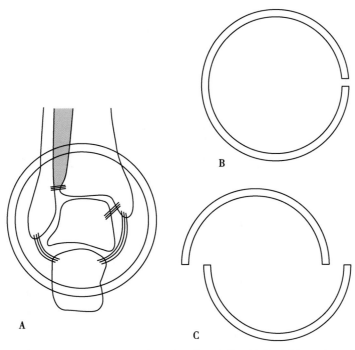

图 3-12-11　踝关节环形稳定理论。此理论将踝关节看成是一个环形结构（A），如果只有环的一处断裂不会影响环的稳定（B）。两处以上断裂，环就不稳定（C）

　　此理论将踝关节看成是一个环形结构，在内、外踝骨折或韧带损伤合并下胫腓联合损伤时，按照环的理论，三处损伤只要固定两处损伤就可以保持踝关节的稳定。所以有人认为，如果固定了外踝和下胫腓联合，内侧三角韧带可以不用修复。或者修复内踝和三角韧带，外踝固定后，可以不用固定下胫腓联合。但在临床中发现，踝关节损伤更为复杂，并不能将踝关节环形稳定理论应用于所有损伤，应根据实际损伤情况判断踝关节损伤后的稳定性。

知识点

踝关节骨折手术中可能遇到的问题

1. 腓骨难以复位。
2. 腓骨粉碎。
3. 腓骨拉力螺钉固定不可靠。
4. 内踝难以复位。
5. 内踝粉碎。
6. 下胫腓联合复位困难。
7. 后踝显露困难。
8. 骨折固定后内外侧韧带损伤的修复。

　　6. 预后　90% 的骨折可以通过切开复位内固定手术成功治疗。患者康复时间较长，通常在 2 年才可达到最终的功能状态。影响踝关节功能恢复的危险因素有：骨折脱位复位不良，吸烟，受教育程度低，酗酒，糖尿病,合并距骨骨软骨损伤。

7. 术后处理　术后短腿石膏固定有利于软组织消肿及伤口愈合。术后4～6周开始保护下负重活动,10周经X线复查无明显骨不愈合,可恢复完全负重。康复训练以肌肉力量训练以及关节活动度训练为主。

【诊疗流程】

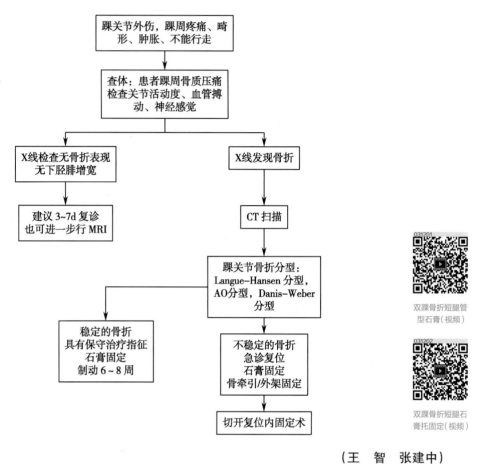

双踝骨折短腿管型石膏(视频)

双踝骨折短腿石膏托固定(视频)

（王　智　张建中）

推荐阅读文献

[1] COURT-BROWN C, HECKMAN J D, MCKEE M. Rockwood and Green's fractures in adults. 8th ed. Philadelphia: LWW, 2014.

[2] 托德森. 足踝外科学精要: 第2版. 张建中, 译. 北京: 北京大学医学出版社, 2013.

[3] 萨克西纳. 足踝外科实用新技术. 王文良, 张建中, 马信龙, 译. 北京: 人民军医出版社, 2013.

[4] 农利. 足踝关节重建(中文翻译版). 张建中, 译. 北京: 科学出版社, 2011.

[5] AZAR F M, BEATY J H, CANALE S T, et al. Campbell's operative orthopaedics. 13th ed. Amsterdam: Elsevier, 2016.

[6] JONCKHEER P, WILLEMS T, DE RIDDER R, et al. Evaluating fracture risk in acute ankle sprains: Any news since the Ottawa Ankle Rules? A systematic review. Eur J Gen Pract, 2016, 22(1): 31-41.

[7] DONOHOE S, ALLURI R K, HILL J R, et al. Impact of computed tomography on operative planning for ankle fractures involving the posterior malleolus. Foot Ankle Int, 2017, 38(12): 1337-1342.

[8] Robinson A, Brodsky J W, Negrine J P, et al. Core topics in foot and ankle surgery. Cambridge: Cambridge University Press, 2018.

[9] VEEN E J, ZUURMOND R G. Mid-term results of ankle fractures with and without syndesmotic rupture. Foot Ankle Surg, 2015, 21(1): 30-36.

[10] SCULCO P K, LAZARO L E, LITTLE M M, et al. Dislocation is a risk factor for poor outcome after supination external rotation type ankle fractures. Arch Orthop Trauma Surg, 2016, 136(1): 9-15.

<h1 style="text-align: center">第二节 跟 腱 断 裂</h1>
achilles tendon rupture

一、急性跟腱断裂（acute achilles tendon rupture）

跟腱断裂与运动有关，大多数患者在体育运动中有"被人踢了一脚"的感觉，然后出现踝部跖屈无力，以及踝后方疼痛。少数跟腱断裂是外伤直接造成的切割伤以及外伤。跟腱断裂可采用保守治疗或手术治疗。大多数患者的生活方式为平时活动少，周末运动多，所谓的"周末勇士"。发病以男性多见，报道的比例为（2～19）:1。跟腱断裂的三个常见部位是：①跟腱止点近端4～6cm处，占72%～73%；②跟腱止点处14%～24%；③肌腱-肌腹交界处4%～24%。

> **临床病例**
>
> 患者，李某，男性，36岁。3天前与同事打羽毛球跳起接球时突然出现左踝后方疼痛，并摔倒，感觉"被人打了一下"。站立后感觉左脚无力，不能继续运动，休息后疼痛缓解，可行走，但自觉行走时较吃力。踝关节后方可见瘀斑。自认为左踝扭伤，休息并外用药物治疗。因疼痛持续存在，并扪及左踝后凹陷来院就诊。

【问题1】 根据以上病史与特点，患者的诊断是什么？

思路：跟腱断裂的临床特点

诊断跟腱断裂，病史、症状与查体是最关键的信息。

1. 患者常于运动中出现断裂，断裂时有被击打感，并有时可听到断裂的声音。断裂出现后有明显跖屈力量减弱，伴有活动受限。

2. 查体要点包括触诊跟腱的完整性，可触及断裂端的凹陷，有明显落空感。凹陷通常位于跟腱止点上方2～6cm处。

3. 挤压腓肠肌试验（Thompson试验），踝关节跖屈活动消失。

4. 踝部跖屈力量可以由踇长屈肌、趾长屈肌、胫后肌以及腓骨长肌代偿，患者可以行走。

5. 断裂的跟腱已经存在肌腱炎或长期的退变，断裂疼痛可能并不明显，老年人断裂可能长期不被发现。

此患者有运动史，伤后跟腱区有凹陷，踝后疼痛，伴有皮下瘀斑。断裂后跖屈踝关节力量减弱，但是在其他肌肉的代偿下还有跖屈活动。查体发现挤压小腿三头肌时没有踝关节的跖屈活动。根据这些特点可以诊断跟腱断裂。

> **知识点**
>
> 可能引发跟腱断裂的原因
>
> 1. 既往有跟腱损伤或跟腱病变。
> 2. 封闭注射史，或激素类药物局部使用史，可造成胶原组织坏死。
> 3. 使用喹诺酮类抗生素史。
> 4. 痛风，甲状腺功能亢进，肾功能不全，下肢动脉硬化。
> 5. 高血压，肥胖。

【问题2】 明确诊断后进一步需要做哪些检查？

思路1：诊断跟腱断裂后，为进一步手术治疗需要进行影像学检查。一定要拍摄跟骨侧位X线片，注意断裂处有无骨质撕脱，跟腱腱体内有无钙化。有撕脱骨折者需要切开清理，并且需要在止点清理增生骨赘。有腱体内钙化的需要切除不健康的钙化肌腱，并做腱体缝合。

思路2：是否伴有其他肌腱或其他解剖结构损伤？应当进一步行MRI检查明确。急性跟腱断裂并不需要常规行MRI检查，但MRI检查可以显示其他软组织结构是否有损伤。也为术前计划提供客观的参考证据。对于断裂发生时间较长的患者，或是断裂前有明确跟腱炎病史，或 X 线平片发现腱体内有钙化的患者建议行 MRI 检查，判断创伤区域的大小，有助于手术方式的选择。断裂后缺损的长度，决定了不同的术式。

也有学者研究发现急性跟腱断裂患者伤后没有行走，在 24 小时内进行跖屈石膏固定保守治疗也可以达到与手术同样的治疗效果，因此不需要常规进行 MRI 检查。

其他检查如肌腱超声，可发现跟腱连续性中断，并可以在术前判断分离的间隙长度。也可用于非手术治疗检查断端是否吻合。

知识点

Thompson 试验

跟腱断裂最有诊断意义的检查为 Thompson 挤压试验（图 3-12-12），患者跪在检查床上，或是座椅上，背对检查者或俯卧于检查床上。双侧脱去鞋袜，显露双侧小腿，嘱患者放松，挤压患侧腓肠肌，踝关节没有出现跖屈活动，则考虑为跟腱断裂。

此检查具有 96% 的敏感性，93% 的特异性。对于试验可不采用阳性与阴性的解释，建议在病历中描述为"挤压小腿时踝关节跖屈活动消失"。

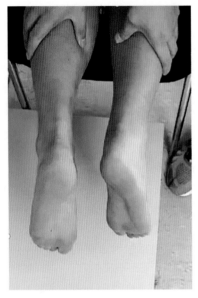

图 3-12-12　Thompson 试验，患者跪在椅子上，放松小腿，同时挤压双侧腓肠肌，可见跟腱断裂侧踝关节跖屈消失

知识点

过度背伸征

当患者俯卧于检查床时，放松状态下，踝关节位于跖屈 10°，而跟腱断裂侧通常踝关节位于 90°。或当患者俯卧位，双侧小腿屈曲抬起时，患侧表现出更大的背伸（图 3-12-13）。

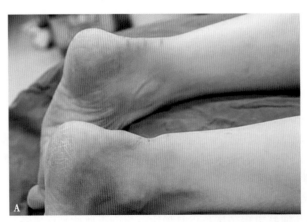

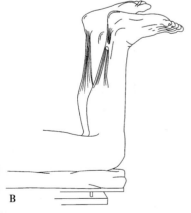

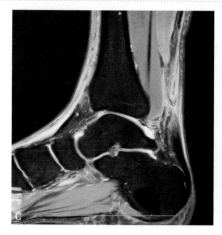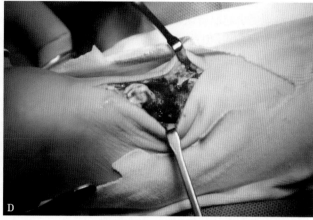

图 3-12-13 过度背伸征

A. 患者俯卧时,因跟腱的张力,踝关节通常位于跖屈位,而跟腱断裂后踝关节会位于 90°中立位,或是超过中立位,断裂侧的跖屈变小;B. 嘱患者俯卧位,检查双侧足部的关节状态,可见断裂侧足部有过度背伸;C. 患者的 MRI 显示跟腱区 T_2 像高信号,伴有水肿;D. 手术切开,可见跟腱断裂,断端为马尾样。

【问题3】 明确跟腱断裂的诊断后如何选择治疗方式?

思路1:急性跟腱断裂什么情况下可以行非手术治疗?

急性跟腱断裂后,是手术,还是非手术,仍有不同意见。两种方法都有满意的临床结果的报道。非手术方法的关键是要能够维持肌腱断端良好的接触。可采用超声波探测:足最大跖屈时,断端间隙 <5mm;足中立位,断端间隙 <10mm;足跖屈 20°时,断端接触 75%是适于采用非手术治疗的较理想适应证。

对于非手术治疗的顾虑在于跟腱愈合时的拉长,引起跖屈力的减弱,以及再断裂率的相对增高。另外,需要更加严格的外固定和患者的观察。

对于 48 小时内的新鲜断裂可以行非手术治疗。对于身体情况不可接受手术的患者,也适合非手术治疗。伤后没有使用伤侧行走,并且在急诊及时行跖屈位短腿石膏固定。复查没有跟腱断端分离,都可以采用非手术治疗达到痊愈。

非手术治疗要结合 4~6 周早期负重活动的快速康复以达到跟腱完全愈合。在康复过程中,早期负重有利于肌腱愈合。6 个月内不可以进行超过踝中立位的拉伸训练,即离心性训练。如果过早进行拉伸,跟腱的愈合区会被拉伸,造成跟腱无力。9 个月后如果患者伤侧单足提踵与健侧次数一致,可以让患者完全恢复体育活动。过早进行体育活动会造成再断裂。

跟腱断裂非手术治疗的另一个原理是跟腱断裂时不是横断,而是像马尾样散裂。跖屈位固定足以让马尾样断端相接触,最终达到瘢痕愈合及胶原再生,恢复足够的强度。

思路2:急性跟腱断裂什么情况下行手术治疗?

对于急性断裂、发病后患者漏诊,或是患者就诊较晚,开放性损伤引发的断裂,以及伴有骨折或撕脱骨折的跟腱断裂都可考虑手术治疗。

手术治疗结合快速康复,更有利于跟腱断裂患者的痊愈,虽然手术存在风险,但目前国内大多数医生还是选择手术治疗跟腱断裂。手术吻合可以减少石膏固定过久引发的石膏相关的并发症(肌肉萎缩、血栓等)。

手术治疗的目的是把跟腱断端吻合在一起。缝线带来的强度还不足以让患者术后及时负重活动。因此禁负重时间与保守治疗基本相似。

在以下情况,慎重选择手术治疗:①糖尿病、神经病变;②免疫疾病;③年龄 >65 岁;④吸烟;⑤不能活动者;⑥BMI>30;⑦外周血管疾病、局部或全身皮肤疾病患者。

思路3:急性跟腱断裂怎样选择手术治疗的方式是什么?

急性跟腱断裂后,可以急诊手术。手术延迟到 4 周对治疗结果并无影响。手术方式有切开缝合和经皮缝合等方式,目前较常采用的手术方式为切开缝合术和小切口缝合术。两种手术治疗方式都可以达到缝合跟腱断端的目的。对于绝大部分非止点性的急性跟腱断裂直接缝合就可以，不需要使用腱膜瓣的加强。如果肌腱病变清理后引起肌腱缺损，不能直接缝合，就需要行肌腱重建手术。开放手术的适应范围更大，是传统跟腱手术的常用方式，但是缺点是切口较大，手术后切口并发症较多。为了减少切口并发症，目前临床更多采用小切口经皮缝合技术，有条件的医院可以在专用器械辅助下完成，以增加跟腱缝合的强度，并减少腓肠神经损伤的可能。

知识点

小切口经皮缝合的优、缺点

1. 优点

(1) 最大限度地缩小了手术切口。

(2) 简化手术操作过程，缩短手术时间。

(3) 降低手术对软组织损伤，减少对血运组织和腱周膜的损伤。

(4) 避免传统切口易感染、易粘连、皮肤坏死、跟腱外露、二次断裂等并发症的风险。

(5) 手术最大程度保留了软组织完整性，利于局部血运恢复和早期康复。

2. 缺点 但是小切口缝合也存在一些缺点，如不能直接缝合缺损较大的跟腱断裂；术中不能充分暴露肌腱，难以同时行肌腱内病灶清理；不能处理多段损伤或是合并骨折的损伤。

思路 4：手术中有哪些注意点和技巧？

患者俯卧位，患侧上止血带。有时为了方便术中对比缝合张力及踝跖屈度，双侧下肢都要消毒铺巾。切口从正中或偏内侧纵行切开。用缝线标记腱周组织，注意不要损伤外侧的腓肠神经。

术中见到的跟腱断端通常为马尾样，而不是整齐的断端。适当修整残端，不需要过多切除马尾样纤维。缝合使用不可吸收线，最常用的缝合方式为 Krackow 缝合（图 3-12-14）。也有学者认为可吸收缝线可以达到同样的缝合效果。

缝合过程中最关键的一步是评价跟腱的休息位张力。当达到适合的张力时，两断端应当能接触，此时患侧足的位置与对侧一致。通过调整缝线的张力达到合适的位置。

近年来，小切口跟腱缝合技术使用越来越多，大多数医生进行开放手术都会优先选择小切口跟腱缝合（图 3-12-15）。其优点是创面小，对腱周组织的剥离小，血运保护好。软组织风险明显少于大切口的开放手术。采用小切口缝合可以使用前端带孔的卵圆钳辅助，市场上还有专用的辅助缝合工具，可以明显缩短手术操作时间，简化操作的复杂性（图 3-12-16，图 3-12-17）。

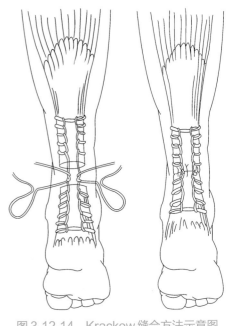

图 3-12-14 Krackow 缝合方法示意图

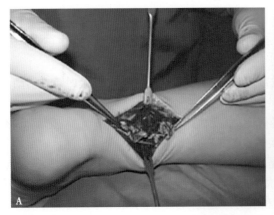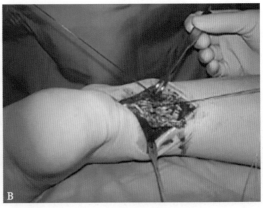

A B

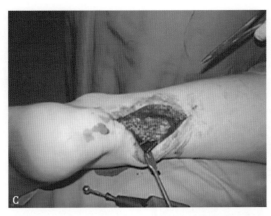
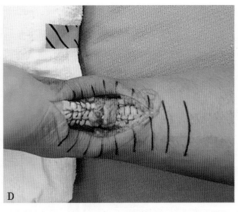

图 3-12-15 跟腱断裂开放手术缝合

A. 取跟腱内侧或正中纵形切口，切开皮肤、腱周组织后，显露断裂区，可见跟腱为马尾样断裂；B. 跖屈踝关节，使断端靠近，以不可吸收线行 Krackow 缝合，在断端接触时注意踝关节的位置，避免过度跖屈；C. 两侧缝线打结后完成手术；D. 冲洗后逐层缝合切口，足背以跖屈位石膏保护、固定。

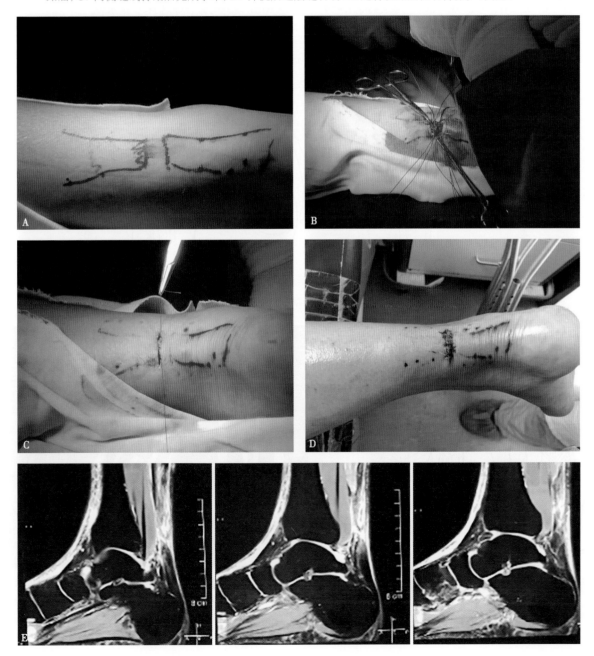

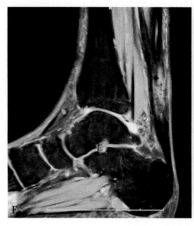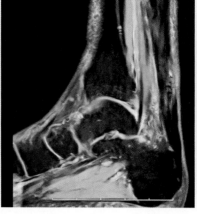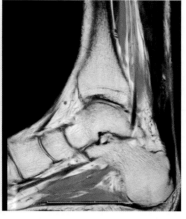

图 3-12-16 跟腱的小切口缝合

A. 术前根据触诊找到跟腱断裂的位置（还可采用超声）；B. 术中通过经皮穿线技术，在跟腱腱周组织内把缝线穿过跟腱体；C. 缝合线打结后，关闭腱周组织，并缝合皮肤切口；D. 术后 2 周拆线时外观，可见穿线区皮损与皮肤切口；E. 此患者手术前 MRI 示跟腱断裂；F. 术后 4 个月复查 MRI，见跟腱愈合好，仍有少量水肿。

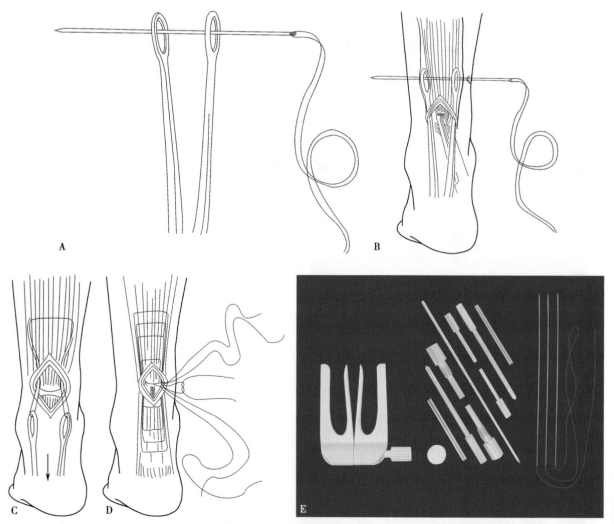

图 3-12-17 采用小切口缝合器的跟腱缝合技术：跟腱断裂的小切口经皮缝合方法

A. 导针带线穿过卵圆钳；B. 卵圆钳张开紧贴跟腱近端两侧插入，带针缝线穿过卵圆钳的钳孔中，横穿跟腱；C. 从切口中拉出卵圆钳，并带出缝线，可以反复几次操作；D. 跟腱断裂的远、近端同样操作，将相应的缝线拉紧打结；E. 跟腱断裂小切口吻合器械。

【问题4】 康复训练中应当注意什么? 何时恢复体育活动?

思路1: 术后使用什么样的石膏固定? 术后石膏固定多久? 禁负重时间多久?

术后通常采用短腿石膏固定。石膏制动4周,2周时拆线,4~6周时在行走靴保护下负重活动,最开始负重时足跟处加垫,使踝关节跖屈20°。负重量最开始为体重的1/4。每周去除一部分高度,每周增加1/4负重。行走靴穿1个月后,最终在8~12周时达到踝中立位,并完全负重活动。

思路2: 什么时候可重返体育运动?

康复训练应当注意避免离心训练,踝背伸不要超过中立位,以避免早期愈合的瘢痕过度拉长。完全负重后开始提踵训练,以增加腓肠肌的力量,直至患侧能做到单足提踵。

4周早期负重可以明显改善愈后效果。但是重返轻强度体育活动通常在3个月左右。6个月后参与对抗性或竞技类体育运动,仍会有再断裂出现。9个月后再断裂率极低。通常认为运动员在1年后可以重返之前的运动量。

知识点

跟腱断裂的并发症

1. 伤口感染。
2. 跟腱短缩。
3. 跟腱再断裂。
4. 跟腱延长——力量下降。

【诊疗流程】

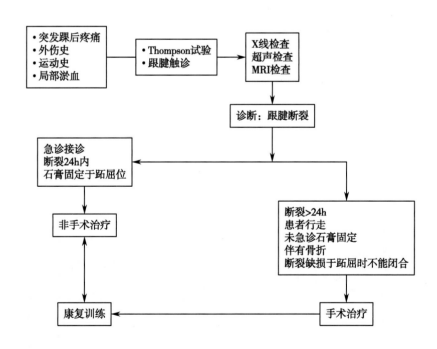

二、陈旧性跟腱断裂(chronic achilles tendon rupture)

通常认为断裂时间超过4周的跟腱断裂为陈旧性跟腱断裂。陈旧性跟腱断裂通常是因为急性跟腱断裂漏诊、误诊。也有一些老年人或生活较不活跃的人因活动量较小,在断裂后没有发现。陈旧性跟腱断裂的查体与辅助检查同急性断裂相似。但由于陈旧性跟腱断裂常存在跟腱断端的回缩,不能直接缝合,需要采用近端V-Y延长或自体肌腱或异体肌腱的重建(图3-12-18)。

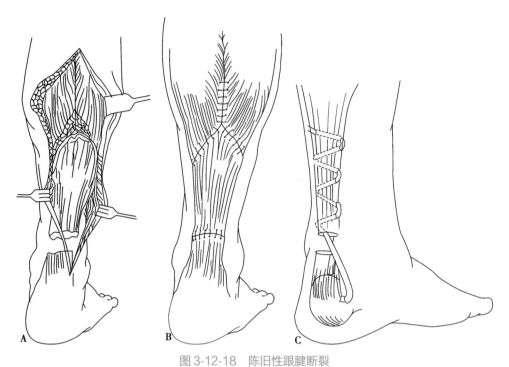

图 3-12-18 陈旧性跟腱断裂

跟腱断裂的 V-Y 延长修复术（A、B）；跟腱断裂的跛长屈肌腱重建（C）。

【诊疗流程】

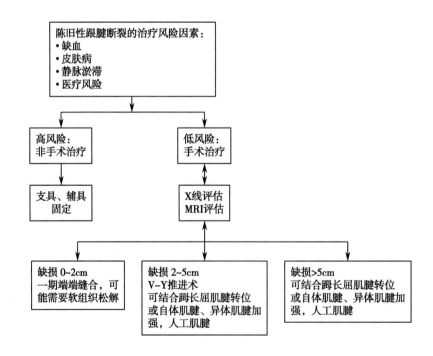

（王 智 张建中）

推荐阅读文献

[1] AZAR F M，CANALE S T，BEATY J H. Campbell's operative orthopaedics. 13th ed. Amsterdam：Elsevier，2016.

[2] PADANILAM T G. Chronic achilles tendon ruptures. Foot Ankle Clin，2009，14（4）：711-728.

[3] 托德森. 足踝外科学精要：第 2 版. 张建中，译. 北京：北京大学医学出版社，2013.

第三节 踝关节骨关节炎
osteoarthritis of ankle joint

踝关节骨关节炎指踝关节退变,软骨损伤,关节间隙狭窄引发关节疼痛及活动受限。踝关节骨关节炎造成的活动受限主要影响踝关节的跖屈与背侧活动,早期可伴有活动后疼痛加重,休息后缓解,影响行走、体育运动等。严重的关节炎可出现关节僵硬,下蹲困难,上下楼梯困难,还会引发步态改变。

踝关节骨关节炎的发生主要与创伤有关,其他原因有各种炎症,原发性踝关节骨关节炎较少见。Valderrabano 评价 406 例有症状的终末期踝关节骨关节炎患者,发现创伤后占 78%,继发性 19%,原发性只占 9%。

知识点

踝关节骨关节炎的病因

1. 创伤后。最常见,多发生于踝关节关节内骨折。
2. 踝关节慢性不稳定。慢性韧带损伤,引起反复扭伤,损伤关节软骨。
3. 关节感染,如踝关节感染、骨髓炎。
4. 炎症,如类风湿关节炎、痛风性关节炎、色素沉着性滑膜炎、血友病性关节炎。
5. 神经性关节疾病,如糖尿病、外周神经损伤、遗传性运动感觉神经病。
6. 肿瘤。
7. 原发性。
8. 医源性。

临床病例

患者,男性,45 岁,右踝疼痛、肿胀,伴活动受限 2 年余,加重 3 个月。患者既往有反复右踝关节扭伤史,青年时经常参加足球等体育活动。2 年前出现踝关节疼痛,使用中药制剂及口服非甾体类药物对症处理。未予特殊治疗。近 3 个月,肿胀、疼痛频繁,活动后加重,休息后缓解,肿胀不伴有皮肤红肿,无夜间静息痛,无手足其他小关节畸形变形。踝关节活动范围减少,深蹲、上下楼梯时困难。早晨起床活动时疼痛和肿胀较轻,活动后下午及傍晚症状加重(图 3-12-19)。

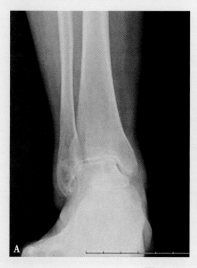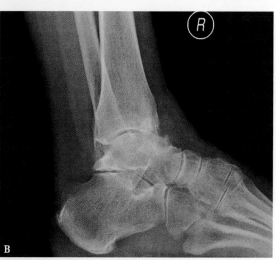

图 3-12-19 踝关节负重正侧位 X 线片

A. 踝关节负重正位 X 线片示:踝关节退变,关节间隙变窄,骨质增生,可见踝关节内翻畸形;B. 踝关节负重侧位 X 线片示:踝关节退变,骨质增生,可见关节间隙狭窄,踝关节前骨赘增生明显。

【问题1】 根据患者的病史和症状,应当考虑什么诊断?

思路1:患者既往有踝关节的不稳定,反复扭伤病史。但近些年来踝关节趋于稳定。踝关节疼痛与活动相关,无夜间静息疼痛。与饮食和季节无关。活动后疼痛、肿胀加重,休息后缓解,晨轻暮重。综合以上病史及症状,考虑诊断为踝关节骨关节炎。

思路2:踝关节骨关节炎的查体。

首先患者显露膝关节及以下的下肢,站立位观察双下肢力线是否存在异常。以跟腱为参考,足跟部是否存在踝关节冠状面的内、外翻畸形。由于踝关节外侧不稳定和高弓内翻足引起的踝关节骨关节炎常合并踝关节和后足内翻畸形。而平足症患者表现出后足或踝关节外翻畸形。

该患者踝关节内翻畸形,右侧较对侧可见内外踝周围肿胀,不伴有皮肤色泽改变,皮温正常,无色素沉着。关节间隙压痛阳性,关节距屈背伸活动度与健侧相比明显受限。抽屉试验阴性。距下关节活动基本正常,没有压痛。

对于伴有反复扭伤的患者需要检查抽屉试验。如果骨关节炎发生,随着时间的推移,大多数不稳定的踝关节趋于稳定。

对于伴有严重内翻的患者还要检查腓骨短肌的肌力,以判断是否存在腓骨肌腱的损伤。同样对于有外翻的患者要进行胫后肌力量的检查,嘱患者进行单足提踵,以及手法检查胫后肌腱的力量。

【问题2】 如果诊断为踝关节骨关节炎,哪些检查有助于临床治疗的决策?

思路:影像学检查

影像学检查是踝关节骨关节炎最直观的证据。对于踝关节骨关节炎,应当根据情况包括以下项目:踝关节负重正侧位X线;跟骨长轴位X线;踝关节CT;踝关节MRI;单光子发射计算机断层成像(single-photon emission computed tomography,SPECT)检查:通过电脑软件把CT检查与核素扫描检查融合为一体的核医学检查方法。可以用来精准判断足踝部疼痛的来源。

X线正位片可看到负重时踝关节是否存在力线异常(内翻、外翻)。此外还应当观察踝关节间隙宽度是否均匀,关节周围有无增生骨赘。软骨下骨是否硬化,有无囊变。

要注意观察距下关节有无关节炎改变。

知识点

骨关节炎的病理特点

1. 骨赘形成。
2. 软骨下骨硬化。
3. 软骨下骨囊变。
4. 游离体。
5. 关节间隙狭窄。

知识点

踝关节骨关节炎的分期

1. Giannini 分期(2007 年)　主要依据踝关节骨关节炎不同阶段 X 线表现分期(表 3-12-1)。

表 3-12-1　Giannini 分期(2007 年)

分期	X线表现
0 期	正常关节间隙或软骨下骨硬化
1 期	有骨赘形成,关节间隙正常
2 期	关节间隙狭窄,有或没有骨赘
3 期	关节间隙部分或完全消失,可有畸形

2. Takakura 分期（1986 年） 比 Giannini 分期更加关注了踝关节的内翻（表 3-12-2、图 3-12-20）。

表 3-12-2　Takakura 分期（1986 年）

分期	表现
Ⅰ期	早期硬化，骨赘形成，没有关节间隙狭窄
Ⅱ期	内踝间隙狭窄（无软骨下骨接触）
ⅢA 期	内踝处关节面狭窄，伴有软骨下骨接触
ⅢB 期	距骨顶部关节面狭窄，伴有软骨下骨接触
Ⅳ期	全踝关节面狭窄伴有骨面完全接触

3. 加拿大足踝外科学会分期（2012） 增加了对踝关节周围关节病变的描述（表 3-12-3）。

表 3-12-3　加拿大足踝外科学会分期（2012）

分期	表现
1 期	单纯踝关节骨关节炎
2 期	关节炎合并内外翻畸形和 / 或跟腱挛缩
3 期	关节炎合并后足畸形，胫骨畸形，中足内收、外展，中足旋后，内侧序列跖屈等
4 期	前 3 期加上距下关节、距舟关节和跟骰关节关节炎

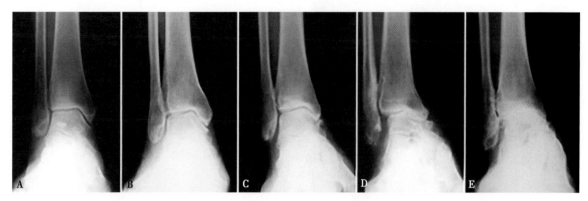

图 3-12-20　Takakura 踝关节骨关节炎分期
A. Ⅰ期；B. Ⅱ期；C. ⅢA 期；D. ⅢB 期；E. Ⅳ期。

知识点

踝关节骨关节炎的病因鉴别诊断

1. 痛风性关节炎　为血尿酸升高后，人体内尿酸结晶蓄积于关节内，破坏关节软骨引发的关节炎。患者可有疼痛、肿胀、关节僵硬、活动受限等表现。但部分患者存在急性发作，表现为急性起病的剧烈疼痛，伴有皮肤红肿、皮温升高。患者关节疼痛不仅与活动有关，还与饮食有关，啤酒、海鲜、动物内脏类饮食可造成急性发作。夜间有严重静息痛，不能入睡。疼痛通常持续 1 周自行消失。

2. 大骨节病　特发的地方性疾病，多见于我国东北地区和内蒙古东北部。黑龙江、吉林省较多发。病因不明，可能与居住的地理位置、微量元素或是粮食变质有关。患者通常为双侧对称病变，X 线可见踝关节有大量骨赘增生，关节间隙消失，但查体时关节活动尚可。病变主要累及距骨，所以踝关节和距下关节都有可能受累。早期患者不伴有力线异常，但可见距骨内骨小梁消失、骨质硬化。

3. 类风湿关节炎　患者通常有类风湿病史，有手、足部多发小关节畸形和肿胀。有晨僵症状。X线可见关节间隙均匀狭窄，骨赘增生不明显，伴有明显的骨质疏松和侵蚀性破坏。

【问题3】 踝关节骨关节炎的治疗怎么选择?

踝关节骨关节炎的治疗选择主要根据病变程度来决定,另一方面要考虑患者年龄、运动量、是否存在力线异常、关节稳定性等。对于病变程度较轻,或不适合手术治疗的患者都可以尝试非手术治疗。对于比较严重的终末期关节炎或非手术治疗无效者,可考虑行手术治疗。

思路1:如何选择非手术治疗?

踝关节骨关节炎的非手术治疗主要目的是缓解疼痛症状,改善关节功能,延缓关节炎进展,防止畸形发生和加重。主要的非手术治疗包括:

(1)减少负重活动;或改变运动方式和运动量。

(2)减轻体重。

(3)支具辅具。如摇椅底的硬底鞋,以减少踝关节应力;UCBL 足垫用于平足,纠正力线;Arizona 支具和硬质 AFO,用于固定踝关节,减少应力(图3-12-21)。

(4)口服非甾体抗炎药。

(5)关节内注射透明质酸、糖皮质激素、富含血小板血浆(PRP)。

(6)康复理疗,冲击波治疗。

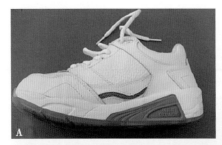
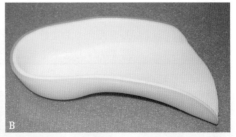
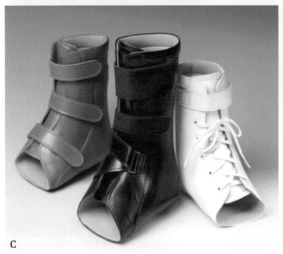
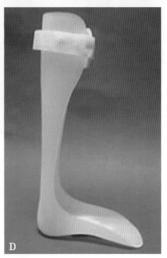

图 3-12-21　足踝部非手术治疗使用的支具辅具
A. 摇椅底的硬底鞋;B. UCBL 足垫;C. Arizona 支具;D. AFO。

知识点

踝关节骨关节炎的手术治疗方法

1. 关节镜　适用于轻度关节炎骨赘和破碎软骨的清理。

2. 关节牵开术　关节炎中等程度,可以保留关节,患者较年轻。

3. 截骨术　适用于部分关节面良好,踝关节周围力线不良的患者。有踝上截骨、腓骨截骨和跟骨截骨。

4. 人工关节置换术　适用于终末期关节炎。

5. 关节融合术　适用于终末期关节炎。

思路2：如何选择手术治疗方法？

踝关节骨关节炎的分期反映出病变的程度，所以可以根据分期选择不同的手术方法。但还应参考年龄、工作性质、患者要求等因素。如年轻患者，应尽可能采用保留关节的手术。而对于一个体力劳动者，无痛稳定的关节是非常重要的。Takakura Ⅱ期以内，可以行关节清理，患者力线异常可能需要行截骨手术。需要分析畸形发生的部位，是在胫骨远端、踝关节？还是在后足？决定是踝上截骨，还是跟骨截骨。如合并有关节的不稳定，还可能需要行韧带重建或修复。Takakura ⅢA期可行踝关节截骨保关节或外固定架撑开保留关节手术（图3-12-22、图3-12-23）。Takakura ⅢB、Ⅳ期行踝关节置换或踝关节融合手术。两种手术如果选择合适都可达到满意的临床效果（图3-12-24）。

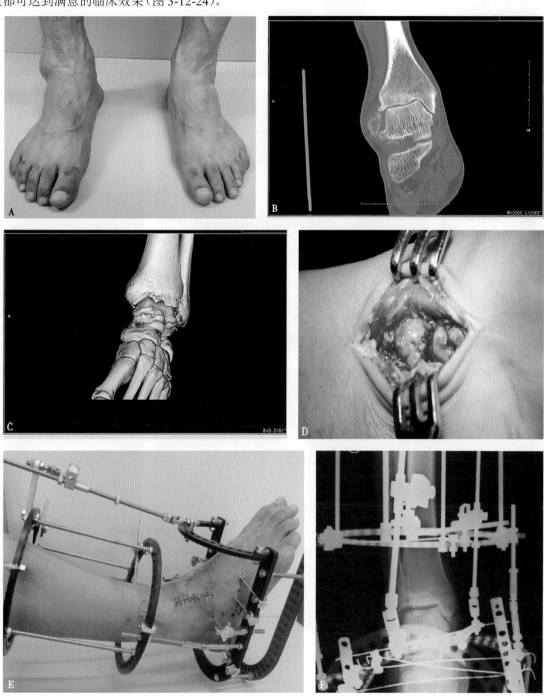

图3-12-22 患者，男性，42岁，右踝疼痛5年，加重1年，诊断为右踝关节骨关节炎

A. 查体：右踝关节活动受限，关节间隙压痛。B、C. CT显示关节间隙狭窄，骨质增生。D. 术中见骨质增生明显。E、F. 使用外固定器撑开踝关节间隙至5mm。撑开期间每天练习关节伸屈活动，3个月后去除固定器。术后1年复查，踝关节活动度改善，疼痛明显减轻。

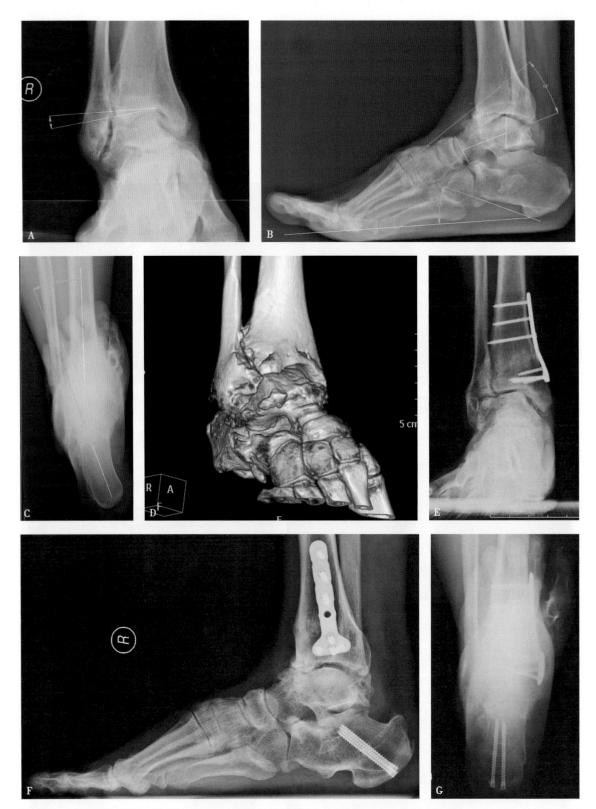

图 3-12-23　患者,男性,53 岁,反复右踝关节扭伤疼痛 30 年,加重 2 年。查体:踝关节活动受限,外侧间隙压痛,踝及后足内翻畸形

A～C. 右踝 X 线正侧位和后足长轴位,显示踝关节间隙狭窄,距骨和后足内翻;D. CT 重建显示踝关节明显骨赘形成;E～G. 术后 2 年正侧位和跟骨长轴位 X 线平片,显示关节间隙增加,后足内翻明显矫正

　　本例患者行踝关节骨赘清理,踝上内侧开放截骨,跟骨闭合楔形截骨合并外移和上移,外侧韧带重建术。术后两年随访,行走稳定,无疼痛。

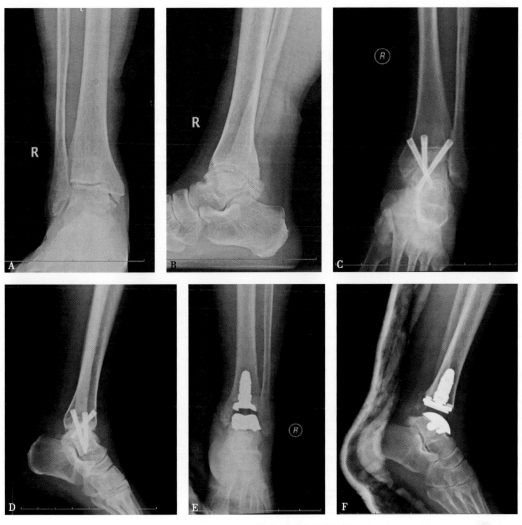

图 3-12-24 踝关节融合与置换术

A. 踝关节负重正位 X 线片，关节间隙变窄，骨质增生；关节可见软骨下骨硬化；B. 踝关节负重侧位 X 线片，关节间隙变窄，踝前方骨赘增生明显；C、D. 此类患者可考虑行踝关节融合术，3 枚螺钉固定的踝关节融合术后正侧位 X 线片；E、F. 也可以考虑行踝关节置换手术，此为术后正侧位 X 线片。

知识点

适合踝关节融合和置换术的情况

见表 3-12-4。

表 3-12-4 踝关节融合和置换的选择

适合融合的踝关节	适合置换的踝关节
不能恢复解剖结构	双侧踝关节骨关节炎
已经无关节活动度	邻近关节有病变、僵硬
大量骨缺损、骨质量差	关节活动较好
严重骨坏死	好的骨质量
年轻、活动多	肢体力线较好
慢性感染	有活动关节的需求
神经性关节炎	
严重的骨质疏松	
患者期望值太高	

知识点

踝关节融合与置换的优缺点

见表 3-12-5。

表 3-12-5　踝关节融合与置换优缺点的比较

项目	踝关节融合	全踝关节置换
疼痛	良好	良好
关节活动度	无	大部分
伤口愈合并发症	有时	常用
感染风险	低	高
再手术风险	低	高
邻近关节退变风险	高	低
术后步速	快	慢
术后无力	多	少

【诊疗流程】

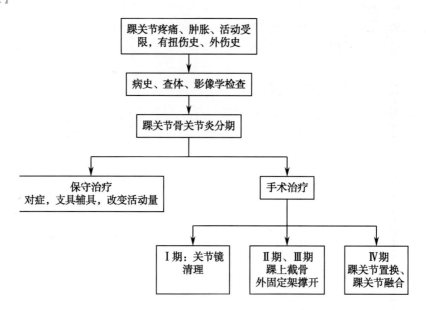

（王　智　张建中）

推荐阅读文献

[1] 曲峰，王显军，张建中. 踝关节骨性关节炎的治疗. 中国医学前沿杂志（电子版），2018，10（5）：6-10.

[2] COURT-BROWN C，HECKMAN J D，MCKEE M. Rockwood and Green's fractures in adults. 8th ed. Philadelphia：LWW，2014.

[3] 托德森. 足踝外科学精要：第 2 版. 张建中，译. 北京：北京大学医学出版社，2013.

[4] 农利. 足踝关节重建（中文翻译版）. 张建中，译. 北京：科学出版社，2011.

[5] AZAR F M，CANALE S T，BEATY J H. Campbell's operative orthopaedics. 13th ed. Amsterdam：Elsevier，2016.

[6] KRAUSE F G，DI SILVESTRO M，PENNER M J，et al. Inter-and intraobserver reliability of the COFAS end-stage ankle arthritis classification system. Foot Ankle Int，2010，31（2）：103-108.

[7] GIANNINI S, BUDA R, FALDINI C, et al. The treatment of severe posttraumatic arthritis of the ankle joint. J Bone Joint Surg Am, 2007, 89(3): 15.

[8] TAKAKURA Y, TANAKA Y, KUMAI T, et al. Low tibial osteotomy for osteoarthritis of the ankle. Results of a new operation in 18 patients. J Bone Joint Surg Br, 1995, 77(1): 50-54.

[9] KRAUSE F G, DI SILVESTRO M, PENNER M J, et al. The postoperative COFAS end-stage ankle arthritis classification system: interobserver and intraobserver reliability. Foot Ankle Spec, 2012, 5(1): 32.

[10] VALDERRABANO V, HORISBERGER M, RUSSELL I, et al. Etiology of ankle osteoarthritis. Clin Orthop Relat Res, 2009, 467: 1800-1806.

第四节 踇 外 翻
hallux valgus

踇外翻是足部最常见的疾病之一，是踇趾最多发的疾病。踇外翻是医学名词，此外还有"大脚骨""大舷拐"等说法。英文中 bunion 也指踇外翻，特指踇外翻时足内侧的突起。踇外翻的定义是踇趾向外偏斜，踇趾近节趾骨与第一跖骨成角 >15°。由于踇趾跖骨头向内侧突出，鞋面的挤压和摩擦可致局部皮肤红肿，又被称为踇囊炎。由于畸形和疼痛，对患者生活和工作带来影响。对于有症状的中、重度踇外翻常需要手术治疗。

临床病例

患者，女性，60 岁。双足踇趾畸形 5 年，疼痛加重伴穿鞋受限 1 年（图 3-12-25）。无外伤史、无手足小关节多发畸形，无晨僵。疼痛与季节和饮食无关，无夜间静息痛。因穿鞋时踇趾内侧关节囊处挤压，皮肤红肿，疼痛，患者母亲和姥姥均有类似足趾畸形病史。

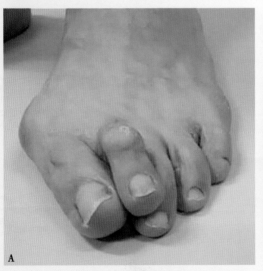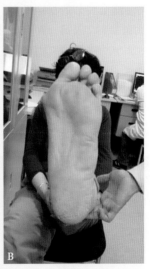

图 3-12-25 踇外翻患者外观像
可见踇趾向外偏斜，第二趾锤状趾畸形，近趾间关节背侧疼痛性胼胝形成。

【问题 1】 根据患者的病史和特点考虑什么诊断？
思路 1：踇外翻的病因和流行病学

目前认为踇外翻的发生是多种因素作用的结果。踇外翻有明显的遗传倾向，通常见于家族中的女性成员，发病性别比男：女 =1:(9～15)。穿鞋人群踇外翻发病率是不穿鞋人群的 15 倍。穿高跟鞋时前足部明显受限，更易于踇外翻形成。踇外翻既可发生于成人，也可发生于儿童。踇外翻与平足有相关性，但是其因果关系还有待进一步研究。踇外翻发病高峰期为 20～30 岁和 50～60 岁。年轻患者与遗传、穿高跟鞋有关；老年女性与遗传、绝经期后内分泌变化有关。

知识点

跗外翻发生的生理性因素和非生理性因素

见表 3-12-6。

表 3-12-6 跗外翻发生的相关因素

生理性因素	非生理性因素
圆的跖骨头	窄小的鞋
第一跖骨长	高跟鞋
内侧跗楔关节不稳定	过度负荷（如芭蕾舞演员）
腓肠肌挛缩	神经肌肉疾病
平足	全身系统疾病（类风湿关节炎、痛风性关节炎、糖尿病）
全身韧带松弛	

思路 2：为了明确诊断，还需要做哪些方面的体格检查？

1. 确定疼痛的部位 跗外翻不同部位的疼痛预示着不同的病理改变。跗囊部位的疼痛是跗外翻常见的表现，是突出的第一跖骨头内侧皮肤受到鞋面挤压的结果；跖趾关节部位的疼痛有可能是关节软骨损伤或者关节滑膜炎；而第一跖骨头跖侧疼痛常是跖籽关节病变的结果。三个不同的疼痛部位，预示三种不同的病理改变。手术方法也有所不同。

2. 第一跖趾关节活动度 跖趾关节正常活动度背伸 45°～70°，跖屈 20°～30°。如果存在活动受限，结合关节间隙压痛，考虑诊断跗外翻合并第一跖趾关节骨关节炎。

3. 检查内侧跗楔关节的稳定性（图 3-12-26）。尤其是第一、二跖骨间夹角（IMA）较大（>20°）和合并平足的患者更需要关注这个关节的稳定性。

4. 跖痛症 跗外翻时，因第一跖列负重减少，应力转移至外侧足趾，常导致第二、三跖骨下出现反复增厚的胼胝与活动后加重的疼痛，称为跖痛症。

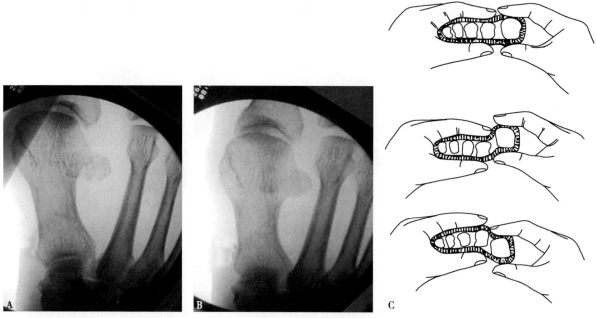

图 3-12-26 内侧跗楔关节稳定性检查

A～B. 水平面稳定性检查：将有跗外翻的前足的第一和第五跖骨头向中央挤压，然后用一条胶带缠绕固定，透视或拍片，跗楔关节不稳定者，第一、二跖骨间夹角（IMA）明显缩小。C. 矢状面稳定性检查：检查者一只手握住患者第一跖骨远端，另一只手握住第二跖骨，分别向背侧和跖侧相互推挤两个跖骨。如果活动度超过 1cm，预示可能存在内侧跗楔关节不稳定。

5. 外侧足趾表现出跖趾关节背伸，近趾间关节屈曲时，被称为锤状趾畸形（图 3-12-27）。需要注意的是跖趾关节背侧脱位是固定的，还是可复的？如果 Lachman 试验检查跖趾关节可以被动背侧反复脱位（图 3-12-28），说明此关节跖板一定有损伤。此外，如果外侧足趾在水平面上有偏斜，称为交叉趾或骑跨趾（图 3-12-29）。

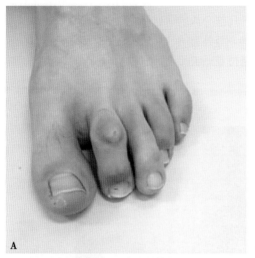
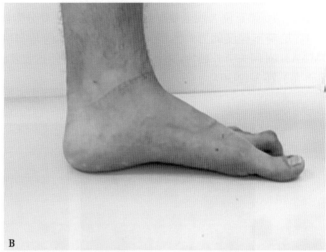
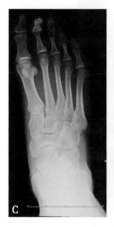
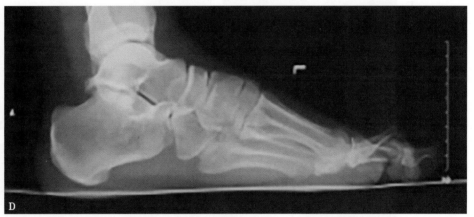

图 3-12-27　锤状趾畸形

A～B. 锤状趾畸形的外观，跖趾关节背伸，近趾间关节屈曲，远趾间关节中立；C～D. 锤状趾畸形的足负重正侧位 X 线片。

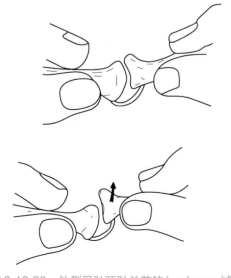

图 3-12-28　外侧足趾跖趾关节的 Lachman 试验

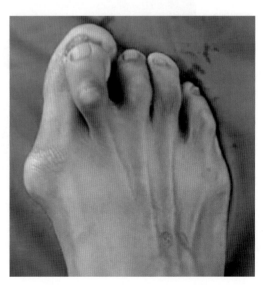

图 3-12-29　交叉趾，又称骑跨趾

【问题2】　患者诊断为踇外翻,还应进行哪些检查?

思路:普通X线平片,足负重正侧位与籽骨轴位的评价。

足部负重正侧位X线和负重籽骨轴位X线是踇外翻治疗的标准影像学检查,也是进行治疗、诊断及手术的重要辅助依据。非负重状态下的X线检查,由于不能反映正常负重状态下真实的畸形,参考意义有限。

在足部负重正位X线上要观察的影像学表现主要分为以下几部分内容。

1. 足畸形程度的力线角度　第一至二跖骨间角(IMA),踇外翻角(HVA),跖骨远端关节面夹角(DMAA),趾间关节外翻角,第四至五跖骨间角,跖内收角;侧位第一跖骨距骨角(Meary角),跟骨倾斜角(Pitch角)(图3-12-30)。

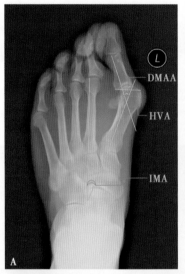
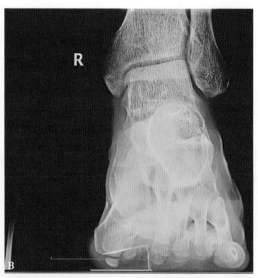
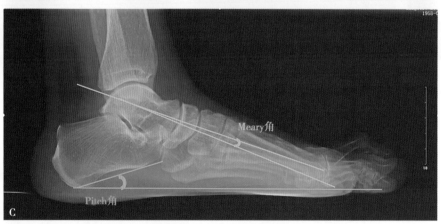

图3-12-30　足畸形程度的力线角度

A. 足负重正位X线,踇趾向外偏斜,跖趾关节半脱位,在X线上测量踇外翻角(HVA)、第一、二跖骨间夹角(IMA)和跖骨远端关节面夹角(DMAA)的测量示意图;B. 籽骨轴位X线,可见在冠状面上籽骨脱位;C. 足负重侧位X线测量的方法,包括常用的Meary角(距骨第一跖骨角)和Pitch角(跟骨倾斜角)。

2. 关节畸形的X线表现　远端关节面外翻角、籽骨分度、第一跖趾关节匹配关系。

3. 骨质改变及关节退行改变表现　骨关节炎时,跖趾关节周围出现骨赘,关节软骨下骨硬化,关节间隙狭窄,软骨下骨囊性变,严重时关节间隙消失,在侧位片可见第一跖趾关节骨小梁结构模糊,关节周围骨质密度升高。

知识点

踇外翻分型

见表 3-12-7。

表 3-12-7 踇外翻分型

分型	踇外翻角	第一、二跖骨间夹角
正常	<15°	<9°
轻度	<20°	<11°
中度	<40°	<16°
重度	<50°	<20°
极重度	>50°	>20°

【问题3】 踇趾畸形和疼痛有哪些鉴别诊断?

思路:踇外翻的鉴别诊断包括踇僵硬、类风湿关节炎、痛风性关节炎、草地趾等。

1. 踇僵硬 可合并踇外翻或单独存在。表现为第一跖趾关节背伸活动受限明显,跖屈活动不受限或轻度受限。严重者可造成第一跖趾关节炎。男性较女性多见,可表现出第一跖趾关节的肿胀和疼痛。侧位片可见第一跖骨头背侧骨赘形成。

2. 类风湿关节炎 踇外翻畸形重,伴有多发的外侧足趾畸形,患者伴有类风湿疾病史。类风湿关节炎的病因与踇外翻不同,有严重的跖趾关节破坏,虽然国外报道可以保留跖趾关节行截骨矫形术。但在国内因病情控制不一,通常采用第一跖趾关节融合,外侧跖趾关节切除成形的前足重建手术。前足重建手术在国际上依然是治疗类风湿关节炎严重前足病变的"金标准"。

3. 痛风性关节炎 常表现出踇趾跖趾关节红肿热痛。发作常与饮食或疲劳有关,伴有急性疼痛发作,夜间痛,通常病程1周左右,自行消失。可在食用海鲜、火锅或喝啤酒后出现。

4. 草地趾 常发生于在草地运动时足的跖趾关节损伤。第一跖趾关节过度背伸时,遭受轴向的应力引发。患者有明确外伤史,伤后踇趾向外偏斜,屈趾无力。透视下背伸踇趾可见籽骨无移位,或趾骨与籽骨间隙增宽。MRI可见籽骨骨折或跖板断裂,需要手术缝合跖板,此类损伤对专业运动员运动能力影响很大。

【问题4】 踇外翻怎么治疗?

思路1:什么情况下可以选择非手术治疗?

非手术治疗的主要目的是缓解疼痛,延缓畸形的发展。如穿宽松的鞋减小对足的挤压,可缓解疼痛。但很难通过非手术方法让畸形的踇趾完全恢复正常。

对于柔软可复的踇外翻,可以考虑采用足部的足趾垫、足底垫、踇外翻夹板、锤状趾垫、小趾顺趾垫、趾间垫等进行治疗,减轻踇囊、跖骨头下方和畸形的外侧足趾造成的疼痛。还可以通过康复性的活动,放松足部紧张的肌肉,拉伸挛缩的关节囊与韧带,减缓畸形加重,恢复足部力线。

如果踇外翻的畸形已经是僵硬性的,那么很难通过康复和支具改善疼痛。关节囊的挛缩,肌肉的挛缩,韧带的紧张,造成的畸形难以复位。

思路2:什么情况下,需要手术治疗?

如果患者只有畸形,没有疼痛,通常不需要手术。但对于年轻人,如果畸形较重,即使没有疼痛,考虑到长期畸形可能对足的功能影响较大,也可以考虑手术治疗。但术前应该和患者充分沟通,因为手术也可能会带来症状。如果踇趾或外侧足趾的疼痛影响穿鞋和行走,非手术治疗无效,需要采用手术治疗。

思路3:如何选择手术方法?

在踇外翻手术的选择中,首先应该了解患者的各种病理改变,选择合适的手术方式纠正其病理变化;其次应熟悉各种手术方式的适应证,合理选择。其他还需要考虑患者的年龄和要求、术者的经验和条件等。因人而异地制订出最适合患者的手术方案,才能获得最佳的治疗效果。

手术治疗的目的是纠正第一、二跖骨间角的异常,纠正踇外翻畸形,复位跖籽关节。减轻第二、三跖骨头下疼痛,矫正第二、三足趾存在的畸形。

　　根据第一、二跖骨间角(IMA)大小不同,通常选用的矫正手术包括第一跖骨干远端截骨、跖骨干部截骨、跖骨近端截骨。图3-12-31中患者左足第一跖骨行 Scarf 截骨术,右足第一跖骨头颈部行 Chevron 截骨术,术后双足力线均恢复正常,跖趾关节匹配。

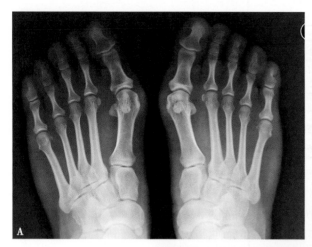
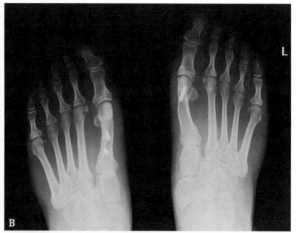

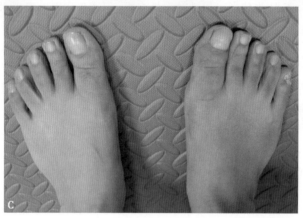

图3-12-31　踇外翻患者手术前后 X 线平片及术后外观像

A. 术前 X 线正位片。B. 术后 X 线正位片。显示左足第一跖骨行 Scarf 截骨术,右足第一跖骨头颈部行 Chevron 截骨术。术后力线恢复正常,跖趾关节匹配。C. 术后双足外观像。

　　内侧跖楔关节明显不稳定可采用第一跖楔关节融合术(Lapidus 手术),见图3-12-32;第一跖趾关节合并骨关节炎患者采用第一跖趾关节融合术(图3-12-33)。

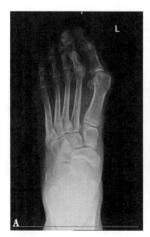
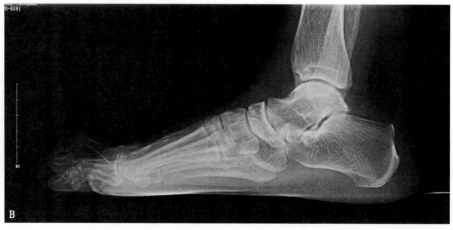

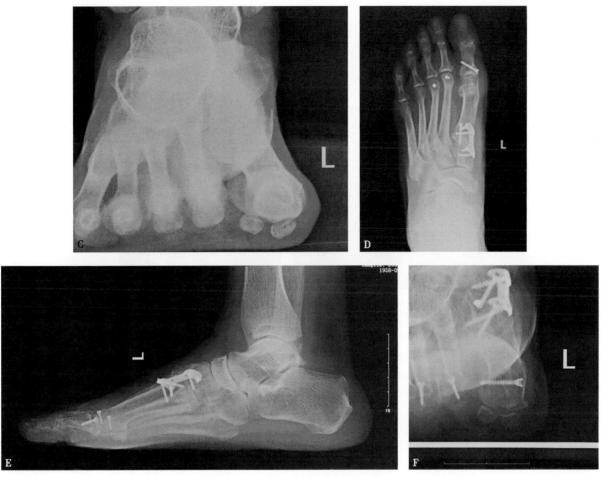

图 3-12-32　患者，女性，56 岁。左足姆外翻 10 余年，疼痛加重 2 年。查体：姆囊压痛，第一跖趾关节活动基本正常。内侧跖楔关节松弛。第二跖趾关节脱位，第二、三跖骨头跖侧疼痛性胼胝

术正侧位和籽骨轴位 X 线平片（A～C）。术后正侧位和籽骨轴位 X 线平片（D～F）。显示患者行第一跖楔关节融合术，姆趾近节趾骨基底 Akin 截骨术，第二、三跖骨头颈部 Weil 截骨术。术后患足内侧序列力线良好，第一、二、三跖趾关节匹配。姆趾籽骨复位。

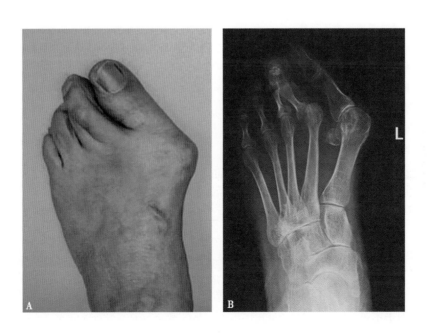

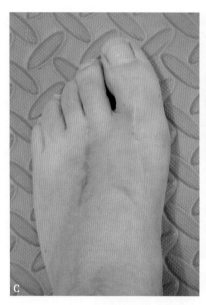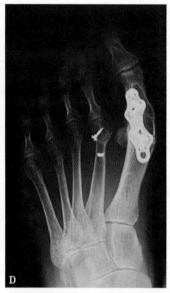

图 3-12-33 患者，女性，70 岁。左足姆外翻 30 余年，疼痛加重 3 年。查体：第一跖趾关节活动受限，关节压痛。第二趾交叉趾畸形。行第一跖趾关节融合术，第二跖骨头颈部 Weil 截骨术。伸趾短肌腱移位重建第二跖趾关节内侧副韧带

A. 术前外观像；B. 术前 X 线正位像；C. 术后外观线；D. 术后 X 线正位像。

知识点

姆外翻病理改变及相应的手术方法

见表 3-12-8。

表 3-12-8 姆外翻病理改变及相应的手术方法

姆外翻病理改变	相应的手术方法
姆趾外翻、旋转	软组织平衡，双平面 Akin 截骨
第一跖骨头内侧骨赘形成	骨赘切除
姆囊炎	姆囊切除
第一跖趾关节周围肌力不平衡	姆收肌松解，内侧关节囊紧缩
第一跖骨内收（IMA 增大）	第一跖骨截骨减少第一至二跖骨间距
第一跖骨头抬高	第一跖骨下沉 / 跖屈截骨
第一跖骨旋转	跖骨截骨，跖楔关节融合
跖籽关节脱位、跖籽关节炎	跖骨截骨纠正内收，籽骨切除，
跖骨远端关节面固有角（DMAA）增大	Reverdin 截骨
近节趾骨关节面固有角（DASA）增大	Akin 截骨
跖楔关节不稳定	跖楔关节融合（Lapidus 手术）
跖趾关节骨关节炎	关节融合、成形或置换
外侧足趾锤状趾	趾间关节成形或融合，Weil 截骨

年龄对于手术是有影响的。年轻患者对于外观要求高，但他们的跖趾关节活动比较好，所以，保留跖趾关节活动的手术是主要方式。对于高龄患者，外观不是主要问题。他们要求手术效果确切。由于老年人骨质疏松，畸形较重，同时畸形时间长，关节软骨损伤较重，保留关节常常难度较大，手术效果较差，跖趾关节融合术是一个确切的手术。

　　拇外翻手术可以切开手术，也可以经皮手术。无论哪种方式手术，都需要遵循畸形矫正的原则。经皮手术对于软组织的损伤较小，但技术操作难度较大，不易掌握。

　　思路4：拇外翻术后护理有哪些方面？

　　拇外翻手术可以门诊或住院完成，术后要注意足趾的血运情况。除了严重骨质疏松患者或内固定不满意者外，其他患者术后可以穿前足减负重鞋下地行走，行走仅限于洗漱、如厕等活动。术后可行冷敷，以减少疼痛，并可口服止痛药物，减轻术后不适。术后2～3天可以开始被动练习跖趾关节活动。

　　术后当天或术后第1天行X线检查，根据跖趾关节匹配情况，调整拇趾包扎固定的方向。术后24小时内伤口换药，14天拆线，6周后复查X线，6周或8周时可换穿运动鞋。3个月后可进行体育活动，穿鞋无特别限制。

【诊疗流程】

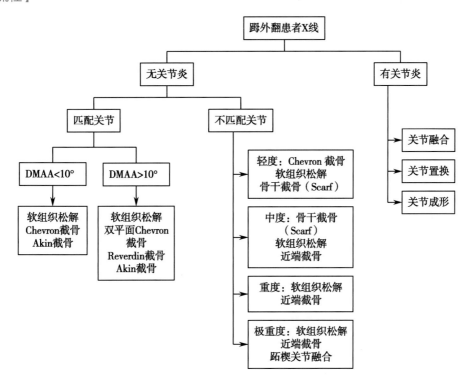

（王　智　张建中）

推荐阅读文献

[1] COURT-BROWN C，HECKMAN J D，MCKEE M. Rockwood and Green's fractures in adults. 8th ed. Philadelphia: LWW，2014.

[2] 托德森. 足踝外科学精要：第2版. 张建中，译. 北京：北京大学医学出版社，2013.

[3] 萨克西纳. 足踝外科实用新技术. 王文良，张建中，马信龙，译. 北京：人民军医出版社，2013.

[4] 农利. 足踝关节重建（中文翻译版）. 张建中，译. 北京：科学出版社，2011.

[5] AZAR F M，CANALE S T，BEATY J H. Campbell's operative orthopaedics. 13th ed. Amsterdam: Elsevier，2016.

[6] 王显军，张建中，王路军. 放射学分析拇外翻合并第2趾锤状趾的原因. 中国医药，2011，6（7）：822-824.

[7] 戴国光，赵英波，李海清，等. 不采用内固定的Scarf截骨治疗中重度外翻的疗效分析. 中华整形外科杂志，2018，34（1）：46-49.

[8] 孙超，王智，张树，等. 改良SCARF截骨术单螺钉固定治疗外翻以及纠正第1跖骨旋转的回顾性研究. 中国临床医生杂志，2018，46（7）：826-830.

[9] 张建中. 拇外翻手术治疗选择. 中国骨与关节外科，2012，5（4）：302-305.

[10] 张建中，孙超，李海涛. 改良Ludloff截骨术治疗严重拇外翻. 中华骨科杂志，2002，22（10）：578-582.

第五节 踝关节外侧韧带损伤和慢性踝关节外侧不稳定
ankle lateral ligaments injury and chronic ankle instability

踝关节扭伤是最常见的足踝外科疾病之一，据统计所有人一生中至少有一次踝扭伤，占所有运动损伤的14%。但只有不到一半的伤者去医疗机构就诊。80%的踝关节扭伤是内翻扭伤，外侧韧带损伤为主。其中20%～40%的人在急性损伤后会反复扭伤，持续疼痛、无力，形成慢性踝关节不稳。长期的不稳定会引起关节软骨的损伤，最后导致踝关节骨关节炎。外侧韧带的松弛还会引起踝和后足的内翻，进一步加重病理过程。

踝关节急性内翻扭伤时，部分患者可在扭伤时感觉到组织撕裂的声音，伤后24～48小时，由于组织出血外踝前下方可有皮肤青紫、淤血，局部肿胀。外踝前方有压痛。由于损伤程度不同，患者表现的症状也不同。根据损伤程度，外侧韧带损伤可分为3度。1度损伤：轻度损伤，外侧韧带受到牵拉，没有断裂。肿胀、疼痛轻，没有皮肤青紫，关节活动和行走没有明显影响。关节是稳定的，抽屉试验阴性。2度损伤：中度损伤，外侧韧带部分断裂。肿胀、疼痛加重，活动有一定影响。踝关节可以出现不稳定。3度损伤：重度损伤，外侧韧带完全断裂。肿胀、疼痛重。局部有淤血，关节活动受限，常常不能行走。关节不稳定，抽屉试验可以是阳性。但由于疼痛，不易检查抽屉试验。在外侧三组韧带中，距腓前韧带是最为薄弱的韧带，最易损伤断裂。随着暴力的增加，引起跟腓韧带的损伤断裂。距腓后韧带断裂极少见。

对于急性损伤，非常重要的是确定有无骨折。使用渥太华踝关节原则（参见本章第一节）判断是否伴有踝关节骨折具有很高的特异性和敏感性。

大部分急性踝关节外侧韧带损伤患者经过治疗或没有治疗，能够恢复功能，不残留症状。但一部分患者恢复正常功能的时间比较长。如果在一年后仍有踝关节的疼痛、肿胀、不稳定、无力、反复扭伤等，就进入了慢性不稳定阶段。

知识点

踝关节外侧韧带的解剖特点

踝关节外侧韧带包含三条韧带：距腓前韧带、跟腓韧带、距腓后韧带（图3-12-34）。其中与踝关节扭伤关系最密切的是距腓前韧带与跟腓韧带。

1. 距腓前韧带（anterior talofibular ligament, ATFL）是一个扁平的韧带与踝关节的前外侧关节囊相混合。距腓前韧带起于腓骨远端前缘，止于距骨体关节面的前缘骨质。

2. 跟腓韧带（calcaneofibular ligament, CFL），起于外踝远端的前缘，距腓前韧带的下方，也有解剖研究认为两韧带有共同起点，韧带向内侧、后方、下方走行止于跟骨。与腓骨肌腱鞘相混合。跟腓韧带稳定了距下关节，对踝关节与距下关节的稳定都有影响。

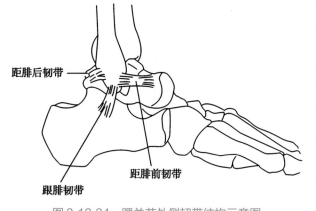

图3-12-34 踝关节外侧韧带结构示意图

3. 距腓后韧带起于外踝的内侧面，向水平方向走行止于距骨的后外侧。

知识点

踝扭伤的危险因素

踝扭伤的一些危险因素，可分为内在因素和外部因素。

1. 内在因素 踝关节或距下关节活动受限；本体感觉减退；后足和/或踝的内翻；平衡能力减退（单腿站立试验阳性）；体重指数（BMI）高。

2. 外部因素 运动的类型（篮球、排球、足球、田径等）。

临床病例

患者，女性，35岁，主因右踝关节扭伤2年余，反复扭伤伴有不稳定感及踝外侧疼痛1年余就诊。2年前患者右踝关节扭伤，伤后未予石膏或支具保护制动，休息3周后恢复日常活动，之后踝关节出现不稳定感，伴有疼痛，疼痛主要位于踝外侧。体育活动受影响。未予治疗。1年前患者开始频繁出现右踝扭伤，1年内大于3次，扭伤后影响日常活动，并引发踝关节周围肿胀、疼痛。因体育活动受限，关节不适就诊。

【问题1】 结合上述病史，此患者最可能的诊断是什么？

患者为青年女性，病史较长，右踝关节扭伤2年余，反复扭伤伴有不稳定感1年，疼痛位于踝关节外侧，伴有踝关节周围肿胀、疼痛。1年扭伤大于3次，并影响体育活动。考虑踝关节外侧韧带损伤和慢性踝关节外侧不稳定。

思路1：病史和症状

踝关节扭伤通常为足旋后的扭伤引发外侧韧带损伤。病史上踝关节外侧韧带损伤的患者可以进行日常活动，但体育活动受限。疼痛在活动后加重，休息后缓解。不稳定感会影响体育活动。不伴有夜间疼痛。

还有扭伤患者可出现足内侧胫后肌腱止点区的疼痛，这是2型副舟骨引发的胫后肌腱止点炎或副舟骨关节炎。是鉴别诊断的一项，需要进一步行影像学检查。

结合目前已经发表的文献、实验室分析、临床经验以及手术探查直接观察到的结果，发现距腓前韧带的损伤最多见。多数损伤为撕裂伤，但也存在从腓骨或距骨撕脱骨折的情况。其次就是距腓前韧带和跟腓韧带合并损伤，单纯的跟腓韧带断裂并不常见。距腓后韧带的损伤更加少见。

知识点

凹陷征前抽屉试验

前抽屉试验时（图3-12-35），如果距腓前韧带完全断裂，可见到踝关节前外侧皮肤向内凹陷。检查时要患者完全放松，小腿下垂，检查者握住胫骨向前拉跟骨或是平卧位屈膝，足跟放在检查床上，检查者稳定足部之后向后推胫骨。

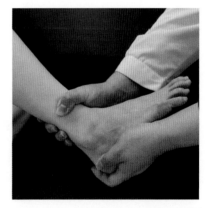

图3-12-35 前抽屉试验，通常要双侧对比。检查时膝关节应当屈曲、放松

思路2：踝关节外侧韧带损伤需要怎样查体以及完善哪些检查？

1. 查体方法 包括触诊和抽屉试验。此外还要检查腓骨短肌腱力量以及距下关节活动度。

首先要详细查体以确定疼痛点和压痛点是否位于距腓前韧带处。此外就是进行双侧对比的前抽屉试验。检查时患者坐在床边双下肢放松，自然下垂，检查者握住跟骨，另一只手握住胫骨，向前牵拉足部，注意距骨向前移位的距离以及关节的稳定性。双侧对比，如果伤侧距骨明显前移，则外侧韧带损伤的可能性很大。

如果疼痛位于距下关节、腓骨肌腱、下胫腓前缘以及踝关节内侧间隙，则不考虑踝关节外侧韧带损伤。检查时，还应该观察踝关节和后足力线，后足的内翻是影响治疗结果的因素之一。对于女性患者，还应注意有无全身多关节韧带松弛（图3-12-36）。

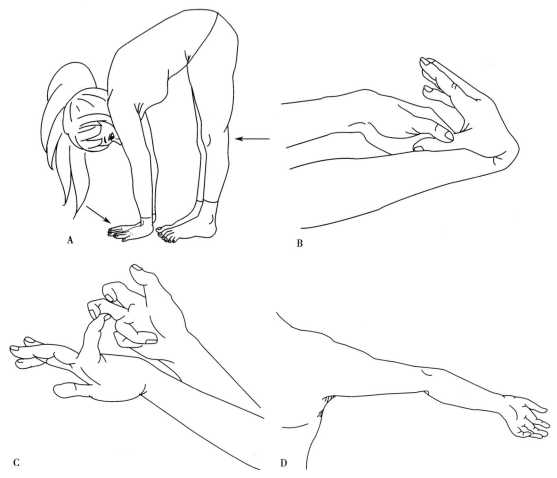

图 3-12-36　全身韧带松弛症 Belghton 评分

膝关节过伸：1分。双手掌可以触地：1分。屈腕拇外展可触及前臂：1分/侧。小指背伸大于90°：1分/侧。肘关节过伸：1分/侧。当双侧累计>5分时为阳性，诊断为韧带松弛症。

知识点

诊断踝关节外侧韧带损伤常用的查体

踝关节抽屉试验：在急性损伤时很难进行前抽屉试验检查，通常在检查时要进行双侧对比，如果伤侧较对侧有明显前移。或是在透视下检查时双侧对比，患侧前移超过对侧3mm，则考虑为距腓前韧带损伤。

内翻应力试验：又称距骨内翻倾斜试验。对踝关节施以内翻的力量，观察距骨有无异常内翻出现。出现异常内翻，说明跟距韧带有损伤。急性损伤时很难通过此检查来判断是否存在损伤。在伤后1周再进行检查可有较可靠的敏感性。透视下可以内翻检查距骨的倾斜度。

根据Karlsson等报道，影像学应力试验判断的标准为：前抽屉试验距骨前移1cm，或是双侧对比伤侧移位>3mm，距骨倾斜试验见距骨内翻角度大于15°，或是双侧对比伤侧>10°。满足以上条件，则考虑存在韧带损伤。

---

2. 影像学检查

（1）X线检查与应力试验：X线检查应当包括踝关节负重正侧位、跟骨长轴位。用来判断伤侧踝关节是否存在内翻畸形或其他疾病。

应力试验是临床最常用的影像学检查证据（图 3-12-37）。

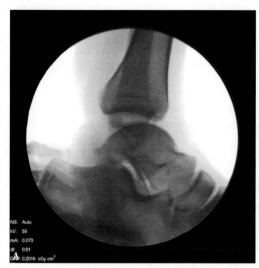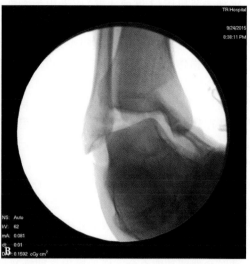

图 3-12-37　应力试验：透视下进行前抽屉试验（A）和距骨内翻倾斜试验（B）

应力位下进行 X 线检查，观察距骨相对于胫骨的前移距离（A），检查距腓前韧带功能；以及正位胫骨
与距骨关节平面的成角度（B），检查跟腓韧带功能。

（2）MRI 检查：是踝关节外侧韧带损伤的最佳检查手段。因为这一检查可以同时观察到踝关节骨质、软骨、关节囊、韧带、肌腱等结构的问题。与关节镜检查相比，MRI 用于诊断距腓前韧带和跟腓韧带损伤具有 100% 的敏感性。距腓前韧带损伤诊断的准确性为 91.7%，跟腓韧带的准确性为 87.5%，软骨损伤准确性为 83.3%。

（3）超声：可以用于检查急性韧带损伤，这对于有经验的医生在门诊就可以完成，并且敏感性与特异性与 MRI 检查无明显差异。这一检查方式敏捷而廉价，但是对于操作者有一定要求。

【问题2】　踝关节外侧韧带损伤有哪些鉴别诊断，怎样区别？

思路1：功能性不稳定？机械性不稳定？

临床把踝关节不稳定分为功能性不稳定与机械性不稳定。功能性不稳定是患者存在扭伤后主观不稳定，但是从客观检查中不能发现踝关节的过度活动。当应力试验为阴性，患者仍有不稳定的症状考虑为功能性不稳定。其原因包括腓骨短肌力量异常、跗骨窦刺激征、扭伤后本体感觉受损。

机械性不稳定指存在解剖结构损伤，造成关节活动时出现不稳定与反常活动。机械性不稳定通常需要手术修复韧带。

思路2：鉴别诊断包括哪些内容？

踝关节扭伤可造成的损伤包括踝关节外侧韧带损伤、下胫腓联合损伤、距骨骨软骨损伤、踝关节骨折、第五跖骨基底骨折、跟骨前突骨折、分歧韧带损伤、腓骨肌腱损伤、腓骨肌腱下支持带损伤等，此外还可能出现副舟骨患者扭伤后副舟骨区疼痛及胫后肌腱止点损伤。有跟距联合没有骨性融合的患者在扭伤后也会出现踝关节内侧，位于内踝后下方的肿胀和疼痛，部分患者还伴有胫神经刺激表现。

除了韧带结构损伤，神经肌肉疾病也可造成关节不稳定，这些要在检查患者时注意。外伤后局部形成的瘢痕刺激跗骨窦区引发撞击，也会引发踝关节功能性不稳。此外踝关节外侧韧带损伤还可能伴有腓骨肌腱损伤或断裂，距骨软骨损伤，下胫腓联合损伤，分歧韧带损伤，第五跖骨基底骨折或撕脱骨折，跟骨前缘或是骰骨的压缩骨折。此外还可能存在滑雪者骨折（snowboarder's fracture），即距骨外侧突的骨折，这与踝外侧韧带损伤的症状也很类似。此外还有扭伤后神经损伤，包括腓肠神经损伤、腓浅神经损伤、腓深神经损伤或胫神经损伤等。

【问题3】　根据患者病史、症状、查体、影像学检查以及应力试验检查，明确诊断为踝关节外侧韧带损伤，那如何选择治疗方法？

思路1：非手术治疗

稳定的踝关节外侧韧带损伤（1 度损伤）应采用冰敷、加压和抬高（RICE）等非手术治疗，预期预后良好。

许多随机对照试验（RCT）支持功能性治疗而非固定，因为恢复更快，患者满意度更高，成本更低。对于急性踝关节扭伤，半刚性踝关节支具固定比胶带或弹性绷带更方便、效果更好。

不稳定踝关节扭伤（3 度或 4 度）应采用半刚性踝关节支具固定，早期进行功能治疗，并行康复或物理治疗。

固定时间 1 周左右，可以减少软组织愈合炎症阶段的疼痛和肿胀，从而最大限度地减少对受伤韧带和 / 或关节的进一步损伤。长时间的固定可能引起胶原合成减少、滑膜粘连形成和影响韧带纤维的愈合质量。早期活动可减少疼痛、肿胀和僵硬，更快地恢复工作。

功能性康复计划的关节活动降低了固定的不良影响，包括肌肉萎缩、僵硬、粘连和瘢痕反应不充分的形成。

冷敷疗法在最初 3～5 天使用时，对减轻急性踝关节扭伤的疼痛和肿胀是有效的。

非甾体抗炎药（NSAID）在受伤后的前 3～5 天内使用时，可减少疼痛，满足止痛需求。但是，由于对组织愈合的不利影响，如非特别需要，不推荐使用。

康复功能训练是踝关节外侧韧带损伤治疗的重要部分。康复训练包括腓骨肌力训练、本体感觉康复、平衡感训练、关节活动度训练等。本体感觉损伤以及疼痛引发的关节活动受限，也是踝关节扭伤后反复受伤的原因之一。应当进行专业的康复训练以及本体感觉康复，以达到最佳的恢复效果。

大多数踝扭伤都采用非手术治疗，有 20%～40% 的患者有慢性疼痛、肿胀、反复扭伤。72% 的患者在恢复伤前运动时会残留功能不全。伤后提倡早期恢复运动，但是有 40% 的患者因功能不全在伤后 6 个月还不能恢复运动。

知识点

急性外侧韧带损伤手术治疗与非手术治疗的对比

见表 3-12-9。

表 3-12-9　急性外侧韧带损伤手术治疗对比非手术治疗的优势和劣势

优劣势	非手术治疗	手术治疗
劣势	容易被忽略	感染
	容易再次扭伤	血栓形成
	创伤后滑膜炎	僵硬
	慢性不稳定	返回工作和运动时间稍长
	腓骨肌腱损伤或病变	
	遗漏距骨骨软骨损伤	
优势	早期功能治疗	机械性稳定的改善
	避免手术并发症	较少的反复的不稳定
	更快地返回工作和运动	可以同时处理关节内的病变
		减少了腓骨肌腱病变和骨关节炎发生的可能

知识点

伤后造成慢性踝关节不稳定或慢性疼痛的原因

关节损伤：软骨损伤或骨软骨骨折。

神经损伤：腓浅神经损伤、胫神经损伤、腓肠神经损伤。

肌腱损伤：腓骨肌腱撕裂或脱位，胫后肌腱损伤。

外侧韧带以外的韧带损伤：下胫腓韧带、距下关节韧带、分歧韧带、跟骰韧带损伤。

撞击：胫骨前骨赘撞击；胫腓韧带前下束撞击。

其他：关节活动受限，跟腱挛缩，本体感觉损伤，跗骨联合，肿瘤，未诊断的类风湿疾病。

思路2：急性损伤需要手术吗？

对于大部分患者都可采用非手术治疗。但对于专业运动员，伴有明确移位的撕脱骨折可以考虑急诊手术修复。

【问题4】 如果急性治疗后，长期有疼痛，反复扭伤脚，怎么办？

思路：急性损伤后，有20%～40%的患者仍然有症状。此时转为慢性损伤。需要认真检查，确定原因。如果踝关节没有明显的过度活动或功能性不稳定，可以考虑康复理疗。如果康复治疗后仍有症状，需要再次评价，对于较轻微不稳定者，可以考虑手术。如果踝关节有明显过度活动，需要手术修复或韧带重建。

慢性损伤最常采用的外侧韧带修复术式为Broström手术，解剖缝合距腓前韧带。为了提高韧带的修复效果，后人对Broström手术进行了改良。利用伸肌支持带加强距腓前韧带的缝合，被称为Broström-Gould手术（图3-12-38）。手术的优良率约为85%。

在解剖修复手术中，是否需要同时修复距腓前韧带和跟腓韧带仍有不同意见。一些研究认为：只修复距腓前韧带就已足够，不需要修复跟腓韧带。而另一些研究认为：同时修复跟腓韧带可以更好地稳定踝关节。

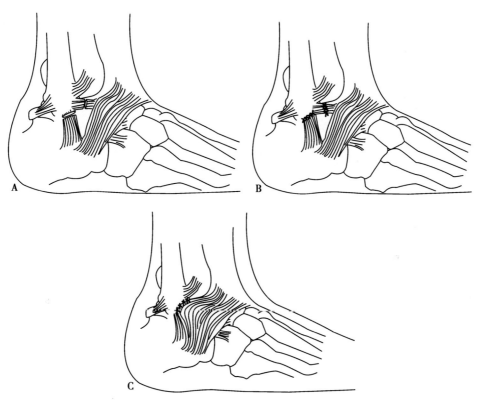

图3-12-38　Broström-Gould手术示意图

A. 距腓前韧带断裂和跟腓韧带断裂。B. 直接缝合距腓前韧带和跟腓韧带。C. 将伸肌支持带拉向腓骨，缝合于骨膜。

由于陈旧损伤，外侧韧带已瘢痕愈合，为了简化治疗，提高固定的效果，常常采取将外侧韧带从外踝前缘剥离后拉紧缝合的方法，称为Karlsson改良方法（图3-12-39）。

但对于体重较大、ATFL韧带质量不好，全身多关节韧带松弛症、既往修复手术失败的患者韧带修复不可靠，需要行韧带重建手术。可分为非解剖重建和解剖重建。此类手术采用自体的腓骨肌腱、自体半腱肌、股薄肌束或是同种异体肌腱、人工韧带重建距腓前韧带与跟腓韧带的手术。术中清理腓骨前缘的韧带止点，采用挤压钉或是锚钉把自体或同种异体肌腱固定在腓骨、距骨、跟骨的韧带止点处（图3-12-40）。

无论是修复还是重建手术都可以切开或在关节镜下完成。

本例患者住院行Broström-Gould手术，修复了距腓前韧带和跟腓韧带，同时使用线带加强。术后2周开始功能练习。3周后可以负重下地行走，做康复功能锻炼。6周基本恢复正常行走。1年后随访，踝关节无疼痛，没有不稳定感觉。步态正常，抽屉试验阴性。

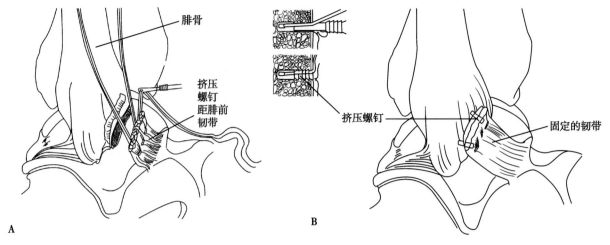

图 3-12-39 Karlsson 改良法示意图

A. 从外踝沿骨表面剥离韧带，穿线后待固定。B. 通过锚钉拉紧固定于骨面。

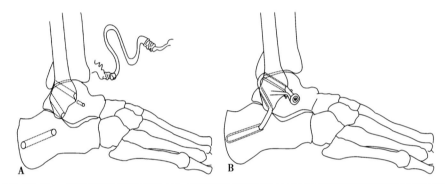

图 3-12-40 外踝韧带解剖重建手术：采用自体肌腱或异体肌腱重建距腓前韧带和跟腓韧带

A. 韧带固定需要的骨道示意图；B. 韧带固定术后。

【诊疗流程】

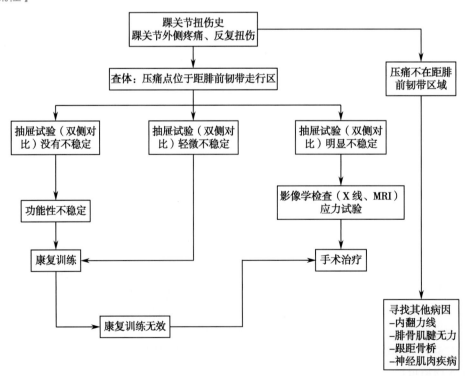

（王 智 张建中）

推荐阅读文献

[1] COURT-BROWN C，HECKMAN J D，MCKEE M. Rockwood and Green's fractures in adults. 8th ed. Philadelphia：LWW，2014.

[2] 托德森. 足踝外科学精要：第 2 版. 张建中，译. 北京：北京大学医学出版社，2013.

[3] 萨克西纳. 足踝外科实用新技术. 王文良，张建中，马信龙，译. 北京：人民军医出版社，2013.

[4] 农利. 足踝关节重建（中文翻译版）. 张建中，译. 北京：科学出版社，2011.

[5] AZAR F M，CANALE S T，BEATY J H. Campbell's operative orthopaedics. 13th ed. Amsterdam：Elsevier，2016.

[6] BOYER D S，YOUNGER A S. Anatomic reconstruction of the lateral ligament complex of the ankle using a gracilis autograft. Foot Ankle Clin，2006，11（3），585-595.

[7] VUURBERG G，HOORNTJE A，WINK L M，et al. Diagnosis，treatment and prevention of ankle sprains：update of an evidence-based clinical guideline. Br J Sports Med，2018，52（15）：956.

[8] PETERSEN W，REMBITZKI I V，KOPPENBURG A G，et al. Treatment of acute ankle ligament injuries：a systematic review. Arch Orthop Trauma Surg，2013，133（8）：1129-1141.

[9] THOMPSON J Y，BYRNE C，WILLIAMS M A，et al. Prognostic factors for recovery following acute lateral ankle ligament sprain：a systematic review. BMC Musculoskelet Disord，2017，18（1）：421.

[10] SLATER K. Acute lateral ankle instability. Foot Ankle Clin，2018，23（4）：523-537.

[11] HUNT K J，PEREIRA H，KELLEY J，et al. The role of calcaneofibular ligament injury in ankle instability：implications for surgical management. Am J Sports Med，2019，47（2）：431-437.

第十三章　骨肿瘤外科

第一节　骨的肿瘤样病变
tumor-like lesions

骨的肿瘤样病变是指临床、病理及影像学表现与骨肿瘤相似而非真性肿瘤的一类疾病。骨的肿瘤样病变因其具有骨肿瘤的某些特性，临床上也较常见，并常出现漏诊和过度治疗，因此此类疾病的鉴别诊断非常重要。必须正确认识和处理这类疾病，以免发生误诊和不必要的手术干预。

本章节讨论的非骨化性纤维瘤、单纯性骨囊肿、动脉瘤性骨囊肿、纤维结构不良，是此类疾病中最常见的病变。

一、非骨化性纤维瘤

非骨化性纤维瘤（non-ossifying fibroma）起源于成熟骨结缔组织，最初被认为是良性肿瘤，但随后的研究发现，非骨化性纤维瘤是由于骨化障碍引起局限性纤维组织异常增生所致，没有细胞异型性改变，目前被视为瘤样病损。因其无成骨倾向，故又称为非骨化性纤维瘤。

> 临床病例
>
> 患者，男性，14岁，因"运动后右大腿下段疼痛1周余"为主诉入院。既往身体健康，无外伤及手术史。查体：右大腿下段内侧局部轻压痛，未触及明显包块，皮温不高，关节活动正常。

【问题1】　结合上述病史，该患者最可能的诊断是什么？

思路1：原发恶性骨肿瘤。骨肉瘤是最常见的原发恶性骨肿瘤，常发生在10～20岁年龄段，好发于四肢长骨，尤其是股骨远端、胫骨近端等，临床表现为局部疼痛和肿块。鉴别需要进一步影像学检查及病理活检。

思路2：良性骨肿瘤或瘤样病损。单纯性骨囊肿、动脉瘤样骨囊肿、嗜酸性肉芽肿以及非骨化性纤维瘤等都好发于儿童及青少年，常无明显症状或局部轻微疼痛和肿胀。鉴别需要进一步行影像学检查。

思路3："生长痛"，大多是因儿童活动量相对较大，骨骼生长较快与局部肌肉和韧带生长发育不协调而导致的生理性疼痛。临床表现为膝关节周围或下肢肌肉疼痛，多发生于夜间。属于排除性诊断，需排除其他疾病。

> 知识点
>
> #### 非骨化性纤维瘤临床表现及分类
>
> 本病常见于20岁以下的青少年，好发于股骨下端、胫骨上端及腓骨两端。早期一般无症状，多在外伤后就医或体检时偶然发现。在一些大的病变，直径可达到髓腔的一半以上，此时可能发生病理性骨折，多有局部压痛。
>
> 根据影像学特征可分为皮质型和髓腔型。
>
> 皮质型：多位于皮质内或皮质下，病灶沿骨组织径线发展，髓腔内可见硬化缘。
>
> 髓腔型：位于长骨中心，扩张性生长，横向侵犯骨组织。

知识点

非骨化性纤维瘤鉴别诊断

1. 骨巨细胞瘤,发病年龄多在20~40岁,常发生于长骨的骨端,病变部位骨质膨胀变薄,表现为偏向性、溶骨性破坏,常呈肥皂泡样改变,边界较清楚。

2. 骨样骨瘤,大多发生于骨皮质,瘤体比较小,周围一般有反应性的骨质增生,可以有骨膜反应,夜间疼痛明显。

3. 骨囊肿,大多位于肱骨及股骨干骺端,病变呈中心性生长,皮质变薄,有时还可见病理性骨折,病灶区域可见骨片脱落。

【问题2】 结合患者上述病史,应选择哪种影像学检查?

思路1:X线检查。本例患者为大腿下段疼痛,X线检查可以显示病变的性质、肿瘤的边界、病变的范围(图3-13-1),但X线为二维检查,无法显示瘤体组织密度,无法判断肿瘤组织与周围正常软组织关系。

思路2:CT扫描。CT可以从冠状面、矢状面等显示病灶情况,对于骨骼有较高的分辨率,对于肿瘤范围的确定、肿瘤与周围结构的关系较X线有明显优势。

思路3:MRI检查。MRI对软组织的显像更加清晰,更适合观察肿瘤周围软组织、髓腔内受累情况。

知识点

非骨化性纤维瘤影像学检查

1. X线检查是最常用的影像学检查方法,能清晰显示非骨化性纤维瘤影像学改变。典型X线表现是具有硬化边缘的"地图征",多数累及长骨的干骺端,呈偏心性生长,随病变进展,可见骨皮质受累和髓腔膨胀扩张。

2. CT可用于评估病变的范围和制订术前计划。其检查分辨率较高,可显示检查部位横断面的组织结构,因此更适用于组织结构较为复杂的部位。

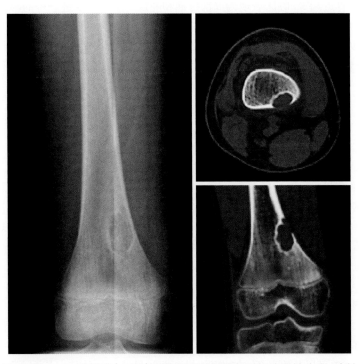

图3-13-1　X线检查(左图)示股骨下段内侧卵圆状溶骨性病变,病灶周围有明显的硬化缘,无骨膜反应;CT检查未见软组织肿块影(右图)

【问题3】 患者该选择何种治疗方式?

思路1:非手术治疗。患者有明显的疼痛症状,影像学检查显示病灶范围较大,影响骨的强度,发生病理性骨折的风险较大,因此不考虑非手术治疗。

思路2:手术治疗。患者有手术指征,同时手术可以取得组织明确诊断。手术方式可考虑病灶内刮除,植骨。

知识点

非骨化性纤维瘤治疗方式

1. 保守治疗 对于偶然发现、病变较小、无明显不适症状者多随访观察,但需注意避免患者剧烈活动而发生病理性骨折。

2. 手术治疗 对有明显疼痛症状、病理性骨折发生风险较高的患者,多采用手术治疗,选择病灶刮除＋植骨,病灶较大者可辅以内固定。

二、单纯性骨囊肿

单纯性骨囊肿(simple bone cyst)是一种累及管状骨或扁平骨,并致局部膨胀、菲薄的骨皮质内充满浆液的瘤样病变,1876 年由 Virchow 首次报道。病因尚不明确,目前较为认可的理论是 Cohen 提出的骨内静脉回流障碍学说,即骨内静脉回流障碍导致骨内高压,增加破骨活性,致局部骨质破坏。

临床病例

患者,女性,12 岁,因“跌倒后右上臂持续疼痛 1 天”为主诉入院。既往身体健康,否认有其他疾病史。查体:右上臂肿胀、压痛,肩关节无畸形、无红肿压痛、关节活动好,四肢肌力、肌张力正常,远端血运良好。

【问题1】 结合上述病史,该患者最可能的诊断是什么?

思路1:原发恶性骨肿瘤。骨肉瘤是最常见的原发恶性骨肿瘤,常发生在10～20岁年龄段,好发于四肢长骨,尤其是股骨远端、胫骨近端等,临床表现为局部疼痛和肿块。鉴别需要进一步的影像学检查及病理活检。

思路2:良性骨肿瘤或瘤样病损。单纯性骨囊肿、动脉瘤样骨囊肿、嗜酸性肉芽肿以及非骨化性纤维瘤等都好发于儿童及青少年,常无明显症状或局部轻微疼痛和肿胀。鉴别需要进一步行影像学检查。

思路3:骨折。患者有跌倒外伤史,伤后右上臂持续疼痛,需拍摄X线片除外骨折情况。

知识点

单纯性骨囊肿临床表现

本病 80% 发生于 3～14 岁儿童,平均年龄为 9 岁。约占骨肿瘤的 3%,男女比为(2～3):1。大多数发生于肱骨及股骨近端,其他可累及骨还有跟骨、髂骨、距骨及胫骨等。发生于扁平骨的病例,年龄多在 12～17 岁,因病变部位较深且多无症状,故发现较晚。

单纯性骨囊肿初起常无症状,邻近关节可出现疼痛、肿胀及活动受限;发生于浅表骨骼者可触及局部骨骼膨隆、并有压痛;部分病例在发生病理性骨折或在拍摄 X 线片时偶然发现。病理性骨折为本病最常见并发症,发生率约 66%。少数病例因病变局部受力异常出现肢体畸形。

【问题2】 结合患者上述病史,应选择哪种影像学检查?

思路1:X线检查。本例患者为右上臂疼痛,X线检查可以显示病变的部位、边界、骨质的破坏程度,骨皮质是否完整(图 3-13-2)。

思路2:CT扫描。CT可以从冠状面、矢状面、横断面等显示病灶的情况,通过测量CT值可显示病灶的性质,对于病变骨的细微结构改变较X线有明显优势。

思路3：MRI检查。MRI对软组织的显像更加清晰，更适合观察肿瘤周围软组织、髓腔内受累情况及性质。

知识点

单纯性骨囊肿影像学检查

1. X线检查常提示局部骨髓腔中心性膨胀，周围由薄层骨质包裹，边界清楚，囊肿纵轴常大于其横径，且囊肿横径常小于相邻骺板宽度。病变一般不会突破骨皮质而引起骨膜反应。

2. 通常X线检查即可提供诊断骨囊肿的充足信息，但CT扫描对诊断骨盆骨囊肿更有意义。当囊肿发生于骨干中间或非典型部位时，CT可明确显示病变累及的范围。

3. 典型骨囊肿MRI常表现为均一短T_1及长T_2信号，有助于与其他骨肿瘤的鉴别。

知识点

单纯性骨囊肿鉴别诊断

1. **动脉瘤样骨囊肿**　X线片显示病变的扩张程度、骨皮质菲薄程度及发病部位可能有助于鉴别诊断。动脉瘤样骨囊肿多为偏心性，常扩张更明显，且囊内可见斑片状或点状钙化。动脉瘤样骨囊肿呈多房性且MRI可显示液-液平面。穿刺囊内为不凝血。患者常有进行性局部疼痛、肿胀。

2. **骨巨细胞瘤**　多见于成人（20～40岁），局部痛性肿块为主要症状。病变常见于长骨骨端，X线片显示为偏心性、膨胀性、溶骨性破坏。

3. **骨纤维异样增殖症**　股骨颈及肱骨近端纤维异样增殖症继发骨囊肿者并不少见。囊肿周围骨异常膨胀、呈毛玻璃样、囊肿周围硬化骨壳较宽等改变有利于鉴别。

4. **骨肉瘤**　一些骨肉瘤变异或形成假包囊时，较少出现临床症状，影像学表现类似骨囊肿，可造成误诊。个别毛细血管扩张型骨肉瘤、尤因肉瘤（Ewing肉瘤）影像学表现也可类似于骨囊肿，但这些恶性肿瘤常显示出更明显的侵袭性。

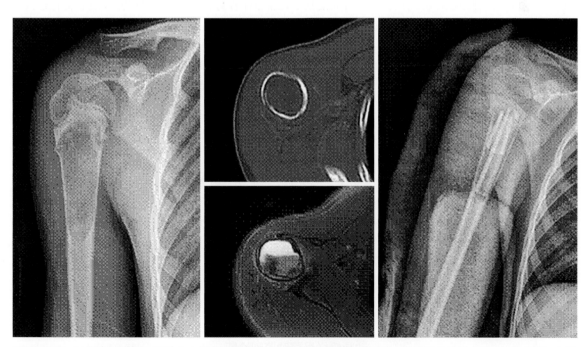

图3-13-2　X线（左图）和CT（中上图）右侧肱骨干骺端轻度膨胀低密度灶，沿肱骨长轴纵向生长，边界清，内外侧骨皮质中断，未见骨膜反应及软组织肿块影。MRI（中下图）病灶内可见液-液平。治疗方式为病灶刮除灭活、植骨、石膏固定（右图）。

【问题3】 患者该选择哪种治疗方式?

思路1:非手术治疗。骨囊肿为骨的瘤样病变,病理性骨折可给予外固定,骨折愈合后可考虑局部激素注射或手术治疗,极少数患者可通过保守治疗获得愈合。

思路2:手术治疗。骨囊肿治疗首选激素注射。部分患者病灶范围较大,可考虑行手术治疗。

知识点

单纯性骨囊肿治疗方式

单纯性骨囊肿的治疗目的是避免病理性骨折,使囊壁的皮质骨增厚和重建骨化。有多种不同的治疗方案可供选择。

1. 经皮穿刺病灶注射激素　最早由Scaglietti报道,其病例成功率可达90%。该方法因其效果可观、操作相对简单、并发症较少,应用较为广泛,但多数病例需反复多次注射直至病灶完全吸收或趋于稳定。

2. 手术治疗　对于病理性骨折发生风险较高或承重骨骨囊肿的患者,多采用手术干预,手术方式多样,效果良好,可选择病灶刮除＋植骨,病灶较大者辅以内固定。

三、动脉瘤样骨囊肿

动脉瘤样骨囊肿(aneurysmal bone cyst)是一种骨的良性囊性病变,充盈血液的腔被结缔组织间隔分割;结缔组织间隔中含有成纤维细胞、破骨细胞型巨细胞和反应性编织骨。动脉瘤样骨囊肿可为原发性,也可继发于其他良性或恶性肿瘤。

临床病例

患者,女性,10岁,因"外伤后左踝部疼痛1天"为主诉入院。患者1天前在学校玩耍时与他人相撞致左小腿疼痛。既往身体健康,否认重大疾病史。查体:左小腿下端压痛,未触及明显包块,皮温不高,关节活动正常。

【问题1】 结合上述病史,该患者最可能的诊断是什么?

思路1:良性骨肿瘤或瘤样病损。单纯性骨囊肿、动脉瘤样骨囊肿、嗜酸性肉芽肿以及非骨化性纤维瘤等都好发于儿童及青少年,常无明显症状或局部轻微疼痛和肿胀,鉴别需要进一步行影像学检查。

思路2:原发恶性骨肿瘤。患者10岁,是恶性骨肿瘤的好发年龄段,轻微碰撞后左小腿下段疼痛,需要除外恶性骨肿瘤,鉴别需要进一步检查。

思路3:骨折。患者有碰撞外伤史,伤后出现左小腿下段疼痛,需要拍摄X线片以除外骨折。

知识点

动脉瘤样骨囊肿临床表现

本病占瘤样病变总数的10%,多在30岁之前发病,一半以上的患者为10～20岁。

几乎所有骨均可受累,但好发于四肢长骨部位,依次是股骨、胫骨、肱骨和脊柱骨,发生在骶骨的也较多。主要临床表现为局部肿胀、疼痛和功能障碍。有时病情发展迅速,疼痛和肿胀加剧,可发生病理性骨折。

本病分为原发性和继发性两种,后者多继发于骨巨细胞瘤、骨母细胞瘤等。

知识点

动脉瘤样骨囊肿鉴别诊断

1. 骨巨细胞瘤　多发生在20～40岁,临床常有局部疼痛,X线表现为长骨骨端偏心性、溶骨性、膨胀性骨质破坏,常有皂泡样改变,无钙化,周围有骨壳形成。与动脉瘤样骨囊肿的主要鉴别点是动脉瘤样骨囊肿多位于干骺端或骨干部的偏心性、膨胀性、溶骨性破坏,其偏心性向外突出如气球状膨胀,CT 图像上常见肿瘤内密度不均,有大小数量不一的囊状低密度区,有时还见液 - 液平征,病理学检查差异明显。

2. 软骨母细胞瘤 好发年龄为 10~20 岁,症状出现较晚、较轻,主要表现为间断性疼痛和邻近关节的肿胀,肌肉乏力。X 线表现为二次骨化中心内小圆形、2~4cm 的低密度阴影,边界清楚,周围有反应骨形成硬化缘,病灶内可见点状钙化。与动脉瘤样骨囊肿的主要鉴别点是动脉瘤样骨囊肿多位于干骺端或骨干部,破坏区密度更低,病变内密度不均,有大小不一的囊状低密度区,有时还见液 - 液平征。病理检查易于鉴别。

3. 骨囊肿 多见于 11~20 岁青少年,临床可无症状,或轻度不适,X 线表现为骨的中心性、溶骨性破坏,外有一薄的骨硬化边缘,常伴有病理性骨折。病理学检查可见囊内壁有薄的纤维组织,其中充满质清液体。纤维组织膜内散在多核巨细胞。骨折后腔内含血性液体并出现骨痂。与动脉瘤样骨囊肿的主要鉴别点是动脉瘤样骨囊肿多位于干骺端或骨干部的偏心性溶骨性破坏区,肿瘤内密度不均,有大小不一的囊状低密度区,有时还见液 - 液平面征,病理检查囊腔壁可见中小静脉明显扩张充血,血管壁呈不同程度的增厚,纤维性间隔中有不成熟的骨或骨样组织。

【问题 2】 结合患者上述病史,应选择哪种影像学检查?

思路 1:X 线检查。本例患者为左小腿下段疼痛,X 线检查可以除外外伤骨折,或发现骨的病灶,并显示病变的边界、范围、骨质的破坏程度(图 3-13-3)。

思路 2:CT 扫描可以显示病变骨的微细结构变化,与周围组织的关系。

思路 3:MRI 检查对髓腔内受累的范围、软组织的显像更加清晰。

知识点

动脉瘤样骨囊肿影像学检查

1. X 线检查 表现为长骨干骺端偏心性、溶骨性破坏,其偏心向外突出如气球状膨胀;病变呈局限性透亮区,边界清楚,其中有不规则的分隔,呈蜂窝状,边缘有狭窄的硬化带,可有一层薄的骨膜反应。位于骨中心者,病变向周围扩张膨胀,呈卵圆形,与骨的长轴一致。

2. CT 检查 CT 可以清晰地显示病灶的内部特征和解剖关系,尤其在脊柱和骨盆等部位,对囊腔内容物的密度、周围软组织的侵犯情况及病灶周缘的硬化均较 X 线平片敏感。

3. MRI 检查 所有囊肿的边缘在 T_1WI 和 T_2WI 上均呈薄而完整的低信号,囊肿的信号强度无规律性。在 T_1WI,可呈低信号、中等信号或高信号,囊腔内液 - 液平面的显示也较清楚,在 T_2WI 通常均呈高信号。

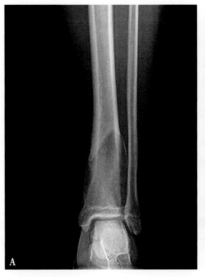
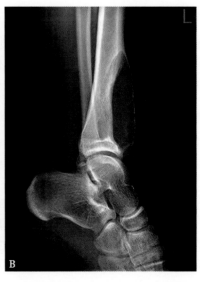

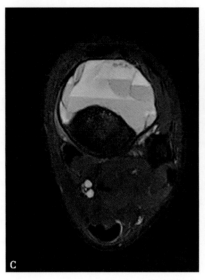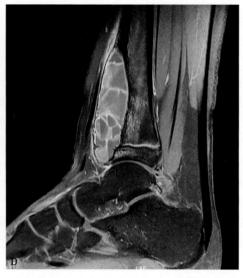

图 3-13-3 X 线（A、B）和 CT（C）检查见左胫骨干骺端囊状轻度膨胀低密度灶，沿胫骨长轴纵向生长，边界清，内外侧骨皮质中断，未见骨膜反应及软组织肿块。MRI（D）可见液平面

【问题3】 患者应选择哪种治疗方式？

思路1：非手术治疗。患者有明显的疼痛症状，影像学检查提示病灶范围较大，影响骨的强度，发生病理性骨折的风险较大，因此不考虑非手术治疗。

思路2：手术治疗。患者有手术指征，同时手术可以取得病变组织明确诊断。手术方式可考虑病灶内刮除，灭活，异体骨植骨，石膏外固定。

知识点

动脉瘤样骨囊肿治疗方式

1. 非手术治疗 介入治疗：选择性栓塞病变的营养血管，可以促进囊肿的成熟和骨化。这种方法可以单独使用，也可以与外科手术联合使用。当手术有困难或动脉瘤样骨囊肿所处部位手术有危险时，可单独使用这种方法。在脊柱、骨盆和股骨近端，可在手术前行选择性动脉栓塞，以减少手术出血。

2. 手术治疗 刮除植骨术：位于四肢长骨者，一般可行病灶局部刮除、灭活、植骨，植骨可选自体骨、异体骨或人工骨。刮除病灶时，应开足够大的骨窗，可使用高速磨钻、物理或化学等方法行囊壁灭活，也可应用骨水泥充填瘤腔以降低复发率。

四、纤维性结构不良

纤维性结构不良（fibrous dysplasia）是一种髓内良性的纤维性 - 骨性病变，可累及单骨或多骨，以骨内纤维组织增生、变性为特征，即化生的纤维组织构成的不成熟骨组织替代了正常的板状骨结构，又称为纤维结构不良。该病变在骨的瘤样病变中占首位；在儿童生长期病灶活跃，生长停止后病灶静止。

临床病例

患者，女性，34 岁，因"左大腿后侧疼痛 2 周"为主诉入院。既往身体健康，否认外伤及重大疾病史。查体：左大腿无明显压痛，未触及明显包块，皮温不高，感觉和肌力正常。

【问题1】 结合上述病史，该患者最可能的诊断是什么？

思路1：腰椎间盘突出症或梨状肌综合征。会出现坐骨神经压迫症状从而导致大腿后侧疼痛、麻木，往往伴有小腿外侧的麻木疼痛，抬腿及伸腰受限，有牵拉痛。患者常有久坐、久站或抬重物病史，伴有腰痛，体格检查及影像学检查有助于鉴别诊断。

思路2：大腿后侧肌群损伤。患者往往有跑步或剧烈活动史，导致大腿后侧肌群如腘绳肌等拉伤，引起持续疼痛，但往往休息及消炎镇痛治疗后症状会逐渐缓解。

思路3：骨肿瘤。如纤维性结构不良等，往往是无明显诱因下出现隐痛，疼痛长期持续。鉴别需要进一步行影像学检查，必要时做病理活检。

知识点

纤维性结构不良临床表现及分类

本病约占瘤样病变总数的40%，发病年龄2～50岁，但多发生在10～25岁骨骼生长阶段。

任何骨骼均可受累，但多侵犯股骨（尤其是股骨颈）、胫骨、骨盆、肋骨、颅骨、头面骨及椎体。通常无或仅有轻微酸痛症状，多在X线检查时无意间发现。病变范围较广时表现为畸形、肿大，可发生病理性骨折。

纤维性结构不良可分为三种：单骨型、多骨型和McCune-Albright综合征。单骨型是最常见的形式（80%），预后良好。McCune-Albright综合征则较为罕见，临床表现包括多骨型纤维异常增殖、性早熟和皮肤色素沉着。

【问题2】　结合患者上述病史，应选择哪种影像学检查？

思路1：X线检查。本例患者为左大腿无明显诱因下疼痛，X线检查可显示病变的性质、范围、边界及对骨质的破坏程度（图3-13-4）。

思路2：CT扫描。CT检查可以从冠状面、矢状面等显示病变骨的情况。

思路3：MRI检查。MRI检查可进一步明确病变的范围。

知识点

纤维性结构不良影像学检查

1. X线检查。在干骺端或骨干，病变多为椭圆形，位于骨中央，其长轴与骨的长轴一致。由于病变组织为纤维组织和不成熟的骨小梁，因而X线密度较软组织高，但较成熟骨低，表现为"磨砂玻璃"样特征。病变骨干增粗，骨皮质多膨胀变薄，髓腔扩大，边缘清晰，可发生病理性骨折。具有透光性、硬化缘及骨皮质膨胀是长骨病灶的特点。病变可影响骨骺发育和患骨生物力学性能，导致骨畸形发生，典型的股骨畸形称为"牧羊人拐杖"，一般没有骨膜反应。

2. CT和MRI检查可进一步明确病变范围，骨扫描能帮助确定病灶是单发还是多发以及病变范围。

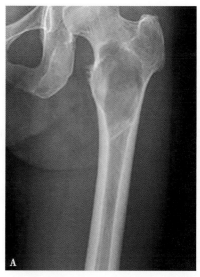
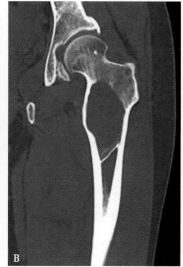
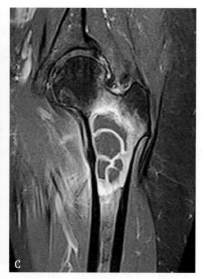

图3-13-4　X线（A）和CT（B）检查见左股骨颈病变，呈磨砂玻璃样特征，骨皮质略膨胀、变薄；MRI（C）显示病灶 T_1WI 呈低信号和 T_2WI 呈中等信号

【问题3】 患者该选择哪种治疗方式?

思路1:非手术治疗。患者有疼痛症状,影像学提示病灶范围较大,影响骨的强度,发生病理性骨折的风险较大,因此不考虑非手术治疗。

思路2:手术治疗。患者有手术指征,同时手术可以取得组织明确诊断。手术方式可考虑病灶内刮除、灭活,植骨,髓内钉固定。

知识点

纤维性结构不良治疗方式

1. 非手术治疗　对无症状、影像学显示病变范围较小的,除定期随访观察外,无须特殊处理。

2. 手术治疗　手术治疗的目的是处理病灶和已经出现的病理性骨折,预防和纠正畸形。股骨上端病变常并发髋内翻畸形,多需手术治疗。常采用刮除、植骨、内固定术。

(叶招明)

第二节　良性骨肿瘤
benign bone tumor

一、骨软骨瘤

骨软骨瘤(osteochondroma)或称之为骨软骨外生骨疣。既往认为是一种发育异常的错构瘤类型,但细胞遗传学和对骨软骨瘤的软骨帽DNA分析等都提示骨软骨瘤是真正的肿瘤。是骨科临床上最常见的良性肿瘤,占原发性骨肿瘤的8%～15%,超过2/3的患者年龄<20岁,男性较多见,常见于长管骨的干骺端。多表现为单发性肿瘤,约15%为多发病变,即多发性骨软骨瘤或遗传性多发性骨软骨瘤。肿瘤生长可导致骨骼畸形,无症状者可密切观察,手术治疗效果良好。

临床病例

患者,男性,8岁,以"发现左膝、踝关节周围多处肿块1年,增大伴畸形2个月"入院。查体:左侧膝关节上下、踝关节多处大小不等肿块,质硬、界清、固定、无明显压痛。左踝关节畸形,轻压痛。

【问题1】 结合患者的病史,该患者最可能的诊断是什么?

思路1:膝关节疾病。膝关节骨关节炎多发生在中老年人,登山、上下楼梯症状较明显,一般病程长,明显的体征多出现在疾病后期。关节色素绒毛结节性滑膜炎,好发年龄为20～40岁,以膝关节最多见,膝关节可触及柔韧肿块,并有弥漫性压痛,甚至可侵蚀骨组织和腱鞘。关节可抽出血性或黄褐色关节液。

思路2:膝关节周围软组织肿瘤。软组织肿瘤一般有局部压痛,肿块质地一般多韧或者软。鉴别诊断需要进一步的影像学检查。

思路3:膝关节周围骨肿瘤。该患者年龄较小,以膝关节周围骨性肿块为主,肿瘤无明显压痛,界限清楚,考虑良性骨肿瘤可能性大。膝关节周围其他恶性骨肿瘤不像,鉴别诊断需要进一步的影像学检查。

知识点

骨软骨瘤临床表现及分类

1. 临床表现

(1) 好发年龄:10～20岁。

(2) 好发部位:长骨干骺端,最常见的发病部位为股骨下端、肱骨上端和胫骨上端。

（3）肿瘤生长缓慢，骨骺闭合后可停止生长，病变部位往往触及骨性硬度的肿块，可有轻微疼痛或不适。

2. 肿瘤分类

（1）单发性骨软骨瘤：亦称单发性外生骨疣、单发性骨软骨外生骨疣，为最常见的良性骨肿瘤。

（2）多发性骨软骨瘤：亦称遗传性多发性骨软骨瘤、家族性多发性外生骨疣、遗传性多发性外生骨疣、骨干骺续连症、遗传性畸形性骨发育异常症。多发性骨软骨瘤的每一个病变都具有与单发性骨软骨瘤类似的特征，其恶变率明显高于单发者。

【问题2】 结合患者的病史体征，应选择哪种合适的影像学检查？

思路1：X线检查。骨软骨瘤多长在长骨干骺端，背离关节生长。有广基型，肿瘤有宽而平的基底和骨干相连或呈尖端细小的锥形骨赘；带蒂型，顶端较大，呈杵状、圆顶状或菜花状。软骨帽厚薄不一，可有不规则的斑点状钙化或骨化。肿瘤可压迫邻近骨骼使之发生畸形、移位或压迫性骨质缺损。当软骨帽出现广泛钙化和不规则透亮区，或有骨皮质破坏甚至出现软组织影，常提示骨软骨瘤恶变。该患者影像学检查示：双侧膝关节上下及踝关节周围多发骨性肿物。诊断为多发性骨软骨瘤。

思路2：CT、MRI检查。骨软骨瘤行X线检查一般就可明确诊断，通常不需要做CT、MRI检查，除非考虑存在肿瘤恶变的情况，或者出现检查部位的遮挡。

知识点

骨软骨瘤影像学检查方法

1. X线检查 肿瘤多位于长骨干骺端，背离关节生长，可有蒂或是广基和骨干相连。软骨帽厚薄不一，可有不规则的斑点状钙化或骨化。肿瘤可压迫邻近骨骼导致畸形、移位或压迫性骨质缺损。当软骨帽明显增厚或钙化密度淡似云雾状，界限不清，有骨皮质破坏甚至出现软组织影，常提示骨软骨瘤恶变。

2. CT、MRI检查 有助于准确测量软骨帽的厚度，明确肿瘤性质及累及范围。

该患者行X线检查（图3-13-5）结果显示：患者左股骨远端、腓骨近端、腓骨远端多发骨性肿块向外凸起，呈丘状或菜花状隆起，以广基或细蒂与正常骨相连。左踝关节内翻畸形。

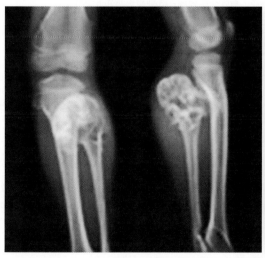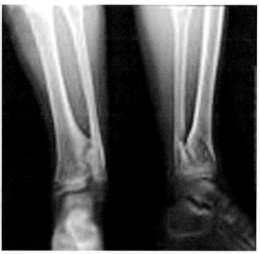

图3-13-5 骨软骨瘤X线表现

【问题3】 该患者应选择哪种合适的治疗方式？

思路1：非手术治疗。该患者临床无明显症状，可考虑非手术治疗。但患者仅8岁，左踝关节由于肿瘤挤压已出现内翻畸形，随着年龄增长，骨软骨瘤亦会继续生长，最终可能导致患者下肢外观、功能严重异常，应考虑手术干预，阻止肿瘤生长导致左踝关节畸形的进一步发展。

思路2:手术治疗。该患者左踝关节已出现畸形,应早期干预,因此选择手术治疗。同时腓骨近端肿瘤较大,可能导致腓总神经的损伤,建议一并手术切除。手术方式为边缘切除。

知识点

骨软骨瘤治疗方式

1. 非手术治疗 骨软骨瘤为良性骨肿瘤,无症状者可密切观察。
2. 手术治疗 手术适应证:①肿瘤持续生长,影响美观;②肿瘤出现压迫症状,导致疼痛或神经、血管受压表现;③肿瘤影响邻近关节功能;④肿瘤导致畸形;⑤肿瘤疑有恶变情况。切除范围应包括骨膜、软骨帽及瘤体周围部分正常骨质,彻底切除后预后良好。无论肿瘤是单发还是多发,其切除的原则相同。复发的主要原因是术中未能完全切除整个软骨帽或其下方的骨膜,恶变者可行广泛切除,手术方式为边缘切除。

经充分术前准备,本例患者行左腓骨近、远端肿瘤切除术,术后病理报告:左腓骨骨软骨瘤。

【诊疗流程】

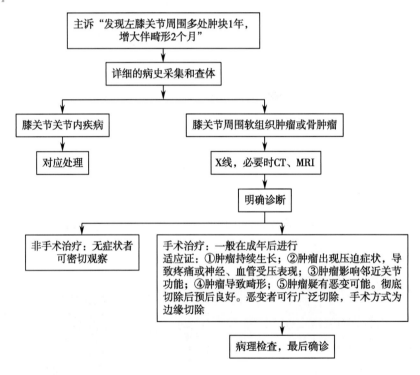

（林建华）

二、内生软骨瘤

内生软骨瘤(enchondroma)是发病率为第二位的良性骨肿瘤,肿瘤以形成成熟的透明软骨为特点。内生软骨瘤占所有良性肿瘤的10%,是手指最常见的肿瘤。此病多为单发,少部分病例为多发性内生软骨瘤,称Ollier病。若同时合并多发性软组织血管瘤,称Maffucci综合征,此种类型的内生软骨瘤易发生恶变。

临床病例

患者,女性,39岁,因"右侧手掌桡侧肿痛3个月"入院。查体发现右手第二掌骨处局限隆起,有压痛,局部皮温不高,无浅静脉怒张,指端血运、感觉正常。

【问题1】 结合上述病史,该患者最可能的诊断是什么?

思路1:腱鞘炎或腱鞘囊肿。该病为慢性劳损引起,发病时间一般较长,反复发作。通常疼痛位于软组织,出现囊肿一般边界清楚,与骨无明显关联。而该患者发病时间相对短,包块与骨关系密切,因此不考虑腱鞘相关疾病。

思路2:手部软组织肿瘤,如腱鞘巨细胞瘤。该肿瘤可包绕骨骼生长,因此与骨肿瘤难以区分,可借助于MRI检查进行鉴别。

思路3:掌骨骨肿瘤。累及手、足部骨骼的肿瘤多见于内生软骨瘤,亦不能排除其他肿瘤,患者局部皮温不高,无浅表静脉怒张,考虑良性骨肿瘤的可能性大,但尚需进一步的影像学和病理检查确诊。

知识点

内生软骨瘤的临床表现

1. 发病年龄多在20~40岁。
2. 手足部位的短管状骨为好发部位,其次为股骨、肱骨、胫骨和肋骨。
3. 病变多无明显症状,往往因为继发病理性骨折而被偶然发现。
4. 内生软骨瘤可恶变为软骨肉瘤。

【问题2】 结合上述病史,该患者应选择哪种合适的影像学检查?

思路1:X线检查。X线检查是诊断内生软骨瘤最基本、最重要的影像学检查。在短管状骨,病变多为放射性透亮区,骨皮质变薄,并呈现骨内扇贝样花边状改变。

思路2:CT能准确地显示肿瘤基质的钙化及肿瘤的范围。

思路3:MRI对确定肿瘤在髓腔的范围有很大的帮助,病变多表现为T_1中低信号、T_2高信号。

知识点

内生软骨瘤的影像学检查方法

1. X线检查 在短管状骨,病变多为放射性透亮区,而在长骨中,病灶内可见磨玻璃样或砂砾样钙化灶。骨皮质变薄,并呈现骨内扇贝样花边状改变。

2. CT 能准确地显示肿瘤基质的钙化和累及范围,以及是否存在病理性骨折。

3. MRI 可进一步明确肿瘤在髓腔内的范围。

该患者X线检查(图3-13-6)结果显示:右手第二掌骨中远端囊状透明阴影,呈中心位,边缘清晰,受累骨皮质膨胀变薄,在透明阴影内,可见散在的砂粒样致密点。

【问题3】 该患者应选择哪种合适的治疗方式?

思路1:非手术治疗。患者掌骨病灶范围较大,且有局部疼痛等症状,即便未发生病理性骨折,也存在较大风险。因此,不再考虑非手术治疗。

思路2:手术治疗。该患者病变范围广、有明显病理性骨折倾向,有手术指征,手术可行病灶刮除、植骨,必要时辅以内固定。

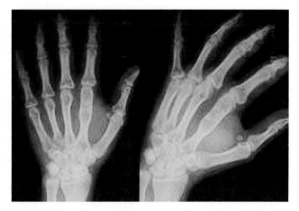

图3-13-6 内生软骨瘤的X线表现

知识点

内生软骨瘤的治疗方式

1. 非手术治疗 发生于短管状骨的内生软骨瘤由于生长缓慢、恶变率低,对于肿瘤较小且无临床症状的患者,可保守观察。发生于四肢长管状骨,病灶已钙化但未侵及骨皮质者,也可暂不手术,可定期复查。

2. 手术治疗

（1）手术适应证：①病变范围较大；②出现明显症状；③存在病理性骨折倾向或已经发生病理性骨折者；④肿瘤发生于躯干骨或四肢长骨，有明显溶骨发生；⑤肿瘤术后复发者。

（2）手术方式：病灶刮除并植骨，必要时辅以内固定。病灶刮除建议行改良的扩大刮除术，病灶刮除后辅以磨钻、苯酚等物理、化学方法灭活瘤壁，以减少复发。

该患者经积极术前准备后，行右手第二掌骨肿瘤刮除、灭活、植骨术（图 3-13-7），术后病理结果显示：右手第二掌骨内生软骨瘤。

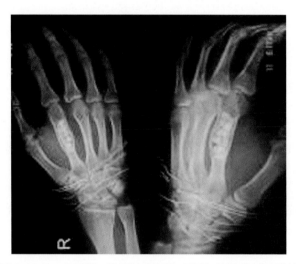

图 3-13-7　右手第二掌骨肿瘤刮除、灭活、植骨术后 X 线片

【诊疗流程】

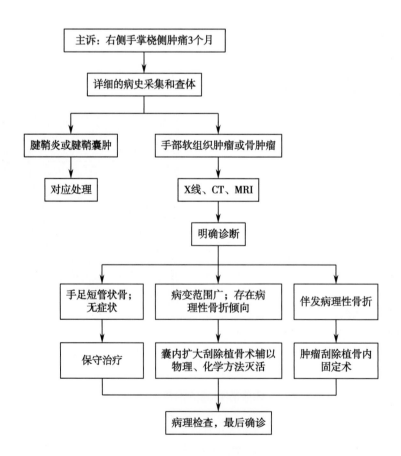

（李建民）

三、骨样骨瘤

骨样骨瘤（osteoid osteoma）于 1935 年由 Jaffe 首次报道，是最常见的成骨性良性骨肿瘤。肿瘤常发生于长骨，最常见于股骨近端、胫骨近端，亦可发生于脊柱及短骨。病变一般由一小于 2cm 的瘤巢及周围的反应骨组成，界限清晰。骨样骨瘤好发于青少年，10～25 岁最多见，男性多于女性。临床表现为典型的夜间疼痛并于服用非甾体抗炎药后症状缓解，手术治疗效果良好。

> **临床病例**
>
> 患者，男性，15 岁，因"左大腿近端疼痛 2 年"入院，疼痛夜间较重，口服非甾体抗炎药后疼痛缓解。查体发现左大腿近端内侧压痛，局部皮温不高，无浅静脉怒张，髋关节活动正常。

【问题 1】 结合上述病史，该患者最可能的诊断是什么？

思路 1：髋关节病变。髋关节病变一般在活动时出现疼痛，且关节活动有异常，结合患者年龄需除外发育性髋关节发育不良等，需行相关影像学检查以明确诊断。

思路 2：生长痛。生长痛是指儿童膝关节周围或小腿前侧疼痛，多因活动量大、长骨生长快、与局部肌肉肌腱的生长发育不协调引起。临床表现为膝关节周围肌性疼痛，常在夜间出现，局部无明显红肿、压痛，关节活动正常。

思路 3：骨肿瘤。患者为 15 岁男性，左大腿近端疼痛，病程 2 年，查体局部未见明显包块，浅表静脉无怒张，髋关节活动正常，口服非甾体抗炎药可明显缓解疼痛，考虑肿瘤性质良性的可能性大。

> **知识点**
>
> ### 骨样骨瘤的临床表现和分类
>
> 1. 临床表现
> （1）股骨、胫骨近端为最常见的发病部位。
> （2）病变部位局部持续钝痛，夜间加重。
> （3）口服非甾体抗炎药后 20～30 分钟内疼痛迅速缓解。
> （4）病灶邻近关节时，可表现为关节周围疼痛及滑膜炎症状。
> （5）病变部位浅在时，可表现为局部压痛、肿胀及皮温增高。
> （6）儿童时期某些位于长骨干骺端的骨样骨瘤可引起骨的异常增长。
> 2. 肿瘤分类 按肿瘤发病部位可分为：皮质骨骨样骨瘤、松质骨骨样骨瘤和骨膜下骨样骨瘤。

【问题 2】 结合患者上述病史，该为患者选择哪种合适的影像学检查？

思路 1：X 线检查。X 线是诊断骨样骨瘤最基本的影像学检查方法。在 X 线上，典型的病变表现为一放射性透亮区的瘤巢及周围的致密反应硬化骨，病灶一般位于骨皮质内，瘤巢直径一般小于 1.5cm，圆形或卵圆形，部分瘤巢内可见高密度钙化影。

思路 2：CT 扫描。CT 能清楚地显示病变瘤巢与邻近反应性硬化骨，尤其适用于病灶位于脊柱及瘤巢周围反应性硬化骨明显时。

思路 3：MRI 检查。MRI 更适合于观察肿瘤周边软组织情况及髓腔内受累情况，可反映水肿情况，但有时不能清楚显示瘤巢，不能作为除外诊断的标准。

思路 4：全身骨扫描。骨扫描检查对骨样骨瘤鉴别意义较大，同时对于发现少见的多发病变有一定价值。

> **知识点**
>
> ### 骨样骨瘤影像学检查方法
>
> 1. X 线检查 典型的病变表现为位于致密反应硬化骨内的一放射性透亮区的瘤巢，病灶一般位于

骨皮质内,瘤巢直径一般小于 1.5cm。

2. CT 检查　能清楚地显示病变瘤巢与邻近反应性硬化骨,尤其适用于病灶位于脊柱及瘤巢周围反应性硬化骨明显时。

3. ECT 全身骨扫描　对鉴别骨样骨瘤有一定价值,病灶处可表现为异常核素浓聚,同时骨扫描对于发现少见的多发病变有一定价值。

该患者 X 线检查和 CT 检查结果见图 3-13-8、图 3-13-9。

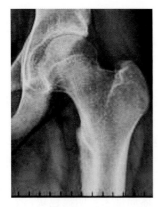

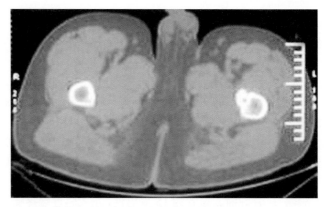

图 3-13-8　X 线显示:左股骨小转子区见透光阴影,透光区周围有反应性骨硬化影

图 3-13-9　CT 显示:左股骨小转子区反应性骨硬化,硬化区内可见一圆形低密度影

【问题 3】　该患者选择哪种合适的治疗方式?

思路 1:保守治疗。骨样骨瘤有自愈倾向,平均时间 3 年左右,对于症状轻微进展缓慢者,可口服水杨酸盐对症处理,保守治疗待其自愈,但应注意定期复查。

思路 2:手术治疗。本病例疼痛明显,持续时间长,手术治疗是缓解临床症状的重要方法。方式包括病灶切除或经皮消融术。手术切除时对于瘤巢的准确定位非常关键,经皮射频消融一般在 CT 引导下完成,创伤小、定位准确、恢复快。

知识点

骨样骨瘤治疗方式

1. 非手术治疗　骨样骨瘤有自愈倾向,平均时间为 3 年左右,对于少部分症状轻微者,可给予保守治疗待其自愈。

2. 手术治疗　手术适应证:①疼痛明显,持续时间长;②口服非甾体抗炎药不能缓解。手术治疗包括病灶切除或经皮消融术。手术切除较为彻底,复发率低。经皮射频消融一般在 CT 引导下完成,创伤小、定位准确、恢复快。

该患者选择在 CT 引导下经皮射频消融术(图 3-13-10),术后病理结果为:左股骨小转子区骨样骨瘤。

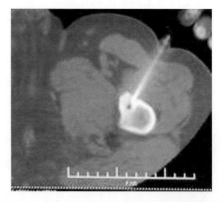

图 3-13-10　左股骨小转子区经皮射频消融术术中情况

【诊疗流程】

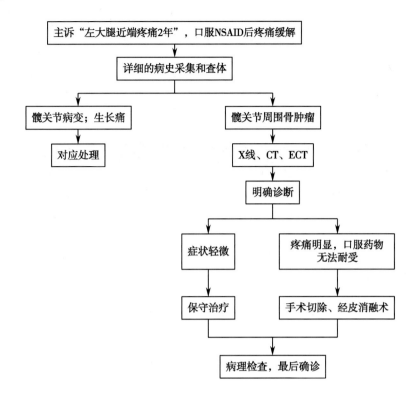

（李建民）

推荐阅读文献

[1] BHURE U，ROOS J E，STROBEL K. Osteoid osteoma：multimodality imaging with focus on hybrid imaging. Eur J Nucl Med Mol Imaging，2019，46（4）：1019-1036.

[2] CUESTA H E，VILLAGRAN J M，HORCAJADAS A B，et al. Percutaneous radiofrequency ablation in osteoid osteoma：Tips and tricks in special scenarios. Eur J Radiol. 2018，102：169-175.

第三节　骨巨细胞瘤
giant cell tumor of bone

　　骨巨细胞瘤（giant cell tumor of bone）于 1940 年 Jaffe 首次报道，是较常见的原发性骨肿瘤，多见于 20～40 岁年龄段。肿瘤好发于长骨的骨端，其次为骶骨。患者多有局部疼痛、肿胀、关节功能障碍等表现。影像学检查是骨巨细胞瘤诊断与分期的重要方法。骨巨细胞瘤为中间性肿瘤，一般单发，少数可出现肺转移。目前首选的治疗方案仍为手术治疗，初次手术多建议行扩大的囊内切除术，但肿瘤仍有一定的复发率。近年来，对于复发等不适于手术治疗者，可考虑药物治疗，包括二膦酸盐和地舒单抗等。

临床病例

　　患者，女性，20 岁，主诉：左膝关节疼痛半年，扭伤后加重伴活动障碍 2 周。

【问题 1】　结合患者上述病史，最可能的诊断是什么？

　　思路 1：膝关节外伤。如膝关节骨折、半月板损伤、交叉韧带损伤、侧副韧带损伤等。患者多有明确的外伤史，半月板损伤时，可伴有打软腿、关节交锁、弹响及疼痛史。交叉韧带与侧副韧带损伤，后期疼痛多缓解，但可出现膝关节不稳症状。

思路2：膝关节退行性变。多见于中老年人，活动后疼痛加重，休息后可缓解，病情缓慢进展。疼痛部位多在髌股关节或膝关节内侧，一般双侧多见，其中一侧略重。

思路3：膝关节感染。按感染途径可分为血源性感染和创伤性感染。血源性感染常见于儿童及青少年；创伤性感染多有明确的病因，包括手术、关节开放性外伤以及曾行关节腔内注射，特别是注射类固醇激素类药物等。

思路4：膝关节非感染性关节炎。如类风湿关节炎、痛风性关节炎、血友病性关节炎。类风湿关节炎可伴有明显晨僵，并逐渐有多关节受累。痛风性关节炎多首先累及第一跖趾关节，表现为反复突然发作性剧痛。血友病性关节炎多先有明显关节肿胀，有其他部位出血史，A 型及 B 型血友病主要在男性发病。

思路5：膝关节周围肿瘤。膝关节上下是骨肿瘤好发部位。恶性骨肿瘤好发于青少年，疼痛严重，多伴有夜间痛。良性骨肿瘤病种繁多，疼痛多不剧烈，当出现病理性骨折时，疼痛可明显加剧，并伴有活动障碍。

【问题2】 查体应关注哪些方面？

思路1：膝关节外伤常伴有关节活动障碍。半月板损伤时关节间隙可有压痛。交叉韧带损伤时抽屉试验可阳性。侧副韧带损伤时，膝关节侧方应力试验可阳性。

思路2：膝关节非化脓性关节炎，关节肿痛较明显，急性期发作时可出现关节积液、浮髌试验阳性，并逐渐出现多关节受累。

思路3：膝关节周围原发恶性骨肿瘤，干骺端明显肿痛，夜间痛明显，可出现浅表静脉充盈或怒张及皮温升高。良性肿瘤出现病理性骨折之前，关节肿痛可不明显，如合并病理性骨折，局部可有明显肿痛，伴关节活动障碍。

知识点

骨巨细胞瘤的临床表现

1. 疼痛　疼痛早期多见，一般不剧烈，多为隐痛，在清晨疼痛比较清楚。部分下肢病例在久站及运动后能感觉酸胀、胀痛，部分患者发生病理性骨折后因疼痛就医。

2. 局部肿胀　局部肿胀一般不明显，常晚于疼痛出现，由于肿瘤膨胀性生长、软组织包块及反应性水肿所致。

3. 关节功能障碍及压迫症状　由于肿瘤的局部破坏，侵及关节面和邻近组织，晚期可出现关节功能障碍。骨巨细胞瘤可压迫邻近神经，出现肢体疼痛及麻木等。

4. 局部皮温　早期局部皮温正常或轻度升高，晚期局部静脉怒张。这与肿瘤血供丰富有关。

5. 局部肿块　骨壳完整且较厚时，可触及局部隆起硬韧肿物，薄的骨壳压之可有弹性，呈"乒乓球"样感，局部肿块可有压痛或纵轴叩击痛。

该患者查体结果示：左膝关节轻度肿胀，皮温略高，无静脉曲张，左股骨外髁轻压痛，关节活动无明显受限，浮髌试验（−）。

【问题3】 结合上述病史、查体结果，为进一步明确诊断，需完善何种检查？

思路1：血液学检查。血常规、血沉及C反应蛋白对于炎症感染敏感性和特异性都较高。若存在非感染性滑膜炎时，血沉可能轻至中度升高。碱性磷酸酶可以反映骨质代谢情况，对恶性骨肿瘤有一定诊断意义。良性骨肿瘤患者血常规、生化检查等通常无明显变化。因此，此患者可以选择行血常规、血沉、C反应蛋白和血生化检查。

思路2：X线检查。X线是基本的检查手段，良性骨肿瘤于X线片上表现为单纯的溶骨性破坏，边界较清晰，骨皮质完整，一般无骨膜反应。

思路3：CT分辨率高，尤其适用于骨质病变的检查，并且可以从横断面、冠状面和矢状面等多方面了解骨质破坏情况、病变范围，是诊断的重要依据。该患者有必要行CT检查明确病变大小及范围。

思路4：MRI较为敏感，可以早期发现微小病灶，特别是髓腔内的跳跃病灶，当病变合并软组织侵犯时，对于软组织病变范围的确定很有帮助。该患者有必要行MRI检查以了解病变范围。

思路5：胸部CT对发现原发恶性骨肿瘤、骨巨细胞瘤有无肺部转移灶及转移灶的数量很有帮助，有利于病变的分期及制订进一步治疗计划。该患者有必要同时行肺部CT检查。

思路6：ECT骨扫描，病变部位表现为异常放射性浓聚，其范围往往大于实际病变。肿瘤患者行ECT检查，对于估计病变范围、发现卫星病灶或跳跃病灶，对手术设计、治疗方案选择等有临床实用价值。

知识点

骨巨细胞瘤的影像学检查方法

1. **X线检查** 主要表现为长骨骨端偏心性、膨胀性、溶骨性破坏，常呈肥皂泡样改变，边界较清楚，骨皮质膨胀变薄，一般无骨膜反应。

2. **CT检查** 较X线更为精确地显示骨质破坏情况，可以清楚地显示肿瘤侵犯的范围、与周围组织的关系，确定肿瘤与关节面的关系。三维重建的显示效果更好。

3. **MRI检查** 有利于早期发现病变，对诊断不明确的骨巨细胞瘤进行鉴别诊断，同时进一步确定肿瘤的范围。骨巨细胞瘤MRI表现为T_1WI呈低信号，T_2WI呈高信号。

4. **ECT** 骨巨细胞瘤表现为病变轻微核素浓集，中央无浓集，故可作为与骨肉瘤的鉴别要点之一。ECT可以确定肿瘤边界及侵袭性，对于确定多病变的病灶有帮助，但是不能定性。

该患者X线片结果显示：左股骨远端偏心性、溶骨性破坏，边界清楚，未见明显骨膜反应和软组织包块（图3-13-11）。

CT检查显示左股骨远端溶骨性破坏，基质均匀，无矿化，皮质变薄（图3-13-12）。

MRI检查显示左股骨远端病变，T_1低等信号，T_2混杂信号，病变较局限于骨内，无明显软组织肿块影（图3-13-13）。

胸部CT检查结果显示双肺未见明显异常。全身骨扫描检查结果：左股骨远端见异常放射性浓聚，病灶中间放射性浓聚较少，其余骨未见异常。

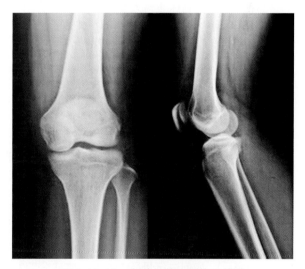

图3-13-11 左膝关节正侧位X线片

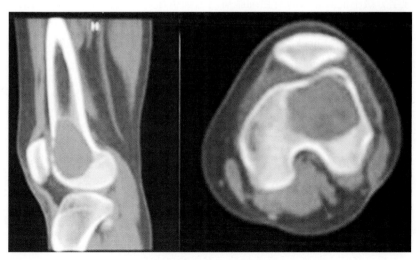

图3-13-12 膝关节CT矢状面及横断面扫描

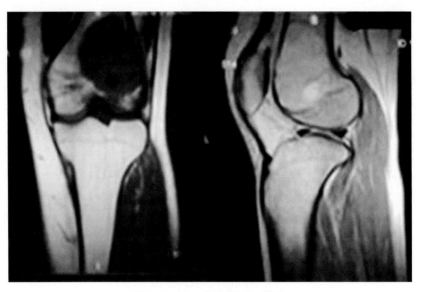

图 3-13-13　膝关节 MRI 检查

【问题 4】 根据上述临床表现和影像学检查,该患者如何明确诊断?

思路:该患者临床表现及影像学检查均提示左股骨远端肿瘤,骨巨细胞瘤的可能性大。但骨肿瘤的诊断必须遵循临床 - 影像 - 病理三结合的原则,因此有必要进一步穿刺活检获取肿瘤组织行病理检查以明确诊断。

该患者穿刺病理报告:梭形细胞密集,少量多核巨细胞,结合临床及影像学检查,诊断考虑左股骨骨巨细胞瘤。

知识点

骨巨细胞瘤的组织病理学表现

大体观:肿瘤组织为实性,呈褐黄色,质软脆,常伴有出血、囊性变和坏死。

镜下观:骨巨细胞瘤的组织学特征是具有双重细胞成分。一种是单核基质细胞,即肿瘤细胞,其为骨巨细胞瘤的特征性成分;另一种是巨细胞,常均匀散布在整个肿瘤细胞间。

【问题 5】 如何进行骨巨细胞瘤的临床分期?

思路:骨巨细胞瘤治疗前还需进一步临床分期,对于选择治疗方法、判断疗效和预后有重要作用。

由于 Jaffe 病理学分级不能真正反映骨巨细胞瘤的生物学行为,目前临床上最常用的是 Enneking 分期和 Campanacci 分期。

1. Enneking 分期　1977 年 Enneking 首次提出了骨与软组织肿瘤的分期系统,1980 年被美国癌症联合会和骨肿瘤协会正式采用,并已经被广泛应用于临床。

知识点

骨巨细胞瘤的 Enneking 分期

Enneking 良性骨肿瘤的分期为:1 期,潜隐性;2 期,活动性;3 期,侵袭性(表 3-13-1)。1 期肿瘤为囊内病变,通常无症状,常偶尔发现。X 线片示病变周边有硬化的反应骨,边界清楚、完好,无骨皮质破坏或膨胀。此期肿瘤不影响骨的强度,无须治疗,定期观察。2 期肿瘤也为囊内病变,但生长活跃,肿瘤边界较清楚,骨皮质膨胀、变薄,病灶周围反应骨非常薄。治疗行扩大的刮除术。3 期肿瘤为囊外病变,无论在 X 线片还是临床上均表现出明显的侵袭性,常穿破周边反应骨甚至骨皮质。MRI 上可出现软组织包块。治疗包括扩大刮除术、边缘切除术甚至广泛切除术。

表 3-13-1 良性骨肿瘤的 Enneking 分期

分期	分级	部位	转移
1 期（静止）	G_0	T_0	M_0
2 期（活跃）	G_0	T_0	M_0
3 期（侵袭）	G_0	$T_{1\sim2}$	$M_{0\sim1}$

2. Campanacci 分期 由 Campanacci 于 1987 年提出，目前是骨巨细胞瘤影像学分期的重要标准，并被临床医师广泛采用。

知识点

骨巨细胞瘤的 Campanacci 分期

Ⅰ期病灶边界清晰，四周有硬化带环绕，基本无骨皮质受累。

Ⅱ期肿瘤有明显的边界，无骨硬化，皮质骨变薄与膨胀。

Ⅲ期肿瘤边界不清，有皮质骨破坏，软组织侵袭。

随着分级的增高，骨巨细胞瘤的侵袭性不断增加，骨皮质及软组织侵袭程度不断加重，其手术复发率亦增高。

骨巨细胞瘤的 Enneking 分期和 Campanacci 分期均对临床有重要的指导意义。因此，应当全方位评估骨巨细胞瘤的生物学行为，包括肿瘤的部位、大小、范围、临床病程、影像学表现（如肿瘤大小、皮质骨完整与否、软组织侵犯等）、病理学所见、有无复发与转移等，才能作出较为符合临床实际的判断，从而确定个体化的治疗方法。

该患者骨巨细胞瘤分期，Enneking 分期为 3 期，Campanacci 分期为Ⅱ期。

【问题6】 患者诊断左股骨远端骨巨细胞瘤（Enneking 3 期），治疗上如何选择？

骨巨细胞瘤的治疗在明确诊断、临床分期同时，也要考虑患者的年龄、身体一般状况、肿瘤部位、功能要求等方面，对于原发灶可以手术切除者，首选手术治疗；对于手术切除可导致严重并发症和 / 或功能损失、中轴骨病变无法完整切除的患者，可采用连续选择性动脉栓塞、地舒单抗（denosumab，人源 RANK 配体单克隆抗体）、干扰素及放疗等治疗，待肿瘤缩小后争取手术切除。

思路 1：手术治疗。

手术治疗仍为骨巨细胞瘤首选的治疗方法，手术方式可以分为病灶刮除和切除两大术式。发生于长骨者的治疗不同于中轴骨，手术方式偏于保守，具体手术方式选择取决于患者的临床分期与病变程度等方面。

1. 刮除术 适用于大多数初发的骨巨细胞瘤病例，具体方式是在病变骨上充分开窗显露肿瘤，用刮匙尽量刮净肿瘤组织，再配合采用高速磨钻、物理和化学方法灭活处理瘤腔壁，以达到扩大的外科边界，从而降低复发率；瘤腔填充多选用骨水泥，也可植骨，或两者并用，受累骨强度下降明显时需要加用内固定。临床常用的物理灭活方法有液氮冷冻、高温灭活等，化学灭活方法有乙醇、苯酚、过氧化氢、氯化锌等。

2. 切除术 节段性切除虽可广泛切除肿瘤，明显降低复发率，但多需要功能重建，往往给患者造成一定的功能障碍，而且并发症发生率相对高，需严格掌握适应证。单纯的节段性切除仅应用于切除后对功能影响轻微部位的肿瘤，如腓骨上段、尺骨远端、髂骨翼等部位的骨巨细胞瘤，局部切除后不必行重建术。节段性切除并功能重建适用于那些位于重要关节且肿瘤破坏又非常广泛者，或肿瘤复发且范围广泛不适于再局部刮除者，术后需要重建关节以恢复肢体功能。功能重建方法多采用肿瘤人工关节假体置换，而关节切除融合术、异体半关节或大段异体骨移植术目前已较少采用。

思路 2：非手术治疗。

对于不能手术切除的骨巨细胞瘤，可采用连续选择性动脉栓塞、地舒单抗、干扰素和放疗等治疗。近年来，骨巨细胞瘤的药物治疗方面取得重要进展，地舒单抗对骨巨细胞瘤有显著的治疗效果，已被 FDA 批准用于治疗骨发育成熟的未成年人及成年患者中不可切除或切除后导致严重并发症和功能损失的骨巨细胞瘤。目前临床已开展术前的新辅助治疗，从而达到外科降级的目的，使得无法切除或切除困难的肿瘤得以手术治疗。放疗虽然对骨巨细胞瘤有效，但有导致肉瘤变的风险，仅在其他治疗无效时应用。

知识点

骨巨细胞瘤的治疗

1. 治疗目的　切除肿瘤，防止复发，尽可能保留肢体功能。

2. 肿瘤较小者（瘤体截面积小于50%相对应的骨截面积）可行刮除、灭活、骨水泥填充或植骨术。

3. 肿瘤较大者（瘤体截面积大于50%相对应的骨截面积）、复发性骨巨细胞瘤、合并病理性骨折、肿瘤破坏骨关节无法保留时，可行肿瘤边缘切除、肿瘤人工关节置换术或异体骨关节移植术。

4. 化疗无明显效果，放疗有肉瘤变的报道，应慎用。

5. 地舒单抗对骨巨细胞瘤的疗效确切，可用于术前新辅助治疗和外科降级。

该患者经积极术前准备后，行左股骨远端骨巨细胞瘤刮除、灭活，骨水泥填充，钢板内固定术（图 3-13-14）。术后病理证实为骨巨细胞瘤。

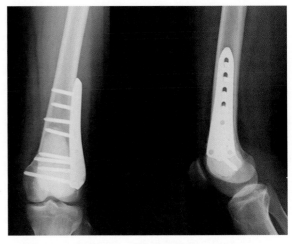

图 3-13-14　术后正侧位 X 线平片

【诊疗流程】

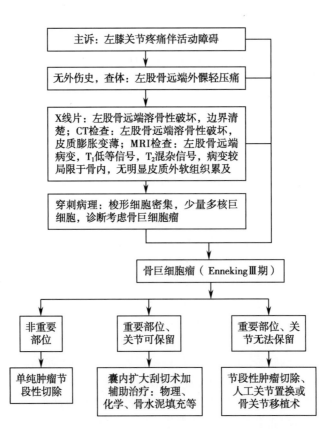

（李建民）

推荐阅读文献

[1] VAISHYA R, POKHREL A, AGARWAL A K, et al. Current status of bone cementing and bone grafting forgiant cell tumour of bone: a systemic review. Ann R Coll Surg Engl, 2019, 101 (2): 79-85.

[2] van der HEIJDEN L, DIJKSTRA P D S, BLAY J Y, et al. Giant cell tumour of bone in the denosumab era. Eur J Cancer, 2017, 77: 75-83.

[3] https://www.nccn.org/professionals/physician_gls/default.aspx#bone

[4] 中国医师协会骨科医师分会骨肿瘤专业委员会, 郭卫, 李建民, 沈靖南, 等. 骨巨细胞瘤临床循证诊疗指南. 中华骨与关节外科杂志, 2018, 11 (4): 276-287.

第四节 恶性骨肿瘤

一、骨肉瘤

骨肉瘤(osteosarcoma, OS)是一种起源于间叶组织的恶性肿瘤,以能产生骨样基质的恶性梭形基质细胞为特征,又称为骨肉瘤。是青少年最常见的原发恶性骨肿瘤,好发于四肢长骨干骺端,其中有一半以上的病例发生于膝关节周围。最常见的临床症状是疼痛和局部肿块,早期误诊、漏诊率较高。肿瘤恶性程度高,易早期发生血行转移,预后较差,自然病程的 5 年生存率仅 10%~20%。以新辅助化疗、手术为主的综合治疗明显提高了患者的 5 年生存率,而早期诊断、规范治疗是提高疗效的关键。

临床病例

患者,男性,13 岁,左大腿下段肿痛 1 个月余。查体:左大腿下段轻度肿,可触及质韧肿块,边界不清,固定,压痛,浅表静脉无明显曲张,皮温较对侧增高,膝关节活动正常。

【问题1】 结合患者上述病史、体征,最可能的诊断是什么?

思路 1:外伤。青少年活动较活跃,肢体肿痛常为外伤引起,患者一般有明确的外伤史,外伤后局部肿痛,但常较快好转康复。

思路 2:生长痛。生长痛是指儿童膝关节周围或小腿前侧疼痛,生长痛的发生多为孩子活动量人、长骨生长较快、与局部肌肉肌腱的生长发育不协调引起。临床表现为膝关节周围疼痛,多为肌性疼痛,常在夜间出现,没有外伤史,活动正常,局部无明显红肿、压痛。

思路 3:感染(骨髓炎)。骨髓炎是指化脓性细菌引起的骨髓、骨皮质和骨膜的炎症性疾病。四肢长骨干骺端最易受侵,急性骨髓炎起病急,高热,局部有红肿热痛,全身症状明显,病情进展迅速;慢性骨髓炎常有窦道形成;部分低毒感染可无明显症状体征,仅在急性发作时局部肿痛。

思路 4:恶性骨肿瘤。初期多为间歇性隐痛,但很快发展为持续性疼痛、夜间疼痛明显,休息、制动、一般止痛药无法缓解。尤因肉瘤常位于骨干,骨肉瘤多在干骺端。

知识点

骨肉瘤的临床表现

1. 疼痛 最早出现的症状,初期呈间歇性隐痛、钝痛,很快发展为持续性剧痛,夜间疼痛明显。

2. 肿块 最重要的体检发现是局部肿块,肿块大小差别很大,肿瘤增长速度常以月计,压痛明显,局部浅静脉充盈或怒张,皮温可增高。

3. 病理性骨折 部分患者轻微外力作用下可出现病理性骨折。

【问题2】 患者X线检查结果（图3-13-15）示：左股骨下段干骺端骨质破坏，密度不均，边界不清，骨皮质不完整，可见放射状肿瘤骨针及骨膜反应，周围见软组织肿块影。结合患者上述病史，进一步应该选择哪些影像学检查和实验室检查？

思路1：CT检查。在横断面显像上有优势，能较早发现骨小梁、骨皮质的破坏，清晰地显示肿瘤病变范围、软组织侵袭情况、肿瘤与周围主要血管的关系，为临床分期和手术设计提供依据。也是发现肺部转移灶最常用的手段。

思路2：MRI检查。能清晰显示骨肉瘤髓腔内浸润程度、反应区情况，发现跳跃病灶，明确软组织的侵犯范围，对于术前分期、手术设计和疗效评估颇有帮助，是临床骨肉瘤诊疗的重要检查手段。

思路3：ECT骨扫描。病变部位表现为放射性浓聚，其范围往往大于实际病变。骨肉瘤患者行ECT检查，对于估计病变范围、发现卫星病灶或跳跃病灶、手术设计、疗效评估等有临床实用价值。

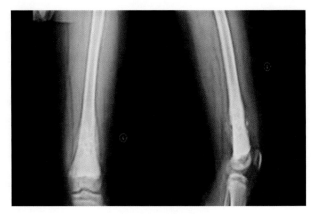

图3-13-15 左股骨正侧位X线片

思路4：数字减影血管造影（DSA）。对了解肿瘤的轮廓、软组织的浸润范围、肿瘤的血供情况、与主要血管的关系、手术入路选择等很有帮助。

思路5：实验室检查。血清碱性磷酸酶（ALP）与骨肉瘤发展密切相关。

部分患者血沉（ESR）可增快，但特异性不高。碱性磷酸酶特别是它的同工酶可作为判断预后的指标之一。临床上70%以上的骨肉瘤患者，ALP升高，而在手术及化疗后明显下降；复发或转移时，可再度升高。

知识点

骨肉瘤的影像学及实验室检查方法

1. X线检查 X线表现为溶骨型、成骨型和混合型改变，以混合型最常见。肿瘤边界不清，皮质不完整，可见Codman三角和或"日光放射状"现象。软组织肿块内也有不同程度的骨化或不规则的瘤骨阴影。普通X线检查是定位和诊断骨肉瘤的标准和最有效方法。

2. CT检查 可清晰显示肿瘤病变的范围，软组织侵袭情况、肿瘤与周围主要血管的关系，也是判断肺部转移灶最常用的手段，能发现普通X线漏诊的病变，并比平片发现更多的转移灶，胸部CT检查要求薄层＋冠状位。

3. MRI检查 能清晰显示骨肉瘤髓腔内浸润程度，反应区情况，发现跳跃病灶，明确软组织的侵袭，对术前分期、手术方案制定有指导意义。

4. ECT骨扫描 病变部位表现为放射性浓聚。对于估计病变范围、发现卫星病灶或跳跃病灶，对手术设计、评估疗效等有临床实用价值。

5. 数字减影血管造影（DSA） 对了解肿瘤的大小、软组织的浸润范围、肿瘤的血运情况、与主要血管关系、手术入路选择等有帮助。

6. 实验室检查 碱性磷酸酶可作为判断病情和预后的指标之一。

CT平扫显示（图3-13-16）：左股骨下段密度不均，骨皮质呈虫蚀样破坏，有骨膜反应和软组织肿块影，考虑恶性骨肿瘤。

MRI显示（图3-13-17）：左股骨下段骨质破坏伴周围软组织肿块，考虑恶性病变。

ECT骨扫描示（图3-13-18）：左股骨下段异常放射性浓聚。

肺部CT平扫：双肺未见明显异常。

实验室检查结果：血常规正常，血沉16mm/h，C反应蛋白<3.30mg/L，乳酸脱氢酶249U/L，碱性磷酸酶342U/L，其余无异常。

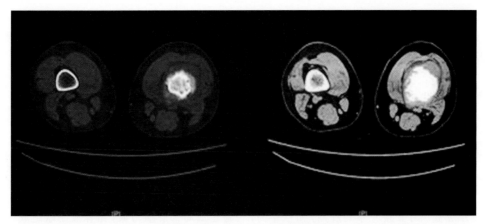

图 3-13-16 左股骨 CT 横断面扫描

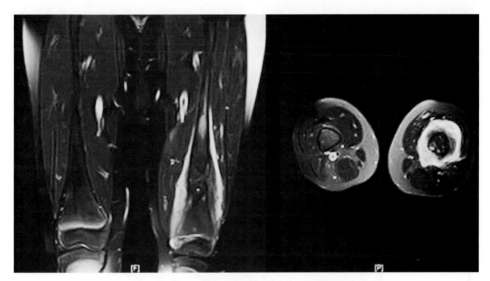

图 3-13-17 左股骨 MRI 扫描

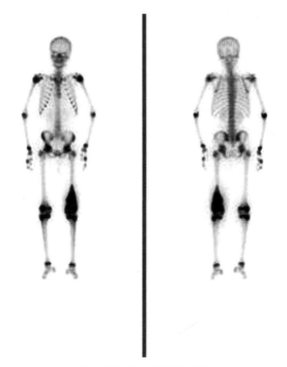

图 3-13-18 ECT 骨扫描

【问题3】

思路：该患者临床表现及影像学检查均提示左股骨下段恶性肿瘤，但恶性骨肿瘤的诊断必须遵循临床 - 影像 - 病理三结合的原则，因此有必要获取肿瘤组织行病理检查以明确诊断。

知识点

骨肿瘤的病理活检方法

1. 穿刺活检　微创，并发症少，活检通道应选择在设计好的手术切口上，手术时可完整切除活检通道，减少污染，减少保肢术的局部复发率。目前常在超声或 CT 引导下穿刺活检，提倡应用粗针穿刺活检。

2. 切开活检　可直接观察到肿瘤，阳性率高，但易造成局部肿瘤污染，给保肢手术造成困难，只有在穿刺活检阴性，但临床考虑为恶性肿瘤时选用。

3. 切除活检　一般适用于良性肿瘤，或者是浅表范围小的肿物，完整切除后行病理检查。

该患者选用了穿刺活检术，术后病理结果示（图 3-13-19）：（左股骨下段病灶穿刺组织）恶性肿瘤，考虑骨肉瘤。

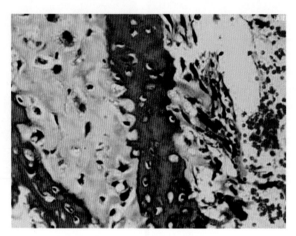

图 3-13-19　术后病理切片

知识点

骨肉瘤的病理表现及分类

1. 病理表现　骨肉瘤的组织病理学表现变化极大，但基本的标准是：①可见到明确的肉瘤样基质；②这种恶性结缔组织直接形成肿瘤类骨质和骨。

2. 病理学分类　2013 年（第四版）WHO 根据肿瘤发生的部位、生长特性、分化程度及预后情况等对骨肉瘤进行分类。

（1）低级别中心型骨肉瘤（low-grade central osteosarcoma）

（2）普通型骨肉瘤（conventional osteosarcoma）

1）成软骨型骨肉瘤（chondroblastic osteosarcoma）

2）成纤维型骨肉瘤（fibroblastic osteosarcoma）

3）成骨型骨肉瘤（osteoblastic osteosarcoma）

（3）毛细血管扩张型骨肉瘤（telangiectatic osteosarcoma）

（4）小细胞骨肉瘤（small cell osteosarcoma）

（5）继发性骨肉瘤（secondary osteosarcoma）

（6）骨旁骨肉瘤（parosteal osteosarcoma）

（7）骨膜骨肉瘤（periosteal osteosarcoma）

（8）高级别表面骨肉瘤（high-grade surface osteosarcoma）

【问题4】 恶性骨肿瘤的诊断除了临床-影像-病理三结合确诊外，在治疗前还需进一步临床分期，对于选择治疗方法、判断疗效和预后有重要作用。临床上恶性骨肿瘤常用的分期是什么？

思路：目前恶性骨肿瘤临床上最常用的外科分期是 Enneking 分期。1977 年 Enneking 首次提出了骨与软组织肿瘤的分期系统，1980 年被美国癌症联合会和骨肿瘤协会正式采用，现在已经被广泛应用于临床。该系统包含了影响肿瘤预后的重要因素，按渐进加重的顺序进行分期，它以肿瘤的组织学分级、病灶范围、有无转移为基础，能指导手术及辅助治疗方法的选择。

知识点

恶性骨肿瘤的 Enneking 分期

恶性骨肿瘤的 Enneking 分期，是肌肉骨骼系统肿瘤最常用的外科分期，基本内容是根据肿瘤的外科分级（G）、外科部位（T）和有无转移（M）进行分期。G 代表病理分级，良性肿瘤为 G_0，低度恶性 G_1，高度恶性 G_2；T 代表肿瘤与解剖间室的关系，T_1 为间室内，T_2 是间室外；M 代表转移情况，M_0 表示无远处转移，M_1 表示有远处转移。

Ⅰ期为低度恶性骨肿瘤，分化较好、有丝分裂少见、非典型细胞不多，无远处转移；Ⅱ期为高度恶性骨肿瘤，分化较差、有丝分裂率高、细胞/基质比率高，无远处转移。还可根据病灶的范围对Ⅰ、Ⅱ期进一步分期。ⅠA、ⅡA 期的肿瘤其病灶局限于边界完好的解剖间室中。解剖间室指的是能阻隔肿瘤生长的自然解剖屏障，如皮质骨、关节软骨、筋膜间隔或关节囊。ⅠB、ⅡB 期的肿瘤已突破其原发的解剖间室。任何肿瘤，无论其原发病灶的大小或组织分级如何，只要出现转移灶即定义为Ⅲ期肿瘤，对淋巴结转移、远处转移未做区分，因为这两种情况患者预后均较差（表3-13-2）。

表3-13-2 恶性骨肿瘤的 Enneking 分期

分期	分级	间室	转移
ⅠA	G_1	T_1	M_0
ⅠB	G_1	T_2	M_0
ⅡA	G_2	T_1	M_0
ⅡB	G_2	T_2	M_0
ⅢA	$G_{1\sim2}$	T_1	M_1
ⅢB	$G_{1\sim2}$	T_2	M_1

该患者的肿瘤分期：病理报告左股骨下段骨肉瘤为高度恶性，肿瘤已侵犯到间室外，局部及远处未见转移灶。因此，该患者 Enneking 分期为ⅡB。

【问题5】 治疗选择：患者诊断为左股骨下段骨肉瘤（Enneking ⅡB），治疗上如何选择？是单纯手术治疗还是配合化疗，是先手术后化疗或是先化疗后手术，术后继续化疗，如需化疗又如何进行？

思路：

1. 新辅助化疗 骨肉瘤是一种高度恶性骨肿瘤，20 世纪 70 年代前传统的治疗方法为根治性截肢术，但 80% 的患者 1~2 年内死于肺转移，5 年生存率小于 20%。随着新辅助化疗理念的广泛推广应用，化疗药物的不断出现，化疗方案的不断完善，以新辅助化疗、手术为主等综合治疗，骨肉瘤的 5 年生存率已达到 50%~70%。

知识点

骨肉瘤的新辅助化疗

1. 定义　指在活检之后、肿瘤切除之前,给予有效的术前化疗。之后经临床观察,影像学、病理组织学评估,确定化疗疗效,以指导手术方案的选择,术后化疗药、化疗时间的确定。

新辅助化疗有利于及早杀灭全身微小转移灶;缩小肿瘤及周围炎性水肿反应区,提高保肢成功率;早期识别高危病例,为进一步制订个体化的术后化疗方案奠定基础。

2. 常用的化疗药物　有甲氨蝶呤(MTX)、多柔比星(ADM)、顺铂(DDP)、异环磷酰胺(IFO)、长春新碱(VCR)等。

3. 给药途径　静脉化疗、动脉化疗、双途径化疗、高温局部隔离灌注化疗(HILP),以及选择性肿瘤营养血管灌注化疗+栓塞(TACE)等。临床上以静脉化疗应用最多。

4. 给药方式与剂量强度　序贯用药或联合用药,每个患者至少要选用两种药物;初次用药按照标准方案的药物剂量计算给药剂量。

5. 化疗疗效的评判　①临床评估:疼痛缓解,肿瘤体积缩小、水肿消退,与周围组织界限清楚;②影像学评估:肿瘤不同程度缩小,成骨增加,边界变清晰;③血清碱性磷酸酶降低或恢复正常;④组织学评估:在切除的肿瘤标本中根据预先设计的多点取材,计算坏死肿瘤细胞的百分率,肿瘤细胞坏死率>90%,为化疗反应良好;<90%为化疗反应不佳。肿瘤细胞的坏死率已作为判断术前化疗有效性的金指标。

该患者严格进行以多柔比星、顺铂为主的新辅助化疗,化疗反应良好。

2. 手术治疗　手术方案主要根据术前化疗的效果及肿瘤的外科分期(Enneking分期)而定。手术时机一般在术前化疗停止3周内实施。四肢骨肉瘤手术主要分为保肢手术和截肢手术。位于尺骨、腓骨、肩胛骨翼、髂骨翼和肋骨的骨肉瘤,切除后无须重建。骨盆骨肉瘤手术切除复杂,主要为半骨盆截肢或内半骨盆切除术。一般情况下,切除部分髂骨或耻骨无须重建;若髋臼受累,可采用组配式或3D打印组配式半骨盆假体等重建。

知识点

骨肉瘤的手术治疗

1. 保肢手术　目的是在提高患者生存率的前提下,减少局部复发,尽量保存良好的肢体功能。保肢手术已成为肢体骨肉瘤的标准治疗方法之一,90%的患者可以实施保肢手术。保肢手术的关键在于肿瘤能广泛完整切除,难点在重建。保肢手术应建立在生存的基础上,一旦局部复发,不要轻易尝试二次保肢。

(1) 适应证:患者骨骼发育成熟或接近成熟者(14岁以上);Enneking分期ⅡA期或对化疗反应好的ⅡB期肿瘤;重要神经、血管未受累;可以或预期达到广泛切除的外科边缘;具有良好的软组织覆盖条件;患者有强烈的保肢愿望。

(2) 瘤段切除:必须将包含肿瘤的骨与软组织完整广泛整块切除(wide en-bloc excision),广泛切除范围包括完整的正常肌肉软组织袖套,厚度不小于1cm(基于MRI);骨的安全边缘距离在MRI显示的肿瘤边缘远3cm;连同活检切口与活检道周围正常组织与肿瘤作为一个整体整块切除;切除过程严格遵循"无瘤操作"概念,一切操作均应在周围健康组织中进行。

(3) 功能重建:目前常用的重建方法有人工假体置换(旋转铰链式假体、可调式假体、可延长假体等)、肿瘤骨灭活再植、异体骨或灭活骨+人工假体复合体(APC)、异体骨关节移植等。

2. 截肢术　包括高位截肢和关节离断术,适用于对化疗不敏感的ⅡB期或不伴肺外转移的ⅢA期患者。

3. 肺转移瘤的手术治疗　肺转移瘤清扫术的适应证是：原发瘤已切除，无肺外转移；经过正规化疗，肺转移瘤对胸腔相邻脏器无侵犯，每侧肺转移瘤最好不超过5个，患者能耐受手术。

该患者符合保肢手术指征，因此行股骨远端骨肉瘤瘤段切除＋人工肿瘤可延长式膝关节假体置换术。术后病理诊断为：成骨细胞型骨肉瘤。患者术后继续化疗。随访期间，患肢功能良好。

【诊疗流程】

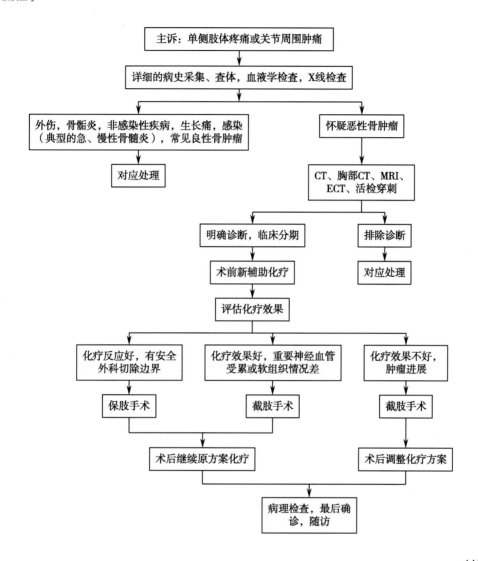

（林建华）

二、尤因肉瘤

尤因肉瘤（Ewing's sarcoma）于1921年首次被 Ewing J. 发现，属于尤因肉瘤肿瘤家族（Ewing sarcoma family tumor，ESFT），该肿瘤家族还包括原始神经外胚叶肿瘤（primitive neuroectodermal tumor，PNET）、骨PNET 和骨外软组织尤因肉瘤。尤因肉瘤是由小圆细胞构成的未分化恶性肿瘤，以22q12 染色体上 *EWSR1* 基因与 ETS 家族的基因融合为特征。本病好发于儿童及青少年，可见于全身任何骨骼，好发于四肢长骨骨干、骨盆及胸壁。患者多有疼痛、肿胀，并伴有全身症状，如发热等。影像学和病理学是诊断与分期的重要手段。该病高度恶性，属全身性疾病，随着新辅助化疗方案的改进，包括局部治疗的综合性治疗，患者5年生存率有明显提高。

临床病例

患者，男性，11岁，主诉右前臂肿痛2个月，加重1周。

【问题1】 结合上述病史,该患者最可能的诊断是什么?

思路1:前臂外伤。如软组织损伤、骨关节外伤等。患者多有明确的外伤史,软组织损伤初时肿痛明显,随时间的延长疼痛多缓解;X线检查可除外前臂骨折。

思路2:感染。按感染部位可分为软组织感染和骨髓炎,按感染途径可分为血源性感染和创伤性感染。血源性感染常见于儿童及青少年。创伤性感染多有明确的病因,包括手术、局部开放性外伤以及局部药物注射等。

思路3:肿瘤。恶性骨肿瘤好发于青少年,疼痛明显,多伴有夜间痛。良性骨肿瘤一般病史较长,疼痛多不剧烈,当出现病理性骨折时,疼痛可明显加剧,并伴有活动障碍。

【问题2】 查体应注意哪些方面?

思路1:前臂外伤可有局部肿痛,并伴有压痛,邻近关节处的损伤可有关节活动障碍。

思路2:前臂软组织感染局部可有明显红、肿、热、痛表现,压痛明显,当出现化脓时可触及波动感;骨髓炎由于深在,红肿可不明显,但有压痛。

思路3:前臂骨干原发恶性肿瘤可有明显肿痛,并有浅表静脉充盈、怒张及皮温升高。良性肿瘤在出现病理性骨折之前,一般无明显体征,如合并病理性骨折,可出现局部肿痛及压痛,伴畸形。

知识点

尤因肉瘤的临床表现

1. 好发于长骨的骨干,也可见于肋骨、盆骨。

2. 最常见的表现是疼痛、肿胀,局部红、肿、热、痛。初发时为间歇性疼痛,此后迅速变为持续性疼痛。

3. 2/3 的患者局部病骨周围可出现软组织肿块,肿块生长迅速,质地硬,压痛明显。

4. 患者常伴有发热、贫血、厌食、消瘦等全身症状,白细胞计数增高,血沉增快。

5. 5%～10% 长骨病变就诊时合并病理性骨折。

该患者的查体结果示:右前臂桡侧中下段可触及 10cm×8cm 大小肿物,质硬,边界不清,有压痛,不活动,未闻及血管杂音,皮温略高。右肘关节活动正常。双侧腋窝淋巴结未触及肿大。

【问题3】 结合上述病史、查体结果,为进一步明确诊断,需完善何种检查?

思路1:血液学检查。血常规、血沉及 C 反应蛋白对于炎症感染敏感性和特异性都较高。碱性磷酸酶可以反映骨质代谢情况,对恶性骨肿瘤有一定诊断意义。

思路2:X 线检查。恶性骨肿瘤 X 线片上可表现为骨质破坏,病变边界不清,可见骨膜反应。

思路3:CT 检查。CT 分辨率高,尤其适用于骨质病变的检查,并且可以从轴位、矢状位等多方面了解病变的大小、范围,是诊断的重要依据。

思路4:MRI 检查。较为敏感,可以早期发现微小病灶及髓腔内的病变,特别是当病变合并软组织侵犯时,对于软组织病变范围的确定很有帮助。

思路5:肺部 CT 检查。对于发现原发恶性骨肿瘤肺转移有帮助,有利于病变的分期及制订进一步的治疗计划。

思路6:PET/CT 扫描及核素骨扫描(ECT)。病变部位表现为放射性浓聚,其范围往往大于实际病变。肿瘤患者行 PET/CT、ECT 检查,对于估计病变范围、发现卫星病灶或跳跃病灶、手术设计、评估疗效等有临床实用价值。

知识点

尤因肉瘤的影像学检查及实验室检查方法

1. 血液学检查　血常规、血沉及 C 反应蛋白对于炎症感染敏感性和特异性都较高。碱性磷酸酶可以反映骨质代谢情况,对恶性骨肿瘤有一定诊断意义。

2. X 线检查　常表现为长骨骨干或扁平骨上边界不清的虫蚀样溶骨性破坏,可见典型的葱皮样骨膜反应。

3. CT 检查　分辨率高,可以准确反映病变的大小、范围。

4. MRI 检查　较为敏感,可以早期发现微小病灶,特别是当病变合并软组织侵犯时,对于软组织病变范围的确定很有帮助。

5. 肺部 CT 检查　有利于发现肺部的转移病变。

6. PET/CT 扫描及核素骨扫描(ECT)　对估计病变范围、发现卫星病灶或跳跃病灶,病变的分期及制订治疗计划有临床意义。

该患者进行了 X 线检查,结果显示右桡骨中下段髓腔密度增高,骨皮质增厚,可见层状骨膜反应及软组织肿块影(图 3-13-20)。

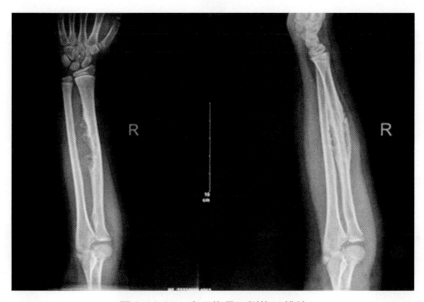

图 3-13-20　右尺桡骨正侧位 X 线片

右前臂 CT 检查结果:右桡骨中下段见密度增高病灶,边界不清,骨皮质增粗,桡骨周围可见软组织肿块(图 3-13-21)。

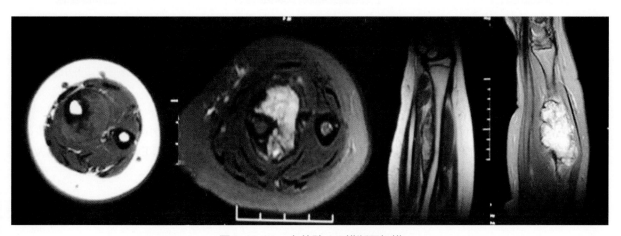

图 3-13-21　右前臂 CT 横断面扫描

右前臂 MRI 检查结果：右桡骨中下段可见片状等 T_1、长 T_2 信号影，信号不均匀，周围软组织可见片状等 T_1 稍长 T_2 信号影，其内伴点状低信号影，信号混杂，边界欠清；尺骨未见异常信号影（图 3-13-22）。

胸部 CT 检查结果：双肺 CT 平扫未见明显异常（图 3-13-23）。

全身骨扫描检查显示：右桡骨中段异常放射性浓聚，其余骨未见异常。

血常规、血沉及 C 反应蛋白检查未见明显异常。

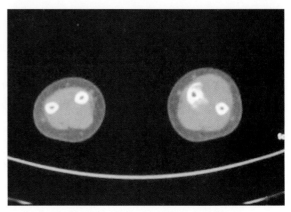

图 3-13-22　右前臂 MRI 检查

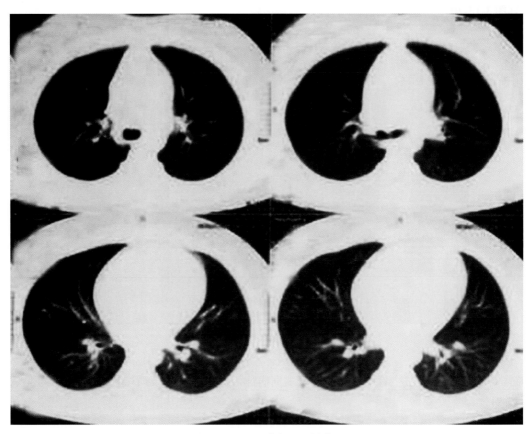

图 3-13-23　胸部 CT 检查

【问题 4】　该患者临床表现及影像学检查均提示右桡骨中下段恶性肿瘤，但恶性骨肿瘤的诊断必须遵循临床 - 影像 - 病理三结合的原则，因此有必要获取肿瘤组织行病理检查以明确诊断。该患者的病理结果是什么？

思路：

该患者穿刺病理报告：穿刺组织内可见散在浸润生长的肿瘤细胞，细胞体积小，胞质少，形似裸核，核圆，深染，未见核分裂象，未见坏死、肿瘤性成骨及软骨，首先考虑小细胞恶性肿瘤，Ewing 肉瘤可能性大。

知识点

尤因肉瘤的组织病理学表现

尤因肉瘤组织学形态多样，大部分病例由单一的小圆细胞构成，核圆形，染色质细腻，少量透亮或嗜酸性胞质,胞膜不清楚,细胞质内有 PAS 染色阳性的糖原。有些肿瘤的瘤细胞较大,有明显的核仁,轮廓不规则,细胞偶尔呈梭形,有的病例有 Homer-Wright 菊形团,坏死常见,残存的瘤细胞常围在血管周围。

【问题 5】　恶性骨肿瘤的诊断除了临床 - 影像 - 病理三结合确诊外,在治疗前还需进一步临床分期,对于选择治疗方法、判断疗效和预后有重要作用。目前该患者属于哪一期?

思路:目前临床上骨肿瘤最常用的是 Enneking 分期,该患者目前诊断右桡骨中远端尤因肉瘤(Enneking ⅡB)。

【问题 6】　治疗选择:患者诊断为右桡骨中远端尤因肉瘤(Enneking ⅡB),治疗上如何选择?是单纯手术治疗还是配合化疗,是先手术后化疗或是先化疗后手术,术后继续化疗,如需化疗又如何进行?

尤因肉瘤的治疗中首先应该明确诊断、分期等因素,同时也要考虑患者的年龄、身体一般状况、功能要求等方面。由于尤因肉瘤多对化疗高度敏感,因此建议手术治疗前进行新辅助化疗,并在术前重新对肿瘤进行分期评估。手术后应对切缘进行评估,无论手术切缘是否阳性,所有患者术后均辅助化疗。对切缘阳性者,建议化疗加放疗,或放疗后化疗。

思路 1:全身化疗。全身化疗对局部、多发、转移等多种形式的病灶均有效。不但提高了保肢率,降低了复发率,而且最终提高了生存率。对于初诊 Enneking ⅡB 期患者,VAC/IE 是化疗的首选方案。

思路 2:手术治疗。尤因肉瘤的局部外科治疗既要有效地控制局部复发率,又要减少保肢术后的并发症。在外科边界有保证的情况下,保肢治疗应是首选方法。具体手术方式选择取决于患者年龄、病变部位及病变程度等方面。手术方式分为截肢和保肢术。总的原则是先保证局部肿瘤的完整切除,其次考虑最佳的功能重建方案。

(1)截肢术:截肢术适用于肿瘤范围较大并累及周围重要血管神经,行保肢术有增加局部复发风险或行保肢重建后肢体功能不如截肢者。但对于儿童,由于处于生长期,保肢术后假体并发症发生率较高,甚至影响术后化疗,因此截肢术在儿童患者手术指征相对较宽。

(2)肿瘤切除 + 自体或异体半关节或大段骨移植术:异体半关节移植术即用异体半关节替代截除的瘤段。骨软骨排斥反应较小,受体基本可以接受。但此方法重建术后关节活动度欠佳,且容易发生远期骨折塌陷、感染等并发症。自体骨移植视肿瘤累及局部骨段的骨皮质强度可以考虑原位骨段灭活再植或异位骨段移植,一般多需辅助坚强内固定。

(3)肿瘤切除 + 人工关节置换术:当肿瘤邻近骨端者,可选用瘤段切除加人工关节置换术。但因尤因肉瘤多发生于儿童及少年,患者处于生长期,关节假体多需选用可延长型假体,假体术后并发症发生率相对较高,处理困难,因此选用此方法治疗尤因肉瘤应慎重。

思路 3:局部放疗。尤因肉瘤对放疗敏感,因此是局部治疗的重要方法,可作为一些特殊部位或未能彻底手术切除患者的辅助治疗手段。

知识点

尤因肉瘤的治疗

1. 所有尤因肉瘤患者均应进行新辅助化疗后接受局部控制治疗(手术和 / 或放疗)和辅助治疗。

2. 对于肿瘤无转移的患者,VAC/IE 是首选化疗方案,而对于初诊即存在转移灶的患者,建议选择 VAC 作为首选化疗方案。

3. 尤因肉瘤对放疗敏感,因此放疗是重要的治疗手段,包括局部根治性放疗、术前放疗、术后放疗、半胸照射及转移灶放疗。

4. 在化疗和 / 或放疗的基础上,行广泛或根治性肿瘤切除 + 重建术是治疗的主要手段。

该患者行 12 周新辅助化疗后,行右侧桡骨肿瘤切除、瘤段骨灭活再植、内固定手术(图 3-13-24),术后病理结果示:右桡骨 Ewing 肉瘤。患者术后继续化疗。

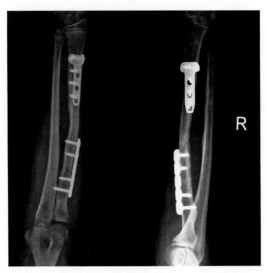

图 3-13-24 患者术后 X 线片

【诊疗流程】

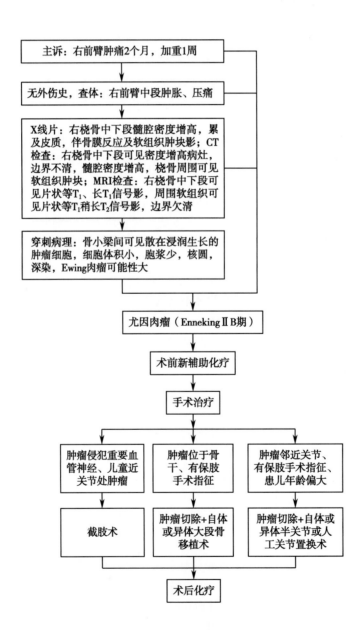

主诉：右前臂肿痛2个月，加重1周

↓

无外伤史，查体：右前臂中段肿胀、压痛

↓

X线片：右桡骨中下段髓腔密度增高，累及皮质，伴骨膜反应及软组织肿块影；CT检查：右桡骨中下段可见密度增高病灶，边界不清，髓腔密度增高，桡骨周围可见软组织肿块；MRI检查：右桡骨中下段可见片状等T_1、长T_1信号影，周围软组织可见片状等T_1稍长T_2信号影，边界欠清

↓

穿刺病理：骨小梁间可见散在浸润生长的肿瘤细胞，细胞体积小，胞浆少，核圆，深染，Ewing肉瘤可能性大

↓

尤因肉瘤（Enneking ⅡB期）

↓

术前新辅助化疗

↓

手术治疗

| 肿瘤侵犯重要血管神经、儿童近关节处肿瘤 | 肿瘤位于骨干、有保肢手术指征 | 肿瘤邻近关节、有保肢手术指征、患儿年龄偏大 |

| 截肢术 | 肿瘤切除+自体或异体大段骨移植术 | 肿瘤切除+自体或异体半关节或人工关节置换术 |

↓

术后化疗

（李建民）

推荐阅读文献

[1] 中国医师协会骨科医师分会骨肿瘤专业委员会, 郭卫, 王臻, 郭征, 等. 尤文肉瘤肿瘤家族 (ESFT) 临床循证诊疗指南. 中华骨与关节外科杂志, 2018, 11 (4): 260-275.

[2] BIERMANN J S, CHOW W, REED D R et al. NCCN guidelines insights: bone cancer, version 2.2017. J Natl Compr Canc Netw, 2017, 15 (2): 155-167.

三、软骨肉瘤

软骨肉瘤 (chondrosarcoma) 指来源于软骨细胞的原发恶性肿瘤, 也可在原有良性软骨肿瘤基础上恶变而来, 即继发性软骨肉瘤。约占全部原发恶性骨肿瘤的 9.2%, 平均发病年龄 50 岁, 男性略高于女性, 常发生于骨盆、肩胛带、长骨近端, 约 10% 发生于软组织内。软骨肉瘤临床病程多较缓慢, 患者主诉常为局部疼痛与肿块。经典型软骨肉瘤对放、化疗不敏感, 容易复发, 外科手术治疗是主要的选择。

> 临床病例
>
> 患者, 男性, 49 岁, 因 "左腹股沟区疼痛 4 年余" 入院。查体发现左腹股沟区压痛, 局部皮温偏高, 未见明显浅静脉怒张, 左髋关节活动受限, 屈 60°, 伸 10°, 内收 20°, 外展 30°, 内旋 20°, 外旋 20°。

【问题 1】 结合上述病史, 该患者最可能的诊断是什么?

思路 1: 外伤。中年男性患者, 活动较多, 肢体肿痛, 患者一般有明确的外伤史, 外伤后局部肿痛, 但常较快好转康复。

思路 2: 髋关节病变。患者中年男性, 疼痛部位靠近髋关节, 髋关节活动度明显受限, 追问患者用药史、饮酒史, 需要考虑股骨头缺血坏死的可能; 结合影像学检查结果还要考虑早期髋关节骨关节炎的可能。

思路 3: 腹股沟区软组织肿瘤。腹股沟区软组织较多, 出现腹股沟区疼痛, 需要考虑软组织肿瘤的可能, 通过查体可否触及包块及影像学检查进一步明确诊断。

思路 4: 感染。追问患者病史, 需考虑是否发病前存在潜在特殊感染, 近年发病, 如髋关节结核等。可通过影像学和实验室检查明确。

思路 5: 骨肿瘤。特别是恶性骨肿瘤, 初期多为间断性隐痛, 很快发展为持续性疼痛, 休息、制动或者一般止痛药无法缓解。

> 知识点
>
> **软骨肉瘤的临床表现及分类**
>
> 1. 临床表现 ①临床发展缓慢, 病史较长, 病变早期不易发现; ②主要表现为疼痛, 开始为钝痛、间歇性, 逐渐加重; ③多有逐渐增大的肿块; ④短期内肿块增大较快, 提示肿瘤的恶性度较高; ⑤继发性软骨肉瘤一般有较长的肿块病史。
>
> 2. 分类 依据细胞组织学特点可分为经典型 (约占 85%) 和一些其他特殊亚型 (占 10%~15%), 经典型软骨肉瘤在病理上根据软骨细胞丰富程度和异型性、双核细胞和核分裂象多少以及黏液变性程度可分为 1、2、3 级。特殊亚型包括间叶性、去分化型、透明细胞型及黏液型软骨肉瘤等。依据软骨肉瘤发生的解剖学部位, 可将其分为中心型 (髓内型) 和周围型 (表面型) 软骨肉瘤。依据发生来源, 软骨肉瘤又可以分为原发性和继发性软骨肉瘤。
>
> (1) 原发性软骨肉瘤: 中央型软骨肉瘤很少继发于良性病变, 因此中央型软骨肉瘤多指原发性软骨肉瘤。原发性软骨肉瘤又可以分为传统型 (髓内型)、透明细胞型、间质型、黏液型、去分化型、骨膜型 (皮质旁)、滑膜型以及骨外型 (软组织)。
>
> (2) 继发性软骨肉瘤: 外周型软骨肉瘤多继发于良性病变, 如骨软骨瘤等, 因此外周型软骨肉瘤多指继发性软骨肉瘤。继发性软骨肉瘤常继发于骨软骨瘤、遗传性多发骨软骨瘤、Ollier 病和 Maffucci 综合征等的恶变, 另外 Paget 病、滑膜软骨瘤病等可继发软骨肉瘤, 放射后也可导致软骨肉瘤。

【问题2】　结合上述病史,该为患者选择哪种合适的影像学检查?

思路1:X线。中心型软骨肉瘤表现为髓腔内形态不规则的溶骨性破坏,边界多不清楚,少数边缘可有硬化,邻近骨皮质可膨胀、变薄,肿瘤可穿破骨皮质形成大小不等的软组织肿块。周围型软骨肉瘤最常见于骨软骨瘤恶变,软骨帽不规则增厚变大,边缘模糊,并形成不规则软组织肿块,其内出现不同形态的钙化影。

思路2:CT。对软骨肉瘤中钙化的显示优于X线平片,有助于定性诊断。

思路3:MRI。T_1WI上表现为低或等信号,恶性程度高的肿瘤常呈低信号;T_2WI上信号强度不均匀,钙化和骨化呈低信号。

思路4:核素骨扫描(ECT)。表现为放射性浓聚,其范围往往大于实际病变。软骨肉瘤患者行ECT检查,对于估计病变范围、发现卫星病灶或跳跃病灶,对手术设计、评估疗效等有临床实用价值。

思路5:PET/CT。表现为^{18}F-FDG高摄取,一般其SUV最大值≥2.5。此外PET/CT检查对于确定软骨肉瘤患者全身是否存在肿瘤转移灶有重要的诊断意义。

知识点

软骨肉瘤的影像学检查方法

1. X线检查　中心型软骨肉瘤表现为髓腔内形态不规则的溶骨性破坏,边界不清,少数边缘可有硬化;邻近骨皮质有不同程度的膨胀、变薄,肿瘤可压迫、穿破骨皮质形成大小不等的软组织肿块。周围型软骨肉瘤多为骨软骨瘤恶变,软骨帽不规则增厚变大,边缘模糊,其内出现不同形态的钙化影。

2. CT检查　对软骨肉瘤中钙化的显示优于X线平片,有助于定性诊断。

3. MRI检查　T_1WI上表现为低或等信号,恶性程度高的肿瘤常呈低信号;T_2WI上信号强度不均匀,瘤体可呈高信号,钙化和骨化呈低信号。相比于其他软骨源良性肿瘤,软骨肉瘤常可见瘤体周围水肿带。

4. ECT及PET/CT检查　对于估计病变范围、确定软骨肉瘤患者全身是否存在肿瘤转移灶有重要的诊断意义,有利于下一步诊疗方案的制订。

该患者骨盆X线检查示左侧骨盆弥漫性、膨胀性骨质破坏,密度不均匀,部分病变突破骨皮质(图3-13-25)。

CT示左侧骨盆溶骨性破坏,基质不均匀,内有团状钙化灶,骨皮质破坏,周围可见软组织肿块影。

全身骨扫描示左侧骨盆见放射性不均匀增高、浓聚影像(图3-13-26)。

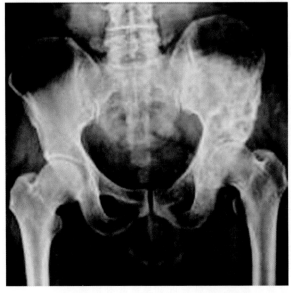

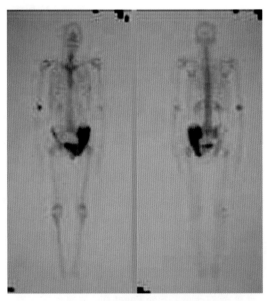

图3-13-25　软骨肉瘤患者术前骨盆X线片　　　　图3-13-26　软骨肉瘤患者全身核素骨扫描

知识点

骨盆肿瘤的分区

目前多采用 Enneking 骨盆肿瘤的分区标准，即根据肿瘤侵犯和切除的解剖部位将骨盆环分为 4 个区域：髂骨为 I 区；髋臼为 II 区；坐骨和耻骨（闭孔环周围）为 III 区；肿瘤累及骶髂关节、骶骨为 IV 区；肿瘤累及股骨侧为 V 区（图 3-13-27）。

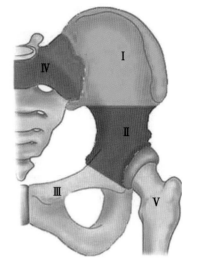

图 3-13-27　Enneking 骨盆肿瘤分区标准

【问题 3】 该患者临床表现及影像学检查均提示左骨盆 I、II、III 区恶性肿瘤，但恶性骨肿瘤的诊断必须遵循临床 - 影像 - 病理三结合的原则，因此有必要获取肿瘤组织行病理检查以明确诊断。该患者的病理检查结果是什么？

思路：该患者行穿刺活检术，术后病理结果示左骨盆恶性肿瘤，考虑软骨肉瘤。

【问题 4】 软骨肉瘤的诊断除了临床 - 影像 - 病理三结合确诊外，在治疗前还需进一步临床分期，对于选择治疗方法、判断疗效和预后有重要作用。该患者的临床分期为哪一期？

思路：目前骨肿瘤临床上最常用的是 Enneking 分期。

该患者的肿瘤分期为：左骨盆软骨肉瘤为高度恶性，肿瘤侵犯间室外，局部及远处未见转移灶，因此 Enneking 分期为 IIB。

【问题 5】 患者诊断左骨盆 I、II、III 区软骨肉瘤（Enneking IIB），治疗上如何选择？

思路：软骨肉瘤以手术为主。去分化软骨肉瘤、间叶性软骨肉瘤可行术前化疗 + 手术 + 术后化疗的治疗模式。

骨盆部位的软骨肉瘤手术切除需按照 Enneking 骨盆肿瘤分区的治疗原则。本例患者为骨盆 I、II、III 区的软骨肉瘤，由于肿瘤累及范围广，切除后对患者的负重和行走功能有重大影响。肿瘤切除后，髋关节重建、肢体长度保留、维持骨盆环稳定性非常重要。

对于诊断较晚、肿瘤巨大的患者，半骨盆截肢术为可行的治疗手段，若患者对丧失肢体难以接受，对于累及骨盆 I、II、III 区的 Enneking 分期 IIB 软骨肉瘤，根据其病理分级，首选方案应为切缘阴性的广泛切除，若行囊内刮除局部复发率较高，故即使是 1 级软骨肉瘤也不宜采用刮除术。II 区软骨肉瘤切除后功能损失最大，对于髋臼部肿瘤切除后重建的方式，可应用人工半骨盆特别是 3D 打印假体置换。此法可保留较好的髋关节功能。

知识点

软骨肉瘤的治疗

1. 对于难以完整切除或切除干净的软骨肉瘤患者，放疗可作为一种不完全切除术后或缓解症状的治疗方式，而化疗对经典型软骨肉瘤不敏感，但对去分化型和间叶性软骨肉瘤有一定效果。

2. 软骨肉瘤外科切除是主要的选择，手术原则是彻底切除肿瘤，手术方式需要考虑软骨肉瘤病理学分级、主要血管神经受累情况、周围软组织条件以及肿瘤生物学行为等因素。对于可切除的、低级别、间室内的肢体软骨肉瘤，应选择单纯广泛切除；低级别骨盆软骨肉瘤患者应广泛切除；可手术切除的高级别（II、III 级）软骨肉瘤、透明细胞型或间室外病变应进行切缘阴性的广泛切除，切除后行功能重建。无法重建者应考虑截肢。

该患者入院后完善术前检查，在全麻下行左侧骨盆肿瘤切除、半骨盆假体置换术（图3-13-28）。

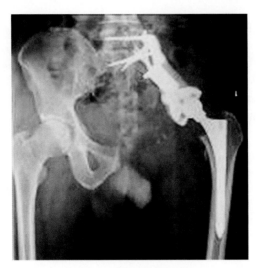

图3-13-28 软骨肉瘤患者术后X线片

【诊疗流程】

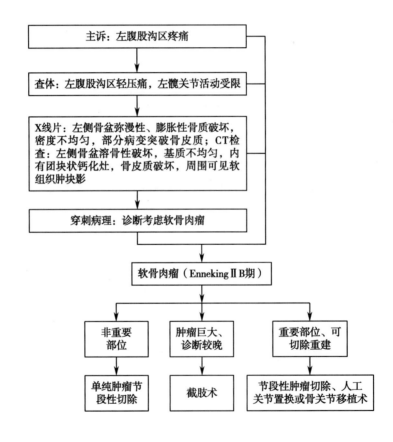

主诉：左腹股沟区疼痛

查体：左腹股沟区轻压痛，左髋关节活动受限

X线片：左侧骨盆弥漫性、膨胀性骨质破坏，密度不均匀，部分病变突破骨皮质；CT检查：左侧骨盆溶骨性破坏，基质不均匀，内有团块状钙化灶，骨皮质破坏，周围可见软组织肿块影

穿刺病理：诊断考虑软骨肉瘤

软骨肉瘤（Enneking ⅡB期）

非重要部位 → 单纯肿瘤节段性切除

肿瘤巨大、诊断较晚 → 截肢术

重要部位、可切除重建 → 节段性肿瘤切除、人工关节置换或骨关节移植术

（李建民）

推荐阅读文献

[1] MULLIGAN M E. How to Diagnose enchondroma，bone infarct，and chondrosarcoma. Curr Probl Diagn Radiol. 2019 48（3）：262-273.

[2] 中国医师协会骨科医师分会骨肿瘤专业委员会，郭卫，邵增务，张伟滨，等. 软骨肉瘤临床循证诊疗指南. 中华骨与关节外科杂志，2018，11（4）：302-311.

第五节　骨 转 移 瘤
bone metastases

　　骨转移瘤是指原发骨外器官、组织的恶性肿瘤（癌或肉瘤）通过血液或淋巴系统转移到骨骼，所产生的继发肿瘤。骨转移瘤的发生率占全身转移性肿瘤的27%～32.5%，仅次于肺转移和肝转移，发病率占恶性骨肿瘤的第一位。好发于中老年人，男性多于女性，约为3∶1。骨转移瘤多发生于中轴骨，特别是胸椎、腰椎、骨盆，以及四肢的近心端。原发病灶以肺、乳腺、前列腺、肾及甲状腺等恶性肿瘤最为常见，约占所有病例的80%，肺癌最快出现脊柱转移。骨转移瘤的治疗以综合治疗为主，预后与肿瘤来源和转移灶部位、数量、年龄有一定关系。

> 临床病例
>
> 　　患者，男性，59岁，主诉：腰部疼痛2个月，加重3周。2个月前无明显诱因出现腰痛，呈钝痛，程度中等，但夜间疼痛明显，活动后加重，无下肢麻木、乏力、二便障碍，无发热、盗汗等，未予重视，腰痛进行性加重。近3周来偶有咳嗽、咳痰，痰中时带血丝。有吸烟史30余年，现约每天1包。否认"肺结核"病史，否认牲畜接触史和疫区留宿史。查体：腰椎生理曲度变直，腰3～5节段棘间和棘旁压叩痛，无向下肢放射，腰部活动受限。双下肢肌力、感觉对称，膝、腱反射正常，肌张力无改变，病理征未引出。双侧直腿抬高试验、4字试验均阴性。

　　【问题1】　结合上述病史，该患者最可能的诊断是什么？

　　思路1：脊柱外疾病。包括泌尿生殖系统、胃肠道、血管系统、内分泌系统、脊柱以外的神经系统和肌肉骨骼系统疾病，病变性质包括损伤、感染、肿瘤、代谢紊乱、先天性异常或老年性疾病。

　　思路2：脊柱本身的病变，即原发于脊柱的疾病。病变的性质有肿瘤、损伤、炎症、退行性变等。有结核的毒性症状需排除脊柱结核；有前期其他部位的感染史，腰部疼痛伴有高热应怀疑细菌感染性疾病；原有其他脏器恶性肿瘤病史，出现腰痛者需排除脊柱转移瘤；有外伤或扭伤史，需考虑脊柱的创伤或劳损性疾病，如腰椎间盘突出症、骨折、急性腰扭伤、慢性腰肌劳损急性发作等；有合并下肢神经功能损害的，需排除椎管内神经压迫的疾病，如腰椎间盘突出症、椎管内肿瘤、脊柱结核或感染并椎管内脓肿等。

　　（1）脊柱的感染性疾病中，脊柱化脓性炎症相对多见。患者一般发病急骤，进展快，多有体温明显升高，全身中毒症状明显，白细胞计数明显升高。脊柱局部剧痛，压痛较明显，活动受限。但是，亚急性与慢性感染者多没有高热，与结核很难鉴别。

　　（2）脊柱结核，脊柱的炎症病变中结核较常见，且近年来有增多的趋势。脊柱结核可有持续性局部钝痛，活动受限，可因椎体病理性骨折产生畸形，或因病变发展压迫脊髓产生神经症状。但脊柱结核起病缓慢，常伴有不同程度的全身中毒症状，如全身不适、倦怠乏力、午后低热及夜间盗汗等。可合并肺结核、泌尿系结核等其他部位结核。脊柱结核引起的疼痛常在卧床休息后可减轻，夜间疼痛不明显。

　　（3）脊柱肿瘤多为恶性，其中又以转移性肿瘤最常见，约占80%，多发生于中老年患者。脊柱转移瘤中最常见的原发恶性肿瘤依次是：肺癌、乳腺癌、前列腺癌、肾癌和甲状腺癌。约90%的肺癌患者发生骨转移，其中50%患者在初诊时就有转移，而脊柱是其最常见的转移部位。脊柱转移瘤可以单发或多发，胸椎最多见，其次为腰椎、颈椎和骶椎。转移瘤侵犯椎体较常见，其次是椎弓根及附件，受累椎体可出现病理性骨折。

　　（4）急性腰扭伤后产生的疼痛为伤后即感剧痛，制动、休息后能缓解。慢性劳损性疼痛程度较轻，与体位、姿势的关系密切。

> 知识点
>
> ### 骨转移瘤的临床表现
>
> 骨转移瘤的临床表现因原发肿瘤性质、转移部位、骨破坏程度等因素而异。
>
> 1. 一般中年以上发病。
> 2. 一半患者有原发肿瘤病史，病程短。
> 3. 约1/4的患者以病理性骨折为首诊，在此之前可无自觉症状，椎体病理性骨折，可压迫脊髓引起

神经功能障碍，甚至瘫痪。

4. 疼痛开始为间歇性，逐渐加重为持续性，休息、制动均不能缓解。

5. 晚期患者可有精神不振、消瘦、乏力、贫血和低热等。实验室检查血沉增快、贫血，ALP 升高，出现高钙血症等。

【问题 2】　结合上述病史、查体结果，为进一步明确诊断，需完善何种检查？

思路 1：对于椎体骨质破坏的患者，首先需完善血、尿、粪常规和生化全套、血沉、C 反应蛋白等常规检查。恶性肿瘤、结核、感染三者均可出现血沉、C 反应蛋白升高，但恶性肿瘤、结核患者白细胞计数一般正常，如果合并其他细菌感染则白细胞计数可明显升高。生化全套检查可以了解白蛋白/球蛋白比例，多发性骨髓瘤患者白/球比例常倒置。碱性磷酸酶的变化是脊柱转移瘤的一个重要化验指标，对于成骨性骨转移患者几乎均有明显升高。骨转移瘤的晚期，还可出现血钙的异常。其次，结核菌素试验、血抗结核抗体、结核特异性抗体检查可为结核的诊断提供一定参考价值；多种肿瘤标记物的检查（如 CEA、PSA、CA199、CA125 等）可为查找原发肿瘤提供有益的信息。

思路 2：X 线片。

（1）在脊柱转移瘤的早期，骨质破坏轻微，X 线平片仅表现为骨质稀疏，只有当骨质破坏>50% 时 X 线片才能显示病变，但椎弓根骨质的破坏常为脊柱转移瘤的早期征象。后期出现典型的 X 线表现，有溶骨、成骨和混合型改变。溶骨型表现为虫蚀样、穿凿状、地图样骨质破坏，界限不清，周围无硬化边缘，发生于一个或多个椎体，多并发病理性骨折，但椎间隙基本正常。成骨型转移病灶表现为骨松质斑点状、片状或棉絮状密度增高影，边缘不规则，椎体呈斑块状硬化，椎体广泛性转移可呈匀质性硬化，类似于石骨症表现，椎体较少有压缩，多为前列腺癌、膀胱癌、少数乳腺癌的转移。混合型则兼有溶骨和成骨改变。

（2）脊柱结核多见椎体骨质及椎间盘破坏，大多数病例椎间隙变窄，甚者可见椎体融合征象，形成的脓肿可侵犯椎旁软组织，又称"冷脓肿"。根据发病部位不同常分成：边缘型、中心型、韧带下或骨膜下型。

（3）化脓性脊柱炎 X 线表现迟于临床症状，一般发病 2～4 周后 X 线平片才出现阳性征象。血源性感染，起病部位可位于椎体边缘、中央或椎弓根及附件。发生于椎体边缘者，早期表现为椎体上缘或下缘出现骨密度减低区，继之发展为边界模糊骨质破坏区，椎间隙迅速狭窄或消失，可以几个椎体同时受累。数周至数月后进入慢性期，破坏区边缘逐渐清楚，脓肿可穿破骨膜形成椎旁脓肿。

思路 3：CT 检查可发现骨质的微小破坏，能准确显示椎体的溶骨性或成骨性改变以及病变侵犯硬膜外间隙或椎旁软组织情况。

（1）恶性肿瘤骨破坏边缘多无硬化，基质钙化亦不多见，一般不累及椎间盘。

（2）脊柱结核，好发于下胸椎和腰椎，椎间隙常受累，可见广泛骨质破坏和椎旁脓肿形成，骨质破坏呈溶骨性，可见混合密度的死骨碎片，椎旁脓肿呈低密度，沿硬膜外及韧带向下蔓延。

（3）化脓性脊柱炎早期 CT 平扫可为正常，中晚期可见椎体破坏区小片死骨、椎旁软组织脓肿，CT 增强可见脓肿壁强化。

思路 4：MRI 因其高敏感性，是诊断脊柱病变的重要手段。MRI 对松质骨变化非常敏感，局灶性溶骨性病变在 T_1WI 上一般表现为低信号，在 T_2WI 上由于出血、坏死或炎性反应常表现为高信号或高低混杂信号，但信号变化缺乏特异性。

（1）MRI 显示单个椎体病变或多发椎体跳跃性受累，附件信号异常，而椎间隙正常是诊断脊柱转移瘤的重要征象。可通过观察椎间盘有无受累与感染性病变相鉴别。

（2）脊柱结核侵犯椎体、椎间盘、椎旁软组织以及形成椎旁脓肿，在 T_1WI 呈低信号，T_2WI 呈高信号，且常见椎间隙破坏变窄。

（3）化脓性脊柱炎 T_1WI 上显示椎间隙狭窄，邻近椎体信号减低，T_2WI 受累椎间盘和椎体呈高信号，正常椎间盘内"核裂隙"消失。

思路 5：核素全身骨扫描。怀疑脊柱转移性肿瘤的患者应常规行 ECT 检查，对早期发现病灶、骨转移瘤的定位、数量、肿瘤的分期、治疗方案的制订、手术设计，以及疗效评估等有重要临床意义。

思路 6：PET/CT 检查。其诊断骨转移瘤的阳性率高，是目前最敏感的一种检查方法。PET/CT 诊断骨转移瘤的敏感性约为91.2%，特异性81.0%，准确性为88.8%，能在早期发现病灶并明确原发病灶，对肿瘤的分期、制订治疗方案以及疗效评估等有重要临床价值。

知识点

骨转移瘤的影像学及实验室检查方法

1. X线平片　骨转移瘤的X线表现可分为溶骨型、成骨型和混合型，以溶骨型常见。

（1）溶骨型：大部分恶性肿瘤骨转移都以溶骨性破坏为主要表现。溶骨性转移灶只有当直径大于1cm、骨质破坏达30%～50%方能被X线检查发现。溶骨型转移瘤发生在长骨，多在骨干或邻近的干骺端。病变首先破坏松质骨，最终侵犯骨皮质，表现为松质骨中多发或单发虫蚀状骨质破坏，边界不清，边缘不规则，周围无硬化。病变发展，破坏融合扩大，常引起病理性骨折，但一般无骨膜反应和软组织侵犯。

（2）成骨型：成骨型转移瘤少见，多系生长缓慢的肿瘤所引起，常见于前列腺癌、鼻咽癌、膀胱癌和少数乳腺癌的转移。多出现在骨盆及腰椎松质骨内，一般多发，呈边界不太清楚的结节状、片状或索状致密影，密度均匀一致，骨皮质多完整，椎体不压缩变扁。个别可表现为骨质均匀一致的硬化似象牙样。

（3）混合型：兼有溶骨型和成骨型的改变。反应性新生骨与溶骨性破坏同时存在是混合型转移瘤的X线典型表现。

X线检查诊断骨转移瘤的敏感性较低，但影像空间分辨率高，应用范围广泛，价格低廉，仍是诊断骨转移瘤不可或缺的检查方法。

2. CT、MRI检查　可较X线检查早期发现微小病灶，还可发现临床或其他方法不能显示的单个病变及其与周围组织的关系。

3. 核素全身骨扫描（ECT）　是检测骨转移瘤较敏感的方法，在有5%～15%的局部骨代谢变化时即可以显示出来，检出时间可比X线检查早3～6个月，且可同时发现多处病灶。

4. PET/CT　其诊断骨转移瘤的阳性率高，是目前最敏感的一种检查方法。PET/CT诊断骨转移瘤的敏感性约为91.2%，特异性81.0%，准确性为88.8%，能早期发现病灶并明确原发病灶，全面评估肿瘤病变的范围。

5. 实验室检查　血、尿、便常规以及生化全套、血沉、C反应蛋白等检查能为鉴别诊断提供帮助。碱性磷酸酶的变化是脊柱转移瘤的一个重要化验指标，对于成骨型骨转移患者几乎均有明显升高。骨转移瘤的晚期，还可出现血钙的异常。多种肿瘤标志物的检查（如CEA、AFP、PSA、CA199、CA125等）可为查找原发肿瘤提供有益的信息。

该患者辅助检查示：血沉46mm/h升高，肿瘤特异标志物CEA 60ng/ml升高，结核感染T细胞（-），尿本周蛋白（-）。

肺部CT检查结果提示：右肺门区软组织肿块伴右肺门淋巴结肿大，考虑恶性病变（图3-13-29）。

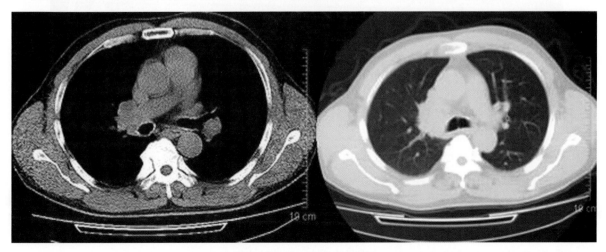

图3-13-29　胸部CT检查

腰椎 CT 检查示：多个腰椎骨质破坏，考虑椎体转移瘤的可能（图 3-13-30）。

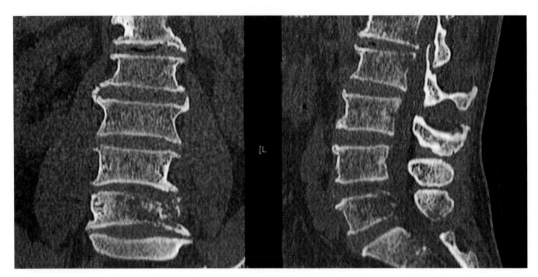

图 3-13-30　腰椎 CT 检查

腰椎 MRI 检查示：胸 11～12、腰 1、腰 2、腰 5、骶 2、骶 3、腰 1 棘突、腰 5 左侧横突均见异常信号，考虑转移瘤（图 3-13-31）。

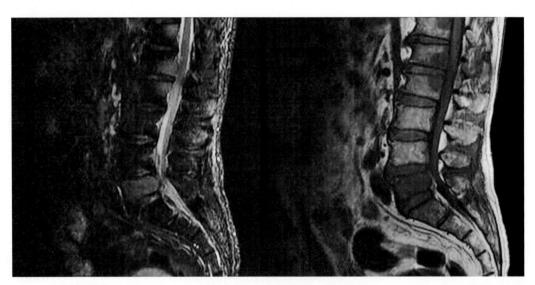

图 3-13-31　腰椎 MRI 检查

全身骨扫描提示：胸骨、左侧第 7 前肋、右侧肩胛下角、多个胸腰椎体、右侧髂骨翼及左侧骶髂关节异常放射性浓聚，考虑恶性肿瘤骨转移（图 3-13-32）。

【问题 3】　多数出现临床症状的脊柱转移瘤患者就诊时已发生全身多发转移，可根据临床实际选择是否行活检。该患者下一步应做哪些检查？结果如何？

思路：对伴有明显骨质破坏、影像学提示溶骨性病变或病理性骨折，既往无肿瘤病史、肿瘤原发灶不明等患者，应行病灶穿刺活检以明确病理诊断。该患者临床表现及影像学检查均提示为多发骨转移瘤，因此有必要获取肿瘤组织行病理检查以明确原发瘤来源。

该患者 CT 引导下行腰椎穿刺活检，病理报告示：转移性肺小细胞癌。

检查号：					检查日期：	
姓名：	性别：男	年龄：58岁	申请科室：脊柱外科		床号：	
住院号：	显像剂：	−MDP	剂量：25mCi		采集方式：全身平面采集	
临床诊断：腰5椎体骨质破坏			检查项目：全身骨显像			

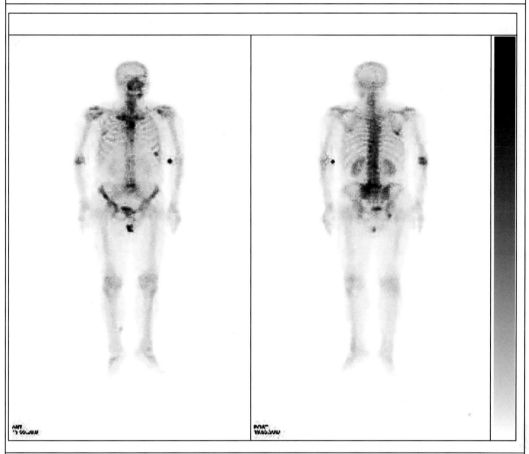

检查方法及所见：

　　　静脉注射显像剂3h后，行前、后位全身骨骼平面显像。结果见：全身骨骼显影清晰，胸骨、左侧第7前肋、右侧肩胛下角、T_{9-11}椎体左缘、L_{1-2}椎体，L_5椎体、右侧髂骨翼及左侧骶髂关节见异常放射性分布增高。
　　　双肾隐约显影，位置，形态正常。

图 3-13-32　全身核素骨扫描

知识点

脊柱骨转移瘤是否需要活检

脊柱转移瘤患者术前是否需要活检？已形成的共识是：
1. 既往无肿瘤病史而怀疑为脊柱转移瘤的患者术前必须活检。
2. 恶性肿瘤病史明确，影像学显示全身有多处骨质破坏，术前活检不是必须进行的操作。
3. 恶性肿瘤病史明确，仅出现单处脊柱骨质的破坏，制订治疗计划前应行活检以明确诊断。

【问题4】　目前患者诊断明确：原发性肺小细胞癌，全身多发骨转移瘤。如何选择治疗方案？治疗方案的选择依据是什么？

　　思路：对脊柱转移瘤已从过去的放弃转变为现在积极、恰当的治疗，明显改善患者的预后。脊柱转移瘤治疗前需对患者进行全面、综合的科学评估。包括对患者的全身状况,原发肿瘤的性质,骨转移瘤的数目、部位,是否合并病理性骨折,其他器官转移情况,脊柱稳定性、脊髓功能,预计生存期等进行综合分析,从而制订出合理、个体化的治疗方案。

1. 全身状况的评估 目前针对患者全身状况的评估主要有 Karnofsky 评分、ECOG 评分等。

知识点

全身状况的评估方法

1. Karnofsky 功能状态评分(KPS,百分法) 见表 3-13-3。

表 3-13-3 Karnofsky 功能状态评分

体力状况	评分/分
正常,无症状和体征	100
能进行正常活动,有轻微症状和体征	90
勉强可进行正常活动,有一些症状或体征	80
生活可自理,但不能维持正常生活工作	70
生活能大部分自理,但偶尔需要别人帮助	60
常需人照料	50
生活不能自理,需要特别照顾和帮助	40
生活严重不能自理	30
病重,需要住院和积极的支持治疗	20
重危,临近死亡	10
死亡	0

2. ECOG 体力评分 见表 3-13-4。

表 3-13-4 ECOG 体力评分

级别	体力状态
0	活动能力完全正常,与起病前活动能力无任何差异
1	能自由走动及从事轻体力活动,包括一般家务或办公室工作,但不能从事较重的体力活动
2	能自由走动及生活自理,但已丧失工作能力,日间不少于一半时间可以起床活动
3	生活仅能部分自理,日间一半以上时间卧床或坐轮椅
4	卧床不起,生活不能自理
5	死亡

2. 脊柱转移瘤的评估 目前针对脊柱转移瘤肿瘤学状态和预后评估最常用的方法依然是:Tomita 脊柱转移瘤预后评分系统、改良 Tokuhashi 脊柱转移瘤评分系统。

知识点

脊柱转移瘤的评估

1. Tomita 脊柱转移瘤预后评分系统 见表 3-13-5。

表3-13-5 Tomita脊柱转移瘤预后评分系统

大项	小项	分值
原发肿瘤的部位及恶性程度	原发于乳腺、甲状腺、前列腺、睾丸等生长较慢的恶性肿瘤	1
	原发于肾脏、子宫、卵巢、结直肠等生长中等的恶性肿瘤	2
	原发于肺、胃、食管、鼻咽、肝、胰腺、膀胱、黑色素瘤、肉瘤（骨肉瘤、尤文氏肉瘤、平滑肌肉瘤等）等生长快的恶性肿瘤，其他少见的恶性肿瘤以及原发灶不明者	4
内脏转移情况	无内脏转移灶	0
	内脏转移灶可通过手术、介入等方法治疗者	2
	内脏转移灶不可治疗者	4
骨转移情况（以全身核素骨扫描为准）	单发或孤立脊柱转移灶	1
	多发骨转移（包括单发脊柱转移灶伴其他骨转移、多发脊柱转移伴或不伴其他骨转移）	2
总分		

该评分系统根据原发肿瘤生长速度、骨转移数量、内脏转移与否予评分，每例累计总分。依据Tomita评分制订相应治疗策略：①2~3分，生存期较长，行广泛或边缘切除；②4~5分，生存期中等，行边缘或病灶内切除；③6~7分，生存期短，行姑息性手术治疗；④8~10分，肿瘤晚期，非手术治疗。

该评分系统不单纯从外科治疗的角度出发决定患者的治疗选择，而是立足于肿瘤的综合治疗观念决定患者的治疗方案。

2. 改良Tokuhashi脊柱转移瘤评分系统 见表3-13-6。

表3-13-6 改良Tokuhashi脊柱转移瘤评分系统

项目	0分	1分	2分	3分	4分	5分
一般状况（卡式评分）/%	10~40	50~70	80~100			
脊柱外骨转移灶	≥3个	1~2个	无			
脊柱转移灶	≥3个	2个	1个			
内脏转移	不可切除	可切除	无			
原发灶	肺、骨肉瘤、胃、膀胱、食管、胰腺	肝脏	其他	肾脏	直肠	乳腺、甲状腺
神经功能	Frankel A、B级	Frankel C、D级	Frankel E级			

该评分系统根据6个因素来决定患者的治疗方案：一般情况、脊柱转移瘤的数量、内脏转移情况、脊柱外骨转移情况、原发肿瘤部位和神经功能。每个因素根据情况给予0、1和2分。总分≥9分的患者适合手术切除、重建稳定性；≤5分的患者给予保守治疗或小的外科干预。

该评分系统综合考虑患者的全身情况、肿瘤的病理类型和转移灶情况，能更好地指导临床治疗。

3. 脊柱稳定性评估 肿瘤生长破坏，脊柱失去完整性，导致活动疼痛、进展性畸形，载荷后出现神经功能的异常，为肿瘤性"脊柱不稳"。它不同于外伤、退变等的脊柱不稳，需要特殊的脊柱不稳评价标准。

知识点

脊柱肿瘤不稳定评估

脊柱肿瘤不稳定程度评分（Spine Instability Neoplastic Score，SINS）系统：该系统从肿瘤部位、疼痛情况、病变性质、脊柱是否畸形、椎体塌陷情况、椎弓根是否受累等方面进行评价。

部位：颈胸段、胸腰段等3分，运动脊椎2分，半运动脊椎（$T_{3~10}$）1分，骶椎0分。

疼痛：卧床可缓解或活动、负荷时出现疼痛 3 分，偶尔疼痛 1 分，无痛 0 分。

病变性质：溶骨型 2 分，混合型 1 分，成骨型 0 分。

脊柱影像：有半脱位 4 分，畸形 2 分，正常 0 分。

椎体压缩：压缩 >50% 3 分，<50% 2 分，没有压缩但病变 >50% 1 分，无前面表现 0 分。

椎弓根受累：双侧 3 分，单侧 1 分，正常 0 分。

0～6 分：脊柱稳定；

7～12 分：频临不稳定；

13～18 分：脊柱不稳定；

7～18 分：需要外科干预。

SINS 系统对脊柱潜在不稳定或不稳定病变的敏感性及特异性较高，可以帮助临床医生发现可能出现脊柱不稳的高风险患者。

4. 脊髓功能评估 临床上常用的评估方法有 Frankel 分级和 ASIA 分型，ASIA 分型包括损伤水平和损伤程度的量化，便于统计和比较，因此对于有脊髓神经功能障碍的患者推荐应用 ASIA 分型系统（表 3-13-7）。

表 3-13-7 脊髓损伤 ASIA 分型

脊髓损伤类型	运动感觉功能状况
A 完全性损伤	在 $S_{4～5}$ 无任何感觉，运动功能丧失
B 不完全性损伤	损伤平面以下感觉存在、但无运动功能
C 不完全性损伤	损伤平面以下存在运动功能、但大部分关键肌肌力小于 3 级
D 不完全性损伤	损伤平面以下存在运动功能、且大部分关键肌肌力大于或等于 3 级
E 完全恢复	运动、感觉功能正常

5. 脊柱转移瘤治疗方式的选择 脊柱转移瘤应在准确术前评估的基础上，结合患者的具体情况，制订个体化的治疗方案。

（1）手术治疗：手术切除是脊柱转移瘤患者外科治疗的重要组成部分。术前应当科学的综合评估，严格患者筛选，使患者获益最大化。影响手术决策的因素中患者的一般情况、脊柱稳定性以及患者的神经功能状况起着决定性作用。一般认为拟行手术治疗的患者预期生存期一般不应短于半年。

脊柱转移瘤患者外科手术治疗的目的是：①预防和治疗脊柱、脊髓的相关事件；②缓解疼痛；③获得即时或永久的脊柱稳定性；④改善功能、提高生活质量；⑤抑制或控制肿瘤进展、延长生存期。

一般认为，脊柱转移瘤手术治疗的适应证为：①肿瘤导致脊柱不稳与畸形和 / 或压迫脊髓、神经根引起进行性神经功能损害；②顽固性疼痛经非手术治疗无效；③转移灶对放、化疗不敏感或经放、化疗后复发引起脊髓压迫；④为明确病变性质。

脊柱转移瘤的主要手术方式包括：

1）姑息性椎板切除术：主要适用于转移病灶位于椎体后柱、一般情况较差的患者。单纯椎板切除破坏了脊椎后柱的稳定性，因此不推荐单纯行椎板切除，而应当同时行后路脊柱稳定性重建。

2）脊髓分离手术：对脊髓产生或即将产生压迫的转移瘤，通过后路手术切除部分肿瘤组织对脊髓环形减压，扩大肿瘤与硬膜间的间隙，缓解神经症状，重建脊柱稳定性，继而行三维适形调强或立体定向放疗，即明显控制病灶，又减少放疗引起的脊髓损伤。该术式在具备精准放疗条件前提下，对一些中晚期脊柱转移瘤患者减少手术创伤和并发症、局部肿瘤控制、改善生活质量，不失为一种适宜的治疗手段。最新研究显示，无论肿瘤组织对放疗敏感性如何，分离手术后辅以立体定向放疗是一种安全有效的局部肿瘤控制策略。

3）全脊椎整块切除（total en bloc spondylectomy, TES）：TES 是脊柱手术中难度最大、最具挑战性的手术，应严格掌握手术适应证，见图 3-13-33。要求患者预计生存期较长、全身情况好、转移病灶局限，一般适用于不超过邻近 2 个椎体的病变。多项研究表明，对于合适的患者行全脊椎切除有助于延长患者的生存期。对于肿瘤侵袭范围较为局限的患者，可采用椎体切除、矢状位切除术、附件切除等方式达到肿瘤完整切除的目的。然而临床上对于整块切除困难，或者患者耐受性较差的情况，经病灶的肿瘤分块切除也是可以接受的。

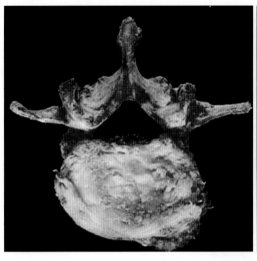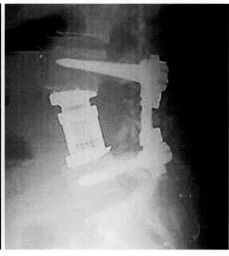

图 3-13-33　一期后路全脊椎整块切除术

4）微创治疗：随着微创技术在外科各领域的快速发展，微创技术也日益影响着脊柱转移瘤的外科治疗。微创技术以创伤小、恢复快、易为患者接受等特点，符合骨转移瘤外科治疗选择的原则，已越来越多地被应用于脊柱转移瘤的外科治疗，并成为脊柱转移瘤的重要治疗手段和热点 。

①经皮椎体成形术（percutaneous vertebroplasty，PVP）：经椎弓根向病变椎体内注入骨水泥，起到增强椎体强度和稳定性的作用，对防止塌陷、缓解脊柱转移瘤疼痛，提高生活质量等有肯定的疗效，同时 PMMA 的热作用和毒性作用还有一定的抗肿瘤作用。

②经皮消融术：影像介导下的经皮消融术，是一项新兴的微创治疗方法，包括射频消融、冷冻消融、微波消融等。

③经皮消融 +PVP。

④^{125}I 粒子椎弓根植入 +PVP。

⑤PVP 联合放射治疗。

对于脊柱转移瘤而言，由于解剖结构复杂，部位深在，同时许多脊柱转移瘤患者早期症状、体征多不明显，一旦出现脊髓、神经根压迫症状，肿瘤多已广泛浸润。因此选择手术治疗，术中既要避免损伤脊髓又要做到广泛切除肿瘤有时是非常困难的，边缘切除、肿瘤刮除或微创治疗辅以术后合适的放化疗，常常是一种主要的术式和较实际的选择。

（2）非手术治疗

1）化学治疗：对于脊柱转移瘤而言，单纯手术治疗的效果是有限的，而微转移灶的存在是肿瘤复发和转移的主要原因，也是影响患者存活的主要因素。全身化疗既可以对原发瘤本身进行治疗，同时又能有效地消灭亚临床病灶，减少肿瘤复发和转移。化疗主要依据原发肿瘤的生物学特性及敏感性选择药物。

2）激素治疗：乳腺癌、前列腺癌、子宫癌和卵巢癌可以配合激素治疗。

3）放射治疗：由于脊柱解剖位置的特殊性，尤其中晚期脊柱转移瘤患者，手术常难以实现完整的病灶切除，加上放射治疗技术的进步，因此放射治疗已成为脊柱转移瘤的一种重要治疗手段。根据放疗的方式可分为外放射和内放射，根据放疗的时机又可分为术前放疗和术后放疗。研究表明术前放疗增加了术后并发症的发生率，主要为感染、切口不愈合等。Tomita 等认为放疗对于椎体肿瘤软组织侵犯有效，但一旦病理性骨折发生，放疗对于预防椎体进行性塌陷是无效的。三维适形放疗和立体定向放疗的出现使得能够在计算机和 CT 辅助条件下，将放射大剂量集中于脊柱肿瘤区，改善靶区的剂量分布，明显提高了疗效。

4）放射性核素内照射治疗：^{89}SrCl$_2$ 具有强烈亲骨性，静脉注射后可浓聚于骨转移灶，释放高能 β 射线，抑制肿瘤细胞，有明显的止痛作用。

5）药物治疗：骨转移瘤药物治疗的重要目标之一就是预防骨相关事件（skeletal related events，SREs）发生。可延迟或预防 SREs 的药物有：RANKL 抑制剂、地舒单抗、双膦酸盐等。

6）免疫治疗与靶向治疗：近年来由于分子生物学技术的进步，肿瘤疫苗、单克隆抗体、细胞因子、免疫活性细胞输注等在临床上的应用成为现实；多种恶性肿瘤的靶向治疗药物的不断问世和临床应用，已明显改善了恶性肿瘤及骨转移瘤的预后。

7）镇痛：为提高生活质量，减少患者的痛苦，可采用"三阶梯给药方案"的疼痛治疗及多模式镇痛治疗。二膦酸盐类药物可抑制破骨细胞活性并诱导其凋亡，对于治疗骨转移瘤引起的高钙血症及疼痛的作用肯定，并能减缓骨转移相关并发症的发生。

患者 Tomita 评分：8 分，改良 Tokuhashi 评分：3 分。目前适合非手术治疗。

【诊疗流程】

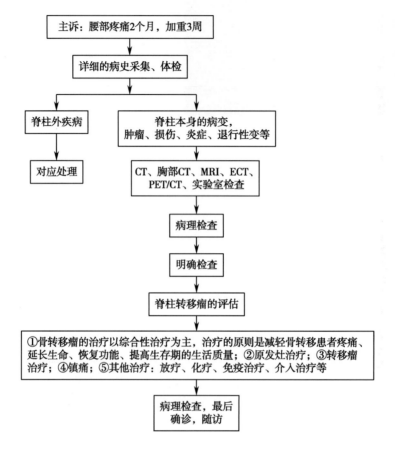

（林建华）

第六节　软组织肿瘤
soft tissue tumor

一、常见良性软组织肿瘤

（一）脂肪瘤

脂肪瘤（lipoma）是由完全成熟的脂肪构成，是最常见的良性软组织肿瘤，瘤周有一层纤维结缔组织包裹，内有由结缔组织束分割成群的脂肪细胞。脂肪瘤可发生于全身任何部位的脂肪组织，常见于颈、肩、背及四肢近端的皮下组织，多发生于 40～60 岁年龄段。脂肪瘤一般生长缓慢，很少恶变，除局部肿块外几乎不引起任何症状。脂肪瘤可以单发，也可多发，多发者称为脂肪瘤病。根据发生部位可分为浅表（皮下）脂肪瘤和深部脂肪瘤。

临床病例

患者，男性，39 岁，以"发现右髋部包块 1 年，右髋部酸胀感 3 个月"入院，既往体健。查体：右侧股骨小转子上方可触及大小约 3cm×3cm 肿块，质地较软，边界清晰，活动度可，无明显压痛，右髋关节活动正常。

【问题1】 根据上述病史,该患者最可能的诊断是什么?

思路1:良性软组织肿瘤,如脂肪瘤。患者局部肿块质地较软,边界清晰,活动度可,无明显压痛,考虑良性软组织肿瘤可能性大,但仍需进一步影像学与病理检查得以确诊。

思路2:恶性软组织肿瘤,如脂肪肉瘤、横纹肌肉瘤等。一些恶性软组织肿瘤好发于四肢,无明显症状,但恶性软组织肿瘤一般呈侵袭性生长,进展快,活动度差,需要借助影像学及病理学检查得以鉴别诊断。

知识点

脂肪瘤的临床表现

脂肪瘤以肩、背、臀部与四肢多见,肿瘤发展缓慢,呈扁圆形,质软富有弹性,边界清楚,触之有分叶感。检查时以手紧压脂肪瘤基底部,可见分叶形态,皮肤呈"橘皮"状。浅表脂肪瘤除局部肿块外几乎不引起任何症状,出现疼痛症状大多是由于大的血管脂肪瘤或脂肪瘤压迫外周神经所致。深部脂肪瘤引起的各种症状则取决于其大小及所发生的部位。多发性脂肪瘤常呈对称分布,以背部及四肢多见,肿瘤大小、数目不定,边缘清楚,可以移动,有压痛。

【问题2】 结合上述病史,应为患者选择哪种影像学检查?

思路1:CT扫描。CT扫描三维重建可以从冠状面、矢状面显示病灶情况,有助于确定肿瘤大小范围、肿瘤与周围结构的关系等。

思路2:MRI扫描。MRI扫描对鉴别肿瘤良恶性、手术设计和术前评估提供重要帮助。

该患者行MRI检查,显示右股骨前皮质旁、股中肌占位性病变,考虑脂肪瘤(图3-13-34)。

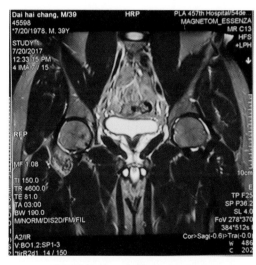

图3-13-34 右髋部MRI检查

知识点

脂肪瘤的影像学检查方法

1. CT检查 显示为具有皮下脂肪特征的肿块,多呈边缘光滑的极低密度区,与脂肪组织的密度相似。

2. MRI检查 显示脂肪瘤信号有特异性,呈短T_1中长T_2信号,边界清楚,在脂肪抑制序列上其短T_1中长T_2信号可被抑制。

【问题3】 该患者应选择哪种合适的治疗方式?

思路1:非手术治疗。对于较小的脂肪瘤,常无症状,可不处理。该患者肿瘤体积较大,且有酸胀感等不适症状,因此不再考虑非手术治疗。

思路2:手术治疗。该患者肿瘤体积较大,位置较深,且有酸胀感等不适症状,有手术指征,可行手术切除。

脂肪瘤的治疗

脂肪瘤多为良性肿瘤,进展缓慢,一般多无症状,可不处理。对于深部、较大的脂肪瘤,与血管神经关系密切者,可行外科手术切除。脂肪瘤切除时很容易做到包膜外完整切除,肿瘤复发率低,预后良好,很少发生恶变。

(二)神经鞘瘤

神经鞘瘤(neurilemmoma)是起源于神经髓鞘的良性肿瘤,可发生于各周围神经,但主要长在大的神经干,也是椎管内常见的良性肿瘤,常在中年以后发病,极少发生恶变。

临床病例

患者,女性,40岁,因"腰背痛伴左侧小腿麻木不适半年余"入院。患者半年前无明显诱因出现腰背部疼痛伴双下肢麻木,无间歇性跛行。既往体健,否认外伤史。查体:$T_{12}\sim L_1$ 水平棘突压痛,叩击痛阳性,双下肢肌力 4 级,肌张力不高,双侧直腿抬高试验阴性,双下肢 4 字试验阴性。膝腱反射及跟腱反射未见异常,病理反射未引出。

【问题1】 根据上述病史,该患者最可能的诊断是什么?

思路 1:患者为中年女性,主要症状为腰背部疼痛伴左侧小腿麻木,否认外伤史,不伴发热,可以排除骨折、感染等。查体:$T_{12}\sim L_1$ 水平棘突压痛,叩击痛阳性,双下肢肌力 4 级,肌张力不高,双侧直腿抬高试验阴性,不能排除腰椎间盘突出症,需进一步行影像学检查鉴别。

思路 2:患者腰背部痛伴左侧小腿麻木,无明显阳性体征,无间歇性跛行,要明确是否存在腰椎管狭窄,应行 X 线、CT 及 MRI 检查以排除是否存在椎管狭窄及神经受压等。

神经鞘瘤的临床表现

神经鞘瘤可发生于各年龄段,最常见于 20~50 岁,发病率无性别差异。好发于头、颈、上下肢屈肌面;其次,脊神经根、颈神经、交感神经、迷走神经、腓神经和胫神经均是好发部位;深部神经鞘瘤常发生于后纵隔和腹膜后。神经鞘瘤生长缓慢,确诊前常已存在数年之久。发生于小神经的神经鞘瘤除附着点外,活动度良好,发生于大神经的肿瘤也可活动。神经鞘瘤一般无疼痛症状,压之可产生疼痛、麻木或沿神经走向的放射痛。神经鞘瘤增大时可出现疼痛和神经系统症状。椎管内的神经鞘瘤常发生在神经根出椎间孔处,可呈哑铃状生长。

【问题2】 结合上述病史,应为患者选择哪种影像学检查?

思路 1:X 线检查。包括胸腰椎 X 线检查,观察骨质是否有破坏,椎间隙是否有明显狭窄。

思路 2:CT 检查。包括胸腰椎 CT 平扫,主要观察是否有椎间盘突出导致的椎管狭窄以及椎管内占位。

思路 3:MRI 检查。包括胸腰椎 MRI 扫描以及腰骶丛神经成像,进一步明确病因。

神经鞘瘤的影像学检查方法

1. 超声检查常提示肿瘤为匀质性或多囊性。
2. X 线检查可显示椎管内神经鞘瘤引起的椎体压迫、破坏。
3. CT 平扫可显示肿瘤密度略高于脊髓的密度,增强后明显强化,边界清楚。
4. MRI 检查可以清楚地显示肿瘤的部位和范围,其内部密度可不匀质,偶有囊性变。

该患者的胸腰椎 MRI 检查显示，T_{12}～L_1 椎管内占位性病变，并突出左侧相应层面椎间孔，考虑神经源性肿瘤（图 3-13-35）。

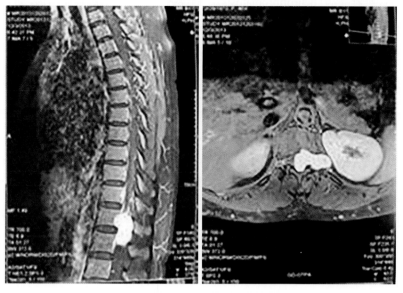

图 3-13-35　胸腰椎 MRI 检查

【问题3】 该患者应选择哪种合适的治疗方式？

该患者影像学检查初步诊断为 T_{12}～L_1 椎管内神经源性肿瘤，综合患者症状和体征，有手术指征，行肿瘤切除＋脊柱内固定治疗（图 3-13-36），术中应注意保护两侧神经根，术后肿瘤标本送病理学检查，病理诊断：T_{12}～L_1 神经鞘瘤。

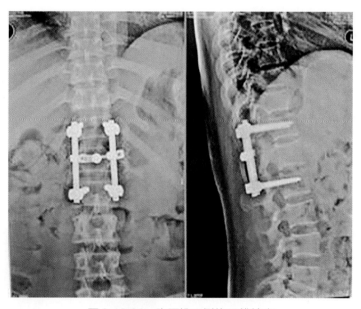

图 3-13-36　胸腰椎正侧位 X 线检查

知识点

神经鞘瘤的治疗方式

神经鞘瘤为良性肿瘤，一般采取手术切除。切除时应尽量沿神经轴突较少的包膜部位纵行切开，保护好神经干，完整切除肿瘤。神经鞘瘤属生长缓慢的良性肿瘤，术后很少复发，恶变罕见。

（三）神经纤维瘤

神经纤维瘤（neurofibroma）是复合良性肿瘤，可起源于皮肤、深部软组织、神经组织和骨。可以单发或多发，多发者称为神经纤维瘤病（neurofibromatosis）。神经纤维瘤病可引起骨骼畸形，如脊柱侧凸、先天性胫腓假关节及肢体肥大。

临床病例

患者，女性，23岁，以"右腹股沟区疼痛1年余"入院，既往体健。查体：右腹股沟区压痛，未触及肿大淋巴结及包块，骶尾部叩击痛，右髋关节活动好，4字试验阴性。

【问题1】 根据上述病史，该患者最可能的诊断是什么？

思路1：髋关节疾病，如股骨头坏死。腹股沟区疼痛是股骨头坏死的典型症状之一，但该患者右髋关节活动好，4字试验阴性，且有腰骶部叩痛，基本可排除髋关节疾病。

思路2：脊柱肿瘤性病变，如骶尾部神经源性肿瘤，常引起骶尾部叩击痛，需进一步检查明确诊断。

思路3：盆腔肿瘤性病变，患者为年轻女性，盆腔一些肿瘤也会引起腹股沟区和/或骶尾部疼痛，需进一步检查以排除。

知识点

神经纤维瘤的临床表现

神经纤维瘤好发于20~30岁年龄段，多表现为真皮或皮下软组织表浅病变，可发生于体表任何部位。肿瘤生长缓慢，表现为无痛性结节，有时可无意中扪及肿块。神经纤维瘤病肿块呈多发性，数目大小不等，沿神经干走行，呈念珠状或蚯蚓状结节。皮肤色素沉着咖啡斑是神经纤维瘤病诊断的重要依据之一。

【问题2】 结合上述病史，应为患者选择哪种影像学检查？

思路1：X线检查。骨盆平片可观察骨盆是否有骨质病变。

思路2：MRI扫描。盆腔MRI扫描有助于明确是否有肿瘤性病变及肿瘤累及的范围，辅助判断肿瘤性质。

知识点

神经纤维瘤的影像学检查方法

1. X线检查常无阳性发现，但可以帮助筛查是否有骨质病变。

2. MRI检查可清楚显示肿瘤累及的范围及深度，为手术提供良好的依据。

该患者盆腔MRI扫描可见盆腔多房分隔样高信号肿块，肿块与双侧L_5及S_1神经根相连，考虑神经源性肿瘤（图3-13-37）。

【问题3】 该患者应选择哪种合适的治疗方式？

思路：该患者初步诊断为盆腔内神经源性肿瘤，综合症状与体征，有手术指征，应行椎管内、盆腔肿瘤切除＋内固定术，术后标本送病理学检查诊断神经纤维瘤。

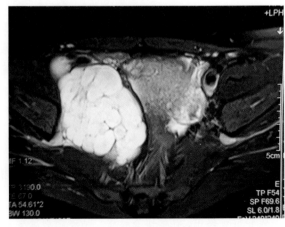

图3-13-37 盆腔MRI检查

神经纤维瘤的治疗方式

因包膜不如神经鞘瘤清楚,神经纤维瘤的切除较神经鞘瘤困难,包膜下切除易复发。因此,对于分支小神经,切除后功能影响不大的,建议行包膜外边缘切除或广泛切除;对于神经干或重要神经,可行囊内切除。深部神经纤维瘤有恶变可能。多发神经纤维瘤只有当影响美观或肿块巨大时才考虑手术切除。

（四）血管瘤

血管瘤(hemangioma)是最常见的软组织肿瘤之一。大部分血管瘤部位表浅,好发于头颈部,也可发生于体内,特别是肝脏等内脏器官。传统上将先天性血管性包块统称为血管瘤,并根据其外表形态不同,分为毛细血管瘤、海绵状血管瘤和蔓状血管瘤三大类型。这种分型在一定程度上反映了此类病变的病理解剖特征,在临床上仍广泛应用。骨骼肌内血管瘤以海绵状血管瘤和蔓状血管瘤多见。血管瘤为良性病变,生长缓慢,一般不会恶变。

> 临床病例
>
> 患者,男性,71岁,以"右大腿肿块40余年,右下肢肿胀、疼痛伴麻木10余天"入院,既往体健。查体:右大腿后部可触及一约6cm×3cm肿块,质软,边界尚清,触之有波动,局部皮肤变薄、色素沉着。

【问题1】 根据上述病史,该患者最可能的诊断是什么?

思路1:腰椎退行性病变。患者为老年男性,有下肢麻木及疼痛症状,可考虑腰椎退变导致的神经压迫症状,但该患者无明显腰痛症状,且神经压迫不会导致下肢肿胀,右大腿后方可触及肿块,因此不考虑腰椎退行性病变。

思路2:下肢动、静脉血栓栓塞症。下肢动、静脉血栓栓塞症会引起下肢的肿胀、疼痛和麻木等症状,需要进一步检查以排除。

思路3:下肢软组织肿瘤。从患者的查体中符合下肢软组织肿瘤的临床表现,但尚需进一步的影像学和病理学检查得以确诊。

血管瘤的临床表现

1. 毛细血管瘤　出生后即可发现,大多生长于皮肤的表皮和真皮,好发于头面部、躯干和四肢。初起为小的红斑并逐渐增大,红色加深高出皮肤隆起,1岁内生长较快,部分患者7岁前可自行消失。肿瘤边界清楚,压之可稍退色,患者常无任何症状。

2. 海绵状血管瘤　出生时即存在的血管畸形,多见于皮下组织和肌肉组织,好发于四肢。海绵状血管瘤在儿童期或青春期增长较快,患者常因疼痛而就诊,部分可有下肢肿胀感。查体时可扪及肌肉内肿块,边界不清,患侧肢体较健侧粗大。典型表现为让患者抬高患肢,可触及肿块变小,下垂患肢后,肿块变大。借助患者肌肉收缩可判断肿瘤是否累及肌肉。海绵状血管瘤有时有静脉钙化,X线可见静脉石表现,为海绵状血管瘤的典型表现。

3. 蔓状血管瘤　是动脉和静脉直接交通的血管畸形,又称先天性动静脉瘘。好发于头颈部及四肢,常有疼痛症状,触之质软有波动感,有明显的压缩性和膨胀性。肿瘤在下肢者,皮肤可因营养障碍而变薄、着色,甚至破溃出血。累及较多肌群时会影响运动能力。

【问题2】 结合上述病史,应为患者选择哪种影像学检查?

思路1:超声检查。包括肿块局部超声检查和下肢动静脉超声检查,观察肿块内的血流情况,以及是否存在下肢动静脉血管病变。

思路 2：X 线检查。观察软组织包块内是否有钙化形成，是否累及骨骼。

思路 3：MRI 检查。进一步明确血管瘤的诊断，明确肿瘤大小范围，辅助术前计划。

知识点

血管瘤的影像学检查方法

1. 超声检查　海绵状血管瘤加压后可见血流增加，流速增快等表现。

2. X 线检查　静脉钙化的海绵状血管瘤可见静脉石，为海绵状血管瘤的典型特征。

3. MRI 检查　海绵状血管瘤病灶内的静脉石和血管流空影是骨骼肌肉血管瘤的特征性表现，蔓状血管瘤在 MRI 上可见蚯蚓状血管流空影。

该患者右侧大腿 MRI 扫描显示右大腿中段后外侧可见一混杂信号团影，考虑血管瘤（图 3-13-38）。

【问题 3】　该患者应选择哪种合适的治疗方式？

思路：患者初步诊断为右大腿血管瘤，综合症状及体征应采取手术切除的治疗方式，术后标本送检结果：右大腿血管瘤并出血坏死改变。

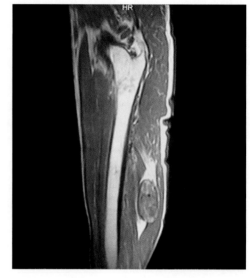

图 3-13-38　右大腿中段 MRI 检查

知识点

血管瘤的治疗

对于毛细血管瘤，影响美观者可以边缘切除，范围较大者常需植皮。对于海绵状血管瘤和蔓状血管瘤，手术时需将受累的皮肤皮下和肌肉组织整块切除，切除不彻底会导致复发。对于肌肉侵犯广泛，无法切除者可以行血管瘤缝扎术，但易复发。冷冻和硬化剂注入治疗一般无效。

二、常见恶性软组织肿瘤

（一）纤维肉瘤

纤维肉瘤（fibrosarcoma）被认为是来源于间叶组织的恶性肿瘤，是常见的软组织肿瘤之一，可由正常成纤维细胞和典型的梭形细胞构成。20 世纪 80 年代以前，纤维肉瘤被认为是最常见的恶性软组织肿瘤。近年来，由于诊断技术的进步，将梭形细胞构成的肿瘤根据不同病理特点诊断为恶性纤维组织细胞瘤、恶性神经鞘瘤、纤维性滑膜肉瘤等，另外将以往公认的高分化纤维肉瘤归属于侵袭性纤维瘤病，因此纤维肉瘤的诊断日趋减少。临床上根据纤维肉瘤的组织学特征，将其分为不同亚型：经典型、黏液样型、纤维黏液样型、硬化性上皮样型和幼儿 / 婴儿纤维肉瘤。

临床病例

患者，女性，22 岁，以"发现右足第二趾包块 2 年，增大 1 个月"入院，既往体健。查体：右足趾可见一肿块，约 3cm×3cm，触之质韧，边界不清楚，活动度差，局部皮肤完整、皮温正常，压痛不明显，右足趾活动受限。

【问题1】 根据上述病史，该患者最可能的诊断是什么？

思路1：痛风石，尿酸盐结晶常聚集在四肢末端的小关节处形成痛风石，且常有局部皮肤红肿、皮温增高、有明显压痛等体征，故可排除。

思路2：良性软组织肿瘤，如脂肪瘤、腱鞘巨细胞瘤等，良性软组织肿瘤一般肿瘤边界清楚，有一定活动度。

思路3：恶性软组织肿瘤，如纤维肉瘤等，该患者肿瘤边界不清、活动度差，近期肿块增大，应首先考虑恶性软组织肿瘤，需进一步检查明确诊断。

知识点

纤维肉瘤的临床表现

纤维肉瘤多发于 20～55 岁年龄段，男性多于女性。可发生于任何软组织部位，最常见于下肢深部软组织，其次是躯干和四肢末端。有许多关于头颈部纤维肉瘤的报道，包括鼻腔、鼻窦和鼻咽，少数病例还可发生于乳腺、甲状腺、肝脏等部位。纤维肉瘤生长缓慢，大多无特异性症状，多数患者表现为孤立、可触及的包块，直径 3～8cm。肿瘤上方被覆完整皮肤，较表浅的肿瘤因生长较快或经受创伤而引起皮肤溃疡，肿瘤在溃疡区形成较大的蕈样肿块，有时伴有恶臭。纤维肉瘤常侵犯深部组织，可包饶骨骼，引起骨膜和骨皮质增厚，在 X 线检查中常难与皮质旁骨肉瘤鉴别。

【问题2】 结合上述病史，患者需行哪种影像学检查？

思路：首选 MRI 检查，对诊断肿瘤性质、判断肿瘤大小以及确定肿瘤边界有重要价值。

知识点

纤维肉瘤的影像学检查方法

1. CT 检查 可显示病变为实质性占位，表现为类圆形或分叶状的软组织密度肿块阴影，大小不一，边界模糊，增强扫描不均匀强化，但边缘多呈中度 - 明显强化，周围偶有环状不规则改变。

2. MRI 检查 对显示纤维肉瘤大小、范围及与邻近神经血管束的关系优于 CT，是检查纤维肉瘤的最佳影像学检查方法，有很高的敏感性，但特异性不高。MRI 扫描中，病变在 T_1WI 上与肌肉信号相似，可有外周强化；T_2WI 表现为高信号背景下的低信号区，骨侵犯少见，也很少发生肿瘤内坏死改变。

3. 数字减影血管造影（DSA） 是检查肿瘤血管的"金标准"，对指导选择肿瘤穿刺活检、血管栓塞、化疗药物注射的部位，对比疗前后肿瘤新生血管的变化，评估化疗效果有很高的价值。

4. 超声检查 可以判断肿瘤血管的血流变化，评估肿瘤的位置、大小、特征、与周围结构（如血管）的关系。

5. PET/CT 对于纤维肉瘤有良好的诊断价值，同时可较准确地判断肿瘤边界，有利于治疗方案的制订。

该患者右足 MRI 检查可见肿瘤侵犯第二、三趾伸肌腱，足底肌腱及周围软组织（图 3-13-39）。

【问题3】 患者右足软组织肿瘤，为明确肿瘤性质术前需选择何种活检方法？

思路：术前为明确肿瘤性质需对肿瘤组织进行活检，主要方法有穿刺活检、切开活检和切除活检。目前临床上应用较为广泛的是在超声引导下采用针吸法和套管针法对肿瘤组织进行穿刺活检。利用磁共振动态增强扫描，根据病灶内不同的强化程度，进行精准穿刺活检，可以提高病理诊断的准确率。

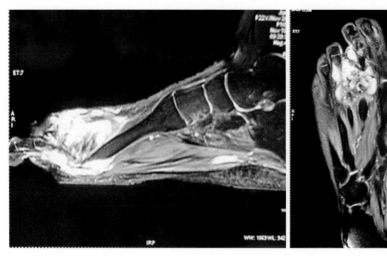

图 3-13-39　右足 MRI 检查

> 知识点
>
> ### 纤维肉瘤的病理特征
>
> 大体上，分化较好的肿瘤表现为灰白坚实的肿块，界限部分或全部清楚。恶性度较高者病变呈黄褐色，同时有继发性囊性变，出血坏死。生长缓慢的肿瘤可出现钙化或骨化现象，亦可表现为胶状或黏液样变化。镜下，高分化纤维肉瘤的特征是相对统一的梭形细胞呈束状交错排列。在分化差的纤维肉瘤中几乎看不到束状排列结构，细胞有明显的多形性和异性核，出现分裂的比例较高。

【问题4】　穿刺检查考虑纤维组织性肿瘤，恶性可能，该患者应选择哪种合适的治疗方式？

思路：该患者肿瘤侵犯第二、三趾伸肌腱，足底肌腱及周围软组织，穿刺活检考虑恶性软组织肿瘤，应首选手术治疗。采取扩大至正常组织的广泛切除手术方式，保证手术切缘阴性。

> 知识点
>
> ### 纤维肉瘤的治疗
>
> 纤维肉瘤以手术治疗为主，包括正常组织的广泛切除，切除边缘要包括比较宽的正常皮肤，深达筋膜。放疗对纤维肉瘤的效果尚无一致意见，巨大的纤维肉瘤难以通过放疗达到缩小的目的，且放疗无益于肿瘤的复发及远处转移的治疗。纤维肉瘤对化疗常不敏感，临床应用较少，对于一些分化不良的病例，可试用化疗，但疗效不肯定。

（二）脂肪肉瘤

脂肪肉瘤（liposarcoma）是成人第二大常见的软组织肉瘤，好发年龄为 40～60 岁，男女发病率大致相等。脂肪肉瘤大多发生在深部软组织内，可起源于深筋膜或深部血管丰富的部位，四肢尤其是大腿和后腹膜是两个极其好发的部位。脂肪肉瘤分为高分化型（包括脂肪瘤样脂肪肉瘤和硬化型）、黏液型、多形性、去分化型和圆形细胞成脂肉瘤，其中高分化型和黏液型最为常见。高分化型脂肪肉瘤分化良好，预后较好，术后复发也少见。

> 临床病例
>
> 患者，男性，67岁，以"发现右前臂包块半年，增大伴疼痛1周"为主诉入院，既往体健。查体：右前臂可触及一质韧包块，大小约4cm×3cm，活动度差，边界欠清，有压痛，局部皮肤张力不高，无破溃，无红肿，皮温正常。

【问题1】 根据上述病史,该患者最可能的诊断是什么?

思路1:良性软组织肿瘤,如脂肪瘤。四肢的良性软组织肿瘤大多生长缓慢,无明显临床症状,肿瘤边界清楚,且因为侵及深部组织而有一定活动度。因此该患者良性软组织肿瘤的可能性不大。

思路2:恶性软组织肿瘤,如脂肪肉瘤、纤维肉瘤等。患者发现包块半年,近1个月肿块明显增大且有疼痛,说明肿瘤呈快速增长状态,此外肿瘤边界不清、活动度差,因此考虑恶性软组织肿瘤可能性大,但仍需进一步检查确诊。

> 知识点
>
> ### 脂肪肉瘤的临床表现
>
> 脂肪肉瘤的临床表现一般无特征性,多为躯干或肢体近端深部无痛性生长的肿块,患者多因无意触及肿块而就医。位于腹膜后的病变经常在体积超过 20cm² 时才会出现症状,发现时肿瘤可存在数月至数年。肿瘤增大时,可有局部的不适、疼痛,压迫静脉时可引起肢体水肿。腹膜后较大的肿瘤可引起恶心、呕吐、肠道不全梗阻、肾盂积水、腹股沟疝等。

【问题2】 结合上述病史,患者需行哪种影像学检查?

思路1:X线检查。软组织肿瘤X线表现根据瘤内的不同结构和所含成分的不同而有不同表现。

思路2:CT扫描。较X线平片敏感,肿瘤与周围组织结构的关系可清楚显示。若是恶性肿瘤,增强扫描可见肿瘤不均匀强化,可发现较为隐蔽的病变,并能观察肿瘤内部结构。

思路3:MRI检查。根据肿瘤的组织成分不同而有不同信号,增强扫描可见恶性肿瘤显著强化。

> 知识点
>
> ### 脂肪肉瘤的影像学检查
>
> 脂肪肉瘤在X线上主要根据瘤内的不同结构和所含脂肪成分的比例不同而有不同表现。分化良好的脂肪肉瘤表现为边界清楚的低密度影,类似脂肪瘤表现,偶见钙化或骨化。
>
> CT检查较X线平片敏感,分化良好的脂肪肉瘤在CT上以低密度影为主,肿瘤与周围组织结构的关系可清楚显示。增强扫描可见肿瘤不均匀强化,可发现较为隐蔽的病变,并能观察肿瘤内部结构。
>
> MRI扫描根据脂肪肉瘤的组织成分不同而有不同信号。分化良好,含脂肪组织较多的肿瘤在 T_2WI 上为中高信号,分隔具特征性。增强扫描可见肿瘤显著强化。
>
> 超声检查可以明确肿瘤部位、大小、形态、边界、内部回声、血流及与毗邻关系,能为临床诊断、鉴别诊断及治疗提供较重要的参考依据。

该患者 MRI 增强扫描显示右前臂外后侧皮下软组织异常信号,并呈中等强化,与周围肌肉组织分界欠清,长度约 4.5cm(图 3-13-40)。

【问题3】 患者右前臂软组织肿瘤,为明确肿瘤性质术前需选择何种活检方法?

思路:术前为明确肿瘤性质需对肿瘤组织进行活检,特别是在超声引导下穿刺活检,活检通道应位于将来的切口上,以便手术一并切除。对穿刺活检困难或失败,尤其需要截肢或人工关节置换者,可考虑切开活检。

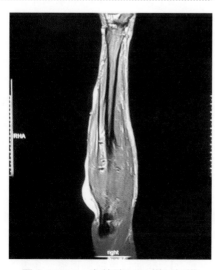

图 3-13-40 右前臂 MRI 增强扫描

知识点

脂肪肉瘤的病理学特征

高分化脂肪肉瘤边界清楚,相对成熟的脂肪组织与纤维胶原组织比例不一,颜色从黄色到灰色,质地可软可硬可韧。黏液型脂肪肉瘤质软,呈粉棕色和黏蛋白样表面。高度恶性的脂肪肉瘤可有广泛的出血和坏死。

分化成熟的脂肪肉瘤常有大量成熟的脂肪细胞和极少零星分布的成脂细胞,硬化型脂肪肉瘤的突出特征就是胶原纤维包绕脂肪细胞和成脂细胞。诊断黏液型脂肪肉瘤需要观察到细微的毛细血管网以及原始的间质样细胞和脂肪细胞。多形性脂肪瘤是异性细胞的混合,常包含多泡状细胞、成脂细胞和非典型间质细胞。圆形细胞成脂肉瘤中,成脂细胞零星点缀于成片的低分化脂肪细胞中。

【问题4】 穿刺检查考虑高分化脂肪肉瘤可能,该患者应选择哪种合适的治疗方式?

思路:软组织肉瘤应采用广泛根治性手术治疗,术后标本送检确定诊断。

知识点

脂肪肉瘤的治疗

脂肪肉瘤的治疗以手术为主,需进行广泛根治性切除。发生于肢体和躯干部位者广泛切除多可治愈,即使复发亦可再次手术切除。对于肢体的巨大脂肪肉瘤可在术前进行放、化疗使瘤体缩小、边界清楚后再行手术。位于腹膜后和纵隔的肿瘤,难以达到根治性切除,复发率高。对于高度恶性的脂肪肉瘤,可辅助术前、术后化疗。

(三)横纹肌肉瘤

横纹肌肉瘤(rhabdomyosarcoma)是一种具有骨骼肌分化倾向的原始间叶性恶性肿瘤,是儿童和青少年最常见的软组织肉瘤,约占儿童实体肿瘤的15%,软组织肿瘤的50%。根据肿瘤的临床特点、镜下形态、细胞和分子遗传学特征,将横纹肌肉瘤分为胚胎性横纹肌肉瘤(包括梭形细胞横纹肌肉瘤、葡萄簇样横纹肌肉瘤和间变性横纹肌肉瘤)、腺泡状横纹肌肉瘤(包括实体性横纹肌肉瘤和间变性横纹肌肉瘤)和多形性横纹肌肉瘤三种主要类型。局部淋巴结转移不定,儿童至少14%,成人约40%,诊断时淋巴结受累是影响总体预后的单因素指标。

临床病例

患者,女性,19岁,以"发现右侧大腿包块伴疼痛20天"入院,既往体健。查体:右大腿中段可扪及一质韧包块,大小约8.5cm×5.0cm,有压痛,边界欠清,活动度差,可随大腿肌肉收缩而移动,局部皮肤温度不高,无破溃。

【问题1】 根据上述病史,该患者最可能的诊断是什么?

思路1:良性软组织肿瘤,如脂肪瘤、良性横纹肌肿瘤。良性软组织肿瘤一般生长缓慢,常不引起症状,边界清楚,有一定活动度,故良性软组织肿瘤可能性较小。

思路2:恶性软组织肿瘤,如横纹肌肉瘤。在查体中发现肿瘤可随大腿肌肉收缩而移动,包块自发现以来病程短,体积较大,有明显疼痛症状,仍需要进一步检查明确诊断。

知识点

横纹肌肉瘤的临床表现

1. 胚胎性横纹肌肉瘤 多发生于婴幼儿,病程短、生长快、分化差。主要症状为疼痛性肿块,出现症状时常难以与急、慢性炎症鉴别。皮肤表面可形成肿瘤侵犯性红肿,静脉轻度充盈或怒张,局部温度高。肿瘤生长较快时,可伴有皮肤破溃或出血。

2.腺泡状横纹肌肉瘤 恶性程度高,主要发生在青壮年,病情进展快,常位于深部软组织内,以肢体及躯干多见。除发生肿块外,肿瘤可侵犯周围组织器官产生疼痛、压迫症状。侵犯神经时可引起剧痛,行走不便及感觉障碍。肿瘤生长过快而未及时治疗时,可见皮肤水肿、破溃。有些病例早期出现淋巴结及血行转移。

3.多形性横纹肌肉瘤 多发生于中老年人,易在人体肌肉较多部位生长,因此下肢及躯干多见。肿块有痛或无痛,质地较硬,有出血及坏死时可呈囊性。常侵犯表面皮肤,并出现局部皮温升高、粘连、破溃及出血。多见淋巴结转移。

【问题2】 结合上述病史,该患者需进行哪些影像学检查?

思路1:超声检查可以判断肿瘤的实质性、囊状性。

思路2:CT扫描可清楚显示肿瘤与周围组织结构的关系。若是恶性肿瘤,增强扫描可见肿瘤强化。

思路3:MRI扫描根据肿瘤的组织成分不同而有不同信号。增强扫描可见恶性肿瘤显著强化。

思路4:对于怀疑横纹肌肉瘤的患者,肿瘤易出现血行转移,因此需行肺部CT检查,明确肺内是否有转移灶。

知识点

横纹肌肉瘤的影像学检查

横纹肌肉瘤具有软组织肿瘤的一般影像学表现,但缺乏特异性。

1.超声检查 简便易行,具有较独特的声像图表现,但缺乏特征性。超声检查病灶表现为实质性均匀或混杂回声团块影,对评价瘤体内部及周边血流特点有帮助。

2.CT检查 表现为等密度、低密度或均匀或混杂密度肿块,增强后有显著强化,病灶边界相对欠清晰。

3.MRI检查 T_1WI表现为和软组织等信号或接近等信号,T_2WI表现为高信号,如有坏死则表现为更高信号区,增强后有强化表现。

4.DSA 是有创性的检查,一般不作为临床常规,但在检查的同时,可进行肿瘤栓塞化疗。

该患者MRI检查显示右侧大腿内侧肌群10.0cm×3.5cm梭形长T_1长T_2信号影,未见骨质破坏(图3-13-41)。

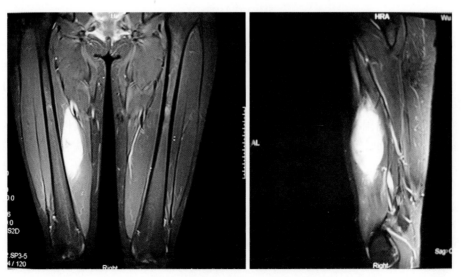

图3-13-41 右大腿MRI检查

【问题3】 患者右大腿软组织肿瘤,为明确肿瘤性质术前需选择何种活检方法?

思路:术前为明确肿瘤性质应在超声引导下行肿瘤组织穿刺活检,对明确诊断和病理类型、治疗方案的制订和预后判断有重要意义。

知识点

横纹肌肉瘤的病理学特征

大体上横纹肌肉瘤与其他肉瘤相比无特殊之处,常见假膜,肿瘤组织质地软而脆,常见缺血性坏死。镜下横纹肌肉瘤的典型细胞是巨大单核细胞,胞质粉红,描述为球拍形细胞,很少有丝分裂,嗜伊红细胞质中含有随意肌交叉条纹,是诊断横纹肌肉瘤的依据,其余部分为梭形细胞,有丝分裂象多见,血管成分突出。腺泡状横纹肌肉瘤由低分化梭形细胞构成并聚集成实质性的小岛或小泡,有时成腺泡状,少见交叉横纹。

【问题4】 穿刺检查考虑横纹肌肉瘤的可能,该患者应选择哪种合适的治疗方式?

思路:该患者肿瘤体积较大,可在术前配合辅助化疗,待肿瘤体积缩小后行广泛根治性手术切除,术中应注意有无淋巴结转移,如有转移则需进行淋巴结清扫。术后继续进行化疗,消灭微小转移灶。

知识点

横纹肌肉瘤的治疗

对于横纹肌肉瘤的治疗,应行根治性切除,肿瘤有时可沿肌间内纵向浸润性增长,根治性切除应包括肿瘤所在区域的整束肌肉,肢体横纹肌肉瘤要沿受累肌肉的起止点切除,这与其他软组织肉瘤手术有所区别。伴有淋巴结转移时需行淋巴结清扫。肿瘤若侵犯多群肌肉,累及血管和神经,在综合治疗无效的情况下可考虑截肢。由于横纹肌肉瘤恶性程度高,对化疗敏感,因此化疗在横纹肌肉瘤的治疗中占有重要地位。术前化疗起到缩小肿瘤的作用,术后化疗可以消灭微小转移灶。对于边缘或广泛切除患者,术后放疗可明显减低复发率,对于无法手术或者出现转移的患者也可行放疗。

(邵增务)

第七节 脊柱肿瘤
spinal tumor

原发脊柱肿瘤包括椎体肿瘤和椎管内肿瘤。脊柱是恶性肿瘤骨转移的常见部位,原发病灶以肺、乳腺、前列腺、肾及甲状腺等恶性肿瘤最为常见,约占所有病例的80%,肺癌最快出现脊柱转移。其中60%～80%发生于胸椎。椎体肿瘤可导致严重的并发症,如疼痛、病理性骨折、脊髓受压等骨相关事件(SREs),影响患者生活质量和生存时间。

脊柱解剖位置深在,周围有重要的毗邻结构,治疗手段与方法存在许多局限性;而且脊柱本身是稳定支撑身体的重要结构。因此,脊柱肿瘤的治疗不仅要考虑肿瘤的切除,还需解决脊柱的稳定重建问题,这是脊柱肿瘤治疗的特点之一。另外一个重要的治疗目的是对脊髓或神经根的减压,以保存或改善神经功能状态。

脊柱肿瘤的治疗近年来得到长足发展,包括局部治疗和全身治疗两大方面。局部治疗的主要方法是手术和放射治疗。手术的主要目的包括:神经减压、缓解疼痛、重建脊柱稳定及获取病理组织明确诊断。手术治疗的方法包括后路椎板切除、环形减压、脊椎整块切除术等肿瘤切除方式,联合内固定重建,包括椎弓根钉内固定或骨水泥椎体强化等各种方式。对于放疗不敏感的肿瘤,外科切除有着积极的作用。立体定向放疗(SRS)的发展使脊柱肿瘤、特别对脊柱转移瘤的局部控制可获得较好的疗效。对常规外照射放射治疗反应差的肿瘤立体定向放疗也可能有效。术中放疗（intraoperativeradiotherapy，IORT）结合了放疗和手术治疗的特点，减少肿瘤细胞在等待期的扩增风险或放疗后骨折的风险，而且手术与放疗的无缝衔接，也减少手术与放疗的时间间隔，进而缩短住院时间和费用，为肿瘤的局部控制提供多学科联合的治疗方案，近年来在脊柱肿瘤的治疗中受到关注。

脊柱肿瘤的全身治疗有化学疗法、血管内治疗和生物治疗等。双膦酸盐可抑制破骨细胞活性，进而阻止骨质的吸收，现已证明可有效控制骨巨细胞瘤病情的进展或延缓骨骼相关事件的发生。全身化疗可以对原发瘤本身进行治疗，同时能有效消灭亚临床病灶，减少肿瘤复发和转移。目前多主张行多药联合化疗以提高疗效，尽量降低肿瘤耐药性。

目前有各种术前评估的方法可供临床参考，如基于手术适应证筛选的有 Tomita 评分，通过体力状况评分（卡氏评分）、脊柱及脊柱外骨转移数目、内脏转移、原发病灶的性质及患者神经功能六大方面进行评分预测的 Tokuhashi 评分，评估脊柱稳定性系统的 SINC 评分。从而选择合适的治疗方法使患者获益最大化。

临床病例

患者，男性，25 岁，胸背部疼痛 3 个月，加重伴夜间疼痛 1 周。疼痛无放射，无四肢麻木，休息不缓解，四肢感觉和肌力无明显下降，大小便正常。门诊检查 CT 见图 3-13-42。

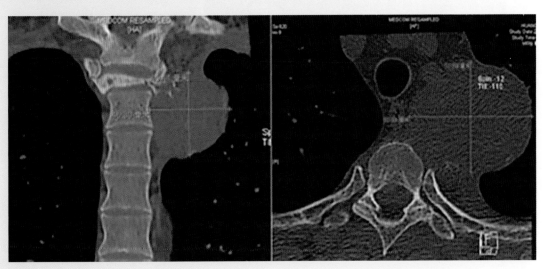

图 3-13-42　胸 2 椎体病变并病理性骨折，椎旁软组织肿物侵入胸腔

【问题 1】　胸 2 椎体病变，呈偏心性破坏性生长，形成椎旁软组织肿物并侵入胸腔，椎体塌陷但后方椎管内未累及，无神经功能损伤。接下来最重要的诊断方法是什么？

思路：可进行病理活检。骨肿瘤的诊断中，临床症状和体征、影像学表现和病理三结合是必不可少的。对后续治疗方案的选择有重要的影响。

经病理活检证实为骨巨细胞瘤。

【问题 2】　目前合适的治疗方法是什么？

思路：

1. 药物治疗　地舒单抗（denosumab）在骨巨细胞瘤治疗中的作用逐渐受到关注，有助于骨巨细胞瘤的局部控制，但其长期疗效仍需继续观察。

2. 手术　根治性的手术切除是骨巨细胞瘤治疗的主要手段，整块切除术的实施有助于提高局部控制率，但在脊柱部位周围结构复杂，手术难度较大。

该病例使用 10 个月的地舒单抗，局部情况稳定，周围边界逐渐清晰后，采用整块切除术，随访观察未复发，见图 3-13-43。

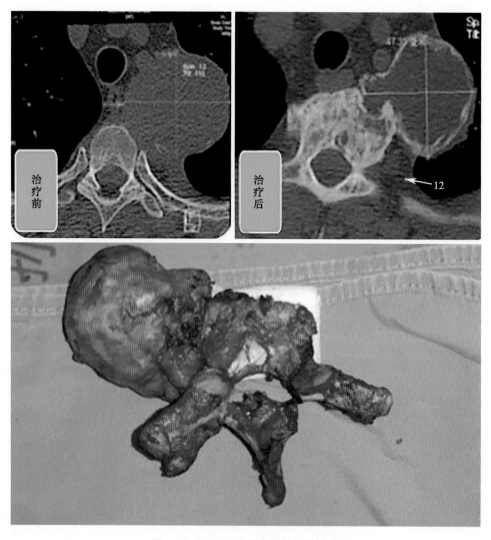

图 3-13-43　T_2 肿瘤全脊椎整块切除

知识点

全脊椎切除术

　　脊柱解剖复杂，毗邻脊髓神经、大血管及重要脏器结构，手术切除难度较大、风险较高，既往多采用肿瘤内切除等手术方式，导致肿瘤局部复发率较高。20 世纪 90 年代，日本学者 Tomita 等提出了从后路一期对胸椎肿瘤实施全脊椎整块切除（total en bloc spondylectomy，TES）的手术技术，通过使用线锯将病变椎体从椎弓根平面切断，将整个病变椎体分附件和椎体两块切除，此手术方式可以单纯通过后路一个切口完成脊椎肿瘤的全切除，其优点是肿瘤切除彻底，局部复发率低，但对手术野显露、肿瘤切除方式及脊柱稳定性的重建等要求高，手术难度大，对术者的手术技术及心理素质都极具挑战。

（沈慧勇）

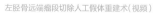

左胫骨远端瘤段切除人工假体重建术（视频）

右股骨远端转移瘤瘤段切除人工假体重建术（视频）

推荐阅读文献

[1] DUFRESNE A，DERBEL O，CASSIER P，et al. Giant-cell tumor of bone，anti-RANKL therapy. Bonekey Rep. 2012，1：149.

[2] 黄霖，陈铿，蔡兆鹏，等. 微创穿刺 Intrabeam（R）术中放疗联合椎体强化治疗脊柱转移瘤的近期疗效分析. 中华骨科杂志，2016，36（4）：215-223.

[3] CHEN K，HUANG L，CAI Z，et al. Micro-invasive surgery combined with intraoperative radiotherapy for the treatment of spinal metastasis. Eur Spine J，2017，26（7）：1893-1901.

[4] SOBTI A，AGRAWAL P，AGARWALA S，et al. Giant cell tumor of bone-an overview. Arch Bone Jt Surg，2016，4（1）：2-9.

[5] van der HEIJDEN L，DIJKSTRA P D，van de SANDE M A，et al. The clinical approach toward giant cell tumor of bone. Oncologist，2014，19（5）：550-561.

第十四章 骨代谢性疾病

第一节 骨质疏松
osteoporosis

骨质疏松症（osteoporosis，OP）是最常见的骨骼疾病，根据世界卫生组织（WHO）的定义，骨质疏松症是一种以骨量低，骨组织微结构损坏，导致骨脆性增加，易发生骨折为特征的全身性骨病。2001 年美国国立卫生研究院（National Institutes of Health，NIH）将其定义为以骨强度下降和骨折风险增加为特征的骨骼疾病，提示骨量降低是骨质疏松性骨折的主要危险因素，但还存在其他危险因素。骨质疏松症可导致骨痛、脆性骨折以及畸形等，严重危害患者身体健康，需引起充分的重视。

临床病例

患者，女性，84 岁，因坐凳子（高约 50cm）时摔倒后腰背部剧烈疼痛来院。患者体位改变时疼痛明显加重，不伴双下肢麻木疼痛、二便障碍等。查体示：平车入室，脊柱约 L_2 水平叩痛、压痛阳性，神经系统查体未及异常。

【问题 1】 接诊患者后急诊处理主要有哪些？

思路：患者为老年女性，轻度暴力导致腰背部剧烈疼痛，要高度怀疑骨质疏松性椎体骨折可能性，接诊后应当维持患者卧位，行脊柱 X 线检查（图 3-14-1）。

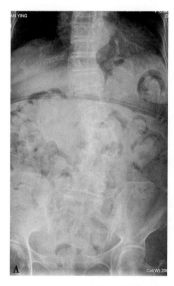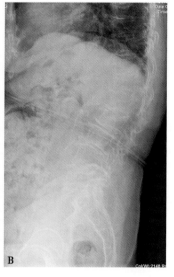

图 3-14-1　腰椎正侧位片提示腰椎退行性侧弯，L_2 明显压缩

知识点

骨质疏松性骨折的概述

骨质疏松性骨折为低能量或非暴力骨折，指在日常生活中未受到明显外力或受到"通常不会引起

骨折外力"而发生的骨折,亦称脆性骨折(fragility fracture)。"通常不会引起骨折外力"指人体从站立高度或低于站立高度跌倒产生的作用力。骨质疏松性骨折与创伤性骨折不同,是基于全身骨质疏松存在的一个局部骨组织病变,既是骨强度下降的明确体现,也是骨质疏松症的最终结果。骨质疏松性骨折的常见部位是椎体、髋部、前臂远端、肱骨近端和骨盆,其中最常见的是椎体骨折,而髋部骨折是最严重的骨质疏松性骨折。

【问题2】　X线检查提示 L_2 椎体明显压缩,下一步需要进行哪些检查?

思路:患者X线检查提示 L_2 椎体压缩性骨折,考虑为骨质疏松性椎体骨折,下一步需要行 MRI 检查或者 ECT 检查帮助判断是否均为新鲜骨折,并与脊柱肿瘤相鉴别,需行双能 X 射线吸收法(dual energy X-ray absorptiometry,DXA)骨密度检查帮助判断患者骨质疏松程度。同时进行基本的实验室检查:血常规,尿常规,肝、肾功能,血钙、磷和碱性磷酸酶水平,血清蛋白电泳,尿钙、钠、肌酐等。

知识点

骨质疏松症的分类及诊断标准

骨质疏松症可分为原发性和继发性两大类。原发性骨质疏松症包括绝经后骨质疏松症、老年骨质疏松症和特发性骨质疏松症。继发性骨质疏松症指由任何影响骨代谢的疾病和/或药物及其他明确病因导致的骨质疏松。

DXA 测量值是 WHO 推荐的骨质疏松症评估方法,是公认的骨质疏松诊断的金标准。

骨质疏松症的诊断主要基于 DXA 骨密度测量结果和/或脆性骨折。

DXA 测量的骨密度是目前通用的骨质疏松症诊断指标。对于绝经后女性、50 岁及以上男性,建议参照 WHO 推荐的诊断标准,基于 DXA 测量结果 T≥1.0 属正常;−2.5<T<−1.0 为骨量低下(或低骨量);T<−2.5,骨密度降低程度符合骨质疏松诊断标准,同时伴有一处或多处脆性骨折为严重骨质疏松。对于儿童、绝经前女性和 50 岁以下男性,其骨密度水平的判断建议用同种族的 Z 值表示,将 Z≤−2.0 视为"低于同年龄段预期范围"或低骨量。

基于脆性骨折的骨质疏松症诊断标准:髋部或椎体发生脆性骨折,不依赖于骨密度测定,临床上即可诊断骨质疏松症。而在肱骨近端、骨盆或前臂远端发生的脆性骨折,即使骨密度测定显示低骨量(−2.5<T<−1.0),也可诊断为骨质疏松症。对于脊柱脆性骨折,MRI 或者 ECT 检查可帮助确定骨折的严重程度以及是否为新鲜骨折,并与脊柱肿瘤相鉴别。实验室检查可帮助评估患者的骨代谢状态。

【问题3】　MRI 提示 L_2 新鲜压缩性骨折(图 3-14-2),DXA 提示患者脊柱 T 值 −2.8,该患者下一步应接受哪些临床治疗?

思路:患者为 L_2 新鲜骨质疏松性骨折,症状明显,可考虑行椎体强化手术:椎体成形术(PVP)或者椎体后凸成形术(PKP),术中同时行椎体组织活检术。同时给予规范的抗骨质疏松治疗。

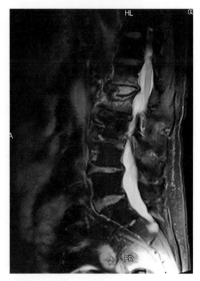

图 3-14-2　腰椎 MRI 提示 L_2 椎体明显压缩,抑脂像呈高信号,提示骨髓水肿, L_2 椎体压缩性骨折为新鲜骨折

知识点

椎体骨折

椎体骨折是最常见的骨质疏松性骨折。Genant 等提出的 X 线分型标准将骨质疏松性脊柱压缩性骨折分为轻度（20%～25%）、中度（25%～40%）和重度（>40%）。引起疼痛的骨折椎体既为疼痛责任椎体，也可根据骨折节段局部的压痛、叩击痛，结合 MRI 或 ECT 结果综合判断。椎体骨质疏松性骨折可采取保守治疗或手术治疗。

保守治疗适用于症状和体征较轻，影像学检查显示为轻度椎体压缩性骨折，或不能耐受手术者。治疗可采用卧床、支具、对症治疗以及抗骨质疏松等方法，但需要定期进行 X 线检查，以了解椎体压缩是否进行性加重。

PVP 和 PKP 是椎体骨质疏松性骨折目前最常用的微创手术治疗方法，术中可同时行椎体活检帮助与脊柱肿瘤相鉴别。适用于非手术治疗无效，疼痛剧烈；不稳定的椎体压缩性骨折；椎体骨折不愈合或椎体内部囊性变、椎体坏死；不宜长时间卧床；能耐受手术者。高龄患者宜考虑早期手术以有效缩短卧床时间，从而减少骨折并发症的发生。PVP 或 PKP 的绝对禁忌证：不能耐受手术者；无痛、陈旧的骨质疏松性椎体压缩性骨折；凝血功能障碍者；对椎体成形器械或材料过敏者。

对于所有诊断为骨质疏松症的患者均应当进行规范的抗骨质疏松治疗。目前的常用药物有：

1. 基础药物　包括钙剂与维生素 D。

2. 抗骨质疏松药物

（1）抑制骨吸收药物，主要包括双膦酸盐类药物、选择性雌激素调节剂、降钙素类药物以及雌激素。

（2）促进骨形成药物，主要是重组人甲状旁腺素。

（3）活性维生素 D，主要是骨化三醇以及阿法骨化醇。

（4）靶向药物，目前主要有地诺单抗。

（5）维生素 K 类药物以及中成药。

该患者为重度椎体骨质疏松性骨折，无手术禁忌证，予以行 PKP 手术（图 3-14-3）以及抗骨质疏松药物治疗，术后以及随访恢复良好。

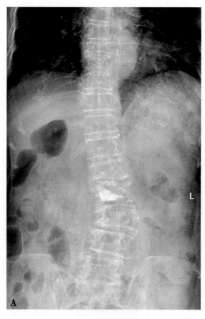
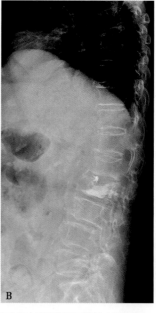

图 3-14-3　患者接受椎体后凸成形术（PKP）后腰椎正侧位 X 线片

推荐阅读文献

[1] 中华医学会骨质疏松和骨矿盐疾病分会. 原发性骨质疏松症诊疗指南（2017）. 中国全科医学, 2017, 20（32）: 3963-3982.

[2] 刘强, 胡永成, 中华医学会骨科学分会骨质疏松学组. 骨质疏松性骨折诊疗指南. 中华骨科杂志, 2017, 37（1）: 1-10.

第二节　内分泌骨病
endocrine bone disease

内分泌骨病是指各种原因所致的以骨代谢紊乱为主要特征的骨疾病, 临床上以骨重建紊乱所致的骨转换率异常、导致骨量及骨质量改变、骨痛、骨畸形和易发生骨折为主要表现, 包括骨质疏松症、佝偻病、骨质软化病、巨人症、肢端肥大症、原发性甲状旁腺功能亢进/减退、中毒性骨病等。

临床病例

患者, 女性, 52 岁, 因"发现血磷低 3 年, 乏力、骨痛伴活动障碍 2 年"就诊入院。患者 2014 年无明显诱因出现双下肢水肿, 查尿隐血阳性、血磷减低, 未进一步诊治。2015 年逐渐出现双下肢乏力, 伴左下肢僵硬感。2017 年乏力明显, 出现逐渐加重的骨关节痛, 累及范围由下至上扩大, 包括双膝关节、双髋关节、腰背部、胸骨、肋骨疼痛。2017 年 5 月出现蹲起、行走、翻身困难。2017 年 9 月, 左髋正侧位可见股骨近端上段低密度影（图 3-14-4）。骨代谢 3 项: ALP 326IU/L, 磷 0.66mmol/L, 钙 2.28mmol/L, PTH 41.1pg/ml。24 小时尿钙 2.95mmol/24h, 24 小时尿磷 22.63mmol/24h, 25（OH）D_3 14.4ng/ml, 1, 25（OH）$_2D_3$ 9.20pg/ml, β-CTX（β-Ⅰ型胶原 C 端肽交联）0.882ng/ml。患者病程中精神、睡眠、食欲可, 身高较病前下降 2cm（167cm 降至 165cm）。

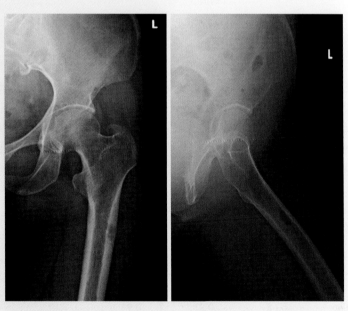

图 3-14-4　患者左髋正侧位可见股骨近端上段低密度影

【问题 1】　患者以骨痛为主诉, 需要如何考虑哪些疾病?

思路: 骨痛鉴别诊断繁多, 结合该患者的考虑以下疾病。①绝经后骨质疏松: 患者为该病高发人群。骨质疏松常合并骨折, 在骨折出现前常无症状。患者影像学未见骨折线, 可评价骨量进行鉴别。②骨软化症: 以骨基质钙盐沉着障碍为主的慢性全身性疾病。临床表现为弥漫性骨关节痛、下肢无力、行走困难和蹒跚步态。根据患者病史、症状高度怀疑骨软化症。③骨关节炎: 常表现单关节或多关节的疼痛、僵硬及运动受限。患者关节疼痛不典型,且不能解释下肢无力、翻身困难,暂不考虑。④神经系统及肌肉病:如神经卡压、下肢外周动脉疾病、生长痛等。患者无神经、肌肉受累表现,暂不考虑。⑤其他骨痛:如癌性疼痛,多发性骨髓瘤、骨转移瘤等,患者无肿瘤病史,除骨骼外无其他系统受累表现,暂不考虑。

【问题2】 患者存在低磷血症(图3-14-5),应当如何考虑?

思路:发生低磷血症的原因主要有以下4个;肠道吸收减少;肾脏排泄增多;转移至细胞内;成骨活跃。正常人血磷<0.65mmol/L(2mg/dl)时,尿中应无磷排出。患者血磷为0.66mmol/L,尿磷仍有22.63mmol/24h,故为肾性失磷引起的低磷血症。其原因主要有:①存在促进尿磷酸盐丢失的循环因子,如PTH或调磷因子如FGF-23、FGF-7、MEPE、sFRP-4。②磷酸盐转运的固有缺陷,如X连锁低磷血症性佝偻病等。③肾小管病变,如范科尼综合征(Fanconi综合征),近端小管功能广泛受损,导致正常情况下由近端小管重吸收的化合物通过尿液流失。④药物如利尿剂、阿德福韦酯、乙醇、糖皮质激素等。

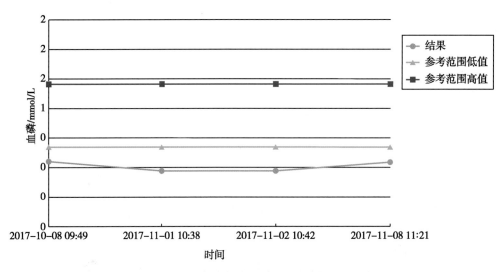

图3-14-5 患者术前血磷监测显示持续低于正常水平

【问题3】 患者下一步需要完善哪些检查?

思路:患者临床表现为弥漫性骨关节痛、下肢无力、行走困难和蹒跚步态;左髋正侧位可见股骨近端上段低密度影,需考虑肿瘤相关性低磷血性骨软化症(tumor-induced osteomalacia, TIO)可能性大。TIO常来源于间叶组织的肿瘤,多为良性。肿瘤分泌FGF-23,引起尿磷增多、血磷下降,从而导致骨软化。通常起病隐匿,病灶体积小,故定位困难。部分通过查体扪及肿物发现病变,或通过生长抑素受体显像、^{68}Ga-DOTATATE-PET/CT(DOTATATE为生长抑素类似物)进行定位诊断。此外,还需完善磷廓清试验、中性磷负荷试验进一步评估肾脏排磷情况。

1. 磷廓清试验　血磷0.56mmol/L,肌酐Cr(E)43μmol/L。

2. 中性磷负荷试验　见表3-14-1。

表3-14-1　中性磷负荷试验

项目	0h	0.5h	1h	1.5h	2.5h	3.5h	3.5h
磷/(mmol·L^{-1})	0.66	0.68	0.81	0.93	1.19	0.95	108.3

3. 双下肢CT平扫+三维重建　左侧股骨上段局部骨皮质缺损(图3-14-6)。

4. ^{68}Ga-DOTATATE-PET/CT　可见左股骨上段放射性摄取增高灶,与CT上病变位置符合(图3-14-7)。

【问题4】 下一步应如何处理?

思路:患者^{68}Ga-DOTATATE-PET/CT、双下肢CT平扫均可见左股骨上段病变,定位明确,结合临床特点,考虑肿瘤性骨软化症可能性大。此类肿瘤通常为良性,及时完整切除肿瘤病情可得到缓解,避免全身骨质的进一步破坏。但极少数患者会再次出现低磷血症,提示TIO术后复发,应注意随访观察。

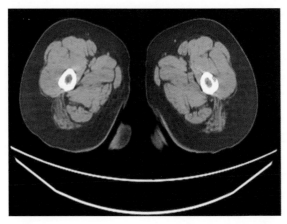

图 3-14-6 双侧股骨 CT 平扫可见股骨近端上段低密度影

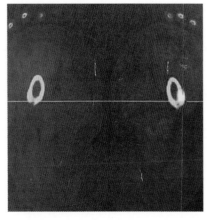

图 3-14-7 ^{68}Ga-DOTATATE-PET/CT 显示左侧股骨上端局部骨皮质缺损，可见放射性摄取增高灶，考虑 TIO 致病灶可能

患者在全麻下行左股骨上段病灶刮除，骨水泥重建术（图 3-14-8），术毕安返病房。患者术前血磷为 0.66mmol/L，术后 3 天恢复至 0.89mmol/L，术后 6 天恢复至 1.22mmol/L（图 3-14-9）。术后病理回报：（左股骨上端病灶）符合磷酸盐尿性间叶性肿瘤（图 3-14-10）。

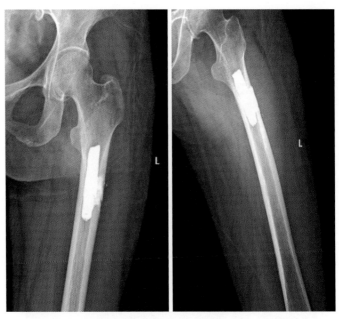

图 3-14-8 患者于全麻下行左股骨上段病灶刮除，骨水泥重建术后左侧股骨正侧位片

知识点

肿瘤相关性低磷血性骨软化症（TIO）

TIO 是一种由肿瘤分泌纤维细胞生长因子 -23（FGF-23）引起的肾小管磷重吸收率降低、肾脏排磷增加、血清 1,25- 二羟维生素 D_3 浓度降低的获得性低磷血性骨软化症。TIO 肿瘤常起病隐匿，瘤体较小，分布广泛，很难被发现。奥曲肽显像是最常用的一种检查定位手段，少部分肿瘤可能出现奥曲肽显像阴性，可通过 ^{68}Ga-PET/CT 进一步定位。阳性患者根据摄取部位不同，再进行超声、CT、MRI 等检查进一步明确肿瘤与周围组织关系，有利于下一步手术切除。此类肿瘤多位于骨及软组织中，来源为磷酸盐尿性间叶组织，若完整切除病情可以明显缓解。

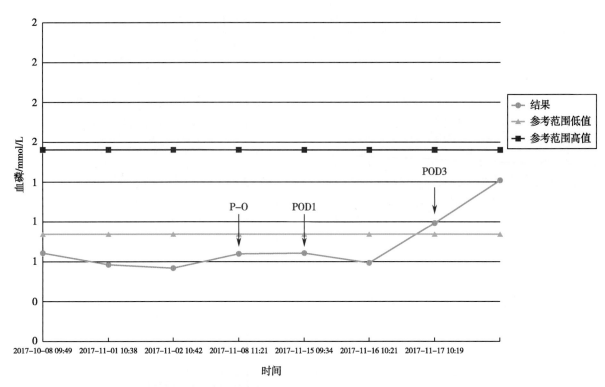

图 3-14-9　患者术后血磷监测结果：可见术后 3 天已恢复至正常水平，并持续上升

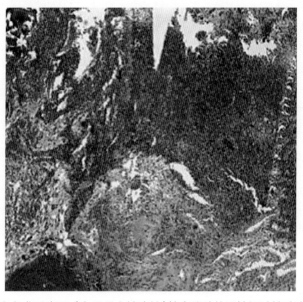

图 3-14-10　患者术后病理：(左股骨上端病灶)符合磷酸盐尿性间叶性肿瘤(HE，×100)

推荐阅读文献

[1] YIN Z，DU J，YU F. Tumor-induced osteomalacia. Osteoporos Sarcopenia，2018，4(4)：119-127.

[2] WANG H，ZHONG D，LIU Y，et al. Surgical treatments of tumor-induced osteomalacia lesions in long bones：seventeen cases with more than one year of follow-up. J Bone Joint Surg Am，2015，97(13)：1084-1094.

[3] 张雅芝，段炼，全婷婷，等. 多发骨痛 - 下肢无力 - 活动受限. 中华全科医师杂志，2018，17(1)：67-69.

第三节　肾性骨病
renal osteopathy

肾性骨病（renal osteopathy）是慢性肾脏病（chronic renal disease）患者由于矿物质和骨代谢紊乱导致的骨改变。肾性骨病主要的临床表现包括骨折（包括 X 线所见椎体无症状骨折）、骨痛和骨骼畸形（生长期的儿童）。2009 年国际肾内科协会将以往的肾性骨营养不良（renal osteodystrophy）和肾性骨病的定义延展为慢性肾病相关的骨和矿物质异常（chronic kidney disease-mineral and bone disorder，CKD-MBD）。

CKD-MBD 指慢性肾病患者出现以下一种或多种情况：钙、磷、甲状旁腺激素和维生素 D 异常；骨转化、矿化、体积、线性生长和强度异常；血管或其他软组织钙化的系统性矿物质和骨代谢异常。主要的病理生理学基础包括：①继发性甲状旁腺功能异常；②1，25（OH）$_2$D$_3$ 减少，钙盐沉积障碍；③铝中毒，骨形成和矿化抑制；④白介素、肿瘤坏死因子、内皮素等细胞因子共同发挥作用。

临床病例

首次门诊记录

患者，男性，65 岁，农民，进行性骨痛 5 年，轻微外力下左侧颈腓骨骨折 2 年。外院诊断为严重骨质疏松合并骨折，予以石膏中立制动 6 周后更换为支具制动，并予以碳酸钙 D$_3$ 600mg，每日 2 次，口服，阿仑膦酸钠 D$_3$ 70mg，每日 1 次，口服。近两年患者不能站立及行走，全身多发骨痛进一步加重。乏力、纳差，身高在两年间变矮 4cm。跛行入室，双拐辅助下行走，双下肢不等长，左小腿远端略内翻畸形。既往 2 型糖尿病 8 年，未用药。无毒物、放射线接触史，吸烟史每日 10 支，30 年，无酒嗜好，家族史无特殊。影像学检查发现见图 3-14-11。

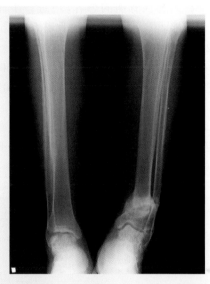

图 3-14-11　患者左小腿远端胫、腓骨骨折，内翻畸形，骨痂形成，仍可见骨折线，并可见骨折断端略硬化及骨折处骨吸收

【问题 1】　对于"严重骨质疏松"的临床表现，有哪些可能的诊断，接下来应该如何做？

思路：对于轻微外伤出现骨折且延迟愈合、骨痛、身高降低的患者，需要考虑存在"严重骨质疏松"的情况。进一步需要将特发性骨质疏松与继发性骨质疏松进行鉴别。常见继发性骨质疏松的原因包括：原发性甲状旁腺功能亢进症、慢性肾衰竭、库兴综合征、甲状腺功能亢进症、神经性厌食、吸收不良综合征、器官移植后、长期制动、肿瘤。

接下来需要进一步筛查原因，仔细询问病史、合并疾病，进行体格检查和了解患者的骨密度和血生化检查（血常规、血沉或 C 反应蛋白、血钙、磷、碱性磷酸酶、肌酐、肝转氨酶、甲状腺功能）。

第二次门诊复诊

患者骨密度检查（DXA 法），腰椎 T 值（3.7～4.2），髋部 T 值（−1.3～0）；血钙 2.4（2.2～2.6）mmol/L，血磷 1.0（0.76～1.8）mmol/L，均正常。患者 Cr 为 358（22～27）μmol/L，BUN 20（≤9mmol/L），pH 7.32（7.35～7.45），HCO$_3^-$ 16.2（22～27）μmol/L。肾内科确诊为慢性肾病，肾功能不全（失代偿期）合并酸中毒。

【问题 2】　骨密度在肾性骨病患者中的作用是什么？

思路：骨密度（bone mineral density）反映骨矿物质的含量。但骨矿化功能障碍和骨代谢异常均是导致骨骼质量异常、发生脆性骨折的原因。肾性骨病患者骨密度可能正常，甚至升高。全球肾脏病预后组织（KDIGO）不建议对慢性肾脏病患者常规行骨密度检查。

【问题 3】 肾性骨病有哪些骨改变类型？应该如何进一步鉴别和评估？

思路：依据病理生理特点和血清全段甲状旁腺激素（iPTH）浓度，肾性骨病的骨改变可分为以下几种类型。

1. 高转化性骨病（iPTH 水平明显增高） 表现为纤维性骨炎——破骨细胞和成骨细胞增加，骨形成及骨吸收均活跃。皮质骨骨量减少，可见假性囊腔。

2. 低转化性骨病 骨软化症和无动力型骨病——由于甲状旁腺激素的过度抑制，骨形成率和重吸收率下降，骨转化率下降。骨矿化障碍，骨骼易于变形。

3. 混合型骨病 纤维性骨炎及骨软化并存。

4. 淀粉样骨关节病 骨囊性损害、弥漫性脱钙、腕管综合征—β_2-微球蛋白排泄减少，在血中蓄积，并沉积于骨、关节及肌腱等处。

对于考虑为肾性骨病的患者，应进一步评估患者的骨转化生化指标，甲状旁腺及其他骨骼系统受累情况，见图 3-14-12。

该患者骨转化指标检查结果如下：ALP 860（15～109）IU/ml，PTH 236（7～53）pg/ml，β-CTX 2.8（0.059～0.679）ng/ml。

该患者的腰椎侧位 X 线片可见椎体出现头尾两端硬化，中部稀疏，类似"夹心饼"样的形态。全身骨显像可见多发的放射性浓聚（图 3-14-13，图 3-14-14）。

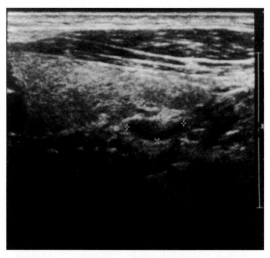

图 3-14-12 患者左上叶甲状腺上极和右叶甲状腺上极均可见增大的甲状旁腺

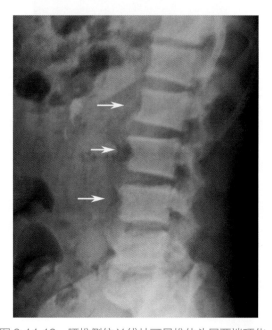

图 3-14-13 腰椎侧位 X 线片可见椎体头尾两端硬化，中部稀疏，似"夹心饼"样的形态。也被称为"Rugger-Jersey Spine（橄榄球运动衫条纹）"样改变

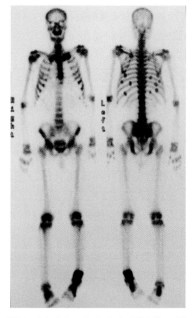

图 3-14-14 患者全身骨显像可见全身骨骼多发的放射性浓聚

【问题 4】 肾性骨病较为常见的骨骼影像学表现有哪些？

思路：肾性骨病的影像学表现并不特异，不能作为诊断依据，除与特发性骨质疏松类似的常见表现外，通常根据患者肾性骨病的不同类型（高转化性、低转化性、混合型）可见到不同的影像学表现。

常见的高转化性骨改变和甲状旁腺功能亢进骨改变的影像类似，X 线表现为骨疏松带（Looser's zones），近节或中节指骨的骨膜下骨吸收，Brown 肿瘤，骨硬化，例如该患者所出现的"夹心椎"，这种现象也在许多文献中报道为"Rugger-Jersey Spine（橄榄球运动衫条纹）"。常见的低转化性骨改变主要表现为骨软化，"佝偻病"样改变。骨骼外软组织中的钙化在慢性肾脏病患者中常见。全身骨显像则可见全身骨骼多发的放射性浓聚。

【问题5】 确定肾性骨病的金标准是什么？

思路：骨活检是诊断 CKD-MBD 的金标准，但由于临床操作困难，对于有 CKD-MBD 证据的 CKD 3～5 期患者，不要求常规进行骨活检。

【问题6】 肾性骨病的预防和治疗原则是什么？

思路：肾性骨病的预防和治疗原则是以内科治疗为主的综合防治，在慢性肾病的过程中要监测血磷和血钙，通过饮食控制，钙剂补充，非含钙磷结合剂等降低血磷等药物，维持血钙正常。应用活性维生素 D 或其他类似药物对 CKD 3～5 期的患者进行治疗，控制血中 iPTH 水平。对 CKD 3～5 期合并药物治疗无效的严重甲状旁腺功能亢进患者，可以行甲状旁腺切除术。对于已经发生骨折和骨折相关并发症的患者，可通过外科手段对骨折进行固定和融合。

推荐阅读文献

[1] 卜磊,梅长林. 2009 年 KDIGO 慢性肾脏病矿物质和骨异常临床实践指南解读. 中华肾脏病杂志,2010,26(1):63-65.

[2] 陈孜瑾,陈楠. 从 KDOQI 到 KDIGO 指南解读慢性肾脏病矿物质和骨异常. 中国实用内科杂志,2011,31(12):927-929.

[3] 王莉,李贵森. 中华医学会肾脏病学分会《慢性肾脏病矿物质和骨异常诊治指导》. 肾脏病与透析肾移植杂志,2013,22(6):554-559.

[4] CHANG C Y, ROSENTHAL D I, Imaging findings of metabolic bone disease. Radiographics,2016,36(6):1871-1887.

[5] ALEXANDER A J, JAHANGIR D, LAZARUS M, et al. Imaging in chronic kidney disease-metabolic bone disease. Semin Dial,2017,30(4):361-368.

[6] KETTELER M, BLOCK A. Diagnosis, evaluation, prevention, and treatment of chronic kidney disease-mineral and bone disorder: synopsis of the kidney disease: improving global outcomes 2017 Clinical Practice Guideline Update. Ann Intern Med,2018,168(6):422-430.

（仇建国）

第四篇
技 能 操 作

第十五章 骨科常规治疗方法

第一节 牵引治疗
traction therapy

牵引治疗是骨科常用的治疗方法，利用持续、适当的牵引力作用，通过反作用力达到缓解软组织紧张、骨折复位固定、炎症部位制动、预防矫正畸形以及减轻疼痛的目的。常用的牵引治疗技术有皮肤牵引、骨牵引和特殊牵引。

一、皮肤牵引

皮肤牵引是借助胶布粘贴或海绵内衬牵引带包压于患肢，利用与皮肤之间的摩擦力，使牵引力通过皮肤、肌肉、骨骼，进行复位、维持固定。胶布远侧端于扩张板中心钻孔穿绳打结，再通过牵引架的滑轮装置，加上悬吊适当的重量进行持续皮肤牵引（图4-15-1，图4-15-2）。牵引重量一般不得超过5kg，牵引力过大易损伤皮肤、引起水疱，妨碍继续牵引。牵引时间为2～3周，时间过长，会因皮肤上皮脱落影响胶布黏着，如需继续牵引，应更换新胶布维持牵引。

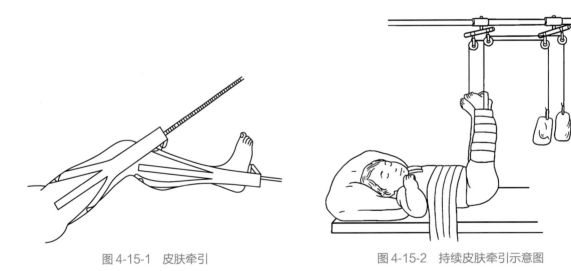

图4-15-1　皮肤牵引　　　　　　　　　图4-15-2　持续皮肤牵引示意图

1. 适应证
（1）小儿股骨骨折。
（2）年老体弱者的股骨骨折，在夹板固定的同时辅以患肢皮牵引。
（3）手术前后维持固定，如股骨头骨折、股骨颈骨折、股骨转子间骨折、人工关节置换术后等。
2. 注意事项　皮肤必须完好，避免过度牵引，牵引2～4周，骨折端有纤维性连接，不再发生移位时可换为石膏固定，以免卧床时间太久，不利于功能锻炼。皮牵引带不能压迫腓骨头颈部，以免引起腓总神经麻痹。

二、骨牵引

骨牵引是在骨骼上穿过克氏针或斯氏针，安置牵引弓后，通过牵引绳及滑轮连接秤砣而组成的牵引装置，牵引力直接作用于骨骼上，用以对抗肢体肌肉的痉挛或收缩的力量，达到骨折复位、固定的目的。骨牵引力量较大,阻力小,牵引收效大,可以有效复位骨折、恢复力线。

1. 适应证

(1)成人长骨不稳定性、易移位骨折(如股骨、胫骨螺旋形及粉碎性骨折、骨盆、颈椎)。

(2)开放性骨折伴有软组织缺损、伤口污染、骨折感染或战伤骨折。

(3)患者有严重多发伤、复合伤,需密切观察,肢体不宜做其他固定者。

2. 注意事项

(1)骨牵引的力量较大,牵引时必须有相应的反牵引,如抬高床脚或床头。

(2)定期检查牵引针(或钉)进针处有无不适,如皮肤绷得过紧,可适当切开少许减张;穿针处如有感染,应设法使之引流通畅,保持皮肤干燥;感染严重时应拔出钢针改换位置牵引。

(3)牵引期间必须每日观察患肢长度及观察患肢血液循环情况,注意牵引重量,防止过度牵引。肢体肿胀消退,骨折复位良好,应酌情减轻牵引重量。

(4)牵引时间一般不超过8周,如需继续牵引治疗,则应更换牵引针(或钉)的部位,或改用皮肤牵引。若骨折复位良好,可改用石膏固定。

3. 常用的几种骨骼牵引

(1)尺骨鹰嘴牵引

1)适应证:适用于肱骨颈、干及肱骨髁上、髁间粉碎性骨折移位和局部肿胀严重,不能立即复位固定者,以及陈旧性肩关节脱位将进行手法复位者。

2)操作步骤:在肱骨干内缘的延长线(即沿尺骨鹰嘴顶点下3cm),画一条与尺骨背侧缘的垂直线;在尺骨背侧缘的两侧各2cm处,画一条与尺骨背侧缘平行的直线,相交两点即为牵引针的进口与出口点(图4-15-3)。用手牵引将患者上肢提起、消毒、麻醉后,将固定在手摇钻上的克氏针从内侧标记点刺入尺骨,手摇钻将克氏针穿过尺骨鹰嘴向外标记点刺出。此时要注意切勿损伤尺神经,不能钻入关节腔,以免造成不良后果或影响牵引治疗。使牵引针两端外露部分等长,安装牵引弓。将牵引针两端超出部分弯向牵引弓,并用胶布固定,以免松动、滑脱或引起不应有的损伤,然后拧紧牵引弓的螺母,将牵引针拉紧,系上牵引绳,沿上臂纵轴线方向进行牵引,同时将伤肢前臂用帆布吊带吊起,保持肘关节屈曲90°,一般牵引重量为2～4kg(图4-15-4)。

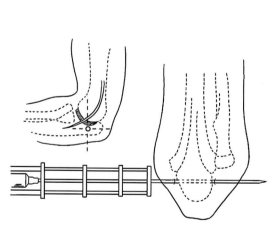

图4-15-3 尺骨鹰嘴牵引进针与出针位置

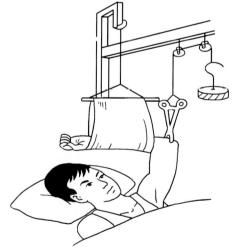

图4-15-4 尺骨鹰嘴骨牵引悬吊示意图

(2)尺桡骨远端牵引

1)适应证:适用于开放性尺桡骨骨折及陈旧性肘关节后脱位,多用于鹰嘴牵引和尺桡骨远端牵引固定治疗开放性尺桡骨骨折。

2)操作步骤:将伤肢前臂置于旋前旋后中间位,并由助手固定,消毒皮肤,局部麻醉,于桡骨茎突近端1.5～2cm部位的桡侧无肌腱处,将克氏针经皮肤刺入至骨,安装手摇钻,使克氏针与桡骨纵轴垂直钻过尺桡骨的远端及尺侧皮肤,并使外露部分等长,装上牵引弓即可进行牵引。或与尺骨鹰嘴牵引针共装在骨外固定架上,进行开放性尺桡骨骨折固定治疗。

(3) 股骨髁上牵引

1) 适应证:适用于有移位的股骨骨折、有移位的骨盆环骨折、髋关节中心脱位和陈旧性髋关节后脱位等;也可用于胫骨结节牵引过久,牵引针松动或钉孔感染,必须换针继续牵引时。

2) 操作步骤:将损伤的下肢放在布朗牵引支架上,自髌骨上缘近侧 1cm 内,画一条与股骨垂直的横线(老年人骨质疏松,进针点应距髌骨上缘高一些,青壮年骨质坚硬,进针点距髌骨上缘近一些)。再沿腓骨小头前缘与股骨内髁隆起最高点,各做一条与髌骨上缘横线相交的垂直线,相交的两点作为标志,即斯氏针的进针点(图 4-15-5)。消毒,局部麻醉后,从大腿内侧标记点刺入斯氏针直至股骨,一手持针保持水平位,并与股骨垂直,锤击针尾,使斯氏针穿出外侧皮肤标记点,两侧牵引针外露部分等长,用巾钳将进针处凹陷的皮肤拉平,安装牵引弓,在牵引架上进行牵引。小腿和足部用胶布辅助牵引,以防肢体旋转和足下垂。将床脚抬高 20～25cm 以作反牵引。牵引所用的总重量应根据伤员体重和损伤情况决定,如骨盆骨折、股骨骨折和髋关节脱位的牵引总重量,成人一般按体重的 1/7 或 1/8 计算,年老体弱者、肌肉损伤过多或有病理性骨折者,可用体重的 1/9 重量(图 4-15-6)。小腿辅助牵引的重量为 1.5～2.5kg,足部皮肤牵引重量为 0.25～0.5kg。

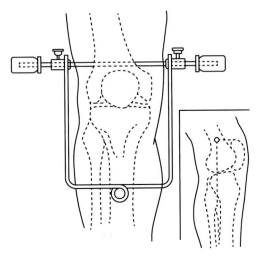 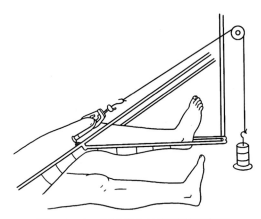

图 4-15-5 股骨髁上牵引针进针与出针位置　　　　图 4-15-6 股骨髁上持续牵引示意图

(4) 胫骨结节牵引

1) 适应证:适用有移位股骨及骨盆环骨折、髋关节中心脱位及陈旧性髋关节脱位等,胫骨结节牵引较股骨髁上牵引常用,如此牵引过程中有其他问题时,才考虑换为股骨髁上牵引继续治疗。

2) 操作步骤:将伤肢放在布朗牵引支架上,助手用手牵引踝部固定伤肢,以减少伤员痛苦和防止继发性损伤。自胫骨结节向下 1cm 内,画一条与胫骨结节纵轴垂直的横线,在纵轴两侧各 3cm 左右处,画两条与纵轴平行的纵线与横线相交的两点,即为斯氏针进出点(图 4-15-7)。老年人骨质疏松,标记点要向下移一点,以免打针时引起撕脱性骨折;青壮年骨质坚硬,标记点要向上移一点,以免打针时引起劈裂骨折;儿童应改用克氏针牵引。此牵引技术的方法和牵引总重量,均与股骨髁上牵引技术相同。值得注意的是,进针应从外侧标记点向内侧,防止损伤腓总神经,术后 2 周内每日要测量伤肢的长度,以便随时根据检查结果及时调整牵引重量,并检查伤肢远端的运动、感觉及血供情况(图 4-15-8)。

(5) 跟骨牵引

1) 适应证:适用于胫腓骨不稳定性骨折、某些跟骨骨折及髋关节和膝关节轻度挛缩畸形的早期治疗。

2) 操作步骤:将踝关节保持中立位。自内踝下端至足跟后下缘连线的中点,即为进针标记点(图 4-15-9)。消毒皮肤,局部麻醉后,用斯氏针从内侧标记点刺入跟骨,一手持针保持水平位并与跟骨垂直,另一手捶击针尾,将针穿过跟骨并从外侧皮肤穿出,使牵引针两端外露部分等长。用布巾钳拉平打针处凹陷的皮肤,安装牵引弓,在布朗架上进行牵引。如胫腓骨骨折有严重移位,需在复位后加小腿石膏固定,再进行牵引。一般成人的牵引重量为 4～6kg。术后要经常观察脚趾活动、感觉及血供情况(图 4-15-10)。

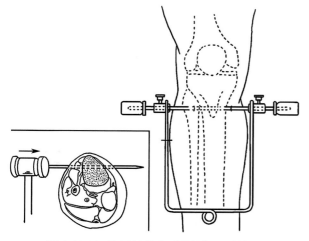

图 4-15-7　胫骨结节牵引进针与出针位置

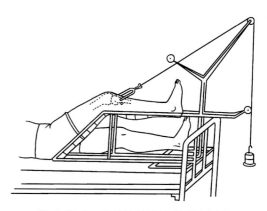

图 4-15-8　胫骨结节持续牵引示意图

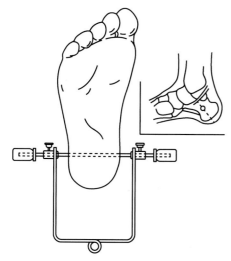

图 4-15-9　跟骨牵引进针与出针位置

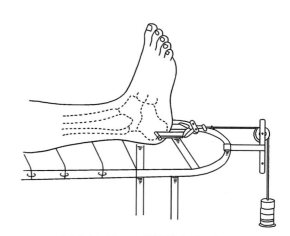

图 4-15-10　跟骨持续牵引示意图

（6）第一～四跖骨近端牵引

1）适应证：多与跟骨牵引针共装骨外固定架，进行牵引或固定治疗楔状骨及舟状骨的压缩性骨折。

2）操作步骤：将伤肢的小腿放置于布朗架上，助手将脚及小腿固定。消毒皮肤，局部麻醉，将克氏针的尖端从第四跖骨近端的外边与跖骨纵轴垂直刺入至骨，装手摇钻，穿过第一～四跖骨的近端部至皮肤外，并使外露部分等长，装牵引弓或与跟骨牵引针共装骨外固定架，以便调整楔状骨或舟状骨的移位，并行固定治疗。

（7）颅骨牵引

1）适应证：适用于颈椎骨折和脱位，特别是骨折脱位伴有脊髓损伤者。

2）操作步骤：将伤员剃去头发，仰卧位，颈部两侧用沙袋固定。用记号笔在两侧乳突之间画一条冠状线，再沿鼻尖到枕外粗隆画一条矢状线。将颅骨牵引弓的交叉部支点对准两线的交点，两端钩尖放在横线上充分撑开牵引弓，钩尖所在横线上的落点做切口标记。用 1% 利多卡因在标记点处进行局部麻醉，在两标记点各做一个小横切口，直至骨膜，并略剥离。用颅骨钻在标记点钻孔。钻孔时应使钻头的方向与牵引弓钩尖的方向一致，仅钻入颅骨外板（成人约为 4mm，小儿约为 3mm）。钻孔后安装颅骨牵引弓，并拧紧牵引弓上的两个相对应的螺栓固定，防止松脱或向内拧紧刺入颅内。牵引弓系结牵引绳，通过床头滑轮进行牵引。床头抬高 20cm 左右，作为反牵引。牵引重量要根据颈椎骨折和脱位情况决定，一般为 6～8kg。如伴小关节交锁者，重量可加到 12.5～15.0kg，同时将头稍呈屈曲位，以利于复位。抬高床头，加强对抗牵引。如证明颈椎骨折、脱位已复位，应立即在颈部和两肩之下垫薄枕头，使头颈稍呈伸展位，同时立即减轻牵引重量，改为维持性牵引（图 4-15-11）。

591

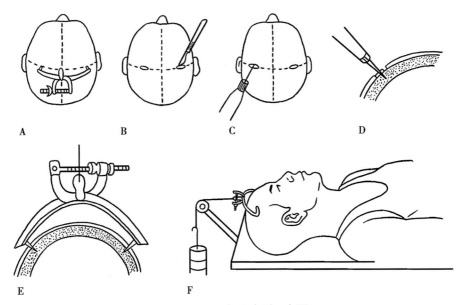

图 4-15-11　颅骨牵引示意图

A. 定位方法；B. 皮肤切口；C. 钻孔角度；D. 钻孔深度；E. 安装牵引号；F. 颅骨牵引状态。

三、特殊牵引

（一）枕颌带牵引

1. 适应证　枕颌带牵引是通过滑轮及牵引支架，施加重量进行牵引。适用于轻度颈椎骨折或脱位、颈椎间盘突出症及根性颈椎病等。

2. 操作方法　分为两种牵引方式。

（1）卧床持续牵引：牵引重量一般为 2.5～3.0kg。其目的是利用牵引维持固定头颈休息，使颈椎间隙松弛或骨质增生造成的水肿尽快吸收，使其症状缓解（图 4-15-12A）。

（2）坐位牵引：间断牵引，重量自 6kg 开始，逐渐增加，根据每个患者的具体情况，可增加到 15kg 左右，但须注意如颈椎有松动不稳者，不宜进行重量较大的牵引，以免加重症状（图 4-15-12B）。

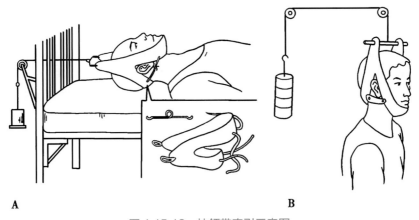

图 4-15-12　枕颌带牵引示意图

A. 卧位；B. 坐立位。

（二）骨盆带牵引

1. 适应证　适用于腰椎间盘突出症及腰神经根刺激症状者。

2. 操作方法　分为两种牵引方法。

（1）用骨盆牵引带包托骨盆，两侧各 1 条牵引带，所系重量相等，两侧总重量 9～10kg，床脚抬高 20～25cm，使人体重量作为反牵引，进行持续牵引，并加强腰背肌功能锻炼，使腰腿痛的症状逐渐减轻。

（2）利用机械大重量间断牵引，即用固定带将两侧腋部向上固定，做反牵引，另用骨盆牵引带包托进行牵引，每日牵引 1 次，每次牵引 20～30 分钟，牵引重量先从体重的 1/3 重量开始，逐渐加重牵引重量，可使腰腿痛症状逐渐消退。但腰椎如有明显松动不稳者，不宜用较大重量牵引，以免加重症状。

（三）骨盆悬带牵引

1. 适应证 适用于骨盆骨折有明显分离移位，或骨盆环骨折有向上移位和分离移位，经下肢牵引复位，而仍有分离移位者。

2. 操作方法 使用骨盆悬带通过滑轮及牵引支架进行牵引，同时进行两下肢的皮肤或骨牵引，可使骨盆骨折分离移位整复，待 4～6 周后解除牵引，进行石膏裤固定（图 4-15-13）。

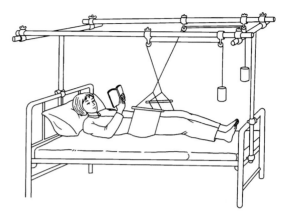

图 4-15-13 骨盆悬带牵引示意图

（四）胸腰部悬带牵引

1. 适应证 适用于胸腰椎椎体压缩性骨折的整复。

2. 操作方法 采用金属悬吊牵引弓，帆布带和两个铁环制成的胸腰部悬带，患者仰卧在能升降的手术床上，两小腿固定于手术床，头下垫枕。悬起胸腰部悬带，降下手术床，患者呈超伸展位，使胸腰椎椎体压缩骨折整复，并包缠石膏背心固定，即可解除胸腰部悬带牵引。

另一种胸腰部悬带持续牵引技术，适用于老年或脏器患有严重病变患者。取 20cm 宽、50cm 长的帆布带，两端用 25cm 长、直径 3cm 的木棒套穿固定，于悬带两端加滑轮及绳子，即可进行患者仰卧位胸腰部悬吊牵引，逐渐适当增加重量，使患者脊柱超伸展，达到胸腰段脊椎压缩性骨折逐渐复位。同时加强腰背肌功能练习，维持胸腰段脊椎压缩性骨折的复位。

（阎作勤）

第二节 小夹板治疗
small splint treatment

小夹板固定是利用有一定弹性的柳木、杉木、竹片或塑料制成长宽合适的板条，在接触肢体一面附加有各种形状的固定垫，通过固定垫维持骨折断端对位，不固定关节。因此，小夹板治疗既固定骨折局部，维持骨折整复的位置，又便于关节活动，防止肌肉萎缩和关节僵硬。

一、适应证

1. 四肢管状骨闭合骨折，不全骨折和稳定性骨折。
2. 作为股骨、胫骨不稳定骨折的辅助固定手段，需要结合持续骨牵引复位。
3. 骨折拆除石膏或内固定后，但尚不坚固，需要短时间外固定保护。

二、操作方法

1. 准备工作 小夹板固定治疗常用的材料有小夹板、固定垫（棉垫或纸垫）、横带（扁布带）、绷带、棉花、胶布等。

（1）小夹板：长度一般以不超过骨折上、下关节为准（关节附近的骨折例外），所用小夹板宽度的总和，应略窄于患肢的最大周径，使每两块小夹板之间有一定的间隙。

（2）固定垫：固定垫根据形态分为平垫、大头垫、空心垫等，在小夹板内的作用是防止骨折复位后再发生移位，但不可依赖固定垫对骨折段的挤压作用来代替手法复位，否则将引起压迫性溃疡或肌肉缺血性坏死等不良后果。

2. 小夹板固定的包扎方法

（1）续增包扎法：骨折复位后，先从患肢远端开始向近端包扎内衬绷带 1～2 层，用以保护皮肤不受小夹板摩擦，然后再安放小夹板。此时，应首先对骨折起主要固定作用的两块小夹板，以绷带包扎两圈后，再放置其他小夹板。在小夹板外再用绷带包扎覆盖，维持各块小夹板的位置。再从近侧到远侧捆扎横带 3～4 根，每根横带绕肢体 2 周后打结。横带的作用是调节小夹板的松紧度，以比较方便地将结头上下移动 1cm 的松紧度为宜，此法优点是小夹板固定较为牢靠。

（2）一次包扎法：骨折复位后先包内衬绷带，然后将几块小夹板一次安置于伤肢四周，外用 3～4 根横带捆扎。此法使用的绷带较少，小夹板的位置容易移动，应经常检查，以免影响骨折的固定（图 4-15-14）。

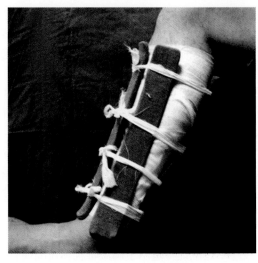

图 4-15-14　一次包扎法

三、注意事项

1. 注意患肢的肢端血供状况，观察肢端皮温、颜色、感觉、肿胀程度、手指或足趾主动活动等有无异常。若发现有血供障碍，立即放松横带，如未好转，应拆开绷带，重新包扎，以免处理延误导致缺血性肌挛缩、神经麻痹或肢体坏死。肢体血供障碍最早的症状是剧烈疼痛，切勿与骨折疼痛混淆，造成疏忽延误。骨折疼痛局限于骨折断端周围，血供障碍引起的疼痛是夹板固定处远侧肢体的搏动性疼痛，必须认真分析，正确区分，采取及时、正确的处理。

2. 小夹板内固定垫接触部位、小夹板两端或骨骼隆突部位出现疼痛，注意观察，必要时拆开检查，以防发生压迫性溃疡。

3. 注意经常调整小夹板的松紧度。患肢肿胀消退后，小夹板也将松动，应每日检查横带的松紧度，及时调整。

4. 复位后 2 周、4 周、8 周、12 周定期作 X 线透视或摄片检查，了解骨折对位与愈合情况，若有移位及时复位处理。

小夹板治疗具有简便易行、固定牢固、骨折愈合快、功能恢复好、费用低廉等优点，掌握好适应证，临床上并发症并不多见，但治疗过程中需要重视患者的随访观察，及时发现、处理患者缺血、神经受压等异常变化，避免前述并发症的发生。

（阎作勤）

第三节　石膏绷带固定
plaster cast and splint immobilization

石膏绷带固定是利用熟石膏遇水可以重新结晶变硬这一特性，把熟石膏粉制作的石膏绷带浸泡于水中，取出后做成石膏托或者直接缠绕在患肢远近端，石膏硬化后起到固定骨折的作用。石膏绷带固定可根据肢体的任何形状塑形，具有固定可靠、简单方便、便于运送的优点，其缺点是石膏较重、透气性差、固定范围较大，须超过骨折部位远、近端关节，易引起关节僵硬。

一、适应证

1. 小夹板难以固定的某些部位的骨折如脊柱骨折。
2. 开放性骨折经清创缝合术后创口尚未愈合者。
3. 某些骨关节行关节融合术者（如关节结核行融合术）。
4. 畸形矫正术后，维持矫正位置。
5. 治疗化脓性骨髓炎、关节炎者，固定患肢，减轻疼痛。
6. 肌腱、血管、神经以及韧带需要石膏保护固定。

胫骨平台骨折长
腿石膏托固定
（视频）

二、操作方法

1. **材料准备**　石膏绷带、脱脂绷带、纱布、棉纸、石膏操作台、石膏床、石膏刀、石膏剪等。
2. **石膏绷带用法**　在固定部位缠绕脱脂绷带或纱布，在骨骼隆起部位垫以棉垫或棉纸，以免皮肤受压坏死,形成压疮。将石膏绷带卷按包扎石膏使用的顺序,轻轻横放浸泡于温水中,等气泡排空,石膏绷带卷泡透,两手握住石膏绷带卷的两端取出,用两手向石膏绷带卷中央轻轻对挤,除去多余水分即可使用。

常用石膏类型:①石膏托,根据测量固定患肢所需长度,在平板上将石膏绷带折叠成需要长度的石膏条,宽度为患肢周径的2/3,下肢厚度为12～15层,上肢10～12层,然后放入水桶浸湿,贴皮肤面用棉纸衬垫保护,放到患肢的后面或背侧,用普通绷带缠绕固定。②石膏夹板或前后石膏托,是在单侧石膏托的对侧增加一个石膏托,固定骨折的伸屈侧或前后侧,固定的牢固度优于单侧石膏托。以上两种石膏托多用于早期肢体肿胀的临时固定,方便调整松紧,当肿胀消退后,通常改行石膏管型固定。③石膏管型,将石膏条置于肢体前后侧,然后用石膏绷带平整包裹患肢,包扎完毕,表面抹光滑。注明石膏日期和类型,未干硬以前可以考虑开槽和开窗。

3. 躯干石膏及特殊石膏固定　多采用石膏绷带与石膏条带包扎相结合的方法。一方面可加快包扎石膏的速度,有利于石膏塑形,能较好地达到固定的目的。另一方面可节省石膏绷带。应用此法包扎的石膏有厚有薄,即不负重的次要部位较薄,负重的重要部位较厚,使包制石膏轻又有较好的固定作用。如石膏床、头颈胸石膏、髋人字石膏等。

4. 石膏固定操作过程中应快速、平整、无皱褶,根据包扎部位的需要可做适当的加强。石膏绷带缠绕时用力要均匀,勿过紧过松,边包缠边用手抹平,使石膏条带及石膏绷带之间的空气及多余的水分挤出,成为无空隙的石膏管型,达到牢固的固定作用。注意石膏的塑形,能够最大限度符合肢体的外部轮廓。

三、注意事项

1. 石膏固定后伤肢必须抬高5～7天以减轻肢体肿胀。肿胀消退后伤肢即可自由活动。
2. 石膏固定应该将手指、足趾露出,方便观察手指或足趾血循环、感觉和运动情况,如发现手指或足趾肿胀明显、疼痛剧烈,颜色变紫、变青、变白,感觉麻木或有运动障碍时,应立即紧急处理,切勿延误,以免造成不可挽救的残疾。
3. 寒冷季节石膏绷带的肢体要注意保暖,但不能热敷不能烤火,以免引起肢体远端肿胀造成血液循环障碍。
4. 石膏如有松动或破坏失去固定作用时要及时更换石膏或改用其他固定。
5. 必须将石膏固定后的注意事项向伤、病员和其家属交代清楚,最好能印成文字说明交给患者和家属,避免并发症的发生。

目前新型高分子材料绷带已经应用于临床,如树脂、SK聚氨酯等,具有重量轻、透气性好、不怕水、不过敏的优点,但价格昂贵。

（阎作勤）

第四节　局部封闭术
local blockade

局部封闭术是指利用利多卡因、布比卡因等麻醉药物,配合皮质类固醇等药物注射到疼痛部位,通过阻滞感觉、交感神经,直接阻断疼痛的神经传导通路,改善局部血液循环,激素发挥抗炎、抗过敏作用,从而获得消除炎症、解除疼痛、软化瘢痕和改善功能的疗效,在临床上被广泛应用。使用时必须掌握好局部封闭治疗的适应证、相关解剖知识和操作技术要点,才能获得良好疗效。

一、适应证

1. 软组织的急慢性损伤,如滑囊炎、腱鞘炎、腰肌劳损、肩周炎等。
2. 周围神经卡压,如腕管综合征、肘管综合征等。
3. 关节炎,如骨关节炎、痛风性关节炎等。

二、禁忌证

1. 穿刺部位或者附近皮肤有感染。
2. 不能使用激素或对激素、麻醉药过敏。
3. 有消化道反复出血史,特别是近期有消化道出血者。

4. 凝血功能障碍，如血友病。

5. 严重的高血压或者糖尿病。

6. 结核病。

7. 甲状腺功能亢进。

8. 注射部位附近 X 线片提示有骨或软组织病理性病变，如骨肿瘤。

三、常用药物

1. 麻醉药物

(1) 利多卡因：效能和作用时间均属中等程度的局麻药。组织弥散能力和黏膜穿透力好。局部浸润和神经阻滞采用 1%~2%，成人一次限量 400mg。

(2) 布比卡因：长效酰胺类局麻药，起效时间较利多卡因长，作用时间可持续 5~6 小时。采用 0.5%~0.75%，成人一次限量为 150mg。

局部麻醉药物注射前都必须回抽，以免将药物注入血管，导致神经系统和心脏毒性反应。

2. 激素类药物

(1) 复方倍他米松（得宝松）：是由二丙酸倍他米松和倍他米松混合而成的灭菌混悬液，有比较明显的消炎止痛作用。局部用药时每次用量 1ml，同时加利多卡因等麻醉药物 1~2ml。使用时须事先将药瓶中的混悬注射液抽入注射器内，然后抽入局麻药，多数患者 1 次局部封闭后症状即可缓解，如局部封闭后症状未能缓解者，2~3 周后可再注射 1 次，2~3 次为 1 个疗程。

(2) 醋酸曲安奈德（确炎舒松）：是一种合成的肾上腺皮质激素，属于糖皮质激素。主要起抗炎和抗过敏作用。局部封闭时每处 20~30mg，每次总量不超过 40mg，2 周 1 次。使用时可添加局麻药物。

四、操作过程

1. 局部封闭的准备

(1) 与患者及家属充分沟通，告知相关操作风险。

(2) 物品准备：醋酸曲安奈德或复方倍他米松、布比卡因或利多卡因、手套（非消毒）、标记笔、固定垫、安尔碘、乙醇棉球、不同规格注射器及穿刺针、胶布、绷带、无菌纱布敷料。

2. 操作 告知患者即将进行的操作，缓解患者紧张情绪。

(1) 摆放正确体位，确定穿刺部位后用标记笔标记，注意解剖结构（标记后直到操作结束，不允许患者更改体位）。

(2) 消毒穿刺部位，采用不触碰无菌操作技术（即只有针头才可以接触消毒过的穿刺点，无须铺巾），从穿刺点进针，并准确进针至治疗区域。

(3) 将药物注射至治疗区域，注射前一定回抽，以确定针头不在血管内后给药，避免加压给药。

(4) 对于需要进行抽吸液体的关节，抽吸液体之后不要移开针头，更换注射器后立即注射药物。

(5) 注射结束后拔出针头，在注射点上使用乙醇棉球压迫 10 分钟。

(6) 用创口敷料加压覆盖，进行特殊的注射后指导。

五、局部封闭后处理

局部封闭后缓慢活动关节，使药物能在关节间隙和软组织中充分分散开。确认患者无头晕等症状后方可从诊疗床上下来，休息 15 分钟，确认无不适后方可离开。告诉患者若注射部位出现肿胀、发红、皮肤温度升高或体温超过 38℃ 等情况，应及时来院就诊，以排除感染发生。

封闭治疗后疼痛缓解是由于麻醉药物的暂时镇痛作用，疼痛会在几小时后恢复，在皮质激素作用下疼痛会在 1~2 天的时间内再次减轻。可根据病情选择口服非甾体抗炎药加强疗效。

六、并发症

1. 全身并发症 麻醉药过敏和毒性反应、心律失常、癫痫发作、面部潮红、糖尿病患者血糖升高、免疫应答受损、月经不调、阴道异常出血及骨质疏松等，注意适应证掌握，注射时回抽，确保不注入血管，防止全身并发症。

2. 局部并发症　出血、感染、骨坏死、韧带断裂、肌腱断裂、皮下组织萎缩及皮肤色素减退等。掌握正确技术和剂量，不要打到皮下和肌腱内部，有助于防止局部并发症。

（阎作勤）

第五节　支具治疗
orthosis treatment

支具治疗是利用体外支撑器具用于人体四肢或躯干等部位，发挥预防矫正畸形、制动固定、支撑保护、减轻负重、功能锻炼与辅助行走等作用，促进肢体功能康复。支具通常结构简单、轻便、安全可靠、耐用、无其他不良副作用。

支具根据其安装部位分为上肢支具、下肢支具和脊柱支具三大类，又可细分为脊柱、肩、肘、腕、髋、膝、踝等八类，其中以膝、肩、肘、踝关节支具应用最为广泛。

（一）上肢支具

按功能分为固定性（静止性）和功能性（动力性）两大类。前者没有运动装置，用于固定、支持、制动患肢。后者有运动装置，可允许肢体在一定范围活动或能够控制、帮助肢体运动，促进康复。

1. 腕部支具

（1）固定性腕部支具：①护腕（图 4-15-15），用皮带、金属或塑料板制成，可将腕关节固定于功能位（背伸 20°～30°，尺偏 10°），适用于腕下垂和腕关节炎症等；②长对掌支具，系在基部对掌支具的基础上增加了前臂杆和近侧、远侧十字杆，其功能除使拇指保持在对掌位外，还增加了对腕部和前臂的固定作用。

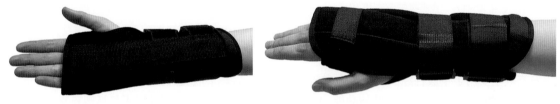

图 4-15-15　护腕

（2）功能性腕部支具：①伸腕支具，系在长对掌支具的基础上增设一个腕关节铰链和橡皮筋助伸带，适用于伸腕肌麻痹但屈腕和手部功能完好的患者。②腕关节内收外展支具，是一种用以纠正手部偏斜的支具，由前臂杆、手掌杆和橡皮筋组成，前臂杆与手掌杆之间形成一个能自由活动的交叠式铰链。通过橡皮筋的张力矫正手部的偏斜，如手向桡侧偏斜，橡皮筋则位于尺侧，若向尺侧偏斜，橡皮筋则位于桡侧。

2. 肘部支具　用塑料板或皮革带、金属条制成，分为固定性肘关节支具（图 4-15-16）、功能性肘关节支具（图 4-15-17），后者利用松紧布或铰链帮助肘关节的屈曲运动，适用于单纯性肘关节屈肌麻痹者，如肌皮神经损伤、神经变性病等。

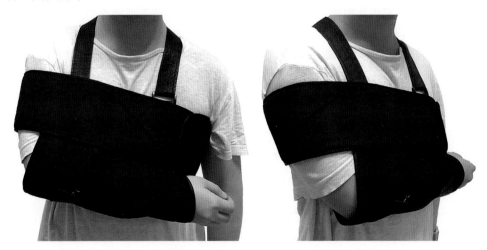

图 4-15-16　固定性肘关节支具

3. 肩部支具 肩关节外展支具(又称飞机架),可使肩关节固定在外展90°的位置,同时允许肘关节屈曲约90°(图4-15-18)。此时,上肢的重量通过骨盆支座承受在髂嵴上方,并用两根皮带将支具固定在躯干。这种支具适合肩部手术后或臂丛神经修补术后短期固定使用。

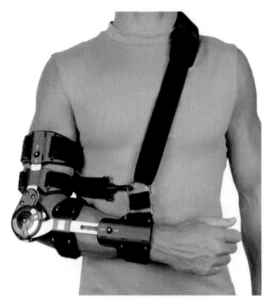 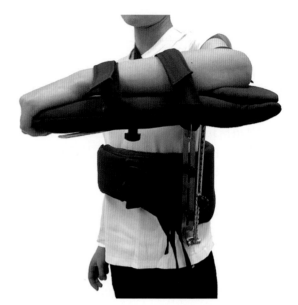

图4-15-17 链式肘关节支具　　　　　　　　　　　图4-15-18 肩关节外展支具

（二）下肢支具

下肢支具主要用于下肢神经肌肉系统疾病及关节功能障碍。下肢支具按其功能可分为限制性与矫正性两种,主要起支撑体重、辅助或替代肢体功能、预防矫正畸形的作用。下肢支具(不包括塑料支具)的基本结构包括金属支条、关节与关节锁、足底蹬板和固定装置。足底蹬板可与矫形鞋或足套相连接,使用足套时可更换不同的鞋。金属部件常采用预制作,这样可缩短制作时间并使成本降低。

1. 小腿支具 简称AFO(ankle-foot orthosis),其固定范围为从小腿上部到足底。

（1）常规小腿支具:由两侧金属支条、踝关节铰链、足底蹬板、矫形鞋(或足套)和固定装置组成。踝关节可根据病情需要设计成:限制跖屈、帮助背屈式,适用于足下垂患者;限制背屈、帮助跖屈式,适用于小腿腓肠肌麻痹;自由运动式,适用于踝关节侧向不稳定如足内翻、足外翻等;固定式踝关节,适用于连枷关节。在装配过程中,要求踝关节铰链的轴心与解剖踝关节轴心一致,即相当于内踝下缘至外踝中点的连线。如病情需要,小腿支具还可以增设牵引簧或丁字带。

（2）塑料小腿支具:系采用热塑性塑料板材,按照石膏模型用热成形或抽真空成形制作而成,用尼龙搭扣固定在小腿上部。塑料小腿支具较常规支具具有重量轻、穿着时无响声、与肢体适合程度较好等优点,但对石膏模型的制取和修整技术要求较高,还有透气性较差以及制成后修改较困难的问题。

2. 大腿支具 简称KAFO(knee-ankle foot orthosis),固定范围为自大腿上段到足底。其结构为在小腿支具的基础上增加膝关节铰链和铰链锁,并将金属支条延伸到大腿部分,通过大腿皮腰将支具固定(图4-15-19)。膝关节铰链锁有常用的伸展限制式和带锁式,伸展限制式允许屈曲,但伸展受限于一定角度。膝关节铰链锁的用途是站立时保持膝关节的稳定性,开锁时允许屈曲以便坐下。膝关节铰链轴心的位置,由于正常膝关节屈伸运动中其轴心是不断变化的,故应放置在与正常膝关节屈伸运动时平均轴心相对应的位置,即相当于股骨内、外髁的最突点的水平。大腿支具适用于膝关节伸肌不全性麻痹和步行支撑期无力维持膝关节伸直的患者。

3. 膝关节支具（KO） 对于需要限制膝关节运动而不需要限制踝、足运动者可使用膝关节支具(图4-15-20)。常用的有四护膝架:相当于大腿支具的中间部分,其固定范围一般为膝关节上、下各20cm,主要用于限制膝关节的反常运动,如膝反屈、膝侧韧带松弛等。

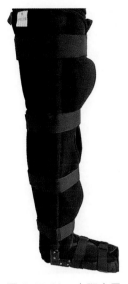

图 4-15-19 大腿支具

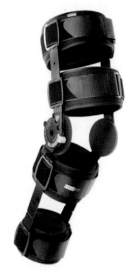

图 4-15-20 膝关节支具

（三）脊柱支具

按照其功能脊柱支具可分成固定性脊柱支具和矫正性脊柱支具两大类，通过对躯干的支持、运动限制和对脊柱对线的再调整达到矫治脊柱畸形、减轻疼痛、固定保护的目的。

1. 固定性脊柱支具

（1）颈椎支具：适用范围为颈椎病、颈椎骨折脱位、颈椎不稳定、术后固定等。①塑料颈围和充气式颈托（图 4-15-21），其作用机制为通过感觉反馈提示患者限制头颈部活动，围领又可分为可调式和不可调式，可调式围领能调节颈椎的屈伸度以适应不同患者的需要；②颈椎支架（图 4-15-22），包括塑料板或铝板制成的下颌托、枕托、胸托和背托以及前后金属支条和固定皮带。

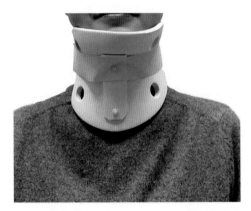

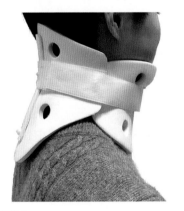

图 4-15-21 颈托

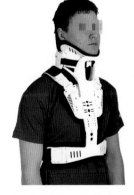

图 4-15-22 颈椎支架

（2）腰骶椎支具

1）硬质腰骶椎支具：其基本结构包括胸托、骨盆托、两根背后条和软腹托，通过束紧软腹托增加腹内压并提供对腰骶椎的支持，称为双杆式腰骶椎支具，主要用以限制腰椎和腰骶关节的屈伸运动。如需同时限制侧屈运动，则可增加两根金属侧条并与胸托和骨盆托连接，称为四杆式腰骶椎支具。

2）软质腰骶椎支具：腰围用皮带或帆布制成，围绕骨盆和腹部并用皮带束紧，在前、后面均用短金属条加固。由于围腰与人体有良好的贴合面，使腹腔成为一个闭合容器，故能缓解脊柱负担，其治疗效果类似于胸腰骶椎支具，是脊柱支具中最普遍使用的品种。适用于腰椎间盘突出、腰椎不稳定、腰部肌肉韧带关节劳损等下腰部疾病。

2. 矫正性脊柱支具　脊柱侧凸支具：主要用于治疗发育年龄各种原因引起的中度脊柱侧凸，以矫正脊柱畸形或预防畸形发展，常用的有两种。

（1）三点力式侧凸支具：以金属条或塑料制成的脊柱支具为基础，增加了矫正托或矫正带，适用于原发性曲线位于胸腰段的患者。

（2）Milwaukee 支具（图 4-15-23）：由塑料或皮革骨盆座、三根直立金属条、颈环、喉托、枕托和压力垫（包括胸垫、腰垫、腋下带或肩环）组成，适用于胸腰部脊柱侧凸，Cobb 角测定为 20°～50° 的患者。胸部压力垫为主要侧方矫正力，置于凸侧，其相对应的力上方由颈和对侧腰部压力垫提供。除侧方矫正力外，这种支具还具有纵向的牵引作用，试验证明穿戴支具仰卧时的牵引力为站立时的 2.5 倍，因此，要求患者夜间就寝时继续穿戴支具。支具制作过程中要经过仔细地试穿和调整，特别注意压力垫的位置和松紧度。在患者使用的初期仍需经常观察和进行必要的调整，3 个月内应每个月检查 1 次。Milwaukee 支具要求每日 24 小时持续穿戴，沐浴和体育锻炼时可临时取下。

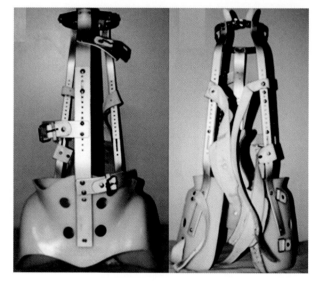

图 4-15-23　Milwaukee 支具

支具是通过对骨或关节固定的一种方法，使用前首先应对支具的结构及其力学性能充分了解，熟悉它的操作技术，才能获得良好的治疗效果。支具有很多种类型，各种类型各具特点，可根据病情需要加以不同选择。但各种支具在应用上有其共同的原则和基本技术要求，并正确掌握支具适应证及其注意事项，发挥支具在骨科外固定中的作用。

（阎作勤）

第六节　外固定支架
external fixator

外固定支架技术是骨折治疗和肢体矫形重建的一种重要方法，在骨折或需矫形固定的近端和远端经皮穿入固定针，用连接杆及钢针固定夹将钢针连接起来，组成力学稳定结构的装置，称为外固定支架。其优点在于既可复位固定骨折、对骨进行轴向加压与延长、矫正畸形，又可避免破坏局部血液供应，兼具力学和生物学两方面的优点。

外固定支架始于 19 世纪中叶，在第二次世界大战中曾被广泛使用，但因其结构缺陷、缺乏稳定性以及高感染率等受到广泛质疑，从 20 世纪 70 年代开始，外固定支架的使用进入新的阶段。近年来，外固定支架在设计制作和应用技术方面日臻完善，现已成为治疗骨折（尤其是开放性骨折）的标准方法之一，在临床上广泛应用。

一、骨外固定支架的分类

近年来随着医学科学技术的发展，外固定支架也在不断的进步与改进，其形式很多，通常可按它的功能、构型与力学结构分类。

1. 按功能分类　①单纯固定的外固定器，是从 Parkhill 与 Lambotte 的外固定器发展而来的类型，如标准的单平面单侧 Judet 外固定器；②兼备整复和固定的外固定器，如 Hoffmann 与改进后的 Anderson 外固定器类型。

2. 按构型分类　①单平面单边式（图 4-15-24），其特点是螺钉仅穿出对侧骨皮质，在肢体一侧用连接杆将裸露于皮外的螺钉顶端连接固定；②单平面双边式，特点是钉贯

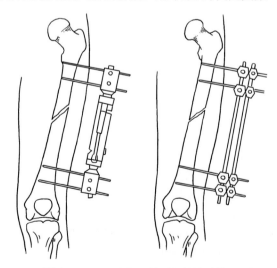

图 4-15-24　股骨干单平面单边式构型

穿骨与对侧软组织及皮肤,在肢体两侧各用1根连接杆将钉端连接固定;③单平面四边式,其特点是肢体两侧各有2根伸缩滑动的连接杆,每侧的两杆之间也有连接结构,必要时再用横杆连接两侧的连接杆;④半环式,半环式外固定器的特点是可供多向性穿针,有牢固可靠的稳定性,如半环槽式外固定器;⑤全环式,这类外固定器是用圆形套放于肢体,可实施多向性穿针固定,但不及半环式简便;⑥三角式(图4-15-25),可供2~3个方向穿针,多采用全针与半针相结合的形式实现多向性固定,国际内固定研究学会三角式管道系统为其代表。

3. 按力学结构分类 ①单平面半针固定型,这类外固定器是依靠半针的钳夹式把持力保持对骨断端的固定,骨断端的受力为不对称性,抗旋转与前后方向弯曲力最差,钢针可发生变形或断裂,用于不稳定骨折时,骨折端易发生再错位;②单平面全针固定型,这类骨外固定是将钢针贯穿骨与对侧软组织,肢体两侧有连接杆将钢针两端固定,骨断端的受力呈对称性,和单平面单侧固定相比,固定的稳定性有所加强,但抗前后向弯曲力与扭力的能力仍差,用于肢体牵引延长时,可发生骨端旋转与成角畸形;③多平面固定型(图4-15-26),半环、全环与三角式构型的外固定器可提供多向性固定,有良好的稳定性。

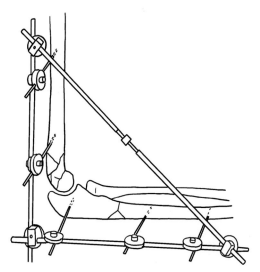

图 4-15-25 肘关节超关节固定三角式构型

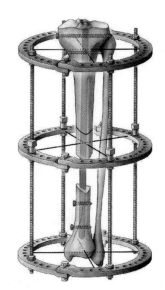

图 4-15-26 胫骨干全环式多平面固定构型

二、骨外固定的适应证

外固定支架固定是介于内固定和外固定之间的一种方法,操作简单、创伤小、穿针远离骨折区,对骨折局部干扰小,不破坏局部血供,将牵引、复位、加压、矫正成角等融为一体。

适应证:

1. 开放性骨折。

2. 闭合性骨折伴有广泛软组织损伤。

3. 在严重头胸腹部等多发伤时,可迅速对骨折进行固定,有助于稳定全身情况。

4. 涉及关节面的不稳定或粉碎的骨折等,如桡骨下端骨折,可获得良好的稳定性。

5. 骨折合并感染和骨折不愈合。

6. 不稳定的骨盆骨折。

三、外固定支架的临床应用

1. 桡骨远端骨折 用外固定支架治疗桡骨远端粉碎性不稳定骨折(图4-15-27),优良率高,疗效确切。其基本方法是骨折复位后,采用超关节外固定。远端固定针分别固定在第2或第3掌骨,近端固定在骨折端近侧3~4cm的桡骨干上。复位后腕关节固定在尺偏中立或尺偏轻度屈腕位;若仍欠稳定,可加用经皮克氏针辅助固定。术后即可开始主被动手指、肘关节的功能锻炼。该固定器适用于手法复位和石膏固定较为困难的桡骨远端不稳定骨折,具有操作简便、省时,固定可靠的优点。

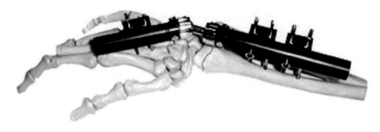

图 4-15-27　桡骨外固定支架

2. 开放性骨折　外固定支架治疗开放性骨折,可以在固定骨折的同时减少对皮肤、软组织的进一步损害,减少污染扩散的机会,可多次清创,便于软组织损伤处理。

3. 肢体功能重建　外固定支架在治疗骨不连、肢体短缩及矫正各类畸形恢复肢体正常功能等方面都取得了令人满意的临床效果。外固定支架治疗可以对骨端始终保持均匀的压应力刺激,为骨折愈合创造必要的生物力学条件;不需要剥离骨膜,对骨折端血运干扰小,有利于骨折愈合;与此同时,对感染性骨不连、骨缺损及肢体短缩的,可采用骨转运技术,不需要植骨即可达到治疗效果,对于肢体不等长或长短不一的可以通过骨延长矫正肢体长度恢复肢体功能。

4. 重度骨盆骨折和多发伤　重度骨盆骨折属高能量损伤,合并伤多,出血量大,常有休克存在,另外创伤导致全身抵抗力下降,易发生感染等,均可导致死亡。应用外固定支架治疗不稳定的骨盆环骨折能够早期稳定骨盆,控制出血,防治休克,降低患者死亡率(图 4-15-28)。骨外固定支架对多发伤中大的管状骨骨折实施早期外固定,可作为一种急诊处理,方法简便,利于施行抢救性手术,明显降低病死率和减少并发症。

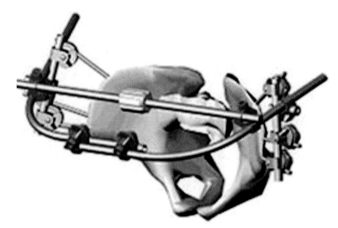

图 4-15-28　骨盆外固定支架

四、外固定支架并发症

1. 针道感染和渗液　是最常见及最主要的并发症,主要原因是针与骨体结合不够紧密,针松动,钻速过高,造成针道周围组织坏死、液化,穿针与骨面不垂直导致应力不均衡,针道护理不合理或未能及时处理等。因此,需要置针(钉)时注意保护软组织,术后保持针道清洁,定期换药,减少患肢的活动,及时应用抗生素。若经针道护理、换药后,感染仍然得不到控制,可在骨折端基本稳定后尽早拆除外固定支架,改用石膏或小夹板等方式固定,一般不会影响骨折的固定效果。

2. 断针　断针是由于金属疲劳导致,最易产生金属疲劳的部位是针与连接杆的接合部。不应多次紧旋固定钢针的螺钉或在固定夹面上加放非金属垫圈,钢针只能单次使用,以减少断针的发生。

3. 神经、血管损伤　神经与血管损伤、关节功能障碍、骨筋膜室综合征或穿针部位骨折等,这些并发症可以通过严格执行操作规程与细心观察加以避免。

4. 骨折延迟愈合和不愈合　是外固定支架治疗骨折的另一主要并发症,其主要原因包括骨折部位骨缺损、局部软组织挫伤严重、骨折发生在难愈合部位、外固定支架的应力遮挡、外固定器固定不够稳定等。准确复位、局部有限切开复位,自体松质骨移植、带血管骨瓣移植等可以预防和治疗骨不愈合。

五、外固定支架的应用

应重视如何为骨折愈合提供良好的环境和生物力学条件,以及对外固定支架生物力学性能、强度调整方法和技术的掌握,另外,在满足骨折复位、固定功能和生物力学性能要求的前提下,外固定支架构造越简单,部件越少,性能越稳定,操作越简单,越有利于临床使用。

(侯志勇 张英泽)

索 引